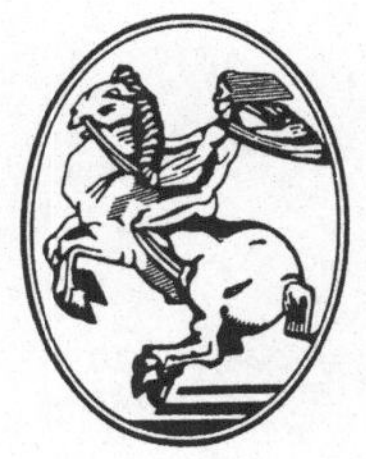

Schönbauer/Polt/Grill

Orthopädie

Methodische Diagnostik und Therapie

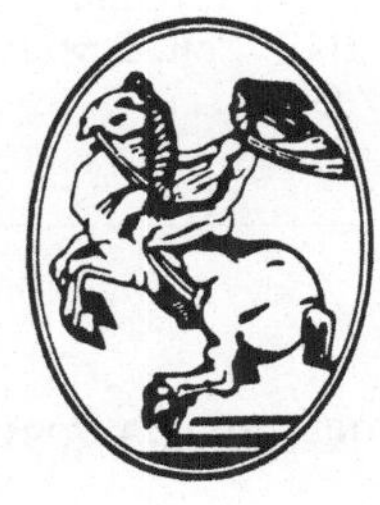

Springer-Verlag

Wien New York

Prim. Dr. Heinz R. Schönbauer
Dr. Erwin Polt
Dr. Franz Grill

Orthopädisches Spital Wien, Österreich

Mit 191 Abbildungen

CIP-Kurztitelaufnahme der Deutschen Bibliothek

Schönbauer, Heinz R.:
Orthopädie: method. Diagnostik u. Therapie /
Schönbauer-Polt-Grill. — Wien, New York:
Springer, 1979.
   ISBN-13:978-3-7091-7629-0   e-ISBN-13:978-3-7091-7628-3
   DOI: 10.1007/978-3-7091-7628-3
NE: Polt, Erwin:; Grill, Franz:; Schönbauer-Polt-
Grill, . . .

ISBN-13:978-3-7091-7629-0

*Unseren Frauen,
deren Geduld das Entstehen
dieses Buches erleichterte*

Vorwort

Im gleichen Maße, in dem unsere Lebenserwartung steigt, nimmt die Bedeutung der Orthopädie zu. Immer mehr Menschen erkranken an Veränderungen des Stütz- und Bewegungsapparates und benötigen ärztliche Hilfe. Einzelne Teilgebiete der Orthopädie, wie die Kinderlähmung und die Tuberkulose, haben durch wirksame Prophylaxe und Therapie an Bedeutung verloren, andere sind umfangreicher geworden, wie die Rheuma-Orthopädie und die richtige Erkennung und Abgrenzung wirbelsäulenbedingter Erkrankungen. Die wissenschaftliche Forschung der letzten Jahrzehnte erleichtert uns heute die Einordnung bestimmter Krankheitsbilder und weist uns neue Wege in der Behandlung.

Von unschätzbarem Wert für die Arbeit an diesem Buch waren uns die Erfahrungen, die wir selbst am Orthopädischen Spital Wien gewinnen konnten, und das Erfahrungsgut dieser größten Anstalt unseres Faches in Wien, in der seit 1915 über 200 000 Patienten behandelt wurden.

Wir wollen nicht versäumen, aller Orthopäden zu gedenken, auf deren Erkenntnissen wir aufbauen konnten, vor allem aber der zwei Großen unserer Schule: Prof. Dr. Hans Spitzy und Prof. Dr. Philipp Erlacher.

Mit diesem Buch wollen wir orthopädisch-chirurgisch interessierten Ärzten ein Hilfsmittel in die Hand geben, das den neuen Stand dieses Faches darlegt und einen raschen Überblick über seine Teilgebiete ermöglicht. Das Schwergewicht des Buches liegt auf der Diagnose, Differentialdiagnose, Ätiopathogenese, dem klinischen und röntgenologischen Krankheitsbild. Die konservative und operative Therapie ist angegeben, auf Details einzelner Operationsmethoden wurde bewußt verzichtet; dies ist Aufgabe orthopädischer Operationslehren. Wir haben uns bemüht in geraffter Form eine ausreichende Information über alle Teilgebiete der Orthopädie zu geben. Wiederholungen im Text erfolgten nur dort, wo es sinnvoll erschien, um unnötiges Suchen zu vermeiden. Im speziellen Teil sind teilweise nur kurze Zusammenfassungen von Krankheitsbildern vorhanden, die im allgemeinen Teil ausführlich behandelt wurden.

Als Grundlage der Meßmethoden wurde die Neutral-0-Methode (SFTR-Notierung) gewählt. Die Abkürzungen an der Hand entsprechen der Terminologie der International Federation of Societies for Surgery of the Hand (1970).

Die Röntgenbilder wurden nach dem Log Etronic-Verfahren von Herrn Hans Nirtl druckreif gemacht, ebenso die Photos. Für seine Mitarbeit danken wir ihm herzlich, wie wir auch allen ew. Schwestern und Sekretärinnen des Orthopädischen Spitales Wien für ihre Mithilfe beim Heraussuchen der publizierten Fälle und für ihre Schreibarbeit danken.

Besonderen Dank haben wir dem Springer-Verlag abzustatten für die gute Zusammenarbeit bei der Entstehung und für die ausgezeichnete Ausführung des vorliegenden Buches.

Wien, im Juli 1979   Heinz R. Schönbauer

Inhaltsverzeichnis

Allgemeiner Teil

Erkrankungen der einzelnen anatomischen Regionen

Anhang

Allgemeiner Teil

I. Angeborene Skelettanomalien

Vorgeburtlich determinierte Entwicklungsanomalien stellen einen beträchtlichen Teil des orthopädischen Krankengutes dar. Es handelt sich dabei um angeborene Fehlbildungen multifaktorieller Genese, die erblich sein können, es aber nicht sein müssen. Zahlreiche angeborene Anomalien manifestieren sich erst im Kindesalter. Die teratogenetische Terminationsperiode — diejenige Zeitspanne, in die jede Abweichung von Entwicklung und Form eines Organes fallen muß — kann heute dank der Kenntnisse der modernen Embryologie genau angegeben werden. Im allgemeinen gilt der Satz, daß die Abweichungen von der Norm umso geringer sind, je später die Entwicklungsstörung auftritt.

1. Endogene Ursachen

Der Mensch hat 46 Chromosomen, 22 Autosomenpaare und 2 Geschlechtschromosomen, die in der Zygote und allen Körperzellen als diploider Satz vorhanden sind. Nur in den Keimzellen ist nach den Reifungsteilungen ein einfacher (haploider) Chromosomensatz vorhanden. Von jedem Paar stammt ein Chromosom vom Vater und eines von der Mutter. Das gleiche gilt auch für die auf den Chromosomen angeordneten Gene. Sind die in homologen Chromosomen an homologen Genorten lokalisierten Gene (Allele) gleich, so ist der Mensch für diesen Genort homozygot, sind sie dagegen verschieden, ist er heterozygot.

Als dominant wird ein Allel dann bezeichnet, wenn beim Heterozygoten neben seiner Wirkung die Wirkung des anderen Allels nicht erkennbar ist (Mendel), zum Beispiel Blutgruppe A beim Vorhandensein der Gene A und O. A ist hier dominant, O ist rezessiv. Ein rezessives Gen wird daher nur bei Homozygotie manifest.

a) Genetisch entstandene Fehlbildungen

Krankheiten mit autosomal-dominantem Erbgang (nach Rosenkranz): Syndaktylie, Polydaktylie, Achondroplasie, Marfan-Syndrom u. a. Die Erkrankungswahrscheinlichkeit beträgt für jedes Kind eines Merkmalträgers 50%.

Krankheiten mit autosomal-rezessivem Erbgang: Mukopolysaccharidosen und zahlreiche andere Stoffwechseldefekte. Das Erkrankungsrisiko beträgt für jedes Kind heterozygoter Eltern 25%.

Polygener Erbgang: Hüftdysplasie, Klumpfuß, Spina bifida u. a.

Krankheiten mit X-chromosomal-rezessivem Erbgang: Hämophilie A und B, progressive Muskeldystrophie Typ Duchenne u. a. Bei diesen Formen sind Mädchen nur Konduktorinnen, während die Hälfte der Söhne erkrankt.

b) Chromosomale Aberrationen

Autosomale Chromosomenanomalien führen zu geistiger Retardierung und Allgemeinveränderungen, wie Minderwuchs, retardiertes Knochenalter und multiple Dysplasien, die häufig in mehreren Körperregionen beobachtet werden (Grosse et al.).

1*

2. *Exogene Ursachen*

— Sauerstoffmangel (z. B. Plazentaanomalien, Tubargravidität)
— Ionisierende Strahlen (hochdosierte Röntgenbestrahlung)
— Chemische Substanzen (nach Spranger):

Thalidomid	Reduktionsfehlbildungen
Dicumarol	Phänotyp der Chondrodysplasia punctata
Antikonvulsiva	Reduktionsfehlbildungen
Aminopterin	Schädeldachdefekte
Methotrexat	Schädeldachdefekte
LSD?	Wirbelkörper-Fehlbildungen?
Kontrazeptiva??	Reduktionsfehlbildungen??

— Infektionen der Mutter (vor allem Virusinfektionen, wie Röteln, Zytomegalie, Masern, Mumps, aber auch Listeriose, Toxoplasmose und Lues)
— Diabetes mellitus (Steißbein- und Femurdysplasien bei Kindern diabetischer Mütter, Häufigkeit etwa 1 : 1000 — Thalhammer et al., zitiert nach Spranger)
— Mechanische intrauterine Faktoren (amniotische Abschnürungen werden diskutiert)
— Hormonelle Störungen
— Serologische Inkompatibilität
— Mangelernährung

Die größtenteils fatalen Konsequenzen für Betroffene und deren Umgebung verleihen den angeborenen Entwicklungsstörungen einen besonders hohen Krankheitswert. Daraus ergibt sich verstärkte Obsorge, Aufklärungs- und Zusammenarbeit aller beteiligten Disziplinen. Gerade in letzter Zeit wird die Bedeutung einer verstärkten Schwangerschaftsbetreuung allgemein erkannt. Die transabdominelle Amniozentese zwischen der 15. und 17. Schwangerschaftswoche gibt bei Risikoschwangerschaften die Möglichkeit, fetale Zellen einer biochemischen Analyse und einer Chromosomenanalyse zuzuführen. Neben der Amniozentese stehen zur pränatalen Diagnose genetischer Erkrankungen als weitere Verfahren die Ultraschalluntersuchung und die Fetoskopie zur Verfügung. Es ist mit diesen Methoden möglich, alle jene Störungen zu erfassen, die im Fruchtwasser und in den Zellen selbst zu lokalisieren sind. Neben Chromosomenaberrationen und Mißbildungen (Spina bifida und Anencephalus durch Nachweis des Alpha-Feto-Proteins) sind in diesem Zusammenhang auch hereditäre Stoffwechselerkrankungen zu nennen. Zur Prophylaxe der angeborenen Mißbildungen wird in vielen europäischen Staaten die Schwangerschaftsunterbrechung aus eugenischer Indikation gestattet. Davon sind jedoch nur die manifest Kranken und die potentiellen Konduktoren betroffen.

Einteilung

Die kongenitalen Skelettanomalien als Ausdruck einer fehlerhaften Anlage und Entwicklungspotenz der Knorpel-Knochenzellen werden in Dysplasien, Dysostosen, Hypo- und Hyperplasien unterteilt. Varianten und Zwischenformen erschweren in vielen Fällen eine exakte Klassifizierung.

A. Dysplasien des Skeletts

sind systemische Entwicklungsstörungen des gesamten Mesenchyms mit überwiegend symmetrischem Befall des Skelettsystems.

Klassifikation (nach Spranger):
— Vorwiegend epiphysärer Befall
— Vorwiegend metaphysärer Befall
— Mit erheblicher Beteiligung der Wirbelsäule
— Auf Grund anarchischer Entwicklung mesenchymaler Gewebe
— Osteolysen
— Mit vorwiegendem Befall einzelner Segmente
— Störungen der Knochendichte und der Modellierung

Aus der Vielzahl der systemhaft auftretenden angeborenen Veränderungen des Skelettes und anderer mesenchymaler Gewebe werden im Folgenden die Hauptformen behandelt.

1. Achondroplasie
(Chondrodysplasia foetalis, Chondrodystrophia foetalis)

Ätiologie

Dominant erbliches Leiden. Homozygotie wird als Letalfaktor gewertet.

Pathogenese

Durch mangelhafte Knorpelzellproliferation in den Wachstumsfugen fehlt der Nachschub von neuem abbaufähigen Knorpel. Die Knorpelzell-Säulen sind verkürzt, damit ist eine schwere Beeinträchtigung des Längenwachstums gegeben. Der Prozeß betrifft ausschließlich die Metaphysen, nicht gestört sind die perichondrale Ossifikation und die Entwicklung der Epiphysen. Der chondrodystrophische Knochen ist daher abnorm kurz und wirkt — bei normalem Durchmesser — plump. Man spricht von Mikromelie (mikros = klein, melos = Glied).

Für die häufigen Schädelverformungen werden vorzeitige Verknöcherungen vor allem an der Schädelbasis verantwortlich gemacht.

Die im Bereich der Metaphysen aufgetriebenen Diaphysen führen durch Resorptionsstörungen zur charakteristischen Pilzform der Knochenenden. Am stärksten sind diese Veränderungen an den am schnellsten wachsenden Extremitätenknochen ausgeprägt (unproportionierter Zwergwuchs).

Kaufmann unterscheidet
a) eine malazische Form (infauster Verlauf)
b) eine hyperplastische Form (Pilzform)
c) eine hypoplastische Form (außer der Störung des Längenwachstums keine oder nur geringe Veränderungen).

Lokalisation

Röhrenknochen (Humerus, Femur, Tibia)
Schädel
Wirbelkörper (kurz, hoch, dorsal-konvex)
Becken (verengtes Becken, horizontal gestelltes Sacrum).

Klinik

Unproportionierter Zwergwuchs mit Verschiebung der Körpermitte nach
kranial. Die Gliedmaßen erscheinen zu kurz, der Kopf zu groß. Charakteristisch sind Coxa vara und starke O-Beine. Die Gelenke sind häufig bewe-

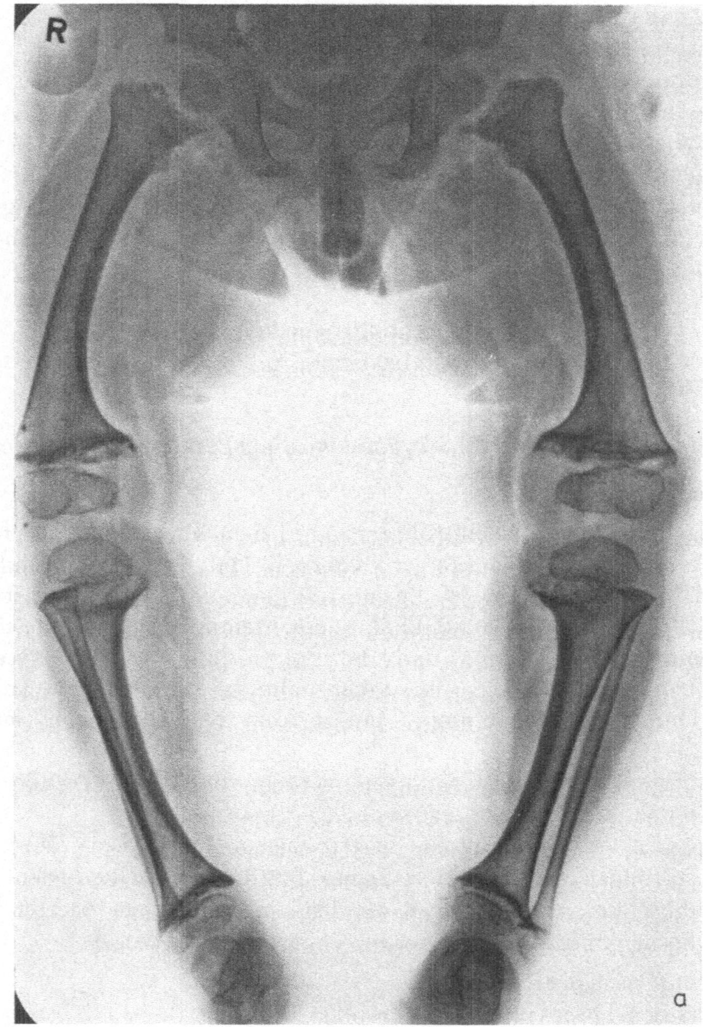

Abb. 1 a. Röntgenbild eines dreijährigen Chondrodystrophikers. Röhrenknochen plump,
Metaphysen becherförmig aufgetrieben. Coxa vara, horizontale Pfannendächer, Genua vara

gungseingeschränkt und neigen zu arthrotischen Veränderungen. Abweichungen
der vierten und fünften Finger führen zur sogenannten Dreizackhand. An der
Wirbelsäule besteht verstärkte Lendenlordose, häufig ein zu enger Spinalkanal.
Überleben die chondrodystrophischen Zwerge das erste Lebensjahr, kommt es
— vom Skelett abgesehen — zu einer normalen Entwicklung. Die groteske

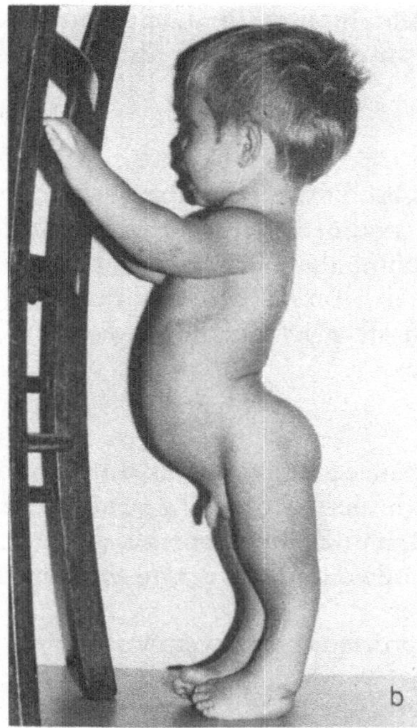

Abb. 1 *b*. Derselbe Patient wie in Abb. 1 *a*

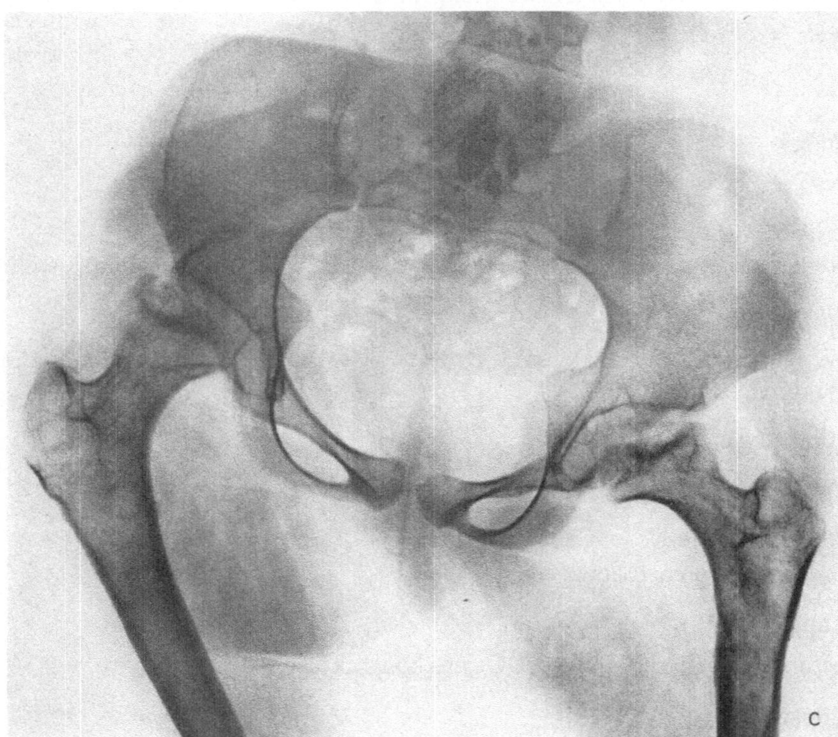

Abb. 1 *c*. Dysostosis Morquio-Brailsford

Verbindung von ungestörtem Intellekt und unproportioniertem Zwergwuchs
führt dazu, daß Chondrodystrophiker häufig als Schauspieler oder Clowns im
Zirkus zu sehen sind.

Röntgen

Aufgetriebene Metaphysen, kurze und plumpe Diaphysen. Die unregelmäßig
geformten Epiphysenfugen sind oft noch beim Erwachsenen erkennbar. Starke
Lordose der LWS und Kyphose der BWS. Kurze, hohe Wirbelkörper. Häufig
Ossifikationsstörung, speziell von L 1. Breite Beckenschaufeln, verplumpte
Hüftköpfe. Das Kreuzbein steht annähernd horizontal. Häufig Coxa vara,
Genua vara, Humerus varus.

Differentialdiagnose

Hypothyreoter Zwerg (Kretinenzwergwuchs, Intelligenzstörungen!).
Diastrophischer Zwerg (auch hier ist das ganze Skelett betroffen, das Gesicht
bleibt jedoch normal. Meta- und Epiphysenbefall, zumeist weitere Fehlbildun-
gen, wie Klumpfüße, Skoliosen oder Finger- und Fußkontrakturen).
Enchondrale Dysostosen.
Hypophysärer Zwerg (proportionierter Zwergwuchs).
Rachitis, renale Rachitis.

Therapie

Korrektur der statischen Abweichungen. Eventuelle operative Beinverlänge-
rungen, später übliche Behandlung der Arthrosen.

2. Chondrodystrophia calcarea

Ätiologie
Rezessiver Erbgang.

Pathogenese
Kalkeinlagerungen in den Epiphysen, die zu Wachstumsstörungen führen.

Klinik
Weitere typische Merkmale sind Gelenkkontrakturen, Katarakte und andere
Mißbildungen.

Röntgen
Multiple kalkdichte Schatten in den befallenen Epiphysen.

Differentialdiagnose
Chondrodystrophia foetalis

Therapie
Symptomatisch (Beseitigung der Gelenkkontrakturen)

Prognose
Die meisten Kinder sterben bald nach der Geburt.

3. Polytope enchondrale Dysostosen

Ätiologie

Teils dominanter, teil rezessiver Erbgang.

Pathogenese

Genbedingte Knorpelschädigung, die zu einer Epiphysenverknöcherungsstörung führt. Die Krankheit betrifft die Epiphysen (Differentialdiagnose: Achondroplasie). Das Leiden macht sich frühestens im zweiten bis dritten Lebensjahr bemerkbar. Es werden drei Formen unterschieden (Cocchi):

a) Proportionierte Form nach Ribbing-W. Müller

Ätiologie

Dominanter Erbgang

Pathogenese

Epiphysenverknöcherungsstörung. Die Knochenkerne sind klein und abgeflacht (Mikroepiphysen).

Klinik

Multiple, häufig symmetrisch auftretende epiphysäre Wachstumsstörungen mit Befall von Hüft-, Knie-, Schulter-, Ellbogen-, Hand- und Fußgelenken. Oft ist auch die Wirbelsäule betroffen, die Wirbelkörper sind erniedrigt und unregelmäßig geformt. Formabweichungen des Achsenorganes sind daher häufig.

Therapie

Übliche Behandlung der häufig schon früh auftretenden Arthrosen und Gelenkkontrakturen. Eventuell operative Korrektur der Achsendeviationen.

b) Disproportionierte Form nach Morquio-Brailsford
(Mucopolysaccharidosis IV)

Ätiologie

Rezessiv vererbte Störung des Mukopolysaccharidstoffwechsels (Keratansulfat-Chondroitin-4-Sulfat-Komplex betroffen).

Pathogenese

Siehe oben.

Klinik

Die seltene Erkrankung manifestiert sich vorwiegend an der Wirbelsäule mit schweren kyphotischen Verbiegungen und Deformierungen der befallenen Wirbelkörper (Pantoffelwirbel). Dramatisch in ihren Auswirkungen sind die bei der Morquioschen Krankheit mitunter auftretenden morphologischen Anomalien des Atlanto-Axialgelenkes. Subluxationen in diesem Bereich bedingen eine gefährliche mechanische Instabilität, die zur Kompression des Rückenmarkes führen kann. Manchmal sind diese Subluxationen erst bei Funktionsaufnahmen der Halswirbelsäule in Flexion und Extension zu sehen (Dubousset et al.).

Die Gesichtsknochen entwickeln sich normal. Die Arme erscheinen infolge der Wirbelsäulenveränderungen überlang. Das Becken ist verformt (Baßgeigenform, s. Abb. 1 c). Häufig bestehen Coxa valga, X-Beine und Knickplattfüße. Der Morquio-Typ ist im Gegensatz zum Chondrodystrophiker ein Sitzzwerg (deformierte Wirbelsäule).

Röntgen

Platyspondylie, verbreiterte Zwischenwirbelräume. Die Diaphysen der Röhrenknochen sind dünn, die Metaphysen meist verdickt.

Differentialdiagnose

Achondroplasie, Ribbing-Müller, Pfaundler-Hurler.

Therapie

Bei Instabilität im Atlanto-Axialgelenk Reposition der Subluxation durch Hyperextension und chirurgische Stabilisierung (Spondylodese). Im übrigen symptomatische Behandlung.

c) Disproportionierte Form mit Stoffwechselstörung
(Mucopolysaccharidosis I, Pfaundler-Hurlersche Erkrankung)

Ätiologie

Rezessiver Erbgang. Gestörter Abbau der sauren MPS durch genetisch bedingten Defekt der lysosomalen Enzyme.

Pathogenese

Ablagerungen von Gangliosiden im Gehirn, von sMPS in den Stützgeweben. Dadurch ergeben sich Störungen der enchondralen Ossifikation.

Klinik

Hepatosplenomegalie, Kleinwuchs, Intelligenzdefekt, Hornhauttrübung, Hernien, Gelenkkontrakturen, Wasserspeiergesicht (Gargoylismus), plumpe Hände und Fußdeformitäten (Klump- oder Plattfuß), Pectus carinatum (Hühnerbrust).

Röntgen

Wirbelkörperdeformierungen (konvex gebogene Deckplatten), klaffende Schädelnähte, häufig Coxa valga, eventuell Luxationshüfte.

Therapie

Symptomatisch.

Prognose

Hohe Frühmortalität.

4. Lokalisierte enchondrale Dysostosen

Unter diesem Begriff wird eine Reihe von Krankheitsbildern zusammengefaßt, die alle auf mangelhafter Proliferation von Knorpelzellen beruhen. So werden etwa die Dyschondrosteose (Madelungsche Deformität mit oder ohne Kleinwuchs), die Coxa vara infantum oder die Tibia vara Blount zu dieser Syndromengruppe gerechnet.

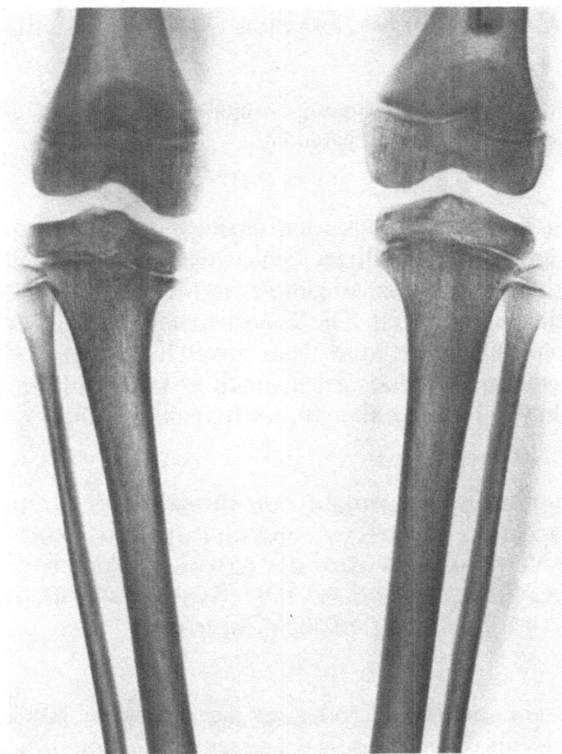

Abb. 2. Tibia vara Blount

5. Larsen-Syndrom

Ätiologie

Dominanter und rezessiver Erbgang.

Klinik

Multiple kongenitale Luxationen (Hüft- und Kniegelenke), Gesichtsdysmorphie mit vorgewölbter Stirn und eingesunkener Nasenwurzel.
Als Begleitanomalien finden sich häufig Fußdeformitäten, eventuell Gaumenspalten.

Röntgen

Neben den Gelenkluxationen dysplastische Veränderungen an den Händen: Verkürzung der Endphalangen I—IV, Auftreibungen der distalen Enden von Metakarpale I und der Grund- und Mittelglieder (Spranger).

Differentialdiagnose

Arthrogrypose.

Therapie

Symptomatisch.

6. Osteogenesis imperfecta
(Osteopsathyrose, Fragilitas osseum hereditarea)

Ätiologie

Dominanter und rezessiver Erbgang. Angeborene Störung des Kollagenaufbaues, Enzymdefekt der Osteoblasten (?).

Pathogenese

Aus der Insuffizienz der Osteoblasten ergeben sich eine starke Verdünnung der Kortikalis und ein fast völliges Fehlen der Spongiosa. Die periostale und endostale Knochenneubildung ist gestört, während das Längenwachstum im allgemeinen nicht behindert ist. Die Knochen sind abnorm brüchig. Da neben der Osteoblasteninsuffizienz auch eine Insuffizienz der Fibroblasten und Odontoblasten vorliegt (Idelberger), handelt es sich bei diesem Krankheitsbild um eine mangelhafte Reifung aller Mesenchymabkömmlinge.

Einteilung

Tritt die Störung bereits in utero auf, spricht man von der autosomal-rezessiv vererbten Osteogenesis imperfecta congenita (letalis), eine sich erst später manifestierende Verlaufsform wird als autosomal-dominant vererbte Osteogenesis imperfecta tarda bezeichnet. Die Kongenita-Form ist seltener (nach Jani und Ganz 1—2 Kinder auf 40 000 Geburten).

Klinik

Das Bild wird von der hohen Neigung zur Knochenbrüchigkeit beherrscht. Bei der O. i. congenita kommt es schon intrauterin zu multiplen Frakturen, bei der O. i. tarda treten die ersten Knochenbrüche meist in der Zeit des Laufenlernens auf. Die Erkrankung betrifft meist das weibliche Geschlecht. Die Patienten bieten folgende Symptome: blasse Haut, blaue Skleren, breiter Hirnschädel, schmale, brüchige Nägel, die Gelenke sind überstreckbar. An der Wirbelsäule führt die Osteogenesis imperfecta zu Kyphosen und Skoliosen.
Die Fibroblasteninsuffizienz bedingt Bänderschlaffheit mit den sich daraus ergebenden Komplikationen. Die in vielen Fällen spontanen Verbiegungen der langen Röhrenknochen können das Bild eines sekundären Zwergwuchses bewirken.

Lokalisation

Röhrenknochen, Becken, Schädel, Wirbelsäule, Bänder, ferner auch Haut, Nägel und Blutgefäße.

Röntgen

Generalisierte Osteoporose. Es zeigt sich eine papierdünne Kompakta mit weitmaschiger Spongiosa. Der Markraum erscheint durchsichtig, die Größe der Markhöhle steht zur Dicke der Kompakta in einem Mißverhältnis. Häufig sieht man alte neben frischen Frakturen oder Pseudarthrosen und groteske Verbiegungen der Diaphysen der langen Röhrenknochen. An der Wirbelsäule besteht oft Fisch- oder Keilwirbelbildung, weiters werden Achsenabweichungen der Extremitäten und Beckenverformungen beobachtet.

Labor

BSG mäßig beschleunigt. Beim Vorliegen frischer Frakturen: Alpha-2-Globuline sowie saure und alkalische Phosphatasen erhöht (Janssen).

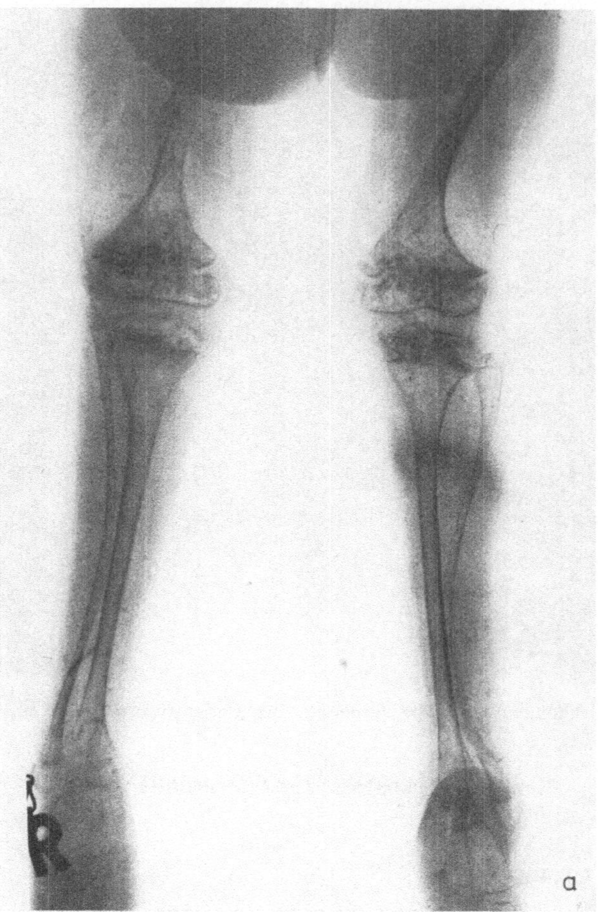

Abb. 3 *a*. Osteogenesis imperfecta tarda, 7½ jähriges Mädchen

Therapie

Konservativ: a) Medikamentös: Magnesiumoxyd, Calcitonin, Vitamin C (50 mg/kg Körpergewicht/Tag). b) Frakturbehandlung in Gipsverband (möglichst rasche Mobilisierung! Je länger die Immobilisation dauert, desto ausgeprägter wird die Osteoporose).
Operativ: Übungsstabile Osteosynthese bei Frakturen. Korrekturosteotomien bei Deformitäten. Bei hochgradigen Kyphosen oder Skoliosen Spondylodese mit Harrington-Instrumentarium.

Prognose

Bei O. i. congenita infaust.

Bei O. i. tarda um so günstigerer Verlauf, je später die Frakturierung einsetzt. Die Zahl der Knochenbrüche nimmt bis zur Präpubertät zu, nach der Pubertät verschwindet die Frakturanfälligkeit vollkommen.

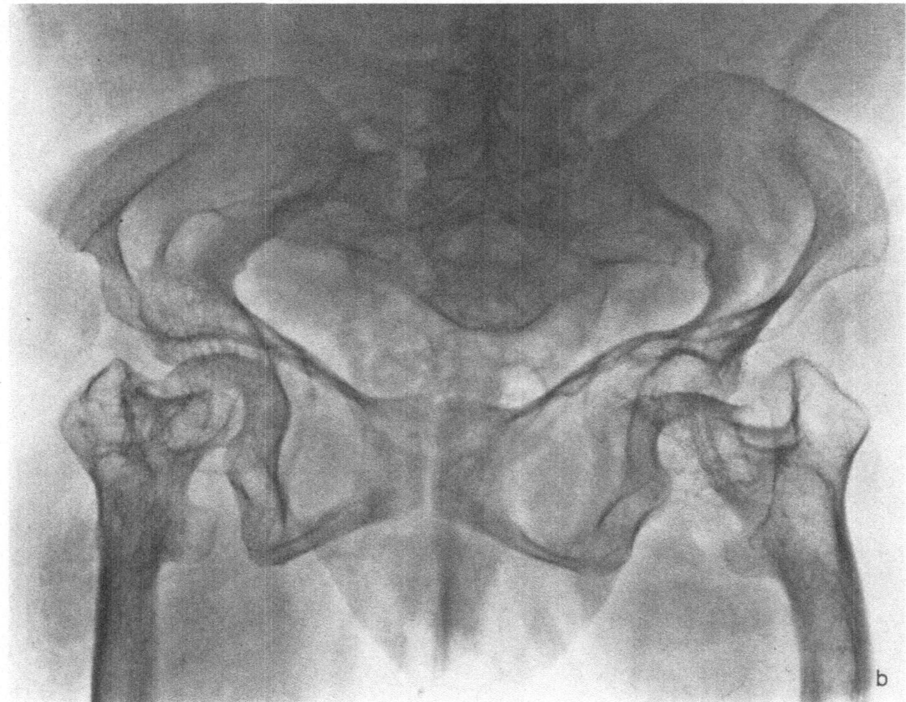

Abb. 3 *b*. Beckenübersichtsaufnahme derselben Patientin im Alter von 35 Jahren

7. Dysostosis cleidocranialis

Ätiologie

Dominanter Erbgang.

Pathogenese

Störung vorwiegend der desmalen, aber auch der periostalen und endostalen Ossifikation. Es kommt dadurch zu Defekten an den Schädelknochen und Schlüsselbeinen. An den Klavikeln sind Übergänge von leichter Dysplasie bis zur völligen Aplasie möglich.

Klinik

Breiter und kurzer Gesichtsschädel, klaffende Schädelnähte. Nicht selten persistierendes Milchgebiß, Zahnanomalien, Prognathie. Der Schultergürtel ist abnorm beweglich. Kleinwuchs, häufig Intelligenzdefekte.

Röntgen

Oft Wirbelbogenanomalien, Skoliose, Schaltknochen an den Schädelsuturen, Coxa vara, weiters siehe Pathogenese und Klinik.

8. Marmorknochenkrankheit
(Albers-Schönbergsche Krankheit, Osteosklerose, Osteopetrose)

Ätiologie

Autosomal-rezessiver Erbgang (infantile Form)
Autosomal-dominanter Erbgang (juvenile und adulte Form)

Pathogenese

Als Grundlage der Marmorknochenbildung nimmt Uehlinger eine vielleicht durch Calcitonin erzwungene Insuffizienz der Osteoklasten an. Das Gleichgewicht zwischen Osteoblasten und Osteoklasten ist gestört, eine Osteoklastentätigkeit kaum zu beobachten. Der Markraum wird durch Kompakta ausgefüllt. Die damit verbundene Minderung der Elastizität führt zu pathologischen Frakturen. Im mikroskopischen Schnitt wird eine geregelte lamelläre Struktur weitgehend vermißt. Die mangelnde Reifung des Knochenmarkes führt zu extramedullärer Hämatopoese.

Es sind zwei Formen unterschiedlicher Prognose und Ausprägung zu unterscheiden:

a) Gutartige Form (dominanter Erbgang): macht klinisch kaum Erscheinungen. Spätmanifestation im Erwachsenenalter ist möglich.

b) Bösartige Form (rezessiver Erbgang): Spontanfrakturen, Blutbildveränderungen, häufig Osteomyelitiden, Zahnschäden, Erblindung und Ertaubung infolge Ummauerung der Hirnnerven an der Schädelbasis, Hepatosplenomegalie.

Röntgen

Marmorartige Knochenverdichtungen, die Differenzierung in Kortikalis und Spongiosa ist aufgehoben. Häufig sind kolbenartige Auftreibungen der Metaphysenenden, weiters bandförmige Aufhellungen an den Metaphysen proximal der präparatorischen Verkalkungszone. Charakteristisch ist das Bild des „Knochens im Knochen" oder „Wirbels im Wirbel" auf Grund der Umscheidung des verdichteten Knochens durch weniger kalkhaltige osteoides Gewebe (Holthusen). Mitunter zeigt die Verdichtung eine Längs- oder Querstreifung.

Differentialdiagnose

Osteosklerosen bei Blutkrankheiten, Knochenverdichtungen bei Sarkom und Karzinom, Endostale Hyperostose, Idiopathische Hyperkalzämie (Williams-Beuren-Syndrom).

Therapie

Parathormon wird empfohlen.

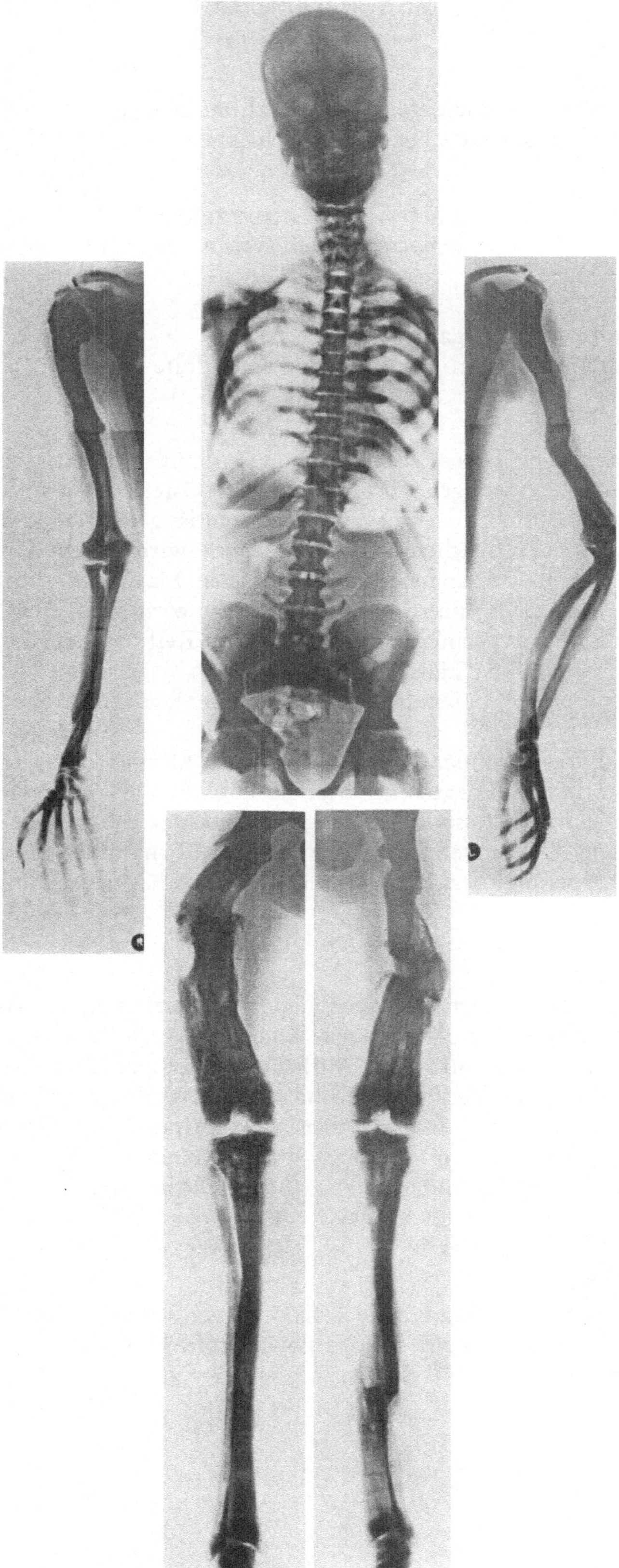

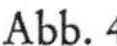

Abb. 4

Prognose

Bei der benignen Form gute Prognose. Die bösartige Form endet oft schon in den ersten Lebensjahren tödlich.

9. Generalisierte hereditäre Hyperostosen

Ätiologie

Dominanter und rezessiver Erbgang.

Pathogenese

Periostaler Knochenanbau mit Verdichtung der Kortikalis. Hypertrophische Atrophie der Spongiosa.
Man unterscheidet:
a) Generalisierte Hyperostosen mit Pachydermie (Uehlinger-Syndrom)
b) Generalisierte Hyperostosen ohne Hauterscheinungen (Camurati-Engelmannsche Krankheit)

Klinik

Je nach Verlaufsform Verdickung und Faltenbildung der Haut, Langgliedrigkeit, Trommelschlägelfinger und -zehen, Uhrglasnägel, schwache Muskulatur, plumpe Extremitäten, später arthrotische Verformung und Funktionseinschränkung der betroffenen Gelenke. Bei Wirbelsäulenbefall werden neurologische Symptome beobachtet.

Röntgen

Periostale Appositionen an den Diaphysen der Röhrenknochen, Bandverknöcherungen vorwiegend im Bereich der Wirbelsäule, weiters sakroiliakale Kapsel- und Bandossifikationen.

Differentialdiagnose

Morbus Paget (nie generalisiert)
Osteoarthropathie hypertrophiante pneumonique Pierre-Marie (nie generalisiert, meist pulmonale Grundkrankheit).

Therapie

Nur symptomatisch.

Prognose

Das Leiden ist nicht progredient und kommt nach 3—7 Jahren zum Stillstand (Vilchner). Später eventuell eingeschränkte Thoraxexkursionen oder Schwerhörigkeit durch Otosklerose.
Prognose für beide Formen: Gutartiger Verlauf.

Abb. 4. Marmorknochenkrankheit (Albers — Schönberg) bei 34jährigem Patienten. Starke homogene Sklerosierung des Beckenringes. Kompakte Diaphysen und multiple Frakturen der Röhrenknochen, teilweise deutliche vertikale Streifenbildung (Selleriestruktur). Schädelkalotte sklerosiert und verdickt (Porzellanschädel)

10. Multiple kartilaginäre Exostosen (siehe auch S. 40 f.)

Ätiologie

Dominanter Erbgang.

Pathogenese

Multipel auftretende Verknöcherung von periostal überschießend gewachsenem knorpelig vorgebildetem Knochen vorwiegend im metaphysären Bereich. Persistieren von Knorpelstrukturen ist möglich.

Klinik

Die expansive Ausbreitung der Geschwülste kann durch Zerstörung oder Verdrängung der Epiphysenfugen zu Fehlstellungen und einem Zurückbleiben des Wachstums der betroffenen Extremitätenabschnitte führen. Die Exostosen vergrößern sich in der Regel bis zum Ende der Wachstumsperiode. Beschwerden entstehen bei Druck auf Blutgefäße, Nerven (z. B. Nervus peronaeus) oder Sehnen und bedeckende Weichteile.

Lokalisation

Generalisiert, hauptsächlich Metaphysen der langen Röhrenknochen und Phalangen, auch Rippen und Darmbeine. Bilaterales Vorkommen ist häufig.

Röntgen

Breitbasig aufsitzende oder gestielte Auswüchse der Metaphysen. Die Feinstruktur der Exostosen entspricht normalem Knochengewebe. Befallene Röhrenknochen sind gelegentlich verkürzt oder verbogen.

Therapie

Bei entsprechender Größe oder Verdacht auf Malignität operative Abtragung.

Prognose

Größenzunahme der Exostosen nach Wachstumsabschluß spricht für maligne Entartung. Sekundäre Chondrosarkome bei etwa 11% der Fälle, davon 50% im Hüft- und Beckenbereich.

11. Osteopoikilie

Ätiologie

Dominanter Erbgang.

Pathogenese

Bildung von kleinfleckigen Sklerosierungsherden meist in der gelenknahen Spongiosa der Röhrenknochen, im Becken und seltener auch in der Wirbelsäule. Es ist nicht geklärt, ob diese Kompaktainseln verkalkte Reste von Knorpelsubstanz oder Fehlentwicklungen der Spongiosa darstellen.

Klinik

Das seltene Krankheitsbild verursacht keine klinischen Beschwerden und wird im allgemeinen durch Zufall entdeckt.

Röntgen

Rundliche oder ovale Verdichtungen der Spongiosa meist in der Nähe von Gelenken geben dem Knochen ein charakteristisches geflecktes Aussehen. Gemeinsames Auftreten von Osteopoikilie und Platyspondylie beobachtete Yvin. Die Skelettveränderungen sind symmetrisch.

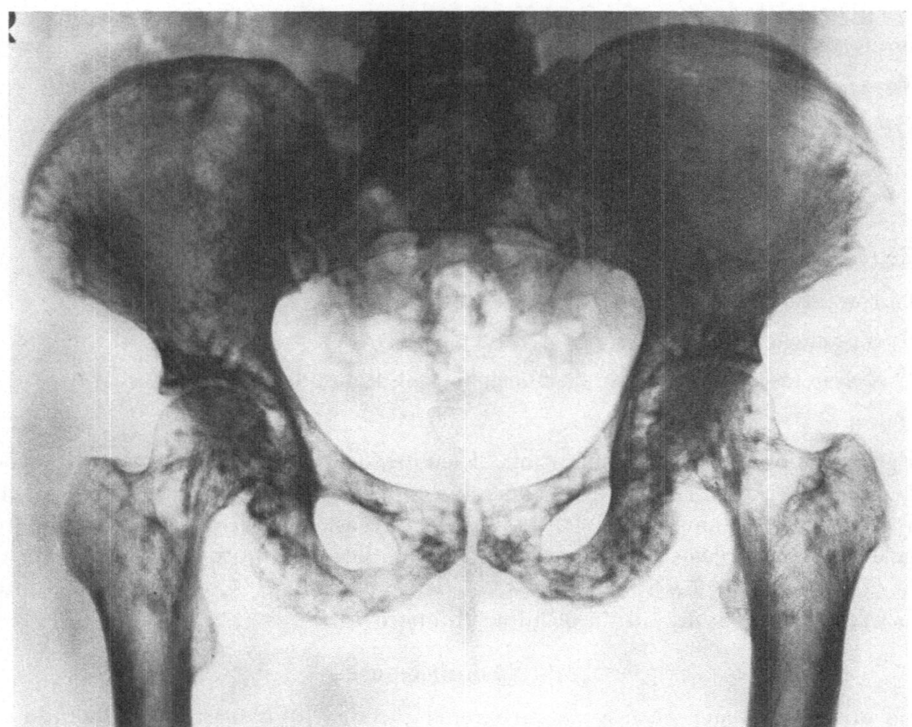

Abb. 5. Osteopoikilie. Typische kleinfleckige Verdichtungen

Differentialdiagnose

Osteopathia striata (streifige Verdichtungen in ähnlicher Lokalisation).

12. Dysplasia epiphysealis hemimelica

Ätiologie

Erbgang nicht bekannt.

Pathogenese

Auftreten von chondromatösen Wucherungen an den Epiphysen einer Körperseite. Überwiegend sind Femur, Tibia und Talus betroffen. Im weiteren Verlauf kommt es zur Verknöcherung von multiplen Knochenkernen aus und zur Verschmelzung mit der Mutterepiphyse.

2*

Klinik

Bewegungsstörung, eventuell Schmerzen und Schwellung des befallenen Skelettabschnittes. Meist begleitet von Beinverlängerung oder Vergrößerung des
Fußes.

Röntgen

Zusätzliche Ossifikationszentren im Epiphysenbereich. Nach Verschmelzung
der Osteochondrome mit der Mutterepiphyse stellt sich ein einseitig ver-
breitertes Knochenende dar.

Therapie

Operative Entfernung der Herde nach Wachstumsabschluß.

13. Osteoanychodysplasie
(Patella-Nail-Syndrom)

Ätiologie

Chromosomenanomalie, dominanter Erbgang.

Pathogenese

Differenzierungsstörung an ektodermalen und mesodermalen Geweben.

Klinik

Patellahypoplasie, Patellaluxation, Pseudoexostosen an den Ossa ilia (so-
genannte Beckenhörner), Fehlen oder Hypoplasie der Finger- und Zehennägel,
Pigmentverschiebungen der Iris. Häufig Dysplasie des distalen Radio-Ulnar-
gelenkes, Hypoplasie des Humeruskopfes, als Begleitsymptome Fußanomalien.
Weiters abnorme Laxität von verschiedenen Gelenken, Coxa valga, betonte
Lendenlordose, Spina bifida occulta, Hühnerbrust.

14. Melorheostose

Bei diesem seltenen rezessiv vererbaren Krankheitsbild liegt eine Verknöche-
rungsstörung der Knorpelsubstanz vor. Es kommt zu streifenförmigen Sklerosierungen der Knochen meist einer Extremität oder Körperseite. Pathologisch-
anatomisch finden sich periostale und endostale Sklerosierungen. Auch Veränderungen im Sinne von Verhärtungen im Bereich der Muskulatur, Kutis und
Subkutis werden beobachtet. Therapeutische Maßnahmen können nur symptomatisch sein.

B. Dysostosen

sind dysharmonische Entwicklungs- bzw. Differenzierungsstörungen vorwiegend der *Form* einzelner Knochen.

1. Akrozephalosyndaktylie

Ätiologie

Dominanter Erbgang.

Pathogenese

Fehldifferenzierung im Sinne einer komplexen Hemmungsmißbildung.

Klinik

Vorgewölbte Stirn, Hypertelorismus, vorspringende Nase mit breiter Wurzel (Papageienschnabelprofil), hoher und schmaler Schädel (Turmschädel), Metopismus (verzögerter Schluß der Suturen und Fontanellen), Syndaktylien der Finger und Zehen. Als Apert-Fuß wird eine charakteristische Fußdeformität mit Supinationsfehlstellung des Mittel- und Vorfußes, Vorfußadduktion und Syndaktylien mehrerer Zehen bzw. totale Syndaktylie (Löffelfuß) bezeichnet. Häufig resultiert aus mißgebildeten Gehörknöchelchen eine Mittelohrtaubheit. Die großen Gelenke sind in der Regel bewegungseingeschränkt.

Therapie

Operative Behandlung der Syndaktylie, eventuell Umstellungsosteotomien beim Apert-Fuß, sonst symptomatisch.

2. Segmentationsstörungen der Wirbelsäule
(siehe S. 248)

3. Angeborene Verbiegungen der langen Röhrenknochen

4. Defektbildungen der langen Röhrenknochen
(Radius-, Ulna-, Femur-, Fibuladefekt verschiedengradiger Ausprägung)

5. Hochgradige Defektbildungen der Extremitäten
(Dysmelien)

Nach Art und Ausdehnung der Dysmelien sind vier Gruppen zu unterscheiden (siehe auch S. 358):

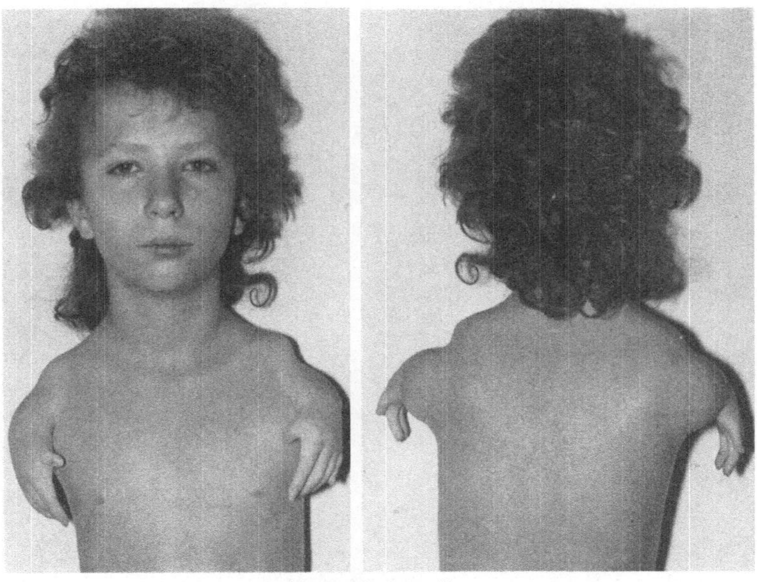

Abb. 6. Phokomelie

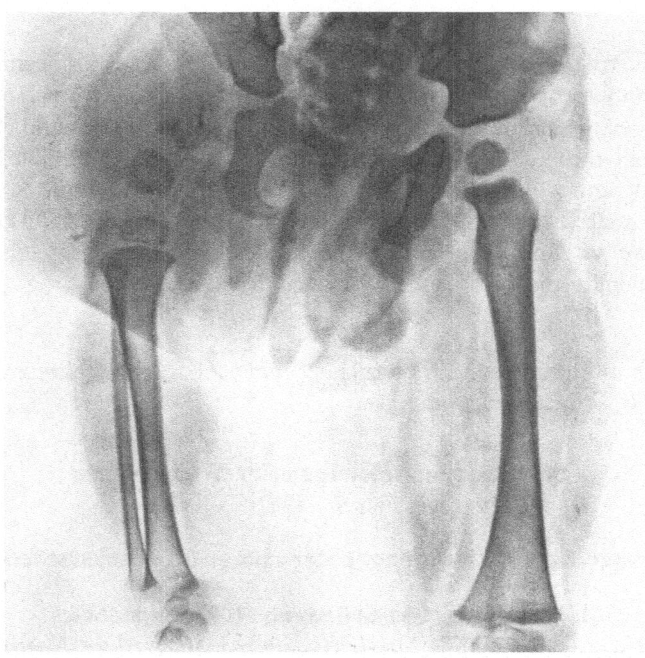

Abb. 7. Rechtsseitiger Femurdefekt bei einjährigem Knaben (Aplasie mit Ausnahme der distalen Epiphyse

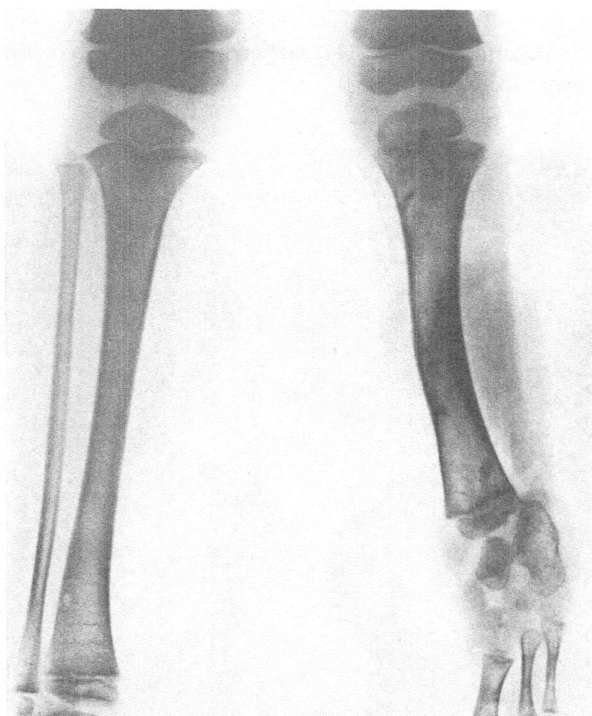

Abb. 8. Linksseitige Fibulaaplasie und Tibiahypoplasie bei vierjährigem Knaben

a) Amelie = vollständiges Fehlen der gesamten Extremität
b) Peromelie = Spontanamputation
c) Phokomelie = Anlage von Hand oder Fuß am Stamm (Robbengliedrigkeit)
d) Ektromelie = Defektbildung einzelner Röhrenknochen, eventuell kombiniert mit Fehlstellungen und Kontrakturen.

Ursache der in den Jahren 1959 bis 1962 fatalen Häufung dieser sonst seltenen Mißbildungen war die Einnahme von Thalidomid durch die Mutter (= Thalidomid-Embryopathie). Die teratogenetische Terminationsperiode für die Extremitäten liegt zwischen dem 29. und 46. Tag der Schwangerschaft.

C. Hypo- und Hyperplasien

des Skeletts sind Minus- oder Plusbildungen eines oder mehrerer Knochen durch gehemmte oder gesteigerte Entwicklung.

1. Entwicklungshemmungen

führen entweder zum völligen Fehlen eines Organs oder zur Bildung von Organrudimenten.

a) Lokale Hypoplasie
b) Generalisierte Hypoplasie: Primordialer Minderwuchs

2. Gesteigerte Entwicklungsvorgänge

führen entweder zu einer übermäßigen Entwicklung der normalen Anlage (partieller Riesenwuchs) oder zu Überschußbildungen, die sich in Störungen der Symmetrie oder der Metamerie manifestieren können. Das harmloseste

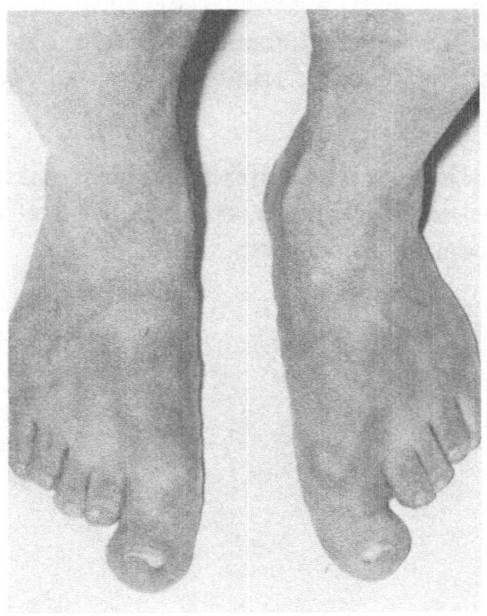

Abb. 9. Riesenwuchs beider Großzehen

Beispiel einer symmetrischen Überschußbildung ist diejenige eines Zehenendgliedes. Unter gestörter Metamerie ist etwa die einfache Vermehrung von Fingern oder Zehen (Polydaktylie) zu verstehen.

a) Lokale Hyperplasie (Partieller Riesenwuchs)
Klippel-Trenaunay-Syndrom

Die Ursache dieses Mißbildungssyndroms ist unbekannt. Klinisch finden sich variköse Venenerweiterungen, Hauthämangiome, arteriovenöse Fisteln und lokalisierte Hypertrophien der Weichteile und Knochen des betroffenen Körperteiles. Die unteren Extremitäten sind häufiger befallen. Röntgenologisch werden feinwabige Aufhellungen im Knochen beobachtet. Das Angiogramm läßt die Fisteln erkennen. Ziel der Behandlung ist der Ausgleich der Längendifferenzen.

b) Generalisierte Hyperplasie
Arachnodaktylie
(Marfan-Syndrom)

Ätiologie

Dominanter und rezessiver Erbgang.

Pathogenese

Angeborene Mesenchymstörung mit Hyperplasie der knorpeligen Wachstumszone.

Klinik

Asthenischer Hochwuchs, überlange Hände und Füße, abnorm schlanke Finger (Spinnenfinger) und Zehen, Bindegewebs- und Muskelschwäche, Überstreckbarkeit der Gelenke. An der Wirbelsäule häufig Skoliosen oder Kyphosen. Schwerer Knick- oder Plattfuß, Trichter- oder Kielbrust, weiters Genua valga oder recurvata. Typisch sind zusätzlich bläuliche Skleren, hoher Gaumen, Gebißanomalien und Linsenluxationen, die Brechungs- und Achsenmyopien zur Folge haben. Fast ebenso häufig sind kardiovaskuläre Veränderungen.

Röntgen

Allgemein dünne Knochen mit unauffälliger Feinstruktur. Die Grundglieder der Finger und Zehen sind verändert, ebenso die Mittelhand- und Mittelfußknochen. Die Endglieder sind eher kurz.

Therapie

Symptomatisch.

II. Speicherkrankheiten

A. Histioretikuläre Xanthomathosen (Histiozytosis X)

Definition

Wucherungen des retikulohistiozytären Systems mit sekundärer Einlagerung von Lipoiden.

1. Hand-Schüller-Christiansche Erkrankung

Definition

Rasch wachsende histiozytäre Granulome mit Cholesterineinlagerungen.

Pathogenese

Einteilung in vier Phasen (Zollinger):
a) Proliferation des RHS
b) Auftreten von eosinophilen Granulozyten
c) Speicherphase
d) Sklerosierung

Klinik

Die Erkrankung befällt vorwiegend das männliche Geschlecht. Sie wird zumeist in früher Kindheit, selten auch bei Jugendlichen angetroffen. Als charakteristisch gilt die klassische Trias von Exophthalmus (Infiltrate in der Augenhöhle), Diabetes insipidus (Hypophyseninfiltrate) und Schädelveränderungen mit unregelmäßigen Knochendefekten (Landkartenschädel). Weiters finden sich pathologische Frakturen, bei Wirbelsäulenbeteiligung häufig Fisch- und Keilwirbelbildung, Hepatosplenomegalie, Stomatitiden.

Röntgen

Unregelmäßige Aufhellungsherde im Schädelknochen (Osteolysen). Regellose sklerotische und porotische Herde im Wirbelkörper. Selten periostale Knochenneubildungen an langen Röhrenknochen (DD: ausgedehnte lamelläre Knochenappositionen bei Retikulosen!).

Differentialdiagnose

Abt-Letterer-Siwesche Erkrankung

Therapie

Steroide, Röntgenbestrahlungen.

Verlauf und Prognose

Vom benignen zum malignen Verlauf alle Formen möglich.
Die Mortalität beträgt etwa 10%.

2. Eosinophiles Granulom

Definition

Histiozytäre Wucherungen mit diffuser oder herdförmiger Durchsetzung von
eosinophilen Leukozyten.

Pathogenese

Wie Hand-Schüller-Christiansche Erkrankung ohne Durchschreitung aller vier
Phasen.

Klinik

Die Erkrankung betrifft überwiegend Kinder und jugendliche Erwachsene, das
männliche Geschlecht wird häufiger befallen. Die meist solitären Granulome
sind im Schädelknochen (Osteolysen), in der Wirbelsäule und den langen
Röhrenknochen (Diaphysen und Metaphysen) lokalisiert. Seltener auch Befall
der Rippen und des Schlüsselbeines. Bei Lokalisation im Knochenmark Destruktion von Spongiosa und Kortikalis.
Klinisch bestehen oft erheblich schmerzhafte Schwellungen, eventuell Haut-
granulome und der betroffenen anatomischen Formation entsprechend Hinken
sowie pathologische Frakturen. Bei Lokalisation im Wirbelkörper neurologische Symptome möglich.
BSG mäßig beschleunigt, selten periphere Eosinophilie.

Röntgen

Scharfbegrenzte osteolytische Aufhellungsherde ohne Randsklerose. Höhen-
abnahme betroffener Wirbelkörper.

Therapie

Steroide, Röntgenbestrahlung. Eventuell operative Entfernung eines solitären
Granuloms.

Prognose

Immer gutartig.

3. Abt-Letterer-Siwesche-Erkrankung

Definition

Proliferation von histioretikulären Zellen mit Entzündung und Sklerosierung.

Klinik

Beim Neugeborenen oder Säugling rasch aufschießende Hautknötchen, petechiale Blutungen, hohes Fieber, Hepatosplenomegalie, oft Anämie und Knochen-
erweichungsherde.

Röntgen

Wie Hand-Schüller-Christiansche-Erkrankung und Eosinophiles Granulom.

Prognose

Infaust.

4. Vertebra plana osteonecrotica
(Calvé)

Definition

Der früher den aseptischen Knochennekrosen zugeordnete Plattwirbel gilt heute als Manifestation einer Erkrankung des Formenkreises der Histiozytosis-X (meist Eosinophiles Granulom).

Klinik

Es erkranken vorwiegend Kinder zwischen zwei und zehn Jahren. Lokalisation im allgemeinen im Bereich der unteren Brustwirbelsäule. Klinisch bestehen Rückenschmerzen, Klopf- und Druckdolenz über dem befallenen Segment und ein reflektorischer Muskelhartspann.

Röntgen

Der Wirbelkörper ist zu einer dünnen Platte zusammengesintert, die angrenzenden Zwischenwirbelräume sind verbreitert.

Therapie

Zunächst Entlastung durch Gipsschale, später ausreichende Ruhigstellung durch ein Korsett.

Prognose

Bei Ruhigstellung besteht die Möglichkeit einer vollständigen Restitution.

B. Enzymopathien

Definition

Durch primäre Enzymstörungen verursachte Speicherung von Lipoiden.

1. Morbus Gaucher

Definition

Durch Mangel an Beta-Glucosidase kommt es zur Ablagerung von Zerebrosiden (Kerasin) in den Zellen des retikulohistiozytären Systems.

Klinik

Man unterscheidet eine infantile und eine adulte Form. Die infantile Form hat einen akuten oder subakuten Verlauf und führt in den ersten zwei Lebensjahren zum Tod. Es werden vor allem das Zentralnervensystem, die Atemwege, Leber und Milz befallen.

Die adulte Form verläuft chronisch. Das weibliche Geschlecht ist häufiger betroffen. Hepatosplenomegalie und schmerzhafte Skelettmanifestationen

(Hüftkopfnekrose!) stehen im Vordergrund. Gelegentlich kommt es zu pathologischen Frakturen, Blutchemisch finden sich Leukopenie, Thrombopenie und Lymphozytose.

Röntgen

Abflachung und Keilform der Wirbelkörper, kolbige Auftreibungen des Knochenschaftes, Zystenbildung. Typisch: „Erlenmayerkolben-Deformität" des distalen Femurendes (Greenfield).

Diagnostik

Nachweis von großen Speicherzellen mit ovalem exzentrischem Kern (Gaucher-Zellen) in Milz, Lymphknoten und Knochenmark. Der histologische Nachweis der Gaucher-Zellen ist in etwa 75% der Fälle positiv.

Therapie

Röntgenbestrahlungen, Steroide. Die Splenektomie hat sich nicht ausreichend bewährt.

2. Morbus Niemann-Pick

Definition

Speicherung von pathologischen Sphingomyelinen in Zellen des RHS (besonders Histiozyten).

Lokalisation

Alle Organe, vor allem Milz.

Klinik

Beginn in den ersten Lebensmonaten. Hepatosplenomegalie, Anämie, gelblichbräunliche Hautverfärbung, häufig Idiotie.

Prognose

Infaust.

3. Morbus Tay-Sachs
(Familiäre amaurotische Idiotie)

Definition

Gangliosidablagerungen in den Ganglienzellen des Zentralnervensystems.

Klinik

Beginn im ersten Lebensjahr. Zunächst schlaffe, dann spastische Paresen. Demenz, Sehstörungen (Fundus: roter Fleck auf der Retina = cherry-red-spot).

Prognose

Infaust.

4. Pfaundler-Hurlersche Erkrankung
(Dysostosis multiplex, Gargoylismus)

Siehe S. 10.

III. Knochentumoren

Knochentumoren können von allen mesenchymalen Geweben ihren Ausgang nehmen und gutartig oder bösartig verlaufen. Nach ihrer Häufigkeit gehören sie zu den seltenen Erkrankungen des Knochensystems. Statistisch sind nur etwa 1% aller malignen Geschwülste Knochentumoren. Neben den echten Tumoren gibt es eine Reihe von tumorähnlichen Erkrankungen, die klinisch und röntgenologisch Geschwülste imitieren.

Die wissenschaftliche Bezeichnung der im Aufbau und Ursprung so unterschiedlichen Tumoren hat sich im Laufe der Jahrzehnte mehrfach geändert. Sie ist durch den Gebrauch einer großen Anzahl von Synonyma verwirrend. Erst in den letzten Jahren wurde in den USA vom Armed Forces Institute of Pathology (AFIP) und der WHO unter maßgeblicher Beteiligung von Jaffé, Lichtenstein und Ackermann eine einheitliche Nomenklatur der Knochentumoren erarbeitet, bei der die histogenetischen Gesichtspunkte in den Vordergrund gestellt und die Knochengeschwülste in Beziehung zu ihrem Ausgangsgewebe gesetzt wurden. Für den deutschen Sprachraum hat Becker im Auftrag der „Interdisziplinären Arbeitsgemeinschaft Knochentumoren" unter Berücksichtigung der Systematik der WHO und AFIP einen Knochentumorschlüssel ausgearbeitet, dessen Systematik und Nomenklatur im folgenden verwendet wird.

Allgemeine Tumordiagnostik

Voraussetzung einer optimalen Behandlung von Knochentumoren ist die Frühdiagnose. Sie ist nur dann möglich, wenn der Erstuntersucher auch bei uncharakteristischen und unbedeutenden Symptomen an die Möglichkeit des Vorliegens eines Knochentumors denkt. Initialsymptom ist meist der Schmerz, der kontinuierlich oder intermittierend sein kann und in Ruhelage stärker wird. Ein Bagatelltrauma kann gelegentlich die Symptomatologie einleiten.

Als Richtlinie für die Diagnose maligner Erkrankungen des Skelettsystems bewährt sich folgendes diagnostisches Vorgehen (modifiziert nach Salzer):
— Exakte klinische Untersuchung
— Röntgenuntersuchung: Übersichtsröntgen, Angiographie, Tomographie, Szintigraphie, Lungenröntgen, Ganzkörper-Scan, Computertomographie.
— Laboruntersuchung: Blutbild, Harn, Senkung, Kalzium, Phosphor, alkalische und saure Phosphatase, Elektrophorese, eventuell Sternalpunktion

Zur Wertigkeit der angeführten Untersuchungen ist folgendes festzustellen:

Das Übersichtröntgen dient zur Feststellung und Lokalisation eines Tumors.

Anhand der röntgenologisch dargestellten Veränderung der Knochenstruktur kann in den meisten Fällen zwischen einem benignem und malignem Prozeß unterschieden werden.

Die Angiographie dient der Feststellung der Tumorausdehnung in den Weichteilen, wobei es auf den Nachweis einer pathologischen Gefäßneubildung ankommt.

Die Tomographie dient der exakten Bestimmung der Größe und Ausdehnung der Knochenveränderung.

Die Szintigraphie ist geeignet, die intramedulläre Tumorausdehnung und eventuell vorhandene „Skip Metastases" darzustellen.

Lungenröntgen und Ganzkörper-Scan sind notwendig, um eine Metastasierung eines primär malignen Tumors festzustellen.

Am Ende der diagnostischen Überlegungen steht die Entscheidung über die Notwendigkeit einer histologischen Untersuchung. Um bei diesen diagnostischen Eingriffen das Risiko der Tumorzellverschleppung so gering wie möglich zu halten, sollten bei Verdacht auf das Vorliegen eines malignen Knochentumors folgende Punkte beachtet werden:

— Keine unnötige Traumatisierung des Tumors
— Probeexzision unter zytostatischem Schutz
— Operation in Esmarchscher Blutleere
— Wechsel des Instrumentariums nach der Probeexzision
— Gefrierschnittuntersuchung
— Sofortige definitive Behandlung entsprechend dem histologischen Befund

Für den in der Praxis tätigen Orthopäden spielt das Übersichtsröntgen bei der Erkennung und Beurteilung von Knochentumoren eine zentrale Rolle und hat folgende wesentliche Aufgaben zu erfüllen (Prager und Griss):

— *Lokalisation.* Ausdehnung der Veränderung, solitäres oder multiples Vorkommen
— *Identifikation als Tumor* (Abgrenzung gegenüber nichtneoplastischen Veränderungen, wie Osteomyelitis, Knocheninfarkt, Trauma, Mißbildung, metabolische Läsion)
— *Beurteilung benigne — maligne*
— *Definitive Artdiagnose* (nur selten möglich)

Das röntgenologische Bild des Tumors wird durch die Art des Tumors und durch die Wechselbeziehung zwischen Tumor, Knochen und Periost geprägt.
Im Prinzip unterscheidet man dabei folgende *Reaktionsformen:*

1. Osteolytische oder destruktive Reaktionsformen mit folgendem Destruktionsmuster (Lodwick):

a) Exakt begrenzte (geographische) ausgestanzte Osteolyse, z. B. Riesenzelltumor, Chondroblastom, multiples Myelom
b) Mottenfraßähnliche Osteolysen, z. B. osteolytische Metastase
c) Penetrierende unscharf begrenzte Osteolyse, z. B. Ewing-Sarkom
d) Scharf begrenzte Osteolyse mit geschlossenem Sklerosierungssaum, z. B. juvenile Knochenzyste, nichtossifizierendes Knochenfibrom, Enchondrom

Das Fehlen eines sklerotischen Randsaums weist in der Regel auf einen aggressiven Tumor hin (siehe Abb. 10 *a—d*).

2. Knochenneubildende Reaktionsformen:

Sklerosesaum. Er findet sich bei langsam wachsenden, fast immer benignen Tumoren (siehe Abb. 10 *d*).

3. Periostale Reaktionen:

Sie entstehen, wenn der Tumor die Kortikalis erreicht bzw. die Schicht zwischen Kortikalis und Periost invadiert. Bleibt die Kortikalis intakt und erscheint nur gebläht, so handelt es sich meist um einen gutartigen Tumor. Kommt es jedoch zur Ausbildung von Spiculae (Verkalkungen entlang der Sharpeyschen Fasern), zwiebelschalenähnlichen Knochenablagerungen und dreieckförmigen Verkalkungsfiguren im Winkel der periostalen Abhebung des Tumors (Codman-Dreieck), so handelt es sich meist um aggressive bösartige Tumoren (siehe Abb. 10 *e, f*).

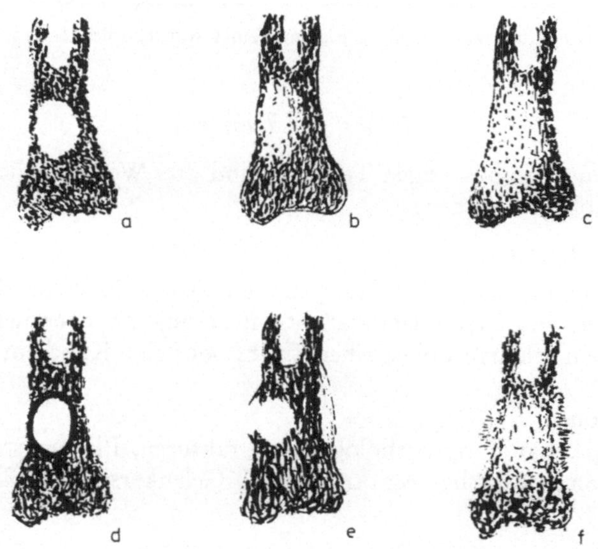

Abb. 10. Schematische Darstellung verschiedener Destruktionsmuster (*a, b, c, d*) und periostaler Reaktionen (*e, f*) in Anlehnung von E. G. Theros (AFIP) zitiert bei Prager, F., Griss, P. [Arch. orthop. Unfallchir. 82, 169 (1975)]

Allgemeines therapeutisches Vorgehen

1. Benigne Tumoren

Gutartige Tumoren sollen immer entfernt werden, wenn eine erhöhte Wachstumsaktivität festzustellen ist, wenn sie schmerzhaft werden, wenn sie Gefäße und Nerven irritieren oder zu einer Frakturgefahr führen. Bei kleineren Herden genügt eine Curettage, d. h. eine Auskratzung des Tumors mit dem scharfen Löffel.

Tabelle 1. *Operative Therapie primärer Knochentumoren und anderer tumorähnlicher Veränderungen.* (Nach Ruckstuhl und Mussler)

Kürettage und Spongiosaplombierung	— Solitäre (juvenile) Knochenzysten *
	— Aneurysmatische Knochenzysten *
	— Fibröse Dysplasie *
	— Nichtossifizierendes Fibrom *
	— Chondroblastom
	— Osteoblastom
	— Peripher gelegenes Enchondrom
Resektion en bloc	— Osteoid-Osteom
	— Chondromyxoidfibrom
	— Solitäre und multiple kartilaginäre Exostosen (Osteochondrome) *
	— Riesenzelltumor
	— Stammnahe Enchondrome
	— Knochensarkome mit geringem Malignitätsgrad (Chondrosarkom, Fibrosarkom, parostales Osteosarkom)
Amputation	— Osteosarkom der oberen und unteren Extremitäten (primär und nach Bestrahlung bei Metastasenfreiheit nach 6 Monaten)
	— Rezidive eines Knochensarkoms nach Resektion und Bestrahlung

* Unter gewissen Voraussetzungen kann hier mit einer chirurgischen Intervention zugewartet werden.

2. Maligne Tumoren

Zur Behandlung von bösartigen Tumoren sind drei Wege möglich, die oft miteinander kombiniert werden:

a) Operative Therapie

— Resektion en bloc: Die Eröffnung des Tumors ist zu vermeiden, die Resektion erfolgt im Gesunden. Zur Stabilisierung ist eventuell eine Osteosynthese, ein alloarthroplastischer Ersatz oder eine Knochentransplantation nötig
— Amputationen
— Operative Behandlung pathologischer Frakturen, Plattenosteosynthese mit Knochenzementplombe, Marknagelung, Gelenkersatz (z. B. Krückstock-Prothese)

b) Strahlentherapie

Röntgen-, Radium- oder Kobaltstrahlen. Besonders das Ewingsarkom, das Retikulumzellensarkom und Metastasen (Mamma, Thyreoidea, Bronchus-Ca) sind strahlensensibel. Schon durch einige hundert rad erreicht man eine Schmerzlinderung. Die therapeutischen Dosen gehen bis siebentausend rad. Benigne Tumoren sollen keinesfalls mit Strahlen behandelt werden, da dadurch eine maligne Entartung ausgelöst werden kann.

c) Chemotherapie

— Hormone: Östrogene beim Prostatakarzinom, Androgene beim Mammakarzinom; Nebennierenrindenhormone wirken allgemein tumorhemmend und haben eine euphorisierende und analgetische Wirkung

Tabelle 2. *Chemotherapie maligner Knochentumoren*

Zytostatika

Monotherapie

	Adriamycin Adriblastine	Cyclophosphamid Endoxan, Cytoxen	Amethopterin Methotrexat	Vincristinsulfat Oncovin
	50 bis 75 mg/m² bis zu einer Gesamtdosis von 450 mg/m²	a) die ersten 3 Tage täglich 100 mg, ab 4. Tag täglich 200 mg bis zu einer Gesamtdosis von 10 bis 15 g, dann täglich 2 × 50 oder 4 × 50 mg als Dragée b) 20 bis 25 mg/kg Körpergewicht in 8- bis 10tägigen Intervallen bis zu einer Gesamtdosis von 10 bis 15 g. Meist 2 Kuren jährlich	Kontinuierliche Therapie: 0,6 mg/kg High dosage, Stoßtherapie: 50—500 mg/kg (6stündliche Infusion), 1× monatlich Kombiniert mit Citroforumfaktor (Leukoverin) 2—12 Stunden nach der Methotrexatinfusion	In wöchentlichen Abständen 1,4 mg/m² (Erwachsene) 2,0 mg/m² (Kinder)
	DNS Hemmer	alkylierende Substanz	Folsäureantagonist	Mitoseblocker

Einige Beispiele von Polychemotherapien bei Knochentumoren

Polytherapie

Therapiekalender	1	2	3	4	5	8	14	15	16	17	19	21	22	32	42	43	44	49	Tage
Vincristin 2 mg/m² i.v.	×						×								×				Nach Jaffé und Traggis Indikation: Osteosarkom
(nach ½ Stunde)	nach ½ Stunde						nach ½ Stunde								nach ½ Stunde				
Amethopterin mg/m² i.v.	×						×								×				
	3000						6000								7500				
Leukoverin i.v. 15 mg 3stündlich 8×	×						×								×				
po 15 mg 6stündlich 8×		×	×					×	×							×	×		
							├─── 4wöchiger Zyklus ───┤												
Amethopterin i.v.	×													×					Nach Rosen Indikation: Osteosarkom
	100—300 mg													Wiederholung					
Leukoverin 9 mg 6stündlich 12×	×	×	×	×	×	×	×							×					
Adriamycin									×	×	×								
									1,0	1,0	0,5 mg/kg								
	├───── Zyklusdauer 1 Monat ─────┤																		
Cyclophosphamid 500 mg/m² i.v.	×						—												Nach Gottlieb Indikation: Osteosarkom
Vincristin 1 mg/m² i.v.	×				×														
Adriamycin 1,5 mg/m² i.v.	×																		
	├───── Zyklusdauer 21 Tage ─────┤																		
Cyclophosphamid 500 mg/m² i.v.	×						×		×				×						Nach Pinkel Indikation: Ewing-Sarkom
Vincristin 1,5 mg/m² i.v.	×						×		×				×						

Die bis zur Hälfte reduzierte Dosis wird in 14tägigen Intervallen über 1—2 Jahre

Tabelle 3. *Einteilung der Knochentumoren*

Einteilung der Knochentumoren

Ursprungsgewebe	Dignität		Geschwulst		Prädilektionsalter	Hauptlokalisation
	Benigne	Maligne	Ähnlich	Vortäuschend		
Knorpel	*Chondroblastom* (Codman-Tumor)				10.—25. Lebensjahr	Distal Femurende, proximal Tibiaende, proximal Humerusende
	Chondromyxoid-fibrom				10.—20. Lebensjahr	Metaphyse von Tibia und Femur
	Osteochondrom (cartilaginäre Exostose)				ab 1. Lebensjahr	Metaphyse der langen Röhrenknochen
	solitär	2% Entartung				
	multipel	11% Entartung			erblich	
	Enchondrom solitär multipel (M. Ollier)	Die nicht akralen Formen, wie z. B. das Becken-chondrom, sind potentiell maligne			ab 2. Lebensjahr	Finger, Zehen, Hand- und Fußwurzel
		Chondrosarkom primär sekundär (entartetes Chondrom)			ab Säuglingsalter	Becken, Femur, Rippen, Scapula
Knochen	*Osteoid-Osteom*				10.—30. Lebensjahr	Diaphyse von Femur, Tibia und Humerus
	Benignes Osteoblastom				10.—30. Lebensjahr	WS, Meta- und Diaphysen langer Röhrenknochen
		Osteosarkom primär sekundär (z. B. nach M. Paget) iuxtacortical			10.—25. Lebensjahr	Metaphysen langer Röhrenknochen, epiphysennahe Tibia, Femur, Humerus

Gewebe					Alter	Lokalisation
			Osteom		10.—25. Lebensjahr	Schädel
				Knocheninfarkt, Myositis ossif. M. Caffey		
Markraumgewebe	Lipom				ab 10. Lebensjahr	Ubiquitär
		Liposarkom			ab 10. Lebensjahr	Ubiquitär
		Plasmocytom (Myelom)			ab 40. Lebensjahr	Wirbel, Schädel
		solitär				
		multipel				
		Retikulosarkom			10.—30. Lebensjahr	Metaphysen der Röhrenknochen
		Ewing-Sarkom			10.—15. Lebensjahr	Diaphysen langer Röhrenknochen
			Eosinophiles Granulom		5.—15. Lebensjahr	WS, proximal Femur und Tibia
			M. Hand-Schüller-Christian		2.—10. Lebensjahr	Schädel
			M. Abt-Letterer-Siwe		1.—2. Lebensjahr	Knochenmark
				Osteomyelofibrose		
Fibroblastisches Gewebe	Fibromyxom Desmoplastisches Fibrom				ab 10. Lebensjahr	Oberes und unteres Drittel im Schaft langer Röhrenknochen
		Fibrosarkom			ab 8. Lebensjahr	Femur, Tibia, Humerus
			Nichtossifizierendes Fibrom		0—20. Lebensjahr	Metaphysen von Femur, Tibia und Humerus
			Fibröse Dysplasie		ab 3. Lebensjahr	Strahlenartige Lokalisation
			solitär			halbes Becken, Femur Tibia, Großzehe, Klavikula, Skapula Humerus, Ulna, Wirbel
			multipel			
			Albright			

Tabelle 3 (Fortsetzung)

Einteilung der Knochentumoren

Ursprungsgewebe	Dignität		Geschwulst		Prädilektions-alter	Hauptlokalisation
	Benigne	Maligne	Ähnlich	Vortäuschend		
Gefäßgewebe	*Hämangiom*	*Angiosarkom*			ab 12. Lebensjahr	
Nervengewebe Extraskelettäres Gewebe	*Neurofibromatose* *Synovialom*	Häufig maligne Entartung				
	Chordom Schädelbasis Sakrum	Häufig maligen *Metastasen*	*Intraossäres Ganglion*			Schädelbasis Sakrum Ubiquitär Ubiquitär
Andere Gewebe	*Dentinom*			*Epidermoidzyste Pseudotumor bei Hyperpara-thyreoidismus*	ab 5. Lebensjahr	Schaftbereich der Röhrenknochen
Unbekanntes Ursprungsgewebe	*Riesenzelltumor* (Osteoklastom)	In 50% maligne Entartung	*Solitäre juvenile Knochenzyste Aneurysmatische Knochenzyste*		ab 5. Lebensjahr 6.—10. Lebens-jahr 10.—20. Lebens-jahr	Epiphysen der Röhren-knochen Proximales Femur und Tibiaende WS, flache Knochen, Femur

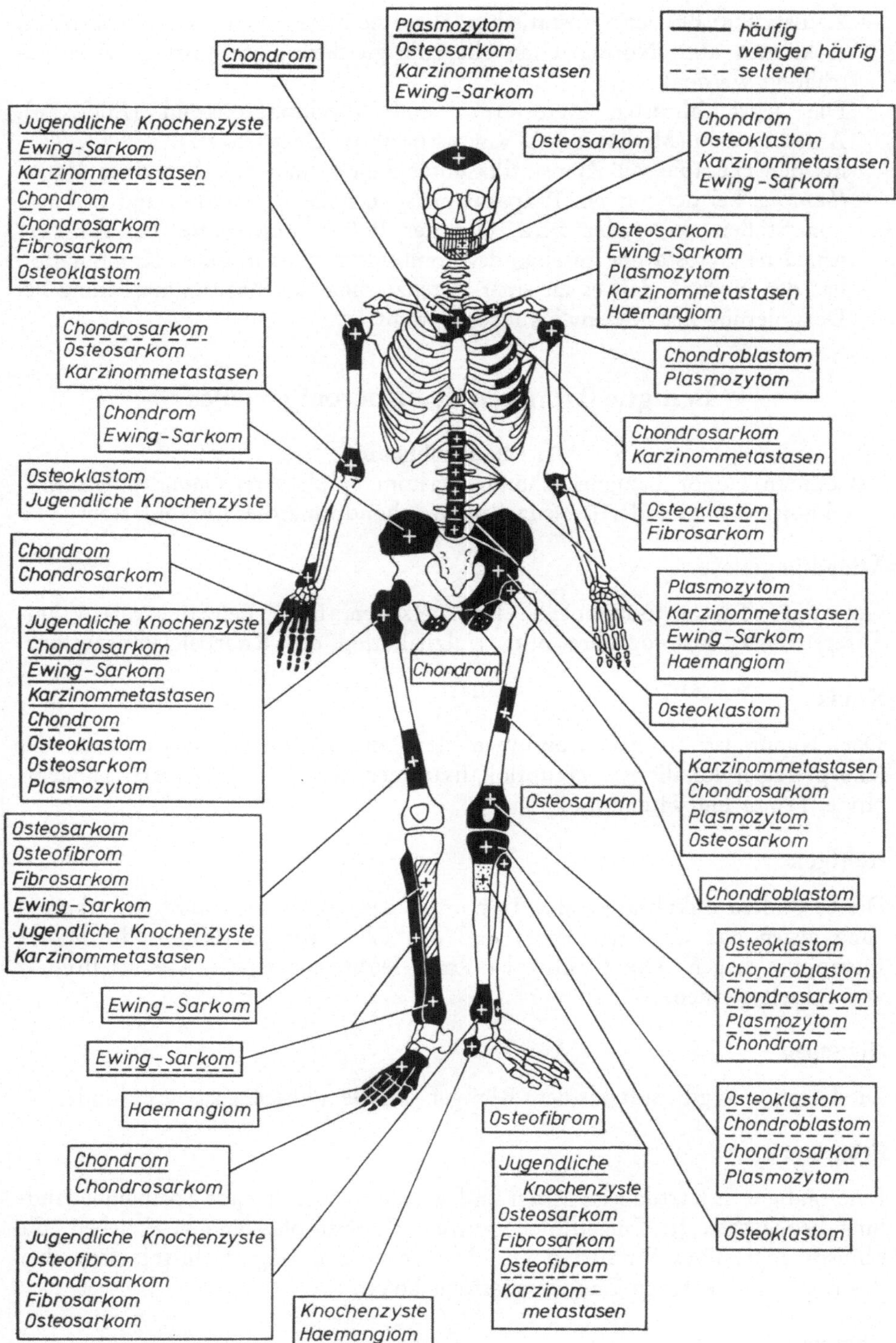

Abb. 11. Lokalisation der häufigsten Knochentumoren. — Aus: Kaiser, G.: Leitfaden für die Orthopädie. Jena: Fischer. 1976

— Zytostatika: Bei der zytostatischen Therapie besteht keine Tumorspezifität, es können auch Normalzellen über die gleichen biochemischen Wege geschädigt werden.

Die gebräuchlichsten Zytostatika sind: Cyclophosphamid (Endoxan), Amethopterin (Methotrexat), Vincristinsulfat (Oncovin)

Bei der Therapie mit Zytostatika unterscheidet man zwischen einer *Monotherapie*, bei der nur ein Präparat meist in hoher Dosierung und in Form von Stößen verwendet wird, und der *Polychemotherapie*, bei der verschiedene Zytostatika miteinander kombiniert werden. Diese Kombination hat den Vorteil, daß es zu einer Potenzierung der Antitumorwirkung bei Dezimierung der Nebenwirkungen kommt.

Benigne Tumoren des Knorpelgewebes

1. Chondroblastom
(Codman-Tumor, benignes Chondroblastom, epiphysäres Chondroblastom, knorpelenthaltender Riesenzelltumor, chondromatöses Osteoklastom)

Ätiopathogenese

Gutartiger Tumor, polymorphe Knorpelzellen, hohe Zellzahl, relativ undifferenziertes histologisches Bild, Kalzifikation der Knorpelgrundsubstanz.

Klinik

Der Tumor ist an den Epiphysen der langen Röhrenknochen nahe der Knorpelfugen lokalisiert. Hauptlokalisationen sind die proximale Tibiaepiphyse, Femur und Humerus.

Röntgen

Die besondere Lokalisation des Tumors in der Epiphyse erlaubt die Abgrenzung gegen das Chondrosarkom und das Chondromyxofibrom, die in der Metaphyse liegen. Die Geschwulst kann leicht mit einem Riesenzelltumor verwechselt werden.

Diagnose

Die Diagnose ergibt sich aus dem Röntgen und dem histologischen Befund.

Prognose

Eine maligne Entartung ist selten und wurde mehrfach nach Strahlenbehandlung beobachtet. In Einzelfällen wurden Chondroblastome beschrieben, die klinisch aggressives Wachstum und Metastasierung zeigten, histologisch aber das Bild eines benignen Chondroblastoms boten.

Therapie

Operative Ausräumung und Auffüllung mit Knochenspänen.

2. Chondromyxoidfibrom
(Embryonales Enchondrom, Myxom)

Ätiopathogenese

Gutartiger Tumor mit stern- und spindelförmigen Zellen; die Interzellular-
substanz besteht aus chondromatösen und myxomatösen Anteilen.

Klinik

Der Tumor entwickelt sich bevorzugt in der Metaphyse. Hauptlokalisationen
sind Tibia, Femur. Seltener findet er sich im Bereich des Beckengürtels, der
Rippen und der Mittelfußknochen.

Röntgen

Exzentrisch wachsende Geschwulst der Metaphyse mit frühzeitiger Zerstörung
der Kortikalis. Das Periost über dem Tumor ist erhalten.

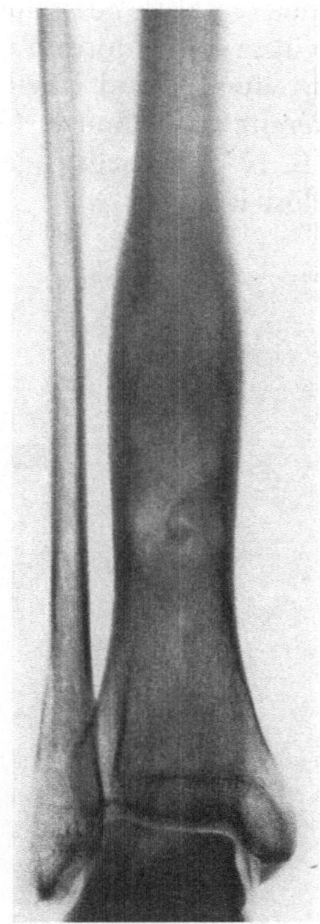

Abb. 12. Chondromyxoidfibrom der Tibia (histologisch nachgewiesen)

Diagnose

Eine exakte Diagnose ist nur histologisch möglich.

Prognose

Gutartig, Rezidive bei unvollständiger Entfernung.

Therapie

Operative Herdausräumung und Auffüllung mit Spongiosa.

3. Osteochondrom
(Kartilaginäre Exostose, solitäre Exostose, Ekchondrom, epiexostotisches
Chondrom)

Ätiopathogenese

Es handelt sich meist um gutartige Tumoren, die nach Ansicht mancher
Autoren vom Periost, nach Ansicht anderer Autoren vom Epiphysenknorpel
ausgehen. Sie sind die häufigste Form der Knochentumorbildung des Kindes-
und Jugendalters und können solitär und multipel (dominante Vererbung)
auftreten.

Klinik

Die Exostosen sind tastbar, machen aber nur selten Beschwerden. Die expansive Ausbreitung der Geschwülste kann durch Zerstörung oder Veränderung
der Epiphysenfugen zu Fehlstellungen und einem Zurückbleiben des Wachstums der betroffenen Extremitätenabschnitte führen. Durch Druck einer
Exostose auf einen Nerv (z. B. N. peronaeus) oder auf ein Blutgefäß können
entsprechende Syptome ausgelöst werden.

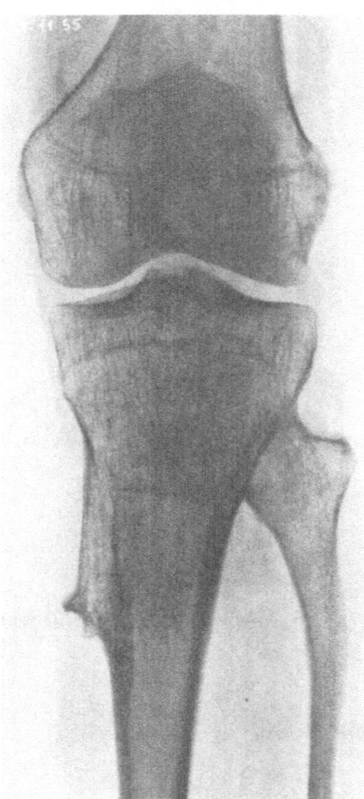

Abb. 13. Osteochondrom der Tibia (histologisch nachgewiesen)

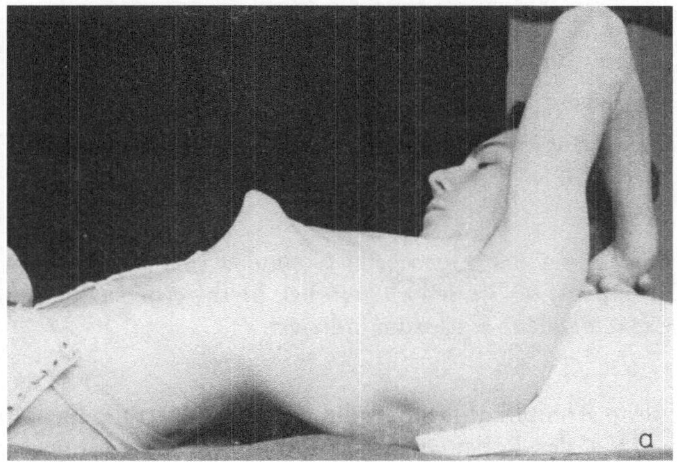

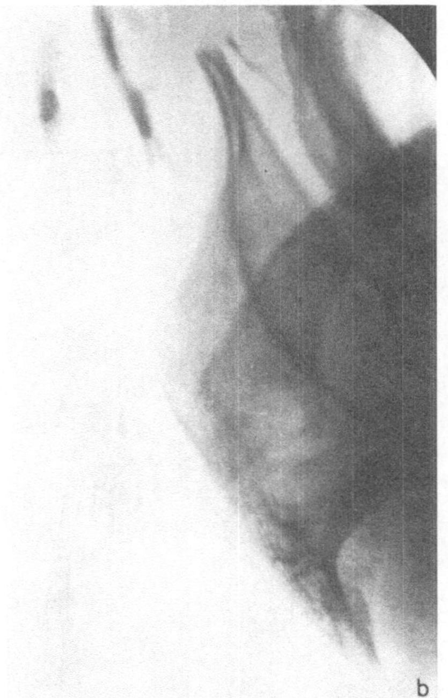

Abb. 14 *a* und *b*. Rippenosteochondrom (histologisch nachgewiesen)

Lokalisation

Metaphysen der Röhrenknochen (vorwiegend obere Extremität), Thorax, Schädel, Wirbelsäule und Becken.

Röntgen

Dünn gestielte oder breitbasig aufsitzende Tumoren, grobblasige Auftreibung des Knochens, Verdünnung und Arrosion der Kortikalis.

Diagnose

Charakteristisches Röntgenbild.

Differentialdiagnose

Chondrosarkom, Riesenzelltumor, chronische Osteomyelitis, Knochenzysten, fibröse Dysplasie.

Therapie

Operative Entfernung des Tumors im Gesunden (die Basis muß mitreseziert werden). Die Operation ist jedoch nur bei Beschwerden (Funktionsbehinderung) oder zunehmendem Wachstum indiziert.

Prognose

Als wesentlichste Komplikation muß die maligne Entartung gewertet werden, die bei etwa 11% der Patienten mit multiplen Osteochondromen vorkommt und meist im dritten und vierten Lebensjahrzehnt auftritt. Die neoplastische

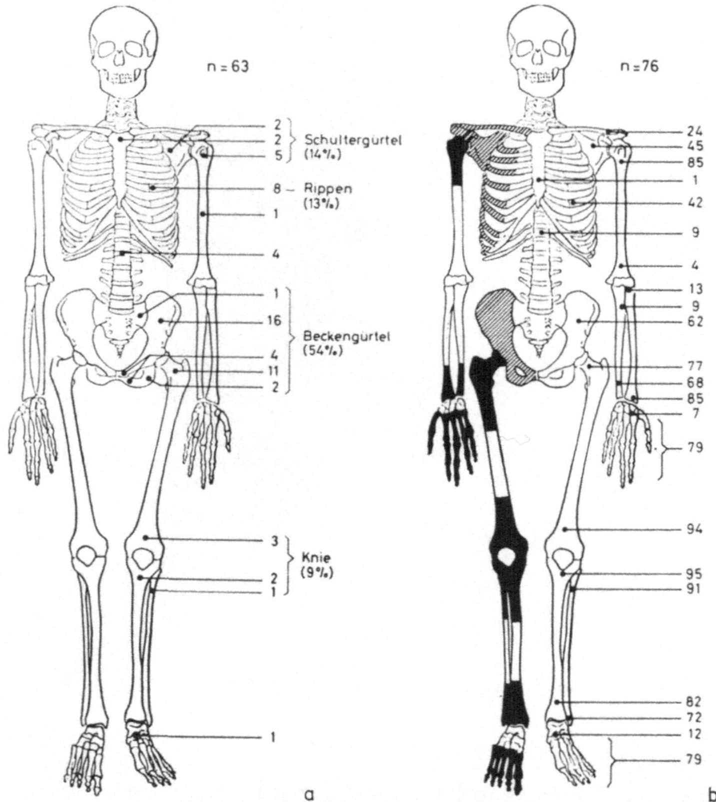

Abb. 15 *a*. Lokalisation der neoplastischen Entartung bei multiplen kartilaginären Exostosen. *b* Verteilung (%) der Osteochondrome bei multiplen kartilaginären Exostosen (nach Solomon). In 0—33% der Patienten fanden sich Osteochondrome in den weißen Arealen, in 34—66% in den schraffierten, in 67—100% in den schwarzen. — Aus: Ochsner, P. E.: Zum Problem der neoplastischen Entartung bei multiplen kartilaginären Exostosen. Z. Orthop. **116**, 369 (1978)

Entartung wird vorwiegend am Becken — seltener am Schultergürtel oder an den Rippen beobachtet. Metastasen sind extrem selten.

4. Enchondrom
(Chondrom, zentrales Chondrom, Myxom, Myxochondrom)

Ätiopathogenese

Es handelt sich um eine Geschwulst aus hyalinem Knorpel, die zu einem Abbau des umgebenden Knochens durch Osteoklastenreizung führt (Druckatrophie). Man unterscheidet zwischen einer Form mit solitärer und einer Form mit multipler Lokalisation, bei der, in Anlehnung an Kienböck, sechs Varianten unterschieden werden:

Akroform: Befallen sind hauptsächlich Phalangen und Mittelhand bzw. Mittelfußknochen.

Monomele Strahlform: Befällt Radius und radialen Fingerhandanteil bzw. Ulna und ulnaren Fingerhandanteil.

Olliersche Krankheit: Halbseitenform der Erkrankung.

Oligotope Form: Nur eine Körperregion ist befallen.

Polytope Form: Das gesamte Skelett ist von der Erkrankung betroffen.

Mafucci-Krankheit: Chondrome, Angiome und Venektasien sind miteinander kombiniert.

Röntgen

Es zeigt sich ein scharf begrenzter Defekt, der häufig mit einer Kammerung und zystischen Aufhellungen einhergeht und mit zunehmender Tumorgröße

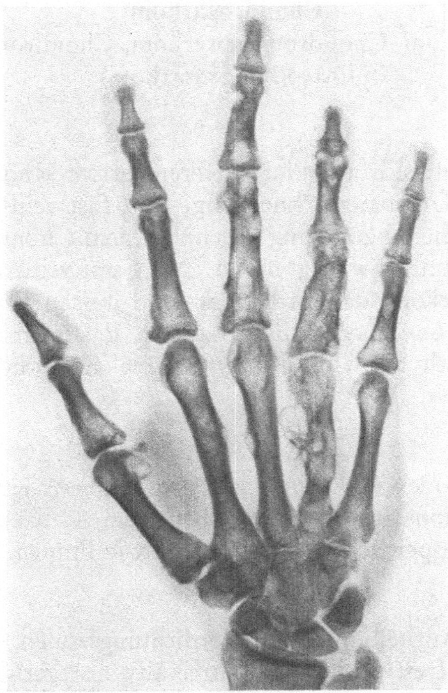

Abb. 16. Multiples Enchondrom rechte Hand (histologisch nachgewiesen)

zu einer Kortikalisverdünnung und Auftreibung führt. Sekundär kann es zu Kalkeinlagerungen kommen.
Infraktionen und Fehlwachstum sind möglich.

Diagnose

Die Diagnose ist vielfach ein Zufallsbefund und wird oft erst bei Spontanfrakturen, z. B. eines Fingers, gestellt. Röntgen und Histologie liefern den sicheren Befund.

Differentialdiagnose

M. Recklinghausen, fibröse Dysplasie.

Therapie

Bei stärkerer Ausdehnung des Tumors, Frakturgefahr und Verdacht auf Malignität operative Ausräumung.

Prognose

Die Veränderungen sind meist gutartig. Die maligne Entartung ist selten. Charakteristisch ist nicht nur das histologische Bild, sondern auch die Lokalisation: Eine maligne Entartung ist wahrscheinlich bei multiplem Auftreten und Lokalisation im Stamm bzw. stammnahe, hingegen eher unwahrscheinlich bei solitärer und peripherer Form (Hand, Fuß, akrale Formen).

Maligne Tumoren des Knorpelgewebes

Chondrosarkom
(Myxochondrosarkom, Chondromyxosarkom, Chondromyxofibrosarkom, Osteochondrosarkom)

Ätiopathogenese

Der Tumor entwickelt sich aus klar differenziertem Knorpelmaterial. Histologisch liegen hochdifferenzierte knorpelige und fast rein zelluläre Abschnitte nebeneinander, was die Abgrenzung gegenüber dem Chondroblastom und dem Chondromyxoidfibrom schwierig macht. Man unterscheidet zwischen einem *primären* Chondrosarkom, das im Kindes- und jungen Erwachsenenalter vorkommt, und einem *sekundären* Chondrosarkom, das im späteren Erwachsenenalter auftritt und sich aus zunächst gutartigen Osteochondromen oder Enchondromen entwickelt.

Klinik

Unklare Schmerzen oder eine Spontanfraktur führen erst relativ spät zum Arzt. Das Prädilektionsalter liegt zwischen dem 4. bis 7. Lebensjahrzehnt, Männer sind etwa doppelt so häufig betroffen wie Frauen.

Röntgen

Unscharf begrenzte Aufhellungs- und Verdichtungszonen, regressive Veränderungen (Kalkherde), Destruktion der Kortikalis, nur geringe periostale Reaktionen.

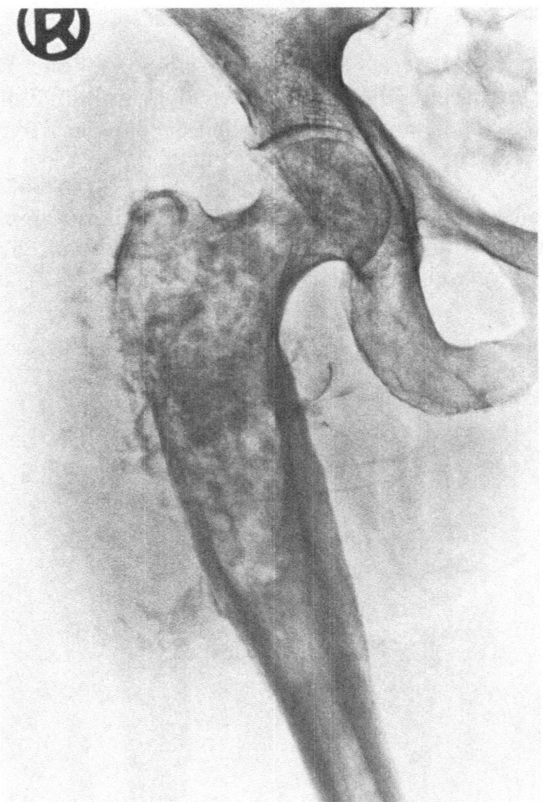

Abb. 17. Chondrosarkom rechter Femur (histologisch nachgewiesen)

Diagnose

Röntgen, Histologie.

Therapie

Radikaloperation (Resektion en bloc oder Amputation), Zytostatika. Der Tumor ist kaum strahlenempfindlich.

Prognose

Je nach dem Differenzierungsgrad kann die Erkrankung jahrelang verlaufen. Wachstum und Metastasierung sind langsam und treten später als beim Osteosarkom auf.

Benigne Tumoren des Knochengewebes

· 1. Osteoid-Osteom
(Osteoidosteitis, Corticalisosteoid)

Ätiopathogenese

Osteoblastentumor mit reichlicher Osteoidbildung und histologisch enger Beziehung zum Osteoblastom. Makroskopisch besteht eine solitäre subperiostale Knochenverdichtung mit einem exzentrisch oder zentral gelegenen Nidus, der später zur Verkalkung neigt und einen sequesterartigen Eindruck macht.

Klinik

Nächtlicher Knochenschmerz, Weichteilschwellung, lokaler Druck- und Klopfschmerz. Die nächtlichen Schmerzen sprechen meist auf Salizylsäurepräparate
an. Hauptlokalisationen sind die Diaphysen der langen Röhrenknochen.

Röntgen

Rundliche Verdichtung und Verdickung der Kortikalis mit einem erbsgroßen
Aufhellungsherd (Nidus). Differentialdiagnostisch muß an einen Knochen-
abszeß und an Osteomyelitis gedacht werden.

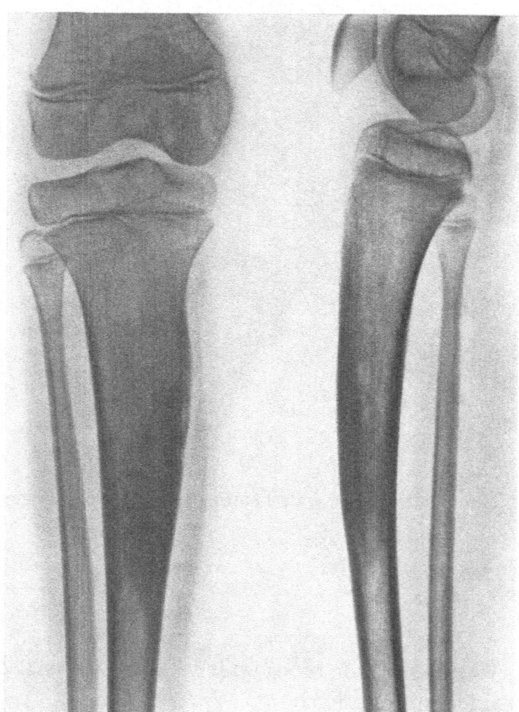

Abb. 18. Osteoid-Osteom der Tibia (histologisch nachgewiesen)

Therapie

Operative Entfernung en bloc.

Prognose

Keine maligne Entartung, bei exakter Therapie kein Rezidiv.

2. Benignes Osteoblastom (Riesenosteoid-Osteom, osteogenes Fibrom)

Ätiopathogenese

Der Tumor wird von Zollinger als der „große Bruder" des Osteoid-Osteoms
bezeichnet. Während beim Osteoid-Osteom der Nidus nicht größer als 1 cm
im Durchmesser ist, ist er beim Osteoblastom bis zu 5 cm groß.

Maligne Tumoren des Knochengewebes

Osteosarkom
(Osteogenes Sarkom, osteoblastisches Sarkom, Osteochondrosarkom,
Osteofibrosarkom, osteolytisches Sarkom)

Ätiopathogenese

Es handelt sich um einen malignen Tumor, der vom knochenbildenden Mesenchym ausgeht. Histologisch findet man Zellen, die durch Polymorphie und atypische Mitosen charakterisiert sind und Osteoid bilden, das sekundär verkalken kann. Je nachdem, ob im zellulären Bild Osteoklasten oder Osteoblasten überwiegen, spricht man von einer osteoblastischen, osteolytischen oder gemischten Form des Osteosarkoms. Das Osteosarkom ist nach dem multiplen Myelom der häufigste maligne Knochentumor.

Klinik

Klinisch unterscheidet man zwischen einem *primären* und *sekundären* (z. B. Paget-Sarkom, radiogenes Sarkom, Sarkom bei fibröser Dysplasie) und zwischen einem *solitären* und *multiplen* Osteosarkom. Eine besondere Gruppe stellt das iuxtakortikale oder parossale Osteosarkom dar. Das Prädilektionsalter für das primäre Osteosarkom liegt etwa um das 15. Lebensjahr. Bevorzugte Lokalisation sind vor allem Knochen mit einer hohen Wachstumsintensität, wie der distale Femur, die proximale Tibia und der proximale Humerus.

Röntgen

Typische Tumorbilder mit allen Zeichen der Malignität. Es finden sich eine Kortikaliszerstörung, besondere Osteophytenformationen, Spiculae und Periostdorne, das sogenannte Codman-Dreieck, weiters osteoblastisch und osteolytisch veränderte Knochenbezirke.

Diagnose

Röntgen, Angiographie, Szintigramm, Histologie. Differentialdiagnostisch muß eventuell an eine Osteomyelitis und an ein Ewing-Sarkom gedacht werden.

Therapie

Die radikale Operation stellt die Therapie der Wahl für den Primärtumor dar. Unter „radikal im onkologischen Sinn" versteht man eine Tumorresektion, bei der der Tumor allseits von einer genügend dicken Schicht normalen Gewebes umgeben ist. Die Eröffnung des Tumors bei der Operation ist strikt zu vermeiden. Das gilt sowohl für die Amputation als auch für die Resektion en bloc. Die Wahl zwischen beiden Methoden ist vom präoperativen röntgenologischen Befund (Übersichtsröntgen, Tomographie, Angiographie, Szintigraphie) abhängig. Bei der Resektion en bloc kann durch Knochentransplantation, Osteosynthesen und alloarthroplastischen Ersatz zwar eine weitgehende Erhaltung der Funktion erreicht werden, doch sollte der Gewinn an Funktion nicht auf Kosten der Radikalität gehen. Da die Osteosarkome

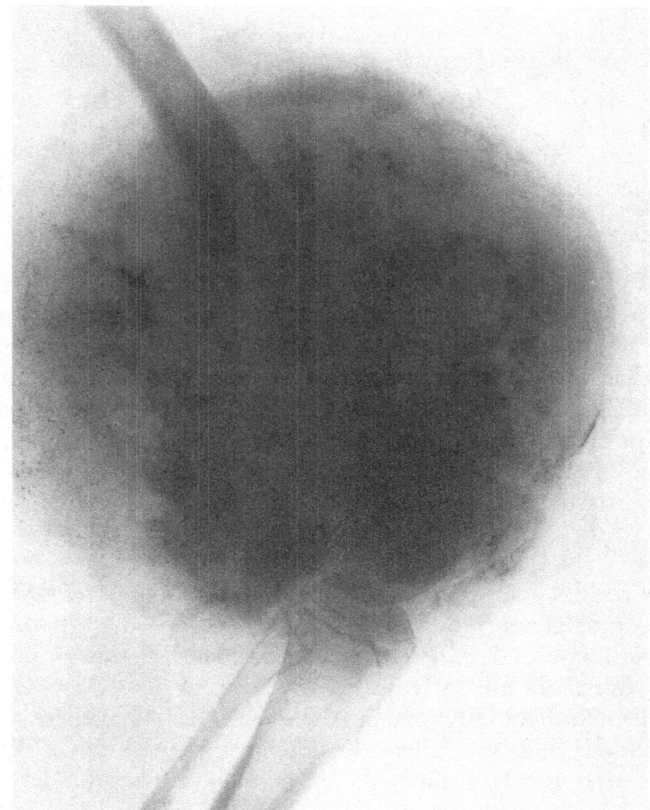

Abb. 19. Osteosarkom linker Femur (primäres Sarkom), histologisch nachgewiesen

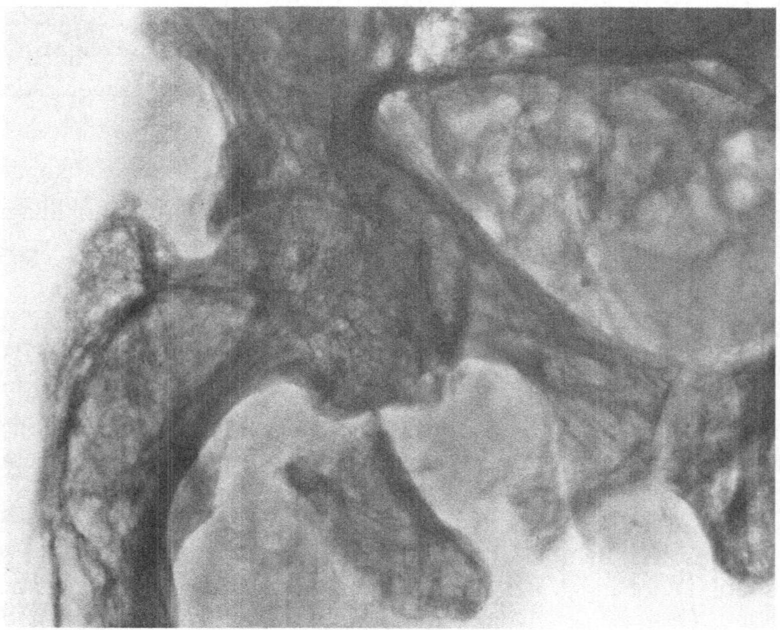

Abb. 20. Paget-Sarkom (sekundäres Sarkom), histologisch nachgewiesen

resistent gegenüber Strahlentherapie sind, soll man den operativen Eingriff immer mit zytostatischer Behandlung kombinieren. Neben der Polychemotherapie wird in letzter Zeit besonders die Monotherapie mit Amethopterin (Methotrexat) empfohlen.

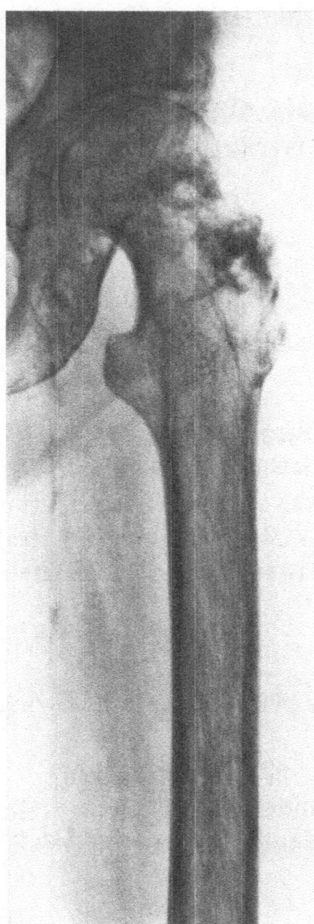

Abb. 21. Parostales Sarkom linker Femur (histologisch nachgewiesen)

Prognose

Multiple Metastasen — meist in den Lungen, aber auch im Skelett — treten gehäuft innerhalb des ersten Jahres und fast immer innerhalb der ersten zweieinhalb Jahre nach der Diagnosestellung auf. Die Prognose ist zwar ungünstig, aber nicht von vornherein infaust. Immerhin kann bei frühzeitiger Diagnostik und operativ radikaler Behandlung in 25% der Fälle die Fünfjahresgrenze erlebt werden.

Maligne Tumoren des Markraumgewebes

1. Retikulosarkom

(Retikulumzellsarkom, Retothelsarkom, malignes Lymphom des Knochens)

Ätiopathogenese

Neoplastische Wucherungen entarteter Retikulumzellen.

Klinik

Knochenschmerzen, Spontanfrakturen, Lymphdrüsenvergrößerung. Der Tumor ist im Bereich der Metaphysen der langen Röhrenknochen lokalisiert. Erstes Symptom ist der Schmerz, Fieber fehlt. Vorkommen meist im 3. und 4. Dezennium, alle Altersklassen können betroffen werden.

Röntgen

Knochendestruktionen, lokale Ausweitungen des Markraumes durch den Tumor. Häufig ausgedehnte Weichteilinfiltration.

Diagnose

Röntgen, Histologie.

Differentialdiagnose

Osteomyelitis, Ewing-Sarkom, Metastasen.

Therapie

Im Vordergrund steht die Strahlenbehandlung mit einer Dosis von 3000 bis 6000 rad. Der Tumor ist ausgesprochen strahlensensibel. Zusätzlich ist die Anwendung von Zytostatika empfehlenswert. Einige Autoren bevorzugen trotz der günstigen Resultate der kombinierten Strahlen- und Chemotherapie die Radikaloperation und halten nur in Frühfällen die Strahlentherapie für ausreichend.

Prognose

Die Prognose ist günstiger als beim Osteo- und Ewing-Sarkom.

2. Ewing-Sarkom
(Endotheliales Myelom, endotheliales Sarkom, undifferenziertes Retikulosarkom, diffuses Endotheliom des Knochens)

Ätiopathogenese

Makroskopisch ist das Ewing-Sarkom ein grau-rötlicher Tumor der Markhöhle von lappigem Aufbau, der durch die Kortikalis hindurch fortschreitet. Histologisch besteht er aus kleinen undifferenzierten Zellen. Die Tatsache, daß histologisch keine argyrophilen Fasern nachweisbar sind und die Rundzellen Glykogen enthalten, weist eindeutig auf das Ewing-Sarkom hin.

Klinik

Das Ewing-Sarkom ist der zweithäufigste maligne Skelettumor bei Kindern. 95% der Patienten gehören der Altersgruppe zwischen 4 und 25 Jahren an. Charakteristisch sind die anfallsweisen Schmerzen, eine lokale Schwellung und Fieberschübe. Senkung und Leukozyten sind erhöht, das Allgemeinbefinden ist beeinträchtigt. Die Erkrankung wird deshalb oft irrtümlich als Osteomyelitis angesehen. Der Tumor entsteht in den Markräumen der langen Röhrenknochen, aber auch im Spongiosabereich der platten Knochen, des Beckenringes, des Schultergürtels und der Wirbelsäule. Femur, Becken, Humerus und Tibia sind die häufigsten Lokalisationen.

Röntgen

Initial finden sich kleinfleckige Destruktionsherde. Erst später kommt es zum Auftreten von größeren Herden und einer periostalen Knochenapposition, die zwiebelschalenartig-lamellär oder in Spikulaform erfolgt.

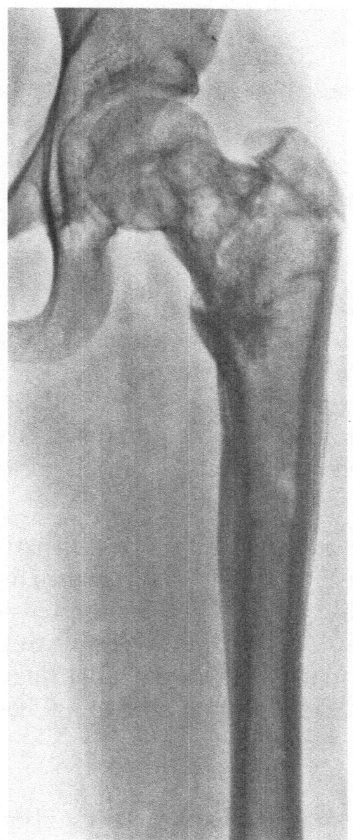

Abb. 22. Ewing-Sarkom linker Femur (histologisch nachgewiesen)

Diagnose

Röntgen, Labor (erhöhte Senkung, vermehrte Leukozyten), Histologie. Differentialdiagnostisch muß eine Abgrenzung gegenüber der Osteomyelitis und anderen medullären Tumoren erfolgen.

Therapie

Kombination von Strahlen (4500—5000 rad) und Chemotherapie (z. B. Monotherapie mit Cyclophosphamid oder Amethopterin in hohen Dosen oder Polychemotherapie).
Soweit eine operative En-bloc-Resektion des Tumors ohne besondere funktionelle Verluste möglich ist, sollte sie unbedingt durchgeführt werden. Die Amputation wird von vielen Autoren für nicht sinnvoll erachtet, da sie keine besseren Fünfjahresergebnisse ermöglicht.

4*

Prognose

Die Erkrankung zählt zu den bösartigsten Knochentumoren. Bereits im Frühstadium kommt es zu einer Metastasierung in Knochen und Lunge. Vor Einführung der Polychemotherapie betrug die Fünfjahrüberlebensrate etwa 10%. Jetzt ist sie durch die kombinierte Therapie (Operation, Zytostatika, Strahlen) etwas besser.

3. Plasmazellmyelom
(Plasmozytom, multiples Myelom, Myelomatose, M. Kahler)

Ätiopathogenese

Herdförmige Wucherungen von atypischen Plasmazellen im Knochensystem, die vom Knochenmark ausgehen und selten solitär, meist generalisiert auftreten.

Klinik

Männer im Alter von 40 bis 60 Jahren sind bevorzugt betroffen.
Uncharakteristische rheumatoide Glieder- und Rückenschmerzen, Spontanfrakturen (Rippen, Sternum, Schädeldach, Wirbel). Durch Wirbelfrakturen, die häufig zu einer Kyphose und Gibbusbildung führen, kann es zum Auftreten eines Querschnittssyndroms kommen. Der spätere Verlauf der Erkrankung ist durch interne (viszerale) Komplikationen gekennzeichnet.

Röntgen

Anfänglich findet sich oft nur eine diffuse Knochenatrophie bzw. Osteoporose. Jede auffällige Osteoporose von Wirbelkörpern nach dem 40. Lebensjahr ist auf Plasmozytom verdächtig. Erst später kommt es zum Auftreten der scharf umschriebenen Rundherde (Lückenschädel, Schrotschußbild des Beckens). Lochförmige Knochendestruktionen finden sich allerdings auch bei der Lymphogranulomatose, der Lipoidspeicherkrankheit und bei osteoklastischen Metastasen.

Diagnose

Extrem erhöhte Blutsenkungsgeschwindigkeit, Hyperglobulinämie (Alpha- oder Gammatyp) in der Elektrophorese. Bence-Jones-Eiweißkörper im Harn, erhöhtes Serumkalzium, Myelomzellen im Sternalpunktat. Kreatinin meist erhöht als Folge der Nierenschädigung (Myelomniere).

Therapie

Zytostatisch: Endoxan.
Hormone: Prednisolon in hohen Dosen (bis 250 mg pro die).
Strahlen: Röntgen- oder Radiumbestrahlung.
Chirurgisch: Nur bei monotoper Lokalisation — Herdausräumung, En-bloc-Resektion, Stabilisierung.
Gipsbett (bei Myelomwirbel).

Prognose

Der Verlauf ist sehr unterschiedlich. Eine Prognose ist durch die Beurteilung des Sternalpunktates möglich. Bei den gutartigen Formen der Erkrankung findet man in der Elektrophorese meist das Gammaglobulin erhöht, bei den bösartigen Formen ist das Alphaglobulin vermehrt.

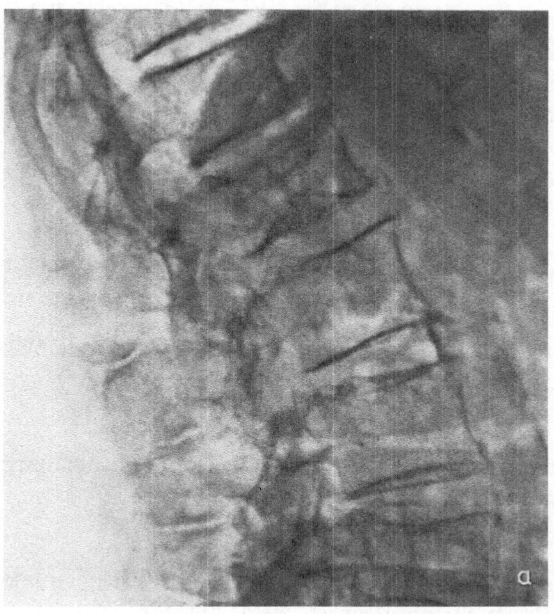

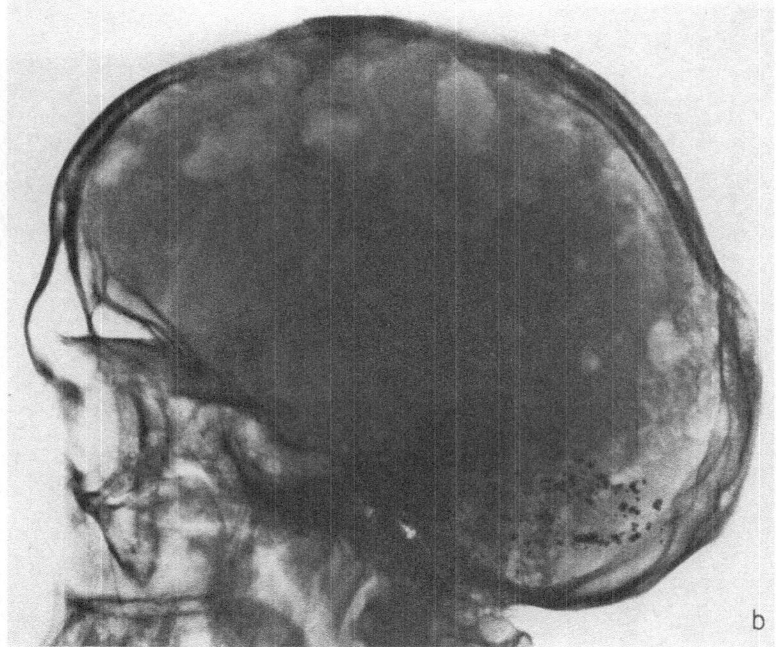

Abb. 23. Morbus Kahler, *a* Myelomwirbel, *b* Lückenschädel

Der Verlauf ist auch von den viszeralen Komplikationen abhängig:

Myelomniere: Die vermehrte Eiweißresorption in den Tubuli kann über eine Hydronephrose zum Tod durch Urämie führen.

Paramyloid: Homogene Eiweißfällungen im Gewebe, besonders im Myokard, führen zu einer Herzschädigung.

Anämie, Thrombopenie, Agranulozytose: Durch die Wucherung der Plasmazellen kommt es zu einer Verdrängung des blutbildenden Gewebes der Markräume.

Tumoren des fibroblastischen Gewebes

1. Fibrosarkom
(Zentrales Fibrosarkom, endostales Fibrosarkom, Spindelzellsarkom,
medulläres Fibrosarkom, Osteofibrosarkom)

Ätiopathogenese

Maligner fibroblastischer Tumor, der entweder vom Markraum ausgeht oder vom periostalen Bindegewebe auf den Knochen übergreift.

Klinik

Bevorzugte Lokalisationen sind der distale Femur, der Tibiakopf und die Humerusdiaphyse. Prädilektionsalter ist das 4. Dezennium.

Röntgen

Knochendestruktion mit allen Zeichen der Malignität, Weichteilinfiltration.

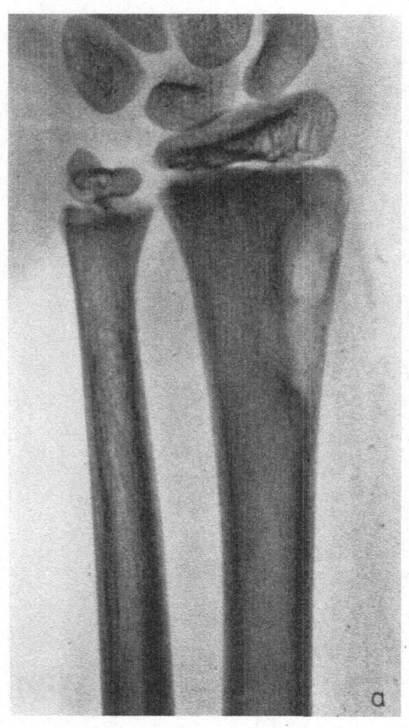
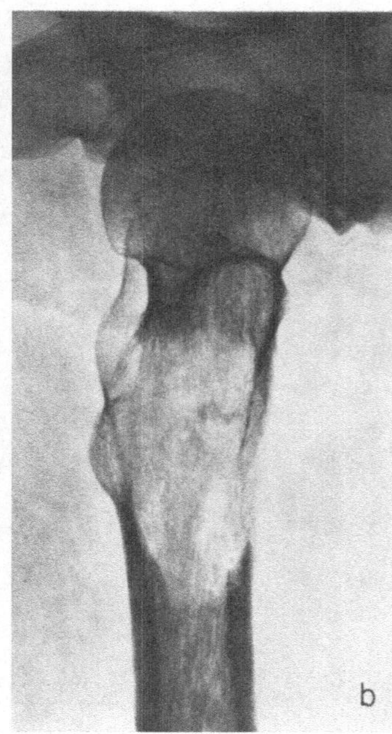

Abb. 24. *a* Kindliches Fibrosarkom linker Radius (histologisch nachgewiesen),
b Fibrosarkom linker Femur (histologisch nachgewiesen)

Diagnose

Röntgen, Histologie.

Therapie

Radikale Operation, Polytherapie (Kombination mit Zytostatika).

Prognose

Erst relativ spät kommt es zum Entstehen von Metastasen. Mit etwa 25% Fünfjahresheilungen ist die Prognose besser als beim Ewing-Sarkom.

2. Nicht ossifizierendes Fibrom

(Metaphysärer fibröser Defekt, nicht osteogenes Fibrom, fibröser Kortikalis-defekt, Knochenfibrom, Xanthom, Xanthogranulom des Knochens)

Ätiopathogenese

Tumorähnliche, gutartige, nichtossifizierende Knochenzysten unklarer Ätiologie. Sie sind z. T. in der Kortikalis gelegen (fibröser Kortikalisdefekt) und bestehen histologisch aus uniformen Bindegewebszellen. Die nichtossifizierenden Fibrome kommen teils solitär, teils in traubenartigen Formationen vor.

Klinik

Es ist nicht eindeutig geklärt, ob diese Tumoren zu einer klinischen Symptomatologie veranlassen. Sie sind meist in der Metaphyse von Femur, Tibia oder Fibula anzutreffen.

Röntgen

Ein- oder mehrkammerige Aufhellungen, die scharf begrenzt sind. Keine periostale Reaktion.

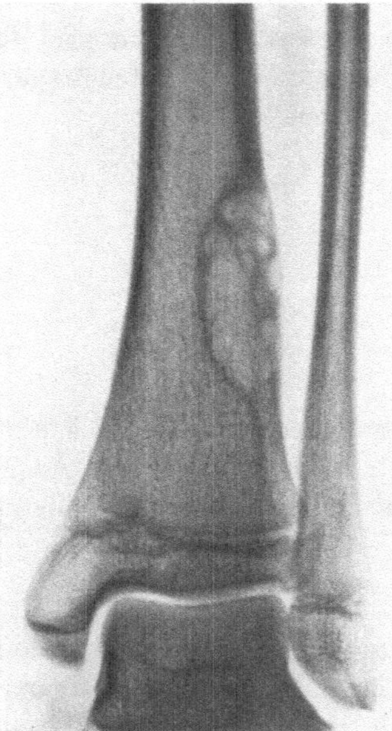

Abb. 25. Nicht ossifizierendes Fibrom linke Tibia (histologisch nachgewiesen)

Diagnose

Zufallsbefund im Röntgen.

Therapie

Bei unklaren Fällen Probeexzision und eventuell Exstirpation.

Prognose

Die Prognose ist in jedem Fall gut.

3. Fibröse Dysplasie
(Jaffé, Lichtenstein, Uehlinger)
(Knochenzyste, ossifizierendes Fibrom, fibröses Osteom, Ostitis fibrosa)

Ätiopathogenese

Kongenitale, vermutlich durch eine dienzephal-hypophysäre Störung entstandene Zystenbildung. Fibrosierung des Knochenmarks und Bildung von zelldichten Bindegewebszügen mit darin enthaltenen zahlreichen schlanken Knochenbälkchen. Die Erkrankung betrifft meist Mädchen im jugendlichen Alter.

Klinik

Man kennt eine monostische und polyostische Verlaufsform, wobei bei letzterer meist eine Extremität strahlenartig befallen ist. Femur und Schenkelhals sind die häufigsten Lokalisationen. Wird die fibröse Dysplasie von einer Hautpigmentation und einer vorzeitigen Pubertät begleitet, spricht man von einem Albright-Syndrom. Ist nur das Knochengewebe befallen, wird sie als Jaffé-Lichtenstein-Krankheit bezeichnet.

Röntgen

Zystenartige Aufhellungen mit Auftreibungen und Verdünnung der Kortikalis, großporige Spongiosa. Häufig starke Verbiegungen, Coxa vara. Normaler Befund im Bereich der Epiphysen.

Diagnose

Klinik und Röntgen.

Differentialdiagnose

Osteodystrophia fibrosa.

Therapie

Apparative Versorgung zur Verminderung der Frakturgefahr und der statisch bedingten Deformierungen. Bei Progredienz Ausräumung der erkrankten Knochenpartien und Auffüllung mit Knochenspänen. Eventuell Verabreichung von Testes-Präparaten.

Prognose

Die Erkrankung ist gutartig, nur gelegentlich wurden maligne Entartungen beobachtet. Durch die im Laufe der Erkrankung entstehenden Deformierungen kommt es zu grotesken Verformungen der Gliedmaßen, des Beckens und des Brustkorbes.

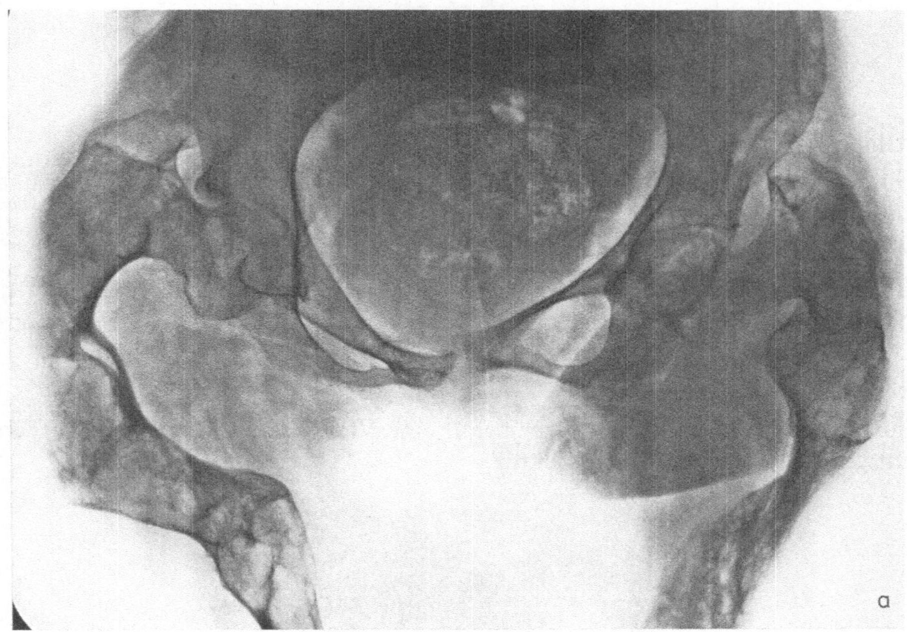

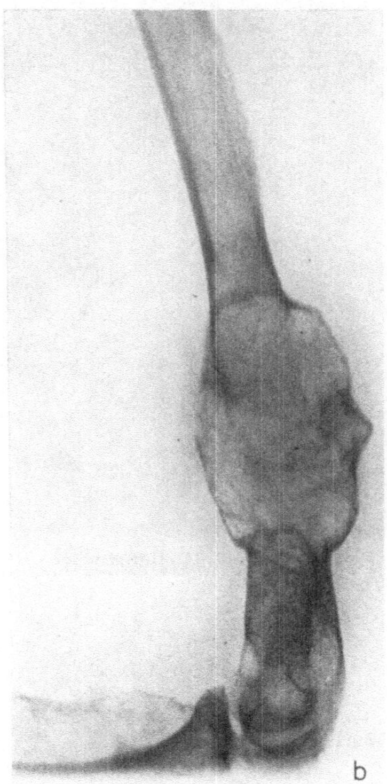

Abb. 26. Fibröse Dysplasie (histologisch nachgewiesen). *a* Beckenskelett, *b* Humerus

Tumoröse Veränderung des Gefäßsystems
Knochenhämangiom
(Angiom, Hämangioendotheliom)

Ätiopathogenese

Gutartiger angiomatöser Tumor, bei dem man zwischen einer kavernösen und kapillären Form unterscheidet.

Klinik

Gelegentlich kann es zum Auftreten von Schmerzen im Tumorbereich kommen. Neben den Wirbelkörpern sind Klavikula und Metatarsalia bevorzugte Lokalisationen.

Röntgen

Im Röntgen findet sich bei Wirbelbefall eine Vergrößerung des Wirbelkörpers mit grobsträhniger Knochenstruktur.

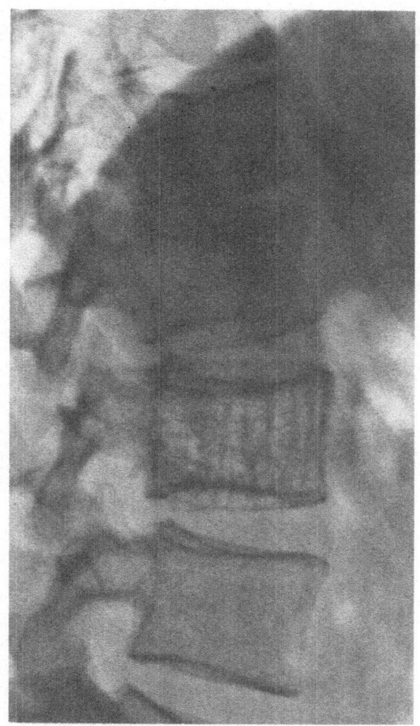

Abb. 27. Hämangiomwirbel

Diagnose

Röntgen, Histologie.

Therapie

Resektion oder Röntgenbestrahlung.

Prognose

Gutartig.

Tumoren der extraskelettären Gewebe

Synovialom

Ätiopathogenese

Weichteiltumor, der von Sehnenscheiden und Gelenkkapseln seinen Ausgang nimmt. Er kann sowohl als gutartige wie auch als bösartige Neubildung vorkommen.

Klinik

Die Erkrankung betrifft vorwiegend Patienten zwischen 20 und 40 Jahren, eine sichere Geschlechtsdisposition besteht nicht. Klinisch findet sich eine derbe, druckempfindliche Schwellung im Gelenksbereich. Nach zunächst langsamem Wachstum kann es dann plötzlich zu einem Wachstumsschub kommen, der für die maligne Entartung typisch ist.

Synovialome finden sich am häufigsten im Kniegelenkbereich, am Oberschenkel, Fuß und an der Hand. Funktionseinschränkungen der betroffenen Gelenke sind selten, da die Wachstumstendenz des Tumors auf die paraartikulären Weichteile gerichtet ist (Schnepper et al.).

Röntgen

Erst relativ spät zeigen sich am Knochen Destruktionserscheinungen.

Diagnose

Histologie.

Prognose

Zweifelhaft. Das maligne Synovialom neigt zu lokalen Rezidiven und zur Metastasierung.

Therapie

Möglichst frühzeitig radikale Resektion oder Amputation mit Nachbestrahlung.

Tumoren unbekannter Ursprungsgewebe

1. Riesenzelltumor

(Osteoklastom, brauner Tumor, gutartiger Riesenzelltumor, Riesenzellsarkom, myelogenes Sarkom)

Ätiopathogenese

Der Tumor ist histologisch durch das Vorkommen vielkerniger Riesenzellen (über 15 Kerne!), die gleichmäßig verteilt sind, charakterisiert. Makroskopisch handelt es sich um einen kompakten braunen Tumor (Hämosiderin), der durch Zerfall herdförmig zystisch erscheint. Seine histiogenetische Zuordnung ist noch umstritten.

Klinik

Schmerzen, Schwellung, Bewegungseinschränkung oder eine jähe Spontanfraktur sind die ersten Symptome. Palpatorisch fühlt man einen unverschieblichen Tumor derber Konsistenz. Betroffen werden alle Altersklassen ab dem 8.—9. Lebensjahr. Häufigste Lokalisation sind die gelenknahen Röhrenknochenanteile von Femur, Tibia und Humerus.

Röntgen

Das Röntgenbild zeigt eine dünne, rarefizierte, ballonartig aufgeblähte Kortikalis, die manchmal durchbrochen sein kann. Kennzeichnend ist die von der Epiphyse eines Röhrenknochens ausgehende Osteolyse ohne sklerotischen Randsaum mit scharfer, manchmal polyzyklischer Begrenzung. Eine Korrelation zwischen Röntgennativbild und Dignitätsgrad des Tumors besteht nicht (v. Koppenfels).

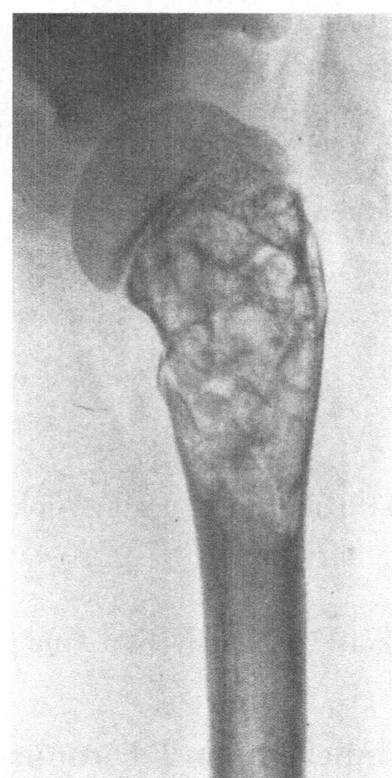

Abb. 28. Riesenzelltumor linker Humerus (histologisch nachgewiesen)

Diagnose

Röntgen, Histologie, Angiogramm.

Differentialdiagnose

Solitäre Knochenzyste, aneurysmatische Knochenzyste, Osteoblastom, Osteosarkom, Ostitis fibrosa.

Therapie

Operative Intervention. Je nach histologischem Befund Herdausräumung, Resektion en bloc oder Amputation, eventuell Strahlentherapie unter Hochvoltbedingungen.

Prognose

Zweifelhaft. Nur etwa die Hälfte dieser Geschwülste ist gutartig.

2. Solitäre Knochenzyste
(Juvenile Knochenzyste, benigne Knochenzyste, „Heilungsstadium eines Riesenzelltumors", lokalisierte Ostitis fibrosa, brauner Tumor)

Ätiopathogenese

Die Ursache dieser Erkrankung ist nicht geklärt. Angenommen wird eine Entwicklungsstörung des Knochengewebes, die zu einer resorptiven Zystenbildung führt.

Klinik

Prädilektionsstellen sind die proximale Humerusmetaphyse, der Schenkelhals, die proximale Femurmetaphyse und die proximale Tibiametaphyse. Die Zysten werden meist bei Kindern im Alter von 5 bis 12 Jahren gefunden.

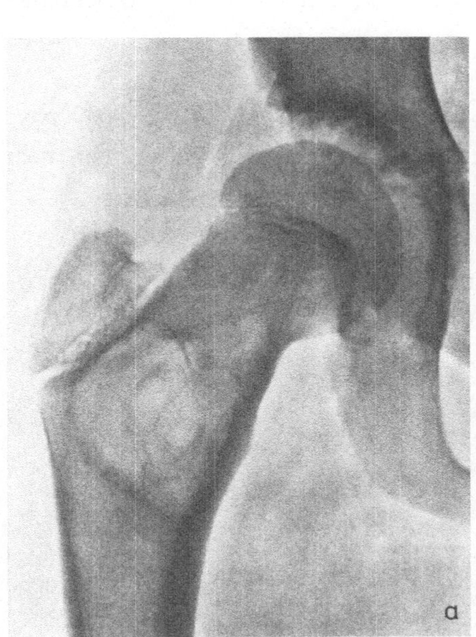
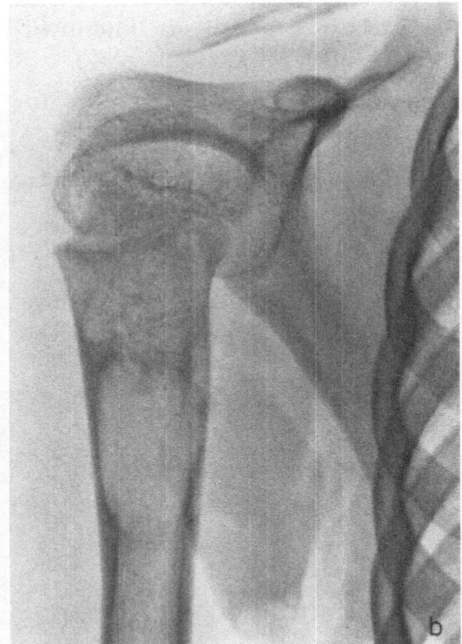

Abb. 29. *a* Solitäre Knochenzyste rechter Femur (histologisch nachgewiesen), *b* Solitäre Knochenzyste rechter Humerus (histologisch nachgewiesen)

Röntgen

Röntgenologisch zeigt sich eine durch die Zyste ausgeweitete Kortikalis, die zwar dünn, aber nicht arrodiert erscheint. Differentialdiagnostisch kommen alle anderen zystischen Knochenveränderungen in Frage.

Diagnose

Röntgen, Histologie.

Therapie

Herdausräumung und Auffüllung mit Knochenspänen wegen der Gefahr einer Spontanfraktur. Am proximalen Femur Verschiebeosteotomie nach Imhäuser.

Prognose

Keine Neigung zur Malignität, Spontanfrakturen sind möglich.

3. Aneurysmatische Knochenzyste

(Aneurysmatischer Riesenzelltumor, atypischer Riesenzelltumor, ossifizierendes periostales Hämatom, benignes Knochenaneurysma)

Ätiopathogenese

Nach Lichtenstein handelt es sich um die Folge einer Zirkulationsstörung mit Erhöhung des venösen Druckes und Dilatation der Gefäße. Die makroskopisch zystenförmige Gewebeveränderung, die zu einer Ausbeulung und Verdünnung der Kompakta führt, besteht histologisch aus großen blutgefüllten Hohlräumen, zwischen denen sich Endothel, Riesenzellen, Osteoid und Knochenbälkchen befinden.

Klinik

Akute Schmerzzustände treten meist nur bei Spontanfrakturen auf. Prädilektionsstellen sind die Metaphysen der langen Röhrenknochen, aber auch Wirbelkörper und Wirbelbögen.

Röntgen

Seifenblasenartige Knochenzysten mit Ausbeulung der Kompakta und expansivem Vordrängen in die den Knochen umgebenden Weichteile.

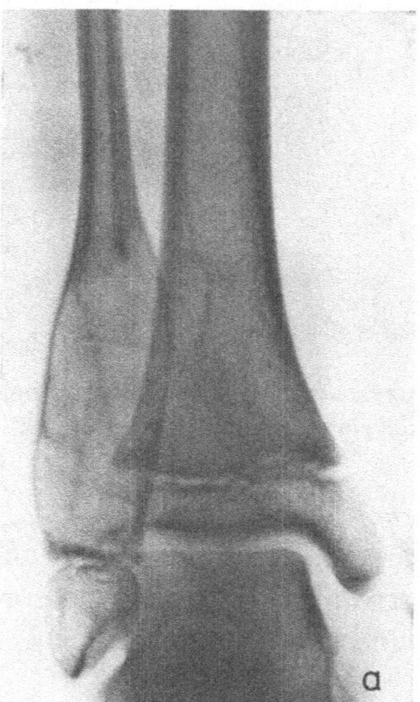

Abb. 30 *a*. Aneurysmatische Knochenzyste rechte Fibula (histologisch nachgewiesen)

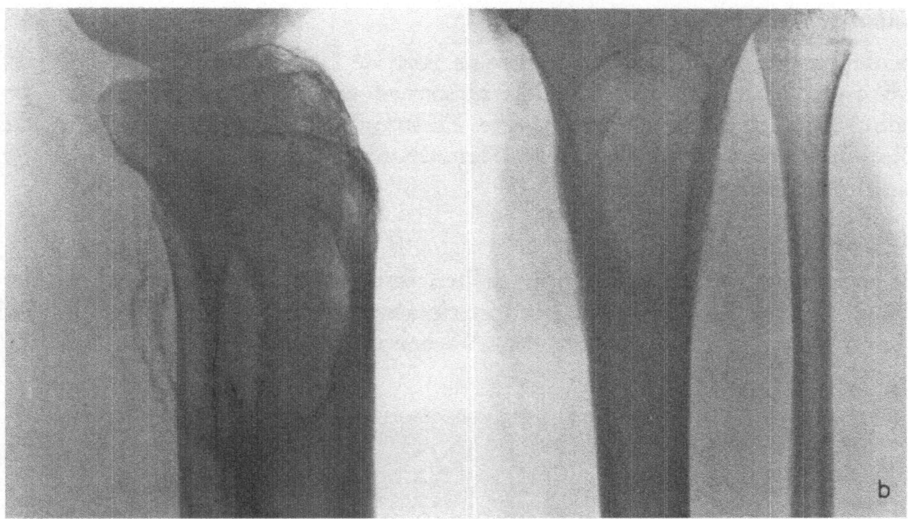

Abb. 30 *b*. Aneurysmatische Knochenzyste im Tibiakopf (histologisch nachgewiesen)

Diagnose

Röntgen, Histologie.

Therapie

Operative Zystenausräumung mit Auskratzen der Zystenwand, Auffüllen mit Spongiosa.

Prognose

Der Tumor gilt als gutartig, maligne Entwicklung ist aber möglich.

Bösartige sekundäre Knochengeschwülste (Karzinommetastasen)

Ätiopathogenese

Statistische Auswertungen von Karzinom-Autopsien haben ergeben, daß in etwa 25—30% dieser Fälle Knochenmetastasen vorliegen.

Besonders häufig kommt es zu Metastasierungen bei Karzinomen der Prostata, Mamma, Schilddrüse, Bronchien, Nieren.

Man unterscheidet zwischen osteoplastischen Metastasen (hauptsächlich Prostatakarzinom, Mammakarzinom) und osteolytischen Metastasen (besonders beim Schilddrüsenkarzinom).

Histologisch kann je nach der Differenzierung des Zellbildes von der Metastase auf den Primärtumor geschlossen werden.

Klinik

Von der Metastasierung besonders häufig betroffen sind Wirbelsäule, Becken, Rippen, Schädelkalotte und die proximalen Abschnitte von Femur und Humerus. Neben den Knochenschmerzen kann es zum Auftreten von Spontanfrakturen kommen.

Labor

In den meisten Fällen findet sich eine erhöhte Blutsenkungsgeschwindigkeit. Bei osteoplastischen Metastasen ist außerdem die alkalische Phosphatase erhöht. Zusätzlich sollte immer eine Elektrophorese durchgeführt und das Blutbild überprüft werden. Eine Sternalpunktion ist bei Verdacht auf ein multiples Myelom indiziert.

Röntgen

Bei Verdacht auf Metastasierung sollten immer Röntgenbilder von Wirbelsäule, Becken, Schädel und dem proximalen Abschnitt von Humerus und Femur durchgeführt werden. Im Wirbelsäulenröntgen ist besonders auf

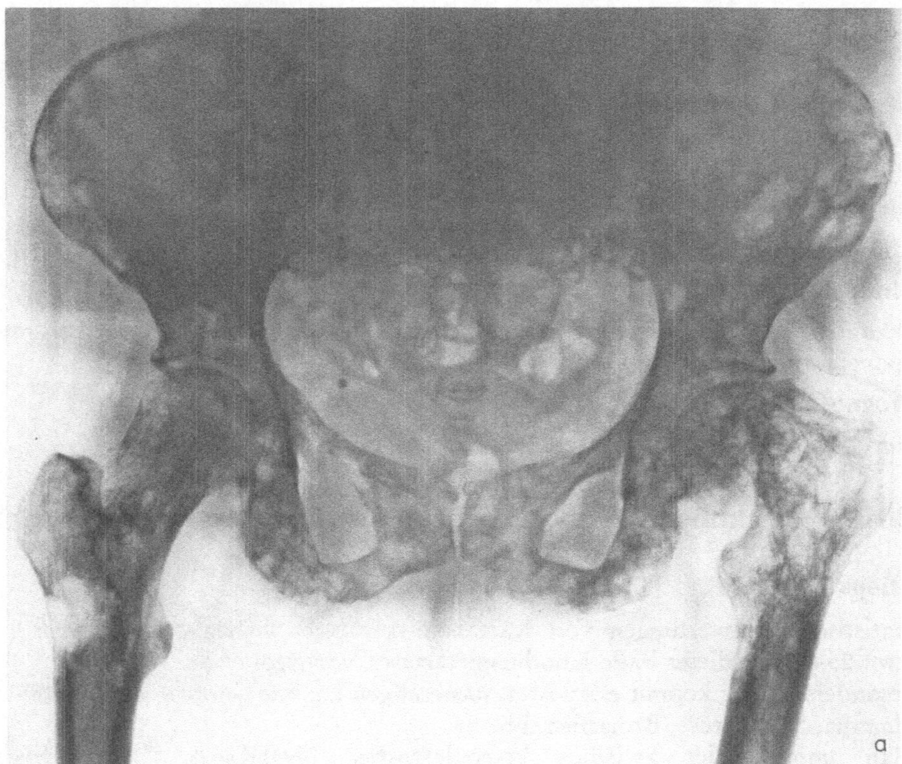

Abb. 31 *a*. Metastasen eines Mamma-Karzinoms im Becken

Destruktionen im Bereich der Bogenwurzelabgänge zu achten. Wirbelkompressionen sind vor allem dann tumorverdächtig, wenn die Wirbelkörper nicht keilförmig, sondern gleichmäßig zusammenbrechen und wenn sich bei röntgenologischer Kontrolle ein Fortschreiten der Tumordestruktionen zeigt.
Bei der diagnostischen Beurteilung ist immer das Alter des Patienten zu berücksichtigen. Mit Ausnahme des Plasmozytoms gilt die sogenannte Vierzigerregel: Ist der Patient unter 40 Jahre alt, so kann ein primärer Knochen-

tumor in Betracht gezogen werden, ist er hingegen über 40 Jahre alt, muß eine Metastase ausgeschlossen werden.

Diagnose

Labor, Röntgen, Anamnese.

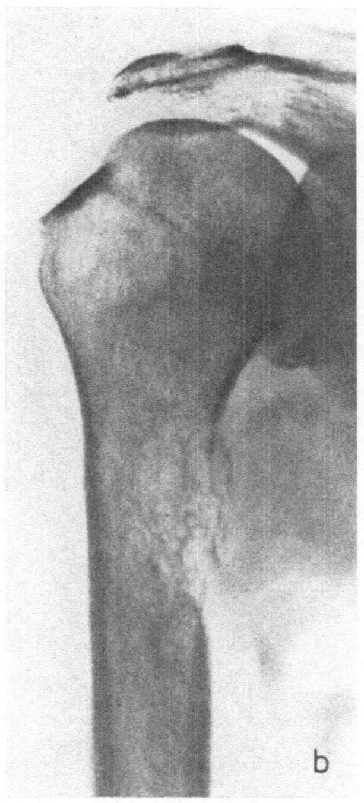

Abb. 31 *b*. Metastasen eines Blasenkarzinoms im rechten Humerus

Differentialdiagnose

Primärtumoren des Knorpel- und Knochengewebes.

Therapie

Strahlentherapie: Durch die Behandlung mit Strahlen kann man bereits mit niedriger Dosierung eine Schmerzlinderung, mit höherer Dosierung eine Remission der Metastasen erreichen. Eine besonders gute Strahlenempfindlichkeit ist für die Metastasen des Mammakarzinoms, des Schilddrüsenkarzinoms und des Bronchuskarzinoms charakteristisch.

Zytostatische Therapie: Je nach der Art des Primärtumors kann eine Poly- oder Monochemotherapie durchgeführt werden.

Operative Therapie: Da es durch Metastasen häufig zum Auftreten von pathologischen Frakturen kommt, ist eine operative Therapie häufig indiziert. So kann z. B. durch die Implantation einer Hüftendoprothese als Ersatz für einen destruierten Femurkopf und Schenkelhals ein an sich bettlägriger Patient

wieder mobilisiert werden; durch eine Laminektomie kann gelegentlich eine
Querschnittlähmung beseitigt werden; durch eine Osteosynthese — meist verbunden mit einer Herdausräumung und Auffüllung mit Knochenzement — ist
eine Stabilisierung und eine Vorbeugung von pathologischen Frakturen möglich.

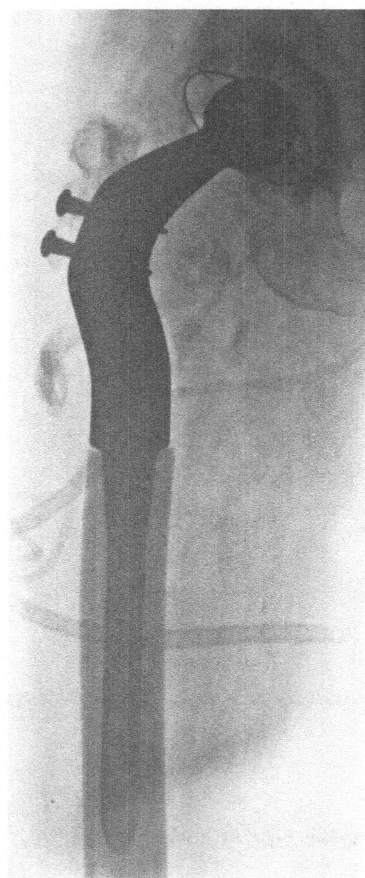

Abb. 32. Krückstockhüftendoprothese nach Entfernung einer solitären Metastase

Prognose

Von der Art und der Reife des Primärtumors abhängig.

IV. Vitamine und Knochenkrankheiten

1. Rachitis (D-Avitaminose, Englische Krankheit)

Definition

Mineralisationsinsuffizienz durch Mangel an Vitamin D.

Ätiologie

Vitamin D 3 (Cholekalziferol) entsteht durch UV-Bestrahlung aus 7-Dehydrocholesterol im Stratum corneum der Haut. In ganz geringen Mengen wird das Vitamin auch mit der Nahrung aufgenommen (Milch und Milchprodukte).
Das Provitamin gelangt zur Leber und wird dort an Stellung 25 hydroxyliert. In der Niere erfolgt die Hydroxylierung an Stellung 1 zum 1,25-Dihydroxycholekalziferol.
Unter der Einwirkung von 1,25-di-OH-CC findet die Resorption von Kalzium und Phosphat aus dem Dünndarm statt. Das Vitamin trägt ferner über einen ossären und renalen Angriffspunkt zur Aufrechterhaltung des Kalzium-Phosphat-Spiegels bei. Die Zitratkonzentrationen von Serum, Darm, Muskulatur und Niere werden erhöht. In sekundärer Wirkung kommt es unter Vitamin D zur Verkalkung der Knochengrundsubstanz und zur Aktivierung des Parathormons.
Die Synthese von 1,25-di-OH-CC erfolgt offenbar in Abhängigkeit vom Kalziumspiegel im Serum über die Parathyreoidea, wobei Parathormon fördernd und Calcitonin hemmend wirkt (Burmeister).
Mit 1,25-di-OH-CC liegt vermutlich der antirachitisch wirksame Metabolit vor.
Ursachen der Vitamin-D-Mangel-Rachitis (Burmeister):
— Mangelnde Exposition der Haut für UV-Strahlung
— Mangelnde Exposition und rachitogene Nahrung (Kuhmilch)
— Mangelnde Exposition und verminderte enterale Vitamin-D-Resorption (Malabsorptionssyndrom)
— Mangelnde Exposition und Mineralienmangel und intensives relatives Wachstum (Frühgeborene)
— Alteration des Cholekalziferol-Stoffwechsels durch Anfallstherapie (Hydantoine, Barbiturate)

Pathogenese

Die Rachitis befällt den wachsenden Knochen. Aus dem gestörten Vitamin-D-Stoffwechsel resultiert ein Absinken des Serum-Kalzium- und Serum-Phos-

5*

phat-Spiegels mit konsekutiver Mineralisationsstörung der organischen Knorpel- und Knochenmatrix. Die Ablagerung von Kalksalzen spielt bei der Knochenentwicklung sowohl bei der präparatorischen Verkalkung im Rahmen der enchondralen Ossifikation als auch bei der Osteoidverkalkung eine Rolle.

a) Die präparatorische Verkalkung baut den Knorpel ab und ersetzt ihn durch Knochen. Das Fehlen einer präparatorischen Verkalkungszone führt zur ungeregelten Wucherung der Knorpelsubstanz. Aus dem gestörten Zusammenspiel zwischen Chondroklasten und Osteoblasten ergeben sich charakteristische becherförmige Auftreibungen und Verbreiterungen der Melaphysen.

b) Auf Grund mangelnder Verkalkung des osteoiden Gewebes entstehen weder Lamellen noch Haverssche Systeme. Persistierende Knorpelinseln erhalten breite osteoide Säume. Die gestörte Mineralisation führt bei intaktem Abbau zu abnormer Knochenweichheit und -biegsamkeit.

Klinik

Die Rachitis betrifft im allgemeinen den Zeitraum zwischen dem 3. Lebensmonat und dem Ende des 2. Lebensjahres. Schwere Erkrankungsfälle sind heute dank der verbreiteten Vitamin-D-Prophylaxe selten geworden. An allgemeinen Krankheitszeichen finden sich Unruhe, Schlafstörungen, Schwitzen. Die Kinder sitzen, kriechen und laufen verspätet, die Zahnentwicklung ist verzögert und gestört.

Als erstes Skelettsymptom manifestiert sich die sogenannte Kraniotabes, eine Erweichung der Scheitelbeine mit Ballotement. Die Fontanellen schließen sich spät. Der Expansionsdruck des wachsenden Gehirns führt zu Kopfverformungen durch Auftreibung der Tubera frontalia und parietalia (Caput quadratum). Ferner kommt es zu Verbiegungen der Wirbelsäule (rachitische Kyphose, Skoliose), zu Beckenverformungen (Kartenherzform, plattes rachitisches Becken), zu kugeligen Auftreibungen der enchondralen Ossifikationszonen der Rippen (rachitischer Rosenkranz), zur Bildung einer querverlaufenden Furche am knöchernen Thorax mit Erweiterung der unteren Thoraxapertur (Harrisonsche Furche, entspricht dem Zwerchfellzug). Knickplattfüße, Spreizfüße und sogenannte Korkenzieherbeine (pathologische Torsionen der Unterschenkelknochen) werden ebenfalls häufig angetroffen. Coxa vara und Crura vara mit Knick im distalen Drittel und Kleinwuchs runden das Bild ab. Einseitige Extremitätenverbiegungen sind niemals rachitischen Ursprungs, die Rachitis betrifft stets das gesamte Skelett.

Röntgen

Der röntgenologische Befund entspricht den pathologisch-anatomischen Gegebenheiten:

— Präparatorische Verkalkungszone unregelmäßig, verbreitert
— Metaphysen becherförmig aufgetrieben (am frühesten sichtbar am distalen Radiusende = Radiustest)
— Knochenstruktur vermehrt strahlendurchlässig
— Verbiegungen, eventuell Loosersche Umbauzonen im Bereich der stärksten Konvexität
— Knochenkerne der Handwurzel verspätet auftretend.

Labor

Infolge der verstärkten Osteoblastentätigkeit alkalische Phosphatase im Serum erhöht, die Werte von Kalzium und Phosphor sind zumeist erniedrigt.

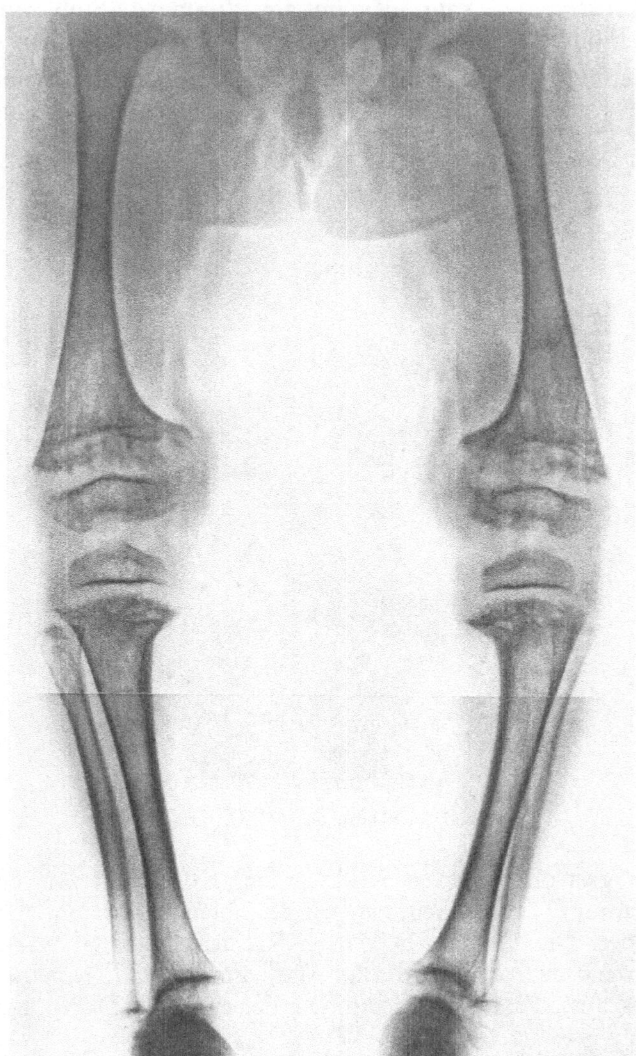

Abb. 33. Crura vara rachitica beiderseits, bei einem 2½ jährigen Kind. Becherform und unregelmäßige Begrenzung der verbreiterten Metaphysen

Therapie

Als Methode der Wahl für die *Rachitisprophylaxe* wird das physiologische Verfahren der Tagesprophylaxe während des ersten Lebensjahres empfohlen (Swoboda: 400—1000 IE Vitamin D_3 peroral als Medikament oder in einer mit Vitamin D angereicherten Milch). Die Stoßprophylaxe (5 mg Vitamin D_3

je 3 Tage lang oral verabreicht, entspricht insgesamt 600 000 IE) sollte hingegen wegen ihrer nicht ausreichend gesicherten Depotwirkung und der Gefahr einer Vitamin-D-Intoxikation für soziale Ausnahmesituationen vorbehalten bleiben (Swoboda).

Für die *Rachitistherapie* kann der initiale Vitamin-D-Stoß mit einer anschließenden erhöhten Tagesdosis über mehrere Monate kombiniert werden.

Bei Überdosierung von Vitamin D können Vergiftungserscheinungen auftreten: Durch Kalkablagerungen in inneren Organen und in den Gefäßen

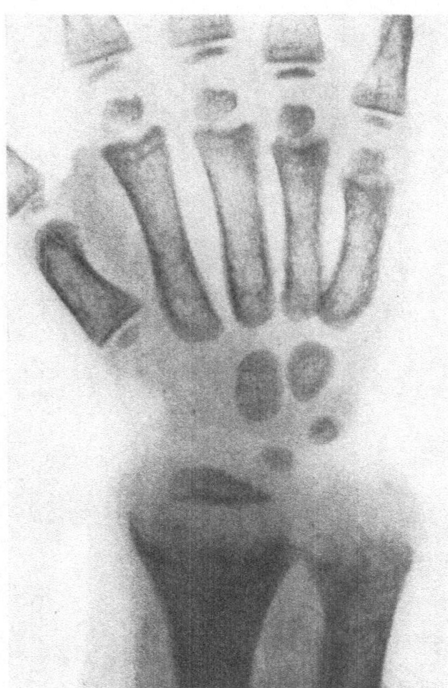

Abb. 34. Radiustest bei Rachitis

kommt es zu gastrointestinalen Beschwerden, Kopfschmerzen und Muskelschwäche. Vitamin D 2 wird heute wegen der höheren Kalzinosewirkung nicht mehr verwendet. Die Vitamin-D-Mangel-Rachitis im Säuglings- und frühen Kleinkindesalter bedarf orthopädischer Maßnahmen im allgemeinen nicht und heilt folgenlos aus, wenn die Richtlinien der Vitamin-D-Prophylaxe eingehalten werden.

Neben der echten Vitamin-D-Mangel-bedingten Rachitis gibt es die Gruppe der *Vitamin-D-resistenten Formen.*

Einteilung (nach Stehr):
1. Genuine Vitamin-D-resistente Rachitis
   a) Idiopathische Vitamin-D-resistente Rachitis
   b) Hereditäre Pseudo-Mangelrachitis
   c) Resistente Rachitis und Glyzinurie
   d) Phosphatdiabetes ohne Hypophosphatämie
   e) Fraglich zugehörig: Diabetes phosphoaminocitricus

2. Gluco-Amino-Phosphat-Diabetes (De-Toni-Fanconi-Syndrom)
3. Zystinose
4. Tubuläre Azidose
5. Urämie

Die genuine Vitamin-D-resistente Rachitis wird primär vom Pädiater behandelt. Für die orthopädische Betreuung stehen allfällige Korrekturosteomien mit zuverlässiger Osteosynthese bei Achsendeformitäten im Vordergrund. Die Operation ist indiziert, wenn die Verbiegungen trotz korrekter Behandlung der Mineralstoffwechselstörung zu Funktionsstörungen der Gelenke und zu einem verunstalteten Gangbild führen. Dauerresultate operativer Korrekturen macht Endler von folgenden vier Faktoren abhängig:

— Von der biochemischen Steuerbarkeit des Grundleidens
— Von einer konsequenten internen Dauerbehandlung und Dauerüberwachung
— Von der möglichst vollständigen Ausschaltung pathogen wirksamer Beanspruchungsmechanismen der unteren Extremitäten
— Von der Größe der geförderten mechanischen Beanspruchung des Bewegungsapparates

Die Skelettveränderungen dieser kongenitalen Erkrankungen sind die gleichen wie bei der echten Rachitis, die Symptome treten jedoch erst später auf.

Rachitis tarda (Spätrachitis)

Die Existenz einer echten, auf Vitamin-D-Mangel beruhenden Spätform der Rachitis, die bei Kindern vor und während der Pubertät auftritt, wird von vielen Autoren bestritten. In der Regel handelt es sich um eine nicht ausgeheilte Rachitis des ersten Lebensabschnittes. Die Erkrankung manifestiert sich klinisch in rachitisähnlichen Skelettdeformierungen und Neigung zu Spontanfrakturen, ferner in Müdigkeit, Blässe, Konzentrationsschwäche und diffusen rheumatoiden Schmerzen. Als Ursache werden einerseits ein gestörter Hormonhaushalt mit Auswirkung auf den Mineralstoffwechsel, andererseits Lebererkrankungen und Störungen im Fettstoffwechsel angesehen.

Ein Therapieversuch mit Substitution von Vitamin D 3 im Rahmen der physiologischen Norm ist in jedem Falle angezeigt.

2. Möller-Barlowsche Krankheit

Definition

Vitamin-C-Mangel bei Kindern.

Pathogenese

Das wasserlösliche Vitamin C bildet ein Redox-System, das an vielen Stellen einen Aktivator des Zellstoffwechsels darstellt. Chemisch handelt es sich um L-Ascorbinsäure, von der 50 gamma einer IE Vitamin C entsprechen.

Funktion

— Steigerung der Abwehrkraft
— Abdichtung an den Kapillarendothelien

— Stimulierung der Nebennierenrindenhormonausschüttung
— Vermehrte Bildung von Muskelglykogen
— Aufbau von kollagenen Fibrillen durch Hydroxylierung von Prolin
— Gewährleistet die Funktion der Osteoblasten
— Fördert die Umwandlung der Folsäure in ihre aktive Form (Citrovorum-
faktor)
— Beteiligung an der Blutbildung

Bei Vitamin-C-Mangel kommt es zu Osteoblasten- und Fibroblasteninsuffizienz, Knochen- und Blutgefäße sind abnorm brüchig.

Klinik

Die Kinder sind blaß, unruhig und klagen über Müdigkeit und Kopfschmerzen.
Die Erkrankung ist durch eine erhebliche hämorrhagische Diathese gekennzeichnet. Auffallend sind petechiale Hautblutungen, das Rumpel-Leede-
Phänomen ist positiv. Am Knochen treten subperiostale Blutungen auf, die
den Periostmantel auftreiben. Die Metaphysen sind auf Grund von Ossifika-
tionsstörungen verbreitert, eventuell spornartig ausgezogen. Die Rippenknorpel
sind verdickt.

Röntgen

— Präparatorische Verkalkungszone — unregelmäßig, verbreitert
— Metaphysen verbreitert, eventuell spornartig ausgezogen
— Kortikalis verdünnt
— Knochensäume durch subperiostale Blutungen.

Labor

Alkalische Phosphatase im Serum vermindert.

Therapie

Vitamin C in hohen Dosen.

Vitamin-C-Mangel beim Erwachsenen (Skorbut)

Im Vordergrund stehen schwere Haut-, Schleimhaut- und Muskelblutungen mit konsekutiven
Muskel- und Gelenkkontrakturen. Unmittelbare Knochenläsionen werden, abgesehen von subperiostalen Blutungen, nicht beobachtet. Therapie: Vitamin C in hohen Dosen.

Vitamin A (Axerophthol, Retinol)

Das Vitamin reguliert als Epithelschutzfaktor Aufbau und Funktion der epithelialen Gewebe.
Es ist ferner als Vorstufe des Rhodopsins die Ausgangssubstanz für den Sehpurpur und
damit für das Dämmerungssehen von Bedeutung. Bei Mangelzuständen kommt es zu
Hemeralopie und zu Läsionen an Haut- und Schleimhäuten. Weiters können Vitamin-A-
Mangelzustände zu Wachstums- und Zahnentwicklungsstörungen führen. Zusammenhänge
zwischen Perthesscher Erkrankung und Morbus Scheuermann werden diskutiert. Therapeutisch:
Vitamin A in hohen Dosen, Milch, grüne Pflanzen, Karotten. Bei diesem Vitamin besteht
die Gefahr einer Intoxikation durch Überdosierung. Es kommt dann zu Knochenverbiegungen
(Vitamin A hat antagonistische Funktion zum Vitamin D!), ferner zu Anorexie, trockener
Haut, Mundwinkelrhagaden und zu charakteristischen schmerzhaften Periostschwellungen.
Therapie: Vitamin-A-Substitution absetzen, UV-Licht, Vitamin D.

V. Krankhafter Umbau des erwachsenen Knochens

3. Osteomalazie

Definition

Ossifikationsstörung im Sinne einer mangelhaften Kalzifizierung der Knochenmatrix und Anhäufung von Osteoid. Das Verhältnis zwischen Mineralanteil und nichtmineralisiertem Anteil des Skeletts wird zuungunsten des Mineralanteiles verschoben.

Ätiologie und Einteilung

1. Osteomalazie als Folge eines Vitamin-D-Mangels durch
— Mangelernährung
— Maldigestion, Malabsorption
— Fehlende UV-Exposition.
2. Osteomalazie als Folge eines gestörten Vitamin-D-Metabolismus durch
— Leberaffektionen
— Chronische Nierenerkrankungen
   (mangelhafte Synthese des aktiven 1-25-di-OH-CC).
3. Osteomalazie als Folge eines tubulären Phosphatverlustsyndroms.
4. Mischform (Osteomalazie als Begleiterkrankung, z. B. bei primärem Hyperparathyroidismus).

Pathogenese

Die neugebildete Knochensubstanz bleibt durch mangelhaften Kalziumeinbau weich und unverkalkt, der Abbau des alten mineralisierten Knochens geht in normaler Weise weiter. So entstehen zunächst an Stellen stärkerer mechanischer Beanspruchung breite osteoide Säume um die Spongiosabälkchen. Der Knochen wird biegsam und weich. Durch diese breiten Säume werden die Osteoklasten mehr und mehr blockiert. Der drohenden Hypokalzämie begegnet der Organismus mit einer vermehrten Ausschüttung von Parathormon, das eine kompensatorische Stimulierung der osteoklastären Knochenresorption bewirkt (Dambacher et al.).
Die nun verstärkt einsetzende regulative Tätigkeit der Osteoblasten verstärkt die Osteomalazie und beschließt so den Circulus vitiosus.
Dieser Mechanismus zeigt deutlich die zentrale Stellung des Skeletts im Kalzium- und Phosphatstoffwechsel. Weiters spielen auch Darm und Niere eine Rolle zur Aufrechterhaltung der Homoiostase des Mineralstoffwechsels. Die diese Stoffwechselfunktionen steuernden Faktoren sind das Vitamin D, das Parathormon und dessen Antagonist, das Calcitonin.

Das eng verwobene Zusammenwirken dieser Regulatoren ist auch für jene Krankheitsbilder von grundlegender Bedeutung, die als komplexe Osteopathien bezeichnet werden (siehe S. 88).

Klinik

Der osteomalazische Knochen biegt sich bei Belastung und dehnt das Periost. Im Vordergrund stehen Schmerzen im gesamten Skelett mit Bevorzugung der tragenden Anteile. Die Patienten klagen schon bei geringer Belastung über vorzeitige Ermüdung. An der Wirbelsäule finden sich häufig Verformungen im Sinne von Skoliosen oder Kyphosen. Nicht selten bestehen Coxa vara. Bei Vitamin-D-abhängigen Formen kommt es in der Regel zu Myopathien, deren Ursache in der Kalziumtransportstörung der Zellmembran zu sehen sein dürfte (Haas). Weiters werden exzessive Plattfußbildungen und typische Knochendeformierungen (Glockenthorax, Kartenherzbecken) beobachtet.

Röntgen

Streifige und fleckige Entkalkungen, allgemeine Verminderung der radiologischen Schattendichte des Skeletts. Charakteristische Loosersche Umbauzonen zeigen sich als band- oder keilförmige Aufhellungen. An stark beanspruchten Stellen bestehen oft beträchtliche Knochendeformierungen.

Labor

Allen Formen der Osteomalazie gemeinsam ist eine mehr oder weniger starke Vermehrung der alkalischen Phosphatase; Serum-Kalzium und Serum-Phosphat sind in der Regel erniedrigt.
Die quantitative Bestimmung von Vitamin D ist mit radioimmunologischen Methoden möglich. Zur semiquantitativen Bestimmung der Kalziumausscheidung im Harn eignet sich die Sulkowitsch-Probe.
Zur Erfassung der Knochenmasse und des Mineralgehaltes dient die Mineralometrie mit Gammastrahlen (Sorensen und Cameron).

Therapie

a) Bei Vitamin-D-Mangel: Substitution von Vitamin D 3 (10 000 E pro Tag über 1—2 Monate, anschließend 1000 E pro Tag; zusätzlich täglich 1 g Kalzium unter regelmäßiger Kontrolle des Serum-Kalzium-Spiegels). Wesentlich wirksamer sind die in neuerer Zeit gebräuchlichen Metaboliten 25-OH-CC und 1-25-di-OH-CC.
b) Je nach Pathogenese kausale Behandlung, jedoch auch in diesen Fällen zusätzliche Substitution.

2. Osteodystrophia deformans (Paget)

Definition

Chronische Erkrankung des Skeletts mit wechselnden Zonen von Knochenan- und -abbau bei mono- oder polyostotischer Lokalisation.

Ätiologie

Als Ursache werden vaskuläre oder metabolische Veränderungen, primär entzündliche Prozesse und Virusinfektionen diskutiert.

Pathogenese

Charakteristischer Knochenumbau von Spongiosa und Kompakta. Es kommt zu einem ausgedehnten, den Knochen deformierenden Anbau von unverkalktem Knochen sowohl periostal als auch in der Markhöhle, während der alte Knochen durch Osteoklasten abgebaut wird. Zwischen erkrankten Knochenbezirken liegen stets Abschnitte gesunden Knochens, man spricht von „schachbrettartigem" Befall. Der neugebildete Knochen kann wohl später verkalken, bleibt jedoch immer minderwertig (leicht, feinporig, bimssteinartig). Die im mikroskopischen Schnitt an den Grenzen von neuem und altem Knochen unregelmäßigen Trennungslinien zwischen den Lamellensystemen werden als Mosaikstruktur bezeichnet.

Klinik

Die Erkrankung betrifft vorwiegend Männer. Sie verursacht zu Beginn häufig keine oder nur geringfügige Beschwerden. Die Diagnose wird selten vor dem

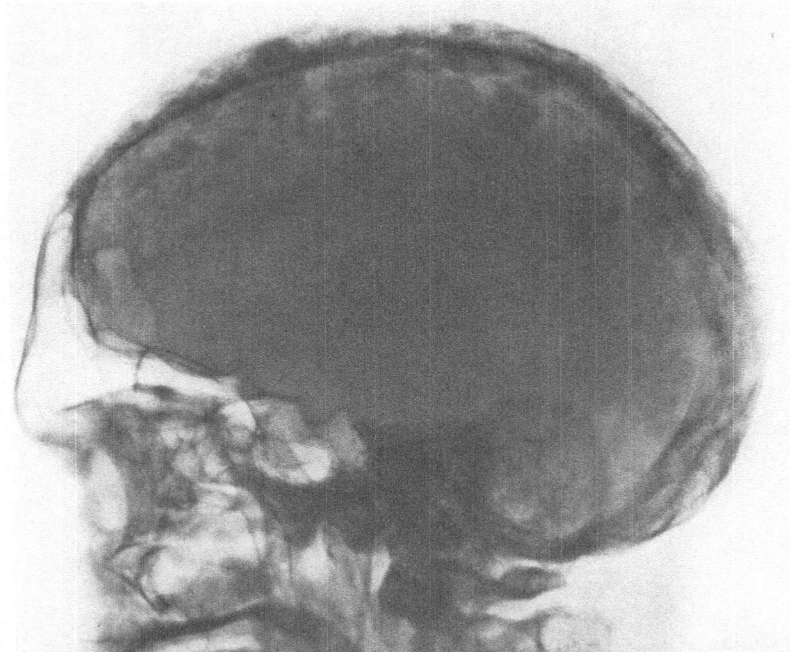

Abb. 35. Morbus Paget. Schädelbefall mit dickflockiger Verschattung und aufgehellter Umgebung. Verdickung der Schädeldecke

50. Lebensjahr gestellt. Zur Untersuchung führen in der Regel Knochenverdickungen und -verbiegungen sowie eher uncharakteristische, ziehende Schmerzen, die anfänglich oft als „Rheumatismus" fehlinterpretiert werden. Bei längerer Verlaufsdauer scheint die polyostotische Manifestation häufiger zu sein. Die angegebenen Beschwerden entsprechen der betroffenen anatomischen Formation. Hallermann stellt nach einer umfangreichen Untersuchung den Befall des Kreuzbeines und einzelner Wirbel (55,8 bzw. 50%) mit Ab-

stand in den Vordergrund. Häufige Lokalisationen sind weiters Oberschenkel (rechtes Femur häufiger!), Schädel, Brustbein, Becken, Klavikula und Tibia. Veränderungen am Schädel führen zu Kopfschmerzen, der Umfang des Schädels nimmt zu (der Hut paßt nicht mehr). Häufiger werden auch neurologische Symptome, wie Schwindel, Seh- und Hörstörungen oder bei übermäßiger Knochenneubildung an einzelnen Wirbeln radikuläre Läsionen beobachtet.

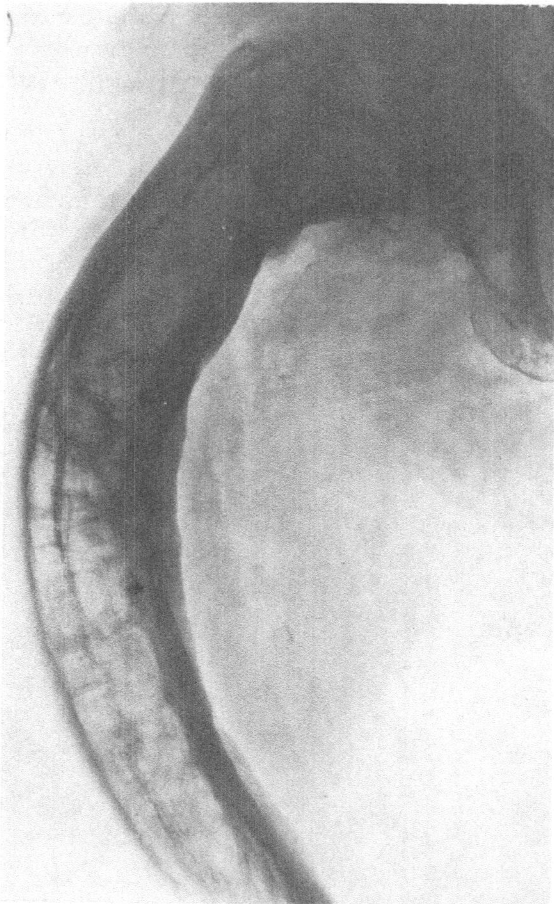

Abb. 36. Morbus Paget. Verdickung, Verbiegung und Verbreiterung des rechten Femur mit multiplen Umbauzonen

Befallene Röhrenknochen sind verdickt und zeigen Verbiegungen. Zunehmende Deformierungen der Röhrenknochen können zu Looserschen Umbauzonen oder Spontanfrakturen führen. Die auf Grund der Fehlbelastung deformierter Gliedmaßen entstehenden arthrotischen Veränderungen sind von jenen sogenannten pagetischen Arthrosen zu unterscheiden, die beim Paget-Umbau subchondraler Knochenanteile vorkommen und den Gelenkknorpel wahrscheinlich durch Ernährungsstörungen der tiefen Knorpelschichten sekundär verändern (Pietrogrande, Motta).

Röntgen

Die Knochenstruktur erscheint anfangs verwaschen und aufgehellt, im weiteren
Verlauf setzt eine zunehmende Verdichtung ein. Charakteristisch sind ein
strähnig-trabekuläres Muster der Feinstruktur, Plumpheit und mehr oder
weniger starke Verbiegungen der verdickten Knochen.

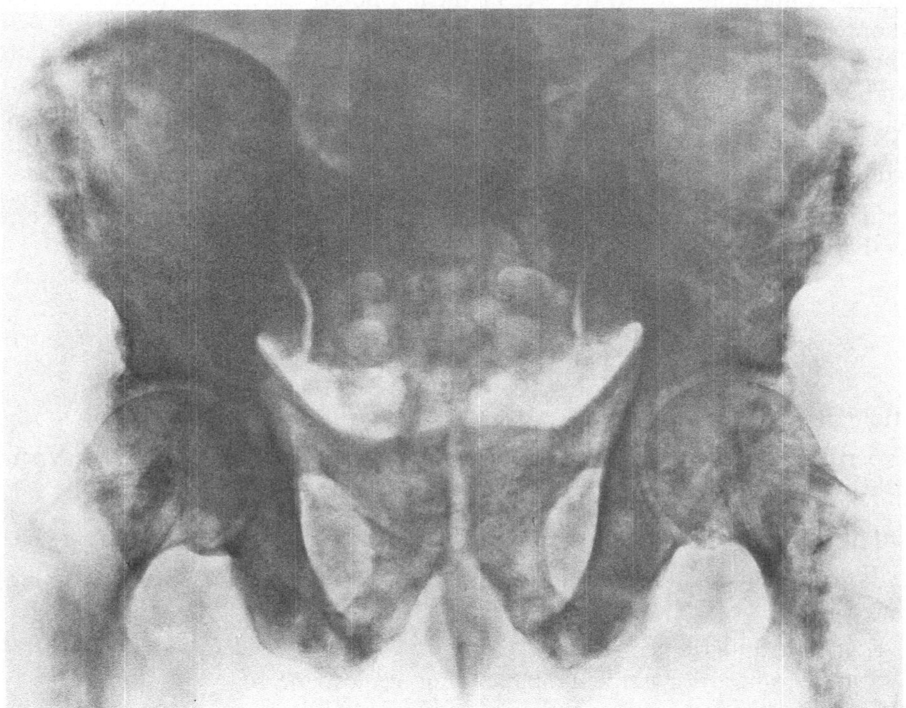

Abb. 37. Fortgeschrittener Morbus Paget des Beckenringes, der Lendenwirbelsäule und
beider Femora

Typische Befunde:
— Osteoporosis circumscripta cranii (zunächst Aufhellungen im Stirn- und
  Scheitelbein, später kalkdichte Verschattungen mit aufgehellter Umgebung)
— Säbelscheidenform der Tibia
— Kartenherzform des Beckens
— Protrusio acetabuli
— Rahmenwirbel = Kastenwirbel (rahmenartige Verdichtung der randständi-
  gen Spongiosa des Wirbelkörpers)
— Elfenbeinwirbel (gleichmäßig strähnig-verdichtete Zeichnung der Spongiosa
  = Bimssteinstruktur)
— Häufig sind auch Skoliosen oder Kyphosen der Wirbelsäule sowie Kom-
  pressionsfrakturen der Wirbelkörper zu beobachten

Labor

Die alkalische Serum-Phosphatase ist erhöht, die Werte von Kalzium und
Phosphat sind normal. BSG und Hydroxyprolinausscheidung im Harn erhöht.

Differentialdiagnose

Osteodystrophia fibrosa, Metastasen, chronische Osteomyelitiden.

Therapie

Konservativ: Röntgenbestrahlung bei Schmerzzuständen oder Verdacht auf maligne Entartung. Konträre Geschlechtshormone, Calcitonin (reduziert den erhöhten Knochenumbau), Diphosphonate.
Operativ: Korrekturosteotomien bei starken Verbiegungen bzw. Marknagelungen bei Femur- oder Tibiaschaftfrakturen.
Bei Inoperabilität Verordnung von entlastenden orthopädischen Apparaten.

Prognose

Ab dem 70. Lebensjahr sarkomatöse Entartung möglich (insgesamt etwa 10⁰/o der Fälle).

3. Osteodystrophia fibrosa generalisata
(Morbus Recklinghausen, Ostitis fibrosa cystica generalisata)

Ätiologie

Hyperplasie oder Adenom der Glandula parathyreoidea (primärer Hyperparathyreoidismus).

Pathogenese

Nach pathologisch-anatomischen Gesichtspunkten können vier Stadien unterschieden werden (Delling):
a) Keine Veränderungen
b) Stimulierung des Knochenumbaues ohne Endostfibrose
c) Stimulierung des Knochenumbaues mit Endostfibrose
d) Fibroosteoklasie (braune Tumoren).

Durch das im Überschuß gebildete Parathormon kommt es zu vermehrter Phosphatausscheidung und erhöhter Kalziummobilisierung aus dem Knochen und Kalkresorption durch den Darm. Hyperkalzämie und Hypophosphatämie sind die Folgen. Daraus resultiert ein über viele Knochen ausgebreiteter Knochenabbau mit faserigem Umbau des Knochenmarkes. Im Mark treten Blutungen, Zysten und Zellanreicherungen aus Riesenzellen, hämosiderinhaltigen Fibroblasten und Fibrozyten auf (braune Tumoren).

Klinik

Die Erkrankung betrifft häufiger Frauen, sie beginnt meist um das 20. Lebensjahr. Klinische Symptome treten im mittleren Lebensalter auf.
Chronischer Verlauf mit zunehmenden ziehenden Schmerzen im Bereich der befallenen Skelettanteile, Muskelschwäche und -schlaffheit, Ermüdbarkeit, Kopfschmerzen, vegetative Symptome, Verbiegungen der Röhrenknochen und der Wirbelsäule, eventuell Spontanfrakturen. Befall des gesamten Skeletts.
Häufig bestehen Nierenveränderungen (Nephrolithiasis, Nephrokalzinose), die das Krankheitsbild und dessen Prognose entscheidend beeinflussen können.

Röntgen

Dünne Kortikalis, transparente Knochenzeichnung, wabige Aufhellungen. Im Bereich der Zysten fehlende Spongiosa und Auftreibungen der Kortikalis. Häufig Fisch- oder Keilwirbel, eventuell Kompressionsfrakturen mit Wirbelsäulenverkrümmungen und Verringerung der Körpergröße. Kartenherzform des Beckens, aufgelockertes Schädeldach, basiläre Impression. Seltener Erweite-

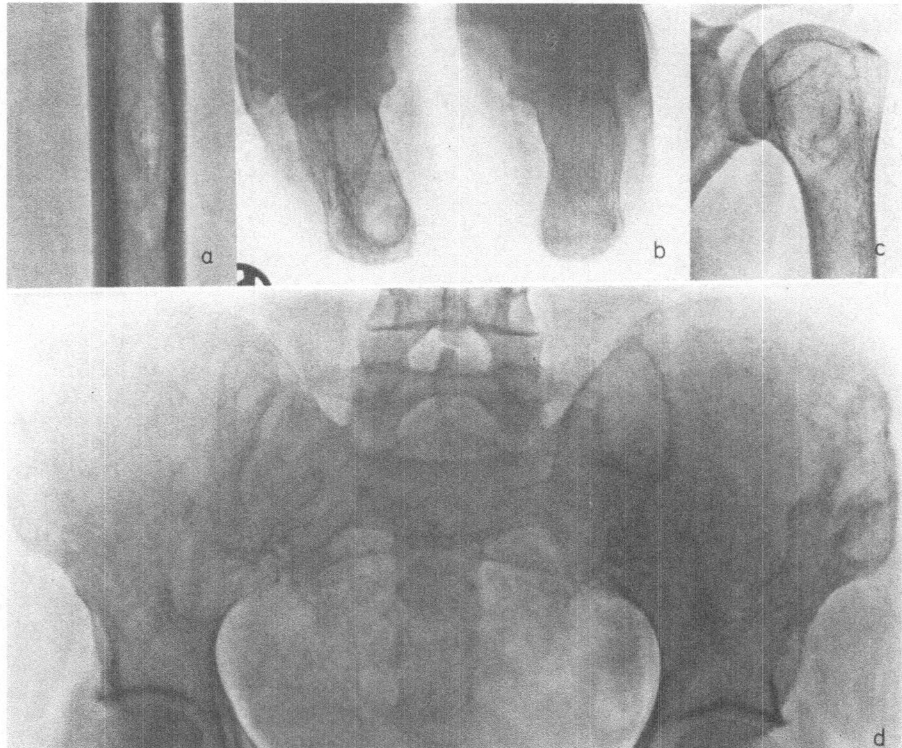

Abb. 38 *a—d*. Osteodystrophia fibrosa generalisata bei einer 39jährigen Patientin. Zystische Aufhellungen, Befall von *a* Femur, *b* Fersenbein, *c* Oberarmkopf und *d* Becken

rung und Auftreibung im Akromioklavikulargelenk. Pathognomonisch sind perlschnurartige subperiostale Knochenresorptionen an den Mittelphalangen der Finger und das Verschwinden der Lamina dura der Zahnalveolen.

Labor

Serum-Kalzium und alkalische Phosphatase erhöht, Phosphatspiegel im Serum erniedrigt. Hyperphosphaturie, Hyperkalzurie.

Diagnose

Blutchemische Befunde
Rezidivierende Nierensteine
Probeexzision aus dem Beckenkamm

Differentialdiagnose

Polyostotische fibröse Dysplasie
Ostitis deformans Paget
Multiples Myelom
Tumoren

Therapie

Operative Entfernung der Adenome.
Postoperativ muß mit Tetanie gerechnet werden (AT 10 als Antidot).

Prognose

Abhängig vom Ausmaß der Skelett- und Nierenveränderungen und vom Zeitpunkt der Operation.

VI. Osteoporose

Definition

Verminderung der organischen Knochengrundsubstanz auf Grund all jener Faktoren, die zu einer Dysbalance zwischen Knochenaufbau und Knochenabbau zugunsten der Resorption führen.

Die Qualität des Knochens, das heißt seine chemische Zusammensetzung, bleibt dabei im wesentlichen unverändert. Der Mineralisationsgrad der Osteoporose kann geringfügig variieren (Rich et al.). So können neben der normomineralisierten Form auch hypo- und hypermineralisierte Formen der Osteoporose unterschieden werden.

Die Osteoporose ist somit streng von der Osteomalazie zu trennen: Beim malazischen Knochen ist der Mineralanteil der Skelettmasse immer vermindert.

Einteilung:

1. Die physiologische Osteoporose (Altersosteoporose)
2. Die Inaktivitätsosteoporose
3. Die pathologische (präsenile = postmenopausische) Osteoporose.

Die pathologische Osteoporose betrifft im allgemeinen die Wirbelsäule und das Becken, die physiologische Osteoporose hingegen das gesamte Skelett. Letztere entspricht einer allgemeinen Gewebsschwäche und manifestiert sich in der Regel nach dem 70. Lebensjahr.

Die Inaktivitätsosteoporose tritt nach langer Immobilisation, beispielsweise nach Frakturen oder Lähmungen, und generell nach langer Bettruhe auf. Das Ausmaß des Immobilisationsschadens entspricht der Dauer der Ruhigstellung. Die Veränderungen betreffen zuerst den spongiösen Knochenbereich, später auch den kompakten Knochen, vorwiegend in seinen endostnahen Bestandteilen. Nach Beseitigung der Immobilisation scheint bei ausreichend langer Remobilisation eine vollständige Normalisierung der Knochenstruktur im Sinne einer restitutio ad integrum möglich (Rosemeyer).

Ätiologie

Der Ausdruck Osteoporose bildet weder eine nosologische Einheit noch eine klinische Diagnose. Er beschreibt lediglich einen bestimmten substantiellen Sachverhalt. Die Osteoporose stellt laut Definition keine selbständige Erkrankung dar, sondern ist die Folge einer multifaktoriellen Einwirkung auf das Skelett (Jesserer).

Zu den wichtigsten ätiopathogenetischen Faktoren zählen (Courvoisier):
— Genetische Faktoren: Osteodysplasien
— Physiologische Faktoren: Postmenopause und Altersinvolution. Die
  Knochenmasse bleibt etwa bis zum 4. Lebensjahrzehnt stabil und nimmt
  dann allmählich ab (bei der Frau rascher als beim Mann)
— Endokrine Faktoren: Glukokortikoidosteoporose, Androgenmangel,
  Östrogenmangel, Hypothyreote Osteoporose, Hyperthyreote Osteoporose

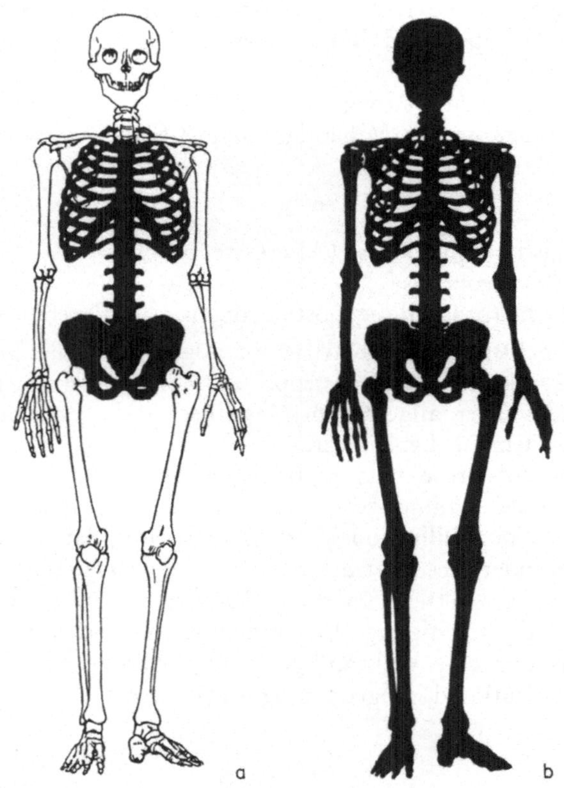

Abb. 39. *a* Präsenile (pathologische) Osteoporose. *b* Senile (physiologische) Osteoporose. —
Aus: Rettig, H., Oest, O., Eichler, J.: Wirbelsäulen-Fibel. Stuttgart: G. Thieme. 1974

— Störungen von Ernährung und Verdauung: Mangel an Nährstoffen
  (Eiweißmangel bei Morbus Cushing, Hunger, Marasmus, Diabetes, Ne-
  phrosen), weiters Kalzium- und Vitamin-D-Mangel bzw. Maldigestion,
  Malabsorption
— Toxische und medikamentöse Faktoren: Alkohol, Heparin etc.
— Neurologische Faktoren: Sudecksche Dystrophie
— Muskelinsuffizienz (Krokowski und Peter)
— Immobilisation.

Die oft gebrauchten Begriffe *senile Osteoporose*, die der physiologischen Form
gleichgesetzt wird, und *präsenile Osteoporose*, die der pathologischen Form

entspricht, sind nicht ausreichend. Nach Krokowski kann die präsenile Osteoporose sowohl eine zu diesem Zeitpunkt beginnende Altersosteoporose wie auch eine Osteoporose auf Grund einer Begleiterkrankung bedeuten. Daher ist die Einteilung in physiologische, pathologische und Inaktivitätsosteoporose als Zwischenform geeigneter.

Besonders hingewiesen sei auf die im Kindesalter auftretende Osteoporose, die prinzipiell als pathologisch einzustufen ist. Dabei wird die sogenannte idiopathische Osteoporose des Kindes ohne geklärte Ursache und mit günstiger Prognose von sekundären Osteoporoseformen unterschieden. Als Grundkrankheiten sind in diesem Zusammenhang das Cushing-Syndrom, Nierenerkrankungen, D-Avitaminosen und Vitamin-D-resistente Rachitisformen, Hyperparathyreoidismus u. a. zu nennen.

Pathogenese

Die pathogenetischen Mechanismen der Osteoporose sind nicht eindeutig geklärt. Nach Krokowski und Fricke liegt dem Mangel an organischer Knochengrundsubstanz eine verminderte Durchblutung von Knochen und Knochenmark als Folge einer verminderten Zufuhr oder eines behinderten Blutabstromes zugrunde. Ältere Theorien betonen den kausal bedeutsamen Kalziummangel bei gleichzeitig vermehrtem Parathormon (Kalziummangel-Theorie nach Nordin), bzw. ein hormonelles Defizit an Östrogenen und Androgenen mit konsekutiver Aktivitätsminderung der Osteoblasten bei gleichbleibender Tätigkeit der Osteoklasten (Hormontheorie nach Albright).

In jedem Falle führt die Osteoblasteninsuffizienz zum verminderten Anbau von Knochensubstanz und damit zum Mangel vor allem von Spongiosa. Kommt es auch zur Rarefizierung der Kortikalis, dann liegt in der Regel eine Altersosteoporose vor. Die Markräume werden weiter, die Knochenbälkchen quantitativ vermindert. Resttrabekel sind häufig im Sinne einer hypertrophischen Atrophie verdickt.

Radiologisch wird die Osteoporose erst sichtbar, wenn der Knochen mindestens 30% seiner Substanz verloren hat.

Klinik

Die klinischen Erscheinungsbilder der physiologischen und der pathologischen Osteoporose unterscheiden sich voneinander und sind daher zu trennen.

a) Physiologische Osteoporose: Sie verursacht keine direkten klinischen Beschwerden und ist durch einen kontinuierlichen, linear verlaufenden Knochenabbau vom 40. bis zum 80. Lebensjahr gekennzeichnet, wobei sie oft nur durch Spontanfrakturen auffällt. Hier stehen die Frakturen der langen Röhrenknochen (Schenkelhals!) im Vordergrund.

b) Pathologische Osteoporose: Sie betrifft vor allem Frauen jenseits der Menopause. Charakteristisch sind schubweise auftretende Schmerzen mit Bevorzugung der Wirbelsäulenregion. Nach kurzen Remissionen kommt es vorwiegend nach Belastungen zum Wiederauftreten von Beschwerden, die vor allem zwischen den Schulterblättern und in der Lendenwirbelsäulen-Kreuzbein-Gegend lokalisiert werden. Die Schmerzen bei Osteoporose rühren nicht von der Knochenveränderung selbst her, denn die Osteoporose an sich tut nicht

6*

weh. Vielmehr kommt es als Ausdruck eines vergeblichen Kompensations-
versuches zur Erhöhung des Muskeltonus, der in Verbindung mit der Haltungs-
änderung der Wirbelsäule die Beschwerden veranlaßt.

Röntgen

a) Physiologische Osteoporose: Die Erkrankung betrifft das gesamte Skelett
und zeigt im Röntgenbild eine Rarefizierung von Spongiosa und Kortikalis.
Typisch sind strähnige Strukturzeichnung und vermehrte Strahlentransparenz.
Zur Diagnose führen oft erst Frakturen, die in erster Linie im Bereich des
Schenkelhalses und des Radius anzutreffen sind. Bei der Altersosteoporose
findet sich häufig eine deutliche strukturlose Zone in den proximalen Femur-
metaphysen (Wardsches Dreieck).

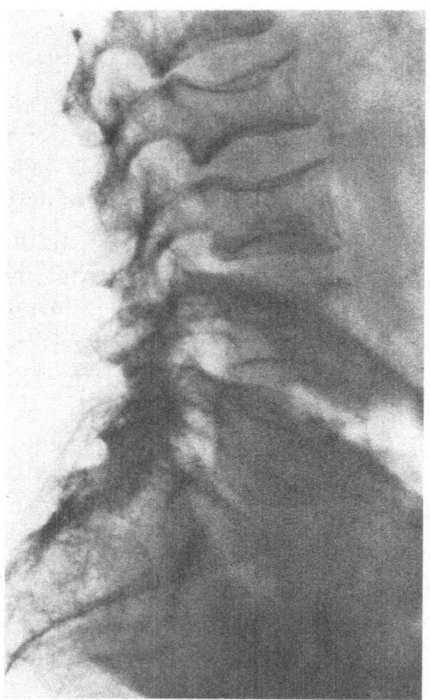

Abb. 40. Osteoporose mit Fischwirbelbildung

b) Pathologische Osteoporose: Vermehrte Transparenz der Wirbelkörper mit
Bildung von Keilwirbeln (Brustwirbelsäule) oder Fischwirbeln (Lendenwirbelsäule). Im Bereich der spongiösen Knochen und der Spongiosa der langen
Röhrenknochen ist starker Knochenbälkchenschwund zu beobachten. Wie bereits angedeutet, werden zunächst die Trabekel der Spongiosa aufgebraucht,
erst dann greifen die Veränderungen auch auf die Kortikalis über. Dies stellt
bereits einen Übergang zur senilen Osteoporose dar.

Die Stammosteoporose im Bereich der Lendenwirbelsäule wird nach Debrunner
in vier Grade eingeteilt:

Grad 0: Im wesentlichen normales Röntgenbild

Grad 1: Leichte Osteoporose, Verminderung der Wirbelkörperdichte, Trabekel-
struktur vergröbert

Grad 2: Mittlere Osteoporose, beginnende morphologische Veränderungen an einem einzigen Wirbelkörper (Fraktur, Kompression)
Grad 3: Schwere Osteoporose, morphologische Veränderungen an zwei oder mehreren Wirbelkörpern.

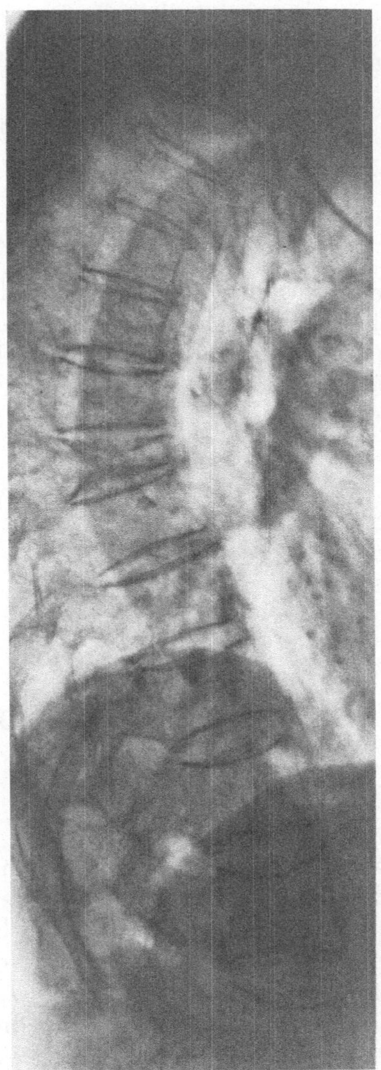

Abb. 41. Osteoporotischer Wirbeleinbruch im Kyphosescheitel

Labor

Die blutchemischen Befunde von Serum-Kalzium, Serum-Phosphor und alkalischer Phosphatase sind bei der Osteoporose im Gegensatz zu den differentialdiagnostisch in Frage kommenden Krankheitsbildern im Bereich der Norm.

Osteoporose	Kalzium normal Phosphor normal alkalische Phosphatase normal
Osteomalazie	Kalzium ↓ Phosphor ↓ alkalische Phosphatase ↑
Hyperparathyreoidismus	Kalzium ↑ Phosphor ↓ alkalische Phosphatase ↑
Renale Osteodystrophie	Kalzium ↓ Phosphor ↑ alkalische Phosphatase ↑

Zur Verlaufskontrolle der Osteoporose dienen standardisierte Röntgenaufnahmen der Lendenwirbelsäule im Seitenaspekt. Zur quantitativen Bemessung der Osteoporose eignet sich die Bestimmung des Hydroxylapatitgehaltes des einzelnen Knochens nach Krokowski.

Differentialdiagnose

Metastasen
Osteodystrophia fibrosa
Osteomalazie
Tuberkulöse Spondylitis
Bandscheibensyndrom

Therapie

In den letzten Jahren wurden zur Behandlung der Osteoporose im wesentlichen drei Substanzen vorgeschlagen: Fluor, Calcitonin und Diphosphonate.

a) Fluor: Natriumfluorid (50—75 mg pro Tag als Richtdosis). Dadurch wird eine Aktivierung der Osteoblastentätigkeit erreicht, so daß nach 1—2 Jahren eine radiologisch sichtbare Verdichtung von spongiösen Strukturen erkennbar ist. Die Natriumfluoridtherapie sollte auf ausgewählte Fälle von echten, mit klinischen Beschwerden einhergehenden Osteoporosen beschränkt bleiben. Bei lediglich röntgenologisch nachgewiesener physiologischer Osteoporose hat diese Medikation keinen Platz.
An dieser Stelle sei auf die Gefahr einer iatrogen bedingten Knochenfluorose hingewiesen. Klinisch bestehen dabei Gelenkschmerzen, die sich unter statischer Belastung verstärken. Pathologisch-anatomisch dürfte es sich um periostale Reizerscheinungen im Sinne einer ossifizierenden Periostitis handeln (Jesserer).
Nicht indiziert ist NaF bei Kindern, während der Schwangerschaft sowie bei Nephro- und Hepatopathien.

b) Calcitonin: Es wird von den parafollikulären Zellen der Schilddrüse sezerniert und reguliert den Serum-Kalzium-Spiegel durch Blockierung der Knochenresorption. Die zur Zeit angebotenen synthetischen Hormone haben bisher nicht den gewünschten Therapieeffekt gebracht.

c) Diphosphonate: Dabei handelt es sich um synthetische Verbindungen, die chemisch durch eine P-C-P-Bindung charakterisiert sind. Diphosphonate hemmen sowohl die Synthese wie auch die Auflösung von Kalziumphosphatkristallen (Courvoisier et al.). Damit ergibt sich eine Vielfalt von therapeutischer Anwendbarkeit, doch bleiben vor einer routinemäßigen Anwendung die Ergebnisse der ausgedehnten Forschungsarbeiten abzuwarten, die sich mit diesen Substanzen beschäftigen.

Dambacher unterscheidet zwischen Osteoporosen mit hohem und solchen mit niedrigem Knochenumsatz (einfachster Parameter: Urinhydroxiprolinausscheidung). Bei hohem Umsatz sind Östrogene, bei niedriger Rate Fluoride indiziert.

d) Weitere therapeutische Maßnahmen zur Behandlung der Osteoporose:
- Heilgymnastische Übungen und Aktivierung des Patienten zur Muskeltätigkeit
- Schmerzbekämpfung: Schmerzen können mit Anabolika, Östrogenen und Kalzium positiv beeinflußt werden. Während einer Natriumfluoridmedikation sollte die perorale Gabe von Kalzium vermieden werden, da sich dabei im Darm eine unlösliche Kalziumfluoridverbindung bildet, die den Therapieerfolg des Fluorids in Frage stellt
- Bei speziellen Mangelosteoporosen Substitution des fehlenden Hormons (z.B. bei Hypothyreose oder Hypogonadismus), eventuell zusätzlich eiweißreiche Kost
- Bei Frakturen entsprechende Behandlung (cave lange Ruhigstellung bzw. Entlastung, z.B. mit Mieder- und Korsettverordnungen bei Wirbelfrakturen).

VII. Komplexe Osteopathien

Definition

Kombinierte Manifestation von Osteoporose, Osteomalazie, Fibroosteoklasie und Osteosklerose auf Grund von metabolischen Knochenerkrankungen.

Renale Osteodystrophie

Die Erkrankung tritt als komplexe Osteopathie mit vorwiegend osteomalazischen und osteoklastären Knochenveränderungen auf. Die pathogenetische Bedeutung einer globalen Niereninsuffizienz für Knochengewebsveränderungen zeigt das folgende Schema (nach Schneider):

Chronische Niereninsuffizienz

Störung des Vitamin-D-Metabolismus (reduzierte Synthese von 1,25-Dihydroxicholekalziferol) → Osteomalazie

Hyperphosphatämie (eingeschränkte renale Phosphatclearance) → Hypokalzämie → regulativer Hyperparathyreoidismus → Fibroosteoklasie

Osteoporose
Osteosklerose

Die röntgenologischen Veränderungen entsprechen der Vielfalt der beteiligten Ursachen. Typisch sind subperiostale Resorptionszonen, verstärkte longitudinale Streifenbildung in der Kompakta und Verschmälerung der Kortikalis durch verstärkte endostale Resorption (Schärer et al.). Weiters finden sich Weichteilverkalkungen, Hyperostose des Periosts und selten „braune Tumoren". Bei Kindern steht Kleinwuchs mit erheblichen Wirbelsäulenveränderungen im Vordergrund.

Die Behandlung der renalen Osteopathie setzt eine eingehende Nierendiagnostik durch einen Internisten oder Pädiater voraus. Vor eventuellen orthopädischen Korrekturmaßnahmen steht eine medikamentöse Therapie mit Aluminiumhydroxyd, welches das Phosphat im Darm bindet, Vitamin D oder Dihydrotachysterol (AT 10) und Kalzium per os.

Enterale Osteopathien

Als Ursachen von osteopathogenen Resorptionsstörungen sind zu nennen:

— Zustand nach totaler oder subtotaler Gastrektomie
— Gallenwegserkrankungen
— Chronische Pancreatitis
— Zöliakie
— Sprue des Erwachsenen
— Mukoviszidose
— Morbus Whipple
— Laktoseintoleranz
— Zustand nach Dünndarmresektion

Bei Pankreaserkrankungen führt der Mangel an Pankreasenzymen ebenso wie der Mangel an Gallensäuren bei cholestatischem Ikterus oder biliärer Leberzirrhose zur Maldigestion und damit zu einer verminderten Resorption von Vitamin D und Eiweiß.

Bei chronischen Dünndarmerkrankungen wie der gluteninduzierten Sprue und bei Dünndarmresektionen besteht im Rahmen der allgemeinen Malabsorption eine gestörte Kalziumresorption.

Bei Patienten nach Magenresektionen mit Gastrojejunostomie kommt es zu einer Beschleunigung der Dünndarmpassage und damit zur gestörten Resorption von Vitamin D und Eiweißkörpern.

Endokrine Osteopathien

1. Epithelkörperchen
(Parathormon)

a) Primärer Hyperparathyreoidismus (HPTH)

Adenom oder Hyperplasie.
Klinisch unterscheidet man drei Formen:

— ossäre Form (Osteodystrophia fibrosa generalisata Recklinghausen)
— renale Form mit Nierensteinbildung (Kalzium-Phosphatsteine)
— gastrointestinale Form (Übelkeit, Erbrechen, Anorexie, Ulcus).

b) Sekundärer HPTH

Chronische Niereninsuffizienz, primärer Vitamin-D-Mangelzustand oder Magnesiummangel zugrundeliegend.

c) Tertiärer HPTH

Aus einem sekundären HPTH kann sich bei Fixierung der Verhältnisse ein tertiärer (= fixierter) HPTH entwickeln.

d) Quartärer HPTH

Ist ein primärer HPTH bereits geheilt, so können die durch ihn hervorgerufenen renalen Veränderungen zu einem regulativen (= quartären) HPTH führen.

e) Quintärer HPTH (= fixierter quartärer HPTH)

f) Hypoparathyreoidismus

Nach Filchner werden folgende Formen unterschieden:

— Echte Insuffizienz der Epithelkörperchen
— Chirurgischer Hypoparathyroidismus (nach Strumektomien oder Röntgen-
  bestrahlung)
— Transitorischer Hypoparathyreoidismus (nach Entfernung eines Neben-
  schilddrüsenadenoms)
— Idiopathischer Hypoparathyreoidismus
— Pseudohypoparathyreoidismus (kein Parathormonmangel, Störung des
  second messenger)
— Pseudopseudohypoparathyreoidismus
— Hypohyperparathyreoidismus

Dem Hypoparathyreoidismus liegt ein Mangel an Parathormon zugrunde. Daraus resultieren Hypokalzämie und Hyperphosphatämie bzw. Hypokalzurie und Hypophosphaturie. Nach dem Szent-Györgyi-Quotienten

$$K = \frac{K^+, \ HPO_4^-, \ HCO_3^-}{Ca^{++}, \ Mg^{++}, \ H^+}$$ bedingt eine relative Zunahme der Werte im

Zähler eine gesteigerte neuromuskuläre Erregbarkeit. Durch die Abnahme des Kalziumspiegels im Blut kommt es zur Tetanie. Sie besteht in einer Übererregbarkeit der motorischen, sensiblen und vegetativen Nervenfasern und äußert sich in spastischen Kontrakturen an Händen und Füßen, Stimmritzenkrampf, Parästhesien und Gefäßkrämpfen. Die Zeichen nach Chvostek und Trousseau sind positiv. Bei fortgeschrittenem Verlauf findet man trophische Störungen an Haut, Haaren und Nägeln.

Von den übrigen Formen des Hypoparathyreoidismus trennt Albright den Pseudohypo- und den Pseudopseudohypoparathyreoidismus. Bei diesen Formen liegt kein Mangel an Parathormon vor, der metabolische Defekt wird vielmehr auf eine Störung im ATP-3-, 5-AMP-System zurückgeführt. Durch fehlende Aktivierung der Adenylzyklase, die aus ATP das zyklische AMP (Adenosinmonophosphat) katalysiert, kommt es zu einer ungenügenden Bildung von cAMP. Das cAMP ist als sogenannter „second messenger" für die Kalziummobilisation verantwortlich. Bei Mangel an cAMP bleibt auch der „first messenger", das Parathormon, unwirksam.

2. Schilddrüse

Das Schilddrüsenhormon Thyroxin hat eine katabole Wirkung auf den Kohlehydrat-, Fett- und Eiweißstoffwechsel. Es erhöht den Grundumsatz und vermindert den Glykogengehalt der Leber. Der Gesamtstoffwechsel wird aktiviert. Auf den Knochen wirkt Thyroxin als Reifungshormon: Es steigert den Effekt des STH und stimuliert die Knorpelzellproliferation.

a) Hypothyreose

Mangelhafte Produktion von Thyroxin führt beim Kind zu einer Störung der enchondralen Ossifikation und zur Verzögerung des Epiphysenfugenschlusses.

Bei angeborener Hypo- oder Aplasie der Schilddrüse resultiert ein disproportionierter Minderwuchs mit kurzen Extremitäten, relativ zu großem Kopf, stumpfem Gesichtsausdruck und eingesunkener Nasenwurzel. Fontanellenschluß und Zahndurchbruch sind verspätet.

Röntgen

Beim Säugling
— Ossifikationsverzögerung der distalen Femurepiphyse (normalerweise in der 40. Fötalwoche angelegt)

Im Kindesalter
Folgende lokale Skelettveränderungen gelten als typisch (Tietze):
— Becken: Ossifikation der Femurkopfkerne verzögert und unregelmäßig, später pilzartig deformierte Femurköpfe (Kretinenhüfte). Schenkelhälse verkürzt
— Kniegelenk: Verdichtungen im Bereich der Diaphysenenden („Wachstumslinien"), unregelmäßige Epiphysenverknöcherung
— Wirbelsäule: hakenartige Deformierungen der Wirbelvorderkanten im Lumbalabschnitt
— Schädel: Diploe verdichtet, Sella vergrößert

b) Hyperthyreose

Die Überfunktion kann durch eine diffuse Hyperplasie (Basedow), eine Struma nodosa oder ein toxisches Adenom der Schilddrüse bedingt sein. Es kommt zu einer Steigerung aller Stoffwechselvorgänge. Am Knochen finden sich verstärktes Längenwachstum und vorzeitiger Epiphysenfugenschluß (lange, spitze Akren = Madonnenhand).
Bei späterem Auftreten stehen osteoporotische, osteomalazische und fibroosteoklastäre Skelettveränderungen im Vordergrund. Das übliche klinische Bild der Hyperthyreose wird durch Muskelschwäche, Rückenschmerzen, manchmal auch durch Trommelschlägelfinger vervollständigt.

3. Hypophyse

Die Hypophyse nimmt im Zusammenspiel der endokrinen Drüsen eine Zentralstellung ein. Beeinflußt vom Zwischenhirn durch die „releasing factors", sondert die Hypophyse einerseits Hormone ab, die die Bildung und Sekretion anderer Hormone stimulieren (sogenannte organotrope Hormone), andererseits gibt sie auch unmittelbar auf Gewebe einwirkende Hormone ab. Zu diesen zählen neben den Hypophysenhinterlappenhormonen das Follikelstimulierende Hormon (FSH), das Luteotrope Hormon (LTH) und das Somatotrope Hormon (STH).
Das Wachstumshormon wird in den azidophilen Zellen des Vorderlappens gebildet. Es erhöht als Insulinantagonist den Blutzucker und regt die Proteinsynthese an.
Auf das Skelett wirkt das STH im Sinne einer Förderung der Chondrogenese und des Längenwachstums ohne beschleunigten Fugenschluß.

Nach neuerer Ansicht ist das eigentlich wirksame Hormon nicht das Wachstumshormon selbst, sondern das sogenannte Somatomedin (= Sulfatierungs-Faktor), dessen Bildung in

Leber, Niere, Nebenniere und anderen Geweben von STH stimuliert wird (Salmon und
Daughaday, zit. nach Tietze).

a) Unterfunktion

Durch angeborenen Mangel an STH oder Erkrankungen der Hypophyse
im Kindesalter (Tumoren, Zystenbildung) kommt es zum hypophysären
proportionierten Zwergwuchs mit Wachstumsstillstand im frühen Kindesalter, verzögerter Entwicklung der Knochenkerne, zunehmender Muskelschwäche und verspäteter Zahn- und Genitalentwicklung. Die Epiphysenfugen
bleiben häufig bis ins Erwachsenenalter offen.

b) Überfunktion

Überproduktion von STH durch vermehrte Tätigkeit der eosinophilen Zellen
bei Adenom oder Hyperplasie führt bei noch offenen Epiphysenfugen zum
hypophysären Riesenwuchs (Gigantismus). Neben dem abnorm gesteigerten
Längenwachstum findet man häufig Kyphosen, Skoliosen, Crura vara, Epiphysenlösungen und Zeichen einer Unterfunktion der Keimdrüsen.
Überproduktion von Wachstumshormon bei geschlossenen Epiphysenfugen
führt zum Krankheitsbild der Akromegalie. Ursache ist meist ein Adenom
des Hypophysenvorderlappens.
Das vermehrt produzierte Wachstumshormon bewirkt periostales Breiten-
wachstum und Weichteilverdichtungen.
Charakteristische klinische Zeichen der Akromegalie sind verplumpte und
vergrößerte Akren (Finger, Zehen, Nase, Kinn), deformierende Weichteilzu-
nahme (Zunge, Lippen, Weichteilpolster an Händen und Füßen), Exostosen
an fibroossären Übergängen. Knochenappositionen an den Wirbelkörpern der
mittleren und unteren Brustwirbelsäule führen zur kyphotischen Fehlhaltung.
Das Röntgenbild zeigt zusätzlich verdickte Diaphysen der Röhrenknochen,
in Spätstadien Osteoporose und Arthrosen. Die Sella turcica ist erweitert.

4. Gonaden

a) männliche Sexualhormone

Von den Leydigschen Zwischenzellen wird unter dem Einfluß des Hypophysenvorderlappens das Testosteron produziert. 95% des Plasma-Testo-
sterons stammen aus den Leydig-Zellen, der Rest wird in der Nebennierenrinde, der Prostata und der Leber gebildet. Nur ein ganz geringer Teil des
Testosterons liegt im Plasma in freier Form vor, der überwiegende Anteil
ist locker an Eiweiß gebunden.
Neben der Stimulation der Entwicklung der sekundären männlichen Ge-
schlechtsmerkmale und einer Vermehrung der Skelettmuskelmasse verstärkt
das Hormon in kleinen Dosen durch Aktivierung der Osteoblastentätigkeit
das Wachstum und die Skelettentwicklung. Größere Dosen führen zu einem
vorzeitigen Schluß der Epiphysenfugen und damit zu einer Wachstumshem-
mung bzw. einem vorzeitigen Wachstumsstillstand.
Anabolika:
Bei dieser Hormongruppe, die vor allem in der Sportmedizin zunehmend
in den Mittelpunkt des Interesses rückt, handelt es sich um Androgene,

die in erster Linie einen anabolen Effekt auf den Eiweißmetabolismus
haben und weniger virilisierend wirken. Hohe Zufuhr von Anabolika führt
allerdings über einen negativen „rebound-effect" zur Hemmung der Produktion von Gonadotropinen und damit zur Bremsung der Hodenfunktion.

b) weibliche Sexualhormone

Man unterscheidet Östrogene und Gestagene. Die Östrogene haben auf das
Wachstum und die Skelettentwicklung ähnliche, im allgemeinen jedoch geringere Wirkung als die Androgene.

Die physiologische Aufgabe der Geschlechtshormone ist die Einleitung des
sogenannten puberalen Wachstumsschubes in der beginnenden Pubertät und
die Beendigung des Wachstums am Ende der Pubertät (Schmid).

Die spezifischen Effekte der Gonadenhormone auf Wachstum und Reifung
werden zur symptomatischen Behandlung von Wachstumsstörungen therapeutisch genützt.

5. Nebennierenrinde

Die Nebennierenrinde produziert die Kortikosteroide, die man ihrer Wirkung
nach in drei Gruppen unterteilt:

a) Mineralkortikoide

Bildungsort ist die Zona glomerulosa. Das wirksame Hormon ist das Aldosteron. Es wirkt im Sinne einer Natrium- und Wasser-Retention und Ausscheidung von Kalium. Das Aldosteron wird vom Renin-Angiotensin-System
positiv beeinflußt.

b) Androkortikoide

Bildungsort ist die Zona reticularis. Sie entsprechen in ihrer Wirkung den in
den Gonaden produzierten androgenen Hormonen.

c) Glukokortikoide

Bildungsort ist die Zona fasciculata. Die pharmakologische Wirkungsweise
dieser Substanzen und ihre therapeutische Anwendbarkeit sind im Kapitel
Konservative Behandlungsmöglichkeiten dargestellt (siehe S. 566).

Morbus Cushing (Hyperkortizismus)

Pathogenetisch werden vier Formen unterschieden (Uehlinger):
— Primär hypothalamischer und hypophysärer M. Cushing
— Primär adrenaler M. Cushing
— Paraneoplastischer M. Cushing
— Iatrogener M. Cushing
Die Erkrankung bietet ein typisches Bild mit Stammfettsucht, Vollmond-
gesicht, Striae, Muskelschwäche, Diabetes und Amenorrhoe. Am Skelett haben
die antianabolen Eigenschaften des Cortisols eine generalisierte Osteoporose
mit Bevorzugung der Wirbelsäule und der statisch belastbaren Extremitäten-
abschnitte zur Folge.
Vor der Pubertät führt Hyperkortizismus zu einer Verzögerung des Knochenwachstums und zum verspäteten Fugenschluß.

VIII. Aseptische (spontane) Knochennekrosen

Definition

Knochenveränderungen im Sinne von Nekrose-Resorption-Reparation auf Grund einer multifaktoriellen Gewebshypoxidose ohne unmittelbar relevantes auslösendes Moment. Einheitliche ätiologische und formalgenetische Prinzipien sind bis heute nicht bekannt.

Die Erkrankung manifestiert sich an
— Epiphysen
— Metaphysen
— Apophysen
— Handwurzelknochen
— Fußwurzelknochen
— Diaphysen beim Erwachsenen

Das wachsende Skelett und das männliche Geschlecht werden besonders betroffen. Polytopes Auftreten der sich oft über mehrere Jahre erstreckenden Erkrankung ist nicht selten.

Einteilung

Es können folgende Gruppen unterschieden werden:

Tabelle 4. Aus Schauer, A.: Zur pathologischen Anatomie der spontanen Knochennekrosen. Z. Orthop. **115**, 441 (1977)

Gruppe I:	*Gruppe II:*	*Gruppe III:*	*Gruppe IV:*
Avaskuläre-embolisch	Vaskulär	Avaskulär-vaskulär	Idiopathisch
A. *Gasembolie* (bevorzugt N_2): Caissonarbeiter, Taucher	A. *Schwere Arteriosklerose* Diabetes mit Hyalinose	A. *Dispositionell =* M. Perthes	Keine Ursache erkennbar
B. *Fettembolie:* a) Nierentransplantation und Kortisontherapie b) Kortison bei Polyarthritis Kortison bei Leukosen c) Morbus Cushing d) Alkoholismus C. *Zirkulationsstörung und Fettgewebenekrose* (Mark): Bei Pankreatitis!	B. *Hyperurikämie* mit vaskulären Schäden C. *Entzündlich:* Panarteriitis L. E. D. *Neoplastisch:* Gefäßwandinfiltration bei Leukosen	B. *Chronische Schädigung:* Scher- und Kompressionswirkungen M. Kienböck M. Köhler I M. Köhler II	

Ätiopathogenese

Die Ursache der ischämischen Nekrose ist letztlich nicht geklärt. Neben konstitutioneller Disposition werden endogene, statisch-mechanische, traumatische, embolische, primär vaskuläre und toxische Komponenten diskutiert. Auch Infektionen, Vitaminmangelzustände, rheumatische Erkrankungen und ein Mißverhältnis zwischen Blutversorgung und Ossifikationsvorgängen werden genannt. Ein erheblicher Stellenwert in der Ätiopathogenese von aseptischen Knochennekrosen dürfte schließlich auch den Störungen des Fettstoffwechsels und der Hyperurikämie zukommen.

Ist es zur umschriebenen Nekrose gekommen, verformt sich das Gewebe unter dem Einfluß statischer oder funktioneller Belastung. Die Nekrose wird durch einwachsende Gefäße revaskularisiert oder durch Resorption beseitigt. Mit der Bildung von neuem, lebendem Knochen vom Periost oder von einer angrenzenden Epiphysenfuge aus beginnt die Phase der Reparation. Grad und Ausprägung der Nekrose hängen vom Zeitpunkt des Einsprossens der Gefäße ab. Der Gelenkknorpel wird von der Erkrankung zunächst nicht betroffen, er kann sich jedoch über dem nekrotischen subchondralen Knochenanteil verformen und einsinken. Ein derartig deformiertes Gelenk wird schon nach kurzer Belastung arthrotisch verändert.

Klinik

Die Erkrankung verläuft anfangs symptomlos oder bietet nur unspezifische Beschwerden, wie rasche Ermüdbarkeit und Belastungsschmerzen. Der Beginn von Beschwerden setzt erst mit den sekundären Veränderungen an der Nekrose oder an ihrer Umgebung ein. Knochenschmerzen bei Osteonekrosen dürften durch eine Erhöhung des Binnendruckes in den epimetaphysären Markräumen im Zusammenhang mit Knochenumbauvorgängen hervorgerufen werden (Willert).

Häufig weisen druckschmerzhafte Weichteilschwellungen auf den befallenen Skelettabschnitt hin.

Unbehandelt kann es bei fortgesetzter mechanischer Beanspruchung zu Deformierungen und Wachstumsstörungen kommen. Bei Gelenkbeteiligung besteht die Disposition zu sekundären arthrotischen Veränderungen mit entsprechenden Gelenkbeschwerden.

Lokalisation

a) Obere Extremitäten	Name des Beschreibers
Klavikula (sternales Ende)	Friedrich
Capitulum humeri	Panner
Trochlea	Hegemann
Radiusköpfchen	Hegemann
Os scaphoideum	Preiser
Os lunatum	Kienböck
Metakarpalköpfchen	Dietrich
Fingerbasen der Mittel- und Endglieder	Thiemann

b) Im Bereich des Rumpfes

Symphysis ossis pubis	Pierson
Synchondrosis ischiopubica	Van Neck

c) Untere Extremitäten

Femurkopf und -hals	Calvé-Legg-Perthes-Waldenström
Patella	Sinding-Larsen-Johannson
Tibiakopf	Blount
Os naviculare pedis	Köhler (I)
Apophyse der Tub. tibiae	Osgood-Schlatter
Köpfchen des Metatarsale II oder III	Freiberg-Köhler (II)
Os cuboideum	Silfverskjöld
Calcaneus (Apophyse)	Sever
Ossa cuneiformia	Küntscher

Röntgen

Die röntgenologischen Veränderungen entsprechen dem strukturellen Substrat:
— Anfangs diffuse Strukturverdichtung
— Im weiteren Verlauf neben verdichteten Zonen zystische Aufhellungen, unregelmäßige Begrenzung und Verschmälerung der betreffenden Knochen
— Im Reparationsstadium Normalisierung der Feinstruktur und annähernde Wiederherstellung der ursprünglichen Form
— Bei Gelenkbeteiligung deformierende Arthrose

Diagnose

Szintigraphie, Röntgen.

Therapie

Prinzipielle Behandlungsziele sind die Entlastung des betroffenen Skelettabschnittes und die Revitalisierung der Nekrose durch Förderung der Durchblutung.
Die Entlastung kann konservativ durch orthopädische Hilfsmittel, operativ in manchen Fällen durch Umstellungsosteotomien erreicht werden.
Der Revitalisierung des nekrotischen Gewebes dienen Reizbohrung oder Spanbolzung, eventuell auch medikamentöse Hyperämisierung mittels Histaminjontophorese.

1. Morbus Perthes

(Calvé-Legg-Perthes-Waldenströmsche Erkrankung,
Osteochondropathia deformans coxae juvenilis)

Definition

Aseptische Nekrose der kindlichen Femurepiphyse.

Ätiopathogenese

Die zentrale pathogenetische Bedeutung einer Änderung der lokalen Gefäßversorgung der Hüftkopfepiphyse ist weitgehend unbestritten.

Die Femurepiphyse des Kindes wird über zwei Kollumgefäße ernährt, während nach Untersuchungen von Trueta die Blutversorgung über das Ligamentum teres inkonstant, d. h. bis zum vierten Lebensjahr für den Hüftkopf bedeutungslos und erst etwa ab dem achten Lebensjahr nachzuweisen ist. In dieser „subkritischen Versorgungslage" (Otte) — die Vereinigung des epi-metaphysären Blutkreislaufes erfolgt zum Zeitpunkt der Pubertät — ist die knöcherne Verschmelzung zwischen Epiphyse und Metaphyse noch nicht vollzogen.

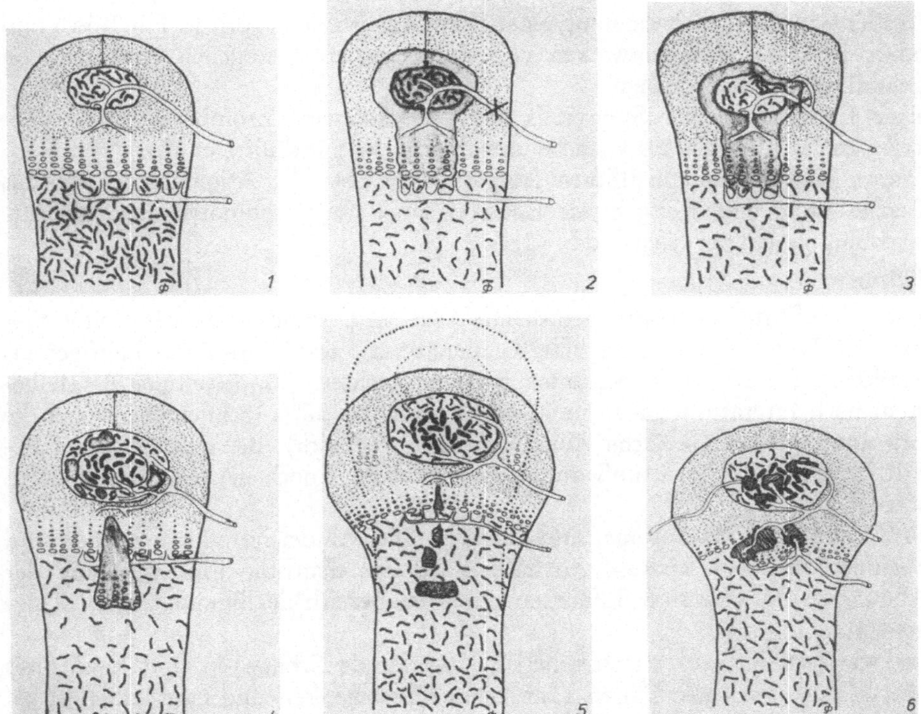

Abb. 42. Schematische Darstellung der Struktur- und Formänderung nach spontaner Knochennekrose der Epiphyse im Wachstumsalter. *1* Epiphyse vor Eintritt der Nekrose, *2* Nekrose des Knochenkernes mit angrenzendem Knorpel. Der vital gebliebene Knorpel wächst weiter, *3* Deformierung des nekrotischen Kopfkernes durch Zusammensintern von Knochenbälkchen, *4* Revitalisierung des Kopfkernes. Nekrotischer Wachstumsfugenknorpel wandert in die Metaphyse, *5* Defekt in der Wachstumsfuge schließt sich. Verbreiterung der Epiphyse, *6* Gefügestörung in der Wachstumsfuge mit Fragmentation und bindegewebigen Brücken. — Aus: Willert, H. G.: Pathogenese und Klinik der spontanen Knochennekrosen. Z. Orthop. **115**, 444 (1977)

Der Blutstrom erfolgt vorwiegend über die laterale Epiphysenarterie, während die medial-inferiore metaphysäre Arterie schwach entwickelt ist (Schauer).
Der Zeitpunkt des Auftretens der aseptischen Femurkopfnekrose stimmt mit dieser prekären Durchblutungssituation überein. Uneinheitlich bleiben die ätiologisch bedeutsamen Faktoren, die letztlich zur ischämischen Nekrose führen.

In diesem Zusammenhang werden entzündliche Prozesse (Gardemin, Chiari, Endler), Gefäßobliterationen und gefäßkomprimierende Knorpelödeme (Bernbeck), Traumen (Ponseti), genetische Faktoren (Wamoscher und Farhi), Stoffwechselstörungen bzw. Vitaminmangelzustände (Schneider) und endokrine Störungen (Sundt) diskutiert. Idelberger hält eine angeborene Insuffizienz der Vaskularisierung für wahrscheinlich. Nach Kaiser führt ein Mißverhältnis zwischen Tragfähigkeit und Belastung zu einer Reizung der Interorezeptoren im Knochen, wodurch eine Einschränkung der Durchblutung erfolge. Goff betont einen allgemeinen Reifungsrückstand des Perthes-Patienten, während Müller von der Teilerscheinung einer Skelettinsuffizienz spricht. Für Rösch und Stock ist das Zusammenwirken von endogenen und exogenen Faktoren von grundlegender Bedeutung.

Eine Entzündung der Synovialis mit konsekutiver Thrombose venöser Gefäße scheint hingegen als Ursache unwahrscheinlich (Schulitz et al.).

Diesen höchst unterschiedlichen Auffassungen über die Ätiologie des Morbus Perthes steht eine weitgehende Einigkeit über die pathomorphologische Entwicklung gegenüber (siehe Abb. 42, S. 97).

Klinik

Diese häufigste aseptische Knochennekrose tritt zumeist im Alter von vier bis acht Jahren auf und betrifft Knaben etwa vier- bis fünfmal häufiger als Mädchen. Familiäres Vorkommen wird beobachtet. Doppelseitiger Befall besteht nach Literaturangaben in 10⁰/o (Severin) bis 58⁰/o (Schneider), wobei die Erkrankung keine zeitliche Koinzidenz zeigt (Kirsch). Bei gleichzeitigem Befall beider Hüftköpfe muß an eine systemische Knochenerkrankung gedacht werden.

Frühe klinische Symptome sind dürftig. Die Kinder ermüden rascher und beginnen leicht zu hinken. Auffallend ist eine deutliche Einschränkung der Abduktion. Häufig sind Schmerzangaben im Bereich des homolateralen Kniegelenks.

Im weiteren Verlauf entwickeln sich anhaltende Schmerzen und konstantes Hüfthinken. Bei alten Fällen kann es im Oberschenkel- und Glutäalbereich zu Muskelatrophien und zu einer reflektorischen Adduktorenkontraktur mit virtueller Beinverkürzung kommen. Das Trendelenburg-Phänomen ist meist positiv.

Die Ausheilung der Erkrankung nach 3¹/₂ Jahren (Goff) bis 7 Jahren (Howorth) endet mit einer mehr oder weniger starken Deformierung des Hüftkopfes. Typisch ist der abgeplattete pilz- oder walzenförmige Kopf mit verkürztem Schenkelhals und hochstehendem Trochantermassiv (Coxa plana). In diesem Stadium der präarthrotischen Deformität im Sinne Hackenbrochs liegt eine reelle Beinverkürzung vor.

Röntgen

1. Initialstadium

— Verbreiterung des „Gelenkspaltes" durch ungestörtes Wachstum des hyalinen Knorpels
— Kopfkern kleinbleibend und abgeplattet
— Vergrößerung des Abstandes zwischen Kopfkern und Tränenfigur

2. Stadium der Kondensation

— Sklerosierung des Hüftkopfkernes
— Strukturunregelmäßigkeiten der Metaphyse („Halsperthes")
— Verbreiterung und Verplumpung des Schenkelhalses

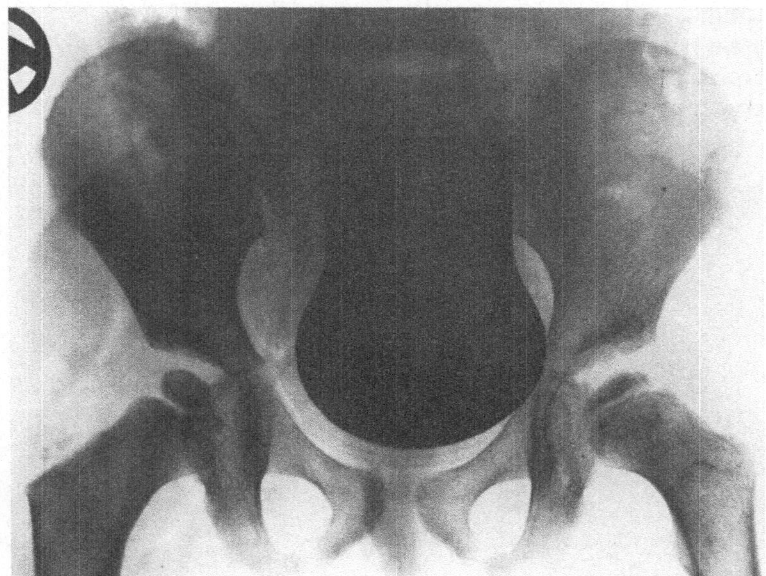

Abb. 43. Linksseitiger Morbus Perthes im Stadium der Abflachung und Verdichtung des Hüftkopfkernes bei dreijährigem Mädchen

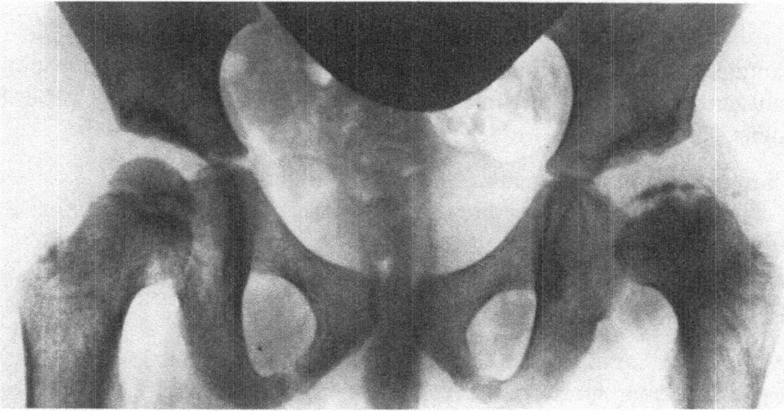

Abb. 44. Dasselbe Kind, 11 Monate später. Scholliger Zerfall = Fragmentation des Knochenkernes

3. Stadium der Fragmentation

— Aufhellungen im Knochenkern
— Laterale Ausweitung des Kopfes
— Histologisch: beginnende Revaskularisierung

7*

4. Stadium der Regeneration

— Zunehmende Verschmelzung der wachsenden Knochenfragmente
— Normalisierung der Feinstruktur

Im *Endstadium* des unbehandelten Morbus Perthes finden sich
— Abflachung und Vergrößerung des Kopfes (Pilz- oder Walzenform), Verplumpung und Verkürzung des Schenkelhalses
— Deformation der Pfanne
— Eventuell Subluxation

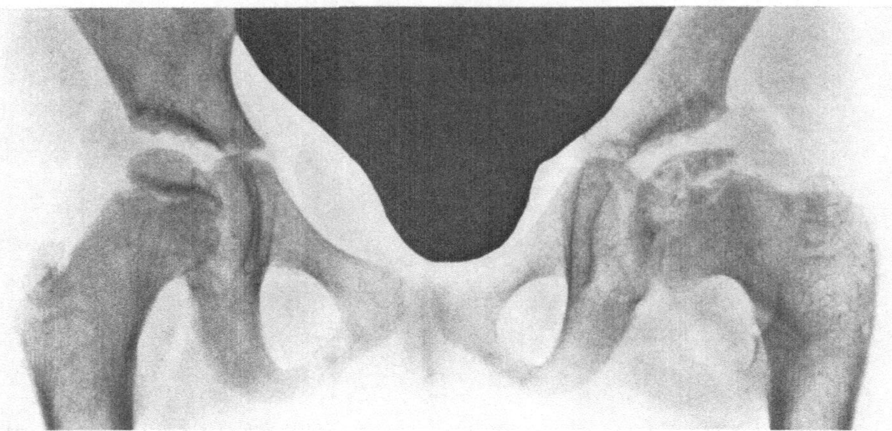

Abb. 45. Weitere 14 Monate später. Nach derotierender Varisationsosteotomie Wiederaufbau des Kopfkernes. Die Feinstruktur ist noch nicht vollständig normalisiert

Unabhängig vom röntgenologischen Stadium bei Behandlungsbeginn gibt Otte drei Röntgenzeichen an, die für eine günstige Prognose sprechen (zitiert nach Hupfauer):

a) Die laterale Epiphysenfugenkante bleibt winkelig erhalten
b) Die Knorpelfuge bleibt orthograd dargestellt und zeigt eine nur geringe Wölbung
c) Die Distanz zwischen lateraler Fugenkante und Trochanter maior wächst weiter

Als prognostisch ungünstige Zeichen gelten: laterale Subluxation, stärkere Metaphysenreaktion, horizontale Epiphysenfuge, Kalzifizierung der lateralen Epiphyse (Head at risk nach Catterall).

Klassifizierung des Endstadiums (modifiziert nach Mose):

gut: ausreichende Kopfdeckung ohne nennenswerte Verringerung der Kopftiefe

zufriedenstellend: mäßige Subluxation und Abflachung des Schenkelkopfes
schlecht: Subluxation, Coxa magna

Labor

Die blutchemischen Befunde sind unauffällig.

Differentialdiagnose

Posttraumatische Hüftkopfnekrose
Spezifische und unspezifische Koxitiden
Enchondrale Dysostose
Achondroplasie
Hypothyreose

Therapie

Konservativ: Behandlungsziele:

— Entlastung
— Entspannung der auf das Hüftgelenk einwirkenden Muskulatur

Behandlungsarten:
1. Laschenextension bei gleichzeitiger Abduktion.
2. Ruhigstellung im Beckenbeingipsverband in physiologischer Entlastungsstellung (30° Flexion, 30° Abduktion, 30° Außenrotation).
Imhäuser empfiehlt folgendes Vorgehen: Nach Feststellung der Perthesschen
Erkrankung Liegegips für 6 Wochen, anschließend Gehgipsverband. Ambulante
Behandlung ist möglich, die durchschnittliche Dauer der Gipsfixation in
Entlastungsstellung beträgt 15 Monate.
3. Entlastung im Thomas-Splint.

Operativ: Behandlungsziele:
— optimale Zentrierung des Hüftkopfes und Normalisierung des Gelenkdruckes
— Verhinderung der lateralen Subluxation

1. Intertrochantere Varisierungs- und eventuell Derotationsosteotomie. Bei
Fixation der Osteotomie mit zwei Kirschnerdrähten anschließend Beckenbeingipsverband für 6 Wochen, bei übungsstabiler Druckosteosynthese Aufstehen
nach 8 Tagen und Entlastung mit zwei Stützkrücken für die Dauer von 6 Monaten. Die knöcherne Konsolidierung ist im Kindesalter unabhängig von der
Art der Fixation.

Präoperativ sind folgende Röntgenaufnahmen erforderlich:

a) Mittelstellungsaufnahme
b) Antetorsionsaufnahme
c) Eventuell zusätzlich sogenannte Korrekturaufnahme nach Müller (Becken
posterior-anterior, Oberschenkel dem Ausmaß der geplanten Varisierung entsprechend abduziert und um den Betrag der gemessenen Antetorsion innenrotiert).

2. Beckenosteotomie nach Chiari oder Salter, eventuell kombiniert mit simul-
taner Umstellungsosteotomie je nach dem präoperativen radiologischen Befund
(Funktionsaufnahmen). Postoperative Entlastung für die Dauer von 3 Monaten.

Prognose

Es besteht eine enge Beziehung zwischen Prognose und Lebensalter. Bis zum fünften Lebensjahr, weitgehend unabhängig von der Therapie, raschere und günstigere Heilung als im Schulalter oder in der präpubertären Phase (Imhäuser). Weiters sind die Ausdehnung der Nekrose, das Stadium der Erkrankung bei Behandlungsbeginn und vor allem die Lateralisation des Hüftkopfes von entscheidender prognostischer Bedeutung.

2. Kienböcksche Erkrankung (Lunatummalazie)
Siehe dazu S. 368

Definition

Aseptische Nekrose des Os lunatum.

Ätiologie

a) Dispositionelle Faktoren (Handwurzelanomalien, Minusvariante der Ulna)
b) Dauernde Überbelastung (z. B. kontinuierliche Mikrotraumen bei Preßluftarbeitern)

Klinik

Die Erkrankung tritt vorwiegend bei Männern zwischen dem 20. und 30. Lebensjahr auf.
Weichteilschwellung, lokaler Druckschmerz über dem Os lunatum und eingeschränkte Beweglichkeit im Handgelenk. Starke Schmerzen treten oft nur bei kräftigem Zugreifen bzw. bei Belastung auf.

Röntgen

Strukturverdichtungen, Zystenbildung, Zusammensintern des Mondbeines. Die angrenzenden Gelenke zunehmend arthrotisch verändert.

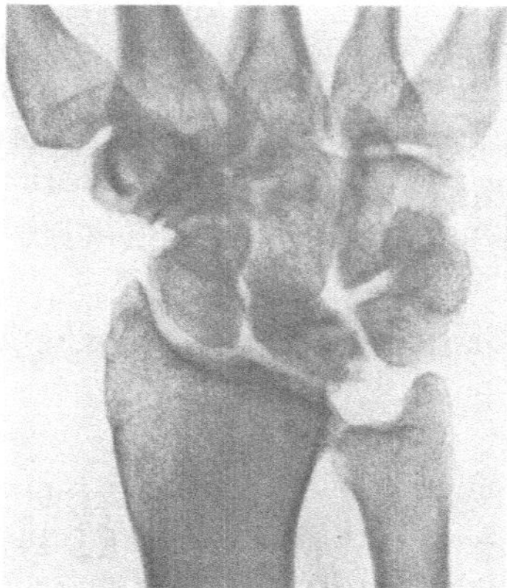

Abb. 46. Lunatummalazie

Therapie

Konservativ: Unterarmgipsverband für zirka 16 Wochen oder Walklederhülse. Bei Handarbeitern nach Möglichkeit Berufswechsel.
Operativ (siehe S. 371).

Prognose

Die Erkrankung führt unbehandelt zur Arthrose.

3. I. Köhlersche Krankheit

Definition

Aseptische Nekrose des Os naviculare pedis.

Ätiologie

Möglicherweise primäre Fraktur, nach eventueller Gefäßschädigung sekundäre Nekrose.

Klinik

Knaben werden häufiger betroffen. Die Erkrankung tritt meist zwischen dem 4. und 8. Lebensjahr auf. Schwellung, Belastungsschmerzen und Druckschmerz über dem Os naviculare, oft Schmerzausstrahlung bis in den medialen Unterschenkel. Häufig besteht eine reflektorische Kontraktur im Chopartschen Gelenk.

Röntgen

Verdichtetes und verschmälertes Navikulare. Verbreiterung der angrenzenden Gelenksspalten. Die röntgenologische Heilung dauert zwei bis drei Jahre.

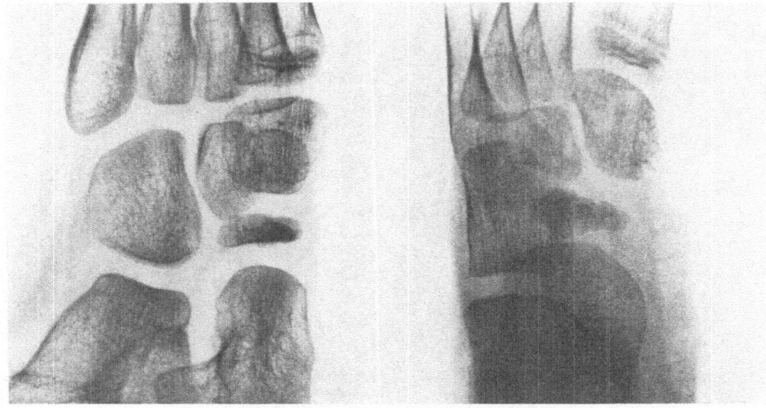

Abb. 47. I. Köhlersche Krankheit bei 8jährigem Knaben. Das Kahnbein ist verdichtet und verschmälert

Therapie

Entlastung durch Unterschenkelgehgipsverband für acht Wochen. Bei fortgeschrittener schmerzhafter Arthrose eventuell Arthrodese.

4. II. Köhlersche Krankheit (Morbus Freiberg-Köhler)

Definition

Aseptische Nekrose der Mittelfußköpfchen.

Ätiologie

Möglicherweise primäre Fraktur. Permanente Mikrotraumatisierung durch Scher- und Kompressionswirkungen.

Klinik

Die Erkrankung betrifft vorwiegend Mädchen zwischen dem 10. und 18. Lebensjahr, sie befällt der Häufigkeit nach das 2., 3. und 4. Metatarsalknochenköpfchen. Schwellung und Druckdolenz über dem erkrankten Mittelfußköpfchen. Häufig bestehen Schmerzen beim Abrollen des Fußes und nach forcierter Belastung. Charakteristisch sind Schmerzen bei jungen Mädchen nach dem Tanzen. Immer findet sich ein Spreizfuß.

Röntgen

Abplattung und Verbreiterung des erkrankten Metatarsalköpfchens, die Kopfkappe ist zerklüftet. Weiters Strukturverdichtung und Aufhellungen. Häufig Verbreiterung der korrespondierenden Basis der Grundphalanx. Defekter Wiederaufbau.

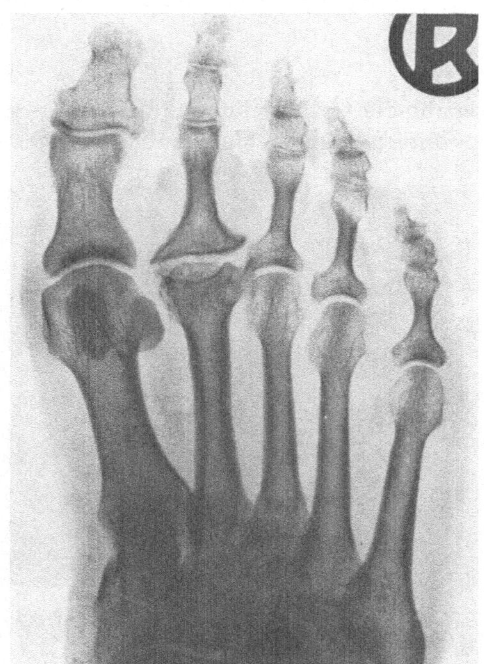

Abb. 48. II. Köhlersche Krankheit. Das Köpfchen des Metatarsale II ist verbreitert und kraterförmig deformiert

Therapie

Konservativ: Entlastung der erkrankten Mittelfußköpfchen durch Einlagen und Schuhzurichtungen, bei stärkeren Schmerzen Gipsverband. Weiters lokale Infiltrationen mit Kortison.

Operativ: Bei schmerzhafter Früharthrose bzw. beim Erwachsenen $^2/_3$-Resektion der Grundphalanx nach Brandes mit Glättung des Metaköpfchens.

5. Morbus Osgood-Schlatter

Definition

Ossifikationsstörung des Apophysenkernes der Tuberositas tibiae. Häufig finden sich entsprechende Veränderungen an der Kalkaneusapophyse.

Ätiologie

Erbliche Disposition oder posttraumatische Ossifikationsstörung.

Klinik

Betrifft überwiegend Knaben zwischen 8 und 16 Jahren. Bilaterale Manifestation ist nicht selten. Schwellung und lokale Druckdolenz über der Gegend der Tuberositas tibiae. Schmerzen vor allem bei Anspannung des Ligamentum patellae (Fußballspielen!).

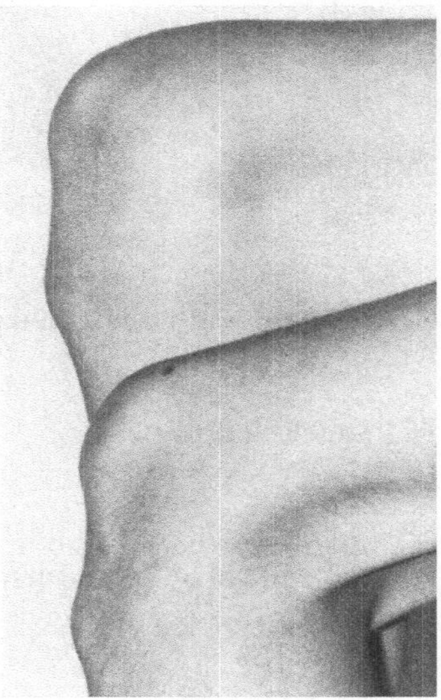

Abb. 49. Morbus Schlatter beidseits mit Schwellung über der Tuberositas tibiae

Röntgen

Strukturauflockerung der Tuberositas tibiae.
Wie bei Morbus Perthes zunächst vermehrte Skerosierung, dann Fragmentation und ungeordnete Regeneration der Apophyse. Die Patella steht tiefer als normal. Ausheilung meist unter Deformierung.

Therapie

Konservativ: Wärme, lokale Infiltration, Ruhigstellung im Gipsverband.

Operativ: Becksche Bohrung mit Bohrdraht (Cave Epiphyse des Schienbeinkopfes! Wird diese operativ vorzeitig verschlossen, kommt es zur Abdachung des Tibiaplateaus nach vorne und damit zu einem Genu recurvatum).

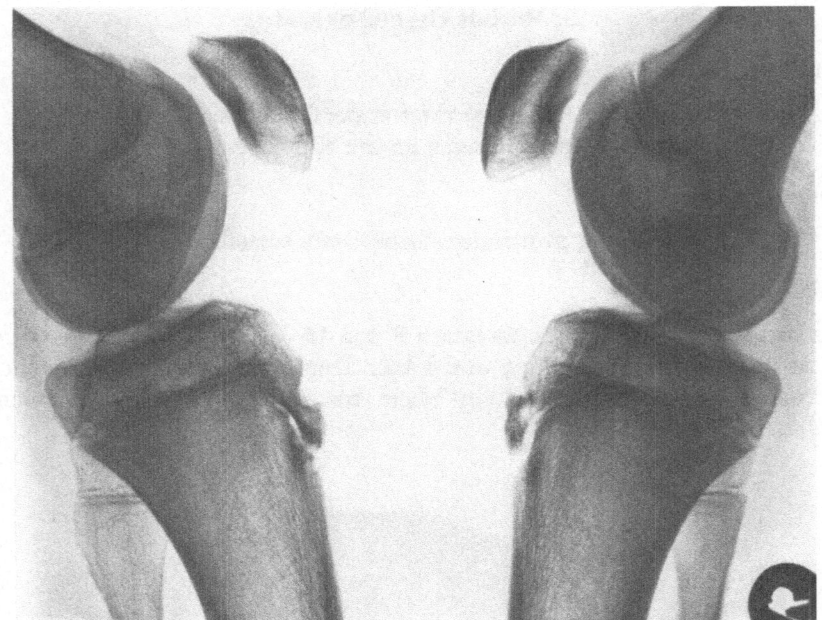

Abb. 50. Derselbe Patient wie in Abb. 49 mit kraterförmigen Defekten beider Tibiaapophysen

6. Apophysitis calcanei

Definition

Aseptische Nekrose der Kalkaneusapophyse.

Klinik

Die Erkrankung betrifft Kinder zwischen 5 und 15 Jahren, häufiger Knaben als Mädchen. Schwellung und Druckschmerz über der Kalkaneusapophyse, Schmerzen beim Gehen und bei Dorsalflexion.

Röntgen

Typische Veränderungen wie bei Morbus Perthes (Verdichtung, Fragmentation, Wiederaufbau). Apophysenspalt verbreitert.

Differentialdiagnose

Entzündung der Bursa achillea.

Therapie

Entlastung durch Absatzerhöhung, Einlage und Schutzeinrichtung am Schaft über dem befallenen Gebiet. Eventuell Gipsverband in geringer Spitzfußstellung bei therapieresistenten Fällen.

7. Morbus Panner

Definition

Aseptische Nekrose des Capitulum humeri.

Klinik

Die Erkrankung tritt vorzugsweise bei Knaben zwischen dem 5. und 8. Lebensjahr auf. Nur geringe klinische Beschwerden im Ellbogengelenk mit lokalem Druckschmerz. Beweglichkeit endlagig eingeschränkt.

Röntgen

Fehlen der regulären Spongiosastruktur und wolkige Verdichtungen des befallenen Abschnittes.

Therapie

Bei stärkeren Beschwerden ruhigstellender Gipsverband in Neutralstellung des Gelenkes, zusätzlich eventuell hyperämisierende Maßnahmen.

8. Tibia vara
(Blount's disease, Osteochondrosis deformans tibiae Blount)

Definition

Aseptische Nekrose des medialen Anteiles der proximalen Tibiametaphyse.
a) Infantile Form (Manifestation im zweiten und dritten Lebensjahr).
b) Juvenile Form (Manifestation im sechsten bis zwölften Lebensjahr).

Klinik

Die Erkrankung führt zur einseitigen Varusdeviation (Genu varum, Crus varum) mit kniegelenknahem Krümmungsscheitel.

Röntgen

Der mediale Tibiakondylus erscheint unregelmäßig strukturiert und abgeschrägt, die mediale Kortikalis ist verdickt (siehe Abb. 2).

Differentialdiagnose

Rachitis (doppelseitig),
Crus varum congenitum (Krümmungsscheitel im distalen Drittel).

Therapie

Zunächst Entlastung durch orthopädische Hilfsmittel, ergänzend eventuell hyperämisierende Maßnahmen. Nach Wachstumsabschluß ist in manchen Fällen eine Achsenkorrektur durch Pendelosteotomie erforderlich.

9. Osteochondrosis ischiopubica (Van Neck)

Definition

Wachstumsstörung im Bereich der Synchondrosis ischiopubica.

Klinik

Die Erkrankung betrifft Kinder im Alter zwischen 5 und 10 Jahren. Meist bestehen Schmerzen in der Hüft- und Leistengegend. Scham- und Sitzbein sind druckempfindlich, längere Belastung führt zur Verstärkung der Beschwerden.

Röntgen

Scharf begrenzte, rundliche Auftreibung an der Sitz-Schambeingrenze.

Therapie

Schonung bis zum Abklingen der Schmerzen.

10. Osteochondrosis dissecans (König)

Definition

Totale oder partielle Ablösung eines Knochenstückes durch umschriebene subchondrale aseptische Knochennekrose im Bereich einer Gelenkfläche.

Ätiopathogenese

Familiäres Auftreten weist auf genetisch fixierte Faktoren hin. Die eigentliche Ursache dieser Vorgänge ist unbekannt. Angeschuldigt werden eine Druckbelastung des Knorpels der Oberschenkelkondylen zwischen der Patella und dem Tibiakopf (Hellström), eine Druckwirkung durch die Eminentia intercondyloidea bei Rotationsbewegungen des Kniegelenkes (Fairbank) oder Veränderungen im Sinne einer Ermüdungsfraktur. Auch der mechanische Druck von Meniskusrissen kann eine Ursache bilden. Hormonelle (Roberts), endokrine (Smillie) oder Stoffwechselstörungen (Zsernaviczky) werden ebenfalls angeschuldigt.

Zur Pathogenese der charakteristischen Dreischichtung Nekrose — Demarkation — randständige Sklerose gibt Wagner folgende Darstellung:
Die im Bereich der Demarkationslinie zwischen nekrotischem und vitalem Gewebe im Umbau begriffenen Spongiosatrabekel werden bei mechanischer Belastung durch zahlreiche Mikrofrakturen geschwächt, wodurch der Herd den ursprünglich festen knöchernen Kontakt mit seiner Umgebung verliert. Um die entstehende spaltförmige Demarkationszone kommt es zur reaktiven Sklerose der Spongiosa.
Im Gelenkknorpel über dem Rand des Nekrosesegmentes treten zirkuläre Knorpelfissuren auf, die allmählich konfluieren und zur völligen Abstoßung des Herdes aus seinem Lager führen können (= dissezierende Verlaufsform bei Jugendlichen). Als osteomalazische Verlaufsform wird demgegenüber die in jedem Lebensalter auftretende Osteolyse des gesamten Herdes mit Knorpelerweichung über der ganzen Ausdehnung der Nekrose bezeichnet.

Klinik

Die Erkrankung manifestiert sich zumeist an den Femurkondylen (laterale Hälfte des medialen Kondylus), dem Ellbogen-, Hüft- und Sprunggelenk (Talus). Sie tritt vorwiegend bei Jugendlichen und jungen Erwachsenen auf, das männliche Geschlecht wird häufiger betroffen. Die Beschwerden sind uncharakteristisch und vom Krankheitsstadium abhängig: Bei intaktem Knorpel und stabiler Verankerung der Gelenkmaus in ihrem Lager besteht weitgehende Schmerzfreiheit in Ruhe und auch bei Belastung (Wagner). Bei oft erst nach Jahren beginnender Lockerung des Nekrosesegmentes und Schädigung des Gelenkknorpels finden sich Druckschmerzen im Bereich des erkrankten

Skelettabschnittes, Belastungsbeschwerden, eventuell Kapselschwellung und Bewegungseinschränkung in den Endlagen. Nach Ausstoßung des Dissekates können Einklemmungen, plötzlich einschießender Schmerz und erheblicher Erguß auftreten. Bei permanenter mechanischer Schädigung des Gelenkknorpels droht die Gefahr einer frühzeitigen Arthrose.

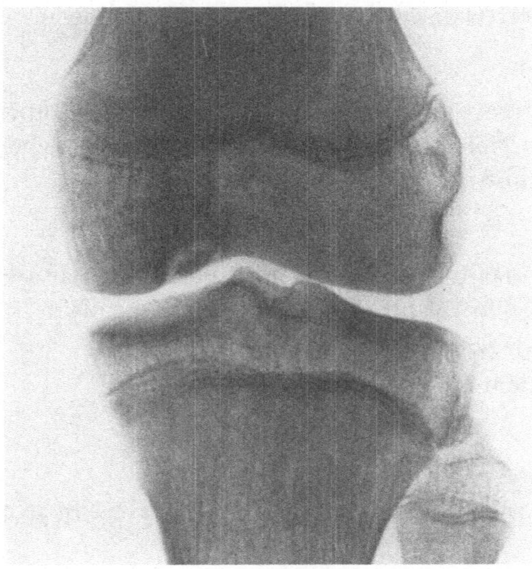

Abb. 51. Osteochondrosis dissecans mit Herd an typischer Stelle

Röntgen

Das Röntgenbild zeigt die der Pathomorphologie entsprechende typische Dreischichtung Nekrose — Demarkationszone — randständige Sklerose im konvexen Gelenkanteil. Abgestoßene osteochondrale Dissekate sind im Gelenkraum nachweisbar. Rein chondrale freie Körper werden durch Kontrastmittelarthrogramme oder Arthroskopie nachgewiesen. Zur Darstellung des Mausbettes sind häufig Spezialaufnahmen notwendig.

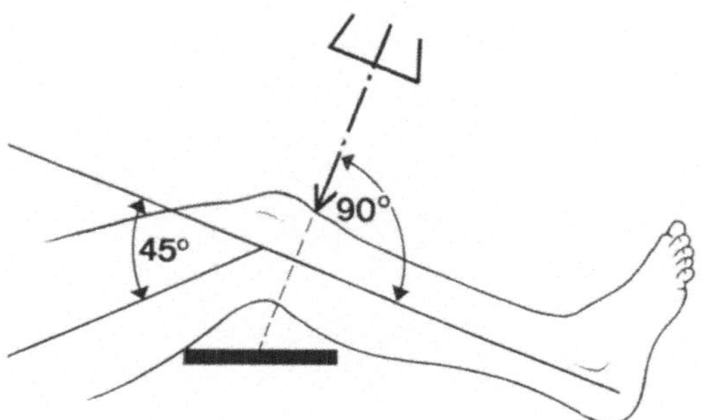

Abb. 52. Technik der interkondylären Aufnahme (Tunnelaufnahme) zur Darstellung des Mausbettes am Kniegelenk. — Aus: Hafner, E., Meuli, H. Ch.: Röntgenuntersuchung in der Orthopädie. Bern: Hans Huber. 1976

Diagnose

— Klinik (Gelenksperre!)
— Röntgen
— Bei Kniegelenkmanifestation: Test nach Wilson: Das Kniegelenk wird
  90° gebeugt, innenrotiert und langsam gestreckt. Für Osteochondrosis
  dissecans sprechen Schmerzen, die bei 30° Flexion über dem medialen
  Femurkondyl auftreten und bei Außenrotation abklingen.

Differentialdiagnose

Entzündungen, Tumoren, Meniskopathie, Gelenkchondromatose, spontane
Nekrose des medialen Oberschenkelkondyls (M. Ahlbäck), siehe S. 469.
Am Hüftgelenk: Hüftkopfnekrose.

Therapie

Konservativ: So lange das Dissekat noch nicht gelöst ist, kann eine ausreichend
lange Ruhigstellung und Entlastung im Gipsverband genügen.

Operativ: (siehe auch S. 469).
— Entfernung des freien Körpers
— Spanbolzung
— Reizbohrung
— Fixierung des Dissekates durch Verschraubung
— Fixierung mit Smillie-Stiften (Metallstifte, die im Knochen verbleiben
  können)
— Subchondrale Spongiosaplastik (Wagner)
— Reimplantation des Dissekatknorpels, wenn dieser noch gut erhalten ist
— Entfernung des Dissekates und Auffüllung des Defektes durch autologe
  oder homologe Knorpelknochentransplantation
— In geeigneten Fällen Umstellungsosteotomien mit anschließender Entlastung
  und Immobilisierung

IX. Degenerative Gelenkerkrankungen

A. Arthrosis deformans

Definition

Degenerative Gelenkerkrankung, die durch Ernährungsstörungen des Knorpels auf Grund von absoluter und relativer Überlastung entsteht. Sie ist durch regressive Knorpelveränderungen sowie reaktiv-proliferative Veränderungen der umgebenden Knochenabschnitte charakterisiert.

Ätiologie

Die Gelenkfunktion wird durch die ausgewogene Koordination zwischen Art und Größe der Belastung einerseits und durch die Qualität des Knorpelüberzuges andererseits bestimmt. Störungen dieses Gleichgewichtes, seien sie nun mechanischer oder biologischer Natur, disponieren zur arthrotischen Veränderung des Gelenkes. So führt ein bei inkongruenten Gelenkflächen in einem begrenzten Areal pathologisch erhöhter Gelenkdruck ebenso zu unphysiologischen Gewebsveränderungen wie ein normaler Gelenkdruck bei kongenitaler oder durch äußere Umstände erworbener Knorpelminderwertigkeit.

Unter diesem Gesichtspunkt sind die Begriffe der Präarthrose und der präarthrotischen Deformität zu differenzieren und zu verstehen. Als Präarthrose sollen Vorgänge betrachtet werden, die im makro- oder mikrostrukturellen Bereich die Gewebeanteile eines Gelenkes in ihrem Funktionsoptimum beeinträchtigen (Cotta). Als ursächliche, den präarthrotischen Prozeß einleitende Mechanismen nennt Cotta in diesem Zusammenhang:

1. Die primär mechanische Schädigung des Gelenkknorpels
2. Die primär trophische Schädigung des Gelenkknorpels
3. Die primär enzymatische Schädigung des Gelenkknorpels
   a) vom Gelenkraum ausgehend
   b) durch knorpeleigene Enzyme

Als präarthrotische Deformität ist demgegenüber die Abweichung der gelenkbildenden Teile von der normalen Form anzusehen, die in einem zeitlich und ursächlich gesicherten Zusammenhang mit der aus dieser Inkongruenz resultierenden Arthrose steht.

Zu diesen angeborenen oder erworbenen Fehlstellungen zählen beim Hüftgelenk Veränderungen des CCD-Winkels, der Antetorsion, des Pfannendaches u. a.

Pathogenese

Der Knorpel ist ein bradytrophes Gewebe und auf Ernährung durch Diffusion angewiesen. Um diesen Stoffaustausch zu gewährleisten, ist Bewegung mit Belastung und Entlastung notwendig, da erst dann die den venösen Abstrom garantierende Muskelpumpe funktioniert.

Gesunder Knorpel kann bei Wechseldruckbelastung Flüssigkeit mit niedermolekularen Bestandteilen aufsaugen und wieder abgeben. Diese dynamische Eigenschaft ist sowohl für die Ernährung des Knorpels als auch für die Schmierung der Gelenkflächen entscheidend (Cotta).

Bei starker Inkongruenz der Gelenkflächen oder nach längerer Immobilisation bewirkt der verminderte Flüssigkeitsaustausch eine Knorpelschädigung durch Störung des Gleichgewichtes zwischen An- und Abbau von Grundsubstanz. Wichtigster Bestandteil der Grundsubstanz, deren Schädigung letztlich als pathomorphologisches Substrat einer degenerativen Gelenkerkrankung anzusehen ist, sind Glykosaminglykan-Komplexe, die ein hohes Wasserbindungsvermögen besitzen (Miehlke). Qualitative bzw. quantitative Änderungen der Glykosaminglykane (Chondroitin-4-Sulfat, Chondroitin-6-Sulfat, Keratansulfat) beeinflussen das Wasserbindungsvermögen und damit die Elastizität des Knorpels. Der Knorpel verfärbt sich gelblich, die Oberfläche wird matt und rauh. Die dreidimensionalen Netzwerke der kollagenen Fibrillen sind aufgelockert, die Fasern demaskiert. Dieser Prozeß ist für die Entstehung der Arthrose entscheidend. Die Fähigkeit des hyalinen Knorpels, ein nahezu reibungsloses Gleiten der Gelenkflächen beizubehalten, geht verloren.

Einwirkende Druckkräfte werden unmittelbar auf das subchondrale Gewebe, insbesondere auf die Knochenbälkchen, übertragen. Der Trabekeleinbruch führt zum Auftreten von Blutungen und Zysten. Gleichzeitig wandeln die einsprossenden Gefäße den Knorpel in Knochen um und führen zur subchondralen Sklerosierung.

In den unbelasteten Gelenkzonen entstehen die typischen arthrotischen Randwülste (Osteophyten), die zu einer Vergrößerung der Gelenkfläche und damit zur Verringerung des einwirkenden Druckes pro Flächeneinheit führen (= manifeste Arthrose).

Durch den Knorpelabrieb entsteht ein Zelldetritus, der von den Synovialzellen phagozytiert und durch lysosomale Enzyme abgebaut wird. Es kommt zur intermittierenden Synovitis mit Ergußbildung (= aktivierte Arthrose), wodurch ein Kreislauf unterhalten wird, der zur völligen Zerstörung des Gelenkknorpels führen kann (Miehlke, Otte).

Es ist üblich, die Arthrosen in *primäre und sekundär entstandene Formen* einzuteilen *. In 60—70% der Fälle handelt es sich um sekundäres, d. h. auf der Grundlage präarthrotischer Mechanismen entstandene Arthrosen. Dazu zählen etwa für das Hüftgelenk die kongenitale Hüftdysplasie und Subluxation, der Morbus Perthes, das jugendliche Epiphysengleiten und Normabweichungen des CCD-Winkels.

---

* Schlegel und Mutter lehnen auf Grund einer umfassenden radiologischen Studie diese Gliederung ab und führen die Genese jedweder Arthrose auf präarthrotische Faktoren zurück.

Die primären oder idiopathischen Arthrosen weisen keine präarthrotischen Deformitäten auf. Sie werden von einer Vielzahl von Faktoren, wie Übergewicht, Traumen, Entzündungen, innersekretorischen Störungen, Fehlbelastungen und Fehlstellungen, konstitutioneller Knorpelminderwertigkeit u. a. bestimmt.

Neben körperlichen Überlastungen bezeichnet Otte eine Reihe von zusätzlichen Faktoren als Irritationsfaktoren, welche die zunächst nicht schmerzhafte „stumme" (latente) Arthrose in die aktivierte Arthrose überführen, die dann Beschwerden verursacht. Hiezu zählen etwa die Fokalbelastung, Wettereinflüsse oder auch psychischer Streß.

Klinik

Nach einer oft jahrelangen Latenzphase kommt es zum Auftreten von ersten Symptomen in Form von Spannungsgefühlen und beginnender Einschränkung des Bewegungsumfanges. Geht die latente Arthrose in die aktivierte Form über, stehen Schmerzen im Vordergrund. Im allgemeinen handelt es sich um abgegrenzte, auf das Gelenk beschränkte Schmerzen (= lokaler Schmerz). Neben diesem Lokalschmerz führt ein arthrogener Reizzustand auch häufig zu Schmerzausstrahlungen.

Der von einem peripheren Gelenk ausstrahlende Schmerz kann in zwei Gruppen eingeteilt werden:

1. Die pseudoradikuläre Symptomatik

Die stark von sensiblen Rezeptoren durchsetzte Gelenkkapsel hat auf ein wohlkoordiniertes Zusammenspiel von A- und Antagonisten einen regulierenden Einfluß. Jeder arthrogene Reizzustand führt zu einer reflektorischen Tonussteigerung der jeweiligen gelenkbewegenden Muskulatur und damit zur Störung dieser Koordination. Das schmerzhafte Gelenk wird durch Tonussteigerung der Antagonisten stillgelegt. Die betroffenen Muskeln ermüden rasch und sind in ihrem ganzen Verlauf schmerzhaft. Im Muskelbauch und besonders am Übergang in den Sehnenansatz finden sich druckdolente Maximalpunkte.

2. Der mitgeteilte (projizierte) Schmerz („referred pain")

Hier handelt es sich um einen Projektionsschmerz, der durch kortikale Fehlprojektion in das Dermatom jenes Segmentes übertragen wird, welches das irritierte Gelenk innerviert. So führt etwa jeder Reizzustand des Hüftgelenkes zu einer Schmerzausstrahlung in das Dermatom L 4, da ja das Hüftgelenk von der Wurzel L 4 versorgt wird. Damit ist auch der für Hüftgelenkserkrankungen geradezu pathognomonische „paradoxe Knieschmerz" hinreichend erklärbar.

Typisch für den Schmerzcharakter der deformierenden Arthrose ist das Maximum zu Beginn der Bewegung mit ausgeprägtem morgendlichen Steifigkeitsgefühl, der Initialschmerz während der ersten Schritte mit allmählicher Besserung. Die Patienten sind oft stark wetterfühlig und klagen vor allem bei Kälteeinflüssen über arge Beschwerden. In weiterer Folge kommt es zu zunehmender Bewegungseinschränkung, zu Muskelatrophien und -kontrakturen. Bandapparat und Muskulatur werden insuffizient, lokale und ausstrahlende Schmerzen nehmen bis zu einem oft kaum erträglichen Ausmaß zu.

Bei sekundär entzündlichen Prozessen treten Kapselschwellungen und Ergußbildungen auf. Im fortgeschrittenen Krankheitsstadium weisen erhebliche

Gelenkauftreibungen auf massive osteophytäre Randwulstbildungen hin. Gelegentlich führen freie Gelenkkörper zu Einklemmungserscheinungen.

Kaiser unterteilt den Verlauf der Erkrankung in vier Stadien:
— Kapselverspannung
— Muskelverspannung
— Abbau von Knorpel und Knochen
— Kontrakturen mit Gelenkfehlstellungen

Röntgen

Osteophytose (Frühsymptom)
Verschmälerung des Gelenkspaltes
Zystenbildung
Knochenverdichtung (subchondrale Sklerosierung)
Die Beurteilung eines arthrotischen Prozesses kann durch die Diskordanz zwischen Art und Ausmaß der röntgenologischen Veränderungen und dem klinischen Beschwerdebild erschwert werden. Nicht selten führen massive Destruktionen im Rahmen einer fortgeschrittenen Arthrose zu erstaunlich geringen Beschwerden, während andererseits im Frühstadium heftige Schmerzen ohne nennenswerte Veränderungen im Röntgenbild auftreten können.

Therapie

Konservativ: Generell kommt zur konservativen Behandlung der Arthrose die gesamte Palette der orthopädisch-physikalischen Möglichkeiten zur Anwendung. Der Bogen spannt sich von der prophylaktischen Betreuung bei inzipienter Arthrose über medikamentöse bis zu physikalisch-therapeutischen Maßnahmen.

Prophylaxe:

Bremsung der Progredienz der Arthrose durch Ausschaltung disponierender Noxen (Übergewicht, Fehlbelastungen, Haltungsschäden etc.). Ökonomie der Belastung, d. h. Vermeidung jeder forcierten, übermäßigen Belastung des Gelenkes, also Einschränkung der täglichen Geh- und Standleistung.

Medikamente:
— Analgetika
— Antirheumatika
— Myotonolytika
— intraartikuläre Applikation von Kortikosteroid-Kristall-Suspensionen unter Berücksichtigung der Nebenwirkungen
— Knorpelschutztherapie durch Zufuhr von sauren Mukopolysacchariden, wobei ein eventuell bestehender Reizzustand vor der Anwendung durch Antiphlogistika zum Abklingen gebracht werden sollte

Physikalische Therapie:
— Wärmebehandlung (Heißluft, Schlamm-, Moor-, Paraffinpackungen, gestrahlte Wärme mit Hilfe von Bestrahlungslampen)
— Balneotherapie
— Elektrotherapie: Galvanisation, Impulsgalvanisation, Interferenzströme, Hochfrequenztherapie mit Mikrowellen, Kurzwellen, Ultraschall

— Tetanisierende Schwellstrombehandlung bei Inaktivitätsatrophie der gelenkbewegenden Muskulatur (3—5 Sekunden Schwelldauer, 10 Minuten Behandlungsdauer, insgesamt 10 bis 20 Behandlungen)
— Heilgymnastische Übungen zur Korrektur der muskulären Dysbalance (Dehnung und Lockerung der kontrakten tonischen Muskulatur sowie Kräftigung der abgeschwächten phasischen Muskulatur)
— Reflextherapie (z. B. Akupunktur, Neuraltherapie)

Operativ:

— Muskelentspannende bzw. druckentlastende Eingriffe
— Umstellungsosteotomien
— Arthrodesen
— Arthroplastische Eingriffe
— Pfannendachbildende Eingriffe
— Resektionsosteotomien

B. Neurogene Osteoarthropathien

Definition

Atrophe, hypertrophe und destruktive Veränderungen an Knochen und Gelenken, die im Gefolge von Erkrankungen des zentralen oder peripheren Nervensystem auftreten. Überwiegender Befall der unteren Extremität (Ausnahme: Syringomyelie).

Einteilung

— Tabes dorsalis
— Syringomyelie
— Ulceromutilierende Akropathien: hereditär (autosomal-dominant, selten rezessiv), sporadisch
— Diabetische Arthropathien
— Lepra nervosa
— Andere Läsionen des Nervensystems (Medulla spinalis, dorsale Wurzel, Cauda equina, Plexus lumbalis, peripherer Nerv): Mißbildung, Trauma, Tumor, Entzündung

1. Tabische Arthropathie

Definition

Metaluetische Erkrankung mit Gelenkbeteiligung.
Die Tabes dorsalis tritt als metaluetische Erkrankung 8—12 Jahre nach dem Primäraffekt auf und führt zur Degeneration der hinteren Wurzeln und der Hinterstränge. Die Veränderungen beginnen im allgemeinen im Lumbalmark. Die Gelenkmanifestation, die traditionsgemäß der Gruppe der neurogenen Arthropathien zugezählt wird, bleibt oft jahrelang einziges Symptom der Erkrankung (monosymptomatische Form der Tabes dorsalis). Hervorstechende Charakteristika der tabischen Arthropathie sind völlige oder weitgehende Schmerzlosigkeit bei ausgedehnter Destruktion der gelenkbildenden Anteile.

Ätiopathogenese

Die Degeneration der Hinterstränge betrifft von einer dicken Myelinscheide umgebene Fasern mit hohem Aktionspotential, schneller Impulsleitung und aufwendigem Stoffwechsel (A-Fasern), die nach Teilung der an der Hinterwurzel einstrahlenden sensiblen Afferenzen als mediale Gruppe (Fasciculus gracilis Goll und Fasciculus cuneatus Burdach) im Rückenmark nach kranial ziehen. Der Ausfall der Hinterstrangqualitäten (Vibration, Lokalisation, Diskrimination und Tiefensensibilität) wird als tabische Sensibilitätsstörung bezeichnet und findet sich darüber hinaus auch bei Polyneuropathien, funikulärer Myelose oder Friedreichscher Ataxie.

Als primärer Ort der Läsion gilt der Abschnitt der Hinterwurzeln, in dem diese zusammen mit den Vorderwurzeln von einer gemeinsamen Durahülle umgeben verlaufen. Als weiterer möglicher Ausgangspunkt der Degeneration wird die Eintrittstelle der Hinterwurzeln in das Rückenmark diskutiert, wo diese durch die hier verdickte Pia mater eingeengt werden. Die Ausschaltung von Schmerzempfindung und Hinterstrangqualitäten einerseits und die auf Grund der erschwerten Trophik einsetzende zunehmende Knochenbrüchigkeit andererseits ergeben ein Mißverhältnis zwischen Belastung und Belastbarkeit, das als Ursache der oft schon klinisch erkennbaren bizarren Gelenkdeformitäten anzusehen ist.

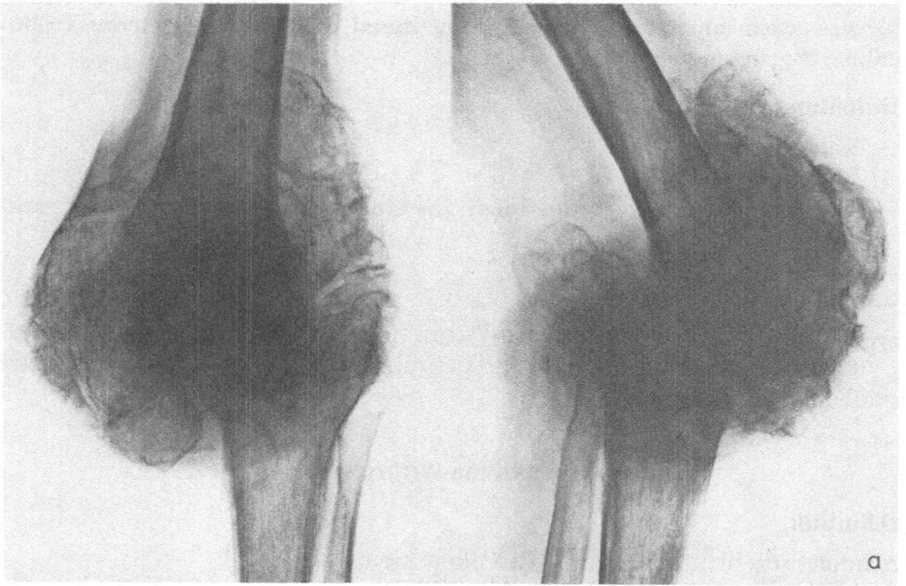

Abb. 53 *a*. Tabische Arthropathie des Kniegelenks mit massivsten Destruktionen

Klinik

Das pathologisch-anatomische Bild macht die klinische Symptomatologie der tabischen Arthropathie verständlich. Die massiven Destruktionen der befallenen Gelenke verlaufen oft überraschend schnell. Auf Grund der Muskelhypotonie und der Überlastung der Gelenkkapsel kommt es zu Schlottergelenken, Subluxationen bzw. Luxationen und häufig grotesken Achsendeviationen.

Nicht selten sind schmerzlose Infraktionen, die unter Bildung von mächtigen Kallusmassen ausheilen. Trotz der schweren Veränderungen wird die Beweglichkeit nicht durch Schmerzen, sondern allein mechanisch infolge der erheblichen arthrotischen Auflagerungen gehemmt.

Das Kniegelenk wird wegen seiner funktionellen Exposition deutlich bevorzugt. In 25—30⁰/₀ besteht doppelseitiger Befall. Weitere häufige Lokalisationen sind Hüft- und Sprunggelenke.

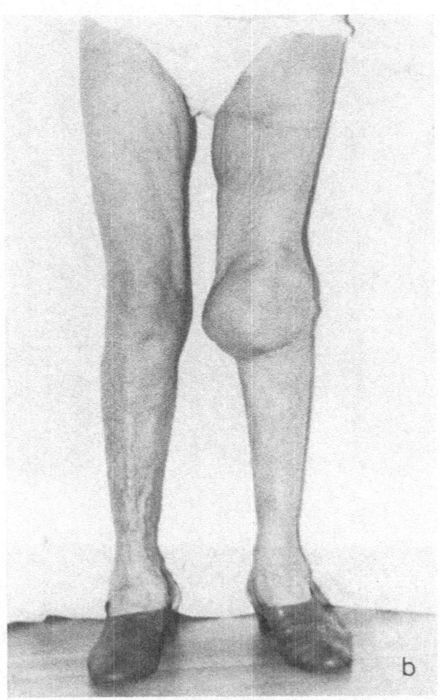

Abb. 53 *b*. Tabisches Kugelknie (dieselbe Patientin wie in Abb. 53 *a*)

Röntgen

Ausgedehnte Zerstörungen der gelenkbildenden Teile mit groben Abschleifungen, eventuell Subluxationen und Infraktionen. Im Gegensatz zur deformierenden Arthrose sind keine Zysten nachweisbar.

Labor

a) Blut: WaR 70⁰/₀ positiv
   Nelson immer positiv
b) Liquor: WaR 70⁰/₀ positiv, Druck oft erhöht, Zellen bis 200/3, Eiweiß normal bis 100 mg⁰/₀.

Differentialdiagnose

Syringomyelie (betrifft im Unterschied zur Tabes dorsalis vorwiegend die oberen Extremitäten mit Bevorzugung der Schultergelenke), postinfektiöse Destruktionen, posttraumatische Zustände, eventuelle hochgradige Arthrosis deformans, Gelenkchondromatose (die Destruktionen erreichen nicht das Ausmaß der tabischen Athropathie), Pseudo-Charcot-Gelenke nach wiederholten intraartikulären Steroidinjektionen, Massive Osteolyse Gorham-Stout.

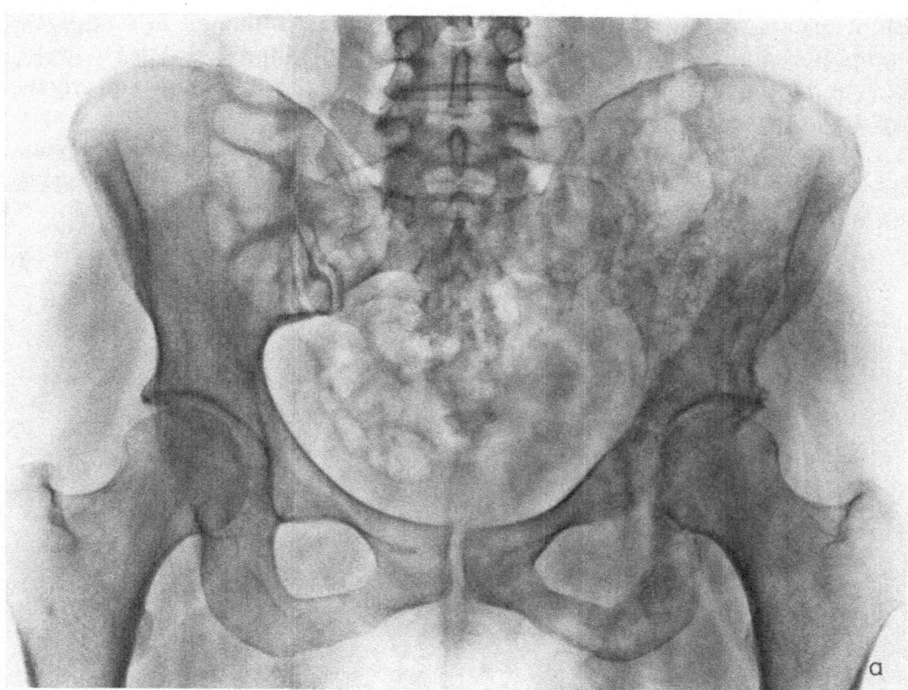

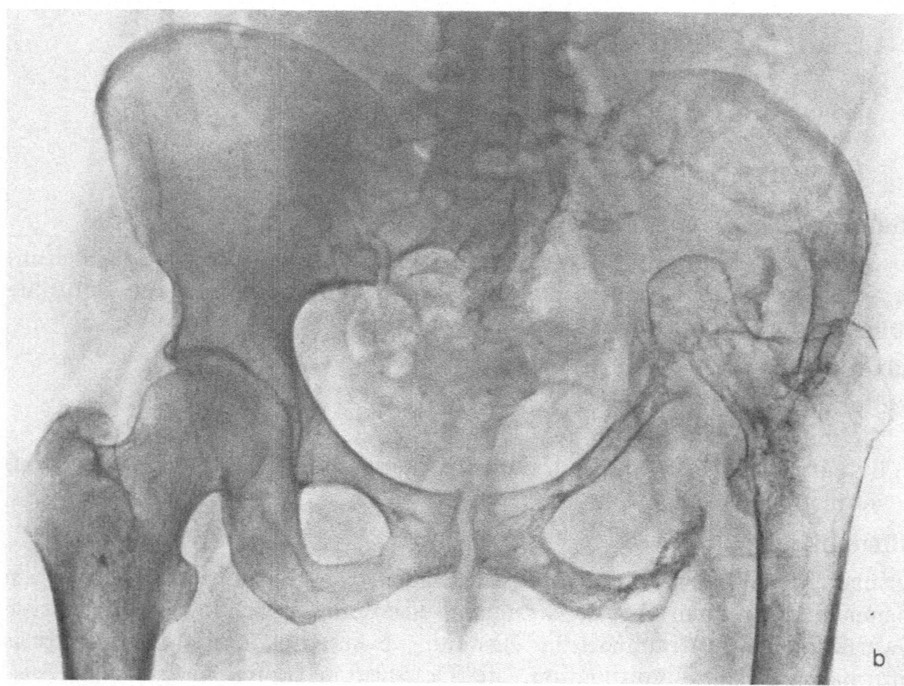

Abb. 54 *a* und *b*. Massive Osteolyse Gorham-Stout (histologisch bestätigt). Zwischen beiden Aufnahmen Intervall von sieben Jahren

Therapie

Die *konservative* Behandlung der tabischen Arthropathie mit gelenkführenden und entlastenden Orthesen ist auch heute noch dem operativen Eingriff vorzuziehen. Zusätzlich antiluetische Medikation nach den üblichen Richtlinien.

Operativ: Seit Jahrzehnten ist versucht worden, die tabischen Gelenke operativ zu stabilisieren und damit auf das Tragen einer Orthese verzichten zu können. Häufige Versager sind auch heute noch eine Tatsache. Die Gründe für die ausbleibende Festigung von Arthrodesen liegen fraglos in der Sklerose im Bereich der Gelenkenden und in der mangelhaften Gefäßversorgung (Imhäuser).

Die Indikation zur chirurgischen Intervention muß daher besonders sorgfältig gestellt werden. Der Optimismus von Autoren, wie Matzen, Schmieden, Leger und Hohlfelder, könnte in geeigneten Fällen mit Hilfe eines modernen Kompressionsinstrumentariums bestätigt werden.

2. Syringomyelie

Definition

Gliöse Wucherungen innerhalb der Rückenmarksubstanz, die sich in Form eines Gliastiftes über ausgedehnte Abschnitte erstrecken und durch Zerfall zu Höhlen- und Röhrenbildungen führen. Als Prädilektionsstellen gelten die Hinterhörner und die Comissura anterior. Bei Lokalisation im Halsmark: Syringobulbie. Ausweitung des Zentralkanals: Hydromelie.

Klinik

Die Erkrankung beginnt etwa um das 30. Lebensjahr und zeigt Progredienz. Durch Druck auf die Comissura anterior kommt es zur dissoziierten Sensibilitätsstörung, die segmental angeordnet ist. Auch spastische Paresen mit Pyramidenzeichen, Sensibilitätsstörungen und Muskelatrophien (an den Händen) durch nukleäre Paresen (Druck auf die Vorderhornganglienzellen) sind zu beobachten. Als Nebenbefund finden sich: Spina bifida, basiläre Impression, Skoliose, Klippel-Feil-Syndrom und eine ausgeprägte Spondylosis cervicalis. Der sagittale Durchmesser der Halswirbel ist meist erweitert. Schwere, schmerzlose Arthropathien mit erheblichen Destruktionen und Gelenkergüssen vervollständigen das klinische Bild.

Diagnose

— Dissoziierte Sensibilitätsstörung
— Atrophie der kleinen Handmuskeln
— Spastizität der unteren Extremitäten
— Schmerzlose Gelenkdestruktionen (Schultergelenke!)

Differentialdiagnose

— Intramedullärer Tumor
— Hämatomyelie
— Amyotrophe Lateralsklerose
— Tabes dorsalis

Therapie

Symptomatische Behandlung durch Krankengymnastik und eventuell Apparatversorgung. In manchen Fällen neurochirurgische Intervention.

3. Ulzeromutilierende Akropathien

Ätiopathogenese

Krankheitsursache ist eine nicht näher definierte Affektion eines peripheren Nervenstranges. Erbliche Formen (Thévenard) werden von nichterblichen Fällen (Bureau und Barriére) unterschieden.

Klinik

— Strumpfförmige dissoziierte Sensibilitätsstörungen
— Perforierende Ulzera
— Knochen- und Gelenkdestruktionen

Diagnose

Biopsie aus dem Nervus suralis, Elektroneurographie (sensible und motorische Nervenleitgeschwindigkeit vermindert).

Therapie

Entlastung und Ruhigstellung der betreffenden Extremität. Keimreduktion. Eventuell Resektion des unter dem Ulkus liegenden Knochens. Bei ausgedehnten Osteomyelitiden, Ulzera und Phlegmonen sind Amputationen oft nicht zu umgehen. Die oft propagierte Sympathektomie bessert das Leiden nicht.

4. Diabetische Arthropathien

Die Knochenveränderungen im Rahmen eines lang andauernden und schlecht eingestellten Diabetes mellitus betreffen überwiegend das Fußskelett (Osteoarthropathia diabetica). Nach Fochem und Klumair wird eine mutilierende Form an den distalen Mittelfußknochen und Grundphalangen von einer destruierenden Verlaufsform vorwiegend im Fußwurzelbereich unterschieden. Klinisch imponiert eine schmerzlose Schwellung des Fußes mit Verkürzung der befallenen Knochen. Röntgenologische Veränderungen reichen von umschriebenen Osteolysen bis zu Destruktionen und Resorptionen einzelner Knochenteile.

C. Gelenkchondromatose

Ätiopathogenese

Differenzierungsstörung der Synovialis mit metaplastischer Umwandlung von Gelenkkapsel in Knorpelgewebe.
Die Erkrankung führt zur Bildung von multiplen knorpelig-knöchernen oder fasrig-bindegewebigen freien Körpern. Mehrmals sind Fälle von über 1000 Chondromen in einem Gelenk berichtet worden. Das Leiden kann durch Schädigung der knorpeligen Gelenkflächen in eine Arthrose übergehen.

Klinik

Schmerzen bei Bewegung und Belastung. Häufig besteht Kapselschwellung oder Erguß des befallenen Gelenkes. Bei Einklemmung kommt es zur plötzlichen schmerzhaften Gelenksperre.

Röntgen (entweder Leerröntgen oder Kontrastmittel-Darstellung des Gelenks): Multiple frei Körper im Gelenkbereich. Neben den verkalkten Chondromen bleiben oft zahlreiche unverkalkte Chondrome im Nativbild unsichtbar (Dihlmann).

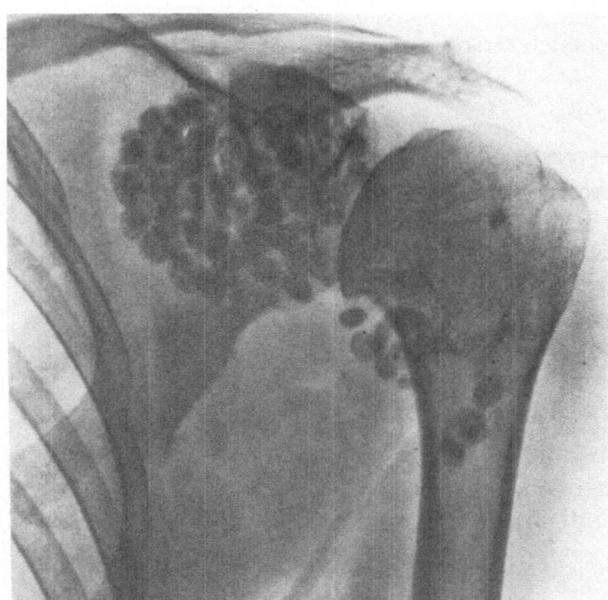

Abb. 55. Chondromatose des Schultergelenks

Differentialdiagnose

Osteochondrosis dissecans (nur eine Gelenkmaus, Mausbett!)
Posttraumatische Corpora libera
Arthrosis deformans (Kapselchondrome bei Gonarthrose besonders häufig)
Eventuell neuropathische Arthropathie

Therapie

Operative Entfernung der freien Körper.

D. Hämophilie (Blutergelenk)

Definition

Knorpel- und Knochendestruktion nach rezidivierenden Gelenkblutungen.

Ätiologie

Ursache der Blutungen ist eine angeborene Koagulopathie, die X-chromosomal rezessiv vererbt wird.

50⁰/o der Söhne sind krank, 50⁰/o der Töchter sind Konduktorinnen. Das
merkmalbedingte Gen ist auf dem X-Chromosom lokalisiert. Da der Mann
nur ein X-Chromosom hat, muß das Merkmal nachweisbar sein. Ist die Frau
heterozygot, ist sie lediglich Konduktorin. Homozygotie ist mit dem Leben
nicht vereinbar. Die Hämophilie A beruht auf einem Mangel an Plasmafaktor
VIII (antihämophiles Globulin). Bei Hämophilie B liegt der Defekt beim
Faktor IX (Christmas-Faktor oder Plasmathromboplastin). Ein Mangel an
Faktor X führt zum seltenen v.-Willebrand-Jürgens-Syndrom, das jedoch nur
selten mit Gelenkblutungen einhergeht. Eine Übersicht über die angeborenen
Koagulopathien gibt die folgende Aufstellung nach Lasch:

1. X-chromosomal-rezessiv
— Hämophilie A
— Hämophilie B

2. Autosomal-rezessiv
— Hypoprothrombinämie
— Hypoproakzelerinämie (Parahämophilie)
— Hypoprokonvertinämie
— Stuart-Prower-Faktor-Mangel
— PTA-Mangel
— Hagemann-Faktor-Mangel
— Mangel an fibrinstabilisierendem Faktor (FSF)
— Afibrinogenämie

3. Autosomal-dominant
— Dysfibrinogenämie
— v.-Willebrand-Jürgens-Syndrom

Pathogenese

Die Hämarthrosen können nach pathologischen Gesichtspunkten in vier Stadien eingeteilt werden (Conybeare):
— Akute Blutung
— Chronische Synovitis
— Beginnende destruktive Veränderungen der Knorpel- und Knochensubstanz
  sowie Kontrakturen (bindegewebiges Organisationsgewebe = Pannus ersetzt die Blutung und bedeckt Knorpel und Knochen)
— Entwicklung einer deformierenden Arthrose mit Neigung zur Ankylose.
  Die Entstehung der Osteoarthropathie ist abhängig „von der genetisch
  determinierten prozentuellen Restaktivität der entsprechenden Gerinnungs-
  faktoren" (Dihlmann)

Klinik

Am häufigsten erkranken diejenigen Gelenke, die bevorzugt banalen Traumen
ausgesetzt sind. An erster Stelle stehen das Knie-, Ellbogen-, Hand- und Fuß-
gelenk. Die Blutungen beginnen etwa um das zweite Lebensjahr. Das betroffene Gelenk ist schmerzhaft und verdickt, die Kapsel geschwollen, die Beweglichkeit hochgradig eingeschränkt. Die Haut ist gerötet und heiß. In weiterer
Folge kommt es zu Muskelkontrakturen und -atrophien. Die arthrotischen

Veränderungen führen zu Achsenabweichungen, Fehlstellungen und häufig zur fibrösen Ankylosierung des Gelenkes.

Eine minimale Beweglichkeit bleibt meist erhalten. Typische Deformitäten sind X- und O-Beine und im Bereich der Fußgelenke Spitz- oder Klumpfüße. Häufig sind bei Hämophilen Längendifferenzen der unteren Gliedmaßen und asymmetrisches Wachstum der Epiphysen zu beobachten. Trueta führt solche Wachstumsstörungen auf eine vermehrte Epiphysendurchblutung zurück, die als Begleitreaktion der Synovitis aufzufassen ist (Hofmann et al.).

Die ersten Gelenkblutungen sind stets die schmerzhaftesten. Es besteht daher im Laufe der Zeit die Gefahr einer Fehleinschätzung des hohen Krankheitswertes dieses Leidens von seiten des Patienten. Mitunter findet man zusätzlich Blutungen in die Muskulatur (Ilikushämatome!) und subperiostale Blutungen, die zu erheblichen Weichteilverdickungen führen und einen ausgedehnten resorptiven Knochensubstanzverlust auslösen können.

Röntgen

Im ersten Stadium lediglich Verbreiterung des Gelenkspaltes. Später unregelmäßige Gelenkkonturen, gelenknahe Demineralisation, Knochensuren, eventuell Zysten im Spongiosabereich und Verschmälerung des Gelenkspaltes, schließlich schwere arthrotische Veränderungen. Als Zeichen einer Wachstumsstörung findet sich bei Kniegelenkbefall eine Erweiterung der Fossa intercondylica, die durch Einsichtsaufnahmen dargestellt wird (Dihlmann).

Labor

Pathologische Blutungs- und Gerinnungszeit. In fortgeschrittenen Fällen Anämie.

Therapie

Konservative Möglichkeiten der Behandlung bei Hämophilie A und B (nach Seiler):

a) Bei Blutung nach außen:
Lokale Blutstillung durch Aufbringen von Thrombin- und Fibrinschaum (Topostasin®, Velyn®, Akrithrombin® und Fibrospum®).

b) Bei Gelenk- und Muskelblutungen, vor operativen Eingriffen oder beim Versagen lokaler Blutstillung bei äußeren Blutungen:
Substitutionstherapie mit Frischplasma (sogenanntes Antihämophiles Plasma = AHP) oder Faktoren-Konzentraten.
Dosis: Bei Erstinfusion mindestens 15 E (= 15 ml Frischplasma) pro Kilogramm Körpergewicht i.v. Bei länger dauernder Substitution alle acht Stunden (Hämophilie A) bzw. zwölf Stunden (Hämophilie B) 50% der ersten Dosis nachinfundieren.
Die Substitution normalisiert lediglich die Blutgerinnung und führt zur sicheren Blutstillung, sofern keine Hemmkörper vorhanden sind. Alle weiteren blutungsbedingten Behinderungen im Stütz- und Bewegungsapparat erfordern eine entsprechende Ergänzungstherapie.
Ruhigstellungen von betroffenen Gelenken sind möglichst kurzfristig zu bemessen, um Kontrakturen zu verhindern. Bei persistierendem Hämarthros ent-

lastende Gelenkpunktion. Nach Abklingen der Schmerzen gezielte Krankengymnastik. Bei eingesteiften Gelenken behutsame Umkrümmung durch Gipsverbände oder Quengelverfahren.

c) Zusatztherapie

Kortikosteroide (zur Beschleunigung der Ergußresorption bei Hämarthros je
3 Tage 2 → 1 → $^{1}/_{2}$ mg/kg/Tag), Antifibrinolytika, Analgetika (cave Salizyl-
säure).

Bei Gelenk- und Muskelblutungen sowie bei Blutungen in innere Organe und
Körperhöhlen ist eine stationäre Behandlung wegen der länger dauernden
Therapie und eventuell weiterer erforderlicher Behandlungsmaßnahmen drin-
gend zu empfehlen.

Operativ (unter dem Schutz einer optimalen Substitution):

a) Bei häufig rezidivierenden Gelenkblutungen und hypertropher Synovialis
kommt die operative Synovektomie in Frage. Eine präoperativ noch gute
Gelenkbeweglichkeit ist Voraussetzung, da die Operation den Bewegungsumfang nicht beeinflußt.

b) Varisierende oder valgisierende Umstellungsosteotomien bei erheblicher
Fehlbelastung durch Achsendeviationen. Bei schmerzhaft fixierten Kontrak-
turen kann eine Arthrodese des betroffenen Gelenkes notwendig werden.
Alloarthroplastische Operationen bleiben spezialisierten Zentren vorbehalten.

E. Stoffwechselbedingte Schädigungen der Gelenke

Es gibt eine beachtliche Zahl von Stoffwechselstörungen, die den Gelenkknorpel schädigen. Sie lassen sich in Störungen des Eiweiß-, Fett- und Kohle-
hydratstoffwechsels gliedern. Hinzu kommt als Ausdruck einer Störung des
Purinstoffwechsels die Arthritis urica, weiters die Hämochromatose und die
Störungen des Mukopolysaccharidstoffwechsels. Im allgemeinen werden diese
Erkrankungen — mit Ausnahme der Gicht — in der orthopädischen Praxis
nur selten angetroffen.

1. Störungen des Eiweißabbaues — Alkaptonurie
(Ochronose)

Definition

Stoffwechselstörung des Phenylalaninabbaues.

Ätiologie

Autosomal rezessiver Erbgang.

Pathogenese

Der Abbau von Phenylalanin und Tyrosin ist durch Mangel an Homogen-
tisinase unterbrochen. Die Homogentisinsäure wird nicht abgebaut und in
großen Mengen im Urin ausgeschieden. Durch Oxydierung der Homogentisinsäure entsteht Melanin, das vor allem in Knorpeln, Sehnen und Sklera
abgelagert wird. Die betroffenen Gewebe erscheinen dunkel pigmentiert. Nach
jahrelangem symptomlosen Verlauf wird der befallene Knorpel geschädigt
und degenerativ verändert.

Klinik

Die ersten Gelenkbeschwerden treten um das 35. Lebensjahr auf, wobei das männliche Geschlecht häufiger betroffen wird. Die Erkrankung manifestiert sich vor allem im Bereich der Wirbelsäule, des Beckens, der Knie-, Hüft- und Schultergelenke. Sie führt zu starken Schmerzen in den betroffenen Regionen.

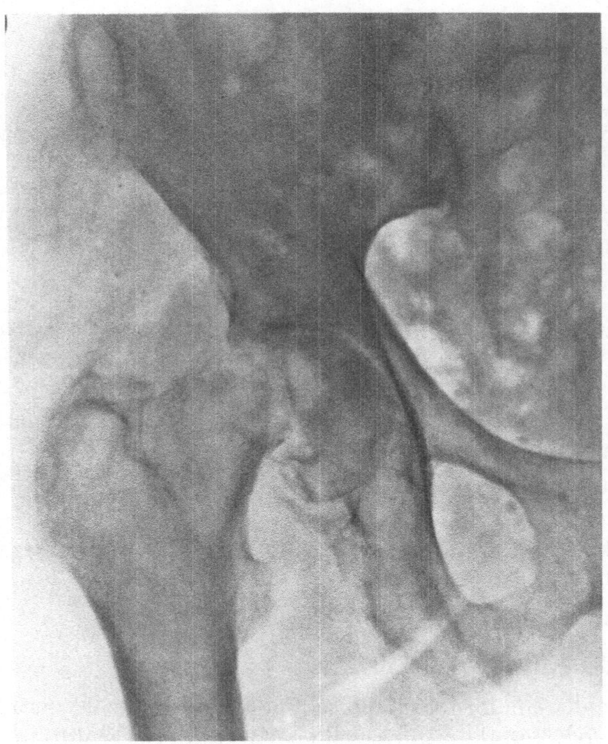

Abb. 56. Pathologische Schenkelhalsfraktur rechts mit Abgleiten der Kopfkappe. Ossifikationen der Sehnenansätze. Osteoarthrose der Articulatio sacroiliaca. Histologischer Befund: Destruktive ochronotische Arthropathie

Pathognostisch: Der Urin verfärbt sich dunkel, wenn er längere Zeit an der Luft steht. Sofortige Verfärbung bei Zusatz von Alkali.

Röntgen

Nach Sitay sind folgende röntgenologische Veränderungen charakteristisch:
— Verkalkungen der Zwischenwirbelscheiben und/oder Menisci
— Ossifikation der Sehnenansätze
— Gewölbeförmige Hyperostosen der Labra glenoidalia der Hüft- und Schultergelenke

Therapie

Unbekannt. Eventuell eiweißarme Kost.

2. Störungen des Fettstoffwechsels

Hiezu zählen:

a) Morbus Gaucher

b) Morbus Niemann-Pick

c) Morbus Tay-Sachs

d) Hand-Schüller-Christiansche Erkrankung (s. Kapitel Speicherkrankheiten, S. 25)

3. Störungen des Kohlehydratstoffwechsels

Diabetische Arthropathie (s. Kapitel Neurogene Osteoarthropathien, S. 115)

4. Störungen des Purinstoffwechsels — Gicht
(Arthritis urica)

Definition

Hereditäre oder erworbene Störung des Purinstoffwechsels, die mit einem erhöhten Harnsäure-Spiegel im Blut und Uratablagerungen im Gewebe einhergeht.

Laut WHO sind zwei der folgenden vier Kriterien Bedingungen für die Diagnosestellung einer klassischen Gicht:

— Typische Gelenkschmerzen

— Gichtknoten

— Hyperurikämie (normalerweise beträgt der Harnsäurespiegel beim Mann bis 7 mg/%, bei der Frau 6 mg/%)

— Nachweis von Harnsäurekristallen im Gewebe

Ätiologie und Pathogenese

Man unterscheidet eine primäre und sekundäre Form der Hyperurikämie.

Die primäre, oft familiär auftretende Variante ist erblich und dürfte auf einen grundlegenden Stoffwechseldefekt im Rahmen der Purinsynthese (Überproduktionstheorie) bzw. auf eine enzymatische Störung der aktiven Harnsäuresekretion im distalen Tubulus zurückgehen (Renale Gicht-Theorie). Der sekundären Hyperurikämie liegen Mechanismen zugrunde, die entweder zu einem endogenen oder exogenen Überangebot an Purinen oder zu einer gestörten Nierenfunktion und damit zu einer Harnsäureretention führen.

Klinik

Die Erkrankung betrifft überwiegend Männer (10—20 : 1) im mittleren und höheren Alter mit einem Manifestationsgipfel zwischen dem 40. und 50. Lebensjahr.

Die klinische Symptomatologie läßt drei Stadien unterscheiden:

a) Hyperurikämie

Symptomlos, Stadium der Prägicht. Je höher die Harnsäurewerte liegen, desto größer ist die Wahrscheinlichkeit der späteren Manifestation einer Gicht.

b) Akuter Gichtanfall

Der akute Gichtanfall ist ein akut entzündliches Geschehen mit Hyperämie der Synovialis und Ödem des periartikulären Gewebes. Es wird im allgemeinen vom Bild einer akuten Entzündung, starken Schmerzen, Fieber und massiver Einschränkung der Gelenkfunktion begleitet. Die Blutsenkung kann Extremwerte erreichen.

Prädilektionsstelle ist das Großzehengrundgelenk (90% der Fälle). Prinzipiell ist jede akute Monarthritis, aber auch jede atypische Polyarthritis vor allem bei männlichen Patienten gichtverdächtig. Bei schmerzhaften Bursitiden im Ellbogen- und Kniebereich ist an die Möglichkeit eines extraartikulären Gichtanfalls zu denken. Auch a priori chronisch verlaufende Krankheitsformen sind nicht selten. Dem zumeist einige Tage andauernden Gichtanfall folgt nach kurzer Zeit völlige Beschwerdefreiheit. Die Anfälle häufen sich mit der Dauer der Erkrankung ebenso wie die Disposition zum polyartikulären Befall.

Bei Befall mehrerer Gelenke bestehen Parallelen zur chronischen Polyarthritis. Der akute Gichtanfall wird oft durch alkoholische Exzesse und üppige Mahlzeiten, aber auch durch Traumen oder Operationen ausgelöst.

Pathogenese

Kommt es nach temporärer Erhöhung des Harnsäurespiegels im Plasma und in der Gelenkflüssigkeit zur Uratausfällung, wird der Hagemann-Faktor (Faktor XII) aktiviert. Durch Freisetzung von gefäßaktiven Kininen werden die Kapillaren erweitert und ihre Permeabilität erhöht. Leukozyten passieren die Gefäßwand und phagozytieren die Uratkristalle. Nach dem Zugrundegehen der Leukozyten werden die Mikrokristalle wieder freigesetzt und der Prozeß beginnt von neuem.

Labor

Es besteht Leukozytose, die BSG ist stark erhöht. CRP ist nachweisbar, die Alpha-2-Globuline sind vermehrt.

c) Chronische tophöse Gicht und Gelenkdestruktionen

Die chronische Gicht ist durch meist kristalline Harnsäureablagerungen (Tophi) im mesenchymalen Gewebe gekennzeichnet. Als Folge der Ablagerungen im Gelenkknorpel kommt es zu Destruktionen vorwiegend jener Gelenke, die auch von den Anfällen betroffen waren (Arthrosis urica).

Lokalisation

Im Unterschied zur rheumatoiden Arthritis unterliegen Gelenkbefall und Ausbreitungsdynamik der tophösen Gicht keinerlei erkennbarem Muster. Am häufigsten werden die peripheren Gelenke des Fußes (Großzehengrundgelenk) und der Hand, seltener das Kniegelenk befallen.

Breiig zerfallende Tophi können durch die Haut brechen und zur Bildung von Fisteln und Geschwüren führen.

Röntgen

Die Tophi imponieren als rundliche ausgestanzte Osteolysen mit oder ohne sklerotische Umrandung in unmittelbarer Gelenknähe.

Charakteristisch sind die Lochdefekte dann, wenn ihr Durchmesser über 5 mm liegt (Dihlmann).
In frühen Stadien oft lediglich Verschmälerung des Gelenkspaltes. Später zunehmende Gelenkdestruktionen, tophusinduzierte Periostreaktionen, sogenannte Tophusstachel, eventuell Subluxationen oder Ankylosen. Weichteilverdichtung und Knochenarrosion kennzeichnen den paraartikulären Weichteiltophus.

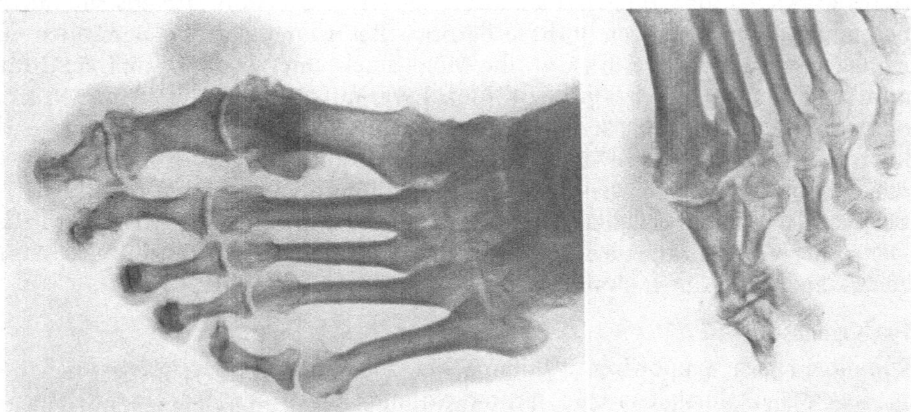

Abb. 57. Chronische Gichtarthritis. Tophi an typischer Stelle, Arthrose des Großzehengrundgelenks

Die radiologisch faßbaren Indizien reichen für eine differentialdiagnostische Abgrenzung gegen Arthritiden rheumatischer oder anderer Genese nicht aus. Entscheidend sind die klinische Symptomatologie und die erhöhten Harnsäurewerte.

Diagnose

— Murexid-Probe (Tophusmaterial mit konzentrierter HNO_3 erhitzen — rötlicher Niederschlag. Mit NH_3 — purpurrote Verfärbung)
— Nachweis von Mononatriumuratkristallen im Gelenkpunktat (stäbchen- oder nadelförmig, negativ doppelbrechend im Polarisationsmikroskop)
— Histologie
— Harnsäurebestimmung
— Colchicin-Test (rasches Ansprechen akuter Gelenkschmerzen auf Colchicin)
— Typische klinische Symptomatologie
— Röntgen (eher unspezifisch)

Komplikationen

— Uratnephropathie
— Nephrolithiasis
— Gichtbedingte Iritis, Skleritis, Begleitkonjunktivitis

Differentialdiagnose

— Akute rheumatische Arthritis
— Chronische Polyarthritis

- Arthritis psoriatica
- Periphere Arthritis bei Spondylitis ankylopoetica
- Bakterielle Arthritiden
- Aktivierte Arthrosen
- Lipoidgicht
- Knochennekrosen mit Hyperlipidämie Typ II a, IV nach Frederikson und Hyperurikämie

Auf die Ähnlichkeit des klinischen Bildes der Hyperurikämie und der Hyperlipoproteinämie und die Beziehungen zwischen Fett-, Kohlehydrat- und Purinstoffwechsel ist in jüngster Zeit hingewiesen worden (Zsernaviczky). Häufig zeigen sich bei Gichtpatienten erhöhte Serumtriglyzeridspiegel und ein pathologisches Lipoidmuster. Andererseits fand Frederikson bei rund 50% seiner Hyperlipoproteinämie-Patienten mit Typ IV eine gleichzeitige Hyperurikämie und in der Mehrzahl der Fälle eine pathologische Glukose-Toleranz.

- Pseudogicht (Gelenkchondrocalcinosis)
Bei dieser Arthropathie ungeklärter Ätiologie handelt es sich um eine Kristallsynovitis durch Ablagerung von Kalziumpyrophosphaten in der Synovia und den Knorpelanteilen der großen Gelenke. Die klinischen Beschwerden ähneln der Gichtsymptomatik zunächst stark. Das mittlere und höhere Lebensalter wird ohne Geschlechtsdisposition bevorzugt. Man unterscheidet eine akute rezidivierende Mono- und Polyarthritis von einer chronischen progredienten Verlaufsform, die von akuten Schüben unterbrochen wird. Prädilektionsstellen sind Knie-, Hüft- und Handgelenk, seltener auch Schultergelenk und Symphyse (W. Müller).
Mit zunehmender Dauer geht die Erkrankung in ein mitigiertes arthrotisches Stadium über.
Die Diagnose stützt sich auf röntgenologisch typische Kalkstreifen im Knorpelgewebe (charakteristisch: Verkalkung des Meniscus articularis ulnae und der Kniegelenkmenisken), periartikuläre Ossifikationen und den polarisationsmikroskopischen Nachweis von Pyrophosphat in der Synovia. Die im Punktat nachgewiesenen Mikrokristalle sind dicker und stumpfer als die nadelförmigen Urate der Gichtsynovitis. Störungen des Kalziumstoffwechsels werden nicht gefunden. Die lediglich symptomatische Behandlung stützt sich auf physikalische und antirheumatisch-medikamentöse Maßnahmen.

Therapie

Nach Mertz ist eine Hyperurikämie behandlungsbedürftig, wenn
a) Zeichen einer chronischen Manifestation bestehen
b) bei Nierenbeteiligung
c) bei ständigen Harnsäurewerten über 8 mg%.

Neben entsprechender Ernährung und Lebensführung kommen folgende Medikamente in Betracht:
Uricosurica: Probenecid, Sulfinpyrazon, Benzbromaronum
Xanthinoxidasehemmer: Allopurinol.
Therapie des akuten Gichtanfalles: Colchizin, Indometacin, Phenylbutazon.
Ziel der Behandlung sollte eine Senkung des Harnsäurespiegels unter 5 mg%

sein. Bei gleichzeitiger Erhöhung der Glukose-, Cholesterin- und Triglyzerid-
werte ist auf Grund der erwähnten Zusammenhänge eine diesbezügliche medikamentöse und diätetische Therapie angezeigt.

Prognose

Die chronische Gicht hat unbehandelt einen kontinuierlichen polyartikulären
Verlauf und kann unter Umständen bis zur Invalidität führen. Die Lebenserwartung vor allem des jugendlichen Gichtpatienten wird durch die fast
stets begleitende Nierenbeteiligung begrenzt. Korrelationen zwischen Hyperurikämie und Koronarprognose werden diskutiert.

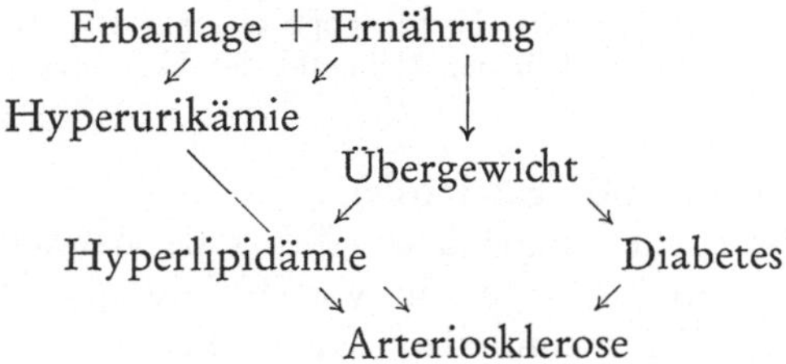

Die rechtzeitige und adäquate Therapie bessert die Prognose der Gicht entscheidend.

5. Störungen des Eisenstoffwechsels — Hämochromatose
(Siderophilie)

Gelenkbefall im Rahmen dieser Eisenspeicherkrankheit ist relativ häufig. Im
Vordergrund steht die Arthrose der Metakarpophalangeal- und der proximalen
Interphalangealgelenke. In manchen Fällen sind zusätzlich Zeichen einer mäßi-
gen Gonarthrose oder Verkalkungen der knorpeligen Gelenkflächen und der
Menisken zu beobachten.

6. Störungen des Mukopolysaccharidstoffwechsels — Mukopolysaccharidosen

Es handelt sich um angeborene Stoffwechselstörungen. Saure MPS (Gly-
kosaminglykane) werden in normaler Weise gebildet, jedoch auf Grund eines
Defektes der lysosomalen Enzyme nicht ordnungsgemäß abgebaut.
Die verschiedenen Erscheinungsformen dieser Stoffwechselstörung sind klinisch
durch einen charakteristischen Phänotyp, eine mesenchymale Dysplasie und
Speicherphänomene gekennzeichnet (Spranger).

Einteilung (McKusick):
Mucopolysaccharidosis I (Pfaundler-Hurler)
Mucopolysaccharidosis II (Hunter)
Mucopolysaccharidosis III (Sanfilippo)
Mucopolysaccharidosis IV (Morquio-Brailsford)
Mucopolysaccharidosis V (Scheie)
Mucopolysaccharidosis VI (Maroteaux-Lamy)
(Mucopolysaccharidosis I und IV: siehe dazu S. 9 und 10)

X. Entzündungen der Knochen und Gelenke

Primärer Sitz der Knochenentzündung sind Knochenmark und Periost. Die Knochensubstanz wird erst sekundär in Form von Nekrose, An- und Abbau betroffen, wobei die Metaphysen der langen Röhrenknochen als gefäßreichste Knochenabschnitte bevorzugt werden. Man unterscheidet spezifische und unspezifische Entzündungen.

A. Unspezifische Entzündungen der Knochen und Gelenke

1. Akute hämatogene Osteomyelitis

Definition

Bakterielle Entzündung vorwiegend der Metaphysen der langen Röhrenknochen durch hämatogene Streuung von einem örtlichen Infekt aus.

Ätiologie und Pathogenese

Die Aussaat der Erreger (Staphylococcus aureus, seltener Streptokokken und Pneumokokken) von einem lokalen Infekt erfolgt fließend oder schubweise. Zur Organmanifestation, also zum Befall des Knochenmarkes, kommt es nach Grundmann nur dann, wenn sich der Organismus im Stadium der Hyperergie befindet, d. h. wenn eine vorhergehende Sensibilisierung stattgefunden hat. In der Phase der Hyperergie — der Allergie im eigentlichen Sinne — zeigt der Organismus Überempfindlichkeit gegenüber jeder Noxe und reagiert etwa auf einen traumatischen Reiz mit einer peristatischen Hyperämie des kapillaren Kreislaufes, wodurch die Entstehung einer lokalen Osteomyelitis begünstigt wird.

Die Wanderung der Keime durch Periost und Kompakta und Absiedelung in Spongiosa und Mark führt zu Periostitis, kortikaler Nekrose und Markabszedierung bzw. Markphlegmone. Vom angrenzenden Periost her wird neuer Knochen gebildet, der den nekrotischen Knochen (Sequester) allmählich einzuschließen beginnt (Totenlade).

Der Entzündungsprozeß im Mark führt entweder zur totalen Markphlegmone mit Gelenkeinbruch oder zur Fistelbildung mit Entleerung nach außen, er kann jedoch auch lokalisiert bleiben. Beim Übergreifen der Entzündung auf die Epiphysenfuge kommt es zu Epiphyseolysen und Wachstumsstörungen.

Klinik

Die überwiegend Kinder und Jugendliche betreffende akute Osteomyelitis befällt vorzugsweise die Metaphysen von Femur, Tibia und Humerus. Die

9*

Erkrankung bietet ein septisches Zustandsbild mit hohem Fieber, Tachykardie, Benommenheit, Unruhe, Erbrechen und zunehmenden Schmerzen. Die Weichteile über dem affizierten Knochen sind gerötet, geschwollen, überwärmt und druckschmerzhaft. Mitunter findet sich ein sympathischer Gelenkerguß. Das Blutbild zeigt Leukozytose mit Linksverschiebung; BSG, Alpha- und Beta-Globuline sind erhöht.

Der Osteomyelitis des Neugeborenen liegt häufig eine Nabelschnurinfektion zugrunde. Die Abwehrschwäche während der ersten Lebensmonate führt oft zu schwersten Krankheitsbildern.

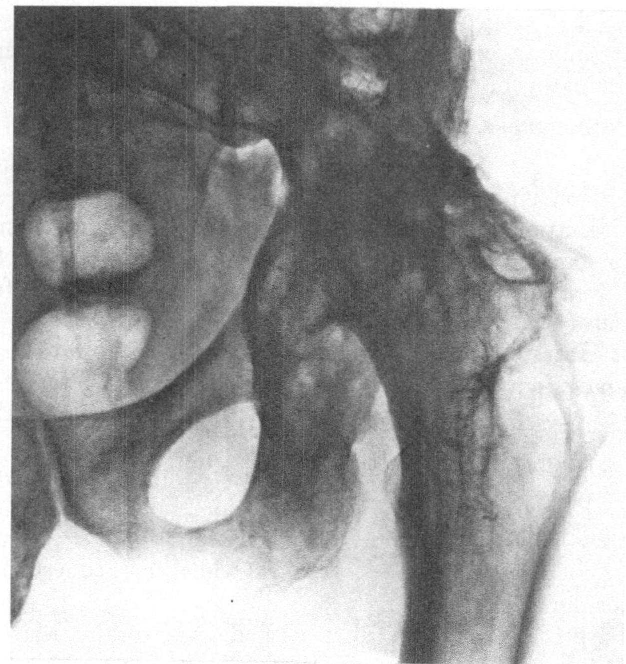

Abb. 58. Hüftankylose bei 61jährigem Patienten nach Osteomyelitis in der Kindheit

Besonders hingewiesen sei auf die Säuglingsosteomyelitis der Hüfte. Der Primärherd befindet sich im koxalen Femurende. Kommt es zum Einbruch ins Hüftgelenk, werden Femurkopf, -hals und Gelenkpfanne zerstört. Je nach Art und Ausmaß der Destruktion treten Fehlwachstum, Fehlstellungen bis zur Destruktionsluxation oder Versteifung als Endzustand auf.

Röntgen

In den ersten zehn bis vierzehn Tagen sind keine radiologischen Veränderungen nachweisbar. Später zeigen sich periostale Verdichtungen, Destruktionen, Verwaschenheit der Strukturen, schließlich Verdickung und Eburnisation. Echte Totenladen findet man heute seltener. Sequester stellen sich als kalkdichte Schatten dar, die von einer Aufhellungszone umgeben sind.

Therapie

Konservativ: a) Antibiotika: Durch die richtig dosierte Anwendung des geeigneten Antibiotikums haben sich Verlauf und Prognose der hämatogenen Osteomyelitis entscheidend gebessert. Nach Antibiogramm ist der frühzeitige Beginn der entsprechenden Therapie von größter Bedeutung. Der Vorzug gebührt bakteriziden Breitbandantibiotika in hoher Dosierung. Die Dauer der Antibiotikagabe richtet sich nach Leukozytenzahl, BSG und klinischem Aspekt. Sie sollte vier Wochen über die Normalisierung der Laborwerte hinausgehen. Zusätzlich eventuell Gammaglobuline.
b) Ruhigstellung und Hochlagerung der betroffenen Extremität bis zum Abklingen der Entzündungszeichen.
c) Punktion von subperiostalen Abszessen und lokale Applikation von Antibiotika.

Operativ: Eröffnung des Infektherdes mit Debridement und Spüldrainage. Als Spüllösung wird Ringerlaktat und ein- bis zweiprozentiges Polybaktrin® empfohlen.

2. Akute posttraumatische Osteomyelitis

Definition

Ossärer Infekt nach offener Fraktur bzw. nach operativer Versorgung eines geschlossenen Knochenbruches.

Ätiopathogenese

Als Krankheitserreger wird eine große Zahl von aeroben und anaeroben Bakterien gefunden (Staphylococcus aureus, Proteus, Pseudomonas, Streptokokken, Enterokokken, Koli u. a.), wobei offenbar Pseudomonas und Escherichia coli in den Vordergrund zu treten scheinen. Mischinfektionen sind häufig.
Die klare Tendenz zur operativen Knochenbruchbehandlung macht heute mehr denn je peinlich genaue Einhaltung aller notwendigen aseptischen und antiseptischen Maßnahmen nach modernen Gesichtspunkten notwendig. Der knochenchirurgische Eingriff beginnt schon mit dem Vollbad des Patienten am Vorabend der Operation und endet mit einer atraumatischen Hautnaht (Allgöwer-Donati). Im Operationssaal soll Überdruck herrschen, die Türen bleiben während eines größeren Eingriffes immer geschlossen. Die Temperatur soll 24 Grad, die Luftfeuchtigkeit 50% betragen. Eine entsprechende Operationskleidung ist von größter Bedeutung, wenn man bedenkt, daß etwa die Schläfengegend und der Kieferwinkel stark kontaminiert sind. Die laufende Desinfektion von Operationssaal und allen Waschanlagen ist ein weiterer wesentlicher Punkt.
Für das Angehen eines ossären Infektes sind nach Burri folgende Faktoren von Bedeutung:
— Trauma
— Frakturtyp
— Lokalisation
— Zustand von Haut und Weichteilen

— Zeitpunkt der Infektdiagnose
— Therapeutisches Handeln
— Osteosyntheseart (Platten, Schrauben, Marknagel, Fixateur externe)

Klinik

Die akute posttraumatische Osteomyelitis entspricht in ihren allgemeinen und lokalen klinischen Manifestationen in den Grundzügen (Fieber, Leukozytose, erhöhte BSG, lokaler Tumor, Rubor, Calor, Dolor, Functio laesa) der hämatogenen Form. Der Verlauf der Erkrankung ist von der Virulenz der Krankheitserreger und von der lokalen und allgemeinen Resistenz des Organismus abhängig. Multilokuläres Auftreten ist seltener als bei der hämatogenen Osteomyelitis.

Therapie

Die Behandlungsprinzipien entsprechen der Therapie der hämatogenen Osteomyelitis. Kommt es nach Osteosynthese zu einer Infektion, so ist das Implantat so lange zu belassen, wie Stabilität gegeben ist. Bei Instabilität wird das Metall entfernt und durch Reosteosynthese, Fixateur externe oder Gips Stabilität erzeugt.

3. Sekundär-chronische Osteomyelitis

Ätiopathogenese

Wird eine akute hämatogene oder traumatische Osteomyelitis trotz moderner antibiotischer Lokal- und Allgemeintherapie innerhalb von Wochen nicht zur Abheilung gebracht, muß von einer chronischen Infektion gesprochen werden. In variablen Abständen auftretendes Aufflackern der lokalen Infektion kennzeichnet den akuten Schub der Erkrankung. Das Erregerspektrum zeigt eine Verschiebung zugunsten der gramnegativen Keime (insbesondere Pseudomonas aeruginosa).

Klinik

Der klinische Befund korreliert mit der Aktivität der Erkrankung. Charakteristisches Symptom der persistierenden Verlaufsform ist die chronische Fisteleiterung. Der akute Schub zeigt die Symptomatologie der akuten Osteomyelitis mit allgemeinen Entzündungszeichen und vermehrter Fistelsekretion.
Bei jahrelang anhaltender Erkrankung besteht die Gefahr der Entwicklung einer Amyloidose. Als weitere Komplikation kommt es in seltenen Fällen zur malignen Entartung von Fistelgängen (Fistelmalignome).

Röntgen

Diffuse Sklerosierung und Eburnisation, periostale Reaktionen, Destruktionen der Knochenstruktur, Aufhellungsherde, eventuell Sequester, selten Bildung einer Totenlade.
Eine Fistelfüllung gibt Aufschluß über die Ausdehnung der Infektion.

Therapie

Die Behandlung des akuten Schubes unterliegt den gleichen Prinzipien wie die der akuten Osteomyelitis.

Die sekundär-chronische Osteomyelitis macht eine chirurgische Revision unter fortgesetztem Antibiotikaschutz erforderlich. Bewährt hat sich das Therapieschema von Burri:

— Exzision der Fisteln und infizierten Weichteile
— Radikale Ausräumung des Herdes
— Stabilisierung mit Platte oder äußeren Spannern
— Offene Spüldrainage (als Alternative: Gentamycin-PMMA-Ketten)
— Defektauffüllung mit autologer Spongiosa

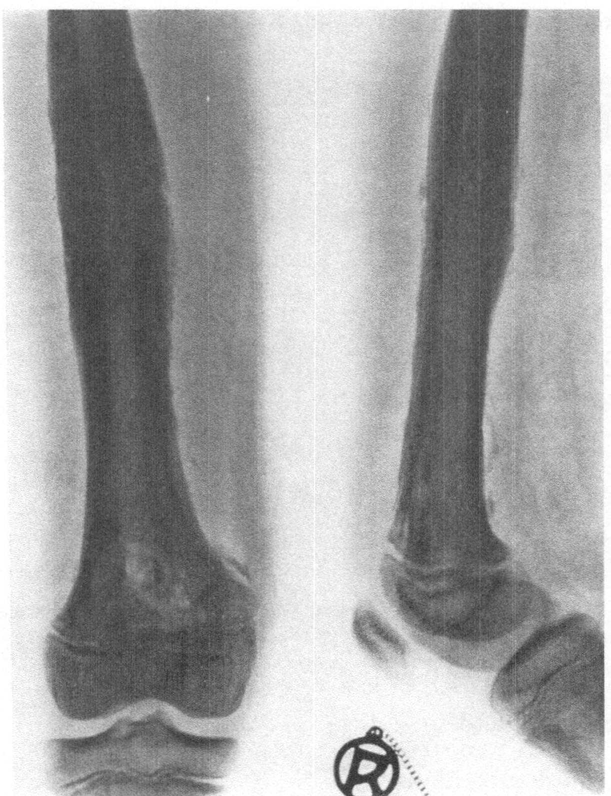

Abb. 59. Chronische Osteomyelitis eines Oberschenkelknochens. Verdichtung des Knochengewebes, Verdickung durch periostale Apposition. Höhlenbildung mit kleinem Sequester in der distalen Femurmetaphyse

4. Sonderformen der chronischen Osteomyelitis

a) Brodie-Abszeß

Ätiopathogenese

Hämatogen entstandener abgekapselter Entzündungsherd bei guter Abwehrlage des Organismus und abgeschwächter Virulenz der Erreger.

Klinik

Vorwiegend sind Jugendliche betroffen. Der Abszeß ist in den Metaphysen langer Röhrenknochen lokalisiert und manifestiert sich klinisch in lokaler Schwellung und Druckschmerz. Allmählich treten nächtliche Schmerzen und Belastungsbeschwerden auf. Zu Komplikationen kommt es bei Einbruch des Herdes ins Gelenk.

Das Blutbild zeigt eine Vermehrung der Leukozyten, die BSG ist zumeist geringgradig erhöht.

Röntgen

Aufhellungsherd mit sklerotischer Randzone im Metaphysenbereich.

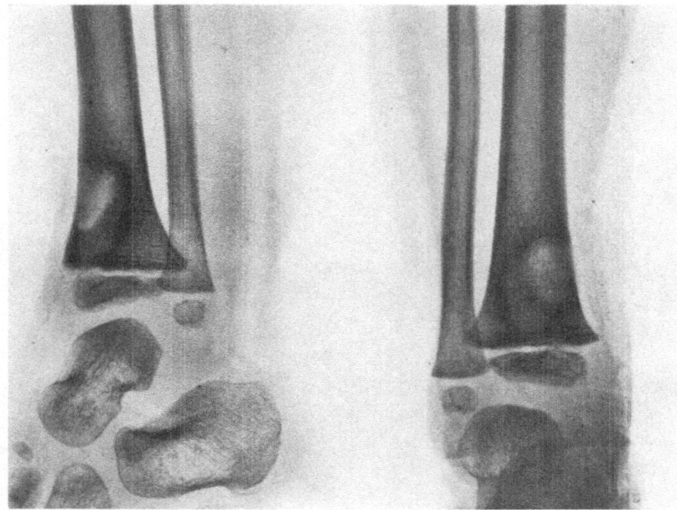

Abb. 60. Brodie-Abszeß in der distalen Tibiametaphyse bei zweijährigem Kind

Therapie

— Ausräumung des Herdes
— Spülung
— Zusätzlich Antibiotikaschutz

b) Osteomyelitis sclerosans

Ätiopathogenese

Blande Entzündung mit Sklerosierung des Markraumes und periostaler Apposition bei günstiger Abwehrlage und abgeschwächten Mikroorganismen.

Klinik

Der Sitz dieser seltenen Entzündungsreaktion ist die Diaphyse des langen Röhrenknochens. Häufig bilden sich lokale Schwellungen mit Fisteleiterungen. Die Patienten klagen über ziehende Schmerzen im Bereich der befallenen Region. Nicht selten werden sympathische Gelenkergüsse beobachtet. Die

Laborbefunde (Leukozyten, BSG) weisen auf einen chronischen Entzündungsprozeß hin.

Röntgen

Entspricht der Pathomorphologie.

Therapie

— Ausräumung
— Spüldrainage oder Gentamycin-PMMA-Ketten

5. Akute Arthritis
(Infektarthritis)

Ätiopathogenese

Nach der Art der Entwicklung einer bakteriellen Gelenkentzündung werden primäre und sekundäre Arthritiden unterschieden. Als ursächliche Krankheitserreger einer unspezifischen Gelenkentzündung kommen vor allem Staphylokokken, Pneumokokken und Streptokokken in Frage.

a) Primäre Arthritis
Direkte Absiedlung von Bakterien nach offenen und geschlossenen Verletzungen.

b) Sekundäre Arthritis
— Übergreifen eines paraartikulären Entzündungsprozesses auf das Gelenk
— Hämatogene Metastasierung (von einem entfernten akuten oder subakuten Entzündungsherd ausgehend)
Beim Erwachsenen stehen als Infektionsquellen die eitrige Angina, das Wurzelgranulom der Zähne und bakterielle Infektionen des Darm- oder Harntraktes und der Gallenwege im Vordergrund. Beim Kind ist an Infekte der oberen Luftwege, an eine Otitis media und an Nabelinfektionen zu denken.

Pathologie

Die bakterielle Arthritis läßt sich nach Art des entzündlichen Gelenkergusses in seröse, serofibrinöse und eitrige Formen unterscheiden.

Seröse Arthritis

— Seröses Exsudat
— Gelenkschleimhaut geschwollen
— Zotten verdickt
— Blutgefäße erweitert
— Gelenkknorpel intakt

Serofibrinöse Arthritis

— Serofibrinöses Exsudat (geringer Erguß)
— Fibrinbeläge an der Innenfläche der Gelenkschleimhaut und am Knorpel

Eitrige Arthritis (nach Payr gliedert sich die purulente Gelenkentzündung entsprechend ihrer Ausprägung in das Gelenkempyem, die Kapselphlegmone und die Totalvereiterung des Gelenkes = Panarthritis)

— Eitriges Exsudat
— Gelenkschleimhaut stark entzündet, eitrig belegt
— Enzymatische Destruktion des Gelenkknorpels
— Bei Kapselphlegmone: periartikuläres Gewebe mitbeteiligt
— Bei Panarthritis: Destruktion der knöchernen Gelenkkörper, Markphlegmone, Weichteilabszesse
— Knöcherne Ankylose als Endzustand

Klinik

Heftige Schmerzen, Hautüberwärmung und -rötung, erhebliche Funktionseinschränkung bis zum völligen Funktionsverlust, kombiniert mit hohem Fieber und stark beeinträchtigtem Allgemeinzustand. Bei der metastatischen Arthritis ist eine oligoartikuläre Manifestation möglich.

Die Laborbefunde weisen durch Leukozytose, Linksverschiebung, Elektrophorese und BSG auf das akut-entzündliche Geschehen hin. Im Gelenkpunktat wird der Erreger nachgewiesen (Differentialdiagnose: beim Rheumatoid kein Erregernachweis im befallenen Gelenk).

Bei eitrigen Koxitiden treten mitunter ein- oder doppelseitige Hüftgelenkluxationen auf. Solange entzündliche Knochenveränderungen röntgenologisch nicht nachweisbar sind, handelt es sich um sogenannte Distensionsluxationen als Folge einer ergußbedingten Erhöhung des Gelenkdruckes. Die in diesem Falle gut entwickelten Gelenkpfannen, die allgemeinen Entzündungszeichen und entsprechenden Laborbefunde führen zur richtigen Diagnose.

Luxationen nach entzündlicher oder tumoröser Gelenkzerstörung werden als Destruktionsluxationen bezeichnet (siehe Säuglingsosteomyelitis der Hüfte, S. 132).

Röntgen

Prinzipiell führt jede entzündliche Gelenkerkrankung zu Veränderungen, die sich nach unterschiedlich langer Latenzzeit im Röntgenbild darstellen. Diese arthritischen Röntgenzeichen können in
a) arthritische Direktzeichen und
b) arthritische Kollateralphänomene
eingeteilt werden (Dihlmann).

ad a) Direktzeichen

— Arthritische Signalzysten (Chondroosteolysen im subchondralen Gewebe)
— Abbau der subchondralen Grenzlamelle
— Usuren
— Entzündliche Periostreaktionen
— Destruktionen, Mutilationen
— Konzentrische Verschmälerung des Gelenkspaltes (siehe unten)
— Eventuell Verdichtung von Gelenkkapseln und periartikulären Weichteilen
— Deviationen, Subluxationen, Luxationen in der Spätphase der Entzündung als Folge einer Zerstörung des Kapsel-Bandapparates und exzentrischer Kapselschrumpfung

Beim Gelenkerguß ist der Gelenkspalt zunächst verbreitert. Mit zunehmender Destruktion von Knorpel- und Knochenstrukturen wird er innerhalb von

Wochen schmäler. Der Gelenkspalt kann bei massivem Befall der gelenkbildenden Teile im Laufe der Zeit vollkommen durchgebaut werden (fibröse und ossäre Ankylose). Bei teilweise erhaltenem Gelenk entwickelt sich die sekundäre arthritische Arthrose.

ad b) Kollateralphänomene
— Iuxtaartikuläre (subchondrale und metaphysäre) Demineralisation (Differentialdiagnose: Sudeck-Syndrom).

Therapie

Gelenkentlastende Punktion und Synoviaanalyse (Erregernachweis, Kulturversuch).
Antibiotika (lokal bei purulenter Arthritis).
Ruhigstellung und Hochlagerung bis zum Abklingen der Entzündungszeichen.

6. Rheumatoide bei Infektionskrankheiten

Diese schmerzhaften Gelenkschwellungen treten als Begleit- oder Folgeerscheinungen von Infektionskrankheiten meist polyartikulär auf und sind Ausdruck eines allergisch-hyperergischen Geschehens. Man unterscheidet das parainfektiöse Rheumatoid (Frührheumatoid), das im hyperergischen Generalisationsstadium zyklischer Krankheiten auftritt, und das postinfektiöse Rheumatoid (Spätrheumatoid) als Ausdruck der hyperergischen Nachphase (Höring).
Prinzipiell können diese rheumatoiden Arthralgien bei jeder Infektionskrankheit auftreten, doch sind sie besonders häufig als Komplikation einer Streptokokken-Angina und eines Scharlachs, weiters bei Ruhr, Grippe, Bang und Pneumonie anzutreffen.
Pathologisch-anatomisch besteht eine entzündliche Infiltration der Synovialis. Klinisch finden sich Schwellung und Rötung des betroffenen Gelenkes, begleitet von unterschiedlich heftigen Schmerzen, eventuell Fieber und allgemeinem Krankheitsgefühl. Differentialdiagnostisch sind die Infektarthritis und das rheumatische Fieber abzugrenzen. Die Prognose der Erkrankung ist gut, therapeutisch fällt das gute Ansprechen auf Phenylbutazon auf.

B. Spezifische Entzündungen der Knochen und Gelenke

1. Tuberkulose

Ätiologie und Pathogenese

Die tuberkulöse Knochenentzündung entsteht durch das Übergreifen eines tuberkulösen Prozesses aus der Nachbarschaft, häufiger noch durch hämatogene (lymphogene) Aussaat vom Primärherd. Die Metastasierung im Sekelett erfolgt in der immunologisch ungünstigen Phase der Hyperergie (Sekundärstadium nach Ranke).
Histologisch unterscheidet man zwischen einer produktiven und einer exsudativen Form der Knochentuberkulose. Erstere findet sich vorwiegend in den

Jahren bis zur Pubertät und im Alter, während nach der Pubertät die exsudative Knochentuberkulose häufiger angetroffen wird. Nach der Absiedelung der Bakterien im Mark (hauptsächlich handelt es sich um den Typus humanus) entsteht zunächst eine umschriebene Nekrose des Knochenmarkes.

Bei der produktiven Form kommt es in weiterer Folge zur Bildung von spezifischen tuberkulösen Granulomen, wobei die Vereinigung vieler solcher Tuberkel zur Bildung des sogenannten Konglomerattuberkels führt.

Bei der exsudativen Knochentuberkulose wird die Nekrose in serofibrinöse Exsudation und Verkäsung des Markes umgewandelt. Dabei können größere Teile des affizierten Knochens abgelöst und unter Eiterbildung abgestoßen werden. Häufig trifft man beide Verlaufsformen nebeneinander an.

Vom Knochen aus kann die Entzündung in das benachbarte Gelenk einbrechen. Die häufigste Ursache der Gelenktuberkulose ist jedoch die hämatogene Absiedelung. Die Tuberkelbakterien siedeln sich entweder in der Synovialis an und bewirken deren Entzündung (primär synoviale Form) oder sie befallen gelenknahe Spongiosaanteile des Knochens (primär ossäre Form). In beiden Fällen kommt es zum Gelenkerguß. Das Exsudat kann entsprechend der Massivität der Infektion serös, serofibrinös, fungös oder eitrig sein.

Klinik

Die Skelettuberkulose ist eine Allgemeinerkrankung und tritt vorwiegend zwischen dem 20. und 30. Lebensjahr auf. Sie verläuft von Anfang an als chronisches Leiden und geht mit allmählich zunehmender Müdigkeit, Appetitlosigkeit und Gewichtabnahme einher. Das Allgemeinbefinden ist bei Kindern früher und häufiger gestört als bei Erwachsenen. Die BSG ist gewöhnlich mittelstark beschleunigt, das Blutbild kann eine geringe Leukozytose, Lymphozytose und Linksverschiebung aufweisen. Die Temperatur zeigt subfebrile Schwankungen. Eine genaue anamnestische Fahndung nach durchgemachten Primäraffekten oder familiärem Auftreten der Tuberkulose ist angesichts der uncharakteristischen klinischen Symptomatologie vor allem zu Beginn der Erkrankung von Bedeutung.

An örtlichen Befunden kommt es zu Schmerzen oder Schmerzverstärkung bei Bewegung und Belastung des betroffenen Skelettabschnittes.

Bei Gelenkbefall steht die durch den Erguß bedingte Schwellung im Vordergrund, die mit heftigen Schmerzen und Bewegungseinschränkungen verbunden sein kann. Häufig sind auch torpide Manifestationen mit protrahiertem Verlauf und vieldeutiger Symptomatik. Bei fungösem Exsudat führen die schwammigen Granulationsgewebsmassen zum typischen Bild des Tumor albus. Die Haut über dem Gelenk ist weißlich-blaß und gespannt. Die eitrige Form der Gelenktuberkulose ist in der Regel mit stärkeren Schmerzen verbunden und führt unbehandelt zu schwerster Knorpel- und Knochenzerstörung sowie zu Abszedierung in die benachbarten Weichteile.

Lokalisation

Die Knochentuberkulose manifestiert sich vor allem an kleinen Knochen und den gelenknahen Epiphysen der langen Röhrenknochen, also an Abschnitten mit bester Durchblutung. In erster Linie sind Wirbelkörper, Hand- und Fuß-

wurzelknochen, Rippen und Sternum zu nennen. Seltener werden die Phalangen an Hand und Fuß (Spina ventosa bei Kleinkindern), Tibia, Fibula, Radius und Ulna betroffen.
Die Gelenktuberkulose befällt der Häufigkeit nach Kniegelenk, Hüftgelenk, Kreuzdarmbeingelenk, Ellbogen- und Sprunggelenk, weiters folgen Handgelenk, Schulter- und Zehengelenke.

Röntgen

Tuberkulöse Veränderungen sind radiologisch erst bei fortgeschrittenem Krankheitsverlauf nachweisbar. In späten Stadien sind die Verwaschenheit der Feinstruktur, der Kalksalzschwund und die feine Konturierung des Knochens verdächtig. Periostale Appositionen findet man in der Regel erst in der Heilphase der Erkrankung.
Im Bereich der Brustwirbelsäule zeigen sich typische spindelige Verschattungen, die spondylitischen Abszessen entsprechen.
Bei Gelenkbefall findet man anfangs einen verdichteten Kapselschatten und verbreiterten Gelenkspalt (Erguß), zunehmende gelenknahe Demineralisation, häufig Stellungsanomalien (Subluxationen, Luxationen).
Die primär ossäre Form geht mit zunächst umschriebenen Destruktionen, später ausgedehnter Zerstörung des Gelenkknorpels und Verschmälerung des Gelenkspaltes einher.

Diagnostik

Der Wert der verschiedenen Tuberkulinproben ist im Hinblick auf die weitgehende Durchseuchung der Bevölkerung gering. Beweisend für eine Tuberkulose sind im Kulturverfahren, Ausstrichpräparat (Färbung nach Ziehl-Neelsen) und in der histologischen Untersuchung von Exzisaten nachgewiesene Tuberkelbakterien. Besteht bei negativem Ergebnis aus anderen Gründen weiterhin der Verdacht auf Tuberkulose, sollten die Untersuchungen wiederholt werden.

Differentialdiagnose

Osteomyelitis; Aseptische Knochennekrosen; Tumoren; Typhus, Lues, Gonorrhöe, Brucellose; Chronische Polyarthritis.

Therapie

Konservativ
— Ruhigstellung im Gipsverband oder in Liegeschale aus Gips bzw. Kunststoff
— Krankengymnastik
— Tuberkulostatika

Die Therapie der Wahl ist eine langfristige Therapie mit einer Dreierkombination, bestehend aus Isoniazid, Streptomycin (oder Ethambutol) und Rifampicin. Frühestens nach drei Monaten (nach dem Abklingen des akuten Prozesses) beginnt die Stabilisierungsphase mit einer Kombination von zwei Tuberkulostatika (Isoniazid und Rifampicin). Schließlich wird in der sogenannten Sicherungsphase dann noch etwa 1½ bis 2 Jahre Isoniazid allein verabreicht (Frey).

Operativ
— Herdausräumung
— Spüldrainage
— Entleerung von Abszessen durch Punktion
— Eventuell Arthrodesen, Gelenkresektionen
— Zusätzlich Tuberkulostatika

Prognose

Seit Einführung der Tuberkulostatika und der operativen Herdausräumung hat sich die Prognose der tuberkulösen Knochen- und Gelenkentzündungen dramatisch gebessert.

Spondylitis tuberculosa

Ätiopathogenese

Die Absiedelung der Tuberkelbakterien erfolgt im allgemeinen in der Spongiosa der Wirbelkörper unmittelbar unter den Deckplatten. Zumeist werden die einander entsprechenden Teile zweier Wirbel unter Zerstörung der Bandscheibe befallen. Prädilektionsstelle ist der untere Brust- bzw. Lendenabschnitt der Wirbelsäule.

Klinik

Die Erkrankung betrifft vorwiegend Kinder und Jugendliche. Die ersten Symptome zeigen sich nach einer Latenzzeit von frühestens sechs Monaten. Zunächst bestehen ziehende Beschwerden mit radikulärer oder pseudoradikulärer Ausstrahlung und Schmerzverstärkung bei Husten, Niesen und Pressen. Die aktive und passive Beweglichkeit der Wirbelsäule ist deutlich eingeschränkt. Nach der klinisch eher uncharakteristischen und röntgenologisch negativen Primärphase folgt das Stadium der Destruktion mit Gibbus- und eventueller Abszeßbildung. Bei Psoasabszessen kommt es zu einer Behinderung der Überstreckung im Hüftgelenk. Bei Retropharyngealabszessen bestehen Schluckbeschwerden. Alle Formen — man unterscheidet zervikale, thorakale und lumbale Abszesse — können zu Fistelbildungen führen.
Zu den schwerwiegendsten Komplikationen der tuberkulösen Spondylitis zählen der Befall des Rückenmarks und der Nervenwurzel mit spastischen und schlaffen Paresen unter Einbruch der betroffenen Wirbelkörper meist im vorderen Anteil mit Entwicklung eines spitzwinkeligen Gibbus.
Als Pottsche Trias wird die Kombination von Gibbus-Abszeß-Lähmung bezeichnet.

Röntgen

— Verschmälerung der Zwischenwirbelscheibe (Frühzeichen)
— Verbreiterung des Paravertebralschattens (Frühzeichen)
— Wolkige Aufhellungen im Wirbelkörper
— Verdichtung des Knochengewebes
— Destruktionen
— Subluxationen und Luxationen der Wirbelkörper
— Gibbusbildung

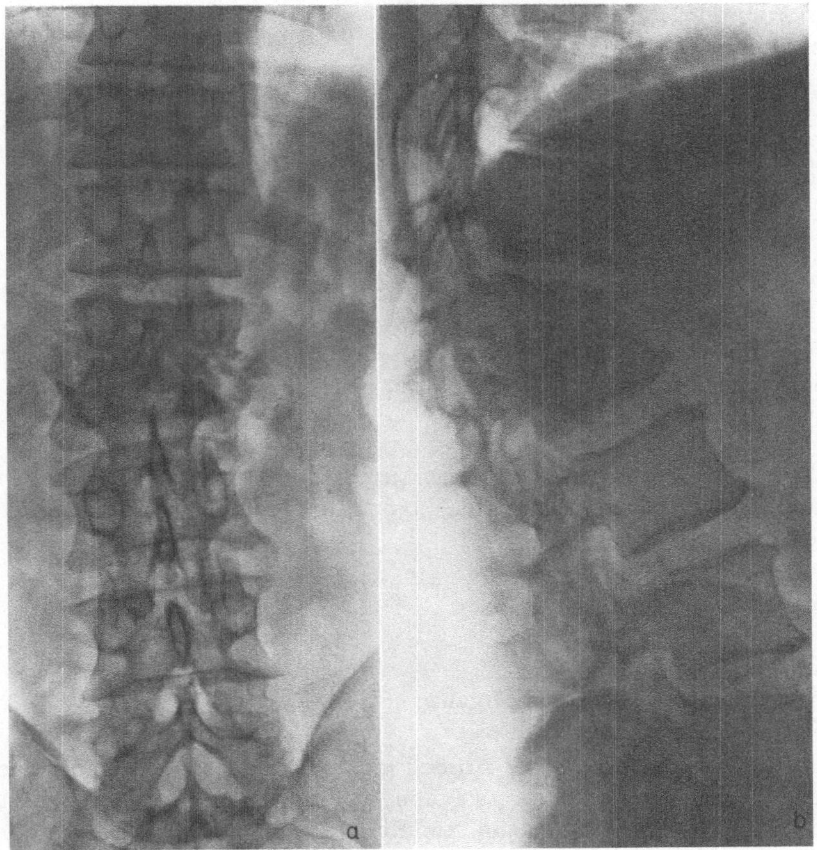

Abb. 61 *a* und *b*. Spondylitis tuberculosa. Der Wirbelkörper von L 2 ist so weit zerstört, daß der in seinen Konturen besser erhaltene Körper von L 1 mit seiner vorderen unteren Kante bis 6 mm oberhalb der Bodenplattenmitte von L 2 in dessen Wirbelkörper eingesunken ist. Gibbusbildung von 35°, rechtskonvexer Knick von 16°

Differentialdiagnose

Traumen (stumpfwinkeliger Gibbus bei der Kümmel-Verneuilschen Erkrankung nach Wirbelfrakturen), Tumoren, Spondylitis bei Typhus, Brucellose (Erregernachweis im Blut, Serumtest nach Wright), Lues (Luesserologie), Osteomyelitis (der Befall der Wirbelsäule ist die seltenste Staphylokokkenaffektion des Skelettsystems, Häufigkeit 0,2%), Morbus Scheuermann.

Therapie

Konservativ

a) Ruhigstellung in Gipsbett über ausreichend langen Zeitraum. Bei guter Knochenentwicklung (Röntgenkontrollen) anschließend Korsettversorgung.
b) Tuberkulostatika.

Operativ

a) Bei abgegrenzten Herden: Vertebrotomie, Spülung und Spongiosaauffüllung.

b) Punktion von kalten Abszessen.

c) Dorsale Spanverriegelung.

Die übrigen Knochen- und Gelenkmanifestationen werden hier im einzelnen nicht angeführt. Ganz allgemein hat die Tuberkulose heute dank der modernen Therapie nicht mehr den Krankheitswert früherer Jahre, mit Ausnahme der Spondylitis sind tuberkulöse Affektionen des Skelettsystems heute selten.

2. Luetische Knochen- und Gelenkerkrankungen

a) Lues connatalis

Die Infektion des Fetus erfolgt in der zweiten Schwangerschaftshälfte ab dem fünften Lunarmonat. Die Gefahr einer intrauterinen Infektion ist um so größer, je frischer die Syphilis der Mutter ist (frühes Sekundärstadium!).

Klinik

Die lebend geborenen Kinder befinden sich in einem sehr schlechten Allgemeinzustand. Sie können folgende pathognomonische Krankheitserscheinungen aufweisen:

— Pemphigus syphiliticus

— Mundschleimhautrhagaden

— Parrotsche Furchen

— Coryza syphilitica

— Erkrankungen an inneren Organen

— Am Knochen:

Osteochondritis luetica: Dabei handelt es sich um eine Störung des enchondralen Knochenwachstums, die zu Epiphysenlösungen und pseudoparalytischen Zuständen (Parrot) führen kann. Im Röntgenbild zeigt sich ein bandartiger Schatten zwischen Epiphyse und Metaphyse.

Periostitis luetica: An Röhrenknochen Periostauflagerungen in Form von Zwiebelschalen, die durch die Haut tastbar sind. Im Röntgenbild ist neben den Appositionen eine Zunahme der Kalkdichte der Kortikalis zu erkennen.

Gummöse Osteomyelitis: Ausgedehnte Zerstörungsherde in den Meta- und Diaphysen der langen Röhrenknochen mit starken periostalen Reaktionen.

b) Lues connatalis tarda

Die Erkrankung tritt im Schulalter auf. Charakteristisch sind Innenohrtaubheit, Keratitis parenchymatosa und Tonnenform der mittleren oberen Schneidezähne mit halbmondförmigen Kauflächen (Hutchinsonsche Trias).

Skelettveränderungen: Verbiegungen der Schienbeine (Säbelscheidentibia), Verkürzungen und Verlängerungen der Knochen, Gummen, Verdickungen der sternalen Schlüsselbeinenden, selten Gelenkdestruktionen.

c) Lues acquisita

Die seltenen Knochenveränderungen bei erworbener Syphilis treten in der Regel im Tertiärstadium der Erkrankung in Form von gummösen Osteomyelitiden und Periostitiden auf.

Die *Periostitis gummosa* geht mit besonders nachts auftretenden heftig schmerzenden Schwellungen einher. Wenn die Herde erweichen und durch die Haut brechen, entsteht das syphilitische Ulkus mit unterminierten Rändern und speckigem Belag. Das Röntgenbild zeigt einen scharfrandigen Knochendefekt mit umgebenden Knochenneubildungen.

Die *gummöse Osteomyelitis* ist ebenfalls von typischerweise nachts auftretenden starken Schmerzen begleitet. Im Röntgen erscheint ein charakteristisches Nebeneinander von Destruktionen und reparativen Knochenbildungen.

d) Gelenksyphilis

Gelenkerkrankungen im Sekundärstadium der Lues bieten das klinische Bild von Gelenkschmerzen mit mäßigen Schwellungen. Gleichzeitige Manifestation an mehreren Gelenken ist möglich. Häufig besteht hohes Fieber. Im Tertiärstadium ist das befallene Gelenk aufgetrieben, die Haut darüber gespannt und blaß, die Weichteilkonturen verstrichen und die Gelenkfunktion gestört. Bei Gelenkerguß spricht man von Hydrops syphiliticus, bei fehlendem Erguß von Arthritis sicca. Schmerzen können fehlen.

e) Tabische Arthropathie
(s. Kapitel Neurogene Osteoarthropathien, S. 115)

Therapie

Für sämtliche Formen der syphilitischen Skelettmanifestationen (wie auch für alle anderen luetischen Erkrankungen) ist Penicillin das Mittel der Wahl. In der Therapie der Lues hat dieses souveräne Antisyphilitikum einen Wandel gebracht. Allgemein wird eine Injektionskur von täglich 1 Mega durch drei Wochen empfohlen. Die gelegentlich einsetzende Herxheimer-Reaktion ist harmlos und kann durch einen vorbeugenden Kortikoidstoß unterdrückt werden.

Bei Penicillin-Überempfindlichkeit haben sich Tetrazykline bewährt, die im nekrotischen Knochen nachgewiesen werden können.

Bei Lues connatalis ist die Prophylaxe von größter Bedeutung. Jede Schwangere sollte im vierten bis fünften Lunarmonat serologisch untersucht werden. Bei positiver Serologie ist mit Penicillin zu behandeln, wobei das Medikament in den fetalen Kreislauf übertritt.

Nach der antibiotischen Behandlung der Lues werden die Seroreaktionen kontrolliert. Ein negativer Nelson-Test beweist die völlige Heilung.

3. Arthritis gonorrhoica

Die meist serofibrinöse oder serös-eitrige gonorrhoische Gelenkentzündung verläuft überwiegend monoartikulär und befällt vor allem das Knie-, Hüft- oder Ellbogengelenk. Klinisch bestehen die Zeichen einer hochakuten Entzündung und äußerst heftige Schmerzen. Die Ruhigstellung des betroffenen Gelenkes führt häufig zu Kontrakturen bzw. Ankylosen. Ohne rechtzeitige Behandlung kann sich ein destruierendes Gelenkempyem oder als schwerste Komplikation die gonorrhoische Kapselphlegmone entwickeln.

Therapie

— Ruhigstellung während der akuten Entzündungsphase
— Punktion größerer Gelenkergüsse
— Antibiotika in hohen Dosen

XI. Erkrankungen des rheumatischen Formenkreises

Eine eindeutige Klassifizierung der sogenannten rheumatischen Erkrankungen ist wegen der vielfach unklaren Ätiologie und Pathogenese dieser Krankheitsbilder nicht möglich. Hier wird die im derzeitigen Schrifttum übliche Einteilung wiedergegeben:

A. Entzündlicher Rheumatismus: Rheumatisches Fieber, Chronische Polyarthritis (Rheumatoide Arthritis), Spondylarthritis ankylopoetica,

B. Degenerativer Rheumatismus: Arthrose, Spondylarthrose, Polyarthrose.

C. Extraartikulärer Rheumatismus (Weichteilrheumatismus): Muskelrheumatismus, Tendinose, Tendinitis, Neuralgie, Neuritis, Entzündliche Erkrankungen des subkutanen und periartikulären Bindegewebes, Bursitis.

A. Entzündlicher Rheumatismus

1. Rheumatisches Fieber
(Akute Polyarthritis, Polyarthritis rheumatica acuta)

Definition

Allgemeinerkrankung als Ausdruck einer allergisch-hyperergischen Reaktion gegen beta-hämolytische Streptokokken der Gruppe A bzw. deren Toxine.

Ätiopathogenese

Die sensibilisierende Streptokokkeninfektion — meist handelt es sich dabei um eine Infektion des Rachens oder der oberen Luftwege — geht der Erkrankung mit einer Latenzzeit von 6 bis 35 Tagen voran (Rammelkamp und Stolzer). Ort der Antigen-Antikörper-Reaktion ist das Bindegewebe.

Pathologisch-anatomisch sind drei Stadien zu unterscheiden (Klinge):

a) Exsudative Frühphase (fibrinoide Verquellung von kollagenen Fasern)
b) Rheumatisches Granulom. Palisadenförmige Aufreihung von epitheloiden Zellen um die fibrinoide Verquellung
c) Narbenphase. Ersatz des Granuloms durch Narbengewebe.

Klinik

Die Erkrankung tritt im Schulalter auf und betrifft beide Geschlechter gleich häufig. Das klassische Krankheitsbild des rheumatischen Fiebers zeigt folgende Symptome:

— Polyarthritis (akut bis subakut auftretende schmerzhafte Gelenkschwellungen. Flüchtige Arthralgien ohne Entzündungszeichen werden beobachtet. Vorwiegend Befall der großen Gelenke)
— Karditis (Endo-, Myo-, Peri- oder Pankarditis, oft subklinischer Verlauf)
— Chorea minor (entzündlich-allergische Spätmanifestation des rheumatischen Fiebers im Striatumbereich. Vorwiegend sind Mädchen zwischen dem 6. und 13. Lebensjahr betroffen)
— Subkutane Rheumaknötchen (vorwiegend an Strecksehnen, über Knochenvorsprüngen und der Galea)
— Erythema anulare

Zusätzlich bestehen die klinischen Allgemeinsymptome einer fieberhaften Erkrankung.

Röntgen

In der Regel uncharakteristisch.

Labor

BSG stark erhöht, Leukozytose, Anämie, C-reaktives Protein positiv, Serum-Elektrophorese pathologisch, Serum-Eisen vermindert, Serum-Kupfer erhöht.
In vier Fünftel der Fälle Antikörper gegen Streptokokkenenzyme nachweisbar (Antistreptolysin 0 = ASLO, Antistreptokinase = ASK u. a. Maximalwerte des ASLO-Titers werden etwa vier Wochen nach Beginn des Streptokokkeninfektes erreicht).

Differentialdiagnose

Infektarthritis, Rheumatoide Arthritis, Osteomyelitis, Lupus erythematodes.

Therapie

Penicillin (hochdosiert über 10 Tage), Salizylate, Kortisonoide bei schwerem Verlauf.

2. Chronische Polyarthritis
(Rheumatoide Arthritis, Primär chronische Polyarthritis,
Chronisch entzündlicher Gelenkrheumatismus)

Definition

Chronisch entzündliche Erkrankung mit schubweisem Verlauf und Tendenz zu Versteifung in Fehlstellung. Der Prozeß beginnt polyarthritisch und schreitet symmetrisch fort. Die chronische Polyarthritis betrifft jedoch nicht nur die Gelenke, sie ist vielmehr eine Allgemeinerkrankung der mesodermalen Gewebe mit primär entzündlichem und primär nekrotisierendem Charakter (Fassbender).

Ätiologie

Die Ätiologie der Erkrankung ist bis heute nicht bekannt. Die Hypothesen reichen vom viralen oder bakteriellen Infekt über das autoimmunologische Geschehen bis zur Psychosomatose (Prick, van de Loo). Einige für viele Poly-

10*

arthritiker geltende Gemeinsamkeiten bestehen jedenfalls. Sie können als Risikofaktoren bezeichnet werden.

Arthritis-Risikofaktoren (nach Günther):
— Vererbung (familiäre Häufung)
— Weibliches Geschlecht
— Lebensalter (Abwehrlage, Hormone)
— Streß (psychosomatische Überlastung, veränderte Streßantwort, Fehladaptation)
— Umwelteinflüsse (geographische Lage, Klima, Wetter, Jahreszeit)
— Infekte (Mykoplasmen, Viren, Impfungen)

Pathogenese

In den letzten Jahren sind vor allem immunpathologische Veränderungen autoaggressiver Natur in den Mittelpunkt des Interesses gerückt. Man ist heute der Auffassung, daß der chronischen Polyarthritis ein autoimmunologischer Mechanismus zugrunde liegt, wofür neben dem Vorhandensein von Immunkörpern vor allem das Phänomen der Selbstunterhaltung dieser Erkrankung spricht. Damit stellt sich gleichzeitig die Frage, ob als auslösender Faktor der immunologischen Vorgänge die Viruserkrankung zu gelten hat, was beispielsweise van Loghem annimmt. Hier bleiben weitere Untersuchungen abzuwarten.

Als wahrscheinlich zutreffend gilt derzeit folgender Entstehungsmodus (Miehlke):

Unter nicht geklärten Umständen gewinnen körpereigene Gewebebestandteile Antigencharakter und gelangen via Blutbahn in das Gelenk. Das Antigen — Böni nimmt einen durch „long acting"-Viren, physikalische oder genetische Faktoren veränderten autologen IgG-Immunkörper an — wird im Gelenk abgelagert und stimuliert die Plasmazellen der Synovialis zur Bildung von Antikörpern.

Der entstehende Antigen-Antikörper-Komplex wirkt nun seinerseits als Antigen und regt die Bildung von Makroglobulinen vom IgM- bzw. IgG-Typ an, die als Rheumafaktoren in Serum und Synovia nachgewiesen werden können. Rheumafaktoren wirken als Antikörper-Antikörper. Sie bilden IgG-Komplexe, die von Leukozyten und Makrophagen phagozytiert werden.

Durch die Phagozytose der Immunkomplexe werden lysosomale Fermente frei, die ihrerseits wieder in beschleunigtem Maße autologe Gewebebestandteile verändern und damit das gesamte kompetente Immunsystem zur Antikörperbildung anregen.

Im Gelenk ist die Phase der Bildung von Antikörpern und Immunkomplexen durch die klassische Synovitis charakterisiert. Weitere entzündliche Prozesse entstehen an Sehnenscheiden und Bursen, seltener auch an Perikard und Pleura. Daneben finden sich als möglicherweise typisches morphologisches Substrat der chronischen Polyarthritis primär nekrotisierende Prozesse in der Tiefe unterschiedlicher Gewebe (Fassbender).

Pathologie

Auf Grund der vermutlich immunogenen Schädigung der Kapillarendothelien der Synovialis kommt es zum Plasmaaustritt und damit zur Ablagerung von

Fibrin im Gelenk. Dies stellt einen Reiz für die Deckzellen der Synovialis dar. Es kommt zur starken Proliferation dieser Zellen. Fassbender bezeichnet diesen Vorgang als *mesenchymoide Transformation*. Die abnorm rasch wachsenden Zellverbände schieben sich über den Gelenkknorpel und zerstören ihn. Schließlich wandeln sich die Zellen in Fibroblasten um und bilden kollagene Fasern.

Neben diesem primär entzündlichen Vorgang können in typischen Fällen primäre Gewebsnekrosen mit umgebenden palisadenartig geordneten Bindegewebszellen (Rheumaknoten) entstehen. Der zentralen Nekrose liegen aufgequollene kollagene Fasern zugrunde, die sich färberisch wie Fibrin verhalten (fibrinoide Nekrose). Für die Entstehung dieser charakteristischen Nekrosen im mesodermalen Gewebe (Gelenkkapsel, Sehnen, Kutis, Gefäßwand, Myokard) dürften eingelagerte Immunkomplexe verantwortlich sein (Fassbender).

Klinik

Die Erkrankung betrifft vorwiegend Frauen im fünften Dezennium (Frauen : Männer = 2—4 : 1), kann in seltenen Fällen aber auch bereits im Kindesalter auftreten. Die Häufigkeit in der Gesamtbevölkerung liegt bei 1—3%.

Der Beginn der chronischen Polyarthritis ist in der Regel schleichend und eher unauffällig. Prodromalsymptome, wie Ermüdbarkeit, Appetitlosigkeit, Schwitzen, vasomotorische Störungen in Form von Parästhesien und Akrozyanosen, unspezifische Arthralgien und allgemeines Krankheitsgefühl können der Manifestation der cP über Monate vorausgehen.

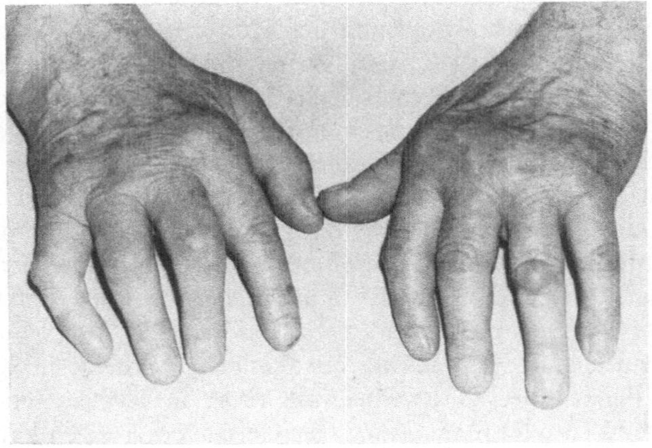

Abb. 62. Symmetrische chronische Polyarthritis mit Befall der Grund- und Mittelgelenke

Zunächst werden klassischerweise mehrere Finger- und Zehengelenke symmetrisch befallen. Das charakteristische Zeichen des Frühstadiums ist die fluktuierende weiche Gelenkschwellung, die durch eine Verdickung der Kapselsynovialis und durch das Exsudat der entzündlich veränderten Gelenkinnenhaut hervorgerufen wird. Diese Phase der entzündlichen Proliferation entspricht dem **Stadium I** der Erkrankung (Einteilung nach Steinbrocker).

Im **Stadium II** kommt es zu beginnender Muskelatrophie vorwiegend im Bereich der kleinen Handmuskeln, zu chronischen Tendovaginitiden und Bewegungseinschränkungen der Gelenke.

Das **Stadium III** ist durch Knorpel- und Knochendestruktionen mit beginnenden Gelenkdeformationen (Subluxationen) gekennzeichnet. Die Muskelatrophie ist ausgeprägt, der Handrücken zeigt durch Atrophie der Musculi interossei muschelförmige Exkavationen. Gelegentlich finden sich Rheumaknoten. Je nach Aktivität der Erkrankung stellen die Stadien II und III die destruktive bzw. degenerative Phase der cP dar. Kennzeichnend für die Degenerationsphase ist die Entwicklung von Sekundärarthrosen.

Im **Stadium IV** (Terminalstadium, Stabilisationsphase) kommt es zu fibrösen oder knöchernen Ankylosen.

Typische Merkmale:

Als Gänsslensches Zeichen gilt der sogenannte Begrüßungsschmerz, der schon im Frühstadium durch den Händedruck auf die Fingergrundgelenke hervorgerufen wird. In späteren Stadien findet man weiters eine Ulnardeviation der Finger durch den ulnarwärts gerichteten Zug der Flexoren- und Extensorensehnen der Fingermuskulatur. Die Intrinsicmuskeln (Interossei, Lumbricales) neigen zu Kontrakturen.

Unter der sogenannten Schwanenhalsdeformität wird eine Überstreckung der Fingermittelgelenke (PIP) und Beugung der Fingerendgelenke (DIP) verstanden. Als Knopflochdeformität bezeichnet man eine Schädigung des Mittelzügels und der aszendierenden Fasern der Streckaponeurose mit Beugung im Mittelgelenk und Überstreckung des Endgelenkes. Der polyarthritisch veränderte Daumen ist durch Adduktion des Metakarpale I im Sattelgelenk mit Subluxation des Metakarpale nach radial bzw. durch Beugestellung des Daumengrundgelenks und (extreme) Überstreckung des Interphalangealgelenks („ninety-to-ninety deformity", „Entenschnabeldeformität") gekennzeichnet (Gschwend). Häufig ist das Caput-ulnae-Syndrom, ein deutlich prominentes Ulnaköpfchen nach dorsal. Im Röntgenbild zeigt sich dabei im seitlichen Strahlengang eine Achsenverschiebung der Hand nach volar gegenüber der Ulna.

Bei Manifestation der cP am Fuß resultiert ein schmerzhaft kontrakter Spreizfuß. Die übrigen Gelenke bieten das Bild einer chronischen Entzündung. Nur ausnahmsweise wird das Hüftgelenk befallen.

Klinisch bedeutsam ist der Befall der kleinen Wirbelgelenke. Die Manifestation im Bereich der Halswirbelsäule rückt in letzter Zeit offenbar in den Vordergrund (Boyle). Auf Grund der Gefügelockerungen kann es zu Subluxationen und damit zu Kompressionssyndromen mit schweren neurologischen Ausfallserscheinungen kommen.

Weichteilveränderungen in Form von subkutanen Knoten sind eher selten. Als charakteristisch für die chronische Polyarthritis werden symmetrisch auftretende Knoten vor allem an der Unterarmstreckseite unterhalb der Ellbogengelenke angesehen. Häufig bestehen ein Palmarerythem, vermehrte Schweißsekretion und trophische Veränderungen der Nägel. Weiters sind Haut- und Muskelatrophien, entzündliche Gefäßveränderungen, Neuropathien, rheumatoide Kompressionssyndrome des Nervus medianus und Nervus ulnaris, Tenosynovitiden und die sogenannte Bakerzyste (Poplitealzyste) zu nennen (dabei handelt es sich um eine zystische Erweiterung der Kapsel des Kniegelenkes, seltener der Bursa gastrocnemiosemimembranosa oder der Bursa semimembranosa).

Zusätzlich werden die Symptome einer akralen Störung der Vasomotorik, mitunter auch klinische Zeichen organischer Durchblutungsstörungen mit punktförmigen Hautnekrosen beobachtet.

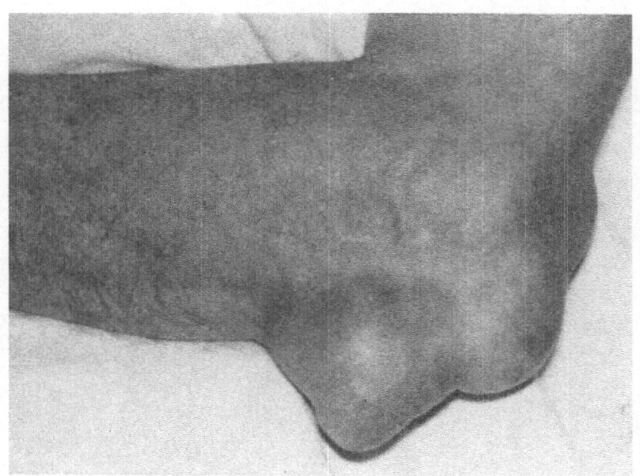

Abb. 63. Subkutaner Rheumaknoten an der Streckseite des Ellbogens

Von den viszeralen Manifestationen der cP steht die Perikarditis an erster Stelle. Myokarditiden und vor allem Endokarditiden sind ebenso selten wie Beteiligung anderer innerer Organe (Erkrankungen des Magen-Darm-Traktes, der Nieren, Leber, Lungen oder Augen).

Schmerzcharakter und Verlauf:

Typisch sind lange andauernde Morgensteifigkeit der Gelenke und langsam wandernde Gelenkbeschwerden. Der akute Schub einer cP beginnt mit der deutlichen Verstärkung von Allgemeinsymptomen und Zunahme der Gelenkschwellungen mit Erguß und heftigen Schmerzen. Die BSG nimmt ebenso zu wie die Leukozytenzahl und die Alpha-2-Globuline.

Entsprechend dem uneinheitlichen Verlauf der cP werden folgende Formen unterschieden: langsam fortschreitende Form, schubweise progrediente Form, chronisch progrediente Form.

Bei Organbeteiligung und schwerer Verlaufsform wird von einer malignen oder lupoiden cP gesprochen.

Lokalisation

Im Vordergrund steht der Befall der Fingergelenke, mit deutlichem Abstand folgen Kniegelenke, Hand-, Sprung-, Schulter- und Zehengelenke.

Röntgen

Im Stadium der Knorpelzerstörung kommt es zu einer Verengung des anfangs oft etwas verbreiterten Gelenkspaltes. In vielen Fällen erscheint schon frühzeitig eine bandförmige Osteoporose vorwiegend im Bereich der Fingergelenke. An den Umschlagstellen der Gelenkkapseln entstehen die ersten Destruktionen (Erosionen, Usuren, Zysten). Als Prädilektionsstellen für früh erkennbare destruktive Veränderungen gelten die radialen Anteile der Köpfchen des ersten und fünften Mittelhandknochens sowie die Processus styloidei ulnae (Albrecht).

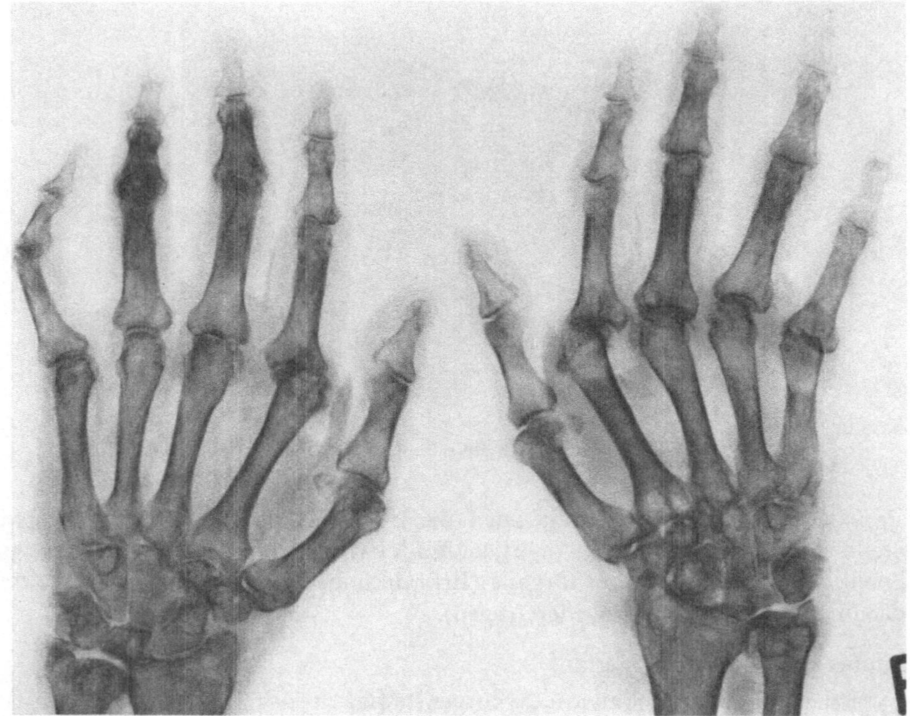

Abb. 64. Fortgeschrittene entzündliche Gelenkdestruktionen beider Hände bei progredient chronischer Polyarthritis

In Gelenknähe finden sich anfänglich diskrete Periostreaktionen. Völlige Zerstörung der Finger- und Metakarpalgelenke mit Subluxationen oder Luxationen und Verkürzung der Diaphysen gehören der Spätphase an.

Beim seltenen Befall des Hüftgelenkes — um so häufiger, je länger die chronische Polyarthritis beim Erwachsenen besteht — findet man diffuse Osteoporose mit gleichmäßiger Verschmälerung des Gelenkspaltes, Protrusio acetabuli, Zysten und die typische Halskrausenbildung der arthritischen Arthrose. Der radiologische Aspekt der übrigen Gelenke ist der einer Arthritis, wobei vor allem großzystische Veränderungen den Verdacht auf das Vorliegen einer cP lenken können.

Diagnostik

Rheumaserologie: Die rheumaserologischen Reaktionen zum Nachweis des Rheumafaktors stellen als ergänzende Maßnahmen zur klinischen und röntgenologischen Symptomatik eine wertvolle Hilfe dar. Gebräuchliche Agglutinationsreaktionen sind der Latex-Fixationstest und der Waaler-Rose-Test. Beide Methoden sind nicht spezifisch, da Rheumafaktoren auch bei Kollagenosen und Infektionskrankheiten nachgewiesen werden können und andererseits negative Teste eine cP nicht ausschließen. Typische Verlaufsformen sind eher seropositiv, wobei der Titer der Rheumafaktoren keinen Hinweis auf die Aktivität der cP gibt. Bei seronegativen Formen gelingt mitunter ein positiver Nachweis im Gelenkpunktat.

In 20% der Fälle werden antinukleäre Faktoren nachgewiesen (Thumb et al., Feltkamp et al.).

In 40—60% treten Antikörper gegen Kollagen auf (Steffen).

CRP: Das C-reaktive Protein ist ein Lipoprotein, das in der Elektrophorese zwischen der Beta- und Gamma-Globulinfraktion wandert. Es ist normalerweise nicht nachweisbar und als Antwort des Organismus auf einen Reiz anzusehen. Das CRP stellt zusammen mit dem ASLO einen wichtigen diagnostischen Befund vor allem beim akuten rheumatischen Fieber, aber auch beim akuten Schub der cP dar.

Blutbild: Leichte Leukozytose, hypochrome oder normochrome Anämie.

BSG: Korreliert als wichtiger Parameter weitgehend mit der Aktivität des Prozesses.

Elektrophorese: Im akuten Krankheitsstadium kommt es zur Vermehrung der Alpha-2- und Beta-Globuline, beim Übergang in die chronische Verlaufsform zur Zunahme der Gamma-Globuline als Zeichen der erhöhten Bildung von Antikörpern.

Eisenspiegel: Im allgemeinen erniedrigt. Die Eisenbindungskapazität zeigt normale bis leicht herabgesetzte Werte.

Kupferspiegel: Normal oder leicht erhöht.

Synovia-Analyse:
— Allgemeine Eigenschaften: Normale Synovia ist klar und hell. Entzündliche Veränderungen bedingen Trübung und Gelbfärbung
— Viskosität ↓ (je entzündlicher der Erguß, desto stärker ist die Viskosität herabgesetzt)
— Zellzahl: ↑ (Werte ab 6000 Zellen pro ml gelten als beweisend für entzündliches Exsudat — Schilling)
— Eiweiß: ↑
— Komplement: ↓
— Mikroskop: Rhagozyten (Granulozyten und Makrophagen mit hell aufleuchtenden Einschlüssen). Gelten als RA-Zellen (Rheumatoid-Arthritis-Zellen), wenn bezogen auf die Granulozyten des Gesichtsfeldes 20% Rhagozyten nachweisbar sind (Hemmer und Gamp, zit. nach Schilling)

Differentialdiagnose

a) Arthritis psoriatica

Die Hauterkrankung geht der Gelenkmanifestation meist längere Zeit voraus, sie kann jedoch bei voll ausgebildeten Gelenkentzündungen auch fehlen. Die Psoriasis-Arthritis befällt die distalen Interphalangealgelenke (Transversaltyp) oder auch alle Gelenke eines Fingers oder einer Zehe (Axialtyp). Die Erkrankung, als deren Ursache allergisch-immunologische Prozesse und Stoffwechselstörungen zur Diskussion stehen, verläuft akut bis subakut und betrifft beide Geschlechter etwa gleich häufig. Sie führt zu regellosen Deviationen der befallenen Finger und Zehen. Die erkrankten Gelenke sind aufgetrieben und in ihrer Funktion zumeist erheblich eingeschränkt. Die Progredienz der Arthritis psoriatica übersteigt die der chronischen Polyarthritis bei weitem und führt in vielen Fällen innerhalb von wenigen Jahren zu Mutilationen durch Akroosteolysen.

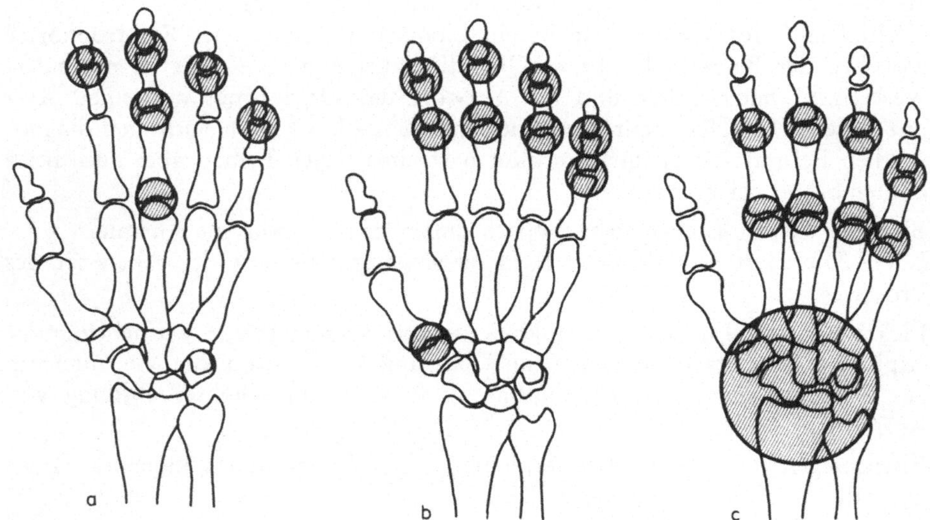

Abb. 65. Gelenkbefallmuster der Hand bei *a* Arthropathia psoriatica, *b* Polyarthrose und *c* chronischer Polyarthritis. — Nach Albrecht, H. J.

Wie die Reitersche Erkrankung, neigt die Arthritis psoriatica auch zum Befall der Wirbelsäule und der Kreuzdarmbeingelenke. Typisch ist weiters die Neigung zu entzündlichen Erkrankungen der Sehnen- und Bandansätze.
Das Röntgenbild zeigt Osteolysen, knöcherne Ankylosen, Usurierungen, Periostitiden und ossifizierende Tendinitiden. Bei Befall der Wirbelsäule knöcherne Intervertebralspangen, bei uni- oder bilateraler Miterkrankung der Kreuzdarmbeingelenke „buntes" Sakroiliakalbild (Dihlmann) wie bei ankylosierender Spondylitis (siehe S. 159).
Rheumafaktoren und antinukleäre Faktoren sind nicht nachweisbar, die übrigen Laborbefunde entsprechen denjenigen einer chronischen Polyarthritis.

b) Spondylitis ankylopoetica

c) Erythematodes

d) Dermatomyositis

e) Sklerodermie

f) Akutes rheumatisches Fieber

g) Gicht

h) Akute spezifische und unspezifische Arthritiden

i) Morbus Reiter

j) Polyarthrose

Diese idiopathische Systemerkrankung des hyalinen Knorpels manifestiert sich in knotigen Verdickungen der beiden distalen Gelenketagen der Finger und befällt überwiegend Frauen um das 50. Lebensjahr. Als ursächliche Faktoren werden hormonelle, metabolische und neurogene Störungen diskutiert. Gleichzeitiges Vorkommen von deformierenden Arthrosen anderer Gelenke ist die Regel.

Der schleichende polyartikuläre Beginn der Polyarthrose erschwert die Abgrenzung zur chronischen Polyarthritis. Schubweise Verlaufsformen werden hingegen nicht angetroffen. Als typisch kann das Fehlen einer echten Synovitis und die nur kurze Zeit andauernde Morgensteifigkeit gelten. In seltenen Fällen kommt es zu erheblichen Destruktionen vorwiegend im Bereich der Fingermittelgelenke (destruierende Formvariante der Polyarthrose).

k) Heberden-Arthrose (siehe S. 373)

Die sogenannten Heberdenschen Knoten liegen an der Dorsalseite der distalen Interphalangealgelenke. Für ihre Entstehung wurde ein geschlechtsgebundener Erbgang nachgewiesen. Es handelt sich dabei um knorpelig-knöcherne Wucherungen an der proximalen Basis der Endphalanx, die zur Funktionsstörung der DIP und schließlich zu Achsenabweichungen der Endglieder in Beugestellung führen. Die Erkrankung verläuft schleichend über Jahre, stärkere Schmerzen bestehen im allgemeinen nur im Frühstadium.

l) Rhizarthrose

Als Rhizarthrose (Forestier) wird eine degenerative Veränderung im Karpometakarpalgelenk des Daumens zwischen dem Metatarsale I und dem Os trapecium bezeichnet. Der Daumen zeigt die hierfür charakteristische Z-Form. Die Erkrankung befällt vorwiegend Frauen im Klimakterium.

Therapie

Konservativ: Die Bedeutung der *physikalisch-therapeutischen Maßnahmen* wird gelegentlich unterschätzt. Sie stellen — bei Koordinierung mit der medikamentösen und chirurgischen Therapie — jedoch einen wichtigen Faktor in der Behandlung fast aller rheumatischen Erkrankungen dar.

Die Wirkungsfaktoren der physikalischen Therapie sind vielfältig:
— Thermische Faktoren (Kälte- und Wärmeanwendungen)
— Elektrische Faktoren (Nieder- und Hochfrequenztherapie)
— Mechanische Faktoren (klassische Massage, Segmentmassage, Krankengymnastik, Ergotherapie)

Dazu kommen noch
— Balneotherapie (z. B. Solbäder, Schwefelbäder, Peloide, radioaktive Heilquellen)
— Klimakuren (warmes und stabiles Wetter)

Tabelle 5. *Behandlungsplan der physikalisch-therapeutischen Maßnahmen entsprechend den Aktivitätsstadien der Erkrankung.* (Nach Baumgartner)

Stadium	Akut	Subakut	Chronisch
Lagerung	+ (präventiv, korrektiv)	—	—
Hydro-Thermo-Therapie	Kühle Wickel, Packungen, Waschungen	Lauwarme Wickel, Packungen, Teilbäder, Heublumenzusatz	Warme Wickel, Packungen, Bäder, KW
Massage	Milde Streichmassage	Entspannende Massage	Klassische Massage
Bewegungstherapie	Passive Mobilisation, Isometrie	Aktiv-passive Mobilisation	Beheben von Kontrakturen, Haltungskorrektur, UW-Gymnastik
Ergotherapie	—	—	Funktionell gezielte Behandlung, Aids, dynamische Schienen.
Badekur, Klimakur	—	—	Ort mit stabiler Wetterlage und umfassenden Einrichtungen zur Rehabilitation

Die Möglichkeiten der *medikamentösen Behandlung* der primär chronischen Polyarthritis werden im Kapitel Konservative Behandlungsmöglichkeiten besprochen (siehe S. 563).

Operativ

1. Präventive Maßnahmen

a) Operative Synovektomie (Synovialektomie). Frühzeitig eingesetzt, ist die präventive Synovektomie eine anerkannt wirkungsvolle therapeutische Maßnahme. Mit der Entfernung der Synovialmembran wird jedoch nur das Erfolgsorgan und nicht die Ursache der cP beseitigt, wodurch — soweit dies die spezifische Ätiopathogenese der Erkrankung nicht von vornherein ausschließt — eine Einstufung als Basistherapie nicht gerechtfertigt sein kann.
Der Erfolg dieser Operation hängt von der Radikalität des Eingriffes ab. Prinzipiell ist die möglichst frühzeitige Synovektomie anzustreben, wobei jedoch abgewartet werden muß, ob eine adäquate konservative Therapie die Progredienz der Erkrankung nach relativ kurzer Zeit zu hemmen in der Lage ist. Böni empfiehlt die Operation nach mehrmonatiger vergeblicher konservativer Therapie im Stadium I und II, Laine und Vainio führen den Eingriff nach drei bis sechs Monaten erfolgloser unblutiger Behandlung durch.
Prognostische Aspekte der Frühsynovektomie (Klein et al.):
— Günstige Beeinflussung der Krankheitsaktivität
— Schmerzerleichterung bzw. Schmerzfreiheit
— Senkung der Gelenktemperatur
— Beseitigung von Schwellungen und Ergüssen
— Zunahme der Beweglichkeit und der Muskelkraft
— Dosisreduzierung von Antirheumatika, Vermeidung von Kortikoidgaben
— Vermeiden frühzeitiger Arthroplastiken
— Positiver psychischer Effekt

b) Chemische Synovektomie. Zumindest temporäre Remissionen können mit der sogenannten chemischen Synovektomie erreicht werden. Ziel dieses unblutigen Verfahrens ist es, proliferiertes Gewebe zu zerstören und den Aufbau einer neuen Synovialmembran zu ermöglichen. Als chemische Agentien haben sich Radioisotopen (Yttrium-Kolloid) und die stark ätzende Osmiumsäure bewährt (Boussina *et al.*, Oka *et al.*, Delbarre u. a.).

2. Operative Maßnahmen bei polyarthritisch zerstörten Gelenken

a) Spätsynovektomie mit Debridement

b) Stabilisierende Eingriffe (Arthrodese)
Die Entwicklung der endoprothetischen Chirurgie verringert die Indikationen für operative Gelenkversteifungen. Ziel der Arthrodese ist die schmerzfreie Stabilität. Ihre Anwendung bleibt in der Regel besonders belastungsintensiven Gelenken vorbehalten, bei denen aus welchen Gründen immer eine Arthroplastik nicht durchgeführt werden kann. Prinzipiell gilt die Forderung nach voller Funktionsfähigkeit der benachbarten Gelenke und der entsprechenden Gelenke der Gegenseite.

c) Resektionsarthroplastik

d) Gelenkersatz (Teil- oder Totalprothese)

Prognose

Die cP zeigt eine gewisse Tendenz zur Amyloidose, die wohl darauf zurückzuführen ist, daß beide Erkrankungen immunschwache Individuen betreffen. Abgesehen von dieser Komplikation und schweren Verlaufsformen mit Organbeteiligungen, ist die Prognose vor allem bei seronegativen Verlaufsformen quoad vitam gut. Die Heilungsaussichten der Erkrankung sind jedoch gering. In einem nicht unbeträchtlichen Prozentsatz aller Patienten führt die cP zur teilweisen oder totalen Invalidität. Damit tritt zum somatisch-psychischen und sozialen Aspekt des Krankheitsbildes auch eine erhebliche volkswirtschaftliche Bedeutung, wie eine große Anzahl von epidemiologischen Untersuchungen gezeigt hat.

3. Sonderformen der chronischen Polyarthritis

a) Juvenile chronische Polyarthritis

Definition
Chronische Form der Polyarthritis bei Kindern.
a) Juvenile chronische Polyarthritis sensu strictiore (ohne viszerale Beteiligung).
b) Still-Syndrom (viszerale Verlaufsform).

Ätiopathogenese
Ungeklärt.

Klinik

Die nicht viszerale Verlaufsform (Kölle) zeigt meist einen langsam progredienten Verlauf mit schleichender mono- oder polyartikulärer Manifestation.

Allmählich kommt es zu Bewegungseinschränkung und morgendlicher Gelenksteifigkeit.
Das Still-Syndrom setzt in typischen Fällen als vital-bedrohliches Zustandsbild mit hohem Fieber und Entwicklung eines typischen Exanthems ein. Als Zusatzkriterien für die viszerale Verlaufsform gelten Hepatosplenomegalie, Lymphknotenschwellung, Leukozytose, Erythema multiforme rheumatoides, Myokarditis und Perikarditis (Kölle).
Beide Verlaufsformen können von einer rheumatischen Iridozyklitis begleitet werden.
Die Gelenkbeteiligung unterscheidet sich von der chronischen Polyarthritis des Erwachsenen durch den häufigen Befall größerer Gelenke (mit monoartikulärem Beginn) und der Halswirbelsäule, der Kreuzdarmbeingelenke in etwa 30% der Fälle sowie der Temporomandibular- und Fingerendgelenke.
Komplikation: Amyloidose.

Röntgen

Wie chronische Polyarthritis. Bei Befall der Kreuzdarmbeingelenke: „buntes" Sakroiliakalbild (Dihlmann).

Labor

BSG und Leukozyten erhöht
Rheumafaktoren in 20% der Fälle nachweisbar
C-reaktives Protein positiv.

Differentialdiagnose

Akutes rheumatisches Fieber, tuberkulöse Arthritis, ankylosierende Spondylitis, Arthritiden bei Colitis ulcerosa, Psoriasis.

Therapie

Salizylsäurederivate, Phenylbutazon, Indometacin. Bei schwerer Verlaufsform Anwendung von Steroiden.

b) Reiter-Syndrom

Die Erkrankung ungeklärter Genese (Virus-Ätiologie, Enterale Infektion bzw. Übertragung durch den Geschlechtsverkehr werden diskutiert) betrifft vor allem Männer und beginnt meist zwischen dem 20. und 40. Lebensjahr. Sie ist durch die typische Trias Urethritis-Konjunktivitis-Polyarthritis gekennzeichnet, wobei sich üblicherweise die Polyarthritis zuletzt manifestiert. Sie beginnt vorwiegend subakut und erreicht in etwa drei Wochen ihr definitives Ausmaß (Fehr). Die befallenen Gelenke, vorzugsweise der unteren Extremität, sind schmerzhaft, kapsulär verdickt und in ihrer Funktion oft erheblich beeinträchtigt.
Nicht selten finden sich zusätzlich Manifestationen im Bereich der Kreuzdarmbeingelenke und der Wirbelsäule sowie ossifizierende Periostitiden und Fibroostitiden. Die Prognose der Erkrankung wird durch den Befall des zentralen und peripheren Nervensystems verschlechtert.

Therapie

Salizylate, Phenylbutazon, Kortikoide. Eventuell antibiotische Behandlung der Begleiterkrankung.

c) Felty-Syndrom

Trias: Polyarthritis, Splenomegalie, Leukopenie.

d) Sjögren-Syndrom

Trias: Xerophthalmie, Xerostomie, Polyarthritis.

e) Caplan-Syndrom

Pneumokoniose mit pulmonalen Rumpfherden und chronischer Polyarthritis.

4. Spondylitis ankylopoetica
(Spondylarthritis ankylopoetica, Ankylosierende Spondylitis, Morbus Strümpell-Marie-Bechterew, Morbus Bechterew)

Definition

Chronisch entzündliche Systemerkrankung des Stammskeletts und der stammnahen Gelenke mit nachfolgender knöcherner Versteifung.

Ätiologie

Eine exakte ätiologische Abklärung liegt bis heute nicht vor. Als ursächlich und auslösend werden endogene und exogene Faktoren angenommen. Die genetische Determination der Erkrankung (autosomal-dominantes Gen mit erhöhter Penetranz bei Männern) scheint durch auffallende familiäre Häufung, die Bevorzugung des leptosomen Konstitutionstyps und vor allem durch die Bestimmung der Histokompatibilitätsantigene gesichert. Das männliche Geschlecht überwiegt bei weitem und stellt 80—90% der Erkrankungen.
Exogenen Komponenten wie Infekten — vorwiegend Gonorrhoe, Ruhr und akuter Rheumatismus nach Streptokokkenangina —, extremen Belastungen oder Resistenzminderungen dürfte als Manifestationsfaktoren eine *krankheitsauslösende* Bedeutung zukommen.
Die Spondylitis ankylopoetica (SpA) nimmt im Rahmen der Rheumapathologie eine Sonderstellung ein. Trotz klinischer Ähnlichkeiten ist die Erkrankung nicht als spinale bzw. sakroiliakale Variante der chronischen Polyarthritis, sondern ihrem Wesen nach als eigenständiges und völlig andersartiges Krankheitsbild aufzufassen (Gotsch und Ott, Koch, Ott und Wurm).

Pathologische Anatomie

Der elementare Krankheitsprozeß besteht aus zwei grundlegenden Komponenten variabler Ausprägung und unterschiedlicher morphologischer Dominanz:
Phase I: Chronisch-entzündliche Veränderungen an Rippenwirbel- und Wirbelbogengelenken als Ausdruck einer primär chronischen Synovitis.
Phase II: Metaplastische Ossifikationen im Bereich des Achsenskeletts und seiner unmittelbaren Umgebung.

Dementsprechend bietet der pathologisch-anatomische Befund folgende Veränderungen (Koch):

— Periartikuläre knöcherne Ankylosen überwiegend als enchondrale Ossifikationen

— Chronisch entzündliche Veränderungen als Rundzelleninfiltrate im lockeren Bindegewebe der Wirbelsäule

— Chronische unspezifische Synovitiden der noch nicht verknöcherten kleinen Wirbelgelenke

— Beginn der Bandscheibenossifikationen von der Wirbelrandleiste aus

Pathogenese

Die Auffassungen über die pathogenetische Bedeutung des entzündlichen Prozesses sind uneinheitlich. Unter Berücksichtigung der vorliegenden Theorien schreibt Beneke der initialen Entzündung eine Startfunktion zu, die entweder unmittelbar die Bildung von Knorpel- und Knochengewebe induziere (Aufdermaur, Wurm) oder zunächst zur Destruktion und erst danach zur Ossifikation führe (Forestier, zitiert nach Kaganas). Wurm wies entzündliche Veränderungen in den Synovialstrukturen und im parossalen Bindegewebe nach, die „zu einer vegetativ-neuralen Umsteuerung des trophischen Gleichgewichtes in den Vertebralsystemen führen, die eine Öffnung der morphogenetisch gesetzten Grenzen der Ossifikation zur Folge hat".

Die Gelenkversteifung beginnt zumeist aszendierend (von kaudal nach kranial fortschreitend) in den Kapselansatzstellen der Wirbelbogengelenke. Die Rippen-Wirbelgelenke sind fast regelmäßig mitbetroffen, die Ligamente im Bereich des Achsenorgans verknöchern etwas später. Aus der Ossifikation des Randleistenanulus der Bandscheiben resultiert die Ausbildung der charakteristischen Syndesmophyten vorwiegend im thorakolumbalen Übergang und Lendenbereich. Durch Gefäßeinbrüche von der diskusnahen Wirbelkörperspongiosa kommt es zur Verknöcherung des Nucleus pulposus. Im Wirbelkörper entsteht durch den Schwund der Knochenbälkchen eine frühzeitige Osteoporose. Die Zwischenwirbelkanäle werden konzentrisch eingeengt.

Umbauvorgänge an den Kreuzdarmbeingelenken im Sinne einer chondroiden Metaplasie mit zunehmender knorpeliger bzw. knöcherner Ankylosierung ohne nachweisbare primäre Entzündung stellen ein obligates Frühzeichen dar (in den meisten Fällen doppelseitige Manifestation).

Die zunehmende Verknöcherung der Bandscheiben, Bänder, Intervertebral- und Kostotransversalgelenke führt allmählich zur typischen Bambusstabform der hyperkyphosierten Wirbelsäule.

Nicht selten finden sich zusätzlich destruierend-entzündliche Defekte an den ventralen Abschnitten der Wirbelkörper im Bereich der knöchernen Randleisten (Spondylitis anterior), an der Wirbelkörper-Bandscheiben-Grenze (Spondylodiszitis) und an den Fortsätzen der Wirbelkörper.

Bei Gelenkbeteiligung meist in Form von Oligoarthritiden fällt der häufigere Befall der unteren Extremitäten auf. Die Hüftgelenke erkranken oft beidseits und zeigen eine erhebliche Progressionstendenz mit früher Verknöcherung, während die peripheren Arthritiden in überwiegender Mehrheit vollständig remittieren und zumeist asymmetrisch auftreten (Wagenhäuser). In seltenen Fällen ist die Koxarthritis erstes klinisches Symptom der Erkrankung.

An statisch und funktionell belasteten Band- und Sehnenansätzen finden sich produktive und rarefizierende Fibroostitiden (Dihlmann), die gelegentlich zu differentialdiagnostischen Schwierigkeiten führen können (Arthritis psoriatica, Morbus Reiter, chronische Polyarthritis).

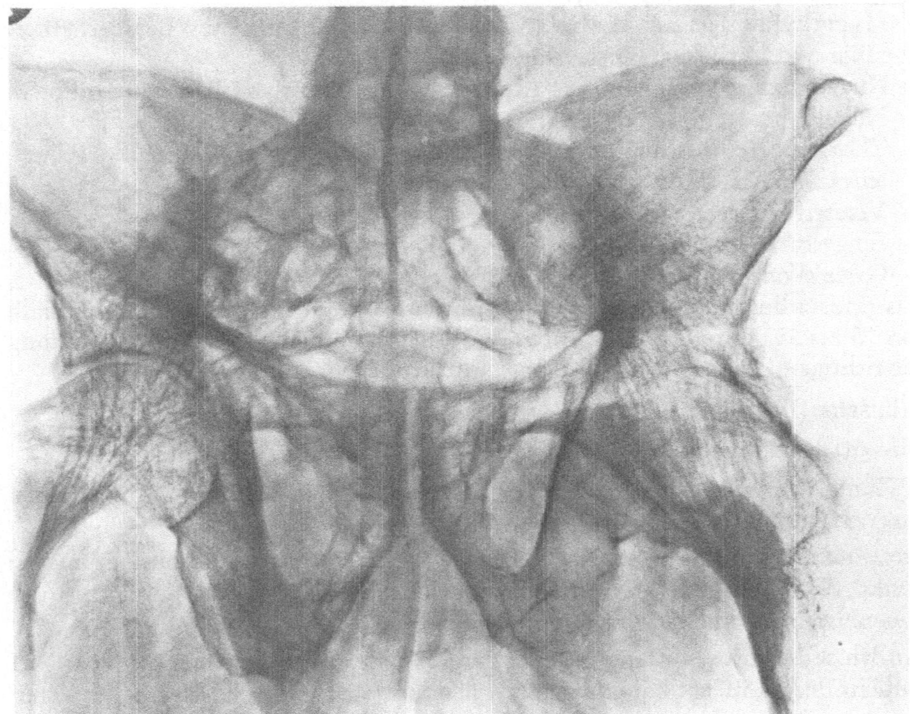

Abb. 66. Spondylitis ankylopoetica, Endstadium. Knöcherne Ankylose der Kreuzdarmbeingelenke, vollständige Versteifung des linken Hüftgelenks und der Lendenwirbelsäule

Klinik

Die Erkrankung beginnt zumeist vor dem 30. Lebensjahr mit tiefsitzenden Rückenschmerzen und pseudoradikulärer Ausstrahlung in die Gesäß- und Oberschenkelregion. Bei etwa 20% der Patienten werden flüchtige Arthritiden an den Extremitäten beobachtet. In frühen Stadien finden sich vieldeutige Allgemeinsymptome, wie Müdigkeit, Schwitzen oder Gewichtsverlust.

Die Erkrankung verläuft nicht kontinuierlich, sondern schubweise mit monatelangen weitgehend schmerzfreien Remissionen. Art und Ausmaß der klinischen Beschwerden und der morphologischen Veränderungen zeigen erhebliche individuelle Schwankungen.

Pathognomonisch sind Lumboischialgien vorwiegend in den frühen Morgenstunden, die den Patienten zwingen, sein Bett zu verlassen, ferner gürtelförmige oder präkordiale Thoraxschmerzen, eingeschränkte Brustwandexkursionen, Fersenschmerzen und Morgensteifigkeit. Die paravertebrale Muskulatur ist anfangs reflektorisch verspannt, im Spätstadium atrophisch. Die Beteiligung der Kreuzdarmbeingelenke mit entsprechenden lokalen und fortgeleiteten Beschwerden kann vorausgesetzt werden. In 25% der Fälle besteht eine begleitende Iritis, seltener werden kardiale Komplikationen (Überleitungsstörungen, Aorteninsuffizienz) beobachtet.

Mit zunehmendem Verlauf bietet die Spondylitis ankylopoetica eine außerordentlich typische Symptomatik:
— Hyperkyphosierung der Brustwirbelsäule mit abgeflachter Lendenwirbelsäule und hyperlordosierter Halswirbelsäule
— Kugelförmig vorgewölbtes Abdomen mit typischer Bauchquerfalte in Nabelhöhe
— Thoraxstarre durch Verknöcherung der Kostotransversalgelenke (eingeschränkte Atembreite des Thorax, Bauchatmung)
— Versteifung der Wirbelsäule
— Eingeschränkter Blickwinkel
— Gelenkkontrakturen

Das Endstadium der SpA entwickelt sich langsam und fortschreitend innerhalb von 15 bis 30 Jahren (Gotsch, Ott). Zwischen Krankheitsbeginn und Erstellung der richtigen Diagnose liegen durchschnittlich sieben Jahre (Saudan).

Klinische Diagnose

Die gezielte klinische Untersuchung orientiert sich an den Leitkriterien.

a) Zum Nachweis der versteiften *Wirbelsäule* stehen mehrere Meßmethoden zur Verfügung:

Im Lendenabschnitt: Messung nach Schober. (Der Dornfortsatz von L 5 und ein Punkt 10 cm kranialwärts werden markiert. Bei Inklination verlängert sich diese Distanz normalerweise um etwa 5 cm.)

Im Brustabschnitt: Messung nach Ott und Wurm. (Der Dornfortsatz von Th 1 und ein Punkt 30 cm kaudalwärts werden markiert. Bei Inklination verlängert sich diese Distanz normalerweise um 3—5 cm.)

Bei SpA mit weitgehend versteiftem Achsenskelett bleiben beide Entfernungen mehr oder weniger unverändert.

Im Halsabschnitt: Messung des Kinn-Jugulum-Abstandes bei Inklination und Reklination. Normalwert: Ventralflexion 0 cm, Dorsalflexion 15 cm.

b) Zum Nachweis der *Thoraxstarre:*

Messung der Atembreite, d. h. der maximalen Differenz zwischen Ein- und Ausatmung (normalerweise 8 cm, bei SpA unter 3 cm).

c) Zum Nachweis der Beteiligung der *Kreuzdarmbeingelenke:*
— Hyperabduktionstest nach Patrick
— Handgriff nach Mennell

Röntgen

Der röntgenologische Befund ist für die Frühdiagnostik von entscheidender Bedeutung. Bei Verdacht auf SpA sind Röntgenbilder des Beckens, der Lenden- und Brustwirbelsäule und allfälliger Schmerzregionen außerhalb des Stammskeletts notwendig, um spätere Kontrolluntersuchungen beurteilen zu können.

Als typische Röntgenzeichen gelten folgende Veränderungen:

Kreuzdarmbeingelenke:

— Gelenkspalt initial verbreitert und verwaschen, Gelenkränder verdichtet (nach Forestier: Pseudoerweiterung).
— Gelenkspalt unregelmäßig („perlschnurartig") konturiert, dichte Randsklerose mit zwischenliegenden Aufhellungsherden.
— Teilweise knöcherne Überbrückung, juxtaartikuläre Sklerose.
— Vollständige Verknöcherung.

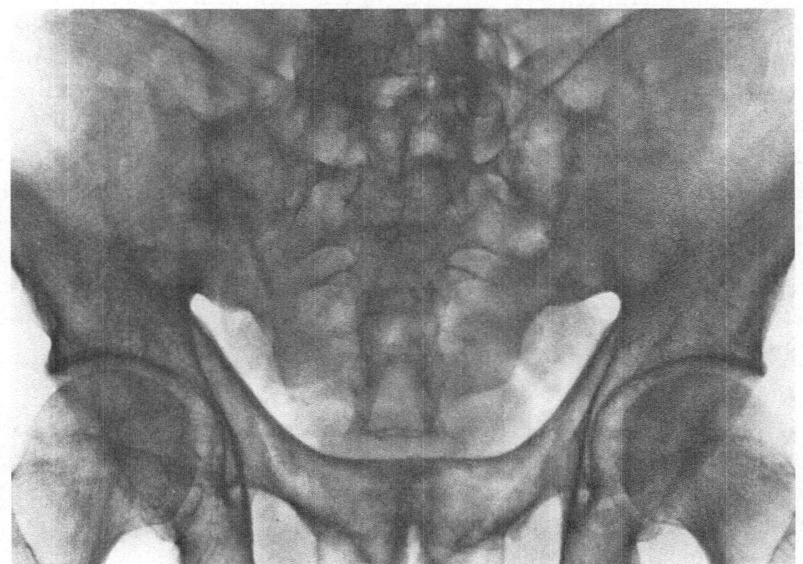

Abb. 67. Sakroiliakalregion ap: Rechts Sakroiliitis mit fleckiger iuxtaartikulärer Sklerose und beginnender Ossifikation. Links knöcherne Ankylose des Gelenkspaltes

Als typisch für die ankylosierende Spondylitis gilt das röntgenologisch schon im Frühstadium erkennbare *gleichzeitige Auftreten* von Destruktions-, Sklerose- und Ankylosezeichen, das von Dihlmann als „buntes" Sakroiliakalbild bezeichnet wird.

Als röntgendiagnostisch weiterführende Alternative bringt die Tomographie in Rückenlage die genannten Veränderungen besonders gut zur Darstellung.

Beim jugendlichen Patienten (80% der Erkrankungsfälle treten zwischen dem 15. und 40. Lebensjahr in Erscheinung) mit primär weitem Gelenkspalt kann die Szintigraphie mit knochenaffinen Radionukliden als Frühdiagnostikum eingesetzt werden.

Wirbelsäule:

Wirbelkörper: Osteoporose, eventuell Keilwirbel- (Brustwirbelsäule) oder Fischwirbelformen (Lendenwirbelsäule). Defektbildungen an den vorderen Wirbelkörperkanten, deren Ausheilung zur sogenannten Kastenwirbelform führt.

11*

Wirbelbogengelenke: Gelenkspalt verschmälert, verwaschen, unregelmäßig konturiert, zunehmender knöcherner Durchbau.

Kostotransversalgelenke: Analoge Veränderungen mit unscharfer Begrenzung, verengtem Gelenkspalt und periarthraler Ossifikation bzw. völliger Synostosierung.

Zwischenwirbelräume: Anulusossifikation unter Bildung von zarten ossären Brücken (Syndesmophyten), die in kranio-kaudaler Richtung von Wirbelkante zu Wirbelkante ziehen. Durch Verschmelzung der Syndesmophyten entsteht das voll ausgeprägte Bild des sogenannten Bambusstabes. Die Erstmanifestation dieser Veränderungen vollzieht sich in der Mehrzahl der Fälle am thorakolumbalen Übergang. An der Lendenwirbelsäule finden sich gelegentlich Knochenusuren in den Wirbelkörperabschlußplatten mit breitem sklerotischen Randsaum und erniedrigten Zwischenwirbelräumen. Diese Spondylodiszitiden können dem peripheren Gelenkbefall vorausgehen und sind differentialdiagnostisch von bakteriellen Infektionen abzugrenzen.

Als weitere Röntgenzeichen haben ossifizierende Fibroostitiden an Darmbeinstacheln, Sitzbeinknorren, Rollhügeln und Fersenbeinen, Symphysenverknöcherungen und — soweit mitbetroffen — entsprechende Umbauvorgänge an großen Körpergelenken zu gelten. Koch findet bei einem Gesamtkrankengut von 665 Fällen die Hüftgelenke 97mal, Knie- und Sprunggelenke 31mal bzw. 23mal miterkrankt.

Labor

— BSG zumeist gering bis mittelgradig, im akuten Schub stärker beschleunigt
— Elektrophorese: im akuten Schub Alpha-2- und Beta-Globuline vermehrt, bei chronischem Verlauf Gamma-Globuline vorherrschend
— Serum-Kupfer erniedrigt, Serum-Eisen erhöht
— Rheumaserologie in der Regel negativ
— ASLO bei Komplikationen (Iritis, Aortenvitien) positiv
— HLA-B-27-Labortest bei 85% der Patienten mit SpA positiv

HLA-B-27-Antigene (humane Leukozyten-Antigene, Histokompatibilitätsantigene) sind Rezeptoren der Zellmembran, an die spezifische Antikörper gebunden werden können. Ihre Bestimmung ist für die SpA nicht beweisend, da diese Antigene auch bei anderen mit dem HLA-Typus assoziierten Erkrankungen, wie Morbus Reiter oder Psoriasis, nachzuweisen sind. Zudem erkranken nicht alle HLA-Träger, da 7—8% der Normalbevölkerung das HLA-B-27 besitzen, jedoch nur 0,5% der Männer eine SpA entwickeln.

Differentialdiagnose

a) Spondylosis hyperostotica (Hyperostose ankylosante vertébrale sénile — Forestier, Rotes Querol)

Die hyperostosierende Form der Spondylosis deformans ist die wichtigste Differentialdiagnose der SpA. Die Erkrankung tritt bevorzugt ab dem 60. Lebensjahr auf, Männer sind deutlich häufiger betroffen. Es kommt dabei zur weitgehend schmerzlosen Versteifung der Wirbelsäule durch kräftige Knochenspangen. Im ausgeprägten Stadium ist im Röntgenbild an den Vorderflächen der Wirbelkörper eine kompakte Knochenmasse zu erkennen, die in fester Verbindung mit den Wirbelkörpern die Bandscheibenränder überbrückt und über der unteren Brustwirbelsäule eine Dicke bis 1 cm erreicht (Ott).

An den Kreuzdarmbeingelenken können Verknöcherungen der Gelenkknorpel
zur ossären Ankylose führen (Dihlmann und Freund). Am Becken finden sich
ossifizierende Fibroostitiden, am Schädel mitunter eine Hyperostosis frontalis
interna (Ott).

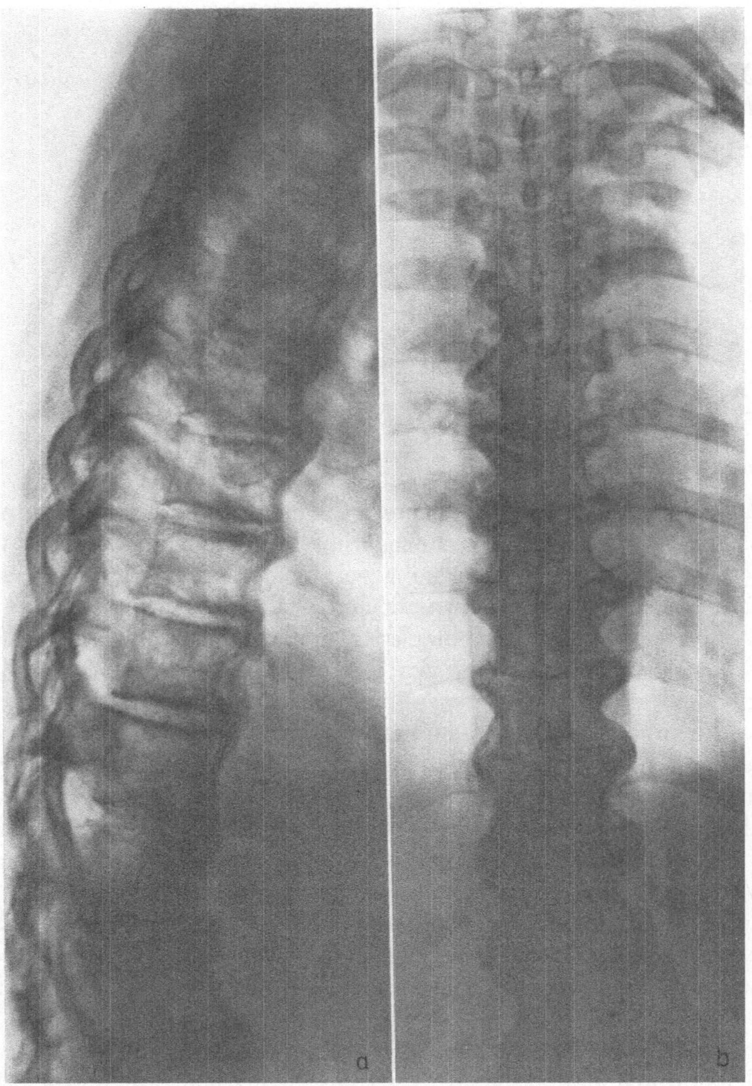

Abb. 68 *a* und *b*. Spondylosis hyperostotica. Brückenbildende ventrale und seitliche
Hyperostosen. „Zuckergußwirbelsäule". Porose der Wirbelkörper

Auffallend häufig bestehen bei den vorwiegend älteren Patienten Korrelationen zur latenten oder manifesten Gicht (Schilling et al.) und zum latenten
oder manifesten Diabetes mellitus (Schoen et al.). Auf Beziehungen zur
Scheuermannschen Krankheit weist Aufdermaur hin.

Die Therapie der Spondylosis hyperostotica, die nosologisch als quantitative Variante der Spondylosis deformans gilt (Ott), umfaßt neben den bei degenerativen Wirbelsäulenerkrankungen üblichen Behandlungsmaßnahmen die Beachtung nachgewiesener Stoffwechselstörungen.

b) Progredient chronische Polyarthritis

c) Psoriasisarthritis

d) Wirbelsäulen- und Kreuzdarmbeingelenk-Erkrankungen bei Colitis ulcerosa und Enteritis regionalis

e) Ostitis condensans ilii

f) Spondylosis deformans

g) Morbus Scheuermann

h) Ochronosis alcaptonurica

i) Infektiöse Prozesse (Tuberkulose, Osteomyelitis)

j) Eventuell Gicht und Chondrokalzinose

k) Morbus Reiter

Therapie

Eine kausale Behandlung ist bis heute nicht möglich, doch kann eine rechtzeitig einsetzende und konsequent durchgeführte Therapie entscheidend zu einer günstigeren Prognose der Erkrankung beitragen. Die Art der therapeutischen Maßnahmen richtet sich nach Aktivität und Verlauf des Grundprozesses.

Im akuten Schub werden antiphlogistisch und analgetisch wirksame Medikamente wie Phenylbutazon, Indometacin oder Salizylate verabreicht. Zur Entspannung der reflektorisch verspannten Rückenmuskulatur wird die Physiotherapie durch Muskelrelaxantien unterstützt. Kortisonoide sind zur Dauertherapie nicht indiziert, bewähren sich jedoch bei schmerzhaften Sehnen- und Bandansätzen zur lokalen Infiltration mit Procain oder Novocain.

Die früher übliche Röntgentiefenbestrahlung wird heute ebenso unterschiedlich beurteilt, wie die intravenöse Applikation des Kalziumhomologes Thorium X. Beide Verfahren sollten nur in Ausnahmefällen und beim Versagen der medikamentösen Therapie angewendet werden. Neben den bekannten gefährlichen Nebenwirkungen der ionisierenden Strahlen wurde unter Thorium X das Auftreten von Iritiden beobachtet, die Kleine als Ausdruck eines gestörten immunbiologischen Geschehens deutet.

In allen Stadien der SpA ist der thorakalen Kyphose und der Flexion der Hüftgelenke durch eine geeignete Lagerung im Flachbett auf harter Matratze entgegenzuwirken.

Die Phase der Remission ist die Domäne der gezielten aktiven Krankengymnastik. Systematische atemgymnastische Übungen zur Dehnung der eingesteiften Kostotransversalgelenke und Einschränkung der Bauchatmung, Kräftigung des Erector trunci, Dehnung des Ilipsoas und der ischiokruralen Muskulatur, Lockerungsübungen der gesamten Wirbelsäule und die Bekämpfung von Kontrakturen stehen dabei im Vordergrund. Die aktive Übungsbehandlung wird durch hyperämisierende Maßnahmen und Wärmeanwendungen, wie Massage, Unterwassermassage, Bindegewebsmassage, nieder- und hochfrequente Elektrotherapie, Heißluft, Wickel oder Packungen unterstützt. Regelmäßige Badekuren (Moorbäder, radioaktive Quellen, Thermalbäder) in den Remissionsphasen sind empfehlenswert.

Haltungsübungen, Anregungen zum Sport (Brustschwimmen!) und die Vermittlung eines geeigneten Arbeitsplatzes vervollständigen das therapeutische Programm. Wenn auch der fortschreitende ossifizierende Prozeß nicht verhindert werden kann, so sollte mit Hilfe von Krankengymnastik und ergänzenden Maßnahmen doch versucht werden, „die Versteifung in einer funktionell möglichst günstigen Haltung erfolgen zu lassen" (Kaganas).

Der ausgeprägte Gesundungswille und die positive Behandlungseinstellung des über die Natur seiner Erkrankung aufgeklärten SpA-Patienten helfen bei adäquater Therapie in den meisten Fällen, schwerstinvalidisierende Spätzustände zu verhindern.

Operative Maßnahmen sind nur unter strenger Indikation zu erwägen. Bei hochgradigen Hyperkyphosen im Spätstadium steht die chirurgische Aufrichtung durch eine dorsale keilförmige Vertebrotomie mit anschließender Osteosynthese im Vordergrund. Doppelseitige Hüftankylosen können zu alloarthroplastischen Eingriffen zwingen.

B. Degenerativer Rheumatismus

Arthrose (siehe S. 111), Spondylarthrose (siehe S. 277), Polyarthrose (siehe S. 155).

C. Extraartikulärer Rheumatismus (Weichteilrheumatismus)

Definition

Schmerzhafte Zustände (Druckschmerz, Spontanschmerz, Steifigkeit) im Bereich des Weichteilgewebes entzündlicher oder degenerativer Ätiologie.

Einteilung

Unter Benutzung einer von Beneke gegebenen Übersicht kann die große Gruppe der zum Begriff des extraartikulären Rheumatismus gerechneten Krankheitsbilder den betroffenen anatomischen Formationen zugeordnet werden:

Veränderungen der Muskulatur
Veränderungen der Schleimbeutel
Veränderungen der Sehnen und Sehnenscheiden
Veränderungen der periartikulären Gewebe
Veränderungen der Faszien und Aponeurosen
Veränderungen der Nerven
Veränderungen des subkutanen Fettgewebes

Innerhalb dieser Vielfalt von untereinander oft nur schwer abgrenzbaren Krankheitsbildern sind die Veränderungen der Muskulatur zahlenmäßig vorrangig. Es sind drei Formen hervorzuheben:

1. Tendomyosen
(Muskelrheumatismus)

Zu unterscheiden sind reflektorische und primär entstandene Tendomyosen.

Die häufigeren reflektorischen Muskelhärten entstehen als Folge von nachweisbaren pathogenetischen Grundprozessen. So führt jeder Gelenkreizzustand zur Tonuserhöhung der gesamten gelenkbewegenden Muskulatur (Brügger). Mit zunehmender Kontraktur dieser Muskeln steigt auch ihre Druckschmerzhaftigkeit. Dem funktionellen Charakter der reflektorischen Tendomyosen entsprechend, können sie bei Lokalanästhesie des betreffenden Gelenkes rasch zum Verschwinden gebracht werden.

Die Bevorzugung der Stammuskulatur ist wahrscheinlich damit zu erklären, daß die isometrische Haltefunktion der Rückenmuskulatur die Ausbildung von Tendomyosen eher begünstigt als die Tätigkeit der phasischen Extremitätenmuskulatur (Miehlke).

Primäre Tendomyosen entstehen nicht auf dem Boden einer faßbaren Ursache. Als hierfür bedeutsame Komponenten sind Feuchtigkeit, Zugluft, Kälte und psychische Faktoren zu nennen.

Histologie

— Zellanhäufungen, Bindegewebsvermehrung und hyalin entartete Muskelfasern in Muskelexzisaten (Glogowski und Wallraff)
— Lymphozytäre und histiozytäre Infiltrationen des aufgelockerten Bindegewebes, Zellvermehrung im Sarkolemm bei erhaltener Querstreifung der Muskelfasern (Miehlke)
— Zerstörungen der Myofilamente im Bereich der I-Bande bis zur völligen Auflösung der kontraktilen Substanz entsprechend dem Grad des Parenchymunterganges, Glykogenansammlungen in Muskelzellnekrosen und Zellschädigungen der Kapillarendothelien (Fassbender und Wegner). Fassbender führt diese Veränderungen auf eine relative Hypoxie als Folge von nerval bedingten lokalen Dauerkontraktionen isolierter Muskelabschnitte zurück.

Klinik

Typische klinische Merkmale sind rasche Ermüdbarkeit und Kontrakturneigung der betroffenen Muskelgruppen. Im Muskelbauch und vor allem im Muskel-Sehnenübergang finden sich druckschmerzhafte Stellen, deren regionales Muster im allgemeinen die Lokalisation des Grundprozesses ermöglicht. Die umschriebene und gut abgrenzbare Resistenz wird als Myogelose bezeichnet. Als Muskelhartspann gilt die reversible Ausbreitung des Muskeltonus über mehrere Segmente (z. B. Hypertonus des Erector trunci bei Vertebralsyndromen).

Therapie

Infiltrationen, Massage, manuelle Therapie, Akupunktur, Bäder, Krankengymnastik, Elektrotherapie.

2. Entzündliche Erkrankungen der Muskulatur

a) Primäre Formen

Myositiden ohne erkennbare Grundkrankheit
— Polymyositis
— Dermatomyositis
— Neuromyositis
— Myositis ossificans progressiva
Myositiden mit bekannter Ätiologie
— Bakterielle Myositiden
— Virale Myositiden
— Parasitäre Myositiden

b) Sekundäre Formen = Begleitmyositiden

— Muskelentzündungen bei Infektionskrankheiten
— Als Ausdruck von Überempfindlichkeitsreaktionen (Miehlke)
— Als metaneoplastische Symptome bei Malignomen

3. Polymyalgia rheumatica

Die Polymyalgia rheumatica ist eine Erkrankung des alten Menschen. Im Vordergrund der klinischen Symptomatik stehen Arthralgien mit oft erheblichen Funktionseinschränkungen. Vorzugsweise sind Schulter- und Hüftgelenke betroffen. Weitere Krankheitszeichen sind Gewichtsverlust, Abgeschlagenheit, Fieberschübe und ein deutlicher Anstieg der BSG. Der Erkrankung vorangegangene Infektionen erhärten die Diagnose. Häufig ist die Polymyalgia rheumatica Ausdruck einer Riesenzellarteriitis (Hamrin et al.).

Trotz des eindeutig entzündlichen Erscheinungsbildes dieser Krankheit wurden morphologische Veränderungen in der Muskulatur bisher nicht nachgewiesen. Die Rheumaserologie ist negativ, gelegentlich besteht eine hypochrome Anämie.

Therapie

Antirheumatika, Kortisonoide.

Prognose

Spontane Heilung meist innerhalb weniger Jahre.

XII. Erkrankungen des Nervensystems

Allgemeines

Gehirn, Rückenmark und periphere Nerven bilden morphologisch und physiologisch ein einheitliches Ganzes, das funktionell aus einem motorischen und sensiblen Teil besteht und sich in einen zentralen und in einen peripheren Abschnitt gliedert.

1. Gehirn

Im Gehirn werden die von der Peripherie eintreffenden Reize gesammelt, verarbeitet und gespeichert, entsprechende willkürliche oder unwillkürliche Reaktionen ausgelöst und koordiniert. Die Willkürmotorik geht von der Großhirnrinde aus, die Bewegungsautomatismen und Stereotypien werden über das extrapyramidale System gesteuert. Die Koordination der Bewegung erfolgt in der Hauptsache über das Kleinhirn. Sensible Erregungen gelangen von der Peripherie in den Thalamus (peripheres sensibles Neuron) und von dort in die Hirnrinde (zentrales sensibles Neuron). Die anatomische Verbindung zwischen Gehirn und peripheren Nerven stellt das Rückenmark dar.

2. Rückenmark

Das Rückenmark reicht vom Abgang des ersten Spinalnervs bis zum Conus medullaris (beim Erwachsenen meist in Höhe des 2. Lendenwirbelkörpers). In seinem inneren Aufbau besteht es aus weißer und grauer Substanz, die im Querschnitt schmetterlingsförmig erscheint. Man unterscheidet zwischen Vorderhorn, Hinterhorn und Seitenhorn. Die weiße Substanz umgibt die graue Substanz wie ein Mantel, sie besteht aus markhaltigen Nervenfasern (Bahnen). Hier kann man zwischen Vorderstrang, Hinterstrang und Seitenstrang unterscheiden. Pro Segment gehen vom Rückenmark je zwei dorsale und ventrale Radices ab, wobei nach der Bell-Magendieschen Regel durch die hintere Wurzel sensible afferente Fasern, durch die vordere Wurzel motorische efferente Fasern verlaufen.

3. Der periphere Nerv

Jede Nervenfaser besteht aus drei Grundelementen: einem Achsenzylinder (Axon), der in einer Ganglienzelle entspringt und ohne Kontinuitätsunterbrechung bis zur Peripherie verläuft, einer Markscheide, die in regelmäßigen

Abständen ringförmig unterbrochen wird (Ranvierscher Schnürring), und einer Schwannschen Zelle. Mehrere Bindegewebsschichten (Endoneurium, Perineurium, Epineurium) schützen den Nerv und bauen ihn in die umgebenden Gewebe ein.

Nach der Funktion unterscheidet man sensible, motorische und gemischte Nerven, nach dem Ort des Abganges 12 Gehirnnervenpaare und 31 Paare von Rückenmarksnerven (Nervi spinales). Die spinalen Nerven zeigen eine segmentale Anordnung, entstehen durch die Vereinigung je einer hinteren (sensiblen) und vorderen (motorischen) Wurzel und sind daher gemischte Nerven.

Der Nervus spinalis teilt sich nach kurzem Verlauf in 4 Äste:

— *Ramus ventralis* (gemischt faserig): versorgt die ventrale Rumpfmuskulatur und die Extremitätenmuskulatur motorisch und sensibel

— *Ramus dorsalis* (gemischt faserig): innerviert die autochthone Rückenmuskulatur

— *Ramus meningeus* (Nervus sinu-vertebralis): gelangt mit seinen sensiblen und sympathischen Fasern rückläufig über den Intervertebralkanal in den Wirbelkanal

— *Ramus communicans:* besteht aus einem weißen (Ramus communicans albus) und einem grauen Ast (Ramus communicans griseus) und stellt die Verbindung zu den paravertebralen Grenzstrangganglien des Sympathikus her

Im Bereich der Hals-, der beiden oberen Brust- und Lendenwirbel und des Kreuzbeines kommt es, bedingt durch die Extremitäten, zur Bildung von Geflechten der ventralen Äste der spinalen Nerven (Plexus cervicalis, Plexus lumbosacralis), aus denen die einzelnen peripheren Nerven zu ihren Erfolgsorganen bzw. Versorgungsgebieten ziehen. Peripher kommt es dann zu einer Auffächerung der anfänglich gemischten Nerven in rein sensible und rein motorische. Die vegetativen Fasern benützen bei ihrem Weg in die Peripherie einerseits den peripheren Nerv, andererseits die Gefäße als Leitgebilde.

Die Steuerung der vegetativen Funktion erfolgt über ein eigenes autonomes System, das System des *Sympathikus und Parasympathikus.*

Der Ursprung des Sympathikus erfolgt im Rückenmark (D 1 — L 2/3) aus den Zellen der Seitensäule und der Substantia intermedia. Die Fasern gelangen über den N. spinalis (Radix ventralis, Ramus communicans albus) zum Grenzstrangganglion, wo meist die Umschaltung vom ersten auf das zweite sympathische Neuron erfolgt. Vom Grenzstrangganglion zieht dann der Ramus communicans griseus wieder zum spinalen Nerv, um ihn mit sympathischen Fasern zu versorgen (Vasomotorik, Schweißsekretion, Piloarrektion).

Die sympathischen Fasern gelangen schließlich mit dem Spinalnerv und den peripheren Nerven oder als die Gefäße begleitende Geflechte in die Peripherie. Jene Fasern, die ohne Unterbrechung durch die Grenzstrangganglien verlaufen, ziehen über die Nervi splanchnici zu den prävertebralen Ganglien. Sie sind für die Viszeromotorik verantwortlich. Es gibt aber auch viszerosensible Fasern in den sympathischen Nerven, die Reize von den Eingeweiden zu den vegetativen Zentren weiterleiten. Sie sind für die viszerokutanen

Reflexe verantwortlich und werden zur Erklärung der *Headschen Zonen* herangezogen (die viszerosensiblen Fasern werden im Rückenmark segmental auf viszeromotorische Nervenfasern der Haut umgeschaltet).

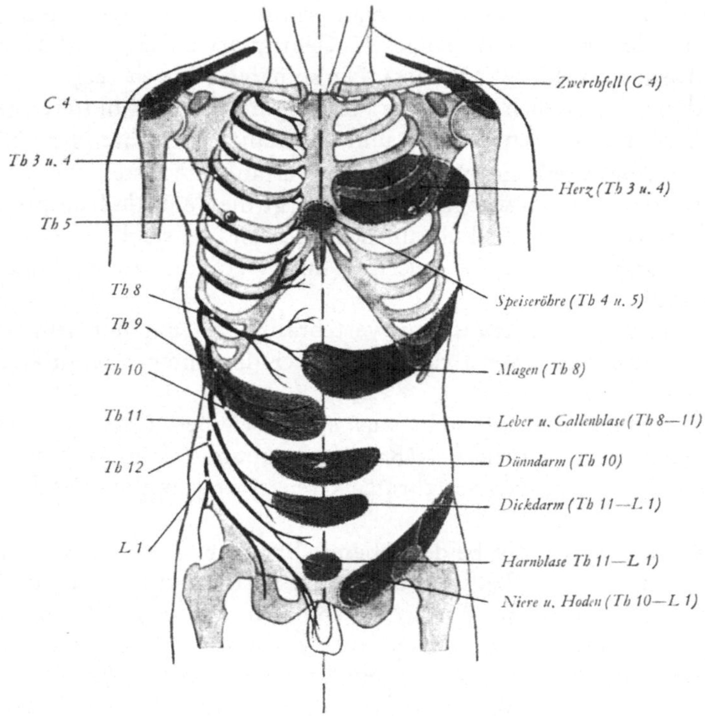

Abb. 69. Headsche hyperalgetische Zonen (Schema nach Treves-Keith aus: Waldeyer, A.: Anatomie des Menschen, Bd. I und II. Berlin: de Gruyter. 1967

Zentrale Läsion/periphere Läsion

Die vorausgegangenen Ausführungen haben gezeigt, daß man das Nervensystem immer als einheitliches Ganzes betrachten muß und daher auch bei isolierter lokaler Symptomatik einen kompletten neurologischen Status durchführen sollte. Nur so ist eine sichere Lokalisation einer Läsion des Nervensystems möglich. Es ist wichtig zu klären, ob der neurologischen Symptomatik eine Erkrankung des zentralen Neurons zugrunde liegt und ob die Erkrankung polytopen oder monotopen Charakter hat.

1. Zeichen der zentralen Läsion

a) Motorisches System
— *Läsion der Pyramidenbahn*
   Leitsymptom: Spastizität.
   Bei einer Läsion im Bereich der vorderen Zentralwindung findet sich eine spastische Monoplegie, bei einer Läsion im Bereich der Capsula interna

eine spastische Hemiplegie, bei einer Läsion des Rückenmarkes in Höhe der Läsion eine schlaffe, unterhalb eine spastische Lähmung (die in Form einer spastischen Monoplegie, spastischen Paraplegie und spastischen Tetraplegie auftreten kann).

Klinisch finden sich folgende Merkmale:

Erhöhter Muskeltonus:

Der Spannungszustand des Muskels bei passiver Dehnung ohne aktive willkürliche oder unwillkürliche Innervation ist erhöht (z. B. Taschenmesserphänomen), die Sehnenreflexe (propriozeptive Reflexe) sind gesteigert.

Pathologische Reaktion der Fremdreflexe (Haut-Muskel-Reflexe):

Bauchdeckenreflex (Th 8—9 oben, Th 10—12 unten) und Kremasterreflex fehlen oder sind herabgesetzt.

Babinskireflex: Bestreichen der lateralen Fußsohle führt zu einer isolierten Extension der Großzehe. Die übrigen Zehen werden dabei manchmal gespreizt (Fächerung) und flektiert. Vorstufe ist die sogenannte stumme Sohle.

Mayer-Reflex: Wenn der Mittelfinger im Grundgelenk passiv maximal flektiert wird, kommt es normalerweise zur Adduktion des Daumens. Diese fehlt bei einer Pyramidenbahnläsion.

— *Läsion des extrapyramidalen Systems*

Leitsymptom: Störung der Hintergrundmotorik.

Bei Erkrankungen des Paläostriatum: Hypokinesien, Maskengesicht und Rigidität.

Bei Erkrankungen des Neostriatum: Hyperkinesien, Athetose, Chorea und Tremor (Ruhetremor).

— *Läsion des zerebellaren Systems*

Leitsymptom: Störung der Koordination.

Zerebellare Ataxie: Störung der Ziel- und Richtungssicherheit. Die zerebellare Ataxie ist eine Endstückataxie, die mit dem Auge nur gering kompensiert werden kann. Es findet sich ein pathologischer Fingernase- und Kniehakenversuch (Intentionstremor), eine Hypermetrie (überschüssige Bewegungen) und eine typische Gangstörung, die durch einen breitbeinigen, schwankenden Gang mit ungleichmäßiger Schrittlänge (Marche d'ivresse) gekennzeichnet ist.

Adiadochokinese: Störung des Zusammenspiels von Synergisten und Antagonisten. Die Prüfung erfolgt durch möglichst rasche alternierende Pro- und Supinationsbewegungen der Vorderarme.

Kleinhirnnystagmus: Bei Kleinhirnerkrankungen kommt es beim Blick nach der Seite der Läsion zum Auftreten eines Blickrichtungsnystagmus.

Romberg-Phänomen: Starkes Schwanken oder Fallneigung beim Stand mit aneinandergestellten Füßen und geschlossenen Augen.

Nystagmus, Fallen und Vorbeizeigen der Arme sind richtungsgleich und weisen zur Läsion hin.

— *Läsion der Hirnnerven*

Durch die Prüfung der Hirnnerven (Augenmotilität, Pupillen-Reaktion auf Licht und Konvergenz, Fazialisprüfung) kann die Diagnose erleichtert bzw. eine polytope Erkrankung erkannt werden.

b) Sensibles System

Zentrale Sensibilitätsstörungen sind meist halbseitig kontralateral und betreffen alle Qualitäten.

2. Zeichen der peripheren Läsion

a) Motorisches System

Das periphere motorische Neuron beginnt an der Vorderhornzelle und endet in den Endabzweigungen des peripheren Nerven. Vorderhornzelle, vordere Wurzel und peripheren Nerv kann man zusammen als letzte gemeinsame Strecke bezeichnen. Bei einer Läsion dieser letzten gemeinsamen Strecke sind folgende gemeinsame Symptome typisch: schlaffe Lähmung, Areflexie, Atrophie der Muskulatur.

Bei der elektrischen Reizung der Muskeln findet sich eine Entartungsreaktion und eine verlängerte Chronaxie.

Je nach dem Ort der Läsion besteht zusätzlich eine unterschiedliche Symptomatik:

— *Läsion der Vorderhornzelle*
  Synchrones Faszikulieren und Muskelwogen; segmentale Anordnung der schlaffen Lähmung bzw. Teillähmung und der Ausfallserscheinungen. Sensibilitätsstörungen sind nicht nachweisbar.
  Da intakte und denervierte Muskelfasern innerhalb eines einzelnen Muskels vorhanden sind, ist die Reizstromuntersuchung im Gegensatz zum EMG nicht zuverlässig.

— *Läsion der Radix ventralis*
  Schlaffe Lähmung bzw. Teillähmung (entsprechend der segmentalen Innervation), Fibrillieren der Muskulatur, keine Sensibilitätsstörungen.

— *Läsion des Nervus spinalis*
  Segmentale schlaffe Lähmung bzw. Teillähmung, Sensibilitätsstörungen, Fibrillieren der betroffenen Muskeln.

— *Läsion des peripheren Nerven*
  Schlaffe Lähmung im Versorgungsgebiet des betroffenen Nerven, Sensibilitätsstörungen, Muskelfibrillieren.

b) Sensibles System

Jede Sensibilitätsstörung ist charakterisiert durch Qualität und Lokalisation. Unter den Sensibilitätsqualitäten unterscheidet man
— Oberflächensensibilität (taktile Ästhesie, Schmerz, Temperatur)
— Tiefensensibilität (Lageempfinden, Kraftsinn, Vibrationssinn)
Je nachdem, welche Qualitäten von einer Störung betroffen sind, spricht man von:
— Dissoziierter Sensibilitätsstörung: betrifft den Schmerz- und Temperatursinn
— Störung der Hinterstrangsensibilität: betrifft die Tiefensensibilität
— Alle Qualitäten betreffende Sensibilitätsstörung

Die Art der Ausbreitung der sensiblen Störungen (segmental, radikulär, peripher) läßt Schlüsse auf den Sitz der Erkrankung zu.

Neben der klinischen Untersuchung gibt es noch zahlreiche weitere Untersuchungsmethoden, die zur Sicherung der Diagnose beitragen können.

Diagnostische Hilfsuntersuchungsmethoden

1. Elektrodiagnostik

Prüfung der Nerven- und Muskelerregbarkeit durch elektrische Reize. Sie kann mit faradischem Strom (Wechselstrom, man erhält als Folge eine tetanische Kontraktion für die Dauer des Stromstoßes) oder mit galvanischem Strom (Gleichstrom, man erhält eine rasche Kontraktion nur bei Stromschluß und Stromöffnung) durchgeführt werden.

Die Prüfung kann durch Reizung eines gemischten Nervs erfolgen (indirekte Reizung) oder durch Reizung am motorischen Punkt, der der Eintrittsstelle des Nervs in den Muskel entspricht (direkte Reizung). Die Unterscheidung zwischen direkter und indirekter Reizung erscheint überholt, da die Reizung des Muskels am motorischen Punkt immer eine Nervenreizung ist.

Bei Vorliegen einer Nervenläsion ist es unmöglich, den Muskel durch Erregung des Nervs proximal der Läsionsstelle zu reizen. Distal der Läsion kommt es zu einer Degeneration der Nervenfasern, die peripher fortschreitet und nach etwa 10 Tagen die neuromuskuläre Endplatte erreicht (Denervation). Typisch für die elektrische Reizung des denervierten Muskels ist die *Entartungsreaktion*, die durch folgende Befunde charakterisiert ist:

— Verlust der faradischen Erregbarkeit
— Verlust der indirekten (vom Nerv ausgehenden) galvanischen Erregbarkeit
— Verschwinden der Muskelreizpunkte (der Muskel kann also von jeder Stelle mit etwa gleichen Impulsen erregt werden)
— Verlust der blitzartigen Muskelreaktion (es entsteht eine träge, langsame und wurmförmige Muskelzuckung

Die Entartungsreaktion ist erst 8—10 Tage nach der Nervenläsion nachweisbar. Frühere und genauere Werte erhält man durch Prüfung der *Chronaxie* — das ist jene Zeit, die ein Strom von der Stärke der doppelten Rheobase braucht, um eine Muskelzuckung auszulösen (Normalwert 0,05—0,8 msec) — und der *Rheobase* — das ist jene geringste Strommenge, die gerade ausreicht, um bei Dauerfluß eine Muskelkontraktion herbeizuführen (Normalwert 2—8 mA) — sowie der graphischen Aufzeichnung der Reizzeit-Intensitätskurve. Pathologische Chronaxiewerte können schon etwa 32 Stunden nach einer Nervenläsion festgestellt werden.

EMG (Elektromyogramm)

Unter Elektromyographie versteht man die Ableitung elektrischer Potentiale aus der Muskulatur mit Hilfe einer Nadelelektrode. Dabei wird als einzelnes Aktionspotential die Summation der Potentiale der zu einer motorischen Einheit gehörenden Einzelfasern registriert. Die Methode gestattet eine Differenzierung einer myogenen von einer neurogenen Parese, eine Unterscheidung zwischen einer peripher neurogenen und einer Vorderhornzellläsion, eine Beurteilung der Reinervation bei Nervenschädigungen und eine Lokalisation radikulärer Läsionen.

2. Prüfung der Nervenleitgeschwindigkeit

Man unterscheidet zwischen der Nervenleitgeschwindigkeit motorischer und sensibler Nervenfasern. Ihre Bestimmung ist besonders bei chronisch lokalisierten Druckparesen (Schlafdrucklähmung, Karpaltunnelsyndrom, Ulnarisparese) wichtig, da durch die große Genauigkeit der Untersuchung schon frühzeitig eine Schädigung festgestellt und der Ort der Nervenläsion bestimmt werden kann.

3. Untersuchung der Schweißsekretion

Die Versorgung der Schweißdrüsen erfolgt über sympathische Fasern, die vom Grenzstrang ausgehend (D 1 — L 2/3) die sensiblen Nervenfasern bis in die Haut begleiten. Die Übereinstimmung von Schweißdefekten und sensiblen Störungen kann daher diagnostisch ausgenutzt werden.

Die Provokation der Schweißsekretion kann durch Gabe von heißem Lindenblütentee (1—1½ Liter mit 1 g Acetylsalicylsäure) und Überwärmung im Lichtkasten oder durch die Gabe von Pilokarpin (0,01—0,015 g subkutan) erfolgen. Es ist zu beachten, daß bei einer Unterbrechung des ersten sudorisekretorischen Neurons (Läsion proximal des Grenzstrangganglions) durch thermische Reize keine Sekretion, auf Pilokarpin aber eine normale Sekretion in Gang kommt. Bei einer radikulären Läsion, die nur eine einzelne Wurzel betrifft, bleibt die Schweißbildung erhalten, da in diesem Falle eine Kompensation über Kollateralbahnen innerhalb des Grenzstranges möglich ist.

Bei einer Unterbrechung des zweiten sudorisekretorischen Neurons (Läsion distal des Grenzstrangganglions) kann weder durch thermische Reize noch durch Pilokarpin eine Schweißsekretion in Gang gebracht werden. Die Prüfung der Schweißsekretion hat also praktische Bedeutung in der Differentialdiagnose zwischen rein peripherer und radikulärer Nervenläsion.

Die Untersuchung der Schweißsekretion kann auf folgende Art und Weise erfolgen:

— *Jodstärkeprobe nach Minor*
   Die Extremität wird mit Jodtinktur bestrichen und anschließend nach dem Trocknen des Anstriches mit Stärkepulver bestreut.

— *Ninhydrin-Test nach Moberg*
   Hand und Finger werden gut mit Seife gewaschen und getrocknet, zum Schwitzen gebracht und auf einen Papierbogen gedrückt, der in einer Ninhydrin-Lösung (Ninhydrin 1,0, Aceton ad 100) entwickelt, im Heißluftsterilisator bei 110 Grad getrocknet und in einer Lösung (CuSO$_4$ 1,0, Aqua dest. 5,0 Methanol 95,0 Acid. nitric. gtts. Nr. V) fixiert wird. Es entstehen blaurote Fingerabdrücke, die die Schweißsekretion in kleinen Pünktchen zeigen, während bei ausgefallener Sensibilität das Papier weiß bleibt.

4. Liquoruntersuchung

Zur Gewinnung von Liquor ist die Lumbalpunktion notwendig, die möglichst nach Kontrolle des Augenhintergrundes (cave Hirndruckzeichen) meist in Höhe L 3/4 durchgeführt wird. Der Liquor ist normalerweise wasserklar, sein Druck beträgt zwischen 7 und 12 cm Wassersäule.

Im gewonnenen Liquor können folgende Befunde erhoben werden:
— Zellzahl: normal bis 12/3. Bei einer Zellvermehrung sollte ein Differential-zellbild durchgeführt werden
— Eiweiß: Qualitativer Nachweis durch Pandy- und Nonne-Reaktion. Quantitativer Nachweis: Bestimmung des Gesamteiweißes (normal 25—40 mg^0/o)

Normalerweise gehen Zellzahlerhöhung und Eiweißvermehrung Hand in Hand. Eine isolierte Eiweißerhöhung (Dissociation albuminocytologique) ist typisch für die Polyradikulitis Guillain-Barré, sie findet sich aber auch im sogenannten „Sperrliquor" bei Tumoren, die das Rückenmark komprimieren.
— Liquorelektrophorese: Bestimmung des Globulin/Albumin-Quotienten (normal 0,1—0,44)
— Liquorzucker: beträgt normalerweise 50—80^0/o des Blutzuckers. Patho-logisch signifikant ist vor allem ein abnorm niedriger Liquorzucker (z. B. Meningitis tuberculosa, Hirnabszeß, meningeale Karzinose)
— Liquorkultur: Kultur- und Resistenzbestimmung von im Liquor enthalte-nen Keimen

5. Myelographie

Die Myelographie ist eine Röntgenkontrastdarstellung des das Rückenmark umgebenden Subarachnoidalraums. Sie wird im Zusammenhang mit vertebra-genen Schmerzsyndromen ausführlich behandelt (siehe S. 308).

6. Nervenbiopsie

Wird meist am N. suralis durchgeführt und dient dem Nachweis degenerativer peripherer Nervenerkrankungen.

Erkrankungen des Gehirns

1. Infantile Zerebralparese

Definition

Frühkindliche zerebralbedingte Störung der motorischen Entwicklung, häufig kombiniert mit Intelligenzdefekten und Sprachstörungen sowie Seh- und Hörschäden. Die Läsion ist festgelegt und schreitet nicht fort.

Ätiopathogenese

Exogene oder endogene Noxen können zum Zugrundegehen von Hirnsubstanz führen (Primärschaden).

Pränatal: angeborene Mißbildungen, Embryopathia rubeolosa, Embryopathia toxoplasmotica, ABO- und RH-Inkompatibilität, Medikamentenabusus, Plazentainsuffizienz.

Perinatal: z. B. Hypoxieblutungen durch Geburtstraumen.

Postnatal: z. B. Encephalitis, Meningitis.

Statistisch gesehen ist die Gefährdung in der sogenannten perinatalen Periode am größten.

Da die Reifung des Gehirns und der Pyramidenbahn langsam vor sich geht und erst im Alter von etwa 4 Jahren abgeschlossen ist, kristallisiert sich eine zerebrale Läsion (Primärschaden) erst im Zuge der Entwicklung in ihrem Defektmuster und ihrer vollen Symptomatik heraus. Der Primärschaden bleibt daher vorerst latent und kann sich erst etwa vom 3. und 4. Trimenon an als sogenannter Sekundärschaden klinisch in Form einer Bewegungsstörung manifestieren. Erst dann kann man von einer Zerebralparese sprechen.

Die Störung der Bewegungsfähigkeit ist immer komplexer Natur. Nach dem Schwerpunkt der Lokalisation der zerebralen Schädigung und der entsprechenden neurologischen Symptomatik kann man verschiedene Arten von Bewegungsstörungen unterscheiden:

a) Vorwiegend pyramidale Bewegungsstörungen (Häufigkeit 72%). Der Ort der Schädigung ist in der Hirnrinde oder in der Pyramidenbahn (Capsula interna) lokalisiert. Leitsymptom: Spastizität.

b) Vorwiegend extrapyramidale Bewegungsstörungen (Häufigkeit 13%). Die Schädigung betrifft die Stammganglien. Leitsymptom: Hyper- oder Hypokinesien.

c) Vorwiegend zerebellare Bewegungsstörungen (Häufigkeit 4%). Die Schädigung liegt im Bereich des Kleinhirns. Leitsymptom: Ataxie.

d) Mischformen (Häufigkeit 11%).

Klinik

Das Vollbild der Erkrankung bildet sich im Laufe der ersten Lebensjahre aus und ist in seinem Schweregrad von der Ausdehnung der zerebralen Schädigung abhängig. Neben den Verdachtszeichen und den Anomalien im Reflexverhalten ist ein Zurückbleiben des Kindes in körperlicher und geistiger Beziehung auffällig. Ein abnormer Muskeltonus, eine mangelhafte Koordinationsfähigkeit der Bewegungen machen die Störung der Motorik manifest, die sich in Form von Spastik, Athetose oder Ataxie äußern kann.

— *Ist das Leitsymptom die Spastizität,*
   so kann man beobachten, daß die Skelettmuskulatur in unterschiedlicher Weise auf die zentralen Ausfälle reagiert. Die Spastizität betrifft die vorwiegend tonisch innervierte Muskulatur und ist als eine durch die Schädigung der Pyramidenbahn bedingte Enthemmung bzw. Aktivitätssteigerung des Gammasystems aufzufassen. Dadurch wird die reziproke Innervation von Extensoren und Flexoren gestört und es kommt neben einer Tonuserhöhung zum gehäuften Auftreten von Muskelkontraktionen. Zur Spastik neigen besonders die Adduktoren und Flexoren. Die vorwiegend

phasisch innervierte Muskulatur (Abduktoren, Extensoren) reagiert entsprechend der reziproken Inhibition mit Schwäche.

Aus dieser unterschiedlichen Reaktion der Skelettmuskulatur ergeben sich die charakteristischen Haltungsmuster des Spastikers:

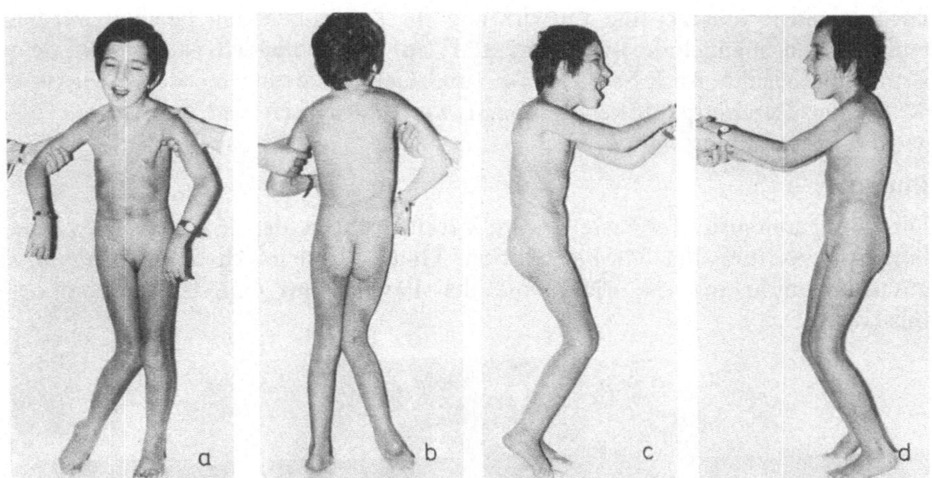

Abb. 70 *a—d*. Typische Fehlstellungen und Haltungsanomalien beim Spastiker

An der oberen Extremität ist eine Adduktionskontraktur des Daumens, eine Beugekontraktur und Ulnarabduktionsneigung des Handgelenks und eine Bajonettstellung der Finger typisch.

Die untere Extremität neigt zu einer Adduktions- und Beugekontraktur der Hüfte und zu einer Spitzfuß- bzw. Equinovarusstellung des Fußes. Die Zehen sind häufig in Krallenstellung.

Die Kontrakturen der unteren Extremität verursachen den typischen Gang des Spastikers: Hüfte und Knie sind gebeugt (Glutäusschwäche, positiver Trendelenburg, Watschelgang), die Oberschenkel adduziert (Kniereiben, Überkreuzen der Beine, Scherengang), die Füße sind in Spitzfußstellung.

Als Folge der Spastik kann es zum Auftreten einer Luxation oder Subluxation der Hüfte kommen, die durch die für die infantile Zerebralparese typische Coxa valga antetorta noch begünstigt wird. Nach der Lokalisation der zentralen Bewegungsstörung unterscheidet man zwischen einer spastischen Tetraplegie (M. Little), Diplegie und Hemiplegie.

— *Ist das Leitsymptom die Athetose,*
so handelt es sich um eine extrapyramidale Bewegungsstörung, bei der es zu unwillkürlichen wurmförmigen Bewegungen der Extremitäten, des Rumpfes und der mimischen Muskulatur kommt. Die Athetosen treten meist erst im 2. Lebensjahr auf und sind häufig doppelseitig. Die Arme sind stärker betroffen als die Beine. Andere extrapyramidale Störungen, wie Hypokinesien (Rigor) und Dystonien (Torsionsdystonie, atonisch astatisches Syndrom), sind eher selten.

12*

— *Ist das Leitsymptom die Ataxie,*
so ist die Bewegungsstörung durch eine Schädigung des Kleinhirns bedingt. Die Ataxien kommen in der Regel doppelseitig vor und führen zu einer Störung der Koordination und des Gleichgewichtes.

Neben den motorischen Störungen findet man häufig Intelligenzstörungen, da die motorische und geistige Entwicklung im Zusammenhang gesehen werden muß und die mangelnde Intelligenz z. T. auf der fehlenden sensomotorischen Erfahrung beruht. Auch Seh-, Sprach- und Gefühlsstörungen, wie sie bei rund 50⁰/o aller Zerebralparetiker gefunden werden, wirken sich negativ auf die geistige Entwicklung aus.

Röntgen

Die röntgenologisch festzustellenden Veränderungen des Skelettsystems sind Folge der Störung der Muskelfunktion. Häufig finden sich eine Coxa valga antetorta subluxans, ein Hochstand der Patella und eine Fehlstellung des Fußskeletts.

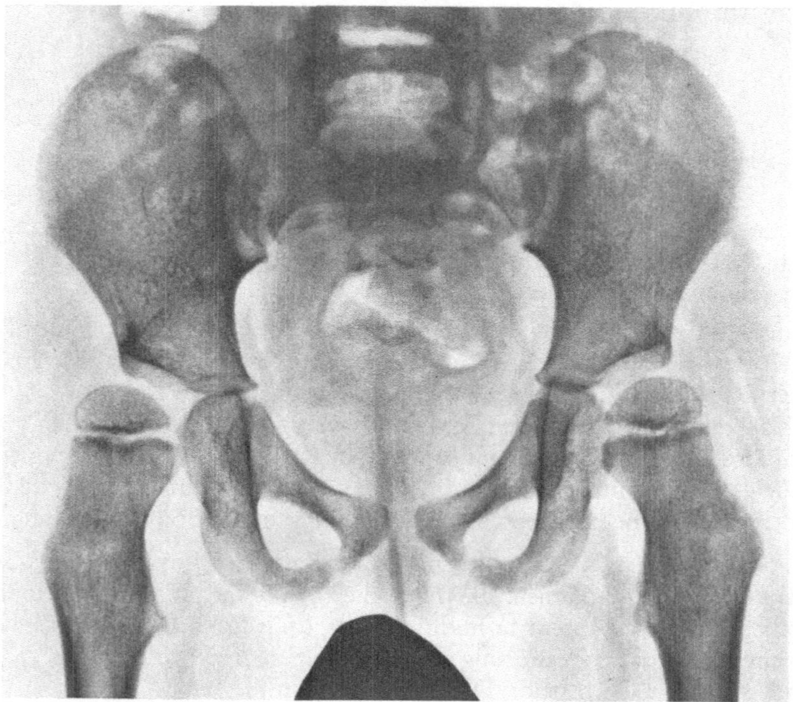

Abb. 71. Coxa valga antetorta bei infantiler spastischer Zerebralparese

Diagnose

Entscheidend für die Prognose und Therapie des frühkindlichen Hirnschadens ist es, den Sekundärschaden erst gar nicht entstehen zu lassen und durch eine Übungstherapie die normalen Grundmuster, wie sie allen differenzierten Bewegungen und Fähigkeiten zugrunde liegen, „einzuschleifen" und zu „substituieren".

Voraussetzung dafür ist die Frühdiagnose, die dadurch möglich ist, daß der zerebral geschädigte Säugling in seinem *Reflexverhalten* gegenüber dem normal entwickelten Säugling abnorm reagiert. Die Kenntnis der motorischen Entwicklung und des Reflexverhaltens des normalen Säuglings ist daher wichtig.

a) Während der ersten Lebenswochen

kann der Säugling Arme und Beine seitengleich bewegen. Es handelt sich dabei aber um keine willkürliche Motorik. Die Extremitäten sind vorwiegend in Beugehaltung, der Kopf kann in Bauchlage kurz gehoben werden, der Muskeltonus ist weder hypoton noch hyperton. Ein Opisthotonus ist in jedem Fall pathologisch zu werten. Auf die Symmetrie der spontanen Bewegungen ist zu achten.

Charakteristisch für diese Periode sind folgende Reflexe:

— Saugreflex
  Reflexartige Saugbewegung, auslösbar durch einen Berührungsreiz der Lippen, der Umgebung des Mundes, der Zunge und der Wangenschleimhaut. Positiv bis zum 3., 4. Monat.

— Handgreifreflex
  Bei Berührung der Handinnenfläche schließt sich die Hand fest. Solange der Reiz besteht, bleibt die Hand geschlossen. Man kann das Kind daran Hochziehen. Die Ellbogengelenke bleiben dabei meist gebeugt (Recoil der Unterarme). Der Reflex fehlt bei Neugeborenen mit unterer Armplexuslähmung. Positiv bis zum 4. Monat.

— Fluchtreflex
  Bei Kitzeln der Fußsohlen wird das Bein unter Beugung im Fuß-, Knie- und Hüftgelenk rasch zurückgezogen. Das umgekehrte geschieht beim Kitzeln eines gebeugten Beins, das sich dann in allen Gelenken streckt. Positiv bis zum 3. Monat.

— Galant-Reflex
  Durch das Bestreichen der paravertebralen Lendenregion kommt es zu einer Kontraktion der Rückenmuskulatur der gereizten Seite. Die Wirbelsäule wird konkav, die gleichseitigen Extremitäten strecken sich. Die Prüfung dieses Reflexes eignet sich auch zur Diagnose einer Säuglingskoliose. Normal bis zum 3. Monat.

— Moro-Reflex
  Man löst ihn aus, indem man eine Hand unter den Kopf und die andere Hand unter die Schulterpartie des Kindes legt und dann den Kopf um ca. 20 Grad jäh nach hinten fallen läßt (durch die Erschütterung des Kopfes wird eine Vestibularisreaktion erzeugt). Der Säugling reagiert zunächst mit Abduktion und Streckung der Arme sowie Spreizung der Finger (Phase 1) und hebt dann die Arme wie zu einer Umklammerung über den Rumpf (Phase 2). Normal bis zum 4. Monat.

— Schreit-Reflex
  Der Säugling wird vertikal über eine Tischplatte gehalten. Berührt seine Fußsohle den Tisch, so beugt sich dieses Bein, während sich das andere Bein streckt. Normal bis zum 3. Monat.

— ATNR (Asymmetrischer tonischer Nackenreflex)
In Rückenlage des Kindes wird bei fixiertem Rumpf der Kopf des Kindes
langsam zur Seite gedreht. Dabei nimmt der Strecktonus der kinnseitigen
Extremitäten zu und jener der okziputseitigen ab. Es entsteht das Bild
der Fechterstellung. Die unteren Extremitäten sind in die Reaktion selten
einbezogen. Normal bis zum 6. Monat.

b) In der Zeit vom 3. bis 6. Monat .

werden die frühkindlichen Reflexe weitgehend abgebaut. Das Kind kann sich
aktiv zum Sitzen hochziehen, zeigt eine gute Kopfkontrolle (beim Traktionsversuch — Emporziehen an beiden Händen aus der Rückenlage — wird der
Kopf gut mitgehoben, ohne daß die Wirbelsäule eine Lordose zeigt) und in
Bauchlage eine gute Stützfunktion mit gestreckten Armen. Spielzeug in Greif-
nähe wird mit der Hand berührt.

Charakteristisch für diese Periode ist folgendes Reflexverhalten:
Die tonischen Reflexe und der Moro-Reflex sind negativ (sie sollen unbedingt
geprüft werden, weil eine Persistenz pathologisch zu werten ist). Der ATNR,
der ebenfalls geprüft werden muß, soll spätestens im 6. Monat negativ sein.

— Landau-Reflex
Man hält den Säugling horizontal (mit dem Bauch nach unten) unter dem
Rumpf fest. Dabei kommt es von kranial nach kaudal zur Streckung von
Kopf, Rumpf, Armen und Beinen (Segelfliegerstellung). Bei plötzlicher
Beugung des Kopfes entsteht die totale Beugung des gesamten Körpers.
Ab dem 3. Lebensjahr hat ein positiver Landau-Reflex Krankheitswert.
Normal vom 5. bis 24. Monat auslösbar.

— Sprungbereitschaft (parachute reaction)
Gleichgewichtsreaktion, die während des ganzen Lebens erhalten bleibt.
Nähert man den Kopf des Säuglings, den man am Rumpf hält, rasch einer
Unterlage, so streckt er die Arme wie zum Abstützen aus. Normal ab dem
5. Monat.

c) Gegen Ende des ersten Lebensjahres (8.—12. Monat)

kann das Kind frei sitzen und sich in Rücken- und Bauchlage umdrehen. Der
Landau-Reflex und die Prüfung der symmetrischen Sprungbereitschaft sowie
der Stehbereitschaft (kein Strecken oder Überkreuzen der Beine beim Auf-
stellen oder Pendeln) sind positiv.

Von praktischem Interesse sind noch die sieben *Lagereflexe von Vojta,* die von der Geburt
des Kindes bis zum Erreichen der selbständigen bipedalen Lokomotion verwendbar sind und
Auskunft über das Entwicklungsalter des Kindes geben:

— Vojta-Reflex
Plötzliches Seitkippen des Kindes von vertikal nach horizontal.
0—10. Woche: Beugung des oben liegenden Beines in Hüfte und Knie, Streckung des
unteren Beines und Umklammerungsbewegung beider oberen Extremitäten.
4.—7. Monat: Alle Extremitäten sind in lockerer Beugehaltung.
8.—14. Monat: Abstreckung der obenliegenden Extremitäten.

— Traktionsversuch
Das Kind wird an den Händen aus der Rückenlage bis 45° hochgezogen.
0—6. Woche: Kopf hängt nach hinten, Beine in Beugehaltung, leicht abduziert.

7. Woche bis 6. Monat: Der Hals bildet eine gerade Linie mit dem oberem Rumpf, das Kinn berührt die Brust, die Beine werden an den Bauch herangezogen.
7.—9. Monat: Nachlassen der Beugebewegung, der Säugling zieht sich selbst hoch. Die Kniegelenke sind in leichter Streckhaltung.
10.—14. Monat: Das Kind zieht sich hoch, Beugebewegung im lumbosakralen Übergang, Beine gestreckt.

— Kopfhangversuch nach Peiper
Das Kind wird an den Knien gefaßt und mit dem Kopf plötzlich in die Vertikale nach unten gebracht.
0—3. Monat: Arme in Umklammerungsstellung, Nacken gestreckt, Becken gebeugt.
4.—6. Monat: Arme seitwärts gestreckt, Hände offen, Nacken und Rumpf gestreckt, nachlassende Beugung des Beckens.
7.—9. Monat: Symmetrische Nacken- und Rumpfstreckung.
9.—12. Monat: Das Kind versucht sich aktiv am Untersuchunden festzuhalten und hochzuziehen.

— Collis vertikal
Man hält das Kind an einem Knie und bringt es plötzlich in die Vertikale mit dem Kopf nach unten.
0—6. Monat: Das freigelassene Bein nimmt Beugehaltung ein.
Ab 6. Monat: Das freigelassene Bein nimmt Streckhaltung im Knie ein.

— Collis horizontal
Das Kind wird am Oberarm und am gleichseitigen Oberschenkel in Seitlage freigehalten.
0—3. Monat: Lockere Beugehaltung der freigelassenen Extremitäten.
3.—6. Monat: Bei Beugehaltung Unterarm in Pronation (Stützbewegung), ab 8. Monat: Kind versucht sich auf freie Hand und Fußsohle zu stützen.

— Landau-Reflex
Das Kind wird unter dem Bauch auf der flachen Hand in streng horizontaler Lage gehalten.
0—6. Woche: Arme und Beine und Kopf in lockerer Beugehaltung.
7.—14. Woche: Symmetrische Nackenstreckung, lockere Beugehaltung von Rumpf, Armen und Beinen.
6. Monat: Symmetrische Nackenstreckung, Kopfstreckung, Arme und Beine in lockerer Beugehaltung.

— Axillarhängeversuch
Das Kind wird am Rumpf in vertikaler Stellung gehalten.
0—7. Monat: Lockere Beugehaltung beider Beine.

Bei der Beurteilung all dieser Versuche sollen Einzelbefunde nicht überbewertet werden. Nach Flehming kann der Verdacht auf eine zerebrale Bewegungsstörung nur dann geäußert werden, wenn folgende Kriterien in mehr oder weniger deutlichem Ausmaß vorhanden sind:

1. Persistieren tonischer Reflexaktivitäten und Auftreten pathologisch tonischer Reflexmuster.

2. Verzögerte statisch-motorische Entwicklung.

3. Nichtvorhandensein von Stell- und Gleichgewichtsreaktionen, wie Kopfkontrolle, Rotation und Gleichgewicht (z. B. Fehlen der Landau-Reaktion, Fehlen der Sprungbereitschaft im entsprechenden Alter).

4. Haltungs- und Muskeltonusveränderungen.

5. Asymmetrien, wobei zu beachten ist, daß das Kind etwa bis zum 4. Lebensmonat oft noch leichte Asymmetrien (Lieblingsseite) zeigt.

Vor der genauen Reflexuntersuchung sollte eine sorgfältige Anamnese durchgeführt und nach Risikofaktoren und Verhaltensstörungen des Kindes gefahndet werden. Die Risikofaktoren können wie erwähnt pränatal, perinatal und postnatal auftreten, man sollte sich immer nach der Apgar-Zahl erkundigen.

Bei den Verhaltensweisen des Kindes sollte auf Steifheit beim Füttern, Baden und Anziehen, Bohren mit dem Kopf, Trinkschwierigkeiten, abnorme Schreckhaftigkeit, häufiges schrilles Schreien geachtet werden. Allein durch die anamnestische Feststellung der Risikogruppe — etwa 5—10% aller Neugeborenen — und die genaue neurologische Untersuchung dieses Kollektivs gelingt es, 70% der gefährdeten Kinder ausfindig zu machen.

Differentialdiagnose

Fehldiagnosen sind möglich bei hypotonen Syndromen als Folge von Ernährungsstörungen, spastischer Spinalparalyse, Myotonia congenita, Morbus Werdnig-Hoffmann und Friedreichscher Ataxie.

Therapie

a) Konservativ: Sobald der Verdacht auf das Vorliegen einer zerebralen Bewegungsstörung gegeben ist, sollte mit der krankengymnastischen Behandlung (Bobath, Vojta) begonnen werden, deren Prinzip es ist, dem Kind normale Bewegungserfahrungen zu vermitteln und Bewegungsmuster einzuschleifen. Nach dem 8. Lebensjahr können keine neuen Bewegungsabläufe mehr erlernt werden. Dann ist es Aufgabe der Gymnastik, vorhandene Fähigkeiten zu trainieren und die Geschicklichkeit zu verbessern.

Zur Vermeidung oder Behandlung von Kontrakturen können Schienen (Nachtschienen) verordnet, beim spastischen Spitzfuß auch Schuhversorgungen (Innenschuh oder Einlage mit Zehenkeil und Fersenhalt) durchgeführt werden.

b) Operativ: Häufigste Indikation für ein operatives Vorgehen sind Muskelkontrakturen. Bei Muskelverlängerungen muß bedacht werden, daß jede Verlängerung mit einer Abnahme der Muskelkraft einhergeht und zu einer Dysfunktion führen kann. Überkorrekturen von Kontrakturen sind daher zu vermeiden.

Die postoperative Ruhigstellung im Gipsverband sollte so kurz wie möglich sein. Bei einseitiger Operation (z. B. Achillessehnenverlängerung) sollte auch am nichtoperiertem Bein ein Gipsverband angelegt werden, um die Entwicklung asymmetrischer Bewegungsmuster zu vermeiden.

Als bewährte operative Verfahren bei spastischen Kontrakturen einzelner Gelenke sind zu nennen:

Hüftgelenk:
— Offene Adduktorentenotomie bzw. Versetzung
— Ablösung des M. iliopsoas am Trochanter minor
— Verlagerung oder Ablösung des M. rectus femoris von der Spina.
   Neben Operationen an der Muskulatur müssen die häufig erforderlichen Operationen am Knochen erwähnt werden:
— Derotierende valgisierende intertrochantere Osteotomie
— Beckenosteotomie
— Azetabuloplastik

Tabelle 6. *Reflexe und motorisches Verhalten von der Geburt bis Anfang des zweiten Lebensjahres.* (Aus Fleming, I.: Materia med. Nordmark **22**, 340 (1970)

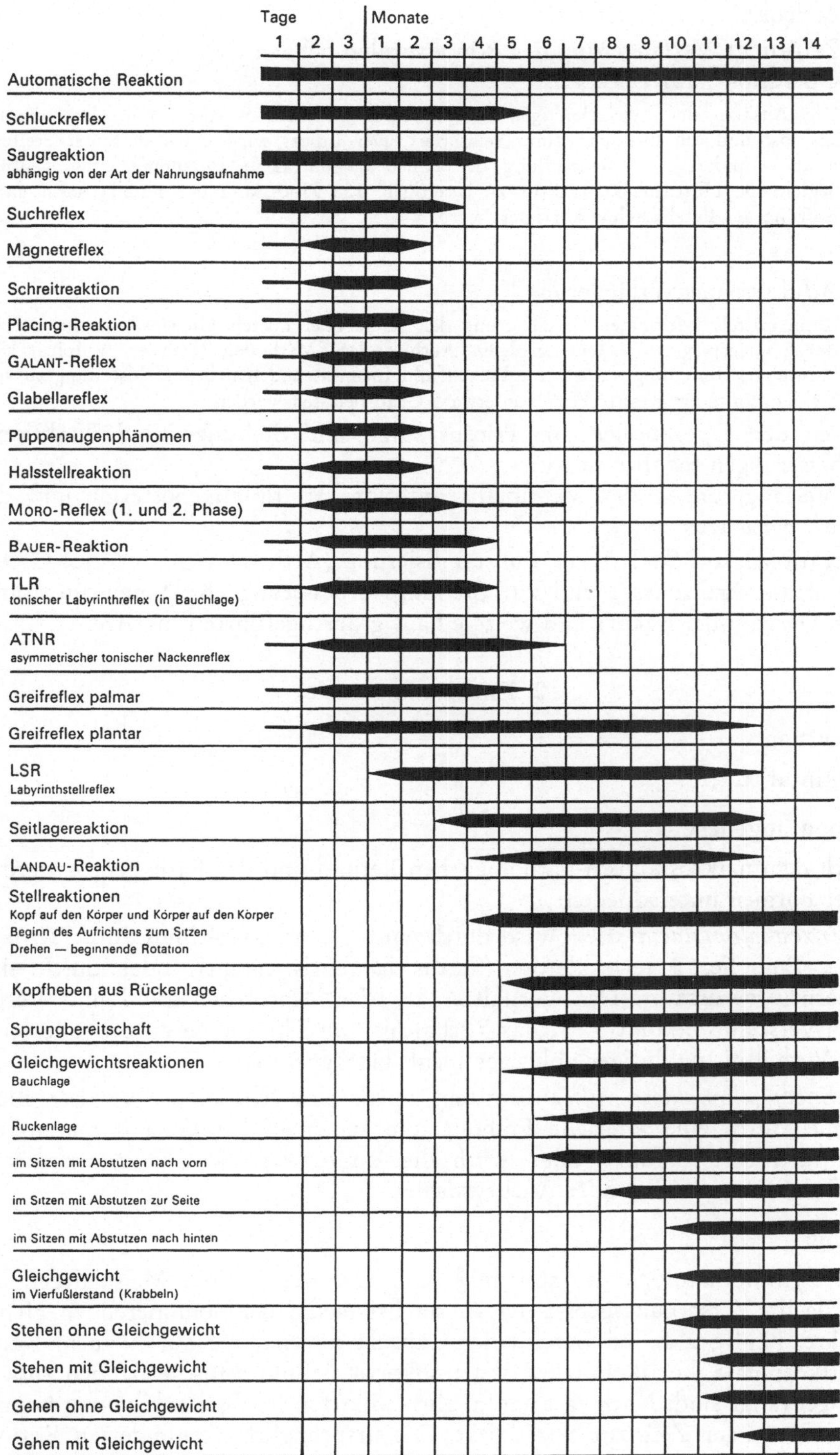

Kniegelenk:

— Z-förmige Verlängerung der ischiokruralen Sehnen
— Operation nach Eggers

Die Ansätze der zweigelenkigen ischiokruralen Muskeln werden vom Unterschenkel abgelöst und am distalen Femur reinseriert. Der Bipezs wird dabei in seiner Stellung nicht verändert. Vor Behandlung der Kniebeugekontraktur ist immer eine eventuell begleitende Hüftbeugekontraktur zu beseitigen. Ein Hochstand der Patella kann durch Raffung der Patellarsehne korrigiert werden.

Fuß:

— Achillessehnenverlängerung

Kann mittels z-förmiger Verlängerung der Sehne oder mittels Omegaschnitt im Bereich des Sehnenspiegels (Baker) erfolgen. Auch andere Methoden (Strayer, Vulpius) sind brauchbar. Um eine postoperative Hakenfußdeformität und Kniebeugefehlstellung zu vermeiden, sollte ein Restspitzfuß von etwa 5 Grad belassen werden.

Neben den Operationen am Triceps surae sind Stellungs- und Funktionsverbesserungen möglich durch:

— Verlängerungen des M. tibialis anterior, M. tibialis posterior und des M. peronaeus.

Operationen am Skelett zur Fußstabilisierung (Arthrodese nach Grice-Green, talotarsale Arthrodese) und zur Stellungsverbesserung (Kalkaneusosteotomie nach Dwyer oder Baker) sind weitere häufig durchgeführte Eingriffe.

2. Enzephalomalazie

Definition

Hirninfarkt.

Ätiopathogenese

Nach dem makroskopisch-pathologischen Befund und der Pathogenese werden zwei Formen unterschieden:

a) Enzephalomalacia alba: Wird durch einen Arterienverschluß durch Thrombose, Embolie, Arteriosklerose (Status lacunaris cerebri) oder durch eine Arteriitis verursacht. Das Verhältnis zwischen Karotisverschluß und Vertebralisverschluß beträgt 3 : 1, das Verhältnis von Thrombose zu Embolie 6 : 1, das Verhältnis unblutiger : blutiger Insult beträgt 6 : 1.

b) Encephalomalacia rubra: Entsteht durch eine Thrombose venöser Bluträume, durch eine arterielle Embolie, die zu einem Infarkt mit sekundärer Blutdurchsetzung führt, oder durch die Ruptur von kleinen Arterienästen (z. B. bei Hypertonie) oder Aneurysmen.

Klinik

Die Symptomatologie ist abhängig vom Ort der Läsion. Meist liegen die Herde im Versorgungsgebiet der A. cerebri media der dominierenden Hemisphäre, häufig z. B. im Bereich der Capsula interna, wo auf kleinem Raum kortikospinale, kortikobulbäre, thalamokortikale und optische Bahnen zusammengedrängt sind. Nach einer anfänglich schlaffen Halbseitenlähmung kommt es nach einiger Zeit zur Spastizität. Die ursprünglich verminderten Reflexe sind dann gesteigert, der Babinskireflex und andere Pyramidenzeichen werden positiv.

Im Gesicht zeigt sich eine Fazialisparese vom zentralen Typ (der doppelt innervierte obere Ast des N. facialis ist frei). Eine Augenmuskellähmung kann sich in Form der Deviation conjugée bemerkbar machen. Später, im Stadium der Rekonvaleszenz, zeigt sich die typische Gangstörung des Hemiplegikers: durch den Spitzfuß und die Streckkontraktur des Beins entsteht eine Überlänge, die beim Gehen eine Zirkumduktion der unteren Extremität nötig macht. Am Arm überwiegt eine Spastizität der Beuger. Die Öffner der Hand und die Daumenoppositoren sind meist am schwersten betroffen.

Diagnose

Neben der klinischen Untersuchung können das EEG und die Angiographie zur Diagnosestellung und Herdlokalisation herangezogen werden. Zusätzlich kann durch Szintigraphie, Ophthalmodynamometrie und Doppler-Ultraschallmessung eine relativ genaue Information über den Gesamtzustand der zerebralen Durchblutung erhalten werden.

Therapie

Im Akutstadium internistisch, später krankengymnastische Übungen zur Vermeidung von Kontrakturen. Erst wenn die konservative Therapie versagt, eventuell Operationen zur Beseitigung von Kontrakturen.

Prognose

20% der Patienten sterben im ersten Anfall, bei den übrigen tritt bei etwa 50% innerhalb der nächsten fünf Jahre ein tödliches Rezidiv auf.

3. Morbus Parkinson

Definition

Erkrankung des extrapyramidalen Systems mit einerseits hypokinetisch- hypertonischen, andererseits aber auch hyperkinetisch-hypotonen Erscheinungen.

Ätiopathogenese

Pathomorphologisch finden sich Veränderungen der Ganglienzellen vorwiegend in der Substantia nigra, aber auch im Globus pallidus, Corpus striatum und in der Formatio reticularis. Es wird vermutet, daß es durch einen Mangel an neuralen Überträgersubstanzen (Dopamin) zu einer Atrophie der Ganglienzellen kommt.

Klinik

Charakteristisch sind die Hauptsymptome Tremor, Rigor und Akinesie (Maskengesicht).

Diagnose

Die Diagnose ergibt sich aus dem klinischen Bild. Es ist wichtig, sie zu stellen, weil viele dieser Patienten wegen ihrer Gangstörungen dem Orthopäden zugewiesen werden.

Therapie

Die Behandlung gehört in die Hand des Neurologen.

Prognose

Die Lebenserwartung ist nicht verringert. Durch eine rechtzeitige Behandlung können die Symptome zum Abklingen gebracht werden.

4. Multiple Sklerose

Definition

Erkrankung des Zentralnervensystems mit über Gehirn und Rückenmark verstreuten Herden und entsprechend unterschiedlicher Symptomatik.

Ätiopathogenese

Pathologisch-anatomisch kommt es zu einem Markscheidenzerfall, ohne daß die Achsenzylinder destruiert werden. Die multipel, regellos im Gehirn und Rückenmark verstreuten Herde erscheinen grau und verhärtet. Die Genese der Erkrankung ist unklar.

Klinik

Typisch ist der schubförmige Verlauf und die durch die polytope Lokalisation bedingte Vielfalt der Symptome (Nystagmus, Pyramidenzeichen, zerebellare Symptome, Sprachstörungen, Doppelbilder, retrobulbäre Neuritis), die gleichzeitig oder auch hintereinander (jeder Schub zeigt andere Symptome) auftreten können. Nystagmus, Intentionstremor und skandierende Sprache werden auch als Charcotsche Trias bezeichnet.

Diagnose

Neben der klinischen Symptomatik kommt der Liquoruntersuchung eine diagnostische Bedeutung zu. Es findet sich häufig eine Eiweiß- und Zellvermehrung (nicht über 100 Drittel). In der Liquorelektrophorese kommt es zu einer relativen Vermehrung der Gamma-Globuline.

Differentialdiagnose

Tumoren, Lues, funikuläre Myelose.

Therapie

Behandlung mit Steroiden und ACTH, Physikotherapie.

Prognose

Die Prognose ist ungünstig. Zehn Jahre nach dem ersten Schub sterben etwa 20%, 25 Jahre danach etwa 90%.

Rückenmarkserkrankungen

1. Querschnittssyndrom

Definition

Häufig traumatisch bedingte Rückenmarksschädigung, die je nach der Höhenlokalisation der Läsion durch Unterbrechung der Rückenmarksbahnen zu verschiedenen Lähmungserscheinungen führt. Man unterscheidet zwischen einem kompletten und partiellen Querschnittssyndrom. Bei einer halbseitigen Unterbrechung spricht man von einem Brown-Sequard-Syndrom.

Ätiopathogenese

Die Schädigung des Rückenmarks kann entzündlich, toxisch oder mechanisch (akut durch Traumen, Blutungen, chronisch durch Tumoren, Gummen, schwere Spondylose, Chondrodystrophie) erfolgen. Bei der traumatischen Läsion des Rückenmarks ist zu beachten, daß nicht jede Rückenmarksläsion von einer Wirbelfraktur oder einer Schädigung des ligamentären Apparates begleitet sein muß.
Der Unfallmechanismus bei der Querschnittsläsion ist meist typisch: z. B. Peitschenschlagtrauma der HWS, Kopfsprung ins seichte Wasser, Verschüttung, Sturz auf das Gesäß und Nachvorneschlagen des Oberkörpers, Sturz auf die Schultern und Zurückschlagen des Rumpfes und der unteren Extremität.
Die pathologischen Veränderungen des Rückenmarks sind irreversibel, wenn eine Quetschung oder Blutung zugrundeliegt (Contusio spinalis), jedoch reversibel, wenn es sich um eine Druckläsion handelt (Commotio spinalis), die z. B. durch Reposition einer Wirbelfraktur rasch beseitigt werden kann. Bei irreversibler Schädigung kommt es sowohl kranial (aufsteigende Bahnen) als auch kaudal (absteigende Bahnen) zu Rückenmarksveränderungen im Sinne einer Wallerschen Degeneration.

Klinik

Der klinische Befund richtet sich nach Ausdehnung und Höhe der Läsion. Bei einem vollständigen Querschnittssyndrom kommt es kaudal der Läsion zu folgenden Symptomen:
— Ausfall der willkürlichen Motorik mit einer anfangs schlaffen, später spastischen Paraplegie mit Pyramidenzeichen.
— Ausfall der Sensibilität (der sensible Ausfall beginnt ein Segment tiefer als der Ort der Läsion).
— Störung der vegetativen Innervation (Gefäßlähmung, Dekubitus, Hyperhydrosis, Hornersche Trias).
— Störung der Mastdarm- und Blasenfunktion. Erst nach einiger Zeit kommt es zur Wiederherstellung der Funktion durch spinale reflektorische Automatismen (= reflektorisch neurogene Blase).

Je nach der Höhe der Läsion ergeben sich folgende klinische Bilder:
— Läsion zwischen C 4 und D 1
  Schlaffe Lähmung der Arme und spastische Lähmung der unteren Extremitäten. Blasen- und Mastdarmstörungen, Sensibilitätsstörungen von den Schultern abwärts, Hornersche Trias.
— Läsion zwischen D 2 und L 1
  Spastische Lähmung der unteren Extremitäten, gesteigerte Sehnenreflexe, positives Babinskizeichen, Sensibilitätsstörungen, Blasen- und Mastdarmstörung.

— Läsion in Höhe des 1. Lumbalwirbels
Bei einer Schädigung des Rückenmarks in Höhe des ersten Lumbalwirbels
spricht man auch von einem Konus-Syndrom. Es ist gekennzeichnet durch
Miktionsstörungen (denervierte autonome Blase: keine reflektorischen
Blasenentleerungen, paralytische Überlaufblase), Sphinkterparese und
Impotenz (Coeundi). Außerdem besteht motorisch eine schlaffe Lähmung
der unteren Extremität, die bei Läsion durch einen intramedullären Tumor
relativ spät auftreten kann.

— Läsion unterhalb L 2
Bei einer Rückenmarksschädigung unterhalb L 2 spricht man von einem
Kauda-Syndrom. Typisch sind die Reithosenanästhesie (sensible Störung
für alle Qualitäten), die Sphinkterparese, radikuläre Schmerzen, die
schlaffe Parese der unteren Extremität (M. triceps surae) und Störungen
der Sexualfunktion, die weder Erektion noch Ejakulation möglich machen.
Akut wird die Kaudaläsion meist durch einen Diskusprolaps verursacht,
chronisch kann sie durch Tumoren (Ependymom, Neurinom, Metastasen)
hervorgerufen werden und allmählich fortschreiten. Die Sphinkterstörung
tritt dabei erst relativ spät auf.

Bei einer Halbseitenlähmung nach Brown-Sequard findet man auf der Seite
der Läsion eine spastische Parese und eine Störung der Tiefensibilität, auf
der gegenüberliegenden Seite eine Störung der Temperatur und Schmerzempfindung.
Bei einer partiellen Lähmung, z. B. verursacht durch eine Hämatomyelie (sie
erstreckt sich meist in Längsrichtung über mehrere Segmente des Halsmarks),
kommt es zu Störungen der Motorik (spastische Lähmung) und zu einer dissoziierten Sensibilitätsstörung.

Diagnose
Zur Diagnose können neben dem neurologischen Befund zusätzliche Untersuchungen herangezogen werden: Röntgenbilder der Wirbelsäule, Myelo-
graphien, Reizstromdiagnose, Elektromyogramm.

Therapie
Bei einer traumatischen Läsion sollte so rasch wie möglich die Reposition einer
eventuell bestehenden Wirbelfraktur oder Luxation durchgeführt werden. Die
Lagerung des Querschnittsgelähmten sollte im Drehbett erfolgen, um das
Entstehen von Dekubitalulzera zu vermeiden. Sehr wichtig ist es, eine Harn-
weginfektion zu verhindern. Ein Dauerkatheter muß angelegt, der Harn
laufend bakteriologisch untersucht werden. Das Entstehen von Kontrakturen
soll vermieden werden.
Die Rehabilitation sollte an spezialisierten Abteilungen stattfinden. Bei Quer-
schnittssyndromen anderer Genese sollte der Neurologe und Neurochirurg
beigezogen werden. Bei entsprechender Indikation ist eine Entlastungs-
laminektomie angezeigt.

Prognose
Abhängigkeit von der Ursache der Läsion. Bei einer traumatischen Läsion ist
es prognostisch günstig, wenn die Sensibilität teilweise erhalten ist. Quoad

vitam ist vor allem die Beherrschung der sekundären Komplikationen (Blasenlähmung, Harnwegsinfekt, Dekubitus) entscheidend.

2. Entzündliche Erkrankungen des Rückenmarks

a) *Poliomyelitis* (Kinderlähmung, Heine-Medinsche Krankheit)

Definition

Epidemisch auftretende Virusinfektion, die zur entzündlichen Erkrankung der grauen Rückenmarksubstanz (vorwiegend der motorischen Ganglienzellen der Vorderhörner) und damit zu atrophischen Muskellähmungen führt.

Ätiopathogenese

Die Krankheit wird durch ein neurotropes Virus übertragen, das über den Magen-Darm-Kanal oder den Nasen-Rachen-Raum in den Körper gelangt. Durch entzündliche Veränderungen der grauen Substanz der Vorderhörner kommt es zu einer teils reversiblen (Ödem), teils irreversiblen (Nekrose) Schädigung der motorischen Ganglienzellen. Die dadurch entstehende Lähmung führt in der Folge zur Muskeldegeneration und zum Auftreten von Muskelkontrakturen. Nach der Verteilung der Herde unterscheidet man zwischen einer spinalen und einer bulbopontinen Form, die durch zentrale Atemlähmung zum Tod führen kann.

Klinik

Obwohl die Erkrankung Kinderlähmung heißt, kann sie durchaus auch Erwachsene betreffen. Nicht jede Infektion führt zur Ausbildung von Paresen. Nur bei 1—2% der betroffenen Patienten erzeugt das Virus neurologische Affektionen. Der Krankheitsverlauf ist durch mehrere Stadien charakterisiert:
Nach einer Inkubationszeit von 3 bis 20 Tagen kommt es zu einer febrilen Vorkrankheit, der nach einem kurzen Intervall eine fieberhafte Phase (dromedarartige Fieberkurve) folgt, die mit Kopfschmerz und Meningismus einhergeht. Während dieser Phase kann es nach wenigen Tagen zum Auftreten der Paresen kommen. Sie zeigen einige Tage Progredienz, bilden sich aber dann wieder zurück, soweit die Funktionsstörung der Ganglienzellen ödembedingt war. Eine weitgehende, manchmal sogar vollständige Rückbildung der Paresen ist möglich. Erst in der folgenden Zeit kann es dann langsam zum Auftreten von Kontrakturen kommen.

Diagnose

Neben dem klinischen Bild kann der Liquorbefund zur Diagnose herangezogen werden. Die Zellzahl ist deutlich (einige hundert Drittel) erhöht, auch das Eiweiß kann im Liquor vermehrt sein. Die Abgrenzung gegenüber der Polyradiculitis Guillain-Barré ergibt sich neben dem Liquorbefund aus der Tatsache, daß bei der Poliomyelitis Sensibilitätsstörungen fehlen.

Therapie

Die beste Therapie ist die Prophylaxe. Seit der Einführung der Schluckimpfung konnte die Erkrankung praktisch ausgerottet werden.

Die Behandlung ist für die verschiedenen Stadien der Erkrankung unterschiedlich:

— Frühbehandlung: Ruhigstellung der Wirbelsäule und der gelähmten Extremitäten in Entlastungsstellung der Muskulatur, Gipsbett. Dabei ist darauf zu achten, daß keine Kontrakturen (Spitzfuß, Kniebeugekontraktur) entstehen.
— Spätbehandlung: Regenerationsstadium, Beginn etwa 4 Wochen nach dem Einsetzen der Lähmungen, Dauer bis zu zwei Jahren.
Beim ersten Anzeichen einer aktiven Willkürmotorik beginnen mit aktiver Übungsbehandlung. Elektrotherapie und hyperämisierende Maßnahmen (Massage, Wärme) können schon früher verordnet werden. Auch eine Versorgung mit Schienen, Schuhen, Apparaten (Stützapparat) und Bandagen soll, wenn nötig, durchgeführt werden.
— Rehabilitation: Wenn durch die konservative Behandlung keine Besserung mehr erzielt werden kann, sollte durch operative Nachbehandlung versucht werden, die Restzustände einer Kinderlähmung soweit wie möglich zu beseitigen. Tenotomien, Sehnenraffungen, Muskelverpflanzungen (z. B. bei Klumpfuß: Versetzung des Ansatzes des M. tibialis anterior an den äußeren Fußrand; bei Quadrizepsparese: Ersatz der gelähmten Kniestreckung durch Verlagerung des M. bizeps vom Fibulaköpfchen auf die Patella). Auch Arthrodesen und Osteotomien kommen in Frage, doch sollten Operationen am Knochen nicht vor dem 15. Lebensjahr durchgeführt werden.

Prognose

Die Prognose ist von der Lokalisation und der Zahl der befallenen Vorderhornzellen abhängig. Bulbäre Formen der Poliomyelitis können über eine Atemlähmung zum Tod führen.

b) Herpes zoster

Definition

Virale entzündliche Erkrankung von Spinalganglienzellen.

Ätiopathogenese

Die virale Infektion (Varicella-Virus) führt meist zu allgemeinen Krankheitssymptomen (Fieber, Müdigkeit) und erst in der Folge zum Befall des Nervensystems (spinale Ganglienzellen).

Klinik

Typisch ist das streng halbseitig segmentale, auf ein Dermatom beschränkte Auftreten der Symptome, zuerst in Form einer Hyperalgesie und starker Schmerzen, später (im allgemeinen nach 3—5 Tagen) in Form von typischen bläschenförmigen Hauteruptionen. Auch segmententsprechende Muskelparesen können auftreten.
Von einigen Autoren wird als Sonderform ein sogenannter symptomatischer oder Alterszoster beschrieben, bei dem die Lokalisation des Virusbefalls durch einen pathologischen Prozeß in der Nachbarschaft der Spinalganglien oder in einem segmententsprechenden Organ bestimmt wird (Tumor, Osteochondrose, Organopathie).

Diagnose

Im Liquor findet sich eine Zellvermehrung. Die Bläschen werden häufig als Allergie oder Reaktion auf physikalische Maßnahmen mißdeutet.

Therapie

Analgetika, Virusstatika, Vitamin-B-Injektionen, Impfung.

Prognose

Die anfangs sehr starken Beschwerden klingen meist nach einigen Tagen ab. Bei alten Menschen kann eine Zosterneuralgie oft längere Zeit bestehen bleiben.

3. Degenerative Erkrankungen des Rückenmarks

a) Friedreichsche Ataxie

Definition

Spinale hereditäre Ataxie.

Ätiopathogenese

Progredientes, vorwiegend rezessiv vererbbares Leiden, bei dem es zu einer Degeneration der Hinterstrangbahnen, der Kleinhirnseitenstrangbahnen und meist auch der Pyramidenbahn kommt.

Klinik

Die Symptome beginnen meist schon in der Kindheit. Das Gehenlernen ist erschwert, später kommt es zu einer zunehmenden Gangbehinderung. Der

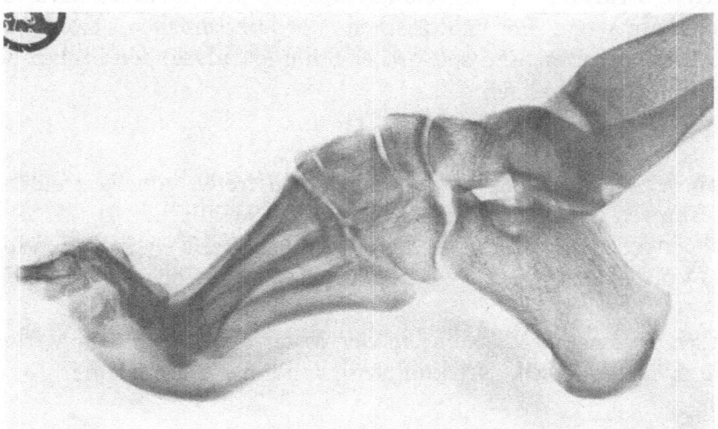

Abb. 72. Röntgen eines typischen Ballenhohlfußes bei Morbus Friedreich

Gang ist unsicher, breitspurig, ataktisch, die Geschicklichkeit der Hände ist beeinträchtigt, die Sprache unregelmäßig (skandierend). Typisch ist der Friedreich-Fuß, ein Ballenhohlfuß mit Krallenzehen, wobei besonders die Hammerstellung der Großzehen auffällig ist. In späterer Zeit lassen sich auch Pyramidenzeichen (Babinski) nachweisen. Die Sehnenreflexe sind aber nicht gesteigert, sondern fehlen sogar häufig, da die Muskulatur hypoton ist und später atrophiert (Wadenatrophie). Die Sensibilitätsstörung beschränkt sich meist auf eine Störung des Lage- und Vibrationssinns.

Eine Sonderform des Morbus Friedreich stellt das Roussy-Levysche Syndrom (hereditäre areflektorische Dystasie) dar, das durch Gangstörungen, Hohlfüße und fehlende Sehnenreflexe gekennzeichnet ist, bei dem aber Sprachstörungen, Amyotrophien und Sensibilitätsstörungen fehlen.

Differentialdiagnose

Differentialdiagnostisch muß man an alle anderen Erkrankungen denken, die mit einer Ataxie einhergehen: Zerebellare Ataxien, zerebellare Form der multiplen Sklerose, Kleinhirntumor, Tabes dorsalis (Pupillenstarre, Argyll-Robertson positiv), funikuläre Myelose, Polyneuropathien.

Therapie

Operativ kann die Hohlfußstellung und die Krallenstellung gebessert werden: Fasziotomie der Plantaraponeurose, Kalkaneusosteotomie nach Dwyer, Hammerzehenoperationen nach Jones.

Prognose

Die Erkrankung zeigt Progredienz. Die Behinderungen nehmen im Laufe einiger Jahre zu.

b) Amyotrophe Lateralsklerose

Ätiopathogenese

Degenerative Erkrankung der Ganglienzellen der vorderen Zentralwindung (Pyramidenbahn) und der motorischen Vorderhornzellen (Kombination von spinaler Muskelatrophie und spastischer Spinalparalyse). Zusätzlich Schädigung der kortikobulbären Bahnen.

Klinik

Zu Beginn der Erkrankung kommt es zum Auftreten von Faszikulationen und Muskelkrämpfen (Flimmern und Wogen der Muskulatur). In der Folge bilden sich Muskelatrophien und spastische (Pyramidenbahn) wie auch schlaffe Lähmungen (Vorderhorn) aus. Vor allem werden die oberen Extremitäten betroffen.

Gelegentlich zeigen die Muskeln ein der Myasthenie ähnliches Verhalten, wodurch die symptomatische Wirkung von Cholinesterasehemmern erklärt werden kann.

Diagnose

Neben dem klinischen Aspekt liefert das EMG durch den Nachweis der Faszikulationen einen wichtigen Beitrag zur Diagnose.

Therapie

Fachärztliche neurologische Behandlung, manchmal Ansprechen auf Cholinesterasehemmer.

Prognose

Subakut bis progredient. Innerhalb von fünf Jahren kommt es zumeist als Folge einer Bulbärparalyse zum Exitus.

c) Tabes dorsalis (siehe dazu S. 115)

4. Vaskuläre Myelopathie

Gefäßversorgung des Rückenmarks:
Die arterielle Gefäßversorgung des Rückenmarks erfolgt über die Aa. radiculares, die durch die Foramina intervertebralia in den Spinalkanal und Subarachnoidalraum eintreten, sowie über das sogenannte strickleiterartige

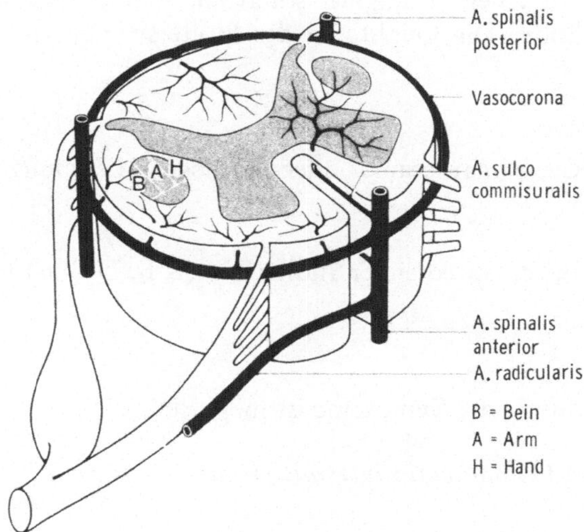

Abb. 73. Blutversorgung des Rückenmarks im Querschnitt. — Aus: Mumenthaler, M.: Neurologie. Stuttgart: G. Thieme. 1973

Arteriensystem, das aus drei längsverlaufenden Gefäßen (A. spinalis anterior und Aa. spinales posteriores) und der quer- und zirkulärverlaufenden Vasokorona besteht. Da nicht jedes Wirbel- bzw. Rückenmarksegment durch eine eigene A. radicularis versorgt wird (insgesamt gibt es nur etwa 6—8 Aa. radiculares, der größte Ast ist die A. radicularis magna, die zwischen Th 12 und L 2 in den Wirbelkanal eintritt), erscheint verständlich, daß Grenzzonen der Versorgung bestehen, die besonders ischämiegefährdet sind.
Die venöse Gefäßversorgung ist ebenfalls strickleiterartig. Die ein- und austretenden Venen umscheiden die Nervenwurzeln.

a) Spinalis-anterior-Syndrom

Definition

Vaskuläre ischämische Myelopathie

13*

Ätiopathogenese

Die Durchblutungsstörung der A. spinalis anterior bzw. der von ihr abgehenden Äste kann durch Kompression (Diskusprolaps), Thrombose, langandauernde Hypotonie (Kollaps, Herzinsuffizienz), durch Kompression einer A. radicularis oder auch durch Spondylose verursacht sein.

Die A. spinalis anterior versorgt Vorderstrang und Vorderhorn (Ramus perforans), Kleinhirnseitenstrang, Tractus spinothalamicus (Ramus circumflexus brevis), Pyramidenbahn und Seitenstrang (Ramus circumflexus longus).

Klinik

Durch das Versorgungsgebiet der Arterie ist die klinische Symptomatik der Erkrankung erklärbar. Es kommt zu einer dissoziierten Sensibilitätsstörung (Schmerz- und Temperatursinn sind gestört) und durch Mitbeteiligung der Pyramidenbahn zu einer anfänglich schlaffen, später spastischen Paraplegie unterhalb der Läsion. Die Qualitäten des Hinterstrangs sind hingegen ungestört.

Differentialdiagnose

Syringomyelie, Rückenmarkstumor oder psychogene Lähmung.

Therapie

Symptomatisch, bei entsprechender Indikation (z. B. Diskus) neurochirurgische Intervention.

Prognose

Teilweise Rückbildung der Symptome ist möglich.

b) Claudicatio intermittens des Rückenmarks

Definition

Reversible Durchblutungsinsuffizienz des Rückenmarks.

Ätiopathogenese

Durch ein Steal-Syndrom kann es z. B. bei Arteriosklerose bei längerem Gehen oder als Folge von Herzinsuffizienz zu einer reversiblen Minderdurchblutung des Rückenmarks kommen. Auch mechanische Faktoren (Olisthese) sind als Ursache denkbar.

Klinik

Reversible Paresen mit Pyramidenzeichen und sensiblen Störungen.

Diagnose

Charakteristisch ist die rückbildungsfähige neurologische Symptomatik.

Prognose

Die Reversibilität der Ausfälle kann in manchen Fällen verloren gehen.

c) *Varicosis spinalis*

Definition

Zirkulationsstörung auf Basis dysgenetischer Venenveränderungen im Bereich des Spinalkanals.

Ätiopathogenese

Extra- und intramedulläre venöse Gefäßmißbildungen (Angioma racemosum venosum), meist im Bereich des thorakolumbalen Übergangs.

Klinik

Radikuläre Symptome am Beginn, schubweiser Verlauf. Die Erkrankung kann zur Ausbildung von Querschnittsyndromen führen.

Diagnose

Häufig finden sich Liquorveränderungen: Eiweiß- und Zellzahl sind leicht erhöht, unter Umständen ist der Liquor bluthaltig oder xanthochrom. Die Abgrenzung zur diskogenen radikulären Läsion ist oft schwierig und auch durch das Myelogramm nicht immer möglich.

Therapie

Physikalische Maßnahmen, eventuell mikroneurochirurgische Eingriffe.

Prognose

Häufig rezidivierende Beschwerden.

5. Mißbildungen/Meningozele

Definition

Angeborene dysraphische Mißbildung mit Vorfall der Rückenmarkhäute und Liquoransammlung.

Ätiopathogenese

Durch mangelhaften Schluß des Neuralrohres sind folgende Mißbildungen möglich:
— Spina bifida occulta
— Meningozele (Rückenmarkhäute sind mit Flüssigkeit gefüllt und zystisch erweitert)
— Myelomeningozele (Rückenmarkhaut und Myelon sind zystisch erweitert und mit Flüssigkeit gefüllt)
Häufig besteht auch gleichzeitig ein Hydrozephalus und ein Arnold-Chiari-Syndrom (Herniation von Cerebellum und Medulla).

Klinik

Spina bifida: siehe S. 249.
Meningozele: Über dem Wirbelspalt (zumeist im Lumbosakralbereich) ist ein weicher fluktuierender Tumor tastbar. Fast regelmäßig findet man auch einen Hydrozephalus. Häufig besteht eine Skolioseneigung. Die neurologischen Symptome sind vom Grad der Rückenmarkschädigung abhängig. Sie können

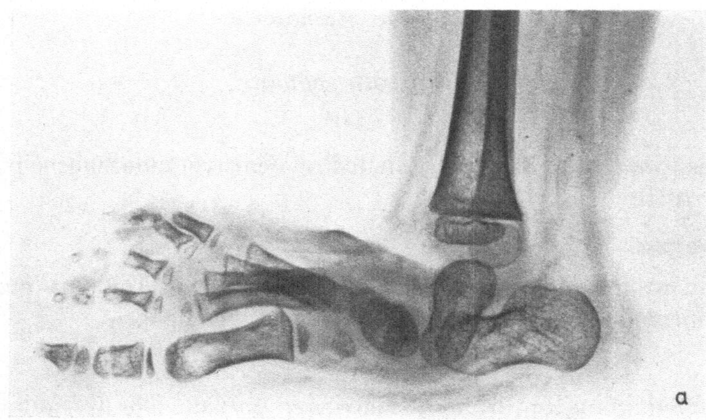

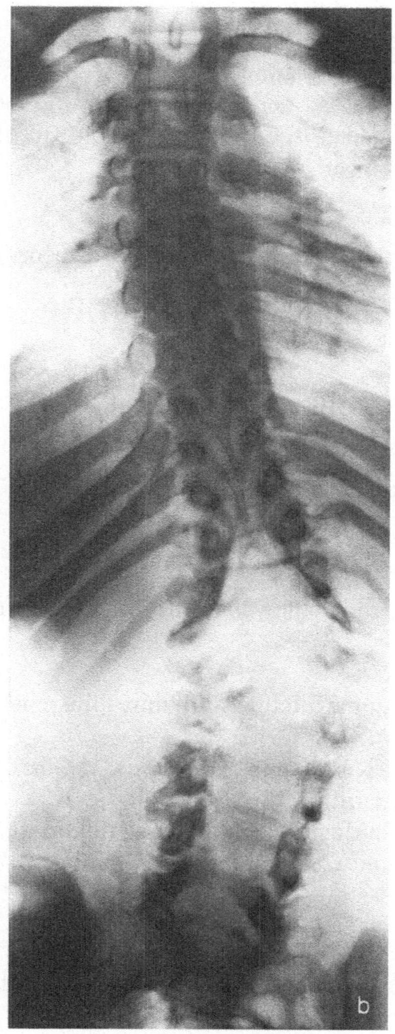

Abb. 74. Meningozele. *a* Röntgen eines Lähmungsknickplattfußes, *b* Ausgedehnte Spaltbildung in den Bogenabschnitten des thorakolumbalen Überganges und der LWS

sich auf eine Fußdeformität beschränken (Hohlfuß, Klumpfuß) oder ein komplettes Querschnittsyndrom bedingen, das durch schlaffe Paresen, Sensibilitätsausfall, gestörte Trophik der unteren Extremität sowie eine Blasen- und Darmstörung charakterisiert ist.

Auffällig sind die Hüft- und Kniebeugekontrakturen, die Neigung zur Hüftluxation und die Fußdeformitäten. Schon bei Neugeborenen kann durch Prüfung des Fußgreifreflexes festgestellt werden, ob eine komplette Parese vorliegt.

Röntgen

Das Röntgenbild gibt Aufschluß über das Ausmaß der Defektbildung (Ausdehnung der Spaltbildung, Vorhandensein von Entwicklungsstörungen der Wirbelsäule, z. B. in Form von Halb- oder Schmetterlingswirbeln).

Therapie

Verhütung von Kontrakturen, redressierende Behandlung von Fußdeformitäten. Beugekontrakturen im Knie- und Hüftgelenk können durch Muskelversetzungen oder -verlängerungen behandelt werden.

Bei der Behandlung der paralytischen Hüftluxation sollte man sich auf Weichteileingriffe (Kapselraffung, Psoasablösung) beschränken. Wegen der trophischen Störung ist eine Gipsbehandlung möglichst zu meiden. Selbst infolge der trophischen Störung leicht auftretende Knochenbrüche sollen nicht gegipst werden. Überschießende Kallusbildung ist häufig.

Prognose

Seit der Hydrozephalus operativ durch Ventileinbau beherrscht wird und auch die Myelozelen operativ beseitigt werden können, hat sich die Prognose entscheidend verbessert. Sharrard hält die Operation unmittelbar nach der Geburt für entscheidend. Eine ständige Gefahr für die Kinder stellt ein eventueller Harnweginfekt (Urämie) und die Neigung zu Hautulzerationen dar. Besteht ein vollständiges Querschnittsyndrom, können die Kinder ohne Behelf das Gehen und Stehen nicht erlernen.

Radikuläre Läsionen

Vom Rückenmark wird eine hintere (sensible) und vordere (motorische) Nervenwurzel segmental abgegeben. Durch Vereinigung der beiden Nervenwurzeln entsteht der Spinalnerv, der entsprechend der phylogenetisch segmentalen Ordnung ein bestimmtes Segment versorgt. Das Einflußgebiet seiner sensiblen Fasern bezeichnet man als Dermatom, das seiner motorischen Fasern als Myotom. Da die ursprünglich segmentale Ordnung während der embryonalen Entwicklung durch Wanderung der Gewebe verloren geht, weicht die Topik der Myotome und Dermatome von kranial nach kaudal zunehmend stark voneinander ab. Die gemeinsame Innervation — die Nervenfasern begleiten die wandernden Gewebe, bleiben aber in ihrem Ursprung segmental — ermöglicht dennoch eine segmentale Zuordnung.

1. Radikuläre Syndrome

Definition

Von einem radikulären Syndrom spricht man dann, wenn es durch mechanische oder entzündliche Faktoren zu einer Wurzelläsion kommt.

Ätiopathogenese

Ein Beispiel für eine entzündliche Schädigung stellt die Polyradikultitis Guillain-Barré dar (siehe S. 206). Aber auch bei mechanischen Läsionen kann es durch Irritation des N. sinuvertebralis, der sympathische Fasern enthält, sekundär zu einer lokalen aseptischen entzündlichen Reaktion kommen, die radikuläre Symptome auszulösen bzw. zu verstärken imstande ist.

Als mechanische Ursache einer Wurzelläsion kommen in Frage: Diskusprolaps, Diskusprotrusion, Arachnitis spinalis, Spondylitis, Spondylodiscitis, Varicosis spinalis, Tumoren, enger Spinalkanal (Osteochondrose, Spondylarthrose) bzw. Intervertebralkanal (Osteochondrose, Spondylarthrose, besonders bei frontal gestellten Intervertebralgelenken) und Traumen.

Klinik

Die klinische Symptomatik ist durch Schmerzen entlang des betroffenen Dermatoms, entsprechende neurologische Ausfälle und gelegentlich vegetative Störungen gekennzeichnet.

— Sensible Ausfälle: Hypalgesie des betroffenen Dermatoms (die Prüfung der Algesie mit der Nadel ist am genauesten, da die Dermatomüberlappung für den Schmerzsinn am geringsten ist).

— Motorische Ausfälle: Paresen der dem Myotom entsprechenden Muskulatur mit Abschwächung oder Fehlen der Sehnenreflexe.

— Vegetative Symptome: Störungen der Schweißsekretion, Piloarrektion und Vasomotorik sind normalerweise nicht zu finden, doch ist in manchen Fällen eine vegetative Beteiligung deutlich, so z. B. lumbal in Form der sogenannten ischialgischen Durchblutungsstörung oder zervikal in Form des sogenannten Quadrantensyndroms.

Diagnose

Den klinischen Befund ergänzend, können EMG, Reizstromdiagnose und ein Myelogramm zur Höhenlokalisation durchgeführt werden.

Differentialdiagnose

Differentialdiagnostisch muß immer an pseudoradikuläre Symptome gedacht werden.

Therapie

Operative Beseitigung der mechanischen Noxen. Antiphlogistika, physikalische Maßnahmen, Akupunktur, Manualtherapie.

Prognose

Auf Grund der vielfältigen Ursachen unterschiedlich.

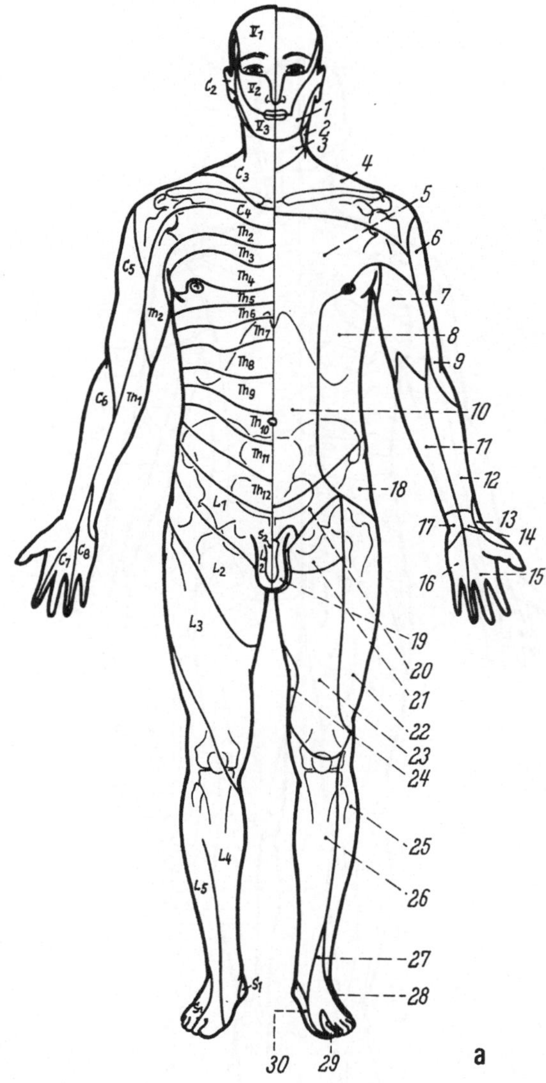

Abb. 75 a—g. Hautsensibilität: radikuläre und periphere sensible Innervation. Aus: Mumenthaler, M., Schliack, H.: Läsionen peripherer Nerven, 2. Aufl. Stuttgart: G. Thieme. 1973

Abb. 75 a. Ansicht von vorn. Rechte Körperseite: radikuläre, linke: periphere Innervation. 1 N. trigeminus, 2 N. auricul. magn., 3 N. transversus colli, 4 Nn. supraclaviculares, 5 Rr. cutanei anteriores nn. intercostalium, 6 N. cutaneus brachii lateralis superior, 7 N. cutaneus brachii medialis, 8 Rr. mammarii laterales nn. intercostalium, 9 N. cutaneus antebrachii posterior, 10 Rr. cutanei anteriores nn. intercostalium, 11 N. cutaneus antebrachii medialis, 12 N. cutaneus antebrachii lateralis, 13 R. superfic n. rad., 14 R. palm. n. mediani, 15 N. medianus, 16 Nn. digitales palmares communes, 17 R. palm. n. ulnaris, 18 N. iliohypogastricus (R. cut. lat.), 19 N. ilioinguinalis (Nn. scrotales anteriores), 20 N. iliohypogastricus (R. cutaneus anterior), 21 N. genitofemoralis (R. femoralis), 22 N. cutaneus femor. lateralis, 23 N. femoralis (Rr. cutanei anteriores), 24 N. obturatorius (R. cut.), 25 N. cutaneus surae lateralis, 26 N. saphenus, 27 N. peronaeus superfic., 28 N. suralis, 29 N. peronaeus prof., 30 N. tibialis (Rr. calcanei)

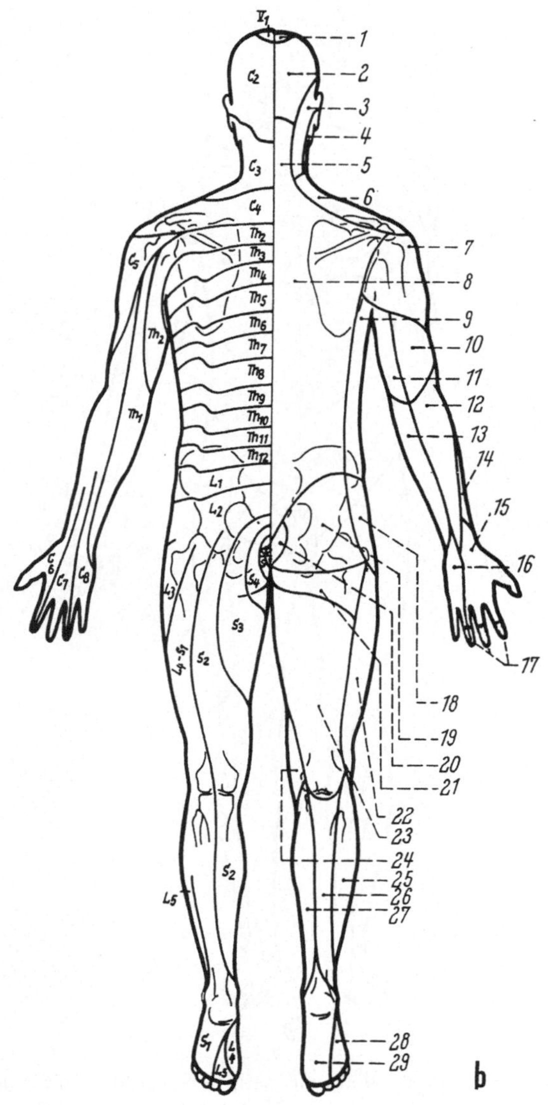

Abb. 75 b. Ansicht von hinten. Rechte Körperseite: periphere, linke Körperseite: radikuläre
Innervation. *1* N. frontalis (V₁), *2* N. occipitalis major, *3* N. occipitalis minor, *4* N. auricularis magnus, *5* Rr. dorsales nn. cervic., *6* Nn. supraclaviculares, *7* N. cutaneus brachii
lateralis superior, *8* Rr. dors. nn. spin. cervic., thorac., lumb., *9* Rr. cutanei laterales nn.
intercostalium, *10* N. cut. brachii posterior, *11* N. cut. brachii medialis, *12* N. cut.
antebrachii posterior, *13* N. cut. antebrachii medialis, *14* N. cut. antebrachii lateralis,
15 R. superfic. n. rad., *16* R. dors. n. uln., *17* N. medianus, *18* N. iliohypogastricus
(R. cut. lat.), *19* Nn. clunium sup., *20* Nn. clunium med., *21* Nn. clunium inf.,
22 N. cutaneus femoris lat., *23* N. cutaneus femoris posterior, *24* N. obturatoris (R. cut.),
25 N. cutaneus surae lat., *26* N. suralis, *27* N. saphenus, *28* N. plantaris lateralis,
29 N. plantaris medialis

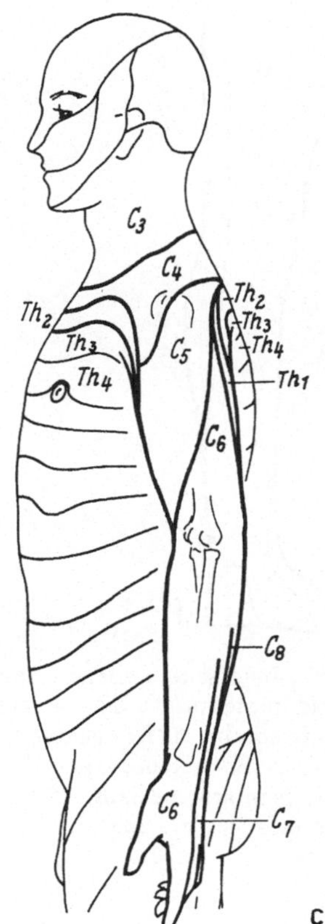

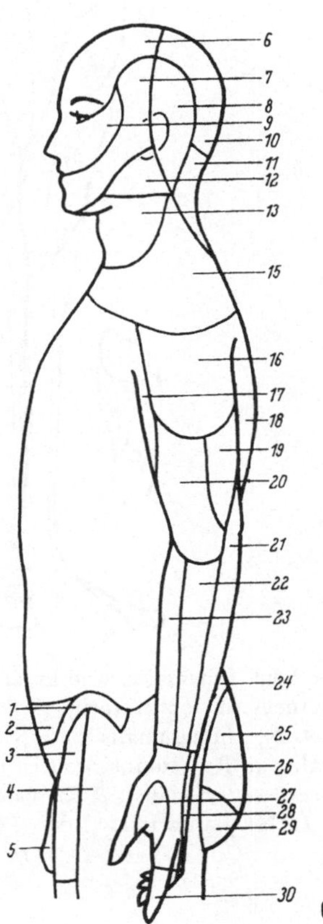

Abb. 75. *c* Seitenansicht: Radikuläre Innervation. *d* Seitenansicht: periphere Innervation.
1 N. ilioinguinalis, *2* N. iliohypogastricus, *3* N. genitofemoralis (R. femoralis), *4* N. cutaneus
femoris lateralis, *5* N. dorsalis penis (n. pudendus), *6* N. trigeminus /1, *7* N. trigeminus /3,
8 N. occipitalis minor, *9* N. trigeminus /2, *10* N. occipitalis major, *11* Rr. dorsales nn.
cervicalium, *12* N. auricularis magnus, *13* N. transversus colli, *15* Nn. supraclaviculares,
16 N. cutaneus brachii lateralis superior, *17* Nn. intercostobrachiales (nn. intercostalium),
18 Rr. dorsales nn. thoracicorum, *19* N. cutaneus brachii posterior, *20* N. cutaneus
brachii lateralis, *21* N. cutaneus antebrachii posterior (n. radialis), *22* N. cutaneus
antebrachii lateralis superior, *23* N. cutaneus antebrachii medialis, *24* R. cutaneus lateralis
n. iliohypogastrici, *25* Nn. clunium superiores, *26* R. superficialis n. radialis, *27* Autonomes
Gebiet des R. superficialis n. radialis, *28* R. dorsalis n. ulnaris, *29* Nn. clunium inferiores,
30 N. digitalis palmaris communis mediani

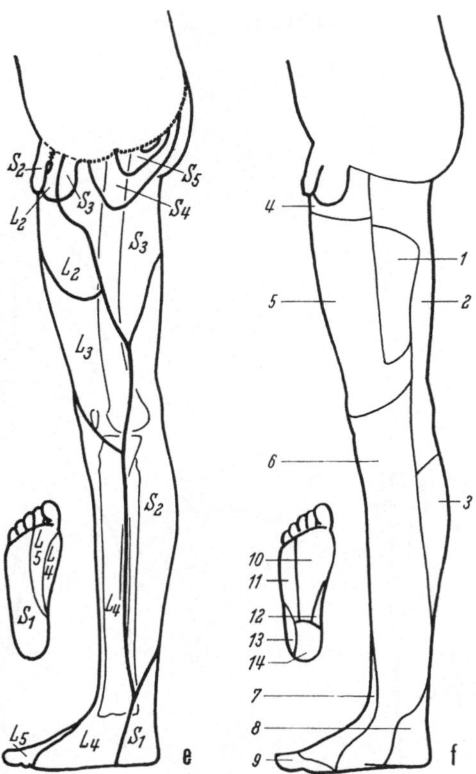

Abb. 75. *e* Bein, Innenseite. Radikuläre Innervation. *f* Bein, Innenseite. Periphere Innervation. *1* R. cutaneus n. obturatorii, *2* N. cutaneus femoris posterior, *3* N. cutaneus surae lateralis, *4* N. ilioinguinalis und R. genitalis n. genitofemoralis, *5* Rr. cutanei anteriores n. femoralis, *6* Rr. cutanei cruris mediales n. sapheni, *7* N. cutaneus dorsalis medialis (n. peronaeus superficialis), *8* Rr. calcanei mediales, *9* N. plantaris medialis, *10* N. plantaris medialis, *11* N. plantaris lateralis, *12* Rr. cutanei cruris mediales n. sapheni, *13* N. suralis, *14* Rr. calcanei mediales

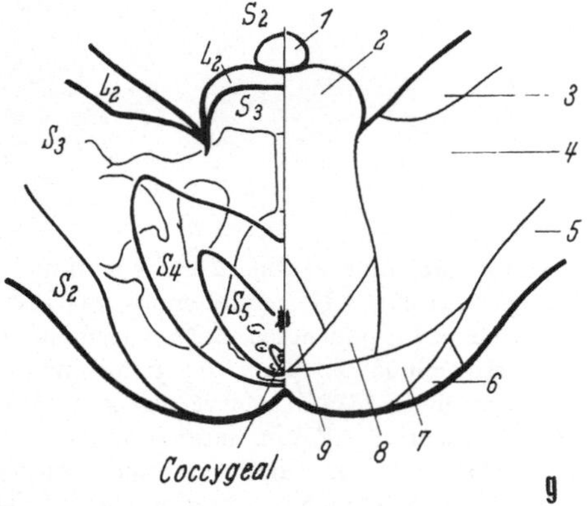

Abb. 75 g. Damm. Rechte Körperseite: radikuläre Innervation, linke: periphere Innervation. *1* N. dorsalis penis (clitoridis) (n. pudendus), *2* Nn. scrotales (labiales) posteriores (Nn. perineales des N. pudendus), *3* Rr. cutanei anteriores n. femoralis, *4* N. obturatorius, *5* N. cutaneus femoris posterior, *6* Nn. clunium superiores, *7* Nn. clunium inferiores, *8* Nn. clunium medii, *9* Nn. anococcygei

2. Pseudoradikuläre Syndrome

Definition

Schmerzsyndrome, die durch streifenförmige Schmerzausstrahlung den echten radikulären Syndromen ähnlich sind, aber nicht durch eine Wurzelreizung verursacht werden.

Ätiopathogenese

Der koordinierte Ablauf der Bewegung erfordert eine die Zug- und Scherungsbeanspruchung der Gelenkkapsel berücksichtigende Koordination der Syn- und Antagonisten der Muskulatur. In der Gelenkkapsel findet man sensible Strukturen, die in der Lage sind, den Tonus und die Koordination der am Gelenk angreifenden muskulären Kräfte regulativ zu beeinflussen. Eine Fehlbeanspruchung des Kapselapparates, die zu einem schmerzhaften Reizzustand des Gelenkes führt, kann daher auf reflektorischem Weg eine Tonisierung jener Muskeln auslösen, durch deren Kontraktion die Entlastung des Gelenkes herbeigeführt wird.

Dieser Schutzmechanismus für das schmerzhafte Gelenk zieht eine funktionelle Veränderung der Muskulatur nach sich, die als Tendomyose bezeichnet wird. Es handelt sich dabei um eine Eigenschaftsveränderung sowohl der Muskeln wie auch der Sehnen. Die Tendomyose ist durch folgende Eigenschaften charakterisiert:

— Druckschmerzhaftigkeit des Muskels und der Sehnen, besonders im Ansatzbereich (trigger points)
— Schmerzempfindung im Muskel selbst
— Rasche Ermüdbarkeit des tendomyotischen Muskels, die faszikuläre Zukkungen verursachen und zu einer faszikulären Kontraktur (Myogelose) führen kann

Die Tendomyose tritt jedoch nicht nur als reflektorische Erscheinung im Zusammenhang mit schmerzhaften Zuständen des Kapselapparates der Gelenke auf: auch Traumen, funktionelle Überbeanspruchungen der Muskeln (Muskelkater) und der fibroossären Verbindungen (Bänder), die ebenfalls reich an sensiblen Strukturen sind, können zu Tendomyosen führen.

Pseudoradikuläre Syndrome können also arthrogene, ligamentäre und muskuläre Ursachen haben. Die Schmerzausstrahlung zeigt nur scheinbar eine segmentale Anordnung und deckt sich nicht mit den Dermatomen. Die Schmerzen erstrecken sich vielmehr in die Regionen jener Muskeln, die mit dem gestörten Gelenk, Ligament oder Muskel in inniger funktioneller Beziehung stehen.

Klinik

Um die Klinik und Topik der tendomyotischen Syndrome der einzelnen Gelenke zu verstehen, ist eine funktionell anatomische Betrachtungsweise erforderlich: Jedes Gelenk, jedes Band hat eine eigene Muskelgruppe, die im Falle eines Reizzustandes oder einer ligamentären Isuffizienz imstande ist, Schutzfunktionen auszuüben. Jede Muskelgruppe hat andererseits ihr eigenes, spezifisches Schmerzmuster und bestimmte Maximalpunkte, (= besonders druckdolente Muskelpunkte, sogenannte myalgic spots), durch die der Ort des Schmerzursprunges und damit der Störfaktor determiniert werden kann.

Gegenüber der radikulären Läsion sind differentialdiagnostisch folgende Unterschiede kennzeichnend:
— Keine Störung der Algesie
— Normale Sehnenreflexe
— Die Schmerzbahnen entsprechen nicht ganz den Dermatomen und sind meist unterbrochen, da sie an Muskeln und Sehnen gebunden sind
— Keine motorischen Ausfälle
— Besserung der Schmerzen bei Bewegung (aktive Tätigkeit der Muskulatur), Schmerzzunahme im Stehen bzw. im Liegen.

Therapie

Gezielte Infiltrationen mit Procain und/oder sklerosierende Lösungen. Manualtherapie, Massage, Physikotherapie, Gymnastik. Nach Möglichkeit Beseitigung des ursächlichen Störfaktors.

Prognose

Die Beschwerden zeigen häufig eine Rezidivneigung.

3. Polyradiculitis Guillain-Barré

Definition

Sonderform der polyradikulären Neuritiden mit typischem Liquorsyndrom.

Ätiopathogenese

Die Ätiologie kann nicht einheitlich gesehen werden. Es wird vermutet, daß es durch unterschiedliche Noxen über einen Immunmechanismus zu pathologisch-anatomischen Veränderungen der Vorderwurzeln (häufiger) und der Hinterwurzeln kommt.

Klinik

Der neurologischen Symptomatik gehen meist fieberhafte katarrhale Infekte der oberen Luftwege und des Magen-Darm-Kanals voraus. Neurologisch finden sich anfänglich Parästhesien und eine zunehmende motorische Schwäche, die an den Beinen beginnt und aszendiert (Landrysche Paralyse: Syndrom der akuten aufsteigenden Lähmung mit Beginn im Bereich der unteren Extremitäten und aszendierendem Befall der Rumpfmuskulatur und der oberen Extremitäten. Die Erkrankung kann zu einer Bulbärparalyse führen und letal enden.) Die Sehnenreflexe fehlen, sensible Ausfälle sind eher selten.

Diagnose

Typisch ist der Liquorbefund: Eiweißvermehrung bis 300 mg% und mehr, normale Zellzahl (= „dissociation albuminocytologique").

Differentialdiagnose

Polyneuritiden, Poliomyelitis.

Therapie

Durch den Neurologen. Hochdosierte Steroidgaben, auch intrathekal.

Prognose

Meist kommt es zu einer vollständigen Rückbildung der Symptome. In etwa 15% der Fälle Exitus durch Bulbärparalyse oder Hirnödem.

Plexusläsion

Der Plexus liegt zwischen den Spinalnerven und dem definitiven peripheren Nerv. In seinem Bereich kommt es zu einer Verflechtung der von den spinalen Nerven abgehenden Nervenfasern und der Formierung der endgültigen peripheren Nerven. Eine Läsion verursacht weder typische segmentale noch typische periphere Ausfälle.

Die lokalisatorische Diagnose erfordert eine exakte Analyse der motorischen und sensiblen Ausfälle, die mit den segmentalen und peripheren Innervationszonen nicht übereinstimmen, wenn eine Plexusläsion vorliegt. Auch sensible Ausfälle sind feststellbar, ebenso trophische Störungen und eine Störung der Schweißsekretion. Motorisch kommt es zu einer schlaffen Lähmung der betroffenen Muskeln. Bei der elektrischen Untersuchung zeigt sich eine Entartungsreaktion.

Man unterscheidet zwischen zervikaler und lumbaler Plexusläsion. Die Plexusläsion kann akut durch ein Trauma oder chronisch durch Kompression verursacht werden. Relativ häufig ist die geburtstraumatische Verletzung des Plexus brachialis.

Entbindungslähmungen des Plexus brachialis

Ätiopathogenese

Durch Geburtsschwierigkeiten kann es zu Dehnungen von Nervenfasern und einem Ausriß von Nervenwurzeln kommen.

Klinik

Es sind drei Formen zu unterscheiden:

a) Obere Plexuslähmung (Duchenne-Erb)

Sie umfaßt etwa 80% der Fälle. Die Schädigung betrifft die 5. und 6. Zervikalwurzel. Es kommt dabei zu einer Lähmung des M. deltoides, M. biceps und M. supinator. Finger und Hand sind beweglich, dem Kind ist es aber unmöglich, den Oberarm zu heben und den Unterarm zu beugen oder zu supinieren. Eine Innenrotations-Adduktions-Pronationskontraktur des schlaff herabhängenden Armes ist die Folge. Das Verhalten wird beim Säugling durch die Prüfung des Moro-Reflexes deutlich.

b) Untere Plexuslähmung (Klumpke-Dejerine)

Sie umfaßt etwa 10% der Fälle. Die Schädigung betrifft die 7., 8. Zervikalwurzel, eventuell auch die 1. Thoraxwurzel. Sie führt zu einer Lähmung der Hand- und Fingerbeuger sowie der Mm. interossei. Ist Th 1 mitbetroffen, kann es zu einem Hornersyndrom kommen. Das Verhalten wird beim Säugling durch Prüfen des Handgreifreflexes deutlich.

c) Vollständige Plexuslähmung

Außer dem M. trapezius sind alle Schulter- und Armmuskeln ausgefallen, der Arm hängt schlaff herab.

Differentialdiagnose

Parrotsche Pseudoparalyse bei Osteochondritis luica, Distorsion des Schultergelenks.

Therapie

— Obere Plexuslähmung
  Lagerung des Armes in Entspannungsstellung. Zu diesem Zweck wird eine Gipsschale mit Armteil angefertigt, in der der Oberarm 70 Grad abduziert und außenrotiert, der Unterarm rechtwinkelig gebeugt und supiniert ist
— Untere Plexuslähmung
  Lagerung in Unterarmhandschiene, in der die Krallen- und Pfötchenstellung der Hand korrigiert wird
Mit krankengymnastischen Übungen kann rasch begonnen werden, um Kontrakturen zu vermeiden.

Prognose

Die Erholungszeit schwankt zwischen sechs Monaten und zwei Jahren. Durch trophische Störungen kommt es zum Zurückbleiben der gesamten Extremität im Wachstum.

Läsionen peripherer Nerven

Für die Erkrankung peripherer Nerven wird vielfach noch immer der Begriff Neuritis gebraucht. Da aber nur sehr wenige Nervenläsionen entzündlicher Natur sind, sollte man von dieser auf einer falschen Vorstellung basierenden Terminologie abgehen. Die Einteilung in traumatische und nichttraumatische Nervenläsionen und die Unterteilung der letzteren Gruppe in Neuralgie, Neuritis, Neuropathie erscheint sowohl vom pathologisch-anatomischen als auch vom klinischen Standpunkt aus günstiger.
Nach neueren Erkenntnissen sind die Läsionen peripherer Nerven in der Hauptsache mechanisch bedingt. Es kommt erst im Verlauf der Nervendegeneration * sekundär zu einer lymphoplasmozellulären Infiltration. Dabei ist es gleichgültig, ob die Kontinuitätsunterbrechung einer Nervenfaser bzw. eines Achsenzylinders durch scharfe Durchtrennung, Kompression, Kontusion, Anoxie oder chemisch-toxische bzw. thermische Schädigung erfolgt ist.
Die peripheren Nerven sind meist gemischte Nerven. Sie enthalten sogenannte A-, B- und C-Fasern, die sich durch die Dicke der Markscheide unterscheiden. Bei mechanischer Schädigung sind meist die Fasern mit dünner Markscheide, bei anoxischer Schädigung Fasern mit dicker Markscheide anfällig. Bei einer

---

* Wallersche Degeneration: distal: Zerfall der Achsenzylinder und Markscheiden, Umwandlung der Schwannschen Zellen in Fettkörnchenzellen; proximal: retrograde Degeneration der Nervenzelle mit Chromatolyse (Tigrolyse) als Folge einer „Inaktivitätsatrophie des Nervs".

Schädigung eines peripheren Nervs müssen daher nicht immer alle Fasern gleich betroffen sein. Nach Quantität und Qualität der Schädigung der Nervenfasern unterscheidet Sedon:

— Neurapraxie
Umschriebene reversible Schwellung der Markscheiden und des Marks, wobei die markreichen motorischen Fasern betroffen sind. Es kann zu motorischen Ausfällen kommen, die nach kurzer Zeit reversibel sind (z. B. durch Druck erzeugte Paresen, wie die Schlafdruckparese, oder die kurzzeitige Parese nach Operationen in Blutleere).

— Axonotmesis
Die Nervenhüllen sind erhalten, die Axone durchtrennt. Es kommt zu einer Wallerschen Degeneration. Die Prognose ist gut, da die Regeneration ideal verlaufen kann. Die Veränderung kann im EMG nachgewiesen werden, bei der Reizstromuntersuchung zeigt sich eine Entartungsreaktion.

— Neurotmesis
Nervenhüllen und Fasern sind in ihrer Kontinuität unterbrochen. Die Prognose ist schlecht, eine Regeneration tritt nur teilweise ein. Die Prognose ist günstiger, wenn die Nervendurchtrennung partiell ist und damit für die Regeneration ein Leitgebilde vorhanden ist. Beispiel: Mechanische Nervendurchtrennung, Nervennaht.

Klinik

Klinisch ist für die periphere Nervenläsion folgende Symptomatologie charakteristisch:

— Durch Schädigung der motorischen Fasern kommt es zu einer schlaffen Parese mit Areflexie und Atrophie der Muskulatur sowie zu entsprechenden Veränderungen des EMG, der Nervenleitgeschwindigkeit und der elektrischen Befunde (Entartungsreaktion)

— Durch Schädigung der sensiblen Fasern kommt es zu Schmerzen, Parästhesien, taktiler Anästhesie, Störungen der Temperaturempfindung gemäß den kutanen Innervationszonen

— Durch Schädigung der vegetativen Fasern entstehen Veränderungen der Schweißsekretion, Vasomotorik und Piloarrektion

Regeneration

Die Wiederherstellung der nervalen Funktion ist vom Ausmaß der Schädigung abhängig. Bei einer Kontinuitätsunterbrechung der Axone ist die Zeit bis zur Funktionswiederkehr von der Länge des wiederaufzubauenden Nervs abhängig. Die Wiederkehr der Empfindungsqualitäten erfolgt nicht einheitlich, sondern in einer bestimmten Reihenfolge: Schmerz; Schweißsekretion; Kälte, Wärme; Berührung.
Eine vollständige Wiederherstellung aller Qualitäten wird fast nie erreicht. Die Dauer der Regenerationsphase ist bei den einzelnen Nerven verschieden und kann bis zu zwei Jahren reichen.
Klinisch wird die im Gang befindliche Regeneration durch das Hofmann-Tinelsche Klopfzeichen erkannt: Mit einem Finger wird der Verlauf des ver-

letzten Nervs beklopft. Hat die Regenerationsphase noch nicht eingesetzt, kommt es bei Beklopfen der Läsionsstelle zum Ausbreiten einer Parästhesie, die in das periphere Areal des Nervs ausstrahlt. Hat die Regeneration hingegen bereits eingesetzt, dann ist der letzte Punkt, von dem die Parästhesie ausgelöst werden kann, jene Stelle, bis zu der der regenerierende Achsenzylinder vorgewachsen ist. Mit Hilfe des EMG kann der Gang der Regeneration verfolgt werden.

1. Traumatische Nervenläsion

Definition

Nervenverletzung.

Ätiopathogenese

Als Ursache kommen Schnitt- und Stichverletzungen, Zerreißungen durch Zug, Quetschung und Kompression in Frage. Qualität und Quantität der primären Schädigung kann von einer nur wenige Fasern betreffenden Neurapraxie bis zur ständigen Kontinuitätsunterbrechung reichen. Neben der primär gesetzten Schädigung kann es durch eine traumatisch bedingte lokale Durchblutungsstörung (Ödem) und durch narbige Veränderung (Schrumpfung) des die Nerven umgebenden Bindegewebes sekundär zu einer weiteren Schädigung kommen.

Klinik

Der klinische Befund richtet sich nach dem Ausmaß der Läsion. Die allgemeine Symptomatologie wurde bereits besprochen. Aus der Vielfalt peripherer Lähmungen sollen nur einige klinisch bedeutende Beispiele abgehandelt werden.

a) Radialislähmung: Durch die enge Beziehung zum Humerusschaft (Sulcus N. radialis) ist der Nerv in diesem Bereich Läsionen besonders ausgesetzt (Humerusschaftfraktur, Drucklähmung). Typisches Zeichen der Radialislähmung ist die Fallhand. Bei Lähmungen in der Axilla ist auch der M. triceps paretisch. Die sensible Störung betrifft die Dorsalseite der Hand.

b) Medianuslähmung: Durch eine suprakondyläre Humerusfraktur oder durch periphere Kompressionssyndrome (Karpaltunnel, Pronator-teres-Syndrom, Paralyse des amoureux) kann es zum Auftreten der Lähmung kommen. Typisch ist die Schwurhand, die Thenararthrophie und die gestörte Daumenopposition (Affenhand). Die sensible Störung betrifft die Radialseite der Hand, die Fingerbeeren I, II, III sowie radial IV und die dorsalen Fingerspitzen II, III.

c) Ulnarislähmung: Häufigste periphere Nervenlähmung. Die Ursache ist meist eine Druckschädigung des Nervs im Sulcus n. ulnaris des Epicondylus humeri. Typisch ist die Krallenhand mit Überstreckung der Finger in den Grundgelenken und Beugung in den Endgelenken. Atrophie der Mm. interossei und lumbricales, die Finger können nicht gespreizt und geschlossen werden. Die sensible Störung betrifft die ulnare Handkante sowie eineinhalb ulnare Finger.

d) Axillarislähmung: Ursache ist vorwiegend eine vordere untere Schulterluxation. Es findet sich eine Parese des M. deltoideus und des M. teres minor.

Die sensible Störung betrifft einen knapp handtellergroßen Bezirk an der proximalen Oberarmaußenseite.

e) Femoralislähmung: Findet sich z. B. im Rahmen von Polyneuropathien (Diabetes) und bei retroperitonealen Tumoren. Motorisch besteht ein Ausfall der Kniestrecker (PSR abgeschwächt oder fehlend). Die sensible Störung betrifft die Oberschenkelvorderseite und den Unterschenkel ventromedial (N. saphenus).

f) Peronäuslähmung: Durch die oberflächliche Lage hinter dem Wadenbeinköpfchen besteht eine große Anfälligkeit gegen Verletzungen und Druck. Knapp distal vom Fiulaköpfchen erfolgt die Teilung des N. peronaeus in einem Ramus profundus und R. superficialis. Typisch ist für die Profundusparese eine Lähmung der dorsalen Extensoren des Fußes und aller Zehen. Die Sensibilität ist lediglich in einem kleinen Bereich zwischen erstem und zweitem Zehenstrahl gestört (autonomes Innervationsgebiet des R. profundus). Für die Parese des R. superfizialis ist eine Lähmung der Mm. peronaei charakteristisch, deren Ausfall eine Elevation des lateralen Fußrandes unmöglich macht.

g) Tibialislähmung: Sie kann durch eine suprakondyläre Femur oder eine proximale Tibiafraktur entstehen und führt zu einem Ausfall der Flexoren des Fußes und der Zehen (ASR abgeschwächt). Die sensible Störung betrifft besonders den Fersenbereich.

h) Ischiadikuslähmung: Entsteht bei hoher Verletzung des Nervenstammes durch Schuß, bei Beckenbrüchen und auch bei Operationen. Es finden sich die Symptome der Läsion des N. tibialis und des N. peronaeus, eine Lähmung der ischiokruralen Muskulatur und eine Sensibilitätsstörung, die den ganzen Unterschenkel mit Ausnahme des vom N. saphenus versorgten Gebietes trifft.

Diagnose

Klinik, Reizstromdiagnose, EMG und Bestimmung der Nervenleitgeschwindigkeit lassen kaum eine Fehldiagnose zu.

Therapie

Bei scharfer Nervendurchtrennung empfiehlt sich eine Nervennaht, die bei idealen Wund- und Hautverhältnissen sofort durchgeführt werden kann. Sehr vorteilhaft ist auch eine frühe Sekundärversorgung, d. h. etwa drei Wochen nach der primären Wundversorgung. Nach Möglichkeit soll eine End-zu-End-Naht, bei der nur das Perineurium gefaßt wird, durchgeführt werden. Wichtig ist es, die Naht ohne Spannung am Nerv anzulegen. Wenn dies nicht gelingt, muß zur Defektüberbrückung ein Autotransplantat (meist aus dem N. suralis) verwendet werden.

Bei stumpfen Traumen sollte zunächst abgewartet werden. Es kann spontan zum Auftreten der Nervenfunktionen kommen. Finden sich trotz konservativer Behandlung (Physikotherapie, Elektrotherapie) nach sechs bis acht Wochen noch keine Zeichen einer Restitution, so ist die Indikation zur operativen Revision der Verletzung durch Neurolyse, Nervennaht oder Nerventransplantation gegeben.

Bei nichtreparablen Lähmungen sind Sehnenverpflanzungen, Tenotomien, Arthrorisen und Arthrodesen möglich. Konservativ empfiehlt sich eine Behandlung mit orthopädischen Behelfen, wie Schuhen (z. B. bei Peronaeus-lähmung Einbau eines Heidelberger Winkels oder einer Peronaeusfeder) und Apparaten.

Prognose

Die Prognose ist von der Art der Nervenschädigung abhängig. Eine Über-prüfung der Restitution ist mit Hilfe des EMG möglich.

2. Nichttraumatische periphere Nervenläsion
a) Neuralgie

Definition

Charakteristisches Zeichen der Neuralgie ist die Schmerzlokalisation im Aus-breitungsgebiet eines bestimmten peripheren Nervs, ohne daß klinisch-neuro-logische Ausfallserscheinungen oder ein pathomorphologisches Substrat be-stehen.

Ätiopathogenese

Ätiologie und Pathogenese sind ungeklärt. Vermutet wird eine durch lokale Störungen (z. B. Kälte, Zugluft, Erschütterungen) ausgelöste vasomotorische Hyperämie mit ödematöser Schwellung des Interstitiums, die zur Reizung sen-sibler Rezeptoren und Nerven führt.

Klinik

Die bekanntesten Formen sind die Trigeminusneuralgie, die Okzipitalneuralgie, das Costensyndrom (Mandibulargelenksneuralgie), die Glossopharyngeusneu-ralgie und die Nasoziliarisneuralgie. Pseudoradikuläre Syndrome werden häu-fig fälschlich als Neuralgie bezeichnet.

Therapie

Physikalische Behandlungen, lokale Infiltrationen mit Procain und parenterale Gabe von Vitamin B.
Bei Trigeminusneuralgie ist auch ein operatives Vorgehen möglich (Elektro-koagulation, Traktotomie).

Prognose

Es handelt sich oft um sehr hartnäckige Beschwerden, die therapeutisch nur symptomatisch beeinflußbar sind.

b) Neuritis

Die echte primäre Nervenentzündung ist selten. Nervenwurzelentzündungen, wie z. B. die Polyradikulitis Guillain-Barré oder die Herpes-zoster-Neuritis treten dagegen relativ häufig auf.

c) Neuropathien

Unter Neuropathie versteht man eine Erkrankung peripherer Nerven, die durch verschiedenste Faktoren (z. B. Vergiftungen, Infekte, Stoffwechseler-krankungen, Avitaminosen, Neoplasmen) verursacht werden kann. Auch die

Kompressionssyndrome, die sozusagen endogen mikrotraumatisch durch fibrös adhäsive Verwachsungen (z. B. Karpaltunnelsyndrom), durch Druck und Zug des Nervs in Längsrichtung über ein Hypomochlion (z. B. Meralgia parästhetika, Halsrippe) oder durch konstanten Druck bei statischer Belastung (Morton-Neuralgie) verursacht werden, sind den Neuropathien zuzuzählen.

Je nachdem, welche Nervenfasern von der Erkrankung betroffen werden, kommt es zu vorwiegend gemischt sensiblen, motorischen oder vegetativen Störungen.

Im allgemeinen besteht eine Dominanz der sensiblen Störungen. Pathologisch-anatomisch sind die histologischen Veränderungen im Gegensatz zu den klinischen Symptomen oft sehr diskret. Man findet einen Zerfall von Achsenzylindern, Markscheiden und Schwannschen Zellen sowie sekundär entzündliche lymphoplasmozytäre Infiltrate. Nach der Lokalisation unterscheidet man klinisch zwischen *Mononeuropathien* und *Polyneuropathien*.

Mononeuropathien

Definition

Neuropathie, bei der die Symptomatik auf das Ausdehnungsgebiet eines einzelnen peripheren Nervs beschränkt ist.

Ätiopathogenese

— Kompressionssyndrom ohne exogenes Trauma (Nervenläsionen durch mechanischen Druck)
— Diabetes mellitus (ischämische Infarkte peripherer Nerven)
— Frühsymptom einer Polyneuropathie (Nachweis durch EMG)

Klinik

Sensible Störungen, wie Schmerzen, Parästhesien, Hypästhesien, stehen im Vordergrund. Die Symptome beschränken sich auf das Ausbreitungsgebiet des betroffenen Nervs, beginnen meist langsam und zeigen nur eine mäßige Progredienz.

Diagnose

Neben der Prüfung der sensiblen Qualitäten, der Schweißsekretion und der Motorik (Reflexe) können als Hilfsuntersuchungen das EMG, die Bestimmung der Nervenleitgeschwindigkeit und die Reizstromdiagnose herangezogen werden.

Differentialdiagnose

Polyneuropathien, radikuläre und pseudoradikuläre Syndrome.

Therapie

Beseitigung von Druckstellen, operative Entlastung des Nervs, lokale Infiltrationen der Störstelle mit Steroiden, Behandlung der Grundkrankheit.

Prognose

Langsame Progredienz der Symptomatik ist meist typisch. Je nach der Ursache der Störung ist eine vollständige Restitution möglich.

Polyneuropathien

Definition

Polytope Erkrankung der peripheren Nerven mit meist symmetrischem Verteilungsmuster (Systemerkrankung des peripheren Nervs) und polyfaktorieller Genese.

Ätiopathogenese

— Vergiftungen: Alkohol, Blei, Arsen, Mangan
— Stoffwechselstörungen: Diabetes, Gicht, Gravidität, Porphyrie, Amyloidose
— Avitaminosen: Skorbut, Beri-Beri, Pellagra
— Infektionskrankheiten: Diphterie, Tuberkulose, Grippe, Botulismus
— Paraneoplastisches Syndrom
— Idiopathische Polyneuropathie

Die pathologischen Veränderungen sind unterschiedlich und abhängig von der Ätiologie. Häufig sind die Veränderungen segmental und herdförmig verteilt. Manche Formen zeigen eine distale, andere eine proximal beginnende Nervendegeneration.

Klinik

Die Polyneuropathien zeigen einen langsamen progredienten Verlauf. Foudroyante Verlaufsformen sind selten (z. B. Diphterie, Porphyrie, manche Formen der diabetischen Polyneuropathie). Die Symptomatologie ist unabhängig von der Ätiologie für alle Formen der Polyneuropathien typisch.
Vorwiegend finden sich sensible Störungen aller Qualitäten in Form von Dysästhesien, die meist distal an den unteren Extremitäten (später auch an den oberen) beginnen und eine strumpf- bzw. handschuhförmige Ausdehnung zeigen. Eine Störung der Tiefensensibilität kann ataktische Symptome verursachen. Die sensible Erregungsleitfähigkeit verschwindet frühzeitig (Nachweis durch Messung der Nervenleitgeschwindigkeit). Motorische Störungen, wie z. B. eine schlaffe Lähmung, sind eher selten, häufiger findet sich eine Areflexie (fehlender ASR beidseits), die aber nicht auf eine Störung der Motorik, sondern auf eine Unterbrechung des Reflexbogens im sensiblen Anteil zurückzuführen ist. Die Chronaxie ist verlängert, es zeigt sich eine Entartungsreaktion. Das EMG kann schon frühzeitig das Vorhandensein von Denervation aufweisen.
Im fortgeschrittenen Stadium erinnern die Symptome weitgehend an das Bild einer Tabes dorsalis. Die Polyneuropathien gehören daher zu der Gruppe der pseudotabischen Erkrankungen.
Die häufigste Polyneuropathie ist die *Polyneuropathia diabetica.*
Die pathologischen Nervenveränderungen entstehen in diesem Falle durch Arteriosklerose der Vasa nervosa und durch eine Stoffwechselstörung, die in ihrem Mechanismus noch nicht geklärt ist. Die Erkrankung tritt überwiegend in der Altersgruppe zwischen 60 und 70 Jahren bei leichten, oft klinisch nicht manifesten Formen des Diabetes mellitus auf.
Man unterscheidet klinisch zwischen einer symmetrischen, vorwiegend distalen Form, bei der es besonders an den unteren Extremitäten zu strumpfförmigen Parästhesien, Wadenkrämpfen, Areflexie (fehlender ASR beidseits)

und manchmal auch zu motorischer Schwäche kommt, und einer asymmetrischen, vorwiegend proximalen Form, die plötzlich beginnt, ischiasähnlich verläuft und vor allem zu motorischen Ausfällen führt.

Differentialdiagnose

Die Polyneuropathien sind gegenüber der Tabes dorsalis (Prüfung des Argyll-Robertson Phänomens), hereditären und degenerativen Neuropathien und der Polyradikulitis Guillain-Barré abzugrenzen, deren Symptome viel rascher entstehen und für die ein typischer Liquorbefund (Liquordissoziation) charakteristisch ist.

Therapie

Beseitigung der Grundkrankheit, Substitution von Vitaminen, medikamentöse Einstellung von Stoffwechselkrankheiten. Die Prognose ist von der Grundkrankheit abhängig.

3. Neurovegetative Störungen

a) Morbus Sudeck

Definition

Exogene oder endogen bedingte Störung der vegetativen Innervation der Vasomotoren, die zu einem dystrophischem Geschehen an einer Extremität führt (posttraumatische Reflexdystrophie).

Ätiopathogenese

Voraussetzung für die Entstehung eines Sudeck-Syndroms sind nach Meinung der meisten Autoren zwei Komponenten:
— Eine individuelle Disposition, die von einer veränderten Reaktionslage des vegetativen Nervensystems und einer endokrinen Störung (Zwischenhirn-Hypophysenvorderlappen-Nebennierenrinde) herrührt.
— Eine exogene Schädigung, wie Knochenbrüche, Distorsionen, Operationen, Nervenschädigungen und Infektionen. Die Stärke der auslösenden Störung ist für das Entstehen nicht maßgebend.

Begünstigend sind ferner ein Reizzustand des Gefäßnervensystems (z. B. bei Osteochondrose der HWS) und psychische Faktoren. Bei Kindern tritt die Erkrankung sehr selten auf.

Pathophysiologisch kommt es durch den auslösenden Reiz zu einer Störung der sympathischen Innervation der Gefäße, die Durchblutungsstörungen in der kapillären Endstrombahn zur Folge hat. Von diesem Prozeß sind sämtliche Gewebe, also nicht nur der Knochen, betroffen.

Die Erkrankung beschränkt sich nicht auf den Ort der Läsion, sondern breitet sich meist über die ganze Extremität aus. Die Veränderungen sind jedoch an der Peripherie am stärksten ausgeprägt (Mittelhand, Mittelfuß). Nach Sudeck können drei Stadien der Erkrankung unterschieden werden:

  I. Stadium der Entzündung
 II. Stadium der Dystrophie
III. Stadium der Atrophie

Pathologie

a) Das Stadium der Entzündung ist entweder durch eine Hyperämie charakterisiert (kapilläre Stase, rötlich livide Haut — blauer Sudeck), die zu einem interstitiellen Ödem, zur Azidose und dadurch zu einer Störung der Verkalkung von Knochensubstanz führt, oder durch eine Verkrampfung der Arteriolen (weiße Haut — weißer Sudeck; eher seltenere Form) gekennzeichnet.

In der Folge kommt es zu einer Hypoxämie und Azidose, wodurch ebenfalls eine Entkalkung ausgelöst werden kann. Bei den Knochenveränderungen handelt es sich nicht um Osteoporose, sondern um eine lokale Osteomalazie.

b) Das Stadium der Dystrophie ist durch das allmähliche Einsprossen von Fibroblasten charakterisiert, die eine Proliferation von zur Schrumpfung neigendem Bindegewebe hervorrufen können. Es kommt zu einem Abbau von Knochensubstanz.

c) Im Stadium der Atrophie bilden sich die in der zweiten Phase aufgetretenen Veränderungen langsam zurück. Es kommt zu einer allgemeinen Atrophie der Haut, des Binde-, Muskel- und Knochengewebes.

Klinik

a) Stadium der Entzündung: Die Veränderungen beginnen etwa am dritten bis siebenten Tag nach der Verletzung. An der betroffenen Extremität finden sich alle Zeichen der Entzündung. Auffallend sind eine rötlich livide Verfärbung der Haut, der Bewegungs- und Druckschmerz und das Auftreten von brennenden Schmerzen selbst unter Gipsfixation.

Im Röntgenbild — der Befund wird oft erst 2 Monate nach der Verletzung deutlich — zeigt sich eine fleckige Verkalkung vorwiegend an den Enden der kurzen Röhrenknochen und im Bereich der Fuß- und Handwurzel. Die gleichmäßige und feine Aufhellung im Bereich der Epiphysen bezeichnet man als Sudeckband.

b) Stadium der Dystrophie: 2.—4. Monat nach Beginn der Erkrankung. Klinisch bestehen weiterhin Schmerzen. Die Haut ist grau, cyanotisch und atroph (Glanzhaut), die Beweglichkeit der Gelenke ist eingeschränkt. Im Röntgen zeigt sich eine gleichmäßige Aufhellung der Knochen (Mattglasstruktur), die Ränder der atrophen Knochen sind scharf (wie mit einem Bleistift gezogen). Die Knorpel-Knochen-Grenze ist also unbeteiligt und bleibt normal verkalkt.

c) Stadium der Atrophie: Die Haut ist zart und blaß, die betroffene Extremität insgesamt atrophiert. Die Gelenke sind oft versteift, so daß häufig eine starke Einschränkung der Gebrauchsfähigkeit besteht. Im Röntgen zeigt sich eine Atrophie des Skeletts, die nicht von einer normalen Inaktivitätsatrophie zu unterscheiden ist.

Therapie

Auch die Therapie richtet sich nach dem Stadium der Erkrankung.

— Für das Stadium der Entzündung gilt:

Reduzierung der Durchblutung, Antiphlogistika, kalte Umschläge, Lagerung mit inkompletter Ruhigstellung, leichte aktive Bewegungsübungen, Tranquilizer.
Umspritzungen der großen peripheren Nerven und Gefäße und paravertebrale Infiltrationen zur Sympathikusblockade sind indiziert.

— Für das Stadium der Dystrophie gilt:
Förderung der Durchblutung, Anabolika, Sympathikusblockade, aktive Übungen im Warmwasserbad, eventuell Versorgung mit entlastenden

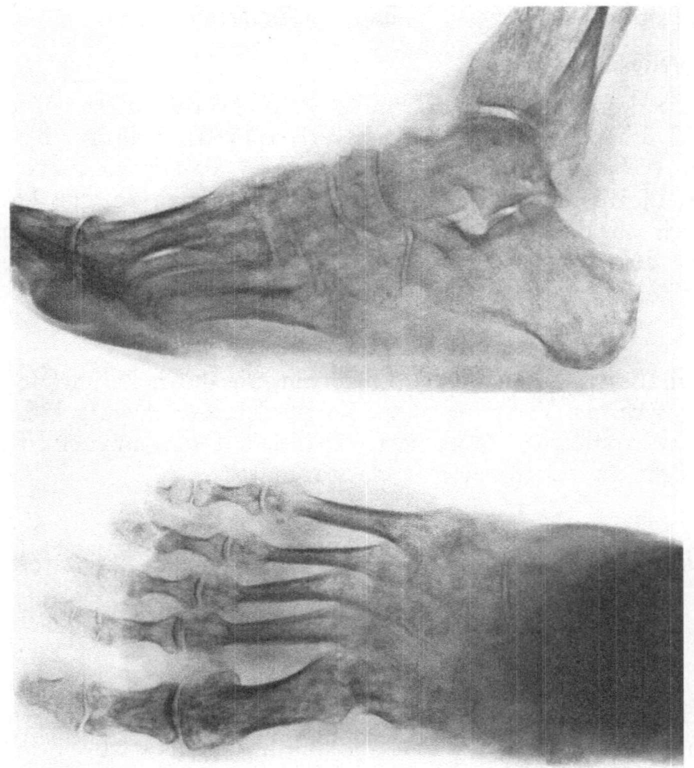

Abb. 76. Morbus Sudeck, fleckige Porose des Fußskeletts

Apparaten, eventuell Gabe von Vitamin D. In diesem Stadium der Sudeckschen Dystrophie scheint auch die Akupunktur recht gute Erfolge zu haben. Nach Abschwellen der Extremität empfiehlt sich das Anlegen eines Gipsverbandes.

— Für das Stadium der Atrophie gilt:
Förderung der Durchblutung und der aktiven Beweglichkeit. Fortsetzung der medikamentösen Therapie, physikalische Behandlung und Versorgung mit Behelfen: Orthopädische Schuhe, Apparate, eventuell Operationen (Arthrolysen, Tendolysen, Osteotomien) und intraartikuläre Steroidgaben.

Prognose

Die Mehrzahl der Sudeck-Syndrome heilt binnen 2—12 Monaten aus. Bei etwa 30% ist eine vollständige Heilung nicht möglich. Der Prozeß kann in jedem Stadium der Erkrankung zum Stillstand kommen.

b) Kausalgie

Definition

Nach Verletzungen peripherer Nerven kann es in deren Versorgungsgebiet zu hartnäckigen brennenden Schmerzempfindungen kommen, die von vasomotorischen und trophischen Reizerscheinungen begleitet sind.

Ätiopathogenese

Als Ursache kommen meist partielle Nervenverletzungen durch exogene mechanische Schäden (besonders Schußverletzungen) in Frage. Betroffen sind vor allem Nerven, die reich an vegetativen Fasern sind (N. medianus, N. tibialis, Plexus brachialis). Als Ursache nimmt man an, daß im Regenerationsstadium an der Läsionsstelle „falsche" Nervenfaserverbindungen entstehen, daß also sozusagen als „Kontaktfehler" z. B. eine sensible Schmerzfaser mit einer vegetativen Faser zusammenwächst.

Klinik

Heftige, anfallsartige, brennende Schmerzen, die durch Berührung, Erschütterung und psychische Erregung ausgelöst werden. Gleichzeitig kommt es auch zu vegetativ trophischen Störungen, die sich auf die ganze Extremität ausweiten (Ödem, Sudeck-Syndrom, Hautstörungen).

Therapie

Sympathikusblockade, Procain, eventuell Resektion des Grenzstranges. Medikamentös kann man Hydergin (5mal 1 Tablette) geben oder eine Insulinkur versuchen.

Prognose

Die typischen Schmerzen beginnen oft schon Stunden nach der Verletzung und können monatelang anhalten. Erst allmählich kommt es zu einem Abklingen der Beschwerden.

XIII. Muskulatur

A. Allgemeines

1. Funktionelle Anatomie

Nach der Wirkungsweise der Skelettmuskulatur unterscheidet man zwischen passiven Haltefunktionen und aktiven Bewegungsfunktionen. Muskeln, die hauptsächlich der Stellung und Haltung im Raum dienen, werden summarisch als *posturale Muskulatur* bezeichnet (z. B. M. trapezius, M. pectoralis, M. iliopsoas, M. erector trunci u. a.). Sie sind in ständiger Tätigkeit und neigen bei Überlastung zur Verkürzung.

Als antagonistisches Muskelsystem besitzt die Gruppe der *phasischen Muskulatur* (z. B. Mm. glutaei, M. biceps u. a.) vorwiegend dynamische Funktionen und tendiert zur Abschwächung.

Die Bedeutung einer koordinierten Muskelfunktion ist für den gesamten Bewegungsapparat und vor allem für die Funktion der Wirbelsäule offenkundig. Funktionelle Störungen des annähernden Gleichgewichtes zwischen beiden Systemen — das geringe physiologische Überwiegen der tonisch-posturalen Muskelgruppen tritt klinisch nicht in Erscheinung (Lewit) — haben beispielsweise eine entscheidende pathogenetische Bedeutung bei der Entstehung von Haltungsfehlern (siehe Kapitel Haltung — Fehlhaltung, S. 254).

2. Untersuchungstechnik

a) Prüfung des Muskeltonus

Durch die Prüfung des Widerstandes, den die Muskulatur passiver Dehnung entgegensetzt, können Veränderungen, wie Spastizität (Taschenmesserphänomen) und Rigor (Zahnradphänomen) festgestellt werden.

b) Prüfung der rohen Kraft und Funktion des Muskels

Die klinische Funktionsprüfung einzelner Muskeln in Form einer Bestandsaufnahme der geschädigten und intakten Muskeln ist für eine exakte Diagnose peripherer neurologischer Ausfälle unbedingt nötig.

Vom British Medical Research Council wird dabei folgende Einteilung empfohlen: 0 = keine Muskelaktivität, 1 = sichtbare Kontraktion ohne Bewegungseffekt, 2 = Bewegungsmöglichkeit unter Ausschaltung der Schwerkraft des abhängigen Gliedabschnittes, 3 = Bewegungsmöglichkeit gegen die Schwerkraft, 4 = Bewegungsmöglichkeit gegen mäßigen Widerstand, 5 = normale Kraft.

Tabelle 7. *Übersicht über die Myopathien und ähnliche Erkrankungen.*
(Aus: Keller, W., Wiskott, A.: Lehrbuch der Kinderheilkunde, 4. Aufl. Stuttgart: G. Thieme. 1977)

Degenerativ bedingt	Entzündlich bedingt	Neurogen/spinal bedingt	Endokrin bedingt	Biochemisch bedingt
1. Dystrophia musculorum progressiva ERB a) X-chromosomale bösartige Beckengürtelform Duchenne b) X-chromosomale gutartige Beckengürtelform c) rezessiv-autosomale Beckengürtelform d) dominante Schultergürtelformen (Landouzy-Erb) 2. Myopathia distalis juvenilis Biemond 3. Myopathia distalis hereditaria tarda Welander 4. Okuläre Myopathie 5. Okulopharyngeale Muskeldystrophie (Taylor) 6. Mytonische Dystrophie Curschmann-Steinert-Batten) 7. Arthromyodysplasia congenita 8. Kongenitale Muskeldystrophie	1. Polymyositis (pseudomyopathische Form) 2. Myositiden bei Kollagenosen (Dermatomyositis) 3. Muskel-Tbc 4. Trichinose, Toxoplasmose, Leptospirosen 5. Sarkoidose (Besnier-Boeck-Schaumann) 6. Muskel-Lues 7. Okuläre Myositis 8. Virusbedingte Myositis (Coxsackie B) 9. Myositis myoglobinurica	1. Neurale progressive Muskelatrophien a) Schultze-Charcot-Marie-Tooth b) Dejérine-Sottas 2. Spinale progressive Muskelatrophie a) Typus Werdnig-Hoffmann b) Typus Kugelberg-Welander c) Typus Vulpian-Bernhardt d) Typus Duchenne-Aran e) Skapulo-peroneale Form 3. Poliomyelitis 4. Polyneuritiden	1. Chronisch-hyperthyreotische Myopathie 2. Akute thyreotoxische Myopathie 3. Hypothyreotische Myopathie (Debré-Semalaigne) 4. Klimakterische Myopathie 5. Endogen (M. Cushing) oder durch therapeutische Kortikoidgaben bedingte Myopathie 6. Conn-Syndrom 7. Myopathie bei Hyperparathyreoidismus	1. Periodische hypokaliämische Extremitätenlähmung 2. Hyperkaliämische episodische Adynämie (Gamstorp) 3. Normokaliämische Paralyse 4. Myasthenia gravis pseudoparalytica (Erb-Goldflam) 5. „Stiff-man"-Syndrom 6. Typ II (Pompe-)Formen der Glykogenspeicherkrankheit 7. McArdle-Syndrom 8. Myotonia congenita Thomson 9. Paramyotonia congenita (Eulenburg) 10. Lipodystrophia progressiva 11. Lebertranüberdosierung 12. Myelopathia posticterica infantum 13. Toxisch bedingte Myopathien mit und ohne Myoglobinurie

Anatomische Fehlbildungen, Strukturanomalien u. a. sind:

1. Hypoplasia musculorum generalisata congenita
2. Zentralfibrillen-Myopathie
3. Stäbchen-Myopathie
4. Angeborene Muskeldefekte (z. B. Sprengelsche Deformität)
5. Myotubuläre (zentronukleäre) Myopathie

6. Multicore-Myopathie
7. Myopathie mit abnormen Riesenmitochondrien
8. Reducing-body-Myopathie
9. Muskelfaser-Typ-I-Atrophie
10. Echte kongenitale Muskelhypertrophie (C. De Lange)
11. Sogenannte essentielle Muskelhypotonien (Zellweger, Walton)

Ein ähnliches Bewertungssystem wird auch von Daniels und Worthingham angegeben.

c) Morphologie

Schon mit dem bloßen Auge sind am Muskel Veränderungen, wie Atrophien, Kontrakturen oder Rupturen erkennbar. Auch unwillkürliche Spontanaktivitäten der Muskulatur, wie Faszikulation oder Tremor, können erkannt werden.

d) Hilfsuntersuchungen

— Muskelbiopsie (zur Unterscheidung zwischen einer neurogenen Muskelatrophie und einer primären Myopathie).
— Reizelektrische Untersuchung der Muskulatur.
— Elektromyogramm:

Jede Kontraktion einer Muskelfaser führt zu einer Potentialschwankung, die durch direkt in den Muskel eingeführte Nadelelektroden abgeleitet und nach Art eines EKGs in Form einer Kurve registriert wird. Mit der Elektromyographie können neurogene von myogenen Paresen und auch die einzelnen myogenen Paresen untereinander (Myasthenia gravis, Myatonia congenita Thomson, Dystrophia myotonica Steinert) differenziert werden. Außerdem kann die Methode zur Beurteilung der Regenerationstendenz peripherer Nerven herangezogen werden.

e) Bestimmung der Serum-Enzyme

Große Bedeutung hat die Bestimmung der Kreatin-Phosphokinase (CPK). Es handelt sich dabei um ein muskelspezifisches Enzym, das bei manchen Formen der Muskeldystrophie erhöht sein kann. Neben der erhöhten CPK-Aktivität findet sich meist auch eine Aktivitätssteigerung der Aldolase, Laktatdehydrogenase und der Transaminasen (GOT, GPT). Darüber hinaus kommt auch der Ausscheidung von Kreatin im Harn eine wesentliche diagnostische Bedeutung zu.

B. Muskuläre Erkrankungen

1. Dystrophia musculorum progressiva (ERB)

Definition

Primäre Muskelerkrankung mit progredienter Schwäche bestimmter Muskelgruppen.

Ätiopathogenese

Als Ursache der Erkrankung wird eine angeborene Stoffwechselstörung des Muskelparenchyms diskutiert. Pathologisch-anatomisch kommt es zum Schwund und Untergang von Muskelfasern, die durch Fett- oder Bindegewebe ersetzt werden. Dies kann zur Entstehung von sogenannten Pseudohypertrophien der Muskeln führen. Es sind mehrere Erscheinungsformen (Typen) der Erkrankung bekannt:

a) Der fazio-skapulo-humerale Typ (Landouzy-Dejerine): Beginn der Muskelatrophie im Gesicht und Schultergürtel, später Übergang auf den Beckengürtel. Pseudohypertrophien sind selten. Die Erkrankung zeigt einen langsamen Verlauf, die Lebenserwartung ist normal. Die Vererbung ist autosomal dominant, das Manifestationsalter liegt zwischen dem 15. und 30. Lebensjahr. Beide Geschlechter sind gleichmäßig betroffen.

b) Rumpfgürtelform: Wenn zuerst der Beckengürtel betroffen ist, nimmt die Krankheit einen aszendierenden Verlauf. Wird zuerst der Schultergürtel betroffen, dann ist der Verlauf deszendierend. Beide Formen sind möglich. Eine Pseudohypertrophie findet sich bei etwa 30% der Fälle. Die Lebenserwartung ist reduziert. Die Vererbung ist autosomal rezessiv, das Manifestationsalter sehr variabel. Es liegt etwa zwischen dem 3. und 20. Lebensjahr. Beide Geschlechter sind gleichermaßen betroffen.

c) Duchenne-Form: Charakteristisch für diese Form ist, daß nur das männliche Geschlecht betroffen ist. Der Erbgang ist geschlechtsgebunden rezessiv. Man unterscheidet:
— Eine gutartige Form
  Hier beginnen die Muskeldystrophien im Bereich des Beckengürtels und greifen erst später auf den Schultergürtel über. Es finden sich häufig Pseudohypertrophien. Die Lebenserwartung ist verkürzt, der Beginn der Erkrankung meist nach dem ersten Lebensjahrzehnt
— Eine maligne Form
  Primär wird der Beckengürtel von der Muskeldystrophie befallen, es finden sich ausgeprägte Pseudohypertrophien. Die Krankheit schreitet rasch fort, die Lebenserwartung ist stark verkürzt. Der Beginn der Erkrankung liegt zwischen dem 2. und dem 6. Lebensjahr.

d) Distale Myopathie: Befallen sind der M. peronaeus und einzelne Muskeln des Thenar und Hypothenar.

e) Periskapuläre Form: Typisch ist die isolierte Degeneration des M. supra- und infraspinatus.

f) Okuläre Form: Isolierter Befall einzelner Augenmuskeln.

Klinik

Die Symptome sind abhängig von der Lokalisation der Erkrankung. Charakteristisch für den Befall der Gesichtsmuskulatur ist der Tapirmund (eine rüsselartige Vorstülpung der Lippen), für den Befall der Schulter das flügelartige Hervortreten der Schulterblätter (Scapula alata), für das Becken das Hohlkreuz, die Wespentaille und der Watschelgang (pos. Trendelenburg), für die Beine die Gnomenwaden (Gastroknemiuspseudohypertrophie) und das Gower-Zeichen (wegen der Lähmung der Kniestrecker müssen sich die Patienten beim Aufstehen mit Hilfe der Arme an den Beinen hochstemmen).

Labor

Erhöhte CPK (Kreatin-Phosphokinase), erhöhte ALD (Aldolase), erhöhte Kreatinausscheidung im Harn.

Differentialdiagnose

Differentialdiagnostisch kommen alle neurogenen Muskelatrophien in Frage. Klarheit gibt die Familienanamnese, die Elektromyographie und die Histologie (Muskelbiopsie aus dem M. quadriceps, M. glutaeus, M. trapezius und M. pectoralis).

Therapie

Im Vordergrund der Behandlung stehen vor allem konservative Maßnahmen, wie Krankengymnastik und Kontrakturverhütung durch Schienenlagerung. Von einigen Autoren wird darüber hinaus eine diätetische Therapie vorgeschlagen (Rohkosternährung nach Evers, Glykokollmästung nach Thomas). Eine spezifische medikamentöse Therapie gibt es derzeit nicht. Verschiedentlich werden Anabolika, adrenalinartige Pharmaka, Insulinkuren und energiereiche Phosphate (Laevadosin) empfohlen.

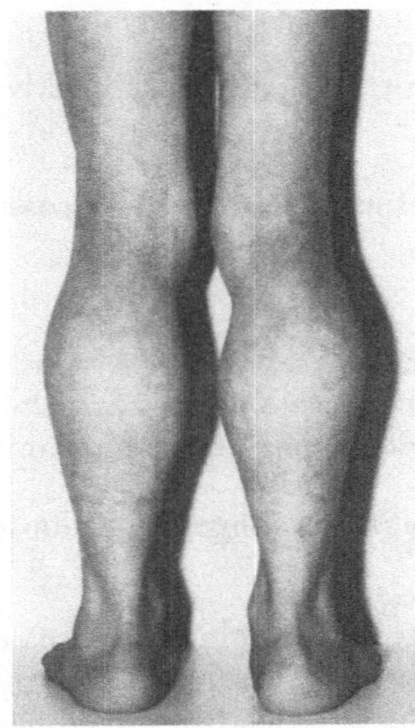

Abb. 77. Morbus Erb, typische Gnomenwaden

Prognose

Entsprechend den verschiedenen Formen der Erkrankung ist die Prognose sehr unterschiedlich. Allgemein gilt die Regel, daß bei früher Manifestation mit einem ungünstigen Verlauf zu rechnen und eine infauste Prognose zu stellen ist.

2. Dystrophia myotonica

Definition

Erbliche Erkrankung, bei der neben der im Vordergrund stehenden Muskeldystrophie auch andere klinische Erscheinungen zum Krankheitsbild gehören, die durch einen generalisierten dystrophischen Prozeß verursacht werden.

Ätiopathogenese

Diese zweithäufigste erbliche Muskelerkrankung wird autosomal dominant vererbt. In der Muskelbiopsie findet man neben den Zeichen der allgemeinen Dystrophie eine Zunahme von Zellkernen, Ringfibrillen und Sarkoplasmamassen.

Klinik

Der klinische Aspekt wird von den Muskelsymptomen dominiert. Es kommt zum Auftreten von Atrophien, die distal meist an den Vorderarmen und Unterschenkeln beginnen und zu Störungen des Greifvorganges und des Gangbildes führen. Charakteristisch sind auch die myopathischen Gesichtszüge und die Ptose, das häufige Vorkommen einer Glatze, die Kataraktbildung, die Hodenatrophie und andere endokrine Störungen. Die Muskeln weisen eine myotone Reaktion auf, die im EMG nachgewiesen werden kann.
Die CPK im Serum ist meist mäßig erhöht.

Differentialdiagnose

Myotonia congenita Thomsen, Myasthenie, Muskeldystrophien.

Therapie

Eine kausale Therapie ist nicht bekannt. Im Vordergrund stehen Pflege und heilgymnastische Betreuung.

Prognose

Die Manifestation der Erkrankung erfolgt meist im 3. Lebensjahrzehnt. Die Lebenserwartung ist verkürzt, es kommt etwa zehn Jahre nach Beginn der Erkrankung zu einer Beeinträchtigung der Arbeitsfähigkeit.

3. Myotonia congenita Thomsen

Definition

Erbliche Muskelerkrankung (autosomal — dominant), die eine auffallende Erschwerung der Körperbewegung verursacht. Sie macht sich besonders nach längerer Ruhe bemerkbar und bessert sich während der Bewegung.

Ätiopathogenese

Die Veränderungen sind auf den quergestreiften Muskel beschränkt. Es findet sich eine Verdickung der Muskelfasern bis auf das Fünffache des Querschnitts.

Klinik

Nach einer aktiven Muskelkontraktion ist die folgende Erschlaffung zeitlich verzögert. Ein fest umfaßter Gegenstand kann zum Beispiel nicht plötzlich losgelassen werden, nach dem aktiven Schließen der Augenlider können die Augen erst nach einiger Zeit wieder geöffnet werden. Beim Beklopfen der Muskulatur entsteht eine Wulstbildung, die sich nur langsam zurückbildet. Diese als myotone Reaktion bezeichnete Verhaltensweise der quergestreiften Muskulatur läßt sich auch im EMG nachweisen.

Differentialdiagnose

Dystrophia myotonica, Myxödem, Adynamia episodica hereditaria, Dystrophia musculorum progressiva.

Therapie

Chinin wirkt spezifisch auf die myotonischen Erscheinungen.

Prognose

Die Erkrankung setzt häufig schon im Kindesalter, manchmal aber erst nach der Pubertät ein. Die Intensität der Symptome nimmt im Laufe der Jahre eher ab, die Lebenserwartung ist nicht verkürzt. Für die meisten Berufe besteht volle Arbeitsfähigkeit.

4. Myastenia gravis

Definition

Die Erkrankung ist durch eine chronisch-pathologische Ermüdbarkeit der Muskulatur bei Belastung und rascher Erholung in Ruhe gekennzeichnet. Betroffen sind vorwiegend die Augen- und Nackenmuskeln.

Ätiopathogenese

Es handelt sich um eine Membranstörung der motorischen Endplatte, die einen Überschuß an Acetylcholinesterase bzw. Mangel an Acetylcholin verursacht. Pathophysiologisch wird eine Beziehung der Myasthenie zu Veränderungen der Thymusdrüse (Thymome, Thymushyperplasie) und zu Autoimmunvorgängen diskutiert. Mutationen — Ausbildung von sogenannten „forbidden clons" — können zur Bildung von Autoimmunkörpern führen, die sich auch gegen das Muskelgewebe richten, da zwischen Thymus, Schilddrüse und Muskulatur eine Antigengemeinschaft besteht.

Klinik

Frauen sind häufiger betroffen. Das Manifestationsalter liegt zwischen dem 20. und 40. Lebensjahr.
Die Erkrankung manifestiert sich meist an solchen Muskeln, die normalerweise nicht leicht ermüden.
Die Symptome treten erst im Laufe des Tages auf und nehmen gegen Abend zu. Charakteristisch ist die Ptose, das Maskengesicht, die bulbäre Symptomatik (Sprach- und Schluckstörungen) und das „Kopfhängenlassen", ein Zeichen der schwächeren Nackenmuskulatur. Eine Sicherung der Diagnose ist durch die faradische Reizstromuntersuchung, das EMG und durch den Tensilontest — durch die Injektion eines Cholinesterasehemmers kommt es zu einer sofortigen Besserung oder Aufhebung der Paresen — möglich.

Differentialdiagnose

Myatrophe Lateralsklerose, Neuromyopathia carcinomatosa (Lambert-Eaton-Syndrom), Nebennierenrindenschwäche, Myopathien.

Therapie

Medikamentös durch Cholinesterasehemmer (2—8 Tabletten Prostigmin zu 0,015 g; parenteral muß die Dosierung bedeutend niedriger gewählt werden: 0,005—0,001 g Prostigmin subkutan). Wegen der Gefahren der cholinergischen Krise als Folge einer Überdosierung sollte Atropin (i.v. 0,001 g) als Antidot stets greifbar sein. Die Thymektomie muß in Betracht gezogen werden, ist aber nicht immer erfolgreich.

Prognose

Remissionen, die bis zu 15 Jahren anhalten können, sind möglich.

5. Myogelosen
(siehe S. 168)

6. Muskelverknöcherungen

a) Myositis ossificans progressiva

Definition

Langsam fortschreitende Verknöcherung des interstitiellen Bindegewebes der quergestreiften Muskulatur.

Ätiopathogenese

Die Krankheit scheint durch einen Keimfehler oder eine neurovegetative Fehlsteuerung verursacht zu sein.

Klinik

Die Verknöcherung beginnt meist schon im Kindesalter, bevorzugt im Rücken und Nackenbereich, der Verlauf ist schubartig. Es kann zur Funktionsbehinderung kommen. Das Röntgenbild zeigt ausgedehnte Verkalkungen.

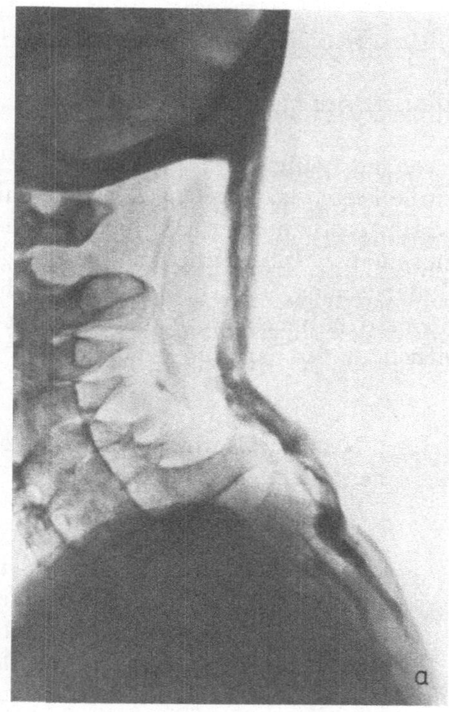

Abb. 78 *a—d*. Myositis ossificans, generalisierter Befall der Skelettmuskulatur

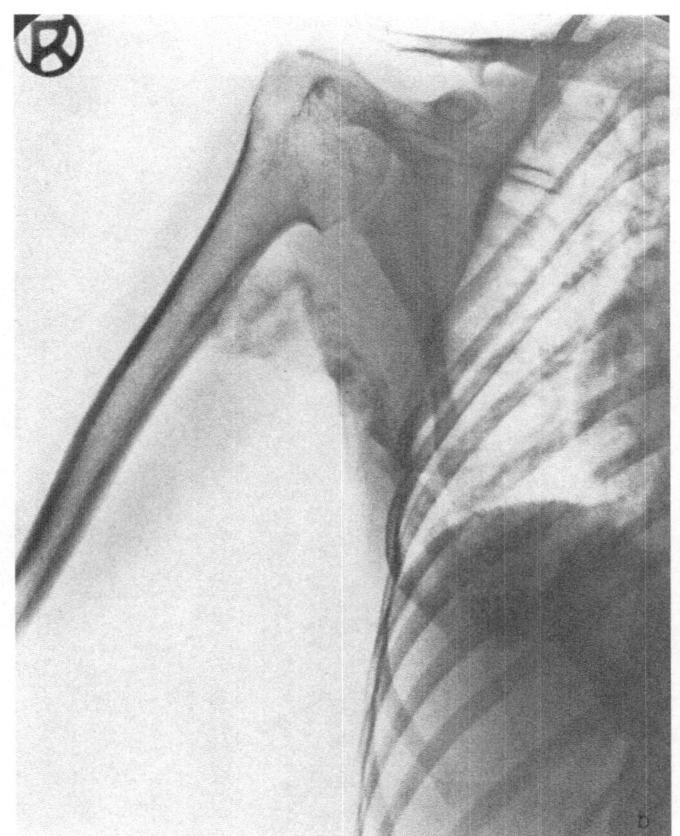

Abb. 78 *b*

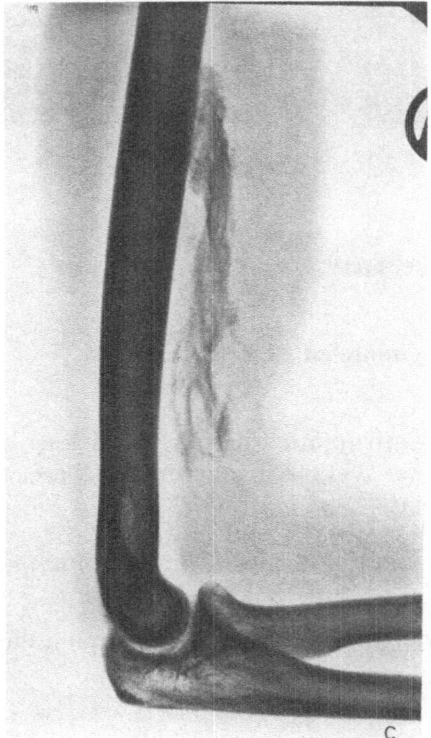

Abb. 78 c

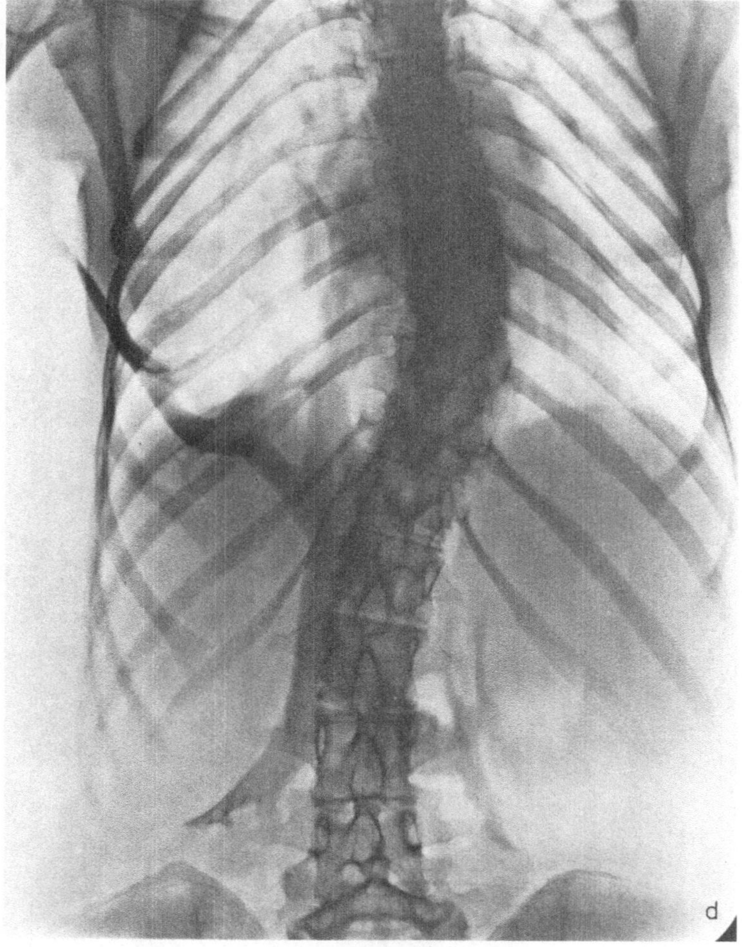

Abb. 78 *d*

Differentialdiagnose

Myositis ossificans circumscripta.

Therapie

Thorium-X-Kuren, symptomatische Maßnahmen.

Prognose

Die Erkrankung verläuft in Schüben, mit Beendigung des Wachstums kann es zu einem Sistieren der Verknöcherungsprozesse kommen. Allgemein ist die Prognose meist schlecht.

b) Myositis ossificans circumscripta

Definition

Isolierte Verknöcherung im Muskelgewebe („intramuskuläres Osteom").

Ätiopathogenese

Neben einem disponierenden Faktor sind meist Traumen die Ursache. Die Verknöcherungen gehen aus Hämatomen hervor, es gibt aber auch neuropathische Formen.

Klinik

Typisch ist in erster Linie der Tast- und Röntgenbefund. Nach der Lokalisation und der Ätiologie sind die bekanntesten Formen der Reiterknochen (betroffen sind die Adduktoren der Hüftmuskulatur), der Exerzierknochen (M. deltoideus) und der Bierfahrerknochen (M. rectus femoris). Häufig kommt es auch im Rahmen unsachgemäßer Nachbehandlung nach Reposition von Ellbogenluxationen zu Verknöcherungen im M. brachialis.

Differentialdiagnose

Peritendinitis calcarea, Sarkom, Calcinosis interstitialis, verkalktes Spritzeninfiltrat, parasitäre Muskelerkrankungen.

Therapie

Wärme, Physikotherapie, operative Exstirpation.

Prognose

Spontanheilungen sind möglich.

7. Ischämische Muskelnekrosen

a) Tibialis anterior-Syndrom

Definition

Ischämische Nekrose der Muskeln in der Tibialoge. Betroffen sind der M. tibialis anterior, M. extensor hallucis longus und M. extensor digitorum longus.

Ätiopathogenese

Durch eine Überbeanspruchung der Muskulatur (z. B. durch Märsche, Fußballspiel) kommt es zu einer Gewebeschwellung, die zu einer Kompression der Kapillaren und dadurch zur Ischämie und Nekrose der Muskeln führt (Mechanismus der inneren Abschnürung), da infolge der anatomischen Verhältnisse keine Ausdehnung der in der Muskelloge enthaltenen Strukturen möglich ist. Auch der N. peronaeus kann dabei irreversibel geschädigt werden.

Klinik

Schmerzen, Schwellung und Rötung der prätibialen Region.

Differentialdiagnose

Peronaeuslähmung anderer Genese.

Verlauf, Prognose, Therapie

Die frühzeitige Erkennung ist wesentlich, da nur die operative Spaltung der Fascia cruris anterior innerhalb der ersten 24 Stunden den Muskel vor irreversiblen Schäden bewahrt.

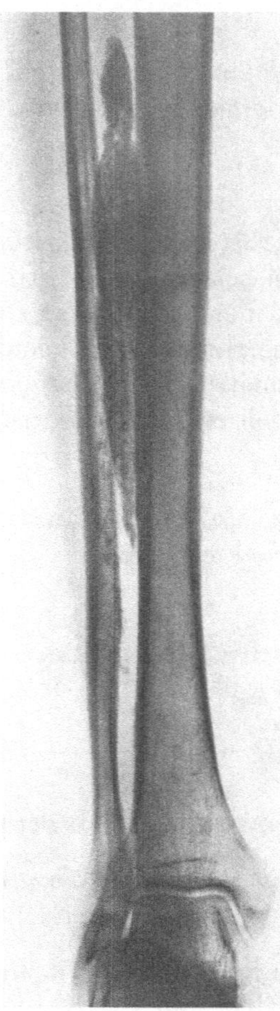

Abb. 79. Verkalkung der M. tibialis anterior nach ischämischer Nekrose

b) Ischämische Muskelkontraktur des Unterarms (Volkmann)

Definition

Muskelkontraktur unterschiedlicher Ausprägung als Folge ischämischer Muskel-
und Nervenschäden.

Ätiopathogenese

Ursachen sind meist Blutungen in die Faszienloge der Ellenbeuge (z. B. bei
suprakondylären Humerusfrakturen) oder zu lange belassene Esmarchsche Binden bei Operationen in Blutleere. Der bindegewebige Ersatz von zugrundege-
gangenem Muskelgewebe führt zur Entstehung von Kontrakturen.

Klinik und Therapie

Siehe S. 352.

8. Arthrogryposis multiplex congenita

Definition

Angeborene Arthromyodysplasie, die sich klinisch in Form einer Gliederstarre manifestiert.

Ätiopathogenese

Primär handelt es sich vermutlich um eine Erkrankung der Muskulatur, die atrophiert und teilweise durch Fett- und Bindegewebe ersetzt wird. Die Gelenkkapseln und der Bandapparat verkürzen sich sekundär. Betroffen sind in der Regel nur die Extremitäten.

Klinik

Klinisch findet sich eine partielle oder komplette Versteifung der Extremitäten und Gelenke sowie multiple Hypo- oder Aplasien der Muskulatur, die eine Störung des Muskelgleichgewichtes verursachen. Es ergibt sich daraus eine Behinderung, die bis zur Gebrauchsunfähigkeit der Gliedmaßen reicht.

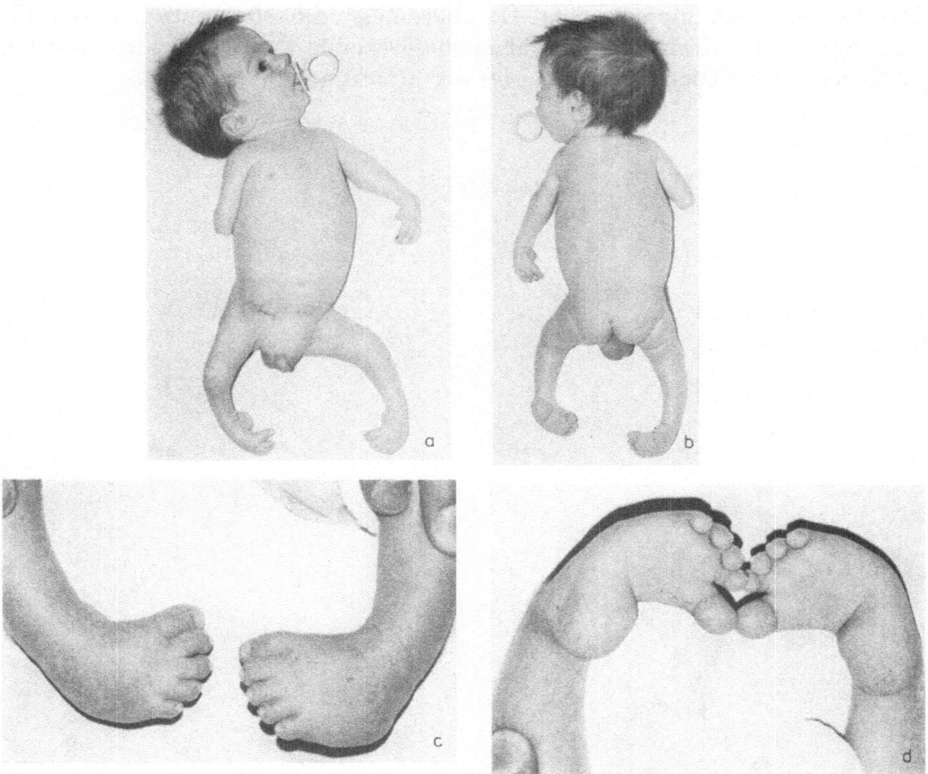

Abb. 80 *a—d.* Arthrogryposis multiplex congenita

Bei Befall der oberen Extremitäten werden häufig eine Einschränkung der Dorsalflexion und Ulnarflexion im Handgelenk (Rompe) sowie eine typische Pfötchenstellung der Hände mit eingeschlagenem Daumen beobachtet. Weiters finden sich Hüftverrenkungen, Hypo- oder Aplasien der Patella, Fußdeformitäten (Platt-, Spitz-, Klumpfüße) und gelegentlich Pterygiumbildungen am Hals.

Die tetramele Form der Arthrogryposis multiplex congenita zählt zu den schwerwiegendsten angeborenen Erkrankungen des Bewegungsapparates.

Die Intelligenz ist hingegen meist nicht beeinträchtigt.

Diagnose

Die Veränderungen sind so charakteristisch, daß eine Verwechslung kaum möglich ist.

Therapie

Konservativ durch Krankengymnastik, Etappengipse, Schienenbehandlung und Beschäftigungstherapie. Wenn die konservative Behandlung nicht ausreicht, ist ein operatives Vorgehen (Kapsulotomien, Tenotomien, Osteotomien) erforderlich.

Prognose

Das Leiden ist nicht progredient. Da allerdings nicht selten auch andere Mißbildungen, wie Herzfehler, Gefäßanomalien und Wirbelsäulendeformitäten vorliegen, ist die Lebenserwartung oft beeinträchtigt.

XIV. Periphere Durchblutungsstörungen

Die Gefäßerkrankungen der unteren Extremitäten haben ganz erheblich an Zahl zugenommen. Der Anteil der arteriellen Verschlußkrankheiten ist für dieses Ansteigen von großer Bedeutung, wenn auch insgesamt die Venenerkrankungen überwiegen.

A. Angioorganopathien

Definition

Gefäßerkrankungen mit pathologisch-anatomischem Substrat.

1. Chronisch arterielle Durchblutungsstörungen
(Arteriosclerosis obliterans)

Die peripheren arteriellen Obliterationen treten zunehmend in den Vordergrund. Neuere Untersuchungen haben ergeben, daß es bei generalisierter Arteriosklerose mindestens so früh wie im koronaren Bereich auch zu Manifestationen in der Peripherie kommt. An einer Korrelation zwischen dem Schweregrad der koronaren Veränderungen und der Häufigkeit peripherer arterieller Verschlußkrankheiten kann nicht gezweifelt werden.

Definition

Degenerative Arterienerkrankung auf Grund einer komplexen Stoffwechselstörung der Gefäßwand.

Pathogenese

Die Arteriosklerose ist eine Erkrankung multifaktorieller Genese. Den Veränderungen an der Intima der Gefäßwand (Fette, Kohlenhydrate, Kalkeinlagerungen, Blutbestandteile und Bindegewebe) liegen ursächlich vier Komponenten zugrunde:

— Eintritt von Lipiden vom Blut in die Gefäßwand
— Bildung von parietalen Thromben
— Gefäßverletzung mit folgender Proliferation
— Kollagenbildung

Als wesentliche Faktoren haben ein vermehrter Umsatz der Blutplättchen und die Verletzung des Endothels der Gefäßwand zu gelten. Der Endotheldefekt kann durch Hypertonie, Hyperlipidämie und andere Noxen hervorgerufen werden.

Der vermehrte Plättchenumsatz fördert im Bereich der Verletzung die Aggregation, und Liproproteine niederer Dichte dringen in das Gebiet der Läsion ein. In weiterer Folge kommt es zur Bildung des fibroatheromatösen Plaque. Als eigentlicher Startpunkt der Entstehung einer Arteriosklerose (Atheromatose) dürfte die gestörte Interaktion zwischen Blutplättchen und Gefäßwand anzusehen sein.

In etwa $^4/_5$ aller Fälle betreffen die obliterierenden Gefäßerkrankungen die untere Körperhälfte. Die peripheren Manifestationen machen davon etwa $^1/_4$ aus.

Die Bildung von atherometösen Plaques im arteriellen Gefäß führt zu einer Einengung des Lumens und zur Abnahme der Durchblutung. Die gestörte Hämodynamik bewirkt eine herabgesetzte Sauerstoffversorgung, Anreicherungen von Pyruvaten und Laktaten und damit eine lokale Azidose.

Die Einengung des Lumens kann bis zum völligen Verschluß des Gefäßes führen. Der akute periphere Verschluß ist jedoch nur in etwa 20% aller Fälle die Folge einer Thrombose. Wesentlich häufiger stellt eine periphere Embolie die Ursache dieses Krankheitsbildes dar.

Als *Risikofaktoren*, d. h. zur Arteriosklerose disponierende Faktoren haben in diesem Zusammenhang auf Grund umfangreicher epidemiologischer Untersuchungen zu gelten:

— Hypertonie
— Diabetes mellitus
— Hyperlipidämie
— Hyperurikämie
— Übergewicht
— Rauchen
— Hereditäre Faktoren
— Streß
— Fokaltoxikosen
— Herzerkrankungen

Mit der Zahl der Risikofaktoren steigt auch das Risiko einer Gefäßerkrankung.

Klinik

Die klassische klinische Symptomatik des *akuten peripheren Arterienverschlusses*, der ein internistisch-chirurgisches Problem darstellt, wird im englischen Sprachgebrauch mit den fünf „P" charakterisiert: Pain, Paraesthesia, Paralysis, Pulselessness und Pallor. Die Haut der betroffenen Extremität ist zyanotisch marmoriert und kalt, kollabierte Venen in Verbindung mit fehlenden arteriellen Pulsen und fehlenden oder schwachen oszillometrischen Ausschlägen bestätigen die Diagnose.

Frühsymptome der *chronisch arteriellen Durchblutungsstörung* sind Schweregefühl und leichte Ermüdbarkeit der Extremität. Das führende klinische Symptom der chronischen Gefäßobliteration ist der Schmerz, weiters werden Parästhesien und Kältegefühl angegeben. In fortgeschrittenen Stadien kommt es zu trophischen Störungen. Männer werden etwa viermal so häufig wie Frauen betroffen. Nach großangelegten Untersuchungen werden bei 4% der 45—64jährigen Männer Verschlüsse der Extremitätengefäße gefunden.

Stadien der arteriellen Verschlußkrankheit nach Fontaine:
Stadium I: Beschwerden nach längerer Haltungsfixierung eines Gliedes
Stadium II: Belastbarkeit herabgesetzt (Claudicatio intermittens)
Stadium III: Ischämischer Ruheschmerz ohne Nekrose
Stadium IV: Ischämischer Ruheschmerz mit Nekrose
Bei bestehender Claudicatio intermittens sind bereits zwei Drittel des Gefäßvolumens obliteriert.

Diagnose

Bei Verdacht auf eine periphere Durchblutungsstörung soll zunächst die einfach
durchzuführende Lagerungsprobe nach Ratschow erfolgen. Der Patient liegt
auf dem Rücken, die Hüften sind um 90° gebeugt und die Beine gestreckt,
die Hände greifen zur Unterstützung in die Kniekehlen. Man läßt den Patienten nun die Füße rollen. Kommt es nach 30- bis 40mal Fußrollen bei erhobenen Beinen zu Wadenschmerzen und zum Abblassen der Hautfarbe an den
Fußsohlen, liegt ein pathologischer Befund vor. Danach setzt sich der Patient
auf und läßt die Beine hängen. Normalerweise kommt es nach 1—2 Sekunden
zur reaktiven Hyperämie und nach 5 Sekunden zur Füllung der Venen. Verzögerte Rötung und Venenfüllung sprechen für das Vorliegen einer arteriellen
Verschlußkrankheit.
Eine weitere Untersuchung ohne jeden Aufwand ist die Palpation der Arterienpulse, wobei die Arteria femoralis und die Arteria poplitea, die Arteria
tibialis posterior und die Arteria dorsalis pedis beidseits geprüft werden
sollen. In der überwiegenden Mehrzahl der Fälle kann eine Arteriosclerosis
obliterans mit dem palpierenden Finger erkannt werden.

Von den diagnostischen Geräten haben sich die mechanische und elektronische
Oszillographie bewährt. Die Hautthermometrie ermöglicht die Feststellung
örtlicher Wärmestörungen der Gliedmaßen. Ein modernes Verfahren ist die
Doppler-Ultraschall-Methode. Das Prinzip dieser Technik besteht darin, daß
die Ultraschallwellen von der Oberfläche strömender Blutzellen reflektiert
und die Frequenzänderungen registriert werden.

In dafür eingerichteten Kliniken besteht die Möglichkeit, die arterielle Durchblutung mit Hilfe von nuklearmedizinischen Untersuchungsmethoden nachzuweisen. Bei gegebener Operationsindikation kann schließlich die Lokalisation
eines Verschlusses durch die Angiographie angezeigt werden. Als Routinemethode zur Komplettierung der Befunde ist die Angiographie nicht geeignet.

Therapie

Konservativ:

a) Antikoagulantien
b) Fibrinolytika
c) Vasodilatatoren
d) Blockade des lumbalen Grenzstranges durch paravertebrale Novokaininfiltrationen
e) Strenges Rauchverbot, fettarme Diät, Behandlung eventueller Grundkrankheiten, wie z. B. Diabetes mellitus
f) Physikalische Therapie (Kurzwelle, Mikrowelle, diadynamische Ströme,

Zellenbäder und Stangerbad. Weiters Kneippsche Hydrotherapie, Wechselfuß-
bäder, Bindegewebsmassage, synkardiale Massage, aktive Muskelarbeit, Rat-
schowsche Übungen, nächtliche Tieflagerung der Beine)

Operativ: Die Indikationen zur operativen Behandlung der arteriellen Verschlußkrankheit werden durch die Lokalisation und das Ausmaß der Oblitera-
tion bestimmt.

Die operativen Möglichkeiten umfassen rekonstruktive oder desobliterierende
Maßnahmen und die Sympathektomie.

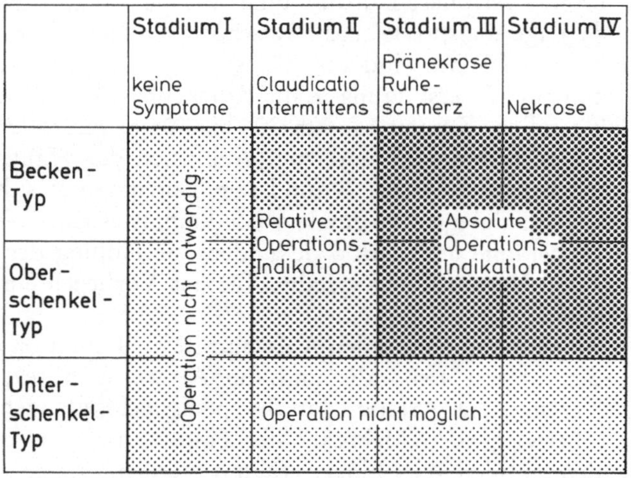

	Stadium I keine Symptome	Stadium II Claudicatio intermittens	Stadium III Pränekrose Ruhe- schmerz	Stadium IV Nekrose
Becken- Typ		Relative Operations- Indikation	Absolute Operations- Indikation	
Ober- schenkel- Typ	Operation nicht notwendig			
Unter- schenkel- Typ		Operation nicht möglich		

Abb. 81. Operationsindikationen bei arterieller Verschlußkrankheit. — Aus: Rau, G., et al.:
Internist 6, 216 (1965)

2. Entzündliche Gefäßerkrankungen
Thrombangitis obliterans (Winiwarter-Buerger)

Definition

Fibrinoide Intimaverquellung an kleinen Gefäßen mit entzündlichen Infil-
traten und Thrombenbildung.

Ätiologie und Pathogenese

Die Ursache der Erkrankung ist unbekannt. Häufig findet man Entzündungen
der peripheren Gefäße nach Infektionskrankheiten oder im Rahmen rheumatischer Affektionen.

Klinik

Die Erkrankung bevorzugt deutlich das männliche Geschlecht und tritt häufig
im jugendlichen Alter auf. Nicht selten ist sie mit einer Thrombophlebitis
migrans verbunden.

Es werden zwei Formen unterschieden:

a) akute Form: führt innerhalb kurzer Zeit zur Nekrose

b) chronische Form: tritt häufiger auf; die Patienten klagen über Kältegefühl,
Taubheit und Parästhesien, noch ehe objektivierbare Krankheitssymptome er-

kennbar sind. Die Entzündungszeichen bleiben klinisch oft lange Zeit okkult. Eine scharfe Trennung zwischen Thrombangitis obliterans und Arteriosclerosis obliterans ist dann oft nicht möglich, wenn die Winiwarter-Buergersche Erkrankung im mittleren bis höheren Lebensalter auftritt. Dies ist jedoch ohne wesentliche Bedeutung, da es bezüglich Therapie und Prognose beider Krankheitsbilder kaum Differenzen gibt.

B. Angioneuropathien

Definition

Funktionell bedingte Gefäßerkrankungen (Vasoneurosen) infolge einer Störung der vegetativen Normalverhältnisse an den Gefäßen.

1. Raynaudsche Krankheit

Die Ursache dieser Erkrankung ist noch weitgehend unbekannt. Es kommt dabei zu intermittierenden Spasmen der Finger- und Zehenarterien, zu Blässe und Kältegefühl (Stadium I), später zu starker Schmerzzunahme, Zyanose und glänzender gespannter Haut (Stadium II) und schließlich zur Phase der Nekrose und Schrumpfung der befallenen Akren (Stadium III). Die Krankheit befällt hauptsächlich Frauen um das 30. Lebensjahr.

Therapie

Konservativ: Vasodilatantien, Spasmolytika, Grenzstrangblockaden, Rauchverbot, physikalische Therapie (Bäder, Bindegewebsmassage, elektrische Anwendungen).
Operativ: Sympathektomie.

2. Digitus mortuus

Ätiologie unbekannt. Weitaus häufiger als die Raynaudsche Krankheit. Es handelt sich um Spasmen der Fingergefäße (Zeigefinger!) mit Blässe, Parästhesien, Schmerzen. Nach Abklingen der Anfälle kommt es in der Regel zu einer reaktiven Hyperämie der Akren. Die Erkrankung tritt meist in der Pubertät auf und kommt bei Mädchen und Knaben etwa gleich häufig vor. Im Erwachsenenalter werden Frauen häufiger betroffen.

Therapie

Physikalische Therapie (Kurzwelle, Zellenbäder), Rauchverbot, möglichst Vermeidung von psychischen und physischen Überlastungen.

Weitere Vasoneurosen, die in der orthopädischen Praxis jedoch kaum eine Rolle spielen, sind die meist in der Pubertät auftretende Akrozyanose (symmetrische Zyanose der Hände und Füße durch Gefäßspasmen der arteriellen Kapillaren) und die seltene Erythromelalgie, die mit brennenden Schmerzen, Schwellungen der Weichteile und lividroter Verfärbung der Haut an Händen, häufiger noch an Füßen einhergeht. Die Erkrankung kann bis zur Invalidität führen.

C. Venöse Durchblutungsstörungen

Die chronisch venöse Insuffizienz beruht auf einer gestörten Hämodynamik in den venösen Gefäßen.

Pathogenese

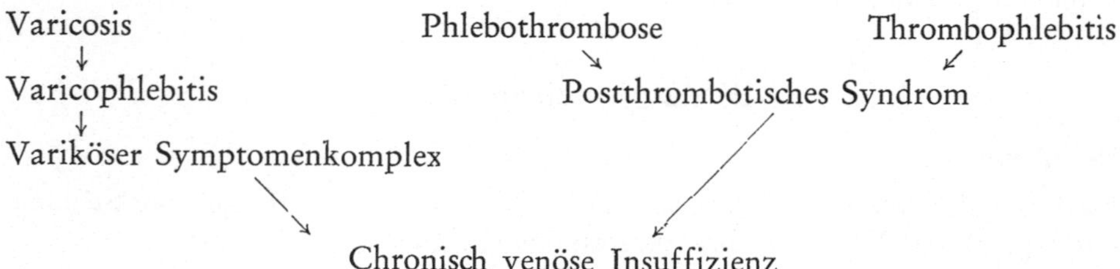

1. Varicosis

Sogenannte *sekundäre Varizen* sind die Folge einer Insuffizienz der Venenwände bei hohem intravenösem Druck und Verlegung der venösen Abflußwege. Neben der Strömungsgeschwindigkeit sind für einen funktionierenden venösen Kreislauf auch der Venendruck, die Venenkapazität und die Beschaffenheit des Blutes und der Gefäßwand von Bedeutung. Ein optimaler Venendruck ist nur dann gegeben, wenn die venösen Gefäße frei durchgängig sind und die Venae perforantes den Transport zwischen oberflächlichen und tiefen Venen in ausreichendem Maße gewährleisten. Die Klappen dieser verbindenden Venen lassen normalerweise nur einen Blutstrom von außen nach innen, also vom oberflächlichen ins tiefe Venensystem zu. Diese Aufgabe ist nicht leicht zu bewältigen, da mit Hilfe der Muskelpumpe der Wadenmuskulatur ein hoher Druckgradient überwunden werden muß. Kommt es durch persistierende Stenosierung zur Klappeninsuffizienz und zum Verlust des Venentonus, resultiert daraus ein rückläufiger und unphysiologischer Druckstoß in die oberflächlichen Venen, wodurch die Basis für die Entstehung von sekundären Varizen geschaffen wird.

Der Kreislauf in den erweiterten Bahnen ist verlangsamt, und die Möglichkeit der Entstehung von Gefäßverschlüssen hier besonders gegeben. Oftmals laufen daher in den postthrombotisch entstandenen Varizen Thrombophlebitiden ab, die wiederum Ausgangspunkt von Indurationen sein können.

Bei *primären Varizen* handelt es sich um eine angeborene Bindegewebsschwäche oder Klappeninsuffizienz im Sinne einer ererbten Anomalie des Venensystems, wie aus dem familiär gehäuften Auftreten hervorgeht. Formal können zylindrische, serpentine und sackförmige Erweiterungen unterschieden werden. Nicht selten sind primäre Varizen mit Senk- und Spreizfüßen oder Hernien kombiniert.

2. Thrombophlebitis superficialis

In der Regel handelt es sich um die blande Thrombosierung einer oberflächlichen Vene mit sekundär-entzündlicher Reaktion. Die Mehrzahl der entzündlichen Thrombosen oberflächlicher Venen wird bei Varizenträgern angetroffen.

Primäre Venenentzündungen durch bakterielle Infektionen, chemische Noxen oder allergisch-hyperergische Mechanismen sind seltener. Als Ursache kommen in diesem Zusammenhang Streuinfektionen bei klinisch stummem Fokus, Venenkatheter, sklerosierende Lösungen, fakultativ Massage oder fortgeleitete Entzündungen aus der Nachbarschaft in Frage.

Da Inaktivität und Bettruhe die Entstehung einer peripheren Stase begünstigen, tritt die oberflächliche Venenthrombose häufig nach Traumen — besonders gefährdet sind schwere Quetschungstraumen der Inguinalgegend —, Operationen und Geburten auf. Als gesichert darf man Korrelationen zwischen Thrombophlebitiden und oralen Kontrazeptiva annehmen.

Klinisch imponiert die oberflächliche Venenthrombose durch Rötung, Schwellung und Druckempfindlichkeit entsprechend dem Venenverlauf. Die Venen sind verdickt und induriert. Werden nacheinander verschiedene Gebiete befallen, liegt die sogenannte Thrombophlebitis migrans vor.

3. Phlebothrombose

Die hämodynamische Bedeutung der tiefen Venenthrombose besteht in einer Erhöhung des tiefen Venendruckes und damit in der Prädisposition zur varikösen Entartung der oberflächlichen Venen und zur Ödembildung. Die tiefen Venen selbst neigen kaum zur Varikose.

Die Phlebothrombose geht mit ziehenden Schmerzen im Gefäßverlauf, Bein- und Wadenkrämpfen, subfaszialen Ödemen, livider Verfärbung und Druckschmerzhaftigkeit einher. Es kommt zum Temperaturanstieg und zum Auftreten allgemeiner Krankheitszeichen. Typischerweise ruft eine starke passive Dorsalflexion des Fußes Wadenschmerzen hervor (Hohmannsches Zeichen). Druckschmerzpunkte an der Fußsohle wurden von Payr beschrieben.

Die Gefahr einer Lungenembolie ist schon vor dem Auftreten dieser Symptome gegeben. Löst sich der Thrombus nicht ab, kommt es zum Eindringen von Fibroblasten und zur bindegewebigen Fixierung des Thrombus. Im weiteren Verlauf setzt die Rekanalisierung ein, doch bleibt in den meisten Fällen eine Klappeninsuffizienz zurück. Bei einer akuten tiefen Becken-Beinvenenthrombose sind klinisch zwei Formen zu unterscheiden:

Phlegmasia alba dolens: Akute Becken- und Oberschenkelvenenthrombose mit Ödem und Druckschmerz im Venenverlauf.

Phlegmasia caerulea dolens: Massenthrombosierung des venösen und arteriellen Schenkels mit Ödem und drohender venöser Gangrän (tiefblaue Verfärbung). Die Erkrankung kommt in der Regel nur bei Karzinomträgern vor.

4. Chronisch venöse Insuffizienz

Die Auswirkungen des varikösen Symptomenkomplexes bzw. die Folgezustände einer tiefen oder rezidivierenden Venenthrombose führen zur peripheren Stase des Blutstromes und zum komplexen Bild der chronisch venösen Insuffizienz. Die klinischen Symptome entwickeln sich oft erst nach Jahren:

a) Ödem

Das postthrombotische Ödem ist als Ausdruck einer gestörten Interaktion zwischen Reabsorption und Filtration durch die Kapillarwand und als Folge

Tabelle 8. *Venöse Kapillarreabsorption beim Gesunden.* (Nach Stemmer)

Venöse Kapillarreabsorption beim Gesunden:

Osmotischer Plasmadruck 26 mm Hg
Osmotischer Gewebedruck 1 mm Hg
$\rangle$ Effektiver osmotischer Druck 25 mm Hg   Transmuraler Venendruck 5 mm Hg $\langle$ Venendruck 10 mm Hg
Gewebedruck 5 mm Hg

Reabsorption 20 mm Hg

Venöse Filtration beim Postthrombotiker:

Osmotischer Plasmadruck 26 mm Hg
Osmotischer Gewebedruck 1 mm Hg
$\rangle$ Effektiver osmotischer Druck 25 mm Hg   Transmuraler Venendruck 55 mm Hg $\langle$ Venendruck 60 mm Hg
Gewebedruck 5 mm Hg

Filtration 30 mm Hg → Ödem

von geänderten Druckverhältnissen im venösen Kapillarbereich zu verstehen. Die Ödembildung entspricht einer Umkehr der physiologischen Bedingungen, d. h. einem Überwiegen des transmuralen Venendruckes, der zur Filtration des Plasmawassers führt, gegenüber dem onkotischen Plasmadruck, der die venöse Reabsorption bedingt.

b) Retikuläre Varizen und Corona phlebectatica paraplantaris

c) Sklerosierung

d) Pigmentierung

e) Stauungserythem

f) Ulcus cruris venosum

Diagnose

Zur Funktionsprüfung der Venae perforantes und der tiefen Venen eignen sich folgende Versuche:

Perthessche Probe: Unterhalb des Kniegelenks wird am stehenden Patienten eine Kompressionsmanschette angelegt. Der Patient soll nun einige Minuten lang gehen. Entleeren sich die oberflächlichen Varizen nicht, so ist eine gestörte Funktion der Klappen der tiefen und perforierenden Venen anzunehmen.

Trendelenburgsche Probe: Am liegenden Patienten werden die Venen von peripherer nach zentral ausgestrichen und in der Mitte des Oberschenkels eine Manschette zur Stauung der Vena saphena magna angelegt. Wenn sich nach dem Aufstehen des Patienten die oberflächlichen Venen noch bei bestehender Stauung füllen, so sind die Klappen der Venae communicantes insuffizient, da ein retrograder Einstrom aus den tiefen Venen erfolgen kann.

Lintonsche Probe: Am stehenden Patienten wird zur Stauung der Vena saphena magna eine Manschette in der Oberschenkelmitte angelegt und der Patient aufgefordert, sich niederzulegen. Entleeren sich die gestauten Venen nun nicht, dann sind die Klappen der tiefen Venen und Venae communicantes insuffizient.

Als weitere diagnostische Hilfsmittel sind zu nennen:
— Phlebographie
— Doppler-Ultraschall-Methode
— Jod-125-Fibrinogen-Test
— Isotopen-Phlebographie (markiertes Fibrinogen wird im Thrombus angereichert)
— Pletysmographie
Durch eine Staumanschette oberhalb des Kniegelenkes wird eine Blutstauung in den distalen Venen erzeugt. Die Unterbrechung des venösen Rückstromes wird an der Wade als Volumenvermehrung plethysmographisch quantitativ gemessen. Unter normalen Verhältnissen kommt es zu einer symmetrischen Zunahme des Volumens, beim Auslassen der Manschette zu einem raschen Abstrom des Venenpools. Bei tiefer Venenthrombose sind sowohl Volumenzunahme wie Blutabstromgeschwindigkeit vermindert.

Therapie

Varizen

Konservativ

a) Kompressionsverband
b) Regelmäßige Gefäßgymnastik
c) Vermeidung von langem Stehen oder Sitzen
d) Roßkastanienextrakte
e) Verödung

Man injiziert 1 ml einer sklerosierenden Injektionslösung in die Varize am hochgelagerten Bein. Sofort nach der Injektion wird die Vene manuell komprimiert und ein Kompressionsverband angelegt. Unter Airbloc-Technik ist das Vorspritzen von Luft in die Varize zu verstehen, die das Einströmen der sklerosierenden Lösung in die tiefen Venen verhindern soll. Oft sind mehrere Sitzungen notwendig, die in Abständen von einigen Tagen erfolgen.

Die Nachteile der Sklerosierung liegen darin, daß sie bei ausgedehnter Varicosis als eine Taktik der kleinen Schritte nahezu endlos vorgenommen werden müßte, und daß ab einem bestimmten Varizenvolumen der Venendurchmesser für eine Verödung zu groß ist. In solchen Fällen ist der operative Eingriff angezeigt.

Operativ: Als absolute Operationsindikation hat die Stammvarikose der Vena saphena magna zu gelten. Bei Varikose der Vena saphena parva bzw. der Vena saphena magna am Unterschenkel kann der operative Eingriff erwogen werden.

Die Domäne der chirurgischen Krampfaderbehandlung ist die Entfernung des Varizenstammes durch Venenexhärese (Stripping) nach sorgfältiger Crossektomie. Vor jeder Operation der oberflächlichen Venen ist mit Hilfe der Phlebographie die Durchgängigkeit der tiefen Venen nachzuweisen. Voraussetzung für ein totales Stripping sind zumindest annähernd normale Hautverhältnisse am Unterschenkel (Huber). Unmittelbar nach der Operation wird ein Kompressionsverband aus elastischen Pflasterbinden angelegt. Postoperative Sklerosierungsinjektionen nach Verbandabnahme sichern ein günstiges Resultat.

Thrombophlebitis

a) Antiphlogistika kombiniert mit Vitamin B_{12}
b) Bei manifestem Fokus Sanierung unter Antibiotikaschutz
c) Komprimierende Verbände
Unter der Vielzahl von komprimierenden Verbandtechniken sind die Methoden nach Fischer (Zinkleimbinden), Sigg (elastische Binden) und Rotter (exakt zugeschnittene Druckpolster) am gebräuchlichsten. Im akuten Stadium sind fixierte Verbände, wie Zinkleimbinden und Klebebindenverbände, vorzuziehen.

Funktionen des Kompressionsverbandes:

— Erhöhung des Gewebedruckes
— Verminderung des Durchmessers der oberflächlichen und tiefen Venen
— Erhöhung der Durchflußgeschwindigkeit

— Bessere Thrombushaftung
— Raschere Organisation

d) Venentonisierende Medikamente
e) Eventuell entzündungshemmende und heparinoidhältige Salben
f) Stichinzision in Lokalanästhesie und Auspressen des Thrombus (gleichzeitige Gabe von Antiphlogistika, sofortige Mobilisation mit Kompressionsverband)

Phlebothrombose

Konservativ

a) Fibrinolytika (Streptokinase)
Die fibrinolytische Therapie ist bei jenen Thrombosen angezeigt, bei denen eine chirurgische Behandlung nicht möglich ist und die nicht älter als fünf Tage sind. Bei älteren Thrombosen ist Heparin, ab vierzehn Tagen ein Kumarinderivat indiziert (Weimann).
b) Antikoagulantien (initial Heparin, später Kumarinderivate)
c) Aggregationshemmer
d) Antiphlogistika
e) Physikalische Therapie

Operativ

Die chirurgische Thrombektomie kommt vor allem bei frischen iliofemoralen Phlebothrombosen in Betracht (Burri). Die thrombosierte Vena femoralis wird inzidiert und die Thromben mit dem Fogarty-Katheter entfernt. Postoperativ soll zunächst einige Tage Heparin, dann ein Kumarinderivat gegeben werden.
Bei chronischen Beckenvenenverschlüssen besteht die Möglichkeit einer venovenösen Umleitung z. B. in Form des femoro-femoralen Venenbypass nach Palma. Dabei wird die Vena saphena magna des gesunden Beines in Kniehöhe durchtrennt und subkutan oberhalb der Symphyse mit der Vena femoralis der kranken Seite anastomosiert. Zusätzlich wird von manchen Autoren eine temporäre arteriovenöse Fistel angelegt, um den häufigen Rethrombosierungen entgegenzuwirken. Auch nach diesem Eingriff soll eine Antikoagulation durchgeführt werden.
Bei isolierter chronischer Femoralvenenthrombose führt die Implantation der Vena saphena magna in die Vena poplitea zu einer Verbesserung der Venendruckkurve (Femoralisbypass nach May).

Ulcus cruris

a) Lokalbehandlung mit kortikosteroidhältigen oder antibiotischen Salben, Metallfolien, wundreinigenden Pudern und Gazelagen, 10—20% Lebertran-Zinkpasta (Wodniansky)
b) Kompressionsverband
c) Operation
— Sparsame Exzisionen und Spalthautplastiken
— Subfasziale Ligatur der Cockettschen Perforantes
d) Fortsetzung einer konsequenten und gezielten Grundbehandlung (Kompressionsstrümpfe, Bewegungsübungen, Hochlagern usw.) nach der Operation.

16*

Erkrankungen der einzelnen anatomischen Regionen

XV. Die Wirbelsäule

Allgemeines

1. Entwicklung

Neben den Achsenorganen des Embryo, dem Rückenmark und der Chorda dorsalis, entstehen die Ursegmente des mittleren Keimblattes. Aus diesen regelmäßig gestalteten Zellagern differenzieren sich drei Lamellen für die Bildung des Skeletts (Sklerotom), der Muskulatur (Myotom) und der Körperwand (Dermatom).

Die Zellen der Sklerotome wandern aus dem Mesenchym medial von den Myotomen aus und umschließen die Chorda dorsalis von kranial nach kaudal. Im weiteren Verlauf setzt jeweils aus dem Material von zwei benachbarten Ursegmenten die Wirbelbildung ein. Unter dem formgebenden Einfluß der Chorda dorsalis entwickeln sich im Zusammenhang mit dem Segmentierungsprozeß in der Wirbelkörper-Bandscheiben-Reihe in jedem Wirbelsegment paarig angelegte Processus neurales, die schließlich den Wirbelbogen mit seinen Fortsätzen bilden (Junghanns). Nach kurzer Zeit erfolgt die Umwandlung des Mesenchyms in Knorpelgewebe, im dritten Embryonalmonat setzt das Stadium der Verknöcherung ein.

Die Chorda dorsalis verschwindet innerhalb der Wirbelkörper mit zunehmender Verknöcherung, in der Zwischenwirbelscheibe verbleibt sie als umgewandelter Rest im Gallertkern. Der einzelne Wirbel besitzt einen enchondralen Knochenkern im Wirbelkörper und zwei perichondrale Knochenanlagen im Bereich der Bogenwurzeln. Zusätzlich finden sich epiphysäre Knochenkerne im Bereich der Körper (Randleisten) und an den Dorn- und Querfortsätzen der einzelnen Wirbel.

Verknöcherung

Wirbelkörper: Im Bereich der unteren Brust- und oberen Lendenwirbelsäule finden sich erste Verknöcherungsvorgänge bereits im dritten Embryonalmonat.

Wirbelbögen: Erste Knochenanlagen etwa im 4. Fetalmonat, die Verschmelzung der Bögen erfolgt im ersten Lebensjahr. Im dritten bis sechsten Lebensjahr kommt es zur Vereinigung der Wirbelkörper mit den Wirbelbögen durch Verknöcherung des Intermediärknorpels.

Randleisten: Erste Knochenkerne ab dem sechsten bis neunten Lebensjahr, geschlossene Randleiste im zwölften Lebensjahr. Die Verschmelzung mit dem Wirbelkörper erfolgt etwa ab dem vierzehnten bis fünfzehnten Lebensjahr.

2. Anatomie

Die Wirbelsäule bildet als zentrales Achsenorgan zusammen mit dem Brustbein und den Rippen das Rumpfskelett, das sich durch den Schulter- und Beckengürtel mit den Gliedmaßen verbindet. Funktionell gehören zu den 24 getrennt bleibenden präsakralen Wirbeln des Achsenorganes die 5 zum Kreuzbein verschmolzenen Sakralwirbel und weitere 4 rudimentäre Kokzygealwirbel.

In der Frontalebene ist die Wirbelsäule normalerweise gerade, in der Sagittalebene weist sie physiologische Krümmungen auf: Lordosierung im Hals- und Lendenbereich, Kyphosierung im Brustbereich.

Diese physiologischen Krümmungen wirken wie kombinierte elastische Federn. Die federnde Doppel-S-Konstruktion stellt einen jener wesentlichen Faktoren dar, die es dem Menschen ermöglichen, die für ihn spezifische aufrechte Haltung einzunehmen und den sich daraus ergebenden statischen und dynamischen Belastungen zu widerstehen.

Die kleinste funktionelle Einheit der Wirbelsäule ist das Bewegungssegment (Junghanns). Es besteht aus Grund- und Deckplatte des jeweiligen oberen und unteren Wirbelkörpers, aus der dazwischen liegenden Bandscheibe, den kleinen Wirbelgelenken und sämtlichen Bandverbindungen zwischen beiden Wirbeln.

Die Wirbelsynchondrosen — die Zwischenwirbelscheiben mit Gallertkern und Faserring — trennen die Wirbel nicht voneinander, sondern verbinden sie. Sie besitzen in diesem Sinne auch keinen funktionellen Eigenwert (Kuhlendahl und Lindemann). Jede Störung in dieser Bewegungseinheit, sei sie nun morphologisch oder funktionell bedingt, wirkt sich auch auf benachbarte Segmente, unter Umständen sogar auf die Extremitätengelenke aus. Die Wirbelsäule ist daher als Einheit anzusehen und als funktionelle Kette wirksam. Unter diesem Gesichtspunkt sind die in ihrem Bereich auftretenden morphologischen und numerischen Fehlbildungen aufzufassen.

3. Angeborene Fehlbildungen

Schwere Entwicklungsanomalien im Bereich des Achsenorgans betreffen Wirbelkörper und Wirbelbögen etwa gleich häufig. Nicht selten werden Kombinationen mit Fehlbildungen an anderen Organen beobachtet. Oft handelt es sich dabei lediglich um zufällig aufgedeckte Befunde.

a) Morphologische Fehlbildungen

1. Segmentationsstörungen
— Einseitige Störungen der Segmentation
— Doppelseitige Störungen der Segmentation (Blockwirbel)
Wirbelfusionen können nach morphologischen Kriterien differenziert werden (Klippel und Feil, zit. nach Brünger und Schuster):

Typ I: Blockbildung umfaßt mehrere Wirbel, zusätzlich Spaltbildungen, Halb- und Keilwirbel.

Typ II. Komplette Segmentationsstörung über einen oder mehrere Halswirbel.

Typ III: Wie Typ I und II, gleichzeitig Segmentationsstörungen im Bereich der Lendenwirbelsäule.

2. Einseitige Störung der Wirbelbildung
— Inkomplett: Keil- oder trapezförmiger Wirbelkörper
— Komplett: Halbwirbel (dorsal-seitlich-ventral).

3. Ausbleibende Synostosierung von Dens und Axis (Os odontoides, Ossiculum terminale Bergmann).

4. Aplasien von Wirbelkörper oder Wirbelfortsätzen

5. Spaltbildungen
— Im Wirbelkörper frontal und sagittal ausgerichtet. Sagittale Spalten führen zum sogenannten Schmetterlingswirbel
— Spaltbildungen im Zwischengelenkstück (Spondylolysen), siehe S. 317
— Spaltbildungen des Wirbelbogens: Anatomisch sind seitliche, hintere und im Bereich der Bogenwurzel gelegene Spaltbildungen zu unterscheiden. Selten wird eine vordere Wirbelbogenspalte beim Atlas gefunden. Dorsale Spaltbildungen der Wirbelbögen (vorwiegend im Lumbal- und Sakralbereich) werden als Spina bifida bezeichnet.

Spina bifida (dorsale Dysraphie)

Ursache dieser unvollkommenen Ausdifferenzierungsform ist die in frühembryonaler Zeit ausgebliebene Vereinigung der aufeinander zuwachsenden Neuralfortsätze. Die Spina bifida kommt in einer klinisch nahezu okkulten Form recht häufig vor: So werden bei zehnjährigen Patienten Zahlen um 50% genannt. Diese Hemmungsmißbildung ist meist ohne praktische Bedeutung. Sie äußert sich lediglich in Pigmentflecken, verstärkter Körperbehaarung oder Einziehung der Haut über dem betreffenden Segment. Unter der unversehrten Haut ist der Wirbelkanal in einem kurzen Abschnitt nicht geschlossen. Beschwerden treten als Nervenstörungen oft erst im Pubertätsalter in Erscheinung und hängen mit der Wachstumsdifferenz zwischen Rückenmark und Wirbelsäule zusammen, da die Medulla spinalis oder ihr Filum terminale in der Spina bifida verwachsen ist (Junghanns). Beachtenswert sind Kombinationen der Spina bifida occulta mit anderen Mißbildungen und Spondylolysen bzw. Spondylolisthesen.

Spina bifida aperta: Die bedeutend ernstere Form der dorsalen Dysraphie mit gleichzeitigen angeborenen Veränderungen des Rückenmarks und seiner Hüllen. Je nach Lokalisation und Ausmaß der Fehlbildung unterscheidet man thorakale, lumbale und sakrale Meningozelen, Myelomeningozelen und Myelozystozelen.

Im Vordergrund der klinischen Symptomatik stehen schwere neurologische Ausfälle. Neben schlaffen und spastischen Lähmungen entwickeln sich Fußdeformitäten, Hüft- und Kniebeugekontrakturen sowie Fehlstellungen im Bereich der Wirbelsäule. Bei einer Mehrzahl der betroffenen Kinder findet sich gleichzeitig ein Hydrozephalus auf Grund von Liquorzirkulationsstörungen.

Die schwerste Form der dorsalen Dysraphien ist die *totale Rachischisis:* eine ausgedehnte Fehlbildung der Wirbelsäule, des Rückenmarks und des Kopfes, die meist mit Entwicklungsstörungen innerer Organe verbunden ist. Die totale Rachischisis ist mit dem Leben nicht vereinbar.

b) Numerische Fehlbildungen

Zu den häufigsten numerischen Fehlentwicklungen zählen die Varianten des lumbosakralen Überganges. Bei der Kranialvariante ist das Kreuzbein um den 5. Lendenwirbelkörper nach kranial verlängert (Sakralisation). Unter der Kaudalvariante versteht man eine Verlängerung der Lendenwirbelsäule durch Assimilierung des ersten Sakralwirbels nach kaudal (Lumbalisation). Häufig bleiben diese Veränderungen klinisch stumm und werden lediglich zufällig erkannt. Asymmetrische Assimilationen im lumbosakralen Übergang haben allerdings eine funktionelle Bedeutung und führen zu Beschwerden auf Grund der veränderten Statik.

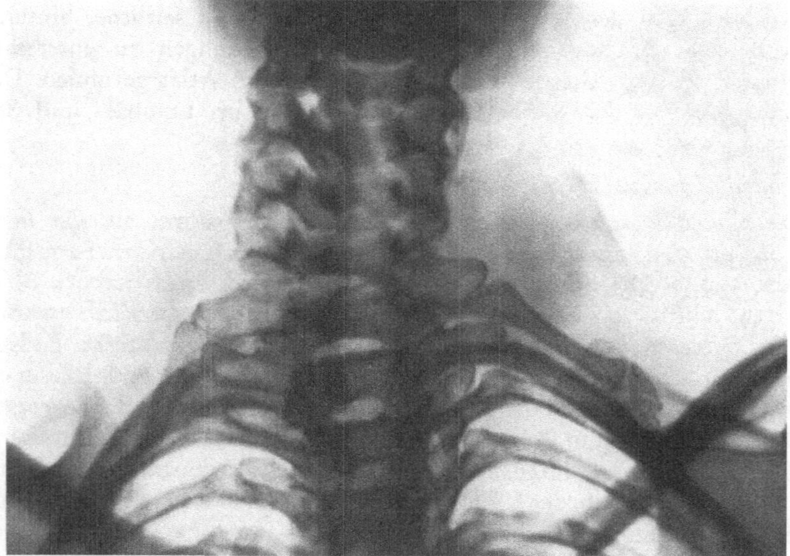

Abb. 82. Doppelseitige Halsrippe bei 39jähriger Patientin

Im Zervikalbereich findet man gelegentlich eine Assimilation des Atlas an das Hinterhaupt. Diese Fehlbildung führt infolge der Hypermobilität des benachbarten Gelenkes C 1—C 2 und der veränderten Biomechanik der Kopfgelenke zwingend zu Beschwerden. Im Bereich des zervikothorakalen Überganges treten ebenfalls Kranialvarianten — eine Verlängerung der Brustwirbelsäule um den 7. Halswirbel — und Kaudalvariationen, d. h. die Formanpassung des 1. Brustwirbels an die Gestalt der Halswirbel, auf.

Von klinischer Bedeutung ist die ein- oder doppelseitig vorkommende zusätzliche Rippenanlage des 7. Halswirbels, die sogenannte Halsrippe. Je nach Ausbildung dieser Anomalie sind Kompressionserscheinungen durch Druck auf die Arteria subclavia bzw. den Plexus brachialis und cervicalis möglich, wenn auch die meisten Halsrippenanlagen klinisch symptomlos bleiben.

Die Variationen im thorakolumbalen Übergang in Form der Lendenrippen sind bedeutungslos.

4. Funktion und funktionelle Pathologie

Die Wirbelsäule ist als mechanische Bewegungszentrale mit Halte- und Trage-
funktionen der dynamische und statische Mittelpunkt des knöchernen Skeletts.
Darüber hinaus kommt im Rahmen der Gesamtfunktion des Achsenorgans
den paarig an den Wirbelbogen gelegenen Intervertebralgelenken besondere
Bedeutung zu. Die Rezeptoren in den Gelenkkapseln der Wirbelbogengelenke
stellen als Fühlerorgan für propriozeptive und nozizeptive Informationen
einen wichtigen Steuerungsmechanismus des Bewegungsapparates dar.
Die Zahl der Rezeptoren in der Gelenkkapsel pro 10 mm² im Wirbelsäulenbereich ist nicht in allen Regionen gleich. Besonders stark innerviert sind die
Zervikal- und Lumbalgelenkkapseln.

Tabelle 9. Aus Günther, R.: Zur Klinik, Diagnose und Differentialdiagnose degenerativ-
rheumatischer Wirbelsäulenerkrankungen. In: Erkrankungen der Wirbelsäule (Bauer, R.,
Hrsg.). Stuttgart: G. Thieme. 1975

	D 6/7	C 3/4	L 4/5
Freie Nervenendigungen	28 ± 9	19 ± 5	25 ± 7
Golgi-Körperchen	29 ± 7	11 ± 5	24 ± 6
Pacini-Körperchen	21 ± 10	10 ± 4	16 ± 6

Die intakte Funktion der Wirbelsäule ist abhängig von der Qualität des
Stützgewebes und der Muskulatur bzw. dem ausgewogenen Zusammenspiel
einzelner Muskelgruppen unter dem Einfluß übergeordneter Steuerungsreaktio-
nen. Das Symptom der Fehlfunktion — der vertebragene Schmerz — ist nicht
unbedingt an pathologisch-anatomische Substrate gebunden. Der Patho-
mechanismus oft ernsthafter Beschwerden birgt vor allem dann Schwierigkeiten, wenn er nicht durch das Vorliegen degenerationsbedingter morphologischer Veränderungen erklärt werden kann oder ein annähernd gleicher
struktureller Zustand bei mehreren Patienten völlig verschiedenartige Symptome hervorruft.

Ursachen von vertebragenen Schmerzen

a) Funktionelle Störungen
b) Morphologische Störungen

— Entzündliche Veränderungen
— Traumatische Veränderungen
— Kongenitale Veränderungen
— Stoffwechselstörungen
— Statische Veränderungen
— Tumoren

Degenerative Veränderungen
— Chondrose
— Osteochondrose
— Spondylarthrose
— Spondylose
— Interspinalarthrose

HWS:
— Arthrose der Unkovertebraljunktionen

c) Psychogene Störungen

Abgesehen von degenerativen Spondylopathien und entzündlichen, raumverdrängenden oder traumatischen Prozessen verdienen daher in diesem Zusammenhang neben weitgehend unklaren biologischen und immunologischen Komponenten jene Faktoren Beachtung, die zu *reversiblen Funktionsstörungen der Wirbelsäule* ohne nennenswertes morphologisches Substrat führen.

Unter diesem Aspekt gewinnt die Funktion der Wirbelbogengelenke und ihrer Kapselrezeptoren entscheidende Bedeutung. Die sensiblen Afferenzen aus diesen Rezeptoren dringen normalerweise nicht in unser Bewußtsein. Unter bestimmten Bedingungen (muskuläre Dysbalance bei statischer und dynamischer Überlastung, Erkrankungen von Viszeralorganen, länger dauernde Ruhigstellung, Mikro- oder Makrotraumen) wird jedoch häufig die segmentale Reizschwelle durch afferente Exzitationsaktivitäten überschritten.

1. Muskuläre Dysbalance: Infolge der zivilisationsbedingten statischen Überlastung und gleichzeitigen Bewegungsarmut kommt es zu einer Störung des Zusammenspiels zwischen Extensoren und Flexoren. Die zu den Flexoren gehörenden Muskeln tendieren zu Verkürzung und Kontraktur, sie werden als tonisch-posturale Muskeln bezeichnet. Die Extensoren neigen dagegen als sogenannte phasische Muskeln zur Abschwächung.

Bei statischer Überlastung kommt es zur Auswirkung dieser Tendenzen auf das Achsenskelett. Durch die Verkürzung und Anspannung der tonisch-posturalen Muskulatur (Iliopsoas, Erector trunci, obere Schulterfixatoren u. a.) und die Abschwächung der phasischen Muskeln (Bauchmuskeln und Glutäalmuskulatur, untere Schulterfixatoren u. a.) ergeben sich Fehlhaltungen und Fehlbelastungen, die sich als Störfaktoren auf die Funktion der Wirbelsäule auswirken können.

2. Reflektorische Vorgänge bei Erkrankungen innerer Organe: Die Auswirkungen eines erkrankten Viszeralorgans auf das zugehörige Dermatom, Myotom, Neurotom und Sklerotom sind seit langem bekannt. Irritationen von Hohlorganen im Brust- und Bauchraum lösen Schmerzen aus, die als projizierte Schmerzen fern vom Reizort empfunden werden. Dieser sogenannte „referred pain" kann auch durch somatische Irritationen im Bereich von Muskeln, Bändern und Gelenken ausgelöst werden. Durch kortikale Fehlprojektion erfolgt die Schmerzprojektion dabei meist in das Dermatom jenes Segmentes, von dem die gestörte Struktur innerviert wird.

Neben dem viszero-vertebralen Reflexgeschehen legt die enge vasale und nervale Verflechtung der Wirbelsäule mit den inneren Organen auch die Annahme eines vertebro-viszeralen Reflexweges nahe. Dieser wäre insofern von Bedeutung, als etwa ein vorgeschädigtes Herz auf einen vertebragenen Reiz aus dem entsprechenden Segment mit der Symptomatologie einer echten Angina pectoris reagieren könnte (Kunert).

3. Traumatische Einflüsse: Es kommen sowohl permanente Mikrotraumen ohne pathomorphologische Veränderungen wie auch unfallbedingte schwere Verletzungen als Ursache in Betracht. Erreichen die auf die Wirbelsäule ständig einwirkenden Mikrotraumen eine bestimmte Intensität oder werden die durch sie ausgelösten Afferenzen aus den Wirbelgelenkkapseln durch zusätzliche Reize (wie Zugluft oder Erkrankung eines inneren Organes) verstärkt, dann wird auch die Kompensationsfähigkeit des segmentalen Filtersystems überschritten.

Die Auswirkungen des durch die genannten Faktoren ausgelösten „nozizeptiven Alarms" (Frisch) entstehen dabei durch Weiterleitung der Impulse vom Hinterhorn an die motorischen Vorderhornzellen und über Interneurone zu den vegetativen Zentren im Seitenhorn. Als wichtigste reflektorische Teilsymptome dieses kybernetischen Funktionskreises sind zu nennen:

— Reversible hypomobile Funktionsstörung des Wirbelbogengelenkes (= Blockierung, d. h. Hemmung aller Gelenkbewegungen in dem der Willkür entzogenen Bewegungsraum)
— Veränderung der Durchblutungsgröße
— Veränderung der Sudomotorik
— Segmentale Bindegewebsverquellung (= Kiblersche Hautfalte)
— Tonuserhöhung der gelenkbewegenden Muskulatur

Im Vordergrund der klinischen Symptomatologie von funktionellen Störungen der Wirbelsäule steht der begleitende Schmerz. Die Schmerzanalyse unterscheidet zwischen lokalen und ausstrahlenden Schmerzen. Dem *Ausstrahlungsschmerz* können vier Ursachen zugrunde liegen:

a) Radikuläre Läsion

b) Pseudoradikuläre Symptomatik

Ab einem gewissen Intensitätsgrad der sensiblen Afferenzen werden reflektorische Tendomyosen ausgelöst, was zur Überlastung der betroffenen Muskulatur, zu schmerzhaftem Hartspann und Druckschmerzhaftigkeit des Muskels sowie zu typischen Druckpunkten an Sehnen, Bändern und am Periost führt (trigger points, Maximalpunkte). Dieser Mechanismus kann alle mit dem Gelenk in funktionellem Zusammenhang stehenden Muskeln betreffen, womit die Schmerzausstrahlung bei Gelenkbeschwerden sowohl im Bereich der Wirbelsäule wie auch der peripheren Gelenke erklärt werden kann. Der Ausstrahlungsschmerz wird mit Brügger als pseudoradikuläres Syndrom bezeichnet.

c) Projektionsschmerz

d) Ab einer gewissen Schmerzintensität kann die vegetative Antwort plexusgebunden erfolgen, wodurch es im Rahmen einer Senkung der Schmerzschwelle zur Ausweitung der Spontan- und Druckschmerzhaftigkeit der Strukturen kommen kann (Tilscher).

Zusammenfassung

Die Funktionsstörung der Wirbelsäule ist in der Regel eine Funktionseinschränkung der Bewegungseinheit — eine reversible Blockierung im Gelenk — als Folge von statischer Überlastung und Muskelfehlsteuerung, reflektorischen Vorgängen bei viszeralen Erkrankungen und Traumen. Die Blockierung eines Bewegungssegmentes wird durch Hypermobilität der benachbarten Wirbelsäulenabschnitte kompensiert. Sie ist ihrerseits als nozizeptiver Reiz anzusehen, der eine reflektorische Antwort auslösen kann. Die formale Pathogenese der Blockierung ist bis heute nicht exakt erklärbar.

Röntgenologisch nachgewiesene degenerative Veränderungen allein können die Entstehung vertebragener Schmerzzustände sehr oft nicht erklären. Junghanns stellte bei Untersuchungen an mehreren tausend Patienten bei 80% der Männer und 60% der Frauen ab dem 49. Lebensjahr degenerative Veränderungen der Wirbelsäule fest. Nur ein Teil davon klagte über Beschwerden.

Unter diesem Aspekt beginnen alle diagnostischen und therapeutischen Überlegungen bei Schmerzsyndromen des Bewegungsapparates mit einer Identifikation aller gestörten Strukturen des Organismus (Strukturanalyse) und dem Erkennen der Struktur, die als Hauptursache des Beschwerdebildes anzusehen ist (Aktualitätsdiagnose — Gutmann).

Formabweichungen der Wirbelsäule

1. Haltung — Fehlhaltung

Die aufrechte menschliche Haltung ist das Ergebnis des Zusammenspiels zwischen Schwerkraft und Aufrichtmechanismen. Normal oder harmonisch ist die Haltung dann, wenn der Körper von seinen Haltekräften unwillkürlich im Gleichgewicht gehalten wird.

Nach Wagenhäuser bilden morphologisch-statische und funktionell-dynamische Elemente ein komplexes System, das, in enggekoppelter Interaktion der Schwerkraft entgegenwirkend, ein individuelles Haltungsmuster bestimmt.

Sicherlich kommt im Rahmen der klinischen Untersuchung der Wirbelsäule eine zentrale Bedeutung zu, wenn sie auch nur einen Teilfaktor der sogenannten Totalhaltung darstellt, die sich aus somatischen und psychischen Elementen zusammensetzt. Die Haltung der Wirbelsäule wird von der Statik des aufrechten Ganges diktiert. Sie gewinnt ihre Form als doppelt s-förmig gekrümmter Stab erst allmählich aus dem flachbogigen Rundrücken des Säuglings.

Zervikale und lumbale Lordosierung sowie die thorakale Kyphosierung wirken wie kombinierte elastische Federn (Wagenhäuser). Verstärkte oder abgeflachte Krümmungen haben ihre Ursachen im wesentlichen teils im paravertebralen Weichteilgewebe, teils im Knochengerüst bzw. Diskusgewebe selbst.

Traditionellerweise werden von der Normalhaltung oder harmonischen Haltung die sogenannte *Fehlhaltung* und die *Fehlform* differenziert. Letztere ist ein irreversibler fixierter Haltungsschaden. Er findet in der Torsionsskoliose, Kyphose, Lordose und dem fixierten Flachrücken seinen Ausdruck *.

Unter Fehlhaltung versteht man funktionelle und reversible Abweichungen von der Normalhaltung. Als wesentliche Faktoren, welche die Wirbelsäule in diesem Sinne beeinflussen, seien

a) die psychische Konstitution
b) die Haltearbeit der Muskulatur hervorgehoben.

ad a) Psychischer Faktor

Der psychische Faktor hat einen eminent wichtigen Einfluß auf die Haltung des Menschen. Schede bezeichnet die Haltung als Ausdruck der psychosomatischen Einheit der Persönlichkeitsstruktur. Venzlaff sieht die Fehlhaltung und

---

* Um terminologische Mißverständnisse zu vermeiden, sollten Kyphose und Lordose als pathologische Haltungsanomalien den Begriffen Kyphosierung und Lordosierung als physiologische Krümmung gegenübergestellt werden.

damit die Funktionsstörung der Wirbelsäule als somatischen Ausdruck kulturell normierter Antriebshemmungen. Nach Neugebauer ist die von psychischen Momenten abhängige Haltung das Resultat aller bewußten und unbewußten, relativ gleichbleibenden seelischen und charakterlichen Einstellungen und Verhaltensweisen eines Menschen.

Psyche-Soma-Vertebralsyndrom

Der Einfluß psychischer Alterationen auf die menschliche Haltung ist in der engen Koppelung zwischen Affektivität, vegetativen Regulationen und dem Tonus der Muskulatur sowie dessen Auswirkungen auf das Bewegungssegment begründet. Als typischer psychischer Erfolgsmuskel gilt der M. trapezius. Er ist eines der wichtigsten Ausdrucksmittel der aktuellen psychischen Verfassung, zeigt er doch deutlich die Gebärden des Schauderns, der Angst, Furcht usw. (Tilscher). Ein bretthart gespannter Trapezius und ein fast regelmäßig begleitender Hypertonus des Levator scapulae mit charakteristischen schmerzhaften Druckpunkten am Trapeziusrand in der Schultermitte und am Levatoransatz sind nicht selten die einzig faßbaren Faktoren bei Beschwerden im Sinne eines Zervikalsyndroms.

Der psychosomatische Schmerz des Bewegungsapparates ist meist inkonstant und unbestimmt, lokalisiert oder diffus, reversibel und oft außerordentlich heftig (Weintraub). Er ist durch Muskelrelaxantien und Psychopharmaka gut beeinflußbar. Weintraub gibt eine Einteilung psychosomatischer Schmerzsyndrome im Bereich der Wirbelsäule auf Grund bestimmter Schmerzlokalisationen und deren phänomenologischer Bedeutung:

— Psychosomatische Zervikalgie
   Bedeutungsinhalt: emotional erschwerte Behauptung, hartnäckiges Gesichtswahren
— Psychosomatische Dorsalgie
   Bedeutungsinhalt: Trauer, Verzweiflung, Mutlosigkeit oder kompensierende aufrechte Zwangshaltung
— Psychosomatische Lumbalgie
   Bedeutungsinhalt: Psychische Überlastung, Frustration, besonders bei gestörter Sexualität

Die negativen Auswirkungen psychischer Alterationen auf die harmonische Haltung finden in der Regel auf dem Umweg der Tonussteigerung bestimmter Muskelgruppen statt. Dabei führt ein Hypertonus der oberen Schulterfixatoren (M. trapezius und M. levator scapulae) und eine Tonussteigerung im Pektoralisbereich zu einer Ventralverlagerung der Schultern und des Halses mit Hyperlordosierung der oberen Halswirbelsäule.

ad b) Muskulärer Faktor

Die Ursache einer Haltungsstörung kann aber auch ohne psychische Mitbeteiligung von der Muskulatur selbst ausgehen. Abgesehen von primären Myopathien, ist das ausgewogene Zusammenspiel zwischen den einzelnen Muskelgruppen für die intakte Funktion des Achsenorgans von großer Bedeutung.
Alle unsere spezifischen Gewohnheitsbewegungen werden zentral gesteuert. Janda bezeichnet die den jeweiligen äußeren Erfordernissen adäquaten und

im Laufe der Ontogenese im zentralen Nervensystem fixierten Haltungs- und Bewegungsformen als dynamisch-motorische Stereotype oder „movement patterns". Das Wort dynamisch drückt ihre Anpassungsfähigkeit aus.

Im Idealfall ist ein gut trainierter Sportler imstande, gewisse Bewegungsmuster lediglich durch Aktivierung jener Muskelgruppen aufzubauen, die diesen Stereotyp mit minimalem Kraftaufwand durchführen. Infolge der zivilisationsbedingten statischen Überlastung und dem Mangel an koordiniertem Training kommt es jedoch häufig zur Störung des Wechselspiels zwischen den einzelnen Muskelgruppen. Flexoren neigen zur Verkürzung und Kontraktur und werden deshalb als tonisch-posturale Muskeln bezeichnet, während die Extensoren als sogenannte phasische Muskeln zur Abschwächung und Dehnung tendieren.

Tabelle 10. (Nach Lewit, K.)

Tonische Muskulatur:	*Phasische Muskulatur:*
M. triceps surae	Mm. glutaei
M. rectus femoris	Mm. vasti des Quadrizeps
Ischiocrurale Gruppe	M. tibialis anterior
M. iliopsoas	Mm. peronaei
M. piriformis	Bauchmuskulatur
M. trapezius (oberer Anteil)	Untere Stabilisatoren des Schulterblattes
M. levator scap.	(M. serratus lat., Mm. rhomboidei)
Beuger der oberen Extremität	M. trapezius (unterer Anteil)
M. pectoralis	

Hat nun einmal eine biomechanisch wirksame statische Überlastung zu einer muskulären Dysbalance zwischen Agonisten und Antagonisten geführt, dann ergibt sich daraus zwangsläufig deren Einfluß auf das Achsenorgan. Die typische Fehlhaltung besteht in diesem Falle in der Kippung des Beckens nach ventral, lumbaler Hyperlordosierung und nach ventral geschobenen Schultern bei vermehrter Krümmung der oberen Halswirbelsäule. Der Bauch wölbt sich kugelförmig nach vorne, die Gesäßmuskeln sind ebenso wie die Bauchmuskeln abgeschwächt und schlaff.

Röntgen

Zur exakten Diagnose der Fehlhaltung bzw. des Ausmaßes der Haltungsstörung dient das Röntgenbild. Es sei jedoch darauf hingewiesen, daß eine funktionelle Beurteilung der Wirbelsäule nur dann möglich ist, wenn Röntgenbilder vorliegen, die im Stehen in zwei Ebenen mit Kopf- und Basislot angefertigt wurden.

Therapie

Ziel der Therapie ist die Korrektur des gestörten Gleichgewichts zwischen phasischer und posturaler Muskulatur. Die Fehlhaltung wird durch gezielte krankengymnastische Übungen behandelt, wobei zunächst die verkürzten Muskelgruppen gedehnt und anschließend die phasischen Muskeln durch isotonisches und isometrisches Training gekräftigt werden sollen. Dies führt zum

Umlernen zentral fixierter motorischer Stereotype. Die Übungen müssen regelmäßig durchgeführt werden, sie sollten geradezu einen fixen Programmpunkt
des täglichen Lebens darstellen. Lediglich bei akuten Schmerzzuständen ist das
aktive Heilturnen nicht indiziert.

Naturgemäß ist das Heilturnen beim jüngeren Patienten aussichtsreicher als
beim alten, oft übergewichtigen und nicht kooperativen Menschen. Angesichts
der Tatsache, daß die durch zentrale Muskelfehlsteuerungen bedingte Fehlhaltung in der Pathogenese lumbaler und zervikaler Vertebralsyndrome eine
wesentliche Rolle spielt und daß ein derartiges Leiden niemals erst im Alter
beginnt — klagt ein 70jähriger Patient über plötzlich einsetzende Schmerzen
im Bereich der Wirbelsäule, liegt immer eine echte Pathomorphologie vor —,
so ist es doch vorwiegend der jüngere Mensch, den diese Problematik betrifft.

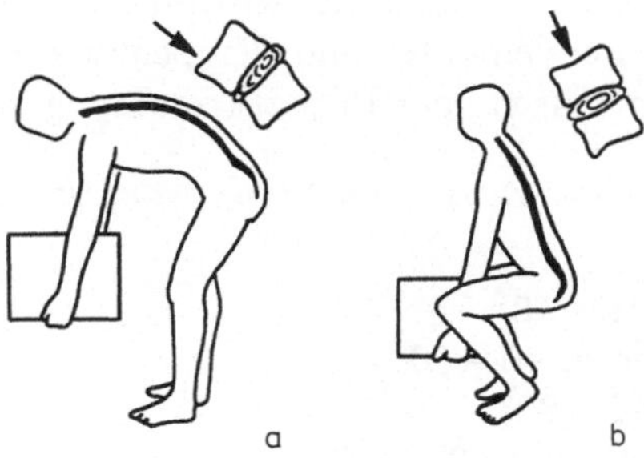

Abb. 83. Richtiges und falsches Heben. *a* Falsches Heben: Knie und Rücken gebeugt,
langer Hebelarm, dadurch erheblicher Druck auf die Bandscheibe mit exzentrischer
Belastung. *b* Richtiges Heben: Wirbelsäule gestreckt, Knie gebeugt, kurzer Hebelarm,
dadurch geringerer Druck auf die Bandscheibe bei symmetrischer Belastung. — Aus:
Kaganas, G.: Ärztlicher Rat bei rheumatischen Erkrankungen der Gelenke und der
Wirbelsäule. Stuttgart: G. Thieme. 1973

Wird ein psychischer Faktor als den Haltungsfehler zumindest mitauslösend
erkannt, dann muß neben der gezielten Krankengymnastik die geeignete
psychische Betreuung einsetzen. In diesem Zusammenhang haben sich zur medikamentösen Therapie beispielsweise Deanxit® und Limbitrol® oder Praxiten®
bewährt.

Besonders wichtig ist es für haltungsschwache Patienten, aktiv Sport auszuüben. Man kann fast alle üblichen Sportarten empfehlen, wobei etwa Schwimmen noch hervorzuheben wäre. Wettkampfmäßiges Radfahren und Hockey
sind dagegen als Risikofaktoren anzusehen.

Vor einer allzu raschen und kritiklosen Miederversorgung muß vor allem bei
jugendlichen haltungsgestörten Patienten gewarnt werden. Durch passive Maßnahmen wird häufig nur das Gegenteil des Behandlungszieles erreicht.

Die Prävention von Haltungsschäden ist naturgemäß auch deren beste Therapie.
Aktives Heilturnen, adäquate Lebensführung und Vermeidung von Haltungs-
risiken (richtiges und falsches Heben!) sind geeignete präventive Maßnahmen,
den progredienten Haltungsverfall vor allem bei Jugendlichen hintanzuhalten.

2. Skoliose

Definition

Skoliosen sind dauernd fixierte seitliche Verkrümmungen der Wirbelsäule, die mit einer Torsion der Wirbelkörper verbunden sind und insbesondere während Perioden verstärkten Wachstums zur Progredienz neigen.

Einteilung

a) nach Schweregraden (Lindemann)

— Skoliosen ersten Grades mit geringer Verkrümmung der Wirbelsäule und geringer Torsion, die aktiv zum Teil, passiv aber voll ausgleichbar ist
— Skoliosen zweiten Grades zeigen deutliche Verbiegungen und Torsion mit Lendenwulst und Rippenbuckel
— Skoliosen dritten Grades sind durch schwere Deformität der Wirbelsäule mit ausgeprägtem Lendenwulst und Rippenbuckel sowie Überhang des Thorax auf der Konvexseite der Primärkrümmung charakterisiert

b) nach der radiologischen Achsenabweichung der Primärkrümmung (H. U. Debrunner)

— Leichte Skoliose: unter 40°
— Mittelschwere Skoliose: 40—60°
— Schwere Skoliose: 60—80°
— Sehr schwere Skoliose: über 80°
  (Messung nach Lippmann-Cobb).

c) nach strukturellen Gesichtspunkten (Cobb und Scheier)

— Osteochondropathische Skoliosen: Angeborene Mißbildungsskoliose, Skoliose bei Knochendysplasien, bei Osteoporose, bei Rachitis, nach Wirbeltraumen, Entzündungen, Tumoren
— Neuropathische Skoliosen: Skoliose bei Poliomyelitis, bei infantiler Zerebralparese, Myelomeningozele, Friedreichscher Ataxie, Syringomyelie, Tumoren des Rückenmarks, Querschnittsläsionen
— Myopathische Skoliosen: Bei Muskeldystrophien und angeborenen Muskeldefekten
— Fibropathische Skoliosen: Bei Arachnodaktylie, Neurofibromatose, Ehlers-Danlos-Syndrom und thorakogene Skoliose bei Pleuraschwarten
— Statische Skoliosen (Skoliosierung infolge Beinverkürzung)
— Idiopathische Skoliosen

Idiopathische = essentielle Skoliosen stellen mit einem Anteil von etwa 90%/0 die häufigsten Formen dar. Ihre Ätiologie ist auch heute noch weitgehend ungeklärt. Von verschiedenen Autoren erhobene Befunde sprechen dafür, daß keine einheitliche Ursache vorliegt. Anhaltspunkte wurden für Störungen der Aminosäuren (Stearns, McKinley und Ponseti, Taillard und Berger), des Mukopolysaccharidstoffwechsels (Kyselka, Balaba) oder des hormonellen Gleichgewichtes (Neugebauer, Edelmann und Gupta) gefunden.

d) Nach dem Erkrankungsalter werden folgende Gruppen unterschieden

— Säuglingsskoliose (Erkrankungsbeginn 0—3. Monat)
— Infantile Skoliose (Erkrankungsbeginn 2.—4. Jahr)
— Juvenile Skoliose (Erkrankungsbeginn 4.—9. Jahr)
— Adoleszentenskoliose (Erkrankungsbeginn 9.—14. Jahr)

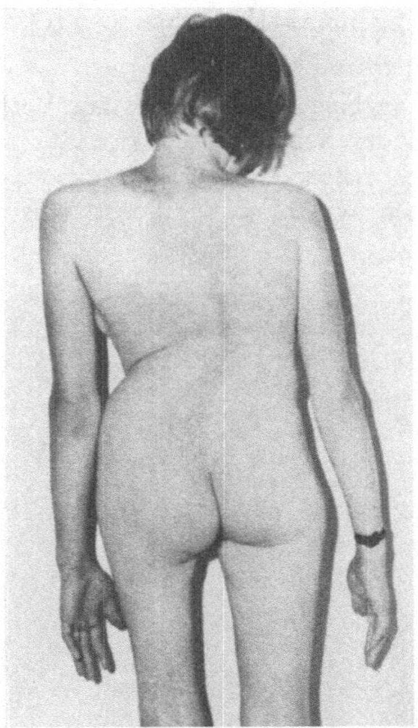

Abb. 84. Poliomyelitische Skoliose

Pathogenese

Die pathomorphologische Entwicklung kann aus den physiologischen Bewegungsmustern der Wirbelsäule abgeleitet werden. Wie jede Seitneigung im jeweiligen Wirbelsäulenabschnitt in der Regel eine Rotation der Wirbelkörper zur Folge hat (Lovett), ist auch die Skoliose mit einer Torsion der Wirbel verbunden. Die an der Lendenwirbelsäule vorwiegend sagittal stehenden Wirbelgelenkflächen schränken die Seitneigung ein, doch ermöglichen die elastischen Bandscheiben eine erhebliche Beweglichkeit. Bei der Seitneigung in Lordose biegt sich daher die Reihe der Lendenwirbelkörper stärker als die Reihe der Wirbelbögen mit den Gelenken. Der entsprechende Wirbelkörper gerät dadurch in eine Rotationsstellung in Richtung der Konvexität (Lewit). Zwangsläufig rotiert der Dornfortsatz in die Gegenrichtung — die Ursache dafür, daß eine Skoliose bei aufrechter Haltung durch Palpation manchmal kaum festzustellen ist.

Die stärkste Rotation zeigt der Wirbel am Krümmungsscheitel. Beim Vorneigen ragen dann die Querfortsätze der Konvexseite nach dorsal und werfen den Lendenwulst auf. Ein ähnlicher Mechanismus bewirkt die Rotation der

17*

Wirbelkörper im Bereich der Brustwirbelsäule, doch wird die Bewegungseinschränkung der Wirbelbögen nicht durch die vorwiegend frontal gestellten
Wirbelgelenke, sondern durch die Rippen bewirkt. Sie werden auf der Konkavseite aneinandergepreßt und schränken durch ihre Verbindung mit den
Kostotransversalgelenken die Beweglichkeit des Wirbelbogens ein (Lewit).
Infolge der Rotation stehen die Rippen auf der Seite der Konvexität nach
dorsal vor, werden während des Wachstums noch in seitlicher Richtung deformiert und bilden den Rippenbuckel, welcher so stark vortreten kann, daß der
Eindruck einer Kyphose entsteht.

Bei dauernder seitlicher Verbiegung kommt es zur Verkürzung bzw. Schrumpf-
fung der Weichteile auf der Seite der Konkavität, die Skoliose wird fixiert
(Idelberger). Infolge des erhöhten Druckes auf der Konkavseite wird das
Wachstum der torquierten Wirbel so behindert, daß eine verwrungene Keil-

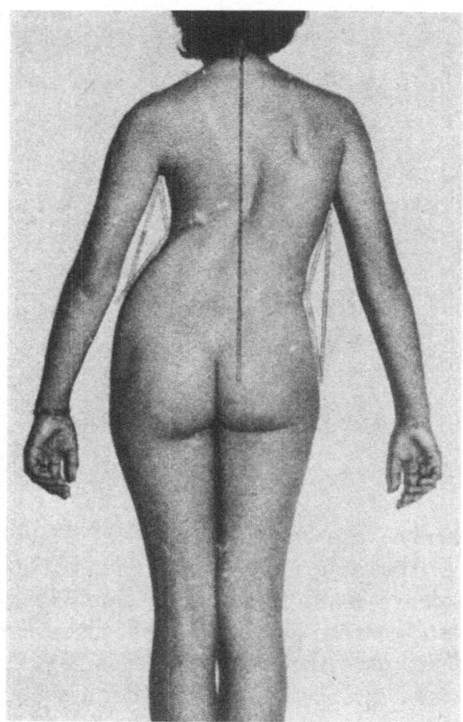

Abb. 85. Höhergradige Skoliose mit Abweichung des Kopflotes nach rechts, unterschiedlichen
Taillendreiecken und Schulterhochstand rechts

form entsteht. Mit der Wirbelsäule wird auch das Sternum in die Torsion
miteinbezogen. Die konvexseitige Schulter steht höher als die Gegenseite.
Kreuzbein und Becken machen bei Skoliosen mit Torsion der Wirbel im Len-
denwirbelsäulenbereich die Verdrehung ebenfalls mit. Bei stärkeren Skoliosen
sind auch eine Asymmetrie des Schädels und Gesichtes (Gesichtsskoliose) und
eine Schiefhaltung des Kopfes zu beobachten.

Abgesehen von den funktionellen und morphologischen Auswirkungen der skoliotischen Verkrümmung auf das Achsenorgan kommt es durch die Torquierung zwischen Rumpf- und Beckengürtel auch zu schweren Störungen innerer Organe, welche die Prognose quoad vitam beeinflussen können. So ist beispielsweise die Atemmechanik mit den Bewegungen der Wirbelsäule eng gekoppelt. Alle die Wirbelsäule bewegenden Muskeln dienen zugleich auch der Atmung. Es gilt als sicher, daß die Abnahme der Vitalkapazität mit dem Grad der Skoliose korreliert. Neuere Untersuchungen (Heine und Meister) haben in diesem Zusammenhang ergeben, daß die mit einer skoliotischen Thoraxdeformität verbundene restriktive Ventilationsstörung durch eine operative Aufrichtung der Verkrümmung zwar nicht mehr wesentlich gebessert, ihr Fortschreiten jedoch mit Erfolg aufgehalten werden kann.

Diagnose

Für die klinische Untersuchung ist die vollständige Entkleidung des Patienten erforderlich, um Fehler der Statik von Becken und Bein erkennen zu können. Die Inspektion im Stehen erfolgt zweckmäßig von dorsal. Das Kopflot von der Protuberantia occipitalis externa soll in die Analfalte fallen. Der Schulter-

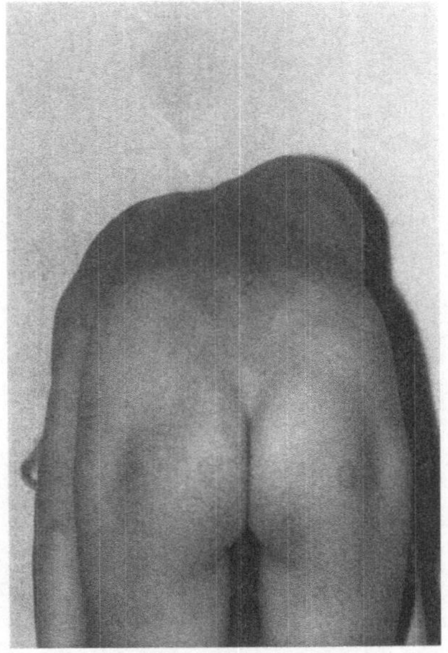

Abb. 86. Die Höhe des Rippenbuckels wird durch den Abstand eines korrespondierenden Punktes auf der Gegenseite einer an den Rippenbuckel gelegten horizontalen Tangente angegeben

hochstand ist ein wichtiges Frühsymptom. Zu beachten sind Größe und Höhe der Taillendreiecke, die Höhe der Beckenkämme und die Beweglichkeit der Wirbelsäule nach der Seite. Beim Vorneigen kommen Rippenbuckel und Lendenwulst besonders gut zur Ansicht.

Röntgen

Die Röntgenuntersuchung umfaßt:

— Wirbelsäulenganzaufnahme im Stehen mit Lot
— Eine seitliche Aufnahme der Lumbosakralregion zum Ausschluß von Spondylolisthesen und anderen Anomalien (Blount)
— Funktionsaufnahmen mit maximaler aktiver Seitneigung nach rechts und links im Liegen
— Eine Wirbelsäulenganzaufnahme in Extension (Bauer)

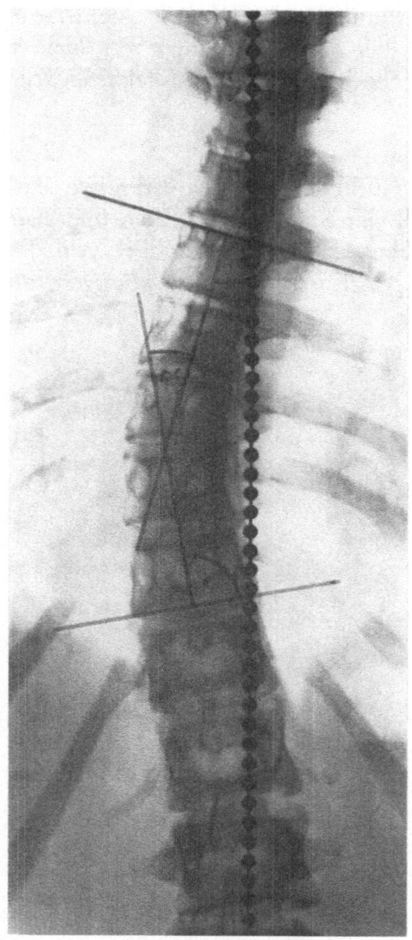

Abb. 87. Bestimmung des Krümmungswinkels einer Skoliose nach Lippmann-Cobb

Als Maß für die Seitabweichung dient der Skoliosewinkel nach Lippmann und Cobb. Er wird durch Errichtung der Lote auf die Deckplatten der beiden am oberen und unteren Ende der Krümmung liegenden Neutralwirbel ermittelt. Die von den Mittelpunkten der Neutral- und Scheitelwirbel ausgehenden Krümmungsmessungen nach Ferguson und Risser geben geringere Winkelwerte an und weisen mehr Fehlerquellen auf als die Lippmann-Cobbsche Methode.

Die Entwicklung der Darmbeinkammapophysen läßt nach Risser auf das baldige Ende des Wirbelsäulenwachstums schließen. Röntgenaufnahmen der Darmbeinkämmme geben daher wichtige Hinweise für die Wahl der Therapie bzw. deren Beendigung. Es soll allerdings erwähnt werden, daß entgegen der von Risser und Ferguson begründeten Meinung, die Progredienz der Skoliose sei mit abgeschlossenem Wachstum beendet, Collis und Ponseti in einem größeren Patientenkollektiv auch nach Wachstumsabschluß ein deutliches Fortschreiten feststellten (zitiert nach Bauer).

Zur Bestimmung des Knochenalters werden Röntgenaufnahmen der linken Hand in dorsopalmarer Richtung angefertigt und nach dem Atlas von Greulich und Pyle ausgewertet.

Prognose

a) Säuglingsskoliose: Die meist linkskonvexe C-förmige Säuglingsskoliose nimmt hinsichtlich ihrer Prognose eine Sonderstellung ein. Sie ist streng von den angeborenen Mißbildungsskoliosen oder Skoliosen bei infantiler Zerebralparese und Rachitis zu trennen. 90 bis 95% der Säuglingsskoliosen heilen spontan aus. Sie dürften als sogenannte Schräglageskoliosen auf eine reflexbedingte, asymmetrische Dauerlage schräg auf dem Rücken während der ersten Lebensmonate zurückzuführen sein (Mau).

Nur ein geringer Teil der Säuglingsskoliosen zeigt eine Progredienz über das erste Lebensjahr hinaus und kann als echte idiopathische Skoliose zu schweren kindlichen Verkrümmungen führen. Eine besonders schlechte Prognose ist für jene Skoliosen anzunehmen, die das zweite Lebensjahr überdauern (= Infantile Skoliosen). Vor allem thorakale Lokalisationen mit kurzer Primärkrümmung über 20° und starker Torsion der Wirbelkörper (Scheier) erweisen sich als hochgradig progredient (James et al.).

Zur Behandlung der Säuglingsskoliose gibt Lübbe ein Verfahren an, das darauf beruht, daß die abgeflachte Thoraxseite durch einen Schaumstoffkeil angehoben wird und der Druck der harten Unterlage auf der Seite des Rippenbuckels allmählich zum Ausgleich der Skoliose führt. Nach Ansicht von Lübbe ist die von ihm angegebene Therapie den anderen Methoden, wie der Behandlung nach Forrester-Brown (Umkrümmung in Seitenlage), dem Schede-Brett (Umkrümmung in Rückenlage nach dem Dreipunktprinzip) und umkrümmenden Gipsschalen (Idelberger) überlegen. Massive Orthesen und redressierende Gipsliegeschalen werden heute noch von vielen anderen Autoren abgelehnt. Bösch stellte seine Behandlung schon vor Jahren auf die alleinige Bauchlage um. In schweren Fällen kann eine umkrümmende Rückenliegeschale nachts benützt werden.

Von großer Bedeutung ist eine ergänzende intensive krankengymnastische Übungsbehandlung nach Neumann-Neurode oder Bobath, wobei letztere für die Beeinflussung der von vielen Autoren betonten neurophysiologischen Reifestörung von besonderem Wert ist.

Bei progredienten infantilen Skoliosen sind redressierende Gipsverbände und anschließend die Weiterbehandlung im Milwaukee-Korsett mit ergänzenden aktiven krankengymnastischen Übungen angezeigt.

b) Juvenile Skoliose: Für die idiopathischen Skoliosen nach Gehbeginn gilt nach Scheier, daß die Prognose um so schlechter ist, je früher das Leiden auftritt und je näher der Scheitel der stärksten Krümmung (Primärkrümmung) beim 8. oder 9. Thorakalwirbel liegt. Die juvenilen Skoliosen neigen insbesondere in der Zeit des pubertären Wachstumsschubes zur Progredienz. Intensive und früh einsetzende Behandlungsmaßnahmen bestimmen den weiteren Verlauf (siehe unten).

c) Adoleszentenskoliose: Die zwischen Pubertät und Wachstumsabschluß auftretende Adoleszentenskoliose betrifft hauptsächlich Mädchen, rechtskonvexe Krümmungen überwiegen. Der Skoliosewinkel nach Cobb bleibt meist unter 50°. Nur bei größerem Ausmaß der Verkrümmung wird über Beschwerden geklagt, die sich entweder als Störungen von seiten verdrängter innerer Organe oder als statisch bedingte Kreuzschmerzen manifestieren. Bei erwachsenen Patienten wurde zwischen dem Ausmaß der Skoliose und der Stärke der Schmerzsymptomatik keine Korrelation gefunden (Collis und Ponseti).

d) Die Prognose der *neuropathischen Skoliosen* ist abhängig vom Erkrankungsalter. Auch sie zeigen Verschlechterung, insbesondere während der Wachstumsschübe. Die Skoliose bei Neurofibromatose ist durch eine sehr rasche Progredienz gekennzeichnet. Nach Cobb ist bei diesen Formen eine operative Therapie meist nicht zu vermeiden.

Therapie

Zur Behandlung der Skoliose werden konservative und operative Verfahren angegeben. Es herrscht heute weitgehend Einigkeit über das therapeutische Vorgehen:

— Beobachten und Gymnastik: Flexible Skoliosen bis 20° vor Abschluß des Skelettwachstums (flexibel bedeutet die volle Korrektur der Skoliose bei Seitneigung zur Konvexität)
— Korsett: Skoliosen von 20° bis 50°, die bei Seitneigung zur Konvexität nicht voll ausgleichbar sind
— Operation: Skoliosen über 50°

1. Konservative Behandlung

Die Früherkennung ist die wichtigste Voraussetzung für eine erfolgreiche konservative Therapie der Skoliose. Schon die Eltern sollten über die Bedeutung eines Lendenwulstes oder Rippenbuckels, das Herausschieben einer Beckenschaufel oder den Schulterblatthochstand informiert sein und das Kind in regelmäßigen Abständen kontrollieren. Oft werden diese Abweichungen bloß als „schlechte Haltung" angesehen, was meist die Behandlung verzögert. Flache Krümmungen müssen in dreimonatigen Abständen röntgenologisch kontrolliert werden. Die Verschlechterung einer fünfzehngradigen Krümmung um 10° ist eine dringende Indikation zur Behandlung (Blount). Bei flexiblen Skoliosen mit Krümmungen bis 20° (Meznik), maximal 30° Cobb (Bauer) wird eine aktive krankengymnastische Übungsbehandlung als ausreichend betrachtet.

Der Wert spezieller Übungen wird unterschiedlich beurteilt. Die Palette reicht von der allgemeinen Kräftigung der Rückenmuskulatur mit aktiven Extensionsübungen über speziellere Maßnahmen, wie das Klappsche Kriechen, die Übungen nach Niederhöffer, bis zu dem in neuerer Zeit wieder propagierten

System Schroth, das auch bei höhergradigen Skoliosen erfolgversprechend sein soll.

Moderne Verfahren zur konservativen Therapie der Skoliose von 20—50°:

a) Das Milwaukee-Mieder

Seine Wirkung beruht auf dem Prinzip der Distraktion und des axial gerichteten Druckes nach dem Dreipunktprinzip. Ein Beckenkorb trägt dorsal zwei, ventral eine Schiene, durch die ein Halsring mit Hinterhauptpelotten und einer kehlkopfnahen Pelotte in fixem Abstand gehalten wird. Seitliche Pelotten bewirken über die Rippen bzw. über die Lendenmuskulatur und Querfortsätze einen Druck auf die Wirbelsäule. Über die Hinterhauptpelotten ist durch aktive Anspannung der Nackenmuskulatur eine extendierende Wirkung möglich. Durch Druck auf die thorakale Pelotte kann der Patient den Kopf aus dem Halsring herausheben.

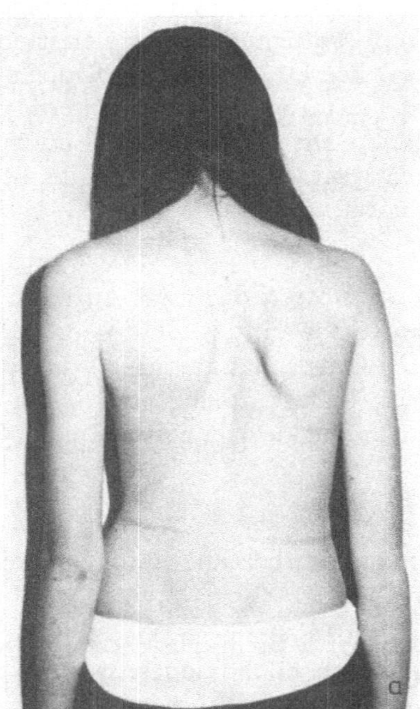
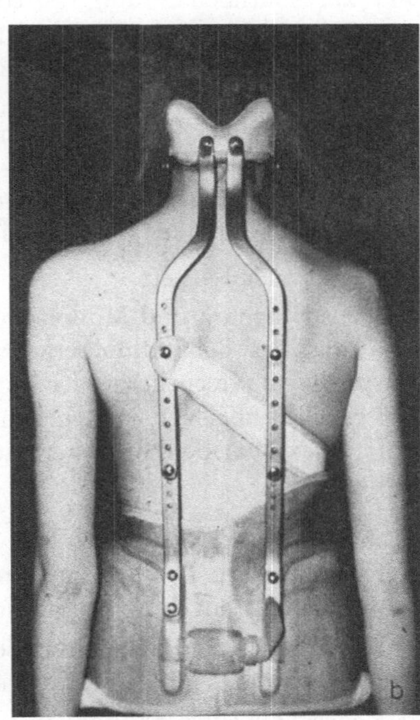

Abb. 88 *a* und *b*. Aufrichtung einer Skoliose durch Milwaukee-Korsett

Das Mieder ist Tag und Nacht zu tragen, es darf nur zu bestimmten gymnastischen Übungen abgelegt werden. Voraussetzung für optimale Behandlungsergebnisse ist eine gezielte Übungstherapie, welche schon vor Fertigstellung des Mieders beginnen sollte. Neben allgemeiner Kräftigung der Rumpfmuskulatur werden Übungen mit dem Ziel der Verminderung der Krümmungen und des Rippenbuckels angegeben (Blount und Moe).

Die Patienten sollen zur Teilnahme an sportlichen Aktivitäten, wie Tennis, Tischtennis, Radfahren, und insbesondere zum Schwimmen angeregt werden. Röntgenkontrollen erfolgen anfangs alle drei, später alle sechs Monate. Die beiden ersten werden mit und ohne, spätere Aufnahmen ohne Korsett gemacht (Müller und Evers). Bei Wachstumsabschluß wird das Mieder — vorausgesetzt, die Wirbelsäule erweist sich als stabil — zunächst stundenweise abgelegt, später nur noch nachts getragen.

Für rasch progrediente Skoliosen bei Mädchen über 10 Jahren gibt Neugebauer die Mieder-Hormon-Therapie an. Voraussetzung ist ein Knochenalter von unter 14 Jahren. Prinzip der Behandlung ist eine optimale Korrektur der Krümmung durch ein Milwaukee-Mieder und die Vorverlegung der Skelettreife durch östrogene Substanzen.

b) Der EDF-Gips nach Cotrel

Der EDF-Gips eignet sich zur Behandlung von Skoliosen mit ausgeprägtem Rippenbuckel (Cotrel, Stagnara), ferner als Vorbehandlung für das Milwaukee-Mieder sowie als Teil der vorbereitenden Behandlung vor Operationen und zur Nachbehandlung. Korrekturprinzipien sind Extension (E), Detorsion (D) und Flexion (F) nach der Seite. Das Anliegen des Gipsmieders erfolgt in einem Metallrahmen unter maximaler, vom Patienten noch tolerierter Extension. Ein Derotationszügel übt von dorsal her Druck auf den Rippenbuckel bzw. die konvexe Krümmung aus. Mit einem Schulterriemen werden Schultergürtel und Beckengürtel parallel gestellt. Die Zügel werden durch Gipslonguetten ersetzt und nach dem Härten entfernt. Auch im EDF-Gips ist eine intensive krankengymnastische Betreuung notwendig.

c) Das Lyoner Korsett

Das von Stagnara und Mollon angegebene Lyoner Korsett dient zur Aufrechterhaltung des Behandlungsergebnisses nach Korrektur mittels EDF-Gips. Es entspricht im wesentlichen der Funktion des EDF-Gipses, hat aber den Vorteil, daß es leicht abgelegt werden kann und aus einem leicht zu reinigenden Werkstoff (Plexidur) besteht. Auch hier ist eine entsprechende Übungstherapie erforderlich.

2. *Operative Therapie*

a) Korrektur der Deformität durch Osteotomie der Wirbelsäule (insbesondere bei winkeligen angeborenen Skoliosen).

b) Beeinflussung des Wachstums der Wirbelsäule durch Bremsung des Wirbelkörperwachstums auf der konvexen Seite (hemilaterale Spondylodese).

c) Redression einer Skoliose mit anschließender Versteifung des skoliotischen Wirbelsäulenabschnittes. In der Mehrzahl der Fälle wird heute das Verfahren von Harrington angewandt. Die Indikation wird bei Skoliosen von über 50° bei Kindern über zehn Jahren gestellt. Die günstigsten Ergebnisse werden vor dem präpubertären Wachstumsschub erzielt (Scheier). Prinzipien dieser Methode sind die Distraktion der Wirbelsäule durch einen an der Konkavseite an den Wirbelbögen verankerten Metallstab und die Fusionierung der Wirbelgelenke und Wirbelbögen mit autologem Knochenmaterial. Die Spondylodese wird zumindest von Neutral- zu Neutralwirbel durchgeführt.

Die Ruhigstellung zur Konsolidierung der Spondylodese erfolgt im EDF-Korsett (ein Jahr). Korrekturergebnisse von 50% sind mit dieser Methode erreichbar (Scheier), eine Besserung der Lungenfunktion wird aber nicht erzielt.

Dieser Umstand ist wahrscheinlich auf die lange postoperative Gipsfixation zurückzuführen.

Fusionsoperationen mit ventralem Zugang (transabdominal und transthorakal), wie die Operation nach Dwyer, sind große Eingriffe mit erheblichem intra- und postoperativem Aufwand. Mit Hilfe solcher Verfahren wurden aber in letzter Zeit auch jene Skoliosen erfolgreich behandelt, die eine Korrektur von dorsal her als aussichtslos erscheinen ließen (Bauer).

Grundsätzlich sollten operative Maßnahmen nach Möglichkeit nicht vor dem 10. Lebensjahr und nicht nach Abschluß des Wachstums vorgenommen werden. Die heute auch gelegentlich im Erwachsenenalter durchgeführten Operationen setzen spezielle Indikationen voraus.

3. Kyphose

Definition

Die Kyphose ist eine pathologische Haltungsanomalie mit abnormer Verstärkung der nach dorsal konvexen Krümmung der Wirbelsäule oder ihrer einzelnen Abschnitte (Güntz). Sie ist als fixierte Fehlform von den funktionellen und reversiblen Abweichungen von der harmonischen Haltung (Fehlhaltungen) zu unterscheiden.

Einteilung

a) Angeborene Kyphosen
— Fehlende Wirbelkörperanlage
— Dorsaler Halbwirbel
— Synostosen und Blockwirbelbildung

b) Kyphosen bei erblich-konstitutionellen systemischen Skeletterkrankungen
— Achondroplasie
— Enchondrale Dysostosen
— Störung der end- und periostalen Ossifikation
— Endokrine Störungen

c) Kyphosen bei systemischen Muskelerkrankungen
— Progressive Muskeldystrophie
— Myatonia congenita
— Myasthenie gravis
— Myotonien

d) Erworbene Kyphosen
— Rachitis
— Ligamentär-muskuläre Störungen
— Neurogene Kyphosen
— Vertebra plana Calvé
— Juvenile Kyphose Scheuermann
— Renale Osteodystrophie
— Osteomalazie
— Osteoporose

— Entzündungen
— Traumen
— Tumoren (Knochenmetastasen bei Mamma-, Uterus-, Bronchus-, Schild-
  drüsen-, Nierenkarzinom)
— Alterskyphose

Die vermutlich häufigste Affektion der jugendlichen Wirbelsäule ist der

Morbus Scheuermann
(Osteochondrosis deformans juvenilis dorsi,
Osteochondrosis spinalis adolescentium)

Ätiopathogenese

Die Ursache dieser Erkrankung ist nicht geklärt. In der Literatur wird eine
Vielfalt von ätiopathogenetisch bedeutsamen Faktoren angegeben, darunter:
kongenitale Faktoren, mechanische Faktoren (Überlastung), hormonelle Faktoren, enchondrotisch-dysostotische Mechanismen.

Für multifaktorielle Erbbedingtheit sprechen familiäre Häufung und Ge-
schlechtsposition der Erkrankung. Die Pathogenese zeigt eine deutliche
Abhängigkeit von den Entwicklungsphasen (Reifungsvorgänge verzögert).

Vom pathologisch-anatomischen Standpunkt aus liegen der Scheuermannschen
Erkrankung ein Ausfall bzw. eine Aufbaustörung der kollagenen Fasersysteme
von Knorpelgrund- und Deckplatten der Wirbelkörper sowie Unterbrechungen
der Wachstumszonen zugrunde (Aufdermaur).

Diese strukturellen Veränderungen bedingen ein Mißverhältnis zwischen dem
Quelldruck des Gallertkernes der Bandscheibe und der Stabilität der Abschluß-
platten. Die Stabilität der betroffenen Wirbel hält dem Belastungsdruck vor
allem im weniger widerstandsfähigen ventralen Teil der Wirbelkörper nicht
stand. Die einwirkenden Druckkräfte führen zu einer Wachstumsstörung des
vorderen Wirbelkörperanteils. Die Folge ist eine Trapezoid-Keilform der
Wirbel, die das Ausmaß der Kyphose bestimmt. Diskusgewebe kann durch das
geschädigte Knorpelgewebe zwischen die Knochen-Knorpel-Grenze und in die
Spongiosa der Wirbelkörper vorgepreßt werden und zur Bildung von sogenannten Bandscheibenhernien führen, deren Größe und Ausbreitung stark
variieren kann. Das Bandscheibengewebe ist im Sinne einer Chondrose mit
Turgor- und Substanzverlust mitbetroffen.

Die Veränderungen sind am häufigsten zwischen dem 3. Brust- und 3. Lendenwirbelkörper lokalisiert, wobei vor allem der mittlere und untere Abschnitt
der Brustwirbelsäule befallen wird. In diesem Falle ist eine thorakale Kyphose
wechselnder Form und Krümmung die Folge. Mit zunehmendem Alter des
Patienten kommt es zum Elastizitätsverlust, bis schließlich das Stadium der
rigiden Kyphose erreicht ist. Güntz spricht in diesem Zusammenhang von einer
fibrösen Versteifung, die als Reaktion der Wirbelkörperspongiosa (Gefäß-
und Bindegewebsneubildung, bindegewebige Umwandlung des Nucleus pulposus bzw. der gesamten Bandscheibe) auf die Bandscheibenhernie aufzufassen
ist.

Das in den Wirbelkörper eingedrungene Bandscheibengewebe wird von zunächst knorpeligen, später knöchernen Schalen umgeben. Der Endzustand ist

eine massive Fibrosierung der betroffenen Bandscheibe, die eine starre Umklammerung der angrenzenden Wirbelkörper bedingt.
Bei lumbaler Manifestation tritt die Erkrankung durch Delordosierung der
Lendenwirbelsäule mit gleichzeitiger Abflachung der Thorakalkyphose in Erscheinung.
Ist der thorakolumbale Übergang betroffen, entwickelt sich häufig ein zunehmender Totalrundrücken mit verstärkter Lordosierung der Halswirbelsäule.

Klinik

Vorwiegend werden Knaben in der pubertären Wachstumsperiode betroffen.
Neben dieser Phase, in der es zweifellos zu einer erhöhten mechanischen Belastung kommt, dürfte auch die sitzende Lebensweise der meisten dieser

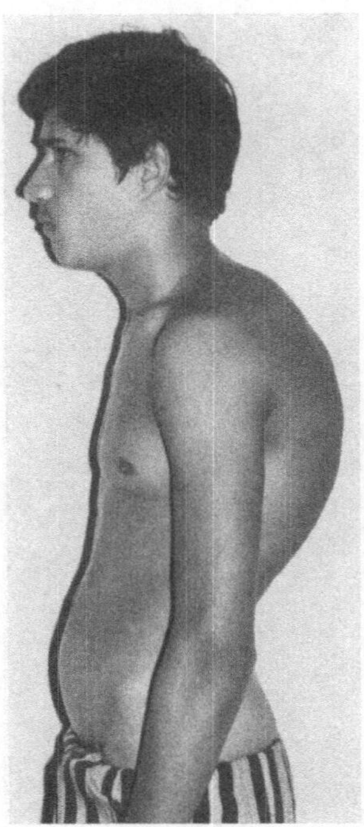

Abb. 89. Scheuermannsche Erkrankung bei 16jährigem Patienten

jugendlichen Patienten als Evolutionsmechanismus eine Rolle spielen
(Stagnara).
Der Beginn der Erkrankung liegt zumeist vor dem 10. Lebensjahr. Die klinische Symptomatik des Morbus Scheuermann wird von der zunehmend fibro-
sierten Kyphose bestimmt. Im floriden Stadium werden nach Güntz lediglich
von etwa 20% der Patienten Schmerzen angegeben, wobei unabhängig von
der Lokalisation des Kyphosescheitels Beschwerden im lumbosakralen Über-
gangsbereich im Vordergrund stehen. Die Deformität wird zumeist von den
Eltern oder vom Schularzt festgestellt.

Nach Wachstumsabschluß und bei fortgeschrittener Fibrosierung nimmt die Häufigkeit von Schmerzen im Wirbelsäulenbereich deutlich zu, ab dem 40. Lebensjahr scheinen störende Beschwerden die Regel zu sein (Gschwend). Die paravertebrale Muskulatur ist über der Kyphose ständig überdehnt und druckschmerzhaft. Hartspann und lokale Myogelosen gehören zum klinischen Bild. Die Pektoralismuskulatur ist kontrakt, häufig finden sich druck- und klopfschmerzhafte Dornfortsätze. Die Thoraxhinterwand des nach vorn gebeugten Patienten erscheint sargdeckelartig deformiert.

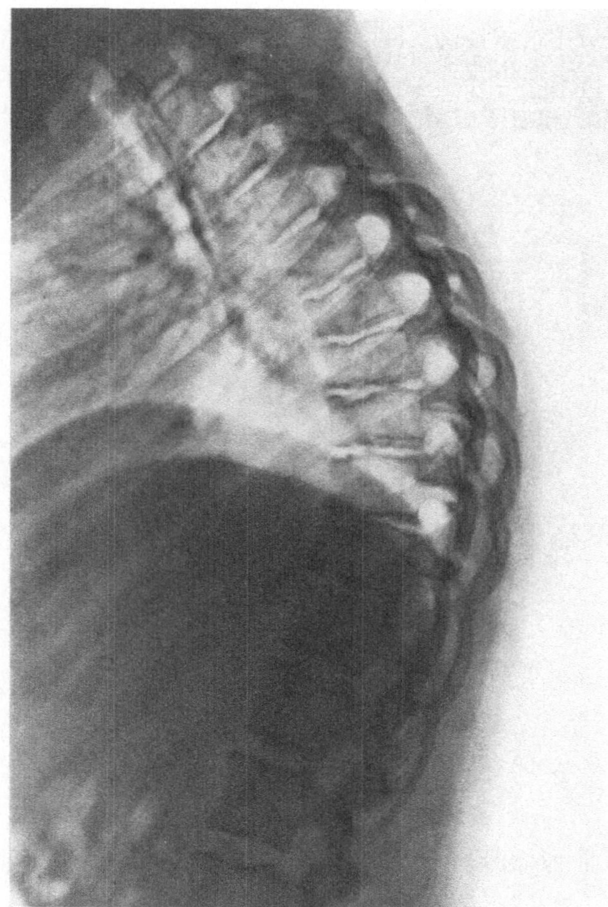

Abb. 90. Das Röntgenbild zeigt die typischen Formabweichungen. Klinisch ist die Brustwirbelsäule weitgehend versteift

Der Kyphosescheitel liegt meist in Höhe der unteren Brustwirbelsäule zwischen Th 6 und Th 9 (Maximum bei Th 7). Die Form der Kyphose, die meist 6—8 Wirbel miteinbezieht, zeigt wechselnde Bilder: die Deformität variiert zwischen einer nur geringfügig vermehrten Krümmung und einer spitzwinkeligen, nahezu gibbusartigen Kyphose. Der durchschnittliche Deformierungswinkel beträgt etwa 40° nach Cobb.

Bei Beurteilung der klinischen Symptomatik des Morbus Scheuermann ist zu berücksichtigen, daß die fixierte Kyphose als präarthrotische Deformität im Sinne Hackenbrochs anzusehen ist. Die ventrale Verminderung der Bandscheibenhöhe führt nach Ablauf der Erkrankung zu spitzen, typisch horizontalen Spondylophyten und sekundär-arthrotischen Veränderungen der kleinen Wirbelgelenke.

Neben der Kyphose findet sich nicht selten auch eine kurzbogige Skoliose im befallenen Gebiet, wenn die Form der Keilwirbel im Krümmungsscheitel nicht symmetrisch ist. Diese sogenannte Scheuermann-Skoliose tendiert zur frühen Versteifung und stellt oft die Ursache von beträchtlichen Beschwerden dar.

Beachtenswert ist auch die häufige Kombination der Scheuermannschen Erkrankung mit Spondylolysen bzw. Looserschen Umbauzonen in den Interartikularportionen sowie das übernormale Zusammentreffen mit Epiphysenlösungen.

Als Ausdruck einer statischen Korrektur der vermehrten Kyphose der Brustwirbelsäule kommt es in der Regel zur kompensatorischen Hyperlordosierung der Lendenwirbelsäule und zur Kippung des Beckens nach ventral. Die Bedeutung der verstärkten Lordosierung der Lendenwirbelsäule und deren negative Auswirkungen auf den lumbosakralen Übergang wurden von Buchs erläutert. Die häufig in diesem Wirbelsäulenabschnitt lokalisierten Beschwerden des Scheuermann-Patienten scheinen damit eine Erklärung zu finden.

Die klinische Differenzierung zwischen funktionell bedingten Abweichungen von der Normalhaltung und der Scheuermannschen Erkrankung ist häufig schwierig. Die Art des pathologischen Haltungsmusters und die keineswegs obligaten Beschwerden sind unspezifisch. Es liegen mit Ausnahme einer im floriden Stadium des Morbus Scheuermann vermehrten Prolin- und Hydroxiprolinausscheidung auch keine pathognostischen Laborbefunde vor. Die Diagnose der Scheuermannschen Erkrankung wird durch das Röntgenbild gesichert, wobei jedoch zwischen klinischer Symptomatik und röntgenologischen Veränderungen keine sichere Parallelität besteht.

Röntgen

Die wichtigsten Veränderungen im Röntgenbild sind:
— Unregelmäßig konturierte Deck- und Bodenplatten der Wirbelkörper
— Dorsaler Krümmungsscheitel nach kaudal verlagert
— Verengte Intervertebralräume in mehreren Etagen
— Keilförmige Deformität der ventralen Anteile der Wirbelkörper, stets Befall mehrerer Wirbel
— Zunahme des sagittalen Durchmessers der befallenen Wirbelkörper
— Bandscheibenhernien
— Sogenannte Schmorlsche Knorpelknötchen (als reaktive Knorpelwucherungen aufzufassen, die durch den Druck der Bandscheibe auf die Abschlußplatte entstehen und von echten Hernien abzugrenzen sind)
— Fragmentierte und unregelmäßig begrenzte Knochenkerne in den Randleisten

Zur Beurteilung der Achsenabweichung in der Sagittalebene werden die Wirbelkörper oberhalb und unterhalb des Kyphosescheitels bestimmt, die am

stärksten zur Horizontallinie geneigt sind. Der Winkel, den die Deckplatte des
kranialen Wirbelkörpers mit der Bodenplatte des kaudalen Wirbels einschließt,
entspricht dem Kyphosewinkel.

Untersuchung

Zur Bestimmung des Ausmaßes einer Kyphose wurden mehrere Methoden angegeben:

a) Messung der Fleches nach Stagnara.

b) Messung der Achsenabweichung durch den Kyphosewinkel zwischen den
Tangenten an Th 2—3 und Th 12—L 1 nach Debrunner.

c) Bestimmung des sogenannten Rückenindex durch Messung der Fleches und
der Rückenlänge zwischen den beiden Meßpunkten nach Neugebauer.

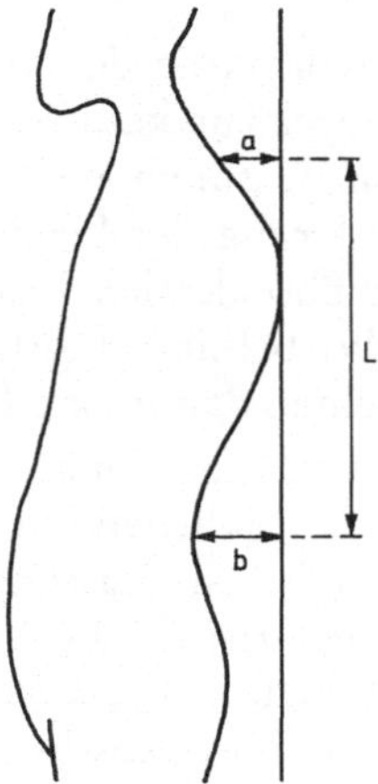

Abb. 91. Die Summe von a + b und der Abstand beider Punkte L bestimmen den
Rückenindex, der aus einer Tabelle abgelesen werden kann und die Rückenform determiniert

Von Stagnara wird die Beurteilung des sitzenden Patienten hervorgehoben:
Jede Unterbrechung der harmonischen Krümmung der Brustwirbelsäule weist
auf ein pathologisches Geschehen in diesem Bereich hin.
Die Objektivierung einer bereits rigiden oder noch reversiblen Kyphose ermöglicht eine in maximaler Korrektur gehaltene seitliche Röntgenaufnahme.
Sie ist bei allen Patienten mit Bewegungseinschränkungen unbedingt indiziert.
Ferner dienen die Bestimmung des Knochenalters nach Tanner-Whitehouse oder
Greulich und Pyle und das Risser-Zeichen (Verschmelzung der Darmbein-
apophysen mit dem Os ilium) zur Festlegung der therapeutischen Maßnahmen.

Therapie

1. Prophylaxe

Die Prophylaxe des Morbus Scheuermann soll alle schädigenden mechanischen
Einflüsse auf die Wirbelsäule schon vor dem Auftreten von röntgenologisch

sichtbaren Veränderungen vermeiden helfen. Damit sind nicht erst die Probleme angesprochen, die das Schulalter mit sich bringt (Schulmöbel, Turnstunde, Schultasche usw.). Die prophylaktische Behandlung beginnt vielmehr bereits im Säuglings- und Kleinkindesalter: Wechsellagerung auf eher harter Unterlage, nicht zu frühes Aufsitzenlassen und richtige Ernährung des Säuglings sowie später ausreichende Bewegungsmöglichkeiten unter Vermeidung jeder erzwungenen Haltung des Kleinkindes sind einige wichtige Punkte, die von Romer in diesem Zusammenhang betont werden.

Heranwachsende Kinder bedürfen einer besonders intensiven Betreuung, die vor allem den Schulturnstunden obliegt. Haltungsgymnastische Übungen können in Gruppen durchgeführt werden. Gefährdete Kinder sind bei entsprechender Schulung des Lehrpersonals leicht zu erkennen.

Liegt trotz korrektem Haltungsturnen ein unbeeinflußbares pathologisches Haltungsmuster vor, dann muß der jugendliche Patient einer individuellen Krankengymnastik zugeführt werden.

2. Konservativ

a) Dynamisch-funktionelle Heilverfahren

— Krankengymnastische Übungen zur Kräftigung der Rücken- und Bauchmuskulatur
— Bewegungstherapie, Turnen (Klappscher Barren, Sprossenwand)
— Extension und intermittierende Traktion (Wirbelsäulenstreckbandage)

b) Fixierende Maßnahmen

— Lagerung in dorsaler Gips- oder Kunststoffliegeschale zur Verringerung der Kyphose

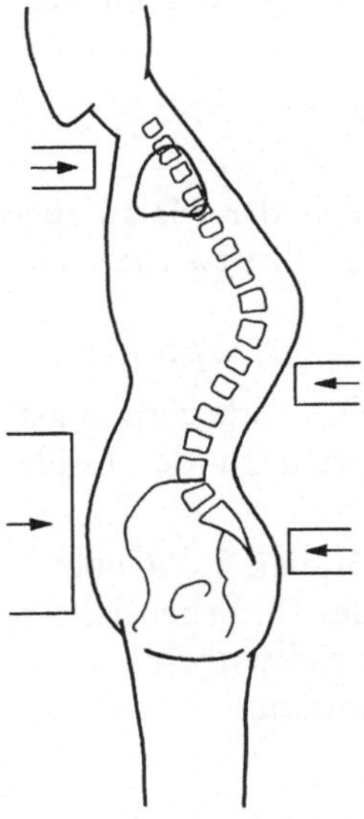

Abb. 92. Schematische Darstellung der Abstützzonen bei tiefthorakaler Kyphose. — Nach Stagnara, P.

Der therapeutische Wert eines Gipsbettes ist umstritten. In jedem Falle muß darauf geachtet werden, die Lordosierung der Lendenwirbelsäule durch Hüftbeugung auszugleichen. Dazu ist es notwendig, die Oberschenkel in der Liegeschale mitzuerfassen.

Sind röntgenologisch fortschreitende Veränderungen nachweisbar und bestehen bereits versteifte Wirbelsäulenabschnitte, die ein aktives Ausgleichen der Kyphose verhindern:

— redressierendes Gipskorsett.
Das Korsett wird in starker Vorbeuge zum Ausgleich der Lendenlordose angelegt. Die Abstützungen werden unterpolstert. In kürzeren Abständen erfolgen Kontrollen und Verstärkungen der Abstützzonen.

Zur Aufrechterhaltung der erreichten Korrektur:

— Orthesen (Milwaukee, Stagnara, Hepp, Gschwend, Vogt-Bähler, Becker).
Ziel der Therapie mit Kunststoffkorsetten ist die Stabilisierung in Korrekturstellung. Röntgenkontrollen geben Aufschluß über den Erfolg der Behandlung. Während der gesamten Behandlungsdauer und vor allem nach der Korsettbefreiung sind additive krankengymnastische Übungen konsequent fortzuführen und die Patienten mit Nachdruck auf die Bedeutung einer richtigen, d. h. thorakalen Atmung hinzuweisen.
Die persistierende Bauchatmung, die bei Patienten mit pathologischen Haltungsanomalien häufig anzutreffen ist und wahrscheinlich sogar zu deren Entstehung beiträgt, vertieft die lumbale Lordosierung (Kügelgen) und wirkt so der wichtigen abdominellen Pelotte der Korsette entgegen. Druck auf die Bauchwand kyphosiert die Lendenwirbelsäule, während die Thoraxatmung dazu beiträgt, die Kyphose der Brustwirbelsäule aufzurichten.
Nur in Ausnahmefällen ist die Teilnahme am Schul- und Freizeitsport abzulehnen. Totales Sportverbot gilt im allgemeinen lediglich für das floride Stadium der Erkrankung.

Grundsätzlich sind zu vermeiden:

— stauchende Übungen
— hyperlordosierende Übungen der Halswirbelsäule und Lendenwirbelsäule
— kyphosierende Übungen der Brustwirbelsäule.

3. Operativ

Die operative Aufrichtung einer Scheuermann-Kyphose kommt nur in Ausnahmefällen in Frage. Entsprechend der Größe des Eingriffes besteht eine strenge Indikationsstellung:

— Kyphosewinkel zwischen 60 und 70° Cobb
— fixierte Kyphose jenseits des 16. Lebensjahres
— kurzbogige Kyphosen mit Keilwirbeln
— Versagen der Korsettbehandlung

Technik:

a) Präoperatives Redressement mit gekeilten Rissergipsen (auch halofemorale Extension oder Ducroquet-Korsett)

b) Transthorakale (ventrale) Aufrichtungsosteotomie
c) Dorsale Aufrichtungsosteotomie
d) Kombinierter Eingriff (ventrale Aufrichtungsosteotomie, in zweiter Sitzung dorsale Spondylodese mit Harrington-Instrumentarium).

Nach der Operation wird für die Dauer von mindestens sechs bis sieben Monaten ein Gipskorsett in maximaler Aufrichtung zur Verhinderung von größeren Korrekturverlusten angelegt.

Degenerative Veränderungen der Wirbelsäule

1. Chondrose — Osteochondrose

Die Ausbildung der Zwischenwirbelscheiben erfolgt im 3. und 4. Fetalmonat. Schon zu diesem Zeitpunkt ist eine Teilung der Bandscheibe in eine Innen- und Außenzone feststellbar, welche die intervertebrale Chordaanschwellung ringförmig umgeben (Junghanns).
In den ersten Lebensjahren entstehen mit Gallertkern, Faserring und Knorpelplatten der angrenzenden Wirbelkörper die bleibenden Bestandteile jeder Zwischenwirbelscheibe. Die Knorpelplatten werden nach weitgehender Übereinstimmung aus anatomischen und funktionellen Gründen den Zwischenwirbelscheiben zugerechnet.
Der an Ausdehnung größte Teil der Bandscheibe ist der Anulus fibrosus. Er besteht aus konzentrisch geordneten Schraubenlamellen, die im ventralen Diskusgewebe dicker sind als dorsal. Der Faserring behält während des ganzen Lebens einen Wassergehalt von etwa 70% (Junghanns). Der Wassergehalt des Gallertkernes ist ursprünglich höher, wird jedoch mit zunehmendem Alter reduziert.
Nach dem 30. Lebensjahr verändert sich die Struktur der Bandscheiben. Der Nucleus pulposus besteht aus hochpolymerisierten hydrophilen Glykoproteiden, die in der Jugend einen so hohen Quellungsdruck der Bandscheibe bewirken, daß der Gallertkern zunächst praktisch nicht komprimierbar ist. Später nehmen der Wassergehalt des Gallertkernes, Quellungsdruck und Elastizität ab, während der Kollagengehalt steigt. Die konzentrisch verlaufenden Faserringe des Anulus fibrosus spalten sich auf, der Gallertkern verkleinert sich und fragmentiert. Durch diese Strukturveränderungen werden schließlich Verlagerungen von Teilen des Nucleus pulposus innerhalb des Faserringes möglich.

Pathophysiologisch wird diese Gefügestörung als *Chondrose* bezeichnet. Die klinischen Beschwerden werden durch Irritationen der Kapseln der kleinen Wirbelgelenke und des Bandapparates der Wirbelsäule ausgelöst, die zu Reizungen der zahlreich vorhandenen Rezeptoren führen. Mit der Zunahme der sensiblen Afferenzen sind mehrfache reflektorische Mechanismen verknüpft (siehe Abschnitt Funktionelle Pathologie, S. 251).

Das Stadium der *Osteochondrose* — das Übergreifen des Prozesses auf die Deckplatten der Wirbelkörper — ist durch osteoplastische Randwulstbildungen an den Wirbelkörperkanten, Verdichtungen der angrenzenden Deckplatten auf Grund ihrer Verankerung mit der Bandscheibe, durch Höhenminderungen

18*

der Zwischenwirbelräume und durch degenerative Veränderungen an den Wirbelbogengelenken (als Ausdruck der zunehmenden Gefügelockerung) gekennzeichnet. An den einzelnen Wirbelsäulenabschnitten besteht eine deutliche Übereinstimmung zwischen der Lokalisation dieser degenerativen Veränderungen und dem Ausmaß ihrer funktionsmechanischen Beanspruchung.

Chondrose und Osteochondrose — keine Krankheitsbezeichnungen, sondern rein pathologisch-anatomische Begriffe — führen zu Funktionsstörungen und Rückenschmerzen. Kyphosierung und Lordosierung der kontrakten Lendenwirbelsäule beim Rumpfbeugen und -aufrichten sind stark eingeschränkt. Charakteristisch für die Osteochondrose ist der Bewegungsschmerz, im Röntgenbild die Verschmälerung des betreffenden Zwischenwirbelraumes mit subchondraler Sklerosierung der Grund- und Deckplatten der angrenzenden Wirbelkörper.
Gelangt Pulposusgewebe bis unmittelbar unter das Längsband der Wirbelsäule, dann ist das Stadium der *Bandscheibenprotrusion* erreicht. Die Protrusion ist die häufigste Ursache mechanischer Irritationen der Spinalnerven (Sperling und Seyfarth).

Der *Bandscheibenvorfall* — meist nach lateral oder dorsal-lateral, da in diesem Bereich die hintere Längsbandfixation fehlt und der Anulus die volle Druckbelastung trägt — ist das Endstadium der Auswirkungen eines leistungsgestörten Bewegungssegmentes. Man unterscheidet den sequestrierenden Prolaps, bei dem das prolabierte Gewebe mit dem Bandscheibeninneren noch in Zusammenhang steht, und den sequestrierten Prolaps. Hier ist die Kontinuität zwischen Bandscheibe und Hernie völlig durchtrennt. Das Gewebe der Bandscheibenhernie entstammt meist dem Faserring. Reine Pulposushernien sind ein äußerst seltener Befund.

2. Spondylosis deformans

Als Ursache der oft eindrucksvollen Randwülste und Knochenspangen gilt nicht der allgemeine Verschleiß des Zwischenwirbelscheibengewebes, da keine Korrelation zwischen Ausmaß der Spondylosis deformans und Grad der Chondrose besteht. Vielmehr führt Junghanns als ätiopathogenetisch bedeutsamen Faktor die Rißbildung in der äußersten Schicht des Anulus fibrosus (Randleistenanulus) an. Fehlt nämlich die feste Verbindung zwischen Wirbelkörper und Bandscheibe, dann entsteht eine lokale Hypermobilität der Bandscheibe, die sich vor allem bei unvermindertem Turgor des Nucleus pulposus in Form von ständigen Zerrungen an den Ansatzstellen des vorderen Längsbandes auswirkt. Schließlich bilden sich knöcherne Randwülste im Bereich des Ansatzes des Ligamentum longitudinale anterius am Wirbelkörper als Zeichen einer dauernden Überlastung.
Der Krankheitswert der Spondylosis deformans ist unbestritten, sollte jedoch auch nicht überbewertet werden. Die „Spondylose" ist weder eine klinische Diagnose noch als einzige Ursache von vertebragenen Beschwerden verantwortlich zu machen. So sind ventrale Randwulstbildungen im zervikalen und lumbalen Abschnitt der Wirbelsäule klinisch bedeutungslos, während aller-

dings stärkere vordere Wirbelrandzacken im Sinne einer *thorakalen* Spondylosis deformans in Anbetracht der unmittelbaren Nähe des Grenzstranges zu dessen mechanischer Irritation führen können (Kunert).

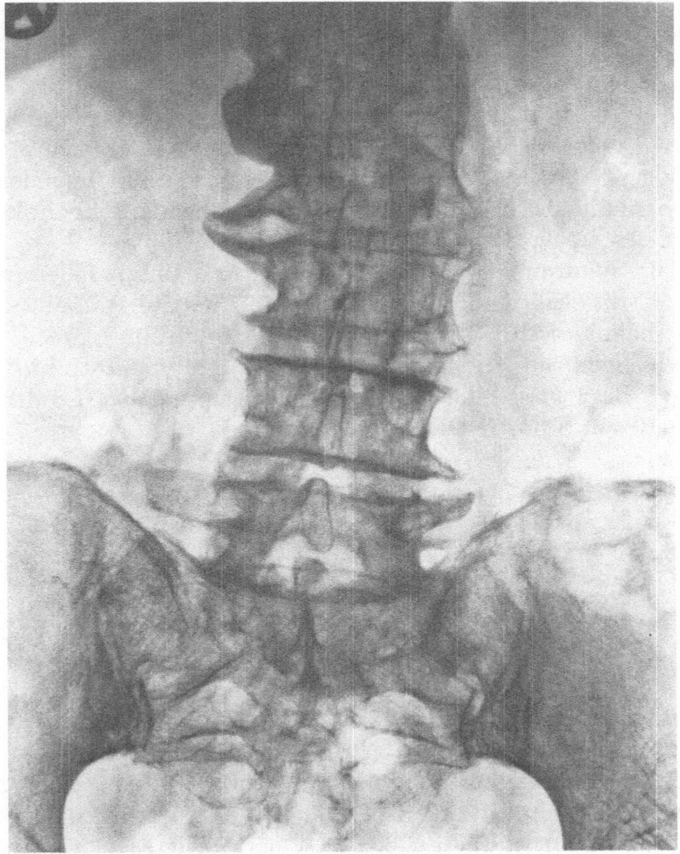

Abb. 93. Massive spondylotische Veränderungen an den Konkavseiten einer Lumbalskoliose

3. Arthrose der Wirbelbogengelenke

Die Wirbelbogengelenke sind vom Junghannsschen Bewegungssegment nicht zu trennen und nehmen an jeder Schädigung innerhalb dieser Bewegungseinheit teil (Zukschwerdt: „Wetterwinkel der Wirbelsäule").
Jede hochgradige Zerstörung einer Zwischenwirbelscheibe führt deshalb zwangsläufig zu einer Lockerung im Bewegungssegment (Instabilitas intervertebralis) mit sekundären Veränderungen im Bereich der Grund- und Deckplatten der Wirbelkörper und der Wirbelbogengelenke (Osteochondrose, Spondylarthrose). Die gesteigerte Beweglichkeit bedingt eine übermäßige Beanspruchung der Gelenkflächen, die zunächst zu fibrillären Veränderungen des Gelenkknorpels, später zu Erosionen und Ulzerationen und schließlich zu subchondraler Sklerosierung führt. Die Zwischenwirbelgelenke zeigen Subluxationstendenz.

Ihre große Bedeutung im Hinblick auf sekundäre Funktionsstörungen läßt die Arthrosis deformans der Wirbelbogengelenke (Spondylarthrose) als ernstzunehmende Folge der Chondrosis intervertebralis erscheinen.

Ob eine Spondylarthrose ihrerseits zu einer Zunahme der Degeneration innerhalb des Bandscheibengewebes bzw. der Osteochondrose führen kann, ist nicht geklärt.

4. Interspinalarthrose (Baastrup-Syndrom)

Bei starker Lordosierung der Lendenwirbelsäule oder ausgeprägter Höhenreduktion der Zwischenwirbelräume kommt es zur Ausbildung eines Kontaktsyndroms der lumbalen Darmfortsätze mit zunehmender subperiostaler Sklerosierung der beteiligten Berührungsflächen („kissing spines").

Das Baastrup-Syndrom ist nicht als isolierte Erkrankung, sondern als kompensatorische Abstützreaktion im Rahmen der Gesamtstatik aufzufassen.

Die interspinale Nearthrose ist zumeist auf die Segmente L 3—S 1 beschränkt.

Das klinische Spektrum reicht vom weitgehend symptomlosen bis zum äußerst hartnäckigen Beschwerdebild, wobei es bei Extension der Lendenwirbelsäule typischerweise zur Schmerzverstärkung kommt.

Die Abschnitte des Achsenorgans und ihre wichtigsten Erkrankungen

Halswirbelsäule

Allgemeines

a) Funktionelle Anatomie

Beurteilt man die HWS nach funktionellen Gesichtspunkten, so kann man (kaudal von C 2) zwischen einem ventralen und dorsalen Teil der Funktionseinheit des Bewegungssegmentes unterscheiden. Während der ventrale Teil (Wirbelkörper, Diskus, Unkovertebralgelenke) der statischen Funktion dient, hat der dorsale Anteil (Wirbelbogen, Querfortsätze, Dornfortsatz, Intervertebralgelenke) dynamische Aufgaben.

Im Gegensatz zur BWS und LWS, wo die einzelnen Bewegungssegmente im wesentlichen gleich sind, zeigt die HWS zwei Bewegungssegmente, die sich von den anderen völlig unterscheiden:

Articulatio atlanto-occipitalis („oberes Kopfgelenk")
Articulatio atlanto-axialis („unteres Kopfgelenk").

Beide Segmente können in ihrer Funktion nicht isoliert behandelt werden. Gemeinsam ermöglichen sie eine *Beweglichkeit in allen drei Ebenen:*

Rotation: Bewegungsausmaß 50—70°. Die Drehbewegung findet isoliert im Atlantoaxialgelenk statt, im oberen Kopfgelenk besteht keine Möglichkeit der Rotation. Erst bei größeren Bewegungen setzt sich die Rotation asynchron auf die tieferen Segmente der HWS fort und endet etwa bei Th 4. Die Rotation geht also von den Kopfgelenken aus und setzt sich erst dann auf die tieferen Segmente (C 2—Th 4) fort, wenn im atlanto-axialen Gelenk die größtmögliche Rotation erreicht wurde.

Seitneigung: Atlanto-occipital 10—20°, atlanto-axial 0—5°. Auch die Seitneigung geht von den Kopfgelenken aus. Die Fortleitung der Bewegung erfolgt ebenfalls asynchron von kranial nach kaudal. Nach Lewit lassen sich bei der Seitneigung folgende Mechanismen regelmäßig feststellen:

— Der Winkel zwischen der Verbindungslinie beider Kondylen und der Axisebene ändert sich von Seite zu Seite im Durchschnitt um ungefähr 5°, wobei unter symmetrischen Verhältnissen beide Ebenen in Richtung der Seitneigung konvergieren
— Die Axis rotiert in Richtung der Seitneigung. Diese Rotation beträgt durchschnittlich 20°
— Der Atlas verschiebt sich gegenüber den Kondylen und der Axis in Richtung der Neigung
— Die Verschiebung des Atlas gegenüber der Axis bei der Seitneigung zeigt sich in einer Stufenbildung an der lateralen Begrenzung des Gelenkes

Flexion und Extension: Atlanto-occipital 15°, atlanto-axial 15°. Man unterscheidet zwischen einer Nickbewegung, die von den beiden Kopfgelenken durchgeführt wird, und einer Vorbeuge, an der die gesamte HWS beteiligt ist. Die funktionelle Anatomie der Nickbewegung ist auf den ersten Blick einfach: Im Atlanto-occipitalgelenk gleitet der Hinterhauptkondyl auf der Fovea articularis atlantis, im Atlantoaxialgelenk erfolgt die Bewegung zwischen Dens und vorderem Atlasbogen. Auf Grund der Beobachtung, daß sich der hintere Atlasbogen bei der Vorbeuge der Hinterhauptschuppe ebenso annähert wie bei der Rückbeugung, spricht Lewit vom sogenannten Atlaskippen.

Für die *HWS unterhalb C 2* gilt folgende Beweglichkeit: Flexion und Extension 100°, Rotation 60°, Seitneigung 60°.
Die untere HWS ist in ihrem Bewegungsablauf den Kopfgelenken untergeordnet. Infolge der Schrägstellung der Intervertebralgelenke (von ventokranial nach dorsokaudal) und der leitschienenartigen Processus uncinati können Rotation und Seitneigung nie isoliert, sondern immer nur gemeinsam durchgeführt werden. Die Rotation erfolgt dabei in Richtung der Neigung.

Funktionelle Besonderheiten der einzelnen Segmente:
— C 2—C 4: Ansatzgebiet der Schultermuskulatur (M. levator scapulae und M. trapezius)
— C 4—C 6: Hier erfolgt der größte Grad an Flexion und Extension. Das Segment C 5/C 6 ist meist bei Peitschenschlagtraumen betroffen
— C 7: Der 7. Halswirbel nimmt eine Sonderstellung ein, weil er mit seinem oberen Anteil der HWS, mit seinem unteren Anteil der BWS zugehört. Anomalien sind wie in jeder Übergangsregion auch hier häufig (Halsrippen, Processus megatransversi)

Neben der statischen und dynamischen Funktion ist die HWS auch für die Erhaltung des Gleichgewichtes mitverantwortlich. Propriorezeptoren der Halswirbelgelenke (vor allem der Kopfgelenke) haben über tonische Nackenreflexe eine Wirkung auf den Tonus der gesamten posturalen Muskulatur und somit auf das gesamte Achsenorgan.

Eine anatomische Besonderheit ist die A. vertebralis, die durch die Foramina transversalia der Querfortsätze von C 6—C 1 verläuft und in engster Nachbarschaft zu den Gelenken, Nerven und Bandscheiben der Halswirbelsäule steht. Es kann dadurch leicht zu Irritationen, vor allem des die Arterie begleitenden sympathischen Geflechtes kommen. Folge einer solchen Irritation kann das Auftreten von Schwindel, Kopfschmerzen und Tinnitus sein. Ursachen für die Irritation des sympathischen Nervengeflechtes der A. vertebralis (Brügger):

— Randwülste der Unkovertebralregion mit Beeinträchtigung der A. vertebralis
— Zervikale Diskusprotrusionen und andere die A. vertebralis beengende Prozesse
— Dehnung bzw. Verkürzung der A. vertebralis durch die Rotation der HWS
— Mechanische Beeinträchtigung der A. vertebralis infolge statischer oder arthrogener Muskelspasmen der Nacken-Hals-Region

Neben den knöchernen und ligamentären Strukturen ist bei der HWS die Muskulatur von besonderem Interesse. Hauptfunktionen sind Halsstreckung (M. trapezius, M. semispinalis capitis, M. splenius capitis, M. splenius cervicis, M. sacrospinalis, M. longissimus capitis, M. longissimus cervicis, M. semispinalis cervicis) und Halsbeugung (M. sternocleidomastoideus, Mm. scaleni, M. longus capitis, M. longus colli). Da bei fast allen diesen Muskeln entweder Ansatz oder Ursprung nicht im Bereich der HWS liegen, bestehen muskuläre Beziehungen zu tieferen Wirbelsäulenabschnitten (Thorax und Beckengürtel).
Auf die statischen Beziehungen der HWS und der oberen BWS zu Thorax und Beckengürtel hat Brügger hingewiesen. Kopf, HWS und obere BWS liegen (je nach Kopfstellung und HWS-Lordose) ventral von der mittleren BWS. Das Gleichgewicht kann nur dadurch erreicht werden, daß sich HWS und obere BWS mittels der oberen Rippen auf das Sternum abstützen, das die Last auf den Thorax überträgt. Dieser wird seinerseits durch die schräge Bauchmuskulatur und den M. rectus abdominis gehalten. Antagonist dieser ventralen muskulären Verstrebung ist der M. erector trunci.

b) Untersuchungsmethoden der Halswirbelsäule

Neben der klinischen und osteopathischen Untersuchung kommt dem Röntgenbild eine große Bedeutung zu. Da die Beurteilung der Röntgenmorphologie in der HWS schwieriger ist als in der BWS und LWS, soll im folgenden genauer darauf eingegangen werden.
Neben den meist routinemäßig angefertigten Aufnahmen im anterior-posterioren und im seitlichen Strahlengang können auch Funktionsaufnahmen in Anteflexion, Retroflexion sowie Schrägaufnahmen (45°), die die Veränderungen im Bereich der Foramina intervertebralis zeigen, durchgeführt werden. Eine wertvolle Bereicherung stellt die Funktions- und Bewegungsanalyse mit Hilfe des Bildwandlers dar. Sowohl die Aufnahmetechnik als auch die Beurteilung der angefertigten Röntgenaufnahmen erfordert bei der HWS eine fast mathematische Genauigkeit.

Beurteilung der ap.-Aufnahme:

— Sind die Hinterhauptkondylen sowie Atlas und Axis zu erkennen, sind die ersten Brustwirbel mit abgebildet?
— Ist die Aufnahme achsengerecht und nicht verdreht? Liegen die Mitten der Schneidezähne, des Dens axis, der Verbindung zwischen den Mastoiden und die Kinnspitze in einer Linie?
— Besteht eine Fehlhaltung? Dabei muß vor allem auf die Rotation der Wirbel, die in der HWS meist entgegen der Skoliose erfolgt, auf die Lage der Dornfortsätze und die Lage der Bogenwurzeln, die auf der Seite der Drehrichtung nach medial, auf der anderen Seite nach außen wandern, geachtet werden
— Sind Fehlbildungen erkennbar? (Okzipitalwirbel, Atlasassimilation, Spina bifida, Foramen arcuale)
— Wie ist die Lage des Dens im Verhältnis zu den Kondylen? Bei einem Hochstand muß an eine basiläre Impression gedacht werden
— Wie stehen die Hinterhauptkondylen zum Atlas? Darauf ist besonders bei einer Asymmetrie des Dens zu achten. Wenn der Atlas symmetrisch zu den Kondylen, jedoch asymmetrisch zum Dens steht, liegt meist eine Verschiebung oder Rotation des Axis vor
— Finden sich Veränderungen im zervikothorakalen Übergang (Halsrippe, Processus megatransversus)?
— Finden sich degenerative Veränderungen? In diesem Strahlengang lassen sich besonders die Unkovertebraljunktionen beurteilen.
— Sind die Bogenwurzeln gut abgegrenzt (Metastasen)?

Beurteilung der seitlichen Aufnahme:

— Sind die Schädelbasis, die Sella und der harte Gaumen abgebildet?
— Steht der harte Gaumen horizontal, projizieren sich die beiden Unterkiefer exakt übereinander? Das ist deshalb wichtig, weil von der Kopfstellung die Haltung der HWS abhängig ist. Bei Kopfvorbeuge findet sich eine kyphotische, bei Kopfrückbeuge eine lordotische Haltung der HWS
— Besteht (bei exakter Einstellung) eine Fehlhaltung im Sinne einer lordotischen oder kyphotischen Abknickung?
— Geht das Kopflot durch den äußeren Gehörgang (Kopfschwerpunkt) und die Vorderkante des HWK 7? Dabei ist vor allem auf segmentale Fehlstellungen zu achten
— Sind Fehlbildungen erkennbar? Bei Blockwirbelbildung ist differentialdiagnostisch zwischen einem kongenitalen Blockwirbel, der durch eine Einziehung in der Höhe der hypoplastischen Bandscheibe charakterisiert ist, und einem sekundären Blockwirbel zu unterscheiden, der durch eine Auswuchtung dieses Bereiches auf Grund reaktiver Veränderungen charakterisiert ist.
— Finden sich Hinweise auf eine spinale Stenose? Die Tiefe des Wirbelkanals wird dabei durch die Distanz zwischen Hinterkante des Wirbelkörpers und Basis des Dornfortsatzes bestimmt
— Wie ist die Lage des Dens im Verhältnis zur Schädelbasis?

— Finden sich degenerative Veränderungen? Besonders häufig bestehen degenerative Veränderungen im Bereich der Wirbeldeckplatten und der Zwischenwirbelgelenke. Im seitlichen Strahlengang projizieren sich die beiden Gelenkspalten des gleichen Segmentes übereinander und sind gut einsehbar. Eine Ausnahme bildet lediglich das Segment C 2/3, da hier die Gelenkflächen steiler und schräg nach lateral-dorsal verlaufen. Die degenerativen Veränderungen werden aber in ihrer klinischen Bedeutung weit überschätzt, das Vorkommen von starken Beschwerden bei geringen röntgenologischen Befunden an der HWS spricht gegen einen ursächlichen Zusammenhang von Verschleiß und Beschwerden

— Finden sich destruktive Veränderungen (Metastasen, Frakturen)?

— Finden sich entzündliche Veränderungen (Tbc, pcP, Spondylitis ankylopoetica)?

Zur weiteren diagnostischen Abklärung können auch andere radiologische Verfahren, wie Tomographie, Myelographie (ölige Kontrastmittel), Diskographie und Szintigraphie herangezogen werden.

1. Angeborene Störungen der HWS

Bevorzugte Wirbelsäulenabschnitte, in denen Variationen, Wirbelformabweichungen und Mißbildungen vorkommen, sind die Regionsübergänge. In der Mehrzahl der Fälle handelt es sich um Assimilationsvorgänge, die zu einer Verschiebung der Übergangsstelle entweder nach kranial oder nach kaudal führen. Im besonderen gilt dies für die Kopfgelenke und den zervikothorakalen Übergangswirbel C 7.

Anomalien der Okzipitozervikalgegend sind relativ selten. Bedingt durch die besondere Anatomie dieser Region können Anomalien zu einer Rückenmarkkompression und damit zu massiven neurologischen Symptomen führen, die differentialdiagnostisch gegenüber einer multiplen Sklerose, Syringomyelie, spastischen Spinalparalyse und myotrophen Lateralsklerose abzugrenzen sind.

a) Okzipitalwirbel

Im Bereich des okzipitozervikalen Überganges ist eine Verschiebung des Regionsüberganges nach kranial nur entwicklungsgeschichtlich zu erklären. Der Atlas ist nicht der erste, sondern der 5. oder 6. Primärwirbel. Das Basiookzipitale entsteht durch Fusion von vier oder fünf primären Wirbelanlagen. Bei einer fehlenden Fusion spricht man von einem Okzipitalwirbel, der in verschiedenen Manifestationsformen auftreten kann. Ontogenetisch handelt es sich um eine Veränderung im regressiven Sinn.

b) Atlas-Assimilation

Als Atlas-Assimilation wird die partielle oder komplette Verschmelzung zwischen Atlas und Os occipitale bezeichnet. Ontogenetisch handelt es sich dabei um eine progressive Veränderung. Funktionell führt die Ankylose zwischen Okziput und C 1 zu einer Überbelastung des unteren Kopfgelenkes, im weiteren Verlauf zu einer Verschiebung zwischen vorderem Atlasbogen und Processus odontoides und schließlich in manchen Fällen zu einer Halsmarkkompression. Als Therapie empfiehlt sich die Resektion des Atlasbogens und die Erweiterung des Foramen magnum.

c) Basiläre Impression

Trichterförmige Einstülpung der knöchernen Umgebung des Foramen magnum.
Nach Schmidt und Fischer können zwei Grundformen unterschieden werden:
— Die paramediane Form
— Die vordere Form
    (Mischformen sind häufig).
Ätiologisch kann man zwischen einer primären (angeborenen) und einer
sekundären (erworbenen) Form (Rachitis, Osteomalazie, M. Paget) unterscheiden.
Die Diagnose ist vor allem röntgenologisch durch die Bestimmung der Lage
des Dens zur Bimastoidlinie oder zu anderen radiometrischen Linien des
Zervikookzipitalbereiches möglich (McGregor, Chamberlain-McRae).
Eine einheitliche klinische Symptomatik besteht nicht. Die einseitige basiläre
Impression kann relativ häufig die Ursache eines knöchern bedingten Schiefhalses sein. Männer werden etwa doppelt so häufig betroffen wie Frauen.
Ist die basiläre Impression mit einem Tiefstand der Kleinhirntonsillen und einer
Verschiebung der Medulla oblongata nach kaudal unter das Niveau des
Foramen occipitale magnum verbunden, so handelt es sich um ein sogenanntes
Arnold-Chiari-Syndrom.

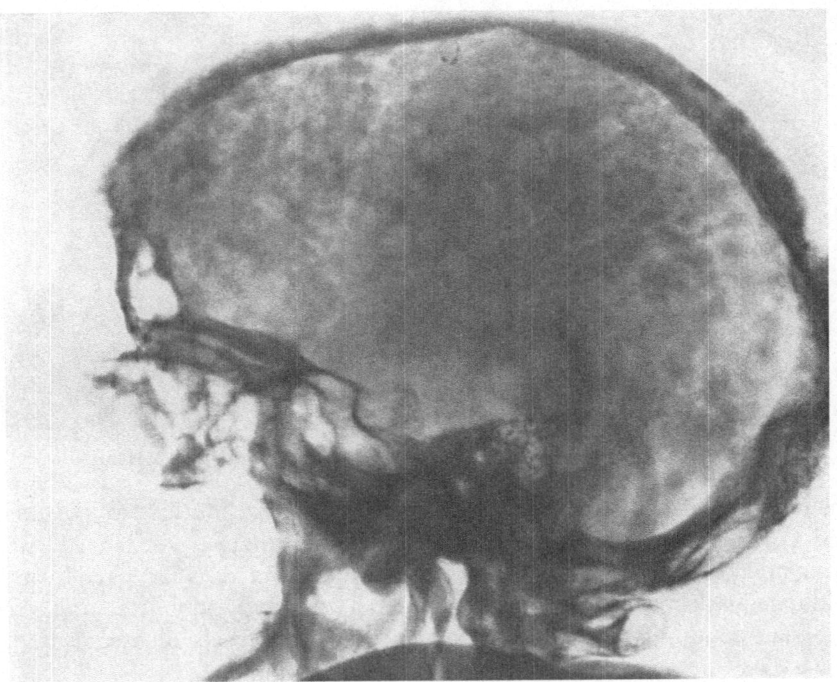

Abb. 94. Basiläre Impression bei M. Paget

d) Wirbelverschmelzungen

Kommt es zu einer Verschmelzung zweier oder mehrerer Wirbel miteinander,
so spricht man von einem Blockwirbel. Ätiologisch ist zwischen kongenitalen

und erworbenen (Spondylitis, Diszitis, degenerative Veränderungen, Trauma) Blockwirbeln zu unterscheiden. Röntgenologisch unterscheiden sich die beiden Formen:

Kongenitaler Blockwirbel	*Erworbener Blockwirbel*
Homogene Wirbelstruktur	Unruhige Wirbelstruktur
Einziehung in Höhe der hypoplastischen Bandscheibe.	Infolge von degenerativen oder entzündlichen Veränderungen des Zwischenwirbelraumes kommt es zu reaktiven Veränderungen mit Auswulstung dieses Bereiches.
Eine röntgenologische Verlaufskontrolle zeigt keinen Wechsel im Befund.	Eine röntgenologische Verlaufskontrolle zeigt einen Wechsel im Befund.

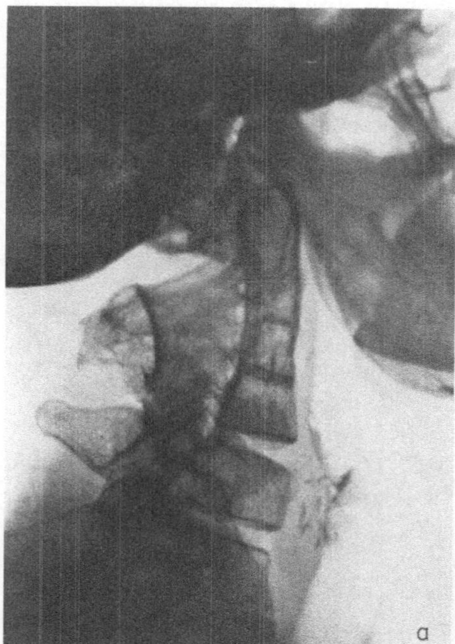
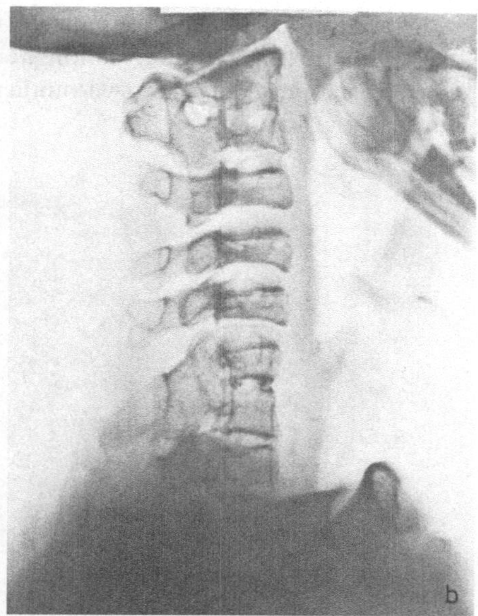

Abb. 95 *a* und *b*. Kongenitale Blockwirbelbildung der Halswirbelsäule

In der HWS findet sich eine Blockbildung am häufigsten zwischen C 2 und C 3. Kommt es lediglich zu einer Verschmelzung im vorderen Drittel von zwei oder mehr Wirbelkörpern, so spricht man von einer partiellen Blockbildung. Funktionell führt der Blockwirbel zur Hypermobilität und vermehrten Beanspruchung in den benachbarten intakten Wirbelsäulensegmenten.

e) Klippel-Feil-Syndrom

Angeborene Deformität der HWS infolge der Synostosierung von zwei oder mehreren Halswirbeln. Die Wirbel sind abgeflacht und verbreitert. Die Mißbildung ist häufig mit einem Schiefhals, einer Platybasie, einer Sprengelschen Deformität oder einer Meningomyelozele kombiniert. Die HWS ist durch Blockbildungen verbildet und so stark verkürzt, daß klinisch ein Kurzhals, eine erhebliche Bewegungseinschränkung der HWS, ein Einsinken des Kopfes zwischen den Schultern, eine tiefstehende Haargrenze und oft auch eine seitliche Achsenverbiegung auffällig sind.

f) Angeborene Wirbelkörper- und Wirbelbogenveränderungen

Nach Rathke bestimmt die unterschiedliche Breite des Perichordalseptums seine frühzeitige bzw. ausbleibende Rückbildung und damit entweder die Genese eines normalen Wirbels oder bei ungewöhnlicher Breite und schlechter Rückbildung das Auftreten von Schmetterlingswirbel, Dreiviertelwirbel, Keilwirbel, Halbwirbel und schließlich das Fehlen des ganzen Wirbelkörpers (Asoma). Klinisch führen diese Mißbildungen häufig zu schweren Wirbelsäulenverkrümmungen im Sinne einer Skoliose oder eines Gibbus.

Fehlbildungen der Wirbelbögen sind in der HWS selten, sie betreffen meist den Atlas.

g) Halsrippe

Die Halsrippe ist eine Variation des zervikothorakalen Überganges. Sie kann am 7. Halswirbel in Form einer freien Rippe oder eines Processus megatransversus angetroffen werden und zu Schmerzen im Versorgungsgebiet des N. ulnaris oder zu einer Kompression der A. brachialis führen. Eine Schmerzprovokation ist beim Neigen des Kopfes nach hinten und Drehung zur Seite der Beschwerden möglich. Therapeutisch ist die Exstirpation der Halsrippe nur dann indiziert, wenn alle konservativen Maßnahmen versagt haben.

2. Erworbene Erkrankungen der HWS

a) Schiefhals (Torticollis, Caput obstipum)

Definition

Fehlstellung und Zwangshaltung des Kopfes und der HWS auf Grund angeborener oder erworbener Störungen.

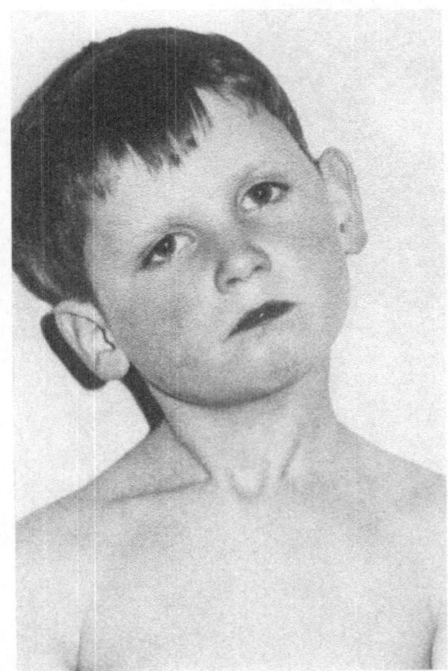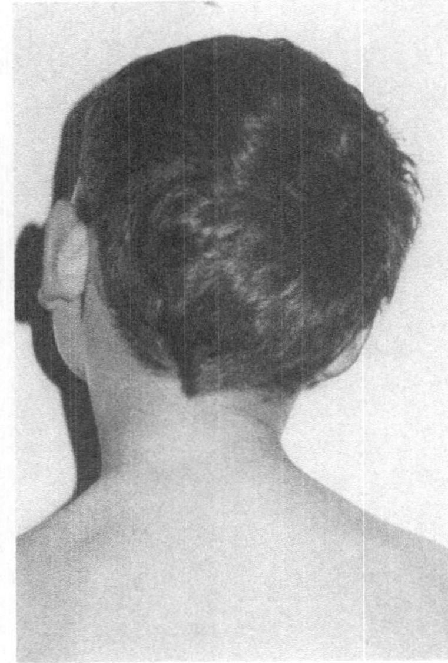

Abb. 96. Schiefhals

Ätiopathogenese und Einteilung

Die häufigste Form des muskulären Schiefhalses entsteht durch eine einseitige Verkürzung des M. sternocleidomastoideus, die zu einer Neigung des Kopfes zur Seite des verkürzten Muskels bei gleichzeitiger Rotation zur Gegenseite führt. Meist handelt es sich um geburtstraumatische oder lagebedingte (in utero) Veränderungen am Muskel (Dehnung und Zerrung des Muskels führen zu einem Hämatom — Kopfnickerhämatom — und sekundär über eine lokale Ischämie zur Narbenbildung im Muskel, ähnlich der Volkmannschen Kontraktur).

Der muskuläre Schiefhals jenseits des Säuglingsalters kann verschiedene Ursachen haben:

— Rheumatischer Schiefhals
— Infektiös-entzündlicher Schiefhals, der durch eine bakterielle Entzündung der Weichteile (z. B. Abszeß) bedingt ist und mit einer erhöhten Blutsenkungsgeschwindigkeit einhergeht
— Postinfektiöser Schiefhals (Grisel-Syndrom), wobei es im Anschluß an einen Infekt im Nasen-Rachen-Raum zum Auftreten eines akuten Tortikollis kommt

Neben dem muskulären Schiefhals können asymmetrische knöcherne Wirbelsäulenveränderungen und übergeordnete Störungen zu einem Schiefhals führen:

— Torticollis osseus: Asymmetrische Atlas-Assimilation, zervikale Halb-

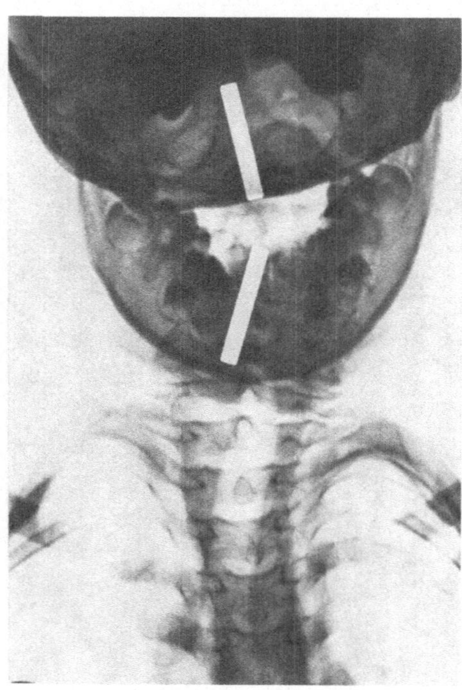

Abb. 97. Ossärer Schiefhals

wirbelbildung, Klippel-Feil-Syndrom, einseitige Halsrippe, traumatische einseitige Höhenreduktion eines Wirbels
— Neurogener Schiefhals: Lähmungsschiefhals (spastisch oder paralytisch, z. B. bei der infantilen Zerebralparese)
Tortikollis spasticus: hyperkinetisch-extrapyramidales Krankheitsbild aus dem Formenkreis der Dystonie, das durch eine gestörte Abstimmung von Spannung und Erschlaffung der Agonisten und Antagonisten charakterisiert ist
Hysterischer Schiefhals
— Otogener Schiefhals
— Okulärer Schiefhals

Klinik

Das klinische Bild ist in der Regel eindeutig durch die Kopfneigung gekennzeichnet.

Beim muskulären Schiefhals des Säuglings ist der strangartig verhärtete M. sternocleidomastoideus bzw. das Kopfnickerhämatom zu tasten. Meist entwickelt es sich erst ein bis zwei Wochen post partum. Der Kopf ist zur kranken Seite geneigt, das Kinn zur gesunden Seite gedreht. In schweren Fällen kann es zum Auftreten einer Schädel- und Gesichtsasymmetrie kommen (Erlacher-Zeichen: die Mittelpunkte von Stirn, Nase und Kinn bilden einen nach der kranken Seite konvexen Bogen).

Beim rheumatischen Schiefhals handelt es sich um eine plötzlich auftretende schmerzbedingte Schiefstellung, der gelegentlich ein grippaler Infekt vorausgegangen ist (Rheumateste, Senkung und Röntgen sind o. B.).

Beim infektiös-entzündlichen Schiefhals ist die Stellungsanomalie durch die lokale bakterielle Entzündung der Weichteile schmerzbedingt. Der Muskeltonus ist normal.

Beim postinfektiösen Schiefhals handelt es sich um eine akute Zwangshaltung, die durch einen lymphogen fortgeleiteten Prozeß (meist durch Tonsillitis oder Pharyngitis) entsteht. Besteht eine atlantoaxiale Dislokation auf Grund einer Lockerung des entzündlich-destruierten hinteren Querbandes, so spricht man von einem Grisel-Syndrom.

Beim ossären Schiefhals ist die Diagnose röntgenologisch eindeutig zu stellen.

Der neurogene Schiefhals ist durch die protrahierte Anamnese und die Muskelhyperkinesien charakterisiert.

Der otogene Schiefhals findet sich bei einseitiger Schwerhörigkeit. Die aktive und passive Beweglichkeit der HWS ist frei, der Muskeltonus normal. Erst durch die langdauernde Fehlhaltung kommt es zu einer Fixierung.

Auch beim okulären Schiefhals (meist durch Augenmuskellähmungen bedingt) handelt es sich um eine kompensatorische Fehlhaltung.

Röntgen

Diagnostisch sollten bei jedem Schiefhals Röntgenbilder angefertigt werden. Mißbildungen und entzündliche Veränderungen am Skelett kommen dadurch zur Darstellung.

Labor

Routinemäßig ist eine Kontrolle der Blutsenkung, der Leukozyten und der Rheumateste vorzunehmen.

Diagnose

Neben den röntgenologisch und labormäßig erhebbaren Befunden ist die exakte Palpation, die Überprüfung des Muskeltonus und der Beweglichkeit der HWS für die Diagnosestellung von entscheidender Bedeutung.

Therapie

Die operative Behandlung des Schiefhalses sollte erst gegen Ende des ersten Lebensjahres durchgeführt werden, da es in manchen Fällen zu einer spontanen Rückbildung kommt. Dabei ist der offenen, kompletten Durchtrennung des M. sternocleidomastoideus im Ansatzbereich der Vorzug zu geben.
— Der entzündliche Schiefhals bildet sich zumeist rasch durch die Gabe von Antirheumatika, Wärme und Ruhigstellung (Schanz-Verband) zurück. Nur bei einem Abszeß ist eine operative Therapie in Form einer Inzision nötig
— Der neurogene Schiefhals kann — wenn es sich um eine Dystonie handelt — operativ durch eine intraspinale Rhizotomie der Wurzeln C 1 bis C 4 und der spinalen Hälfte des N. accessorius oder durch stereotaktische Eingriffe behandelt werden
— Otogene oder okuläre Formen lassen sich nicht selten durch Apparate behandeln, die in der Ohrmuschel angebracht werden und nach dem Prinzip einer Wasserwaage konstruiert sind. Bei Fehlhaltung schließt sich ein elektrischer Kontakt und es entsteht ein Mahngeräusch

Prognose

Der muskuläre Schiefhals ist ebenso wie der rheumatische oder entzündliche prognostisch günstig. Der neurogene Schiefhals ist meist therapieresistent, die Prognose ist ungünstig.

b) Zervikalsyndrom

Definition

Unter dem Begriff Zervikalsyndrom werden Schmerzsyndrome jeglicher Art im Bereich der Nackenregion zusammengefaßt. Eine Vielzahl von Synonyma ist bekannt, die rein deskriptiv die im Vordergrund bestehenden Beschwerden beschreiben (z. B. Occipitalneuralgie, zervikale Wirbelblockierung, Nackensteifigkeit, zervikale Migräne, Quadrantensyndrom, zervikobrachiales Syndrom). Die Variabilität der klinischen Erscheinungen beruht darauf, daß nicht nur die Nervenwurzeln, sondern auch die A. vertebralis mit dem sie umgebenden sympathischen Geflecht mechanisch gereizt werden kann.

Ätiopathogenese

Die Ätiologie der vertebragenen Schmerzsyndrome wurde bereits ausführlich behandelt (siehe S. 251). Die segmentalen Zusammenhänge (Dermatom, Myotom, Sklerotom) und die Reaktionsmechanismen des Gefäßnerven-Systems können die Pathogenese vieler zervikogener Schmerzsyndrome erklären.

Die Rolle der degenerativen Veränderungen wird hingegen vielfach stark überbewertet: Eine zervikale Spondylose ist im Röntgenbild bei 29% der 30—40jährigen und bei 89% der 61—70jährigen beschwerdefreien Menschen vorhanden. Als weitere Ursachen von Beschwerden im HWS-Bereich kommen entzündliche Prozesse, Tumoren und Bandscheibenvorfälle in Frage. Auf psychische Faktoren ist besonders zu achten.

Klinik

Klinisch unterscheidet man zwischen einem oberen (C 1—C 2), mittleren (C 3—C 5) und unteren (C 6—C 7) Zervikalsyndrom.

Oberes Zervikalsyndrom

Vom Patienten werden meist vom Nacken ausgehende, in den Hinterkopf aufsteigende Schmerzen angegeben (= zervikokranielles Schmerzsyndrom). Häufig sind die Beschwerden von Schwindel, Augenflimmern und vasomotorischen Störungen begleitet, die durch eine Irritation der A. vertebralis als Folge degenerativer Veränderungen der HWS bedingt sind.

Gutmann unterscheidet folgende Typen des vertebragenen Kopfschmerzes:
— Morgendlicher zervikaler Kopfschmerz
— Anteflexionskopfschmerz
— Rotationskopfschmerz
— Muskulärer Kopfschmerz
— Retroflexionskopfschmerz

Charakteristisch für den zervikalen Kopfschmerz sind der chronisch intermittierende Verlauf (bei Kurzanamnese ist große Vorsicht geboten, besonders wenn eine Progredienz erkennbar ist), das gleichzeitige Bestehen anderer vertebragener Störungen, die Abhängigkeit von Belastung und Lagerung, der paroxysmale Charakter (ein stetig gleichbleibender Kopfschmerz spricht gegen eine vertebragene Ursache) und die typischerweise asymmetrische Lokalisation.
Da nahezu alles, was für den zervikokraniellen Kopfschmerz als charakteristisch bezeichnet wurde, auch für die Migräne gilt, spricht man häufig von einer Migraine cervicale.

Mittleres Zervikalsyndrom

Im Vordergrund stehen Nacken- und Schulterschmerzen, gelegentlich finden sich zusätzlich Störungen von viszeralen Organen (Herz- Zwerchfell, Lunge, Oberbauch).

Unteres Zervikalsyndrom

Im Vordergrund stehen Nackenschmerzen mit Ausstrahlung in den Arm (siehe Abschnitt Brachialgie, S. 294).
Häufig strahlen die Beschwerden sowohl in den Hinterkopf, als auch in den Nacken und in die obere Extremität aus. Bei Schmerzen im Bereich einer Kopfhälfte, der Hälfte des Halses, einer oberen Extremität und der oberen Thoraxhälfte derselben Seite — also jenes Gebietes, das vegetativ aus dem Ganglion stellatum versorgt wird — spricht man von einem oberen Quadrantensyndrom.

Röntgen

Routinemäßig soll stets ein HWS-Röntgen durchgeführt werden, um Skelettveränderungen (z. B. Metastasen, Tumoren, Frakturen, anatomische Varianten, spinale Stenosen, degenerative Veränderungen) zu erfassen.

Diagnose

Zur genauen Diagnostik ist die Kenntnis der manuellen Untersuchungstechnik unbedingt erforderlich. Zur exakten Lokalisation der Schmerzausstrahlung hat sich die Anwendung der Schmerzpalpation bewährt. Zum differentialdiagnostischen Ausschluß einer radikulären Läsion dient eine neurologische Untersuchung mit Prüfung der Sehnenreflexe, der groben Kraft und der Sensibilität. Myelographie, Elektromyogramm und Reizstrom können in schwierigen Fällen zur diagnostischen Abklärung beitragen.

Differentialdiagnose

Eine radikuläre Läsion muß stets in Betracht gezogen werden. Bei Ausstrahlung in den Arm kommen ätiologisch verschiedenste Erkrankungen in Betracht (siehe Tab. Brachialgien).

Therapie

— Medikamentös: Muskelrelaxantien, Antidepressiva, Antirheumatika
— Lokal: Infiltration der Maximalpunkte, Akupunktur, Schanz-Schaumstoffnackenstütze
— Physikalische Therapie: Extension der HWS in der Glissonschlinge bzw. mit Hilfe eines rhythmisch extendierenden Gerätes, wobei die Belastung ein Zehntel des Körpergewichtes nicht übersteigen sollte (im allgemeinen genügen vier bis fünf Kilogramm Zug). Galvanische Ströme, Mikrowellen, Heißluft, Massage.
Prophylaktisch sollte regelmäßig (2mal 10 Minuten pro Tag) eine Heilgymnastik durchgeführt werden.
— Chirotherapie

c) Zervikale Diskusläsion

Ätiopathogenese

Gegenüber den lumbalen Diskushernien treten die zervikalen Bandscheibenprotrusionen oder -prolapse zahlenmäßig in den Hintergrund (nur 4—8%/o nach Reischauer). Sie betreffen in der überwiegenden Mehrzahl der Fälle die beiden untersten Bandscheiben der Halswirbelsäule.
Während im Lumbalbereich die Nervenwurzeln der Cauda equina im Duralsack eine relativ große Ausweichmöglichkeit haben, gestalten sich die räumlichen Verhältnisse im Hals beträchtlich enger. Wenn ein Prolaps von ventral her gegen das Rückenmark drückt, kommt es zur vermehrten Spannung der beiden Ligg. denticulata und dadurch zu einer Zugwirkung dieser Bänder am Rückenmark. Da die Ligg. denticulata in der Nähe der Pyramidenbahnen ansetzen, ist eine indirekte Störung und Schädigung dieser Bahnen möglich.
Ein medianer Diskusprolaps kann zu einer Läsion der A. spinalis anterior und damit zu einer medullären Schädigung führen.

Klinik

Die typische Anamnese beginnt meist mit Nackenschmerzen, die dem radikulären Syndrom (C 6, C 7, C 8) vorausgehen. Es findet sich eine reflektorische Zwangshaltung mit Kontrakturen der paravertebralen Muskulatur, wobei die Halswirbelsäule leicht kyphotisch gehalten und der Kopf von der schmerzhaften Seite weggeneigt wird, wodurch offenbar eine Erweiterung der Foramina intervertebralia erreicht wird.

Man unterscheidet

Radikuläre Symptome

— Aufhebung der Schmerz- und Berührungsempfindung in radikulär angeordneten Gebieten der oberen Extremität
— Muskelschwäche und Atrophien, Abschwächung oder Aufhebung der Sehnen- und Periostreflexe
— Druckschmerzhaftigkeit der Nervenstränge

Medulläre Symptome

— Spastische Hemi- oder Paraparesen
— Pathologisch gesteigerte Sehnenreflexe
— Dissoziierte Sensibilitätsstörungen
— Miktions-, Stuhl- und Sexualstörungen

Röntgen

Neben den routinemäßig durchgeführten Aufnahmen im anterior-posterioren und seitlichen Strahlengang tragen zur Diagnosesicherung die Myelographie, die Diskographie und die Ossovenographie bei.

Diagnose

Die Diagnose ergibt sich aus Klinik, reizelektrischem Befund und Myelogramm.

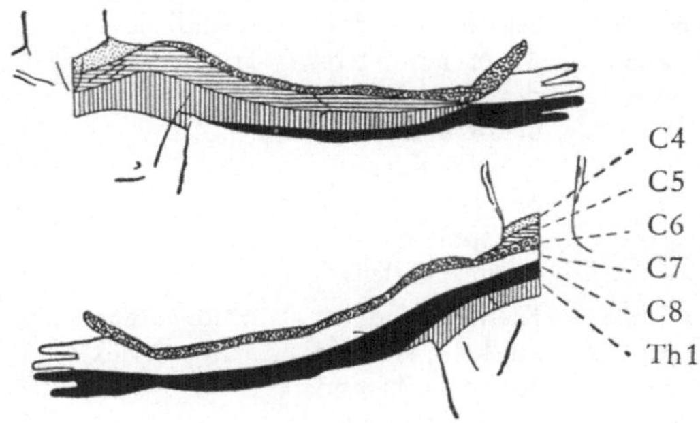

Abb. 98. Dermatomverteilung an der oberen Extremität nach Keegan. — Aus: Keegan, I., Garrel, F.: The segmental distribution of the cuteneous verves in the limbs of man. Anatomic Record **102**, 409 (1948)

Differentialdiagnose

Brachialgien anderer Genese: periphere Kompressions-Syndrome (mechanische Kompression des Armplexus: Hyperabduktions-Syndrom, Skalenus-Syndrom,

19*

Halsrippe; Läsion des Armplexus durch Tumor: Pancoast-Tumor; Periarthritis humeroscapularis; Glomustumor; unteres Zervikalsyndrom; periphere Nervenläsionen: Parese des N. ulnaris, Kompression des N. medianus, Karpaltunnel-Syndrom). Selten auch Myelopathien bei zervikaler Spondylose durch Kompression der A. spinalis anterior.
Die meist diffusen zervikobrachialen Syndrome weisen keine neurologischen Ausfallserscheinungen auf, es fehlt der monoradikuläre Schmerzverlauf und die monoradikuläre Symptomatik.

Tabelle 11. *Zervikale Wurzelsyndrome.*
(Nach Hansen, K., Schliack, H.: Segmentale Innervation und ihre Bedeutung für Klinik und Praxis. Stuttgart: G. Thieme. 1962)

Segment	Sensibilität	Kennmuskel	Muskeldehnungs-reflexe	Bemerkungen
C 3/4	Schmerz bzw. Hypalgesie im Bereich der Schulter (siehe Dermatomschema)	Partielle oder totale Zwerchfellparese	Keine faßbaren Reflexstörungen	Partielle Zwerchfellparesen durch C 3 liegen mehr ventral, die durch C 4 mehr dorsal
C 5	Schmerz bzw. Hypalgesie lateral über der Schulter, etwa den M. deltoideus bedeckend	Innervationsstörungen im M. deltoideus und M. biceps brachii	Abschwächung des Bizepsreflexes	
C 6	Dermatom an der Radialseite des Ober- und Unterarmes bis zum Daumen abwärts ziehend	Paresen des M. biceps brachii und des M. brachioradialis	Abschwächung oder Ausfall des Bizepsreflexes	
C 7	Dermatom lateral-dorsal vom C 6-Dermatom zum 2. bis 4. Finger ziehend	Parese des M. triceps brachii, des M. pronator teres, des M. pectoralis maior und gelegentlich der Fingerbeuger; oft sichtbare Atrophie des Daumenballens	Abschwächung oder Ausfall des Trizepsreflexes	Differentialdiagnose gegen das Karpaltunnelsyndrom: Beachtung des Trizepsreflexes
C 8	Dermatom lehnt sich dorsal an C 7 an, zieht zum Kleinfinger	Kleine Handmuskeln, sichtbare Atrophie, besonders im Kleinfingerballen	Abschwächung des Trizepsreflexes	Differentialdiagnose gegenüber der Ulnarislähmung: Beachtung des Trizepsreflexes

Therapie

Bei lediglich radikulären Beschwerden ohne massive Paresen sollte vor einem eventuellen operativen Eingriff eine intensive konservative Behandlung nach den üblichen Richtlinien durchgeführt werden.
Beim Vorliegen medullärer Symptome ist die Indikation für eine rasche

chirurgische Intervention gegeben. Nach Entfernung des Prolaps und Curettage des Bandscheibenraumes wird das betreffende Segment entweder mit Hilfe von Knochenzement oder durch Verblockung der Wirbelkörper (Cloward) stabilisiert.

Handelt es sich um eine zervikale Myelopathie, wird der Eingriff in Form einer Laminektomie in mehreren Etagen mit Durchtrennung der Ligamenta denticulata durchgeführt, wodurch Spannung und Kompression der Medulla reduziert werden und eine Verbesserung der Durchblutung gewährleistet ist.

Prognose

Sehr häufig kommt es zum Auftreten chronischer zervikogener Schmerzzustände. In nicht allen Fällen gelingt die Wirbelverblockung zufriedenstellend. Andererseits kann aber gerade die gelungene Wirbelverblockung dadurch Beschwerden verursachen, daß in den Segmenten oberhalb und unterhalb der Verblockung eine Hypermobilität der Segmente entsteht, die Anlaß derartiger Vertebralsyndrome sein kann.

d) Schleudertrauma der Halswirbelsäule („Peitschenschlagtrauma")

Definition

Kombinierte Hyperextension- und Hyperflexionsverletzung der HWS, die meist bei Auffahrunfällen im Straßenverkehr entsteht.

Ätiopathogenese

Bei einem Auffahrunfall wird der Kopf mit der beweglichen Halswirbelsäule über die als Hypomochlion dienende Rückenlehne nach hinten geschleudert. Bei einem frontalen Aufprall des Fahrzeuges auf ein Hindernis tritt der umgekehrte Mechanismus ein. Hyperextension und Hyperflexion verursachen eine horizontale Schubwirkung im Bewegungssegment, die zu Zerrungen des Bandapparates und Kompressionen der vertebralen Arterien, Nervenwurzeln und der Medulla spinalis führen können.

Bei der Schleuderverletzung sind im besonderen Maße die Halswirbel C 3 bis C 7 betroffen. Im Rahmen der Unfallmedizin und der Begutachtung spielt das Schleudertrauma wegen seines häufigen Vorkommens im modernen Straßenverkehr eine wichtige Rolle.

Klinik

Nach einem unterschiedlich langen posttraumatischen Intervall entwickelt sich eine massive schmerzhafte Bewegungseinschränkung der Halswirbelsäule, die vor allem die Rotation und Seitneigung des Kopfes betrifft. Die Querfortsätze der zervikalen Wirbel und die Sterniklavikulargelenke sind häufig sehr druckschmerzhaft. Zusätzlich bestehen ausgedehnte Tendomyosen.

Eine Einteilung der verschiedenen Verletzungsstufen des Schleudertraumas wurde von Erdmann angegeben:

Stufe 1: Keine Knochenverletzung. Nur geringe Schädigung der Weichteile im Sinne von Zerrungen oder Stauchungen in einem Wirbelbogengelenk, perikapsulär oder in der Muskulatur. Abklingen der Beschwerden nach 2—3 Wochen.

Stufe 2: Keine Knochenverletzungen. Die Weichteilverletzungen etwas schwerwiegender in Form von Bändereinrissen, Bandscheibenläsionen und einer eventuell vorübergehenden Wirbeldislokation. Im Röntgen zeigt sich eine Kippstellung und geringe Transversalverschiebung des Wirbels nach ventral. Monate später reaktive Veränderungen im Sinne von Kapselverkalkungen, die aber nur durch einen Vergleich mit dem Unfallröntgen für Gutachten verwendbar sind.

Stufe 3: Knochenveränderungen in Form von Stauchungsbrüchen der Wirbelkörper bei gleichzeitig schweren Weichteilverletzungen.

Stufe 4: Luxationsfraktur der Halswirbelsäule, neurologische Ausfallserscheinungen.

Röntgen

Zur Diagnostik traumatischer Knochen- und Weichteilveränderungen unbedingt nötig.

Diagnose

Die Diagnose ergibt sich aus dem klinischen Verlauf und der Anamnese. Ein HWS-Röntgen sollte unbedingt sofort nach dem Unfall durchgeführt werden.

Therapie

Die beste Therapie ist die Prophylaxe in Form von eingebauten, ausreichend hohen Nackenstützen im Kraftwagen. Bestehen keine Knochenverletzungen, reicht ein Schanz-Watteverband meist aus. Es ist zweckmäßig, frühzeitig mit einer remobilisierenden Behandlung der Halswirbelsäule zu beginnen. Bestehen Knochenverletzungen, ist das Anlegen eines Rumpf-Kopf-Gipses mit Abstützung am Beckenkamm erforderlich.

Prognose

Auch wenn keine radikulären oder medullären Läsionen vorliegen, ist die Prognose nicht günstig, da selbst in leichteren Fällen die Beschwerden meist sehr lange anhalten und sich als ausgesprochen therapieresistent erweisen.

e) Brachialgien

Definition

Brachialgie ist keine Diagnose, sondern lediglich die Benennung eines Symptomenkomplexes, dessen hervorragendes Merkmal die Schmerzempfindung im Arm ist. Die Ursachen können neurogen, rheumatisch oder spondylogen sein. Ein weites differentialdiagnostisches Spektrum bietet sich an.

Ätiopathogenese

Neurogene Brachialgien

Meist ist die Läsion mechanischer Natur (Kompressions-Syndrome). Seltener ist ein Tumor (Neurinom), eine Fehlbildung (Syringomyelie) oder ein entzündlicher Prozeß (Zoster) Ursache der Beschwerden. Der Ort der Läsion kann im Bereich des gesamten, den Arm versorgenden Nervensystems gelegen sein:

— ZNS: Zervikale Syringomyelie (klinisch dissoziierte Sensibilitätsstörungen).
— Nervenwurzeln: Spondylotische radikuläre Reizung, Diskusprolaps, Wurzeltumoren (meist Neurinome; ein halbschräges Röntgen der HWS zeigt eine Ausweitung des Wurzelloches), Herpes zoster
— Armplexus: Skalenussyndrom, Halsrippe, Hyperabduktions-Syndrom, Kostoklavikular-Syndrom, Tumoren (Pancoast-Tumor), Strahlenschäden, Neuralgische Schulteramyotrophie
— Periphere Nervenirritation: Pronator-teres-Syndrom, Karpaltunnel-Syndrom, Sulcus-ulnaris-Syndrom, nach Verletzungen peripherer Nervenäste (Kausalgie), Glomustumor, Reflexdystrophie

Rheumatische Brachialgien

— *Artikuläre Syndrome:* Brachialgien können Ausdruck einer beginnenden Arthrose sein. Sowohl arthrotische Veränderungen des Schulter-, Ellbogen- und Handgelenks als auch Fingergelenksarthrosen (chron. Polyarthritis, degenerative Polyarthrose) kommen als primäre Ursache von Armschmerzen in Frage
— *Extraartikuläre Syndrome:* Zu den extraartikulären weichteilrheumatischen Affektionen zählt man degenerative und entzündliche Veränderungen im Bereiche des Periost, in Sehnen, im subkutanen Binde- und Fettgewebe, in Muskulatur, Schleimbeuteln und Sehnenscheiden:
Periarthritis humero-scapularis.
Epicondylitis radialis et ulnaris.
Styloiditis radii.
Bursitis olecrani.
Tendovaginitis antebrachii.
Pannikulose.

Spondylogene Brachialgien

Als Hauptcharakteristikum für die spondylogene Brachialgie gilt, daß der Schmerzverlauf strikt an die radikuläre Innervation gebunden ist und im jeweiligen Wurzeldermatom kontinuierlich ohne Unterbrechung bis in die Finger verfolgt werden kann.
— Unkarthrose: Die Unkovertebralarthrose führt durch ihre einengenden Exostosenbildungen im Bereich der Foramina intervertebralia zur sogenannten „knöchernen Wurzelirritation". Gleichzeitig kann auch die A. vertebralis und das sie begleitende sympathische Geflecht irritiert werden, was zu einer arteriellen Insuffizienz und vegetativen Symptomen führen kann (zervikozephales Syndrom)
Der Sitz der Unkarthrose ist am häufigsten in Höhe C 5/C 6 und in abnehmender Reihenfolge zwischen C 4/C 5, C 6/C 7 und C 3/C 4 zu finden.
— Diskushernie
— Spinale Stenose

Organopathien als Ursache von Brachialgien

Brachialgien bei viszeralen Erkrankungen (Gallenblasenbeschwerden, pektanginöse Beschwerden, pulmonale Prozesse).

Arterielle Verschlußkrankheit

Tabelle 12. *Neurologische Ursachen der Brachialgie.*

Nr.	Krankheit	Vorgeschichte	Beschwerden	Wichtige klinische Befunde
1	Reizung zervikaler Wurzeln	Eventuell Trauma, früher Tortikollis oder Nackenschmerzen	Zu Beginn immer Nackenschmerzen, ausstrahlende Schmerzen vor allem am Tag, eventuell Hustenschmerz, eventuell radikuläre Parästhesien, eventuell subjektive Schwäche	Verminderte Beweglichkeit des Kopfes, eventuell Zwangshaltung, radikuläre motorische und sensible Ausfälle, eventuell entsprechende Reflexabschwächungen
2	Mechanische Kompression des Armplexus	Meist unauffällig	Brachialgie oder Zervikobrachialgie. Zunehmend beim Tragen von Lasten. Eventuell vaskuläre Störungen der Hand	(Vieldeutige) Dolenz supraklavikulär. Parästhesien beim Herunterziehen des Armes. Pulsanomalien bei bestimmten Manövern (wie oben oder Adson-Manöver). Objektive Zeichen einer unteren Armplexusläsion
3	Läsion des Armplexus durch Tumor (vor allem Pancoast-Tumor)	Eventuell Husten, allgemeine Krankheitssymptome	Vor allem intensiver Dauerschmerz, zunehmend	Horner. Verminderte Schweißsekretion oberes Körperviertel. Untere Armplexusparese. Pathologischer physikalischer Befund an der Lungenspitze. Später eventuell Rückenmarkssymptome
4	Entzündliche Armplexuserkrankung (neuralgische Schulteramyotrophie; Armplexusneuritis)	Eventuell fieberhafte Vorkrankheiten oder Abkühlung der Schultern	Beginnend mit nächtlichen intensiven Schulterschmerzen, abnehmend innerhalb Tagen. Anschließend Schwäche der Schultermuskeln, meist rechts	Parese einzelner Schultergürtelmuskeln (vor allem Serratus lateralis, Deltoides, Bizeps). Sensibilität fast immer ungestört. Gelegentlich Zwerchfellbeteiligung
5	Karpaltunnelsyndrom	Oft endokrine Umstellungen (Menopause, Gravidität). Seltener frühe Handfraktur. Gewichtszunahme	Praktisch ausschließlich Brachialgia paraesthetica nocturna. Erst später eventuell Parästhesien Medianusgebiet und verminderte Sensibilität am Tag	Atr. + Parese laterale Thenarpartie Druckpunkt (Karpalkanal). Eventuell verminderte Sensibilität Medianusgebiet Hand

us: Mumenthaler, M.: Orth. 1, 76 (1972).

Hilfsuntersuchungen	Verlauf	Therapie	Besonderes und Bemerkungen
Spondylose im Röntgenbild der HWS. Eventuell Diskusprotrusion im Myelogramm	Allmähliches Abklingen. Schübe	Ruhigstellung HWS, Extension, eventuell Operation nach Cloward	Am häufigsten Wurzelsyndrom C 7 oder C 8. Röntgen HWS ist fast bei jedem pathologisch!
Röntgen eventuell Halsrippe	Chronisch, eventuell schubweise	Schultergürtelgymnastik, eventuell Halsrippenresektion, eventuell Skalenotomie (wird zu oft ausgeführt)	Skalenussyndrom mit Halsrippe. Skalenussyndrom ohne Halsrippe (zu oft diagnostiziert). Kostoklavikularsyndrom. Hyperabduktionssyndrom
Röntgen Verschattung Lungenspitze. Arrosion von Rippen oder Wirbeln	Rasch progredient	Eventuell Operation. Vor allem Röntgenbestrahlung	Oft lange übersehen. Frühdiagnose wichtig
Neurogenes EMG	Mehr oder weniger immer spontane Heilung innerhalb Monaten	Zu Beginn Cortison (fraglich, ob nötig)	Nicht selten
EMG mit verzögerter Erregungsleitung, eventuell Röntgen Handgelenk pathologisch. Eventuell Myxödem, Diabetes oder Akromegalie	Subjektiv nach Jahren spontanes Abklingen. Objektive Zunahme Thenaratrophie und motorische Symptome (nicht störend), eventuell Zunahme der (störenden) Sensibilitätsausfälle	Spaltung Ligamentum carpi transversum. Ruhigstellung Handgelenk in der Nacht. Hydrocortisoninjektionen im Karpalkanal	Frauen häufiger als Männer. Häufigste Ursache einer Brachialgie

Tabelle 12 (Fortsetzung)

Nr.	Krankheit	Vorgeschichte	Beschwerden	Wichtige klinische Befunde
6	Andere Läsionen peripherer Nerven	Eventuell Trauma und perineurale Narbenbildung	Je nach betroffenem Nerv. Z. B. ulnarer Vorderarm und Handkante nach Läsion des N. ulnaris im Sulkus am Ellenbogen	Je nach betroffenem Nerv, z. B. luxierender Ulnaris am Sulkus
7	Glomustumor	Unauffällig	Zunächst starke lokale, druckabhängige Schmerzen am Ort des Tumors (meist Fingerenden, eventuell subungual). Später diffusere und andauernde Schmerzen	Eventuell bläuliche, schmerzhafte Stelle an Fingerenden. Vegetative lokale Symptome
8	Periarthritis humeroscapularis	Eventuell Schultertrauma	Lokale Schulterschmerzen, zunehmend beim Draufliegen und bei aktivem Abduzieren des Oberarmes	Lokale Druckdolenz. Schmerzen verstärkt bei Abduktion des Oberarmes gegen Widerstand, Abnehmend, wenn gehobener Arm passiv unterstützt wird. Eventuell verminderte Beweglichkeit im Schultergelenk
9	Arterielle Durchblutungsstörung des Armes	Raucher, eventuell andere Risikofaktoren	Belastungsabhängige Brachialgie (Claudicatio intermittens des Armes). Besonders bei Arbeit mit erhobenen Armen	Puls- und Blutdruckdifferenzen. Eventuell Strömungsgeräusche. Pathologischer Belastungstest (wiederholter Faustschluß mit erhobenen Armen). Eventuell Fingerende-Nekrosen. Normaler Neurostatus
10	Axillarvenenthrombose (Paget-von Schrötter-Syndrom)	Starke Arbeitsbelastung des Armes, selten lokales Trauma	Dumpfe, mehr oder weniger dauernde Brachialgie, zunehmend bei Belastung des Armes	Diskrete, diffuse Schwellung ganzer Arm. Abnorm gefüllte Venen. Dolenz und eventuell Resistenz in der Axilla
11	Überlastungs- und Fehlbelastungsbrachialgie	Stereotype Arbeitsbelastung. Eventuell relativ geringfügiges Trauma	Belastungsabhängige, diffuse meist dumpfe Brachialgie	Normal, außer lokaler Dolenz einzelner Muskeln

Hilfsuntersuchungen	Verlauf	Therapie	Besonderes und Bemerkungen
Z. B. Processus supracondylicus humeri im Röntgenbild des distalen Vorderarmes. Chondromatose des Ellenbogengelenkes	Meist zunehmend	Je nach betroffenem Nerv. Ruhigstellung, eventuell Neurolyse	Z. B. chronische Ulnarisreizung am Sulkus, Medianusreizung bei Pronatorsyndrom oder bei Processus supracondylicus humeri
Nichts Pathologisches	Zunehmend	Operative Entfernung der (gutartigen) Geschwulst	Daran denken!
Röntgen meist Verkalkung der Supraspinatussehne	Schmerz klingt innerhalb Monaten ab	Lokale Wärme, Hydrocortison-Injektionen, eventuell Operationen	Meist ältere Patienten. Häufig
Eventuell Diabetes, Hyperlipidämie. Pathologische Oszillometrie. Beweisend Arteriogramm	Zunehmend	Gefäßerweiternd; schließlich gefäßchirurgisch	
Verzögerte Armvenen-Lunge-Zirkulationszeit. Pathologisches Phlebogramm	Spontan allmählich meist abklingend	Antikoagulation. Seltener gefäßchirurgisches Eingreifen	Männer häufiger als Frauen
Normal	Chronisch, wechselnde Intensität. Schubauflösung durch neue Belastung	Schonung; Umstellung in der Arbeitsweise. Myotonolytische Medikation	Häufig

Brustwirbelsäule

Anatomie

Die Brustwirbelsäule ist mit dem Brustkorb fest verbunden und in ihrer Beweglichkeit in allen drei Ebenen eingeschränkt. Die Dornfortsätze sind nach unten gerichtet und decken sich dachziegelartig. Besonders lange Processus spinosi finden sich zwischen Th 4 und Th 8. Die Wirbellöcher sind rund, ihr Durchmesser im mittleren Brustbereich am geringsten.

Die planen Gelenkflächen der Brustwirbelkörper sind nahezu frontal gestellt, ihre Neigung gegen die Horizontale beträgt etwa 60°.

Wirbelrippenverbindungen bestehen in den Kostovertebralgelenken zwischen Rippenköpfchen, Bandscheibe und Wirbelkörper sowie in den Kostotransversalgelenken, die Rippenhöckerchen und Querfortsätze beweglich verbinden.

Die Bewegungsachse der Rippen liegt in der Längsrichtung des Rippenhalses. Die oberen Rippen stehen unter Zug, während sich ab Th 5 eher Druckbelastungen auswirken.

Von funktioneller Bedeutung sind die Segmente Th 4/5 — in diesem Bereich liegt das Ende der Halswirbelsäule nach kinesiologischen Gesichtspunkten (Lewit) — und die unteren Bewegungseinheiten der Brustwirbelsäule, in denen die Rumpfrotation stattfindet.

Drehung und Seitenneigung sind im Bereich der gesamten Wirbelsäule gekoppelte Bewegungen. So führt eine Seitneigung der Brustwirbelsäule zur Rotation der Wirbel im Skoliosesinn. Der Übergang einer thorakalen Wirbelsäulenverkrümmung in eine entgegengesetzte lumbale Skoliose liegt häufig im Thorakolumbalbereich.

Röntgen

Zur Beurteilung der Brustwirbelsäule dienen Aufnahmen im anterior-posterioren und seitlichen Strahlengang. Der Zentralstrahl ist auf den siebenten Brustwirbelkörper gerichtet. Der thorakolumbale Übergang wird zweckmäßig durch Richtung des Zentralstrahles auf Th 12 aufgenommen.

In ap.-Aspekt werden die Form der Wirbelkörper, die Symmetrie der Bogenwurzeln, die Stellung der Dornfortsätze und die Wirbelrippenverbindungen beurteilt. Der seitliche Strahlengang läßt Wirbelkörper und Bogenwurzeln, die Zwischenwirbelgelenke und Intervertebralforamina sowie die Zwischenwirbelräume erkennen.

Skoliosen bzw. kyphotische Knickungen werden nach den üblichen Richtlinien gemessen und beurteilt (siehe S. 258, 272).

Thorakale Syndrome

Als Ursache von Beschwerden im Bereich der Brustwirbelsäule sind zu nennen:
— Degenerative Veränderungen
   Spondylosis deformans, Spondylosis hyperostotica, Spondylarthrose, arthrotische Veränderungen der Wirbelrippengelenke, Spätschäden nach Morbus Scheuermann, Alterskyphose
— Traumatische Veränderungen (vor allem Th 12 betroffen)
— Entzündliche Veränderungen
   Spondylitis, Morbus Bechterew

— Generalisierte Skeletterkrankungen
  Osteoporose, Osteomalazie, Renale Osteodystrophie
— Primäre und sekundäre Tumoren
— Wurzelirritationen *
  Wurzelkompression, Interkostalneuralgie
— Fehlhaltung (pseudoradikuläre Symptomatik bei Muskelüberlastung)
— Projektionsschmerz als Ausdruck der Erkrankung eines inneren Organs
— Funktionelle Störungen
  Blockierung von Zwischenwirbel- oder Rippenwirbelgelenken, Primäre
  Störung der Wirbelsäule im Zervikal- oder Thorakalbereich
— Herpes zoster
— Operationsfolgen (Thorakoplastik)
— Gestörte Statik der Brustwirbelsäule
Bandscheibenvorfälle im Thorakalbereich sind möglich, klinisch aber kaum mit
Sicherheit zu erkennen. Sie sind als Ausnahmeerscheinungen anzusehen. Die
Häufigkeit von Massenprolapsen in der Brustwirbelsäule beträgt unter sämt-
lichen Bandscheibenvorfällen nach Love 2—3‰.

Lendenwirbelsäule

Anatomie

Im Bereich der Lendenwirbelsäule sind die Wirbel am mächtigsten ausgebildet,
die Dornfortsätze stark und gerade nach hinten gerichtet. Das Wirbelloch ist

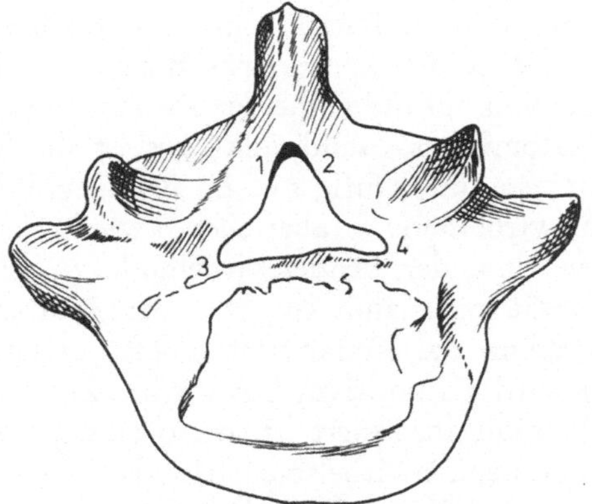

Abb. 99. Querschnitt des lumbalen Wirbelkanals

im oberen Lendenbereich entsprechend der spindelförmigen Erweiterung des
Rückenmarks weit. Der Querschnitt des Wirbelkanals hat die Form eines un-
gleichseitigen Fünfeckes. Die Spitze bildet die Wurzel des Dornfortsatzes, die

---

* Die „osteogene Konstriktion" im Sinne Kühlendahls kann es auf Grund der anatomischen
Gegebenheiten im thorakalen Bereich nicht geben, mechanische Wurzelirritationen in diesem
Wirbelsäulenabschnitt müssen daher den Verdacht auf das Vorliegen von Tumoren (Menin-
geom, Neurinom) lenken.
Hinsichtlich der pathogenetischen Bedeutung von veränderten Zugspannungen am Durasack
und an den Nervenwurzelscheiden für vertebral-nervale Irritationssyndrome sei auf die
aufschlußreichen Betrachtungen von Kunert hingewiesen (Kunert, W.: Wirbelsäule und
Innere Medizin. Stuttgart: Enke. 1975).

Basis die Wirbelkörper- und Bandscheibenhinterfläche. Die beiden oberen Segmente (1 + 2) werden von den Bögen, die beiden unteren Segmente (3 + 4) von den Bogenwurzeln und Gelenkfortsätzen gebildet. Sie entsprechen räumlich dem Recessus lateralis des Wirbelkanals (Benini).

Die Gelenkflächen der kleinen Wirbelgelenke stehen bis L 4/5 fast sagittal, wodurch ein relativ großes Bewegungsausmaß in der Sagittalebene ermöglicht wird. Rotationsbewegungen sind durch diese Stellung der Gelenkflächen kaum möglich. Eine Ausnahme bildet der lumbosakrale Übergang. Hier stehen die Gelenkflächen in der Regel frontal, wobei allerdings auch häufig Varianten (wie asymmetrisch stehende Zwischenwirbelgelenke) zu finden sind. Der Winkel zwischen den Gelenkflächen und der Horizontalen beträgt 90°.

Röntgen

Zur Beurteilung der Lendenwirbelsäule dienen folgende Aufnahmen:

— Anterior-posteriorer Strahlengang
— Seitlicher Strahlengang
— Schräger Strahlengang

Der Zentralstrahl ist jeweils auf den 4. Lendenwirbelkörper gerichtet, bei den Schrägaufnahmen mit einem Einfallswinkel von 12° kaudokranial auf die Kassette (Hafner und Meuli). Zur Beurteilung des lumbosakralen Überganges soll die Kippung der Röhre 25° nach kranial betragen, der Zentralstrahl ist auf die letzte Bandscheibe gerichtet.

Im Röntgenbild wird im anterior-posterioren Aspekt die Gesamthaltung der Lendenwirbelsäule beurteilt und nach einer eventuellen Skoliose gefahndet. Ferner achtet man auf scharf konturierte Bogenwurzeln, die Stellung der Intervertebralgelenke und auf die Höhe der Zwischenwirbelräume.

Vom funktionell-anatomischen Standpunkt aus ist die Skoliose der Lendenwirbelsäule von Interesse, die häufig nur im Röntgenbild nachweisbar ist. Im Unterschied zur Halswirbelsäule — aber ebenso wie in der Brustwirbelsäule — kommt es bei Seitneigung der Lendenwirbelsäule zur Rotation des Wirbelkörpers zur Konvexität und damit entgegen der Richtung der Neigung. Die Dornfortsätze rotieren in die Konkavität. Dieses unter Normalbedingungen gegebene Verhalten wird als positives Lovettsches Zeichen bezeichnet. Je stärker die Lendenwirbelsäule lordosiert ist, desto ausgeprägter ist die Rotation. Bei Kyphosierung der Lendenwirbelsäule tritt das gegenteilige Verhalten ein. Eine intakte Lendenwirbelsäule reagiert beispielsweise auf jeden Beckenschiefstand mit Skoliosierung und Rotation zur tiefergelegenen Seite, während das Becken zur Seite des längeren Beines ausweicht.

Das seitliche Röntgenbild zeigt die sich in der Frontalebene öffnenden Zwischenwirbellöcher. Das Foramen intervertebrale wird kranial und kaudal von den Bogenwurzeln, ventral vom Wirbelkörper und dorsal von den Gelenkfortsätzen begrenzt. Im oberen Abschnitt liegt das Spinalganglion. Bei Anteflexion kommt es zur Erweiterung der Foramina, bei Retroflexion werden sie eingeengt.

Ferner erlaubt der seitliche Strahlengang eine Beurteilung der Zwischenwirbelräume und der Pars interartikularis (Isthmus) und damit die Diagnose eines eventuell vorliegenden Wirbelgleitens.

1. Lumbalgie — Ischialgie

Pathologie

Im Mittelpunkt des Geschehens steht die durch Zermürbung und Verschleiß des Bandscheibengewebes bedingte Lockerung des Bewegungssegmentes. Betreffen die Veränderungen Anulus fibrosus und Nucleus pulposus der Bandscheibe, spricht man von Chondrose. Das Übergreifen der Veränderungen bei zunehmender Regression auf die bandscheibennahen Strukturen der Wirbelkörper und die Wirbelbogengelenke wird als Osteochondrose bezeichnet.

Chondrose und Osteochondrose liegen als wesentliche Ursachen der Instabilitas intervertebralis (Junghanns) zugrunde. Diese Instabilität des Bewegungssegmentes bleibt zunächst solange klinisch stumm, wie sie muskulär kompensiert werden kann (Instabilitas latens).

Überlastung dieses Systems durch zusätzliche Impulse (mechanische und psychische Faktoren, Kälte, Zugluft, Feuchtigkeit, Infekte u. a.) führt zur Dekompensation. Die Instabilitas latens wird für den Patienten fühlbar und äußert sich in klinischen Symptomen.

Junghanns gliedert die klinischen Folgeerscheinungen der Lockerung der Bewegungseinheit in drei Gruppen:

Gruppe I: Lokales Schmerzsyndrom (klinisch: Lumbalgie)

Gruppe II: Fortgeleitetes Schmerzsyndrom (klinisch: Ischialgie)

Gruppe III: Selbständige vertebragene Erkrankungen, die sich aus den Zuständen der Gruppe II entwickeln können (klinisch: Paresen).

$$\text{Verschleiß, Abnützung}$$
$$\downarrow$$
$$\text{Intaktes Bewegungssegment} \longrightarrow \text{Chondrose, Osteochondrose}$$
$$\swarrow \qquad \searrow$$
$$\text{Instabilitas latens}$$
$$\text{Zusatzimpulse} \rightarrow \downarrow$$
$$\text{Instabilitas intervertebralis}$$
$$\swarrow \qquad \downarrow \qquad \searrow$$
$$\text{Gruppe I} \qquad \text{Gruppe II} \qquad \text{Gruppe III}$$

Im Hinblick auf ursächliche Faktoren, strukturelle Veränderungen und begleitende Schmerzcharakteristik von Lumbalsyndromen können drei Stadien unterschieden werden:

	Schmerzen (Lokalisation, Intensität)	Pathomorphologie	Ursache
Stadium 1	lokal, pseudoradikulär	—, +	Blockierung
Stadium 2	radikulär-pseudoradikulär	+, ++	Instabilitas intervertebralis
Stadium 3	radikulär	+, ++, +++	Prolaps

Die Schmerzintensität ist wechselnd und unabhängig von Grad und Ausprägung der bestehenden degenerativen Veränderungen. Nicht selten ist eine Blockierung (Stadium 1) von wesentlich stärkeren Beschwerden begleitet als die Instabilitas intervertebralis oder auch ein Bandscheibenprolaps (Stadium 3). Ferner finden im obigen, stark vereinfachenden Schema jene klinischen und strukturellen Übergangsformen keine Berücksichtigung, die letzlich das variantenreiche Bild des Kreuzschmerzes ausmachen.

Lumbalgie

Die führenden Symptome der Lumbalgie sind Schmerzen im Lumbal- und Lumbosakralbereich, gekoppelt mit unterschiedlich ausgeprägten Haltungs- und Bewegungsstörungen der unteren Lendenwirbelsäule und des lumbosakralen Übergangs. Die Schmerzen treten meist schlagartig auf und werden im Gegensatz zum entzündlichen Schmerz durch Belastung verstärkt und durch Ruhe gelindert.

Zusätzliche sensible Afferenzen aus den Wirbelbogengelenken und dem Ligamentum longitudinale posterius führen über den dorsalen Ast des Nervus spinalis zum reflektorischen Muskelhartspann in den entsprechenden Segmenten. Neben der Koordinationsstörung des paravertebralen Muskelkorsetts sind vegetative Störungen (Bindegewebsverquellung) und Blockierung des Bewegungssegmentes Folgen der gesteigerten sensiblen Afferenzen.

Die Haltungs- und Bewegungsstörungen des Lumbalgiepatienten kennzeichnen häufig homologe oder heterologe Skoliosen sowie Streckhaltung oder Hyperlordose der Lendenwirbelsäule. Die Fehlhaltung wird zunehmend muskulär fixiert, läßt sich jedoch in der Regel durch entsprechende Lagerung, gezielte krankengymnastische Übungen und Entlastung der Wirbelsäule lösen. Wirbel und Zwischenwirbelscheiben der Lendenwirbelsäule sind vor allem bei Anteflexion des Oberkörpers stark belastet. Nach Mattiash führt ein Vorbeugen des Rumpfes um 90° zu einer siebenfachen Belastung des vorderen Anteils der letzten Bandscheibe gegenüber der im aufrechten Stand zu tragenden Last.

Ischialgie

Das klinische Erscheinungsbild der Ischialgie ist im allgemeinen die Folge von radikulären Irritationen auf Grund von Bandscheibenhernien oder -protrusionen. Es kommt dabei infolge eines reflektorischen Bewegungsblockes zur Fehlhaltung, bei größeren Prolapsen und regelrechten Wurzeleinklemmungen zur schmerzhaften Zwangshaltung mit Kyphosierung und Skoliosierung der Lendenwirbelsäule. Neben der echten Wurzelreizung des Spinalnervs bedingt die degenerative Bandscheibenverschmälerung häufig an belastungsintensiven Wirbelsäulenabschnitten zusätzlich eine leichte Retrolisthese des kranialen Wirbels, wodurch das Foramen intervertebrale eingeengt und die Spinalwurzel irritiert werden kann.

Der pathologisch gesteigerte Kontrakturzustand der Lendenstreckmuskulatur kann gelegentlich zum Symptomenkomplex der sogenannten *Hüftlendenstrecksteife* führen. Neben mechanischer Reizung der Rami dorsales der Spinalnerven durch raumbeengende Prozesse werden ursächlich entzündliche und toxische Faktoren angenommen.

Klinisch finden sich: fixierte Lendenlordose, „Brettsymptom" (beim Hochheben der Beine des liegenden Patienten hebt sich der ganze Körper mit), zunehmende Schmerzen und Steifigkeit im Bereich der Lenden-Hüftregion, stampfendes Gangbild mit leicht gebeugten Kniegelenken (Schiebegang).

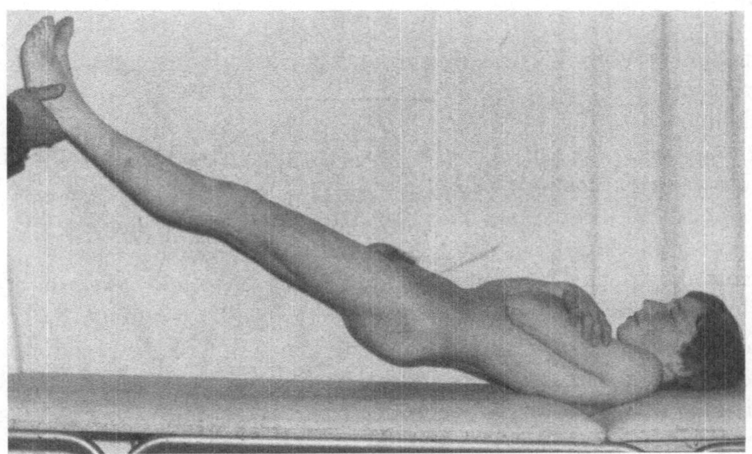

Abb. 100. Brettsymptom bei Hüftlendenstrecksteife

Neben der rein mechanischen Irritation wird das Krankheitsbild der Ischialgie von einem weiteren wesentlichen Faktor bestimmt: Nach dem Austritt der Spinalwurzel aus dem Foramen intervertebrale wird vom Spinalnerv ein dünner Ast abgegeben (Nervus sinuvertebralis Luschkae), der nach Aufnahme sympathischer Fasern vom Grenzstrang rückläufig über das Foramen intervertebrale in den Periduralraum gelangt und sich dort in auf- und absteigende Äste teilt. Er versorgt unter anderem das hintere Längsband. Man vermutet, daß dieses Nervengeflecht eine wichtige Rolle bei Entstehung und Klinik des Ischiassyndroms spielt und für die den Prolaps begleitende aseptische inflammatorische Reaktion im Periduralraum verantwortlich ist (Olsson). Die Bandscheibenischias hat nach Bösch einen mechanischen Kern, um den sich eine entzündliche Reaktion gruppiert.

Diese lokale Entzündung stellt neben dem Prolaps eine zusätzliche Raumforderung dar und scheint eine Erklärung dafür zu sein, daß ein intraoperativ eher geringer Bandscheibenvorfall bei der vorangegangenen Myelo- oder Peridurographie das Bild einer massiven Bandscheibenhernie vortäuschen konnte.

Klinik

Die Patienten klagen über allmählich oder plötzlich einsetzende heftige Schmerzen im Lumbosakralgebiet mit Ausstrahlung in die untere Extremität, die durch langes Stehen, Sitzen oder Gehen verstärkt werden. Kennzeichnend ist die Schmerzexazerbation bei Husten, Niesen und Pressen. Der Schmerzcharakter wird als krampfartig, stechend und brennend bezeichnet. Häufig sind segmentale Parästhesien zu beobachten. Weitere Angaben der Kranken betreffen ein zunehmendes Schwächegefühl meist im Bereich der Großzehenstrecker und Fußheber.

Der klinische Aspekt bietet folgende Symptome:
— Haltungsprovisorium
— Ischiasskoliose (homolog, häufiger heterolog)
— Schmerz
lokal
ausstrahlend (vom Wurzelschmerz sind der pseudoradikuläre Schmerz und
der referred pain abzugrenzen)
— Muskelhartspann
— Maximalpunkte (neben den üblichen typischen Druckpunkten im Lumbo-
sakralbereich finden sich zusätzlich Trigger points im Verlauf des Nervus
ischiadicus und nicht selten über dem lateralen Gastroknemiuskopf)
— Bewegungseinschränkung der Lendenwirbelsäule
— Einschränkung der Anteflexion (Fingerbogenabstand vergrößert), Einschränkung der Seitneigung (L 4/5) und der Retroflexion (L 5/S 1).

Von überragender Bedeutung für die Diagnose und Lokalisierung der Irritation ist das neurologische Bild. Ein dorsolateraler Prolaps bedingt eine Reizung
der segmentalen Nervenwurzel, wobei sensible und motorische Fasern gemeinsam oder getrennt betroffen sein können.
Monoradikuläre Ausfälle finden sich bei etwas mehr als der Hälfte aller mit
Wurzelbeteiligung einhergehenden Bandscheibenvorfälle (Loew et al.). Die
Wurzeln S 1, L 5 und L 4 sind der Häufigkeit nach in dieser Reihenfolge betroffen. Ausfälle mehrerer Wurzeln nach Art des Kaudasyndroms sind seltener.
Bei Läsion der ersten Sakralwurzel findet sich der einschießende Schmerz an
der Hinteraußenseite des Beines bis zum lateralen Fußrand und zur Kleinzehe.
L 5 versorgt die Außenseite des Beines bis zum Außenknöchel und zum Fußrücken einschließlich der Großzehe. Das Segment L 4 verläuft schräg über die
Vorderseite des distalen Oberschenkels zur Schienbeinkante und weiter über
die Unterschenkelinnenseite zum medialen Malleolus.
Entscheidend für die Lokalisationsdiagnostik ist auch das segmentale Reflex-
bild: Fehlen oder Abschwächung des PSR sprechen für eine Irritation der
Wurzel L 4 (L 3), Fehlen oder Abschwächung des ASR für eine Schädigung
der Wurzel S 1, seltener S 2. Im ersten Fall ist der Nervus femoralis, im zweiten der Nervus tibialis betroffen. Der Kennreflex für die Wurzel L 5 ist der
Tibialis posterior-Reflex. Sein Ausfall (Abschwächung) ist nur dann zu beurteilen, wenn dieser Reflex an der Gegenseite eindeutig auslösbar ist.

Tabelle 13. *Übersicht der Wurzelsyndrome im Lumbal- und Lumbosakralbereich.*
Aus: Mumenthaler, M., Schliack, H.: Läsionen peripherer Nerven. Stuttgart: G. Thieme. 1972

Segment	Sensibilität	Kennmuskel	Muskeldehnungs-reflexe	Bemerkungen
L 3	Dermatom vom Trochanter maior über die Streckseite zur Innenseite des Oberschenkels über das Knie ziehend	Parese des M. quadriceps femoris	Ausfall des Quadrizeps-reflexes (Patellar-sehnenreflex)	Differentialdiagnose gegen die Femoralis-lähmung: das Inner-vationsareal des N. saphenus bleibt intakt

Tabelle 13 (Fortsetzung)

Segment	Sensibilität	Kennmuskel	Muskeldehnungs-re flexe	Bemerkungen
L 4	Dermatom von der Außenseite des Oberschenkels über die Patella zum vorderen inneren Quadranten des Unterschenkels bis zum inneren Fußrand reichend	Parese des M. quadriceps femoris und des M. tibialis anterior	Abschwächung des Quadrizepsreflexes (Patellarsehnenreflex)	Differentialdiagnose gegen Femuralislähmung: Beteiligung des M. tibialis anterior
L 5	Dermatom oberhalb des Knies am lateralen Kondylus beginnend, abwärts ziehend über den vorderen äußeren Quadranten des Unterschenkels bis zur Großzehe	Parese und Atrophie des M. extensor hallucis longus, oft auch des M. extensor digitorum brevis	Ausfall des Tibialis-posterior-Reflexes — nur verwertbar, wenn dieser Reflex an der Gegenseite eindeutig auslösbar ist	
S 1	Das Dermatom zieht von der Beugeseite des Oberschenkels im hinteren äußeren Quadranten des Unterschenkels über den äußeren Malleolus zur Kleinzehe	Parese der Mm. peronaei, nicht selten auch Innervationsstörungen im M. triceps surae	Ausfall des Triceps-surae-Reflexes (Achillessehnenreflex)	
Komb. L 4/5	Dermatom L 4 und L 5	Alle Streckmuskeln am Unterschenkel; Innervationsstörungen auch im M. quadriceps femoris	Abschwächung des Quadrizepsreflexes. Ausfall des Tibialis-posterior-Reflexes	Differentialdiagnose gegen die Peronäuslähmung: Freibleiben der Mm. peronaei, Beachtung des Patellarsehnen- und Tibialis-posterior-Reflexes
Komb. L 5/S 1	Dermatom L 5 und S 1	Zehenstrecker, Mm. peronaei, gelegentlich auch Innervationsstörungen im M. triceps surae	Ausfall des Tibialis-posterior-Reflexes und des Triceps-surae-Reflexes (ASR)	Differentialdiagnose gegen die Peronäuslähmung: Freibleiben des M. tibialis anterior, Beachtung des Reflexbefundes

Die klinische Untersuchung des Bandscheibenpatienten wird durch folgende Prüfungen ergänzt:

— Laseguesches Zeichen: Bei passiver Beugung des im Kniegelenk gestreckten Beines werden plötzlich einschießende Schmerzen im Verlauf des Nervus ischiadicus angegeben. Der Dehnungsschmerz verringert sich bei Abduktion und Außenrotation des Beines

20*

— Vom Lasegueschen Zeichen ist der sogenannte Pseudolasegue abzugrenzen, der lediglich einer Dehnung der ischiokruralen Muskulatur entspricht und bei Verkürzung dieser Muskeln auftritt.

— Bragardsches Zeichen: Schmerzangabe bei in der Hüfte passiv gebeugtem und im Kniegelenk gestrecktem Bein mit zusätzlich kräftiger Dorsalflexion des Fußes

— Naffzigersches Zeichen: Schmerzen bei bilateraler länger dauernder Kompression der Venae jugulares

— Häusslersches Zeichen: Zehenstand und ruckartiges Fallenlassen auf die Fersen führt zu akuter Schmerzverstärkung (Fersenfallschmerz)

— Femoralislasegue: Patient in Bauchlage. Das im Kniegelenk gebeugte Bein wird im Hüftgelenk überstreckt. Akut einschießende Schmerzen deuten auf einen selektiven Befall der Wurzel L 4 oder eine (seltene) Neuritis des Nervus femoralis hin

Diagnostik

Neben der klinischen Untersuchung (Bewegungsprüfungen, Muskelfunktionsprüfungen vor allem der Kennmuskeln, Beurteilung eventueller Muskelatrophien, Reflexprüfung, Feststellung der Oberflächensensibilität mit einem spitzen Gegenstand, Zehen- und Fersengang, Trigger points, Lasegue) stehen folgende diagnostische Hilfsmittel zur Verfügung:

a) Röntgenuntersuchung: Die akute Lumbalgie des jungen Patienten bietet im allgemeinen keinen nennenswerten radiologischen Befund. Dagegen finden sich spondylotische und spondylarthrotische Veränderungen bei jedem beschwerdefreien alten Menschen. Als Zeichen einer längere Zeit hindurch bestehenden Instabilitas intervertebralis finden sich zunächst eine generalisierte oder einseitige Höhenminderung des Zwischenwirbelraumes, später — als Zeichen der Osteochondrose — Osteophytose und Verdichtung der Deckplatten, reaktive Spondylose und häufig ein leichtes Dorsalgleiten (Retrolisthesis) des oberhalb der veränderten Bandscheibe gelegenen Wirbels.
In Schrägaufnahmen kann die Größe und Form der Foramina intervertebralia verglichen werden. Die Wirbelbogengelenke der Lendenwirbelsäule sind im anterior-posterioren Aspekt beurteilbar.

b) Myelographie und Peridurographie: Die früher verwendeten schweren jodierten Öle (Lipiodol und Jodipin) wurden wegen ihrer geringen Reizerscheinungen durch den hochviskösen Äthyljodophenylester Pantopaque verdrängt. Pantopaque kann suboccipital in die Cisterna cerebellomedullaris und lumbal in den Duralsack injiziert werden. Zur Darstellung des Spinalkanals genügen bei langsamer Kippung des Patienten auf dem Kipptisch 3 ml.
In letzter Zeit setzen sich zunehmend die wasserlöslichen Kontrastmittel (Abrodil, Amipaque, Dimer-X) durch. Das Resultat der intraduralen Injektion eines wäßrigen Kontrastmittels ist ein weiches, fast durchsichtiges Schattenband in der dem Untersuchungstisch zugekehrten Duralsackhälfte. Innerhalb dieses Schattenbandes sind Nervenwurzeln und Wurzeltaschen gut darstellbar. Zusätzlich ist die Möglichkeit einer Schichtung (Myelotomographie) gegeben (Agnoli).

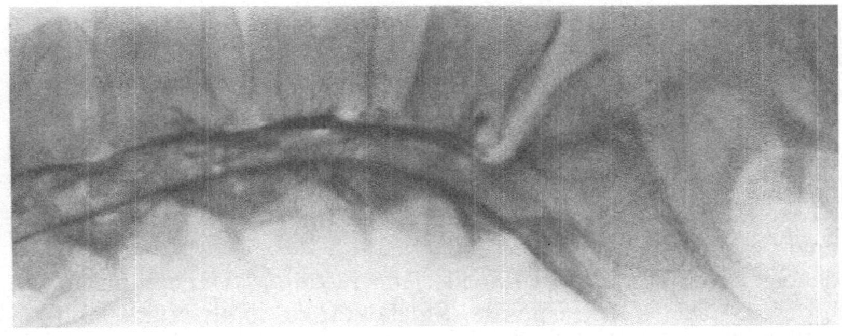

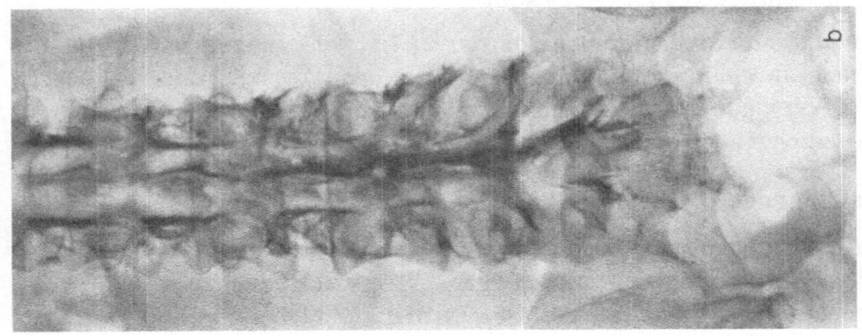

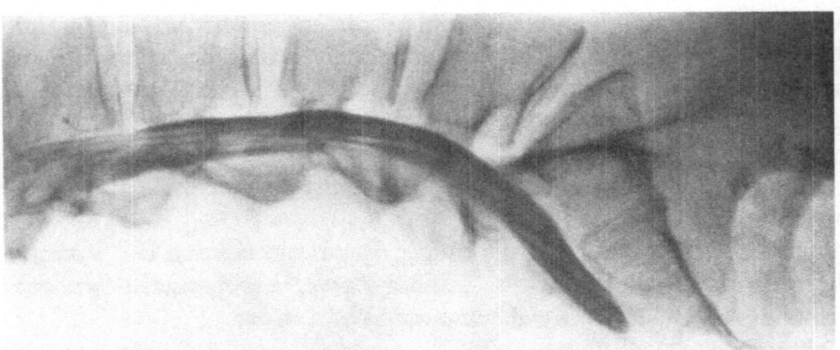

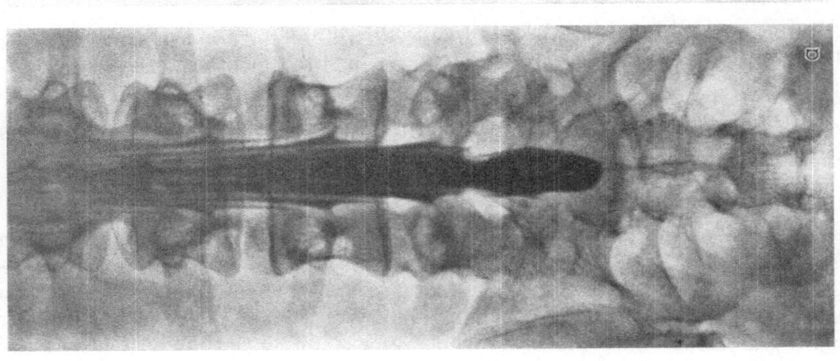

Abb. 101 *a* und *b*. Kombiniertes Nachweisverfahren bei Verdacht auf Diskusprolaps: Lumbales Myelogramm mit *a* wasserlöslichem Kontrastmittel und *b* Peridurogramm jeweils im Frontal- und Seitenaspekt

In Fällen, bei denen die myelographische Untersuchung keinen eindeutigen Befund ergeben hat, kann die Peridurographie zur richtigen Diagnose führen (Grill und Polt). Das gilt besonders für peridurale Verwachsungen, benigne Stenosen des Wirbelkanals und den lateralen Diskusprolaps, da die Darstellbarkeit eines Prolapses im Myelogramm von medial nach lateral abnimmt und der Intervertebralkanal für die Myelographie eine sogenannte „hidden zone" (McNab) darstellt. Die Peridurographie hingegen ist in der Lage, den Intervertebralkanal besonders gut darzustellen.

Verwandte, aber kaum mehr gebräuchliche Kontrastmittel-Darstellungen, wie lumbale Radikulographie, intraspinöse Phlebographie und Nukleographie, seien der Vollständigkeit halber erwähnt.

c) Reizstromdiagnose und Elektromyographie: Als weitere diagnostische Hilfsmittel stehen die elektrischen Untersuchungen der Muskeln und peripheren Nerven zur Verfügung. Sie können durch den Nachweis von Denervationen zur Diagnose beitragen.

Differentialdiagnose

— Funktionsstörungen als Ausdruck von Blockierungen oder Hypermobilität im Bereich der Lendenwirbelsäule oder der Kreuzdarmbeingelenke
— Anlagebedingte Veränderungen der Wirbelsäule (Übergangswirbel, Spina bifida, Spondylolisthese)
— Traumen (vor allem wurzelnahe Frakturen)
— Tumoren
Verdacht auf einen Tumor besteht immer dann, wenn mehr als eine Wurzel betroffen ist und die Symptome allmählich und beidseitig auftreten. Der lumbale Liquor ist dann immer pathologisch, es besteht ein sogenannter Sperrliquor: Gelbfärbung des Liquors mit außerordentlich hohen Eiweißwerten (bis mehrere 100 mg^0/$_0$, normal nach Kafka bis 40 mg^0/$_0$) sowie häufig Gerinnung des Liquors bereits im Entnahmeröhrchen (Froin-Syndrom)
— Entzündungen (Spondylitis tuberculosa, Osteomyelitiden bei Typhus oder Morbus Bang)
— Neurologische Erkrankungen (funikuläre Spinalerkrankung bei Vitamin-B$_{12}$-Mangel, Polyradiculoneuritis Guillain-Barré, Ilioinguinalis-Syndrom, Piriformis-Syndrom, Howship-Rhomberg-Syndrom etc.)
— Kokzygodynie
— Affektionen der Hüft- oder Kreuzdarmbeingelenke
— Entzündliche oder tumoröse Veränderungen im kleinen Becken
— Arterielle Verschlüsse
— Stenose des lumbalen Wirbelkanals und Stenose des Recessus lateralis (Benini)

Stenose des lumbalen Wirbelkanals

Als Grenzwert des ventrodorsalen Durchmessers des Wirbelkanals im Lumbalbereich gelten nach Verbiest 10—12 mm. Die Stenose wird für den Patienten dann fühlbar, wenn zusätzliche raumfordernde Faktoren, wie osteochondrotische und spondylotische Randwülste, zu einer weiteren Einengung des Wirbelkanals führen. Je nach Ausmaß und Lokalisation dieser Veränderungen sind mono- oder pluriradikuläre Läsionen die Folge. Nicht selten bieten

Patienten mit lumbaler Stenose und entsprechenden degenerativen Veränderungen das Bild einer Claudicatio intermittens. Differentialdiagnostisch zu unterscheiden ist die postischialgische Durchblutungsstörung, die Reischauer als typisches Bandscheibensymptom der 5. Lendenwurzel ansieht.

Stenose des Recessus lateralis

Abgesehen vom Bandscheibenprolaps gelten nach Benini als Ursache für Wurzelkompressionen in einem engen Recessus lateralis:

— Bandscheibenverschmälerung und Retrolisthese des kranialen Wirbelkörpers über den kaudalen Partnerwirbel
— Spondylotische und spondylarthrotische Veränderungen
— Knochenanomalien
— Skoliose der Lendenwirbelsäule
— Akromegalie
— Iatrogene Ursachen (Bandscheibenextraktionen, Spondylodesen, unvorsichtige Manipulationen, Bruch eines Gelenkfortsatzes).

Therapie

Die überwiegende Mehrheit aller vertebragenen Schmerzsyndrome wird *konservativ* behandelt. Ziel der konservativen Therapie ist in erster Linie die Schmerzausschaltung. Es wird die gesamte Palette der dem Orthopäden zur Verfügung stehenden konservativen Behandlungsmöglichkeiten zur Anwendung gebracht. Die empfohlenen Methoden sind nach Art und Zahl kaum mehr überschaubar, doch sollen die wichtigsten therapeutischen Verfahren hervorgehoben werden.

Lagerung: Im akuten Anfall bringt eine Kyphosierung der Lendenwirbelsäule durch Lagerung im Stufenbett meist eine wesentliche Erleichterung. Der Patient hält Bettruhe ein und liegt auf harter Unterlage.

Krankengymnastische Übungen: Die gezielte Heilgymnastik ist nach Abklingen der akuten Schmerzen ein wesentlicher Bestandteil der Therapie. Ihr Ziel ist die Beseitigung der muskulären Dysbalance zwischen tonischer und phasischer Muskulatur im Sinne einer Lockerung der verspannten und einer Kräftigung der abgeschwächten Muskelgruppen. Nur ein koordiniertes paravertebrales Muskelkorsett ist in der Lage, die Dekompensation der Instabilitas latens über längere Zeit zu verhindern.

Klassische Massage und Reflexzonenmassage: Die Hyperämisierung der Massage ist den aktiven Bewegungsübungen immer unterlegen. Dennoch ist die Muskelmassage eine bewährte Methode zur Behandlung von Vertebralsyndromen, da durch konsequente Anwendung die Lockerung der verspannten Muskulatur und damit die Verminderung der Schmerzen gelingt. Die Reflexzonenmassage (Bindegewebsmassage, Periostbehandlung nach Vogler, Segmentmassage) beruht auf der Theorie, daß jedes Krankheitsgeschehen eines inneren Organes mit einer Störung der Normalverhältnisse in den organzugehörenden Körpersegmenten verbunden ist. Die schmerzhaften Zonen in Haut und Muskulatur werden als Headsche und Mackenziesche Zonen bezeichnet.

Medikamente: Analgetika, zentral wirkende Muskelrelaxantien, Nichtsteroidale Antirheumatika, Vitaminpräparate, Kortikosteroide. Bei betonter psychischer Komponente des Schmerzsyndroms: Neuroleptika und Antidepressiva.

Elektrotherapie

a) Galvanisation: Galvanisation ist die therapeutische Anwendung des Gleichstroms. Bei proximal liegender Anode und distaler Kathode: absteigende Galvanisation (üblicherweise zur Schmerzbekämpfung angewendet). Der Galvanisation werden neben einer reaktiv-hyperämischen auch analgesierende, antiphlogistische und resorptionsfördernde Wirkungen zugeschrieben. Als Ursache der schmerzstillenden Wirkung gelten nach Jantsch der durchblutungsfördernde Effekt des Gleichstroms, die Ionenwanderung und der Transport von Eiweißkörpern (Kataphorese).

Die Dauer der galvanischen Behandlung liegt im allgemeinen zwischen zehn und dreißig Minuten.

Zu den stabilen galvanischen Anwendungen gehören auch die hydroelektrischen Bäder. Das gut leitende warme Wasser erzielt hier thermische Effekte. Bei diesen Bädern besteht die Möglichkeit, dem Körper dem Badewasser beigegebene Medikamente zuzuführen. Bei Kombination mit Badezusätzen: Stanger-Bäder.

Eine besondere Art der Galvanisation ist die Jontophorese. Dabei wird die Hülle der Elektroden mit einem Medikament getränkt, das im Rahmen der Ionenwanderung zwischen den Elektroden in den Körper gelangt. Die Procainiontophorese hat in der Behandlung der Lumbaischialgie ihren festen Platz, wobei das Lokalanästhetikum von der Anode aus eingebracht werden muß.

b) Impulsgalvanisation: Zur Behandlung dienen Gleichstromimpulse kürzerer oder längerer Impulsdauer. Ein kürzerer Impuls hat eine deutliche motorische Wirkung und eine geringere galvanische Komponente, die längere Impulsdauer betont den galvanischen Effekt stärker. Die Frequenz wird so gewählt, daß keine Tetanisierung eintritt.

c) Exponentialstrom: Der Verlust der Akkomodationsfähigkeit des denervierten Muskels ermöglicht eine gezielte Behandlung mit Dreieckstromformen. Der Exponentialstrom, ein geschwellter galvanischer Strom in Form von Dreieckimpulsen, bringt selbst schwerstgeschädigte Muskeln zur Kontraktion, ohne auf benachbarte intakte Fasern durchzuschlagen.

d) Bernardsche Ströme: Diadynamische Ströme mit analgesierender, hyperämisierender und sympatikusblockierender Wirkung.

e) Interferenzströme: Bei der Interferenzstromtherapie nach Nemec werden zwei mittelfrequente Ströme von z. B. 4000 Hz erzeugt, die dem Körper über je zwei Elektroden zugeführt werden. Im Gegensatz zu den Bernardschen niederfrequenten Stromformen tritt bei diesen Frequenzen wegen der sehr raschen Ermüdung der sensiblen Fasern keine andauernd wirksame elektrische Reizung auf. Durch zu- und abnehmende Phasenverschiebung der beiden Ströme entsteht in ihrem Kreuzungsbereich eine niederfrequente Intensitätsmodulation (0—100 Hz), die sich aus der Differenz der zugeführten mittelfrequenten Ströme an der Kreuzungsstelle ergibt und die gleiche Wirkung wie die niederfrequente Reizung hervorruft (Maas, Schmid).

Hydro- und Thermotherapie

a) Kälte: Im akuten Stadium des Vertebralsyndroms führt die Anwendung von Kälte (kühle Wickel, Packungen) häufig zur Schmerzverminderung. Ihre Endwirkung dürfte in einer der vasokonstriktorischen Vorphase folgenden ausgeprägten reaktiv-hyperämischen Nachphase zu sehen sein (Gross).

Baumgartner schreibt der Kälteapplikation darüber hinaus eine selektive Blockade der Gammafasern zu, wodurch die Reflexaktivität des Muskels gehemmt wird. Die Funktion der willkürlichen Alpha-Motoneurone bleibt ungestört.

b) Wärme: Der subakute und vor allem der chronische Wirbelsäulenschmerz werden durch Wärmeanwendungen behandelt.

Die lokale Wirkungsweise der Wärmetherapie besteht nach Baumgartner in einer verbesserten Durchblutung durch Erweiterung von Arterien und Kapillaren, einer Stoffwechselsteigerung durch beschleunigte Enzymreaktionen und einer deutlichen Zunahme der Dehnbarkeit des Bindegewebes an Sehnen und Gelenkkapseln.

Oberflächliche Wärmebildung wird durch feuchte Wärmeanwendungen erreicht: Wickel (mit Wasser oder Heublumenzusatz), Packungen (Peloide) und Bäder (Wasser- oder Dampf-, Teil- oder Vollbäder).

Eine größere Tiefenwirkung wird durch elektrothermotherapeutische Anwendungen erreicht, wobei die Tiefenwirkung der Kurzwelle die der Mikrowelle übertrifft. Eine Steigerung der Gewebetemperatur ist auch durch Ultraschallbehandlung herbeizuführen.

Infiltrationstherapie

Die Wirkungsweise der Lokalanästhetika besteht in einer zeitlich begrenzten Unterbrechung der Leitungsanordnung zwischen peripheren Schmerzrezeptoren und dem Gehirn als Zentralorgan. Die Depolarisation — der Erregungsablauf über den Nerv — wird blockiert und die Empfindung Schmerz verhindert. Oft tritt schon bei einmaliger Infiltration von Lokalanästhetika oder sklerosierenden Lösungen an die bei den meisten Kreuzschmerzpatienten identischen „Trigger points" schlagartig Erleichterung auf. Bei radikulären Läsionen: paravertebrale Blockade der betroffenen Wurzel.

Technik:

3 cm lateral des entsprechenden Dornfortsatzes wird eine Nadel in der paramedianen Ebene bis zum Kontakt mit dem Transversalfortsatz eingeführt, dann etwas zurückgezogen und in kaudaler Richtung weitergeschoben. Beim Auftreten von Parästhesien im entsprechenden Segment werden 5—10 ml des Lokalanästhetikums (z. B. Impletol®) infiltriert.

Extensionsbehandlung

Die Streckbehandlung der Wirbelsäule ist als Zusatztherapie bei radikulären Schmerzsyndromen geeignet.

Für die Extension der Lendenwirbelsäule wird der Gewichtszug an den Beckenkämmen befestigt. Dauer und Gewicht werden entsprechend der Reaktion des Patienten individuell angepaßt, wobei sich eine schrittweise Steigerung als günstig erwiesen hat. In vielen Fällen führt die Extension zur Dekompression der mechanisch irritierten Nervenwurzel und in Kombination mit anderen segmental angreifenden Therapieformen (Infiltration, Massage, Segmentmassage) zur Beschwerdefreiheit.

Akupunktur

Die Akupunktur ist heute auch in der westlichen Welt des kausalanalytischen medizinischen Denkens eine weitgehend anerkannte Methode. Die Kluft zwischen den quantitativen Normen der modernen analytischen Medizin und den qualitativen Normkonventionen der induktiv-synthetischen Wissenschaften Chinas erforderte allerdings die Ausarbeitung einer auf neurophysiologischen Erkenntnissen aufgebauten theoretischen Basis der Akupunktur und die Erforschung der Interaktion zwischen nozizeptiven und therapeutischen Afferenzaktivitäten.

Für den Wirkungsmodus der Akupunktur gibt es heute verschiedene Interpretationen: Eine der lebhaft diskutierten Theorien über die Schmerzbekämpfung durch Stiche in die Haut beschrieben Melzack und Wall. Sie geben an, daß chronische Schmerzen über eine spinale „Kontrollschleuse" durch akute Schmerzafferenzen unterdrückt werden können (Gate-Control-Theorie).

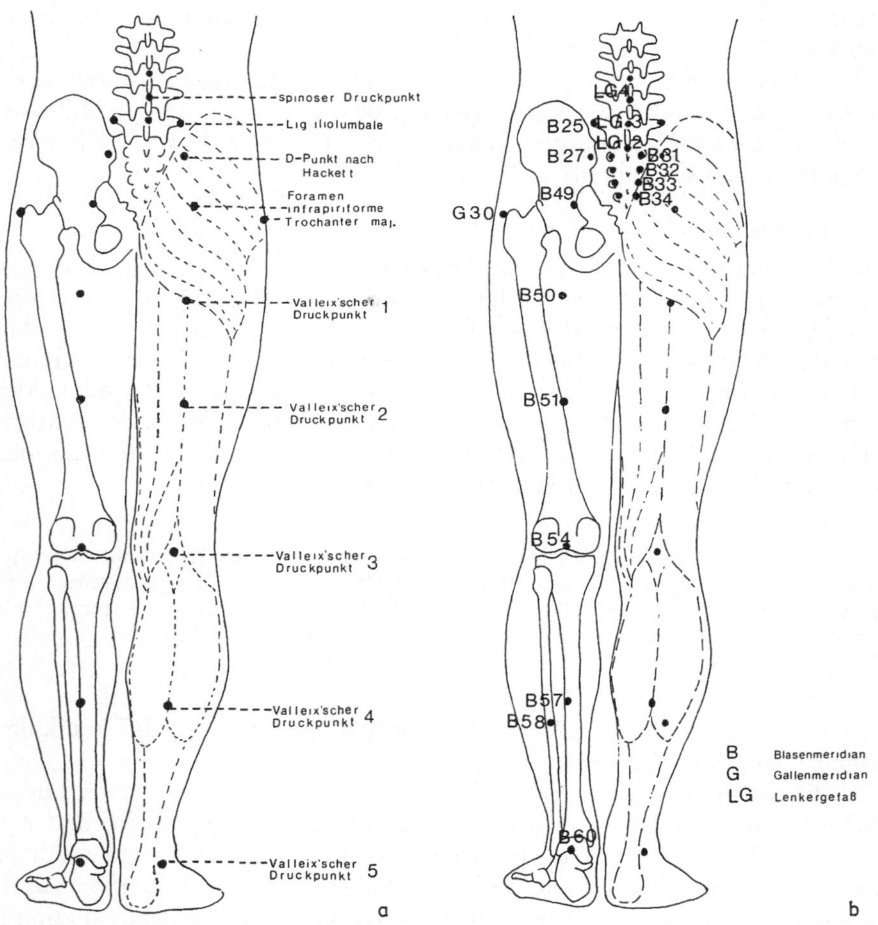

Abb. 102. *a* Typische Schmerzpunkte bei Erkrankungen im Lumbosakralbereich, *b* Häufig verwendete Akupunkturpunkte bei Erkrankungen im Lumbosakralbereich. — Aus: Grill, F., Polt, E., Tilscher, H.: Orthopädische Praxis **13**, 457 (1977)

Die Behandlung von vertebragenen Syndromen mittels Akupunktur scheint vor allem bei Patienten mit akutem Schmerzverlauf zu guten Erfolgen zu führen. Auffallend ist in diesem Zusammenhang die Identität gewisser klassischer Akupunkturpunkte mit typischen schmerzhaften Strukturen im Lenden-Becken-Hüft-Bereich, wie sie bei Lumbalsyndromen immer wieder angetroffen werden. Das Schmerzmuster dieser Maximalpunkte erlaubt eine subtile Differenzierung der Beschwerden.

Als therapeutische Konsequenzen ergeben sich:

— Nadelung jener regionalen Akupunkturpunkte, die druckschmerzhaft sind
— Berücksichtigung der Meridianphysiologie, des Polaritätsprinzipes von Yin und Yang und der Modalitäten (hormonelle Faktoren, vaskuläre Komponenten, depressive Stimmungslage)

Manuelle Therapie

Die Manipulationstherapie stellt das Bindeglied zwischen der Reflextherapie im Segment und der Krankengymnastik als der spezifischen Therapie von Störungen der Motorik dar. Sie ist das wirksamste und direkteste Mittel in der Behandlung von Blockierungen der Gelenkfunktion (Lewit). Da die Mehrzahl aller vertebragenen Schmerzsyndrome auf funktionelle Störungen zurückzuführen ist, werden die aus den empirischen Methoden der Chiropraktoren und Osteopathen entstandenen manuellen Techniken in die vorderste Reihe der Behandlungsmöglichkeiten etabliert.

Die manuelle Therapie umfaßt drei Techniken:

a) Weichteiltechnik: z. B. Querdehnung der Muskulatur, Efflorage.
Indikation: Akute Lumbalgie mit muskulärem Hartspann.

b) Mobilisation: Passives Bewegen zweier Gelenkpartner im physiologischen Gelenkraum.
Indikation: folgt der Weichteiltechnik bei akuten Schmerzzuständen und geht der Manipulation bei harten Blockierungen ohne freie Richtung voraus.

c) Manipulation: Zunächst wird das Gelenk in Vorspannung gebracht, d. h. die Grenze des physiologischen Raumes erreicht. Aus dieser Extremstellung erfolgt dann im Augenblick der vollkommenen Entspannung des Patienten ein kurzer Stoß = Gelenkknacken, nach Terrier kurzfristiger Einbruch in den paraphysiologischen Raum. Wesentlich dabei ist, daß die Manipulation niemals gegen eine Schonhaltung, d. h. in die Richtung des reflektorischen Schmerzes, durchgeführt wird.
Indikation: Blockierung.
Kontraindikationen: Als absolute Kontraindikationen gelten Tumoren, traumatische Veränderungen, Entzündungen, angeborene Störungen (wie Spina bifida, Blockwirbel oder Os odontoideum).
Relative Kontraindikationen der Manipulation sind vor allem Hypermobilität, Osteoporose sowie akute Schmerzsyndrome mit ausgeprägtem muskulären Hartspann.

Operative Therapie

Die Indikation zur operativen Behandlung des vertebragenen Lumboischialgiesyndroms ist begrenzt. Erst nach einer zumindest einige Wochen lang durch-

geführten erfolglosen konservativen Therapie sind bei bestehenden radikulären oder spinalen Symptomen operative Maßnahmen in Erwägung zu ziehen.
Der Operation geht eine die Massivität und Lokalisation der Bandscheibenhernie bestimmende Myelo- oder Peridurographie voraus.
Als absolute Indikation zur Operation sind vor allem Schmerzen, schwere Paresen mehrerer Muskelgruppen und eine bestehende Kaudaläsion anzusehen. Rezidivierende und therapieresistente Ischialgien gelten als relativ indiziert.

Methode der Wahl ist die erweiterte *interarkuäre Extraktion*. Nach einer übersichtlichen Darstellung der hinteren Wirbelbogenanteile wird das zwischen den Bögen liegende Ligamentum flavum gefenstert. Mit der Knochenstanze wird von den benachbarten Wirbelbögen noch etwas Knochen weggenommen und dadurch das Fenster vergrößert. Nun wird die Nervenwurzel dargestellt und ihre Spannung geprüft. Mit geeigneten Instrumenten (Faßzange, scharfer Löffel) wird das betroffene Bandscheibengewebe dann unter Schonung von Dura und Wurzeln total ausgeräumt.
Bei einer Stenose des Recessus lateralis wird durch die zusätzliche mediane Arthrotomie und Foraminotomie eine möglichst breite Dekompression der gereizten Wurzel erreicht (Benini).

In manchen Fällen kann die halbseitige oder totale Resektion eines Wirbelbogens erforderlich werden (*Hemilaminektomie* oder *Laminektomie*).
Die mancherorts geübte Methode, lediglich das prolabierte Bandscheibengewebe zu entfernen und auf die totale Ausräumung des Zwischenwirbelraumes zu verzichten, birgt die Gefahr von Rezidiven und sollte zugunsten des geschilderten Verfahrens verlassen werden.

Die vorgenannten Methoden beseitigen lediglich das „Symptom der Wurzelreizung", während die Lockerung im Bewegungssegment und mit dieser eventuell verbundene Beschwerden unberücksichtigt bleiben (Junghanns). Viele namhafte Autoren (Krayenbühel, Junghanns, Cloward, Steward, Harris und Smith) befürworten daher eine der Bandscheibenentfernung folgende ausreichende Stabilisierung des Bewegungssegmentes, wie sie beispielsweise durch *interkorporale Wirbelverblockung* erreicht werden kann.

Eine weitere Technik zur Beseitigung der Lockerung des Bewegungssegmentes ist die *Chemonukleolyse:* die chemisch induzierte Höhenminderung des Zwischenwirbelraumes durch enzymatische Auflösung des Nucleus pulposus mit Chymopapain.
Das proteolytische Enzym führt zur raschen Hydrolyse der bindegewebsfreien Grundsubstanz des Gallertkernes, wobei die Affinität zwischen Chymopapain und Nucleus pulposus durch die positive Ladung von Chymopapain und die negative Ladung der Mukopolysaccharide erklärt zu sein scheint (Stern und Smith, zit. nach McCulloch). Dem Chymopapain ähnliche Eigenschaften werden Trasylol und Periston zugeschrieben.
Der therapeutische Effekt der genannten Substanzen beruht auf der durch die Höhenreduktion der Bandscheibe erzielten Fixation der Bewegungseinheit.
Die Chemonukleolyse wird unter sterilen Kautelen im Operationssaal in Lokalanästhesie unter Bildwandlerkontrolle durchgeführt. Vor der Instillation

von Chymopapain soll eine Diskographie mit wäßrigem Kontrastmittel die Position der Nadelspitze verifizierten und die klinische Diagnose bestätigen.

Die in vielen Fällen guten Erfolge der Chemonukleolyse bestätigen diese Technik als durchaus gangbaren Weg. Bei bereits bandscheibenoperierten Patienten und solchen mit spinaler Stenose ist ihr Effekt allerdings gering.

2. Spondylolisthese

Bei jeder Verschiebung des kranialen Wirbels gegenüber seinem kaudalen Partner ist zwischen der echten Spondylolisthese (mit Spondylolyse) und der sogenannten Pseudospondylolisthese (Wirbelgleiten ohne Spalt im Zwischengelenkstück) zu unterscheiden.

Newman unterscheidet nach *Pathogenese und Morphologie* fünf Formen des lumbalen Wirbelgleitens:

a) kongenitale Spondylolisthese (ohne Spondylolyse)

b) Spondylolytische Spondylolisthese (mit Lyse im Zwischengelenkstück). Nach Junghanns in 75% der Fälle bei L 5

c) Traumatische Spondylolisthese

d) Degenerative Spondylolisthese (ohne Spondylolyse bei ausgeprägter Osteochondrose und Insuffizienz der Wirbelgelenke. In der Mehrzahl der Fälle bei L 4)

e) Pathologische Spondylolysthese (Tumoren, Morbus Paget, Entzündungen u. a.)

Spondylolisthesen im Bereich der Halswirbelsäule (C 6, C 7) sind äußerst selten.

Als pathogenetisch zugrundeliegender Mechanismus des lumbalen Wirbelgleitens ist die ventral vom Mittelpunkt des 4. und 5. Lendenwirbelkörpers verlaufende Wirbelsäulenachse und die sich daraus ergebende nach ventral gerichtete Gleittendenz dieser Wirbelkörper anzusehen.

Schematische Darstellung der Pathogenese der seitlichen Wirbelbogenunterbrechung (nach Zippel und Runge):

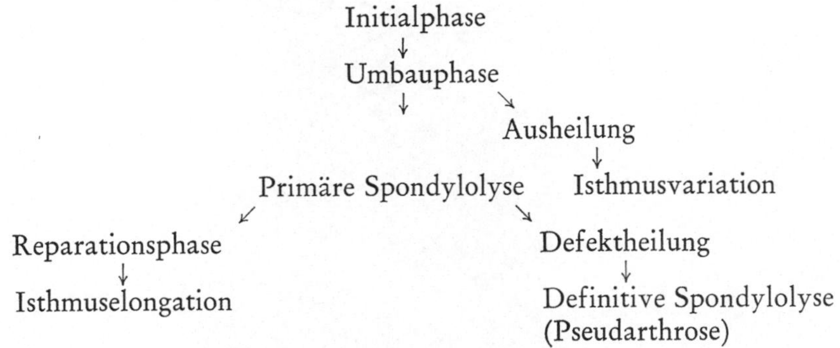

Es ist nicht eindeutig geklärt, ob es sich bei der Spondylolyse um eine Umbauzone oder um eine angeborene Störung der Ossifikation handelt. Nach neueren Untersuchungen werden die feingeweblichen Merkmale der seitlichen Wirbel-

bogenunterbrechung als Ermüdungsfraktur mit Neigung zu pathologischer
Konsolidation und Übergang in eine fibrös-knorpelige Pseudarthrose inter-
pretiert.

Klinik

Die Häufigkeit der Spondylolyse liegt bei 5—6%, die der Spondylolisthese
bei 2—3% (Taillard). Die klinische Symptomatik der Veränderung bleibt im
allgemeinen bis zum Beginn des Erwachsenenalters dürftig, wenn auch eine
Ischias beim Jugendlichen an das Vorliegen eines lumbalen Wirbelgleitens
denken läßt.
Erstmalige Beschwerden treten in der Regel zwischen dem 20. und 40. Lebensjahr auf. Noch vor diesem Zeitraum ist der Gleitprozeß zumeist abgeschlossen.
Wurzelsymptome sind selten, häufiger wird über Kreuzschmerzen und rasche
Ermüdung geklagt. Die Rückenmuskulatur ist verkürzt und verspannt, die
Kyphosierung der Brustwirbelsäule oft abgeflacht. Das Gesäß tritt stärker
hervor. In fortgeschrittenen Fällen ist eine sicht- und tastbare Stufenbildung
des Dornfortsatzes im unteren Abschnitt der Lendenwirbelsäule festzustellen.

Röntgen

Die Lyse ist im Seitenbild und in der 45°-Aufnahme erkennbar. Der
Wirbelkörper mit dem vorderen Teil des Bogens, den Quer- und oberen
Gelenkfortsätzen gleitet nach ventral, während die dorsalen Anteile des Wirbels unverändert an der Stelle bleiben. Der Gleitweg beträgt normalerweise
10—15 mm.

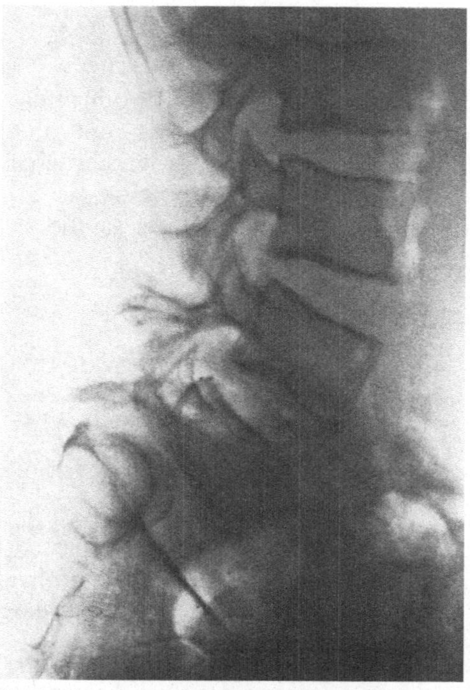

Abb. 103. Spondylolisthesis des 5. Lendenwirbels bei 12jährigem Knaben. Abgleiten um
halbe Wirbelbreite über S 1. Klinisch besteht eine Hüftlendenstrecksteife

Therapie

Die Behandlung des Wirbelgleitens ist in erster Linie *konservativ*. Neben der oft notwendigen Verordnung eines Mieders und isotonisch-isometrischen Übungen zur Kräftigung der Rückenmuskulatur kommen jene therapeutischen Maßnahmen in Betracht, die dem Orthopäden zur Behandlung lumbaler Schmerzsyndrome zur Verfügung stehen (siehe bei Lumbalgie — Ischialgie, S. 303). Die Möglichkeit eines fortschreitenden Gleitprozesses macht darüber hinaus regelmäßig Kontrollen erforderlich.

Operativ: Bei fortschreitendem Wirbelgleiten, erfolgloser konservativer Therapie oder neurologischen Ausfallserscheinungen sind operative Methoden angezeigt:

a) Wurzeldekompression bei radikulärer Läsion
b) Spondylodese
c) Resektion des Wirbelbogens (Gill et al., Cedell und Wiberg).

Lumbosakraler Übergang — Kreuzdarmbeingelenke

Eine besondere Bedeutung kommt dem lumbosakralen Übergang als Ausgangspunkt von funktionellen und morphologischen Störungen zu. Die variablen Positionen von Lendenwirbelsäule und Kreuzbein zueinander und damit die statischen Verhältnisse im Lumbosakralbereich werden durch mehrere Winkel definiert:

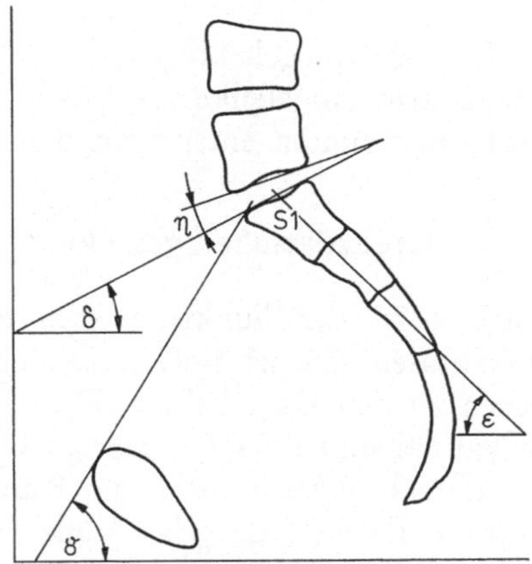

Abb. 104. Winkel im Lumbosakralbereich. γ = Beckenneigungswinkel, δ = Kreuzbeinbasiswinkel, η = Winkel der letzten Bandscheibe, ε = Kreuzbeinneigungswinkel. — Aus: Ravelli, A.: Zur Benennung der Winkel im Lumbosakralbereich. Z. Orthop. **113**, 847 (1975)

— Beckenneigungswinkel γ (durchschnittlich 60°)
— Kreuzbeinbasiswinkel δ (nach Leger bei Männern durchschnittlich 39°, bei Frauen 32°)
— Winkel der Kreuzbeinneigung ε (Winkel der Achse von S 1 und der Horizontalen, nach Liechti durchschnittlich 42°)
— Winkel der präsakralen Bandscheibe η (Winkel zwischen Unterfläche von L 5 und Oberfläche der Kreuzbeinbasis, durchschnittlich 15—20°).

Beckentypen

Die Klassifizierung der sogenannten Beckentypen (Gutmann und Erdmann) erfolgt unter Zuhilfenahme des Kreuzbeinbasiswinkels und des Kreuzbeinneigungswinkels, wodurch eine enge Beziehung zu Anomalien des lumbosakralen Überganges gegeben ist.

a) Hohes Assimilationsbecken (Lockerungsbecken)

— 4. Bandscheibe oberhalb der Verbindungslinie beider Beckenkämme
— Kreuzdarmbeingelenke sagittal eingestellt
— Kreuzbeinbasiswinkel verringert
— Kreuzbeinneigungswinkel vergrößert

Klinische Bedeutung:

— Hypermobilität der Synchondrosen
— Überlastung des Ligamentum iliolumbale
— Leistenschmerzen (Dermatom L 1, entspricht Projektionsschmerz des Iliolumbalbandes)
— Vorzeitige Degeneration der letzten Bandscheibe

b) Horizontales Becken (Überlastungsbecken)

— 4. Bandscheibe unterhalb der Verbindungslinie beider Beckenkämme
— Sakrum annähernd horizontal stehend
— Kreuzbeinbasiswinkel vergrößert
— Kreuzbeinneigungswinkel verringert

Klinische Bedeutung:

— Überlastung der Hüft- und Kniegelenke
— Blockierung der Kreuzdarmbeingelenke
— Projizierter Ausstrahlungsschmerz entsprechend den Dermatomen L 5/S 1

Kreuzdarmbeingelenke

Die Articulatio sacroiliaca ist der Funktion nach eine Synchondrose. Die oberen drei der fünf sakralen Wirbel liefern in der Facies auricularis die Druckübertragungsflächen zu den Darmbeinen. Die Gelenkflächen konvergieren in der Regel nach kaudal und dorsal. Kräftige Bandverbindungen (Ligg. sacroiliaca ventralia et dorsalia) vermindern die Rumpflast auf die Gelenkflächen. Das Ligamentum iliolumbale, das vom Processus costarius des 5. Lendenwirbels zu den Darmbeinkämmen zieht, überträgt einen Teil der Rumpflast auf die Hüftbeine. Bei sagittal eingestellten Kreuzdarmbeingelenken, wie sie häufig beim Assimilationsbecken zu finden sind, kommt es zur Überlastung des Iliolumbalbandes auf Grund der in diesem Fall gegebenen Hypermobilität des Kreuzbeines.
Bei aufrechtem Stand liegt die Achse des Kreuzbeines schräg von ventralkranial nach dorsal-kaudal mit variablem Neigungswinkel. Bewegungen in den Kreuzdarmbeingelenken sind nur passiv um eine quere Achse in Höhe des zweiten Sakralwirbels möglich (Nutationsbewegungen). Dabei gleitet der proximale Anteil (S 1) nach ventral-kaudal, der distale Anteil nach dorsal. Die Bewegung des distalen langen Hebelarmes nach dorsal wird durch die

sakrotuberalen und sakrospinalen Bänder gebremst. Gleichzeitig findet beim Gehen eine Rotationsbewegung um eine senkrechte Achse statt, wobei das Kreuzbein bei Belastung des rechten Beines nach links rotiert.

1. Funktionelle Störungen

a) Blockierung

Ursachen: Den häufig anzutreffenden Blockierungen der Kreuzdarmbeingelenke liegen zumeist Überlastungen, Fehlbelastungen und Traumen zugrunde.

Klinik

— Ausstrahlungsschmerzen (Dermatom L 5 und S 1 — kein Wurzelsyndrom, sondern Projektionsschmerz!)
— Schmerzen beim Liegen auf der blockierten Seite
— Umschriebene Schmerzpunkte über dem betreffenden Gelenk (Spina iliaca dorsalis cranialis)
— Homolaterale Glutäalmuskulatur hypoton, Hypertonus der Gegenseite
— Tastbare Kontrakturen des M. iliacus und der Adduktoren auf der Seite der Blockierung (Lewit und Kubis)

Diagnose

Hyperabduktionstest nach Patrick:

Dabei wird ein Bein gestreckt, das Bein der zu untersuchenden Seite im Kniegelenk gebeugt und abgespreizt. Der Fuß des gebeugten Beines bleibt am Innenrand des Kniegelenkes des anderen Beines abgestützt. Die kontralaterale Beckenseite wird mit der Hand fixiert. Unter normalen Umständen erreicht das abgespreizte Knie fast die Unterlage. Bei Blockierung des homolateralen Kreuzdarmbeingelenkes ist der Abstand deutlich vergrößert.
Da der Hyperabduktionstest infolge des Adduktorenspasmus auch bei einer Koxarthrose positiv ist, muß diese durch die Prüfung der Innenrotation des Hüftgelenkes ausgeschlossen werden. Die Innenrotation ist bei Erkrankungen des Hüftgelenkes dem Kapselmuster entsprechend als erste Bewegung eingeschränkt. Ist sie nicht oder nur unwesentlich behindert, liegt eine Kreuzdarmbeingelenksblockierung vor.

Federungstest:

Der Patient befindet sich in Bauchlage. Der Untersucher legt die Finger einer Hand über das entsprechende Kreuzdarmbeingelenk, die andere Hand umfaßt die Darmbeinschaufel von ventral her und federt mit kurzen Stößen nach dorsal. Bei einem blockierten Kreuzdarmbeingelenk tasten die über der Fuge liegenden Finger das zu erwartende federnde Gelenksspiel nicht.

b) Beckenverwringung

Die Pathogenese der Verschiebung des Kreuzbeines gegenüber den Hüftbeinen ist unklar. Tilscher nennt als wesentlichen Faktor einen Hypertonus des M. iliopsoas. Cramer sieht die Ursache in einer asymmetrischen Nutation und Rotation des Kreuzbeines gegenüber beiden Hüftbeinen.

Klinik

— Beckenschiefstand und variable Beinlängendifferenz

Auf einer Seite stehen der dorsale Darmbeinkamm und die Spina iliaca dorsalis cranialis tiefer als auf der Gegenseite, während ventral der gleichseitige Darmbeinkamm und der vordere Darmbeinstachel die Gegenseite überragen. Auf der Seite der tieferstehenden Spina iliaca dorsalis cranialis wölbt sich das Gesäß etwas stärker nach hinten vor.

Vergleicht man die Beinlänge des liegenden Patienten an den Innenknöcheln, zeigt sich häufig eine Beinlängendifferenz. Das kürzere und meist außenrotierte Bein liegt dabei auf der Seite des hinten tieferstehenden Darmbeinstachels. Setzt sich der Patient mit gestreckt bleibenden Beinen auf, ist an den Innenknöcheln ein genau gegenteiliges Verhalten festzustellen.

— Vorlaufphänomen

Der Patient steht aufrecht mit dem Rücken zum Arzt. Die Daumen des Untersuchers palpieren die hinteren Darmbeinstacheln. Das Vorlaufphänomen ist positiv, wenn die ursprünglich tiefergelegene Spina iliaca dorsalis cranialis beim Vorbeugen des Rumpfes nach kranial wandert und schließlich den ursprünglich höherstehenden hinteren Darmbeinstachel überragt.

— Hypertonus des Musculus iliopsoas

Die Behandlung der funktionellen Störungen der Kreuzdarmbeingelenke umfaßt intraartikuläre Infiltrationen, Mobilisation und Manipulation, Infiltrationen der Maximalpunkte und krankengymnastische Übungen zur Lockerung des kontrakten Ilipsoas und der Adduktoren.

2. Morphologische Veränderungen

a) Ostitis condensans ilii
(Iliitis condensans, Hyperostosis triangularis ilii)

Definition

Knochenverdichtung im Bereich der an das Kreuzbein angrenzenden Stellen des Darmbeines (vordere Ilium-Gelenkecke), zumeist begleitet von Kapsel- oder Bandverknöcherungen und Verschmälerung des Gelenkspaltes.

Ätiopathogenese

Die Ätiologie der Erkrankung ist unbestimmt. Dihlmann nennt als Ursache der Verdichtungszone statisch-adaptive Faktoren im Sinne einer dauernden asymmetrischen Lastübertragung („sakroiliakales Streßphänomen"). Auch Schubert hält eine veränderte Statik des Beckenringes im Gefolge von Schwangerschaften, Traumen, Knochenanomalien oder orthopädischen Leiden, wie Skoliose und Koxarthrose, für wahrscheinlich. Ferner werden erbliche, endokrine und entzündliche Komponenten sowie ätiologische Zusammenhänge mit der Spondylitis ankylopoetika diskutiert.

Klinik

Die Erkrankung betrifft überwiegend Frauen zwischen dem 20. und 50. Lebensjahr. Doppelseitiges Auftreten ist häufig. Die klinische Symptomatik ist spärlich, zumeist wird die Ostitis condensans ilii als röntgenologischer Zufallsbefund entdeckt. Subjektive Beschwerden bestehen in tiefen Kreuzschmerzen oder ischialgiformen Ausstrahlungen an der Ober- und Unterschenkelrückseite. Selten wird einseitiges Hinken beobachtet.

Röntgen

Dreieckige homogene oder inhomogene Sklerosierungszone zumeist im kaudalen Abschnitt der Articulatio sacroiliaca mit überwiegendem Befall des Darmbeines. Manifestation am Kreuzbein in 48⁰/₀ der Fälle (Dihlmann).

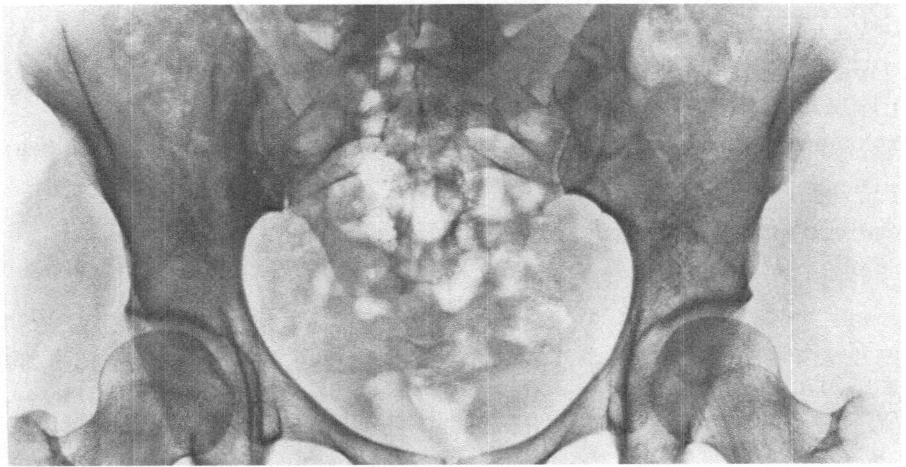

Abb. 105. Ostitis condensans ilii rechts

Therapie

Beseitigung der statischen Störung, Intraartikuläre Infiltrationen, Stützende Orthesen.

b) Morbus Bechterew

c) Bakterielle Entzündungen (spezifisch: Tbc, Lues, Brucellose)

d) Abakterielle Entzündungen (Psoriasis-Arthritis, chronische Polyarthritis, Lupus erythematodes, Morbus Reiter, Gicht)

e) Tumoren

Kreuz- und Steißbein

Anatomie

Das dreieckig gestaltete Os sacrum entsteht durch Verschmelzung von fünf Wirbeln. Die Nahtstellen der Wirbelkörper sind auf der Ventralseite des konkav gekrümmten Kreuzbeines als Lineae transversae erkennbar. Von den Bögen der verschmolzenen Wirbel wird der Sakralkanal umschlossen, der sich nach distal im Hiatus sacralis, nach dorsal und ventral in den Foramina sacralia öffnet. Die Gelenkflächen mit den Darmbeinen haben die Form einer Ohrmuschel und werden als Facies auricularis bezeichnet.

21*

An das Kreuzbein schließen meist vier rudimentäre Steißwirbel an, die das Os coccygis bilden.

1. Morphologische Störungen

a) Formanomalien

— Zystische Erweiterung der Foramina sacralis
— Defekte des dorsalen Bogenschlusses (Hiatus sacralis totalis)
— Erweiterungen des Sakralkanals (Megakauda, intrasakrale Meningozelen)
— Verengung des Sakralkanals
— Diastematomyelie
— Veränderung der Kreuzbeinkrümmung
— Hypoplasie, Aplasie, kaudales Regressionssyndrom

b) Entzündungen

Osteomyelitis (Pfählungsverletzungen, Dekubitalulzera, Operationstraumen).

c) Tumoren

Riesenzelltumoren, Chordome, Chondrome, Hämangiome, Metastasen.

2. Funktionelle Störungen

Kokzygodynie

Vorwiegend bei Frauen nach Traumen und schweren Geburten. Typische klinische Merkmale sind eine hyperalgetische Zone über dem Kreuzbein, starker Druckschmerz über der Steißbeinspitze und Schmerzen nach längerem Sitzen.

Therapie:

Manuelle Mobilisation des Steißbeines. Operative Resektion nur bei äußerst hartnäckigen Fällen.

XVI. Thorax

A. Primäre (angeborene) Knochenveränderungen

1. der Rippen:
— Aplasien, häufiger Hypoplasien
— Synostosen
— Bifurkationen (Luschkasche Gabelrippe)
— Diskontinuitäten (quere Spaltbildungen)
— Abweichungen von der physiologischen Krümmung

2. des Brustbeines:
— Aplasien (selten)
— Hypoplasien (vorwiegend Processus xiphoideus betroffen)
— Spaltbildungen
— Abweichungen von der physiologischen Form

3. der Rippen und des Brustbeines:

Trichterbrust
(Pectus excavatum, Pectus infundibiliforme)

Definition

Angeborene trichterförmige und meist symmetrische Brustkorbdeformität im Sinne einer Hemmungsmißbildung.

Ätiologie

Dominanter Erbgang.

Pathogenese

Die Ursache der trichterförmigen Einsenkung des Sternums und der angrenzenden Rippenpartien dürfte in einer Wachstumsstörung der vorderen Thoraxwand zu sehen sein (Idelberger). Der Scheitelpunkt der Konkavität liegt zumeist in der unteren Hälfte des Brustbeines. Art und Ausprägung der Deformität sind variabel. Hochgradige Einsenkungen beeinträchtigen die Funktion der Mediastinalorgane und können zur Linksverlagerung des Herzens führen.

Klinik

Die Erkrankung wird oft erst im Schulalter festgestellt. Knaben sind häufiger betroffen, familiäres Auftreten und Kombinationen mit weiteren endogenen Fehlbildungen werden beobachtet (Exner).

Die klinische Symptomatik ist in der Kindheit dürftig, sieht man von der charakteristischen Einsenkung im Sternum-Rippen-Bereich und einem häufig zu beobachtenden asthenischen Habitus der Patienten ab. Mitunter findet sich als Begleiterscheinung ein ausgeprägter Rundrücken.

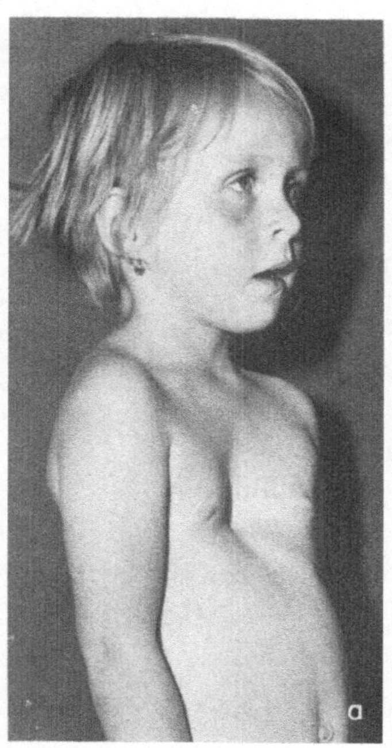
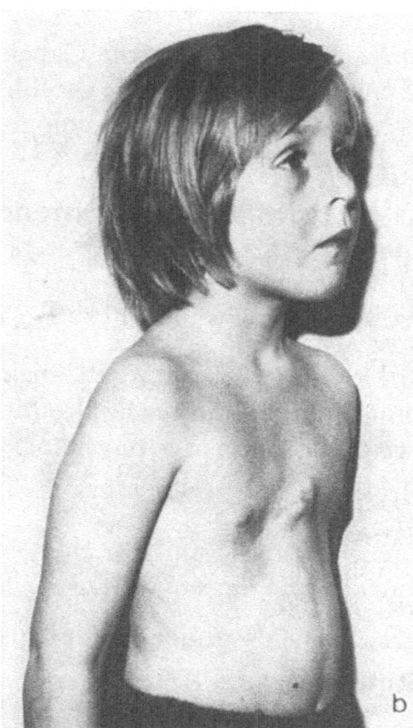

Abb. 106 *a*. Angeborene Trichterbrust
Abb. 106 *b*. Dieselbe Patientin wie in Abb. 106 *a* nach operativer Aufrichtung des Trichters

Im weiteren Verlauf können Beschwerden von seiten des Herz-Kreislauf-Systems und der Lungen auftreten. Bei schweren Fällen werden paradoxe Atembewegungen beobachtet (Gross).

Differentialdiagnose

Rinnenbrust (= Pseudo-Trichterbrust: beidseits des Sternums wulstartig vorragende Rippenknorpel bilden eine vertikale Rinne, das Brustbein erscheint dadurch in der Längsrichtung eingesunken).

Therapie

Konservativ

a) Atemgymnastik. Nach Scharll werden Musculus pectoralis maior, Musculus serratus anterior, Musculi serrati posteriores und die Schultermuskulatur einerseits sowie die geraden und schrägen Bauchmuskeln andererseits gleichzeitig als Antagonisten zur Aktion gebracht. Daraus resultiert ein „doppelter, gegeneinander gerichteter Zug an den Rippen", der „auf den Brustbeinknick im Sinne der Hebung einwirkt".

b) Krankengymnastik bei Rundrücken.

Operativ: Der operative Eingriff besteht in einer Aufrichtung der Einsenkung durch Mobilisierung des Trichters und entsprechende korrigierende Keilresektionen aus den knorpeligen bzw. knöchernen Rippenabschnitten. Das günstigste Operationsalter liegt um das fünfte Lebensjahr.
Als operative Therapie im ersten und zweiten Lebensjahr wird die Durchtrennung eines vom Schwertfortsatz zum Zwerchfell ziehenden Bindegewebsstranges empfohlen (Cotta).

Prognose

Abhängig von Tiefe und Sitz der Einsenkung. Die prognostisch günstigste Lokalisation liegt nahe am Processus xiphoideus. Je weiter kranial der Trichtertiefpunkt, desto ungünstigere Prognose.

B. Sekundäre (erworbene) Knochenveränderungen

1. Rachitis und Osteomalazie

Die rachitische *Kielbrust* (Pectus carinatum, Hühnerbrust) ist durch eine charakteristische schiffbugartige Vorwölbung des Brustbeines und der angrenzenden Rippenabschnitte gekennzeichnet. Häufig finden sich als Begleiterscheinungen ein asthenischer Habitus und Wirbelsäulenverkrümmungen. Als eindeutig rachitogen sollte die Kielbrust nur beim Vorliegen weiterer rachitischer Merkmale und bei familiärer Belastung angesehen werden (Idelberger). Differentialdiagnostisch abzugrenzen ist die sogenannte Harrensteinsche Thoraxdeformität mit unilateraler parasternaler Rippenvorwölbung, deren Ätiopathogenese ungeklärt ist (Exner).

2. Komplexe Osteopathien (renale-endokrine-enterale Osteopathien)

3. Entzündungen (Tuberkulose, Osteomyelitis, Typhus, Lues, Aktinomykose)

4. Tumoren

5. Traumen

6. Osteochondrose der Sternokostalgelenke (Tietze-Syndrom).

XVII. Das Schultergelenk

A. Allgemeines

1. Funktionelle Anatomie

Der Schultergürtel setzt sich aus sieben Gelenken zusammen, die gemeinsam an der Schulterbewegung beteiligt sind.

a) Articulatio humeri (das eigentliche Schultergelenk)

Das Schultergelenk ist das beweglichste Kugelgelenk des Körpers. Die kleine Pfanne bedeckt nur ein Drittel des Humeruskopfes. Die Kapsel ist weit, die Bänder sind verhältnismäßig schwach. Die Sicherung des Kopfes in der Pfanne ist mehr als bei anderen Gelenken den Muskeln und Sehnen überantwortet, die es vollständig umhüllen. Die Gelenkpfanne bildet eine flache, birnenförmige Schale, deren längerer Durchmesser fast vertikal steht. Durch eine ringsumlaufende Pfannenlippe (Labrum glenoidale), die als anpassungsfähiger Ringpolster am Gelenkrand die schneidende Kante beseitigt und sich dem Kopf wie ein Saugnapf anschließt, wird die Pfanne vergrößert.

Kranial strahlt in die Pfannenlippe die Sehne des langen Bizepskopfes ein. Am unteren Teil geht die Lippe, die sonst durch einen Spalt vom Gelenkknorpel getrennt ist, direkt in die Substanz des Pfannenknorpels über. Die Gelenkpfanne liegt im Mittelpunkt eines Trichters, der von Muskeln gebildet wird, die vom Rumpf und Schulterblatt kommen.

Die Gelenkkapsel ist schlaff, bei herabhängendem Arm legen sich ihre unteren Teile in Falten. An einigen Stellen, insbesondere kaudal, ist die Kapsel dünn. In der Kapsel liegt unscharf begrenzt das Ligamentum coracohumerale als Verstärkungszug, der das Herabgleiten des Kopfes verhindert. Das Schulterdach bildet mit dem Akromion, dem Korakoid und Lig. coracohumerale eine pfannenartige Aushöhlung, gegen die sich der Kopf bewegt.

Zwischen Humeruskopf und Akromion liegt die Rotatorenmanschette der Schulter. Sie besteht aus den konvergierenden Sehnenportionen des M. teres minor, M. infraspinatus, M. supraspinatus und M. subscapularis, die ein haubenförmiges Dach über dem Humeruskopf formen. Die Rotatorenmanschette hat drei Aufgaben:

— Stabilisierung des eigentlichen Humeroskapulargelenkes, um eine Kranialisierung des Humeruskopfes unter das Akromion bei Einsetzen der Deltoideusfunktion zu verhindern

— Kapselraffung und Verhütung von Einklemmungen

— Einzelfunktionen der die Manschette bildenden Muskelanteile

Der M. infraspinatus und der M. teres minor sind Außenrotatoren, der M. subscapularis ist ein Innenrotator. Der M. supraspinatus wirkt zusammen mit dem M. deltoideus als Abduktor im Schultergelenk, wobei der M. supraspinatus Starter der Abduktion ist.

Der Oberseite der Rotatorenmanschette liegt die Bursa subacromialis auf, die die Rotatorenmanschette vom darüberliegenden Akromion trennt. Diese Bursa stellt einen wichtigen Gleitschutz dar und verhindert schädigende Auswirkungen der an diesem Ort entstehenden Druck- und Reibebelastungen:
Bei der Abduktion bewegt sich das Tuberculum maius mit der Ansatzstelle des M. supraspinatus unter einem gewissen Druck gegen das Akromion. Normaler-

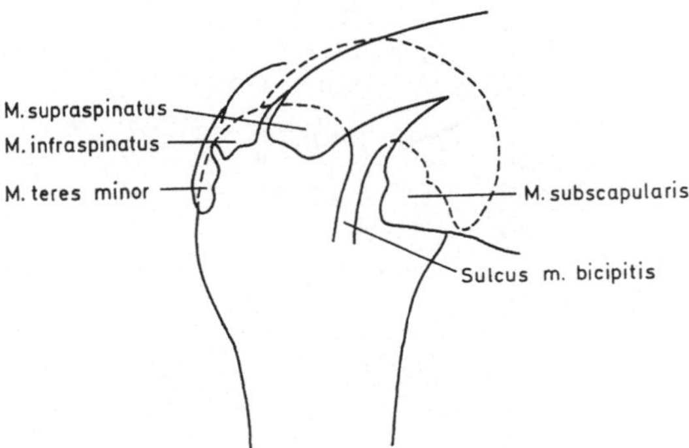

Abb. 107. Rotatorenmanschette der Schulter

weise gleitet das Tuberculum durch den Gleitschutz der Bursa subacromialis unbehindert unter dem Schulterdach hinweg. Der Humeruskopf dreht sich dabei nicht einfach in der Pfanne, sondern er muß bei einem bestimmten Abduktionswinkel nach unten gedrückt und nach außen rotiert werden, da das Tuberculum maius sonst nicht am Acromion bzw. dem Lig. coracohumerale vorbeikäme. Der große Höcker muß also gewissermaßen unter dieser Barriere hindurchtauchen, sobald der Kollisionspunkt erreicht ist. Er trifft die Sehnenplatte knapp proximal vom Knochenansatz, und zwar vorwiegend im vorderen Teil des Supraspinatusbereiches, der wegen seiner ungünstigen Zirkulationsverhältnisse eine kritische Zone darstellt. Dieser Zustand wird bei passiver Armhebung bei etwa 120° Abduktion erreicht. Da jedoch durch Muskelanspannung (Deltoideus) der Humerus angehoben wird, bedarf es bei der aktiven Abduktion bis zu diesem Kontakt nur 90°, bei innenrotiertem Arm sogar nur 60°.
Die Armhebung erfolgt durch synchrone Aktion des Deltamuskels, der den Humeruskopf gleichzeitig nach oben gegen das Akromion stemmt, und der sogenannten Rotatorenmuskeln, von denen besonders Supra- und Infraspinatus den Kopf nach unten in die Pfanne drücken. Die Armhebung ist vom Gleichgewicht dieser Muskelaktion abhängig. Bei Ausfall der Rotatoren, etwa durch eine ausgedehnte Sehnenruptur, vermag der Deltoideus allein den Arm nicht zu heben, da der Zug nach unten fehlt und der hochstehende Kopf deshalb nicht unter dem Akromion durchtreten kann.

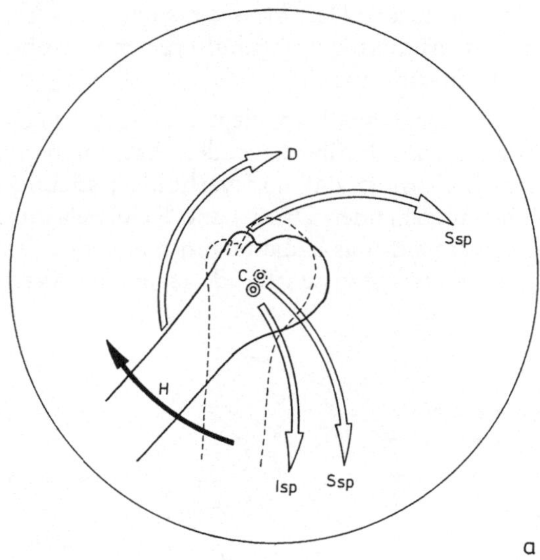

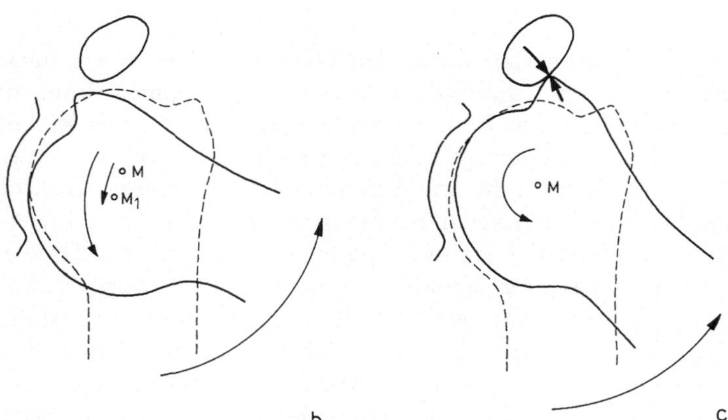

Abb. 108. Funktion und Zusammenwirken der Muskeln der Rotatorenmanschette und des M. Deltoideus: *a* Der M. Supraspinatus (*Ssp*) abduziert den Humeruskopf und fixiert ihn in der Pfanne. Der M. Infraspinatus (*Isp*) und der M. Subscapularis (*Ssc*) adduzieren und senken den Humeruskopf. Der M. Deltoideus wirkt als Abduktor
b Der Drehmittelpunkt des Humeruskopfes wandert bei der Abduktion des Oberarms nach kaudal, um den Durchgang der Tuberositas majus unter dem suprahumeralen Bogen zu ermöglichen. Neben der Senkung des Humeruskopfes kommt es auch zu einer Rotation
c Bei Schwächung der Rotatoren überwiegt die Funktion des M. Deltoideus, der Drehmittelpunkt des Humeruskopfes wandert höher

Eine weitere Besonderheit der Articulatio humeri besteht darin, daß die Gelenkhöhle von der langen Bizepssehne durchzogen wird, die im oberen Pol der Gelenkpfanne ansetzt. Sie zieht horizontal durch das Gelenk und taucht schließlich im rechten Winkel in den Sulcus intertubercularis des Humeruskopfes ein. Hier wird die Sehne von einer Ausstülpung der Gelenkkapsel begleitet, welche die Rolle einer Sehnenscheide spielt. Sehnige Fasern überbrücken den Sulcus intertubercularis und halten die Bizepssehne fest.

b) Skapulo-Kostalgelenk

Das Schulterblatt wird hauptsächlich vom M. serratus anterior und vom M. trapezius bewegt, wobei letzterem durch seine Ausdehnung eine dreifache, verschieden gerichtete Wirkung zukommt (Zugwirkung nach kranial, medial und kaudal). Die Bewegung der Skapula erfolgt um das Akromioklavikulargelenk.
Die Bewegung von Skapula und Humerus bei der Abduktion stehen in einem bestimmten konstanten Verhältnis zueinander. Von jeweils 15° Abduktion des Armes erfolgen etwa 10° im Glenohumeralgelenk und 5° im Skapulokostalgelenk. Aufgabe der Skapula ist es, die mechanische Stabilität des Schultergelenkes und die Wirksamkeit des M. deltoideus zu gewährleisten.

c) Akromioklavikular- und Sternoklavikulargelenk

Die Skapula ist mit der Klavikula durch das Lig. coracoclaviculare und das Lig. acromioclaviculare verbunden. Während der Abduktion des Oberarmes bis 90° besteht lediglich eine Bewegung im Sternoklavikulargelenk, die zu einer Elevation der Klavikula bis 30° führt. Während der weiteren Abduktion des Humerus bis 120° erfolgt eine Rotation der Klavikula um die Längsachse. Jede weitere Abduktion des Humerus erfolgt ohne zusätzliche Elevation oder Rotation des Schlüsselbeines.

2. Regionale Diagnostik

a) Inspektion. Bei der Inspektion des Schultergelenkes ist auf Konturunterbrechungen des Muskelreliefs zu achten. Das Hervorspringen des Akromions kann durch eine Muskelatrophie, eine Subluxation des Humeruskopfes oder eine akromioklavikulare Luxation bedingt sein.

b) Bewegungsprüfung. Sie erfolgt nach der Neutral-0-Methode in Abduktion/Adduktion, Außenrotation/Innenrotation, Anteelevation und Retroelevation. Um bei der Abduktion die isolierte Beweglichkeit im Glenohumeralgelenk zu erfassen, muß die Skapulaspitze fixiert werden.
Neben der Prüfung der Beweglichkeit nach der Neutral-0-Methode hat Cyriax ein spezielles Untersuchungsmuster ausgearbeitet, das eine exakte Diagnose und Lokalisation von Schulterbeschwerden ermöglicht. Folgende Funktionen werden dabei geprüft:

— Aktive Armhebung sagittal
— Passive Armhebung sagittal
— Feststellung eines schmerzhaften Bogens (painful arc) in aktiver Abduktion
— Passive Abduktion

Tabelle 14. *Untersuchungsschema der Schulter.* Aus: Hirschfeld,

Diagnose	„Kapselmuster" (traumat. Arthr., monoartikuläre rheumatoide Arthritis, Osteoarthritis)	Akute Bursitis subdeltoidea	Acromio-clavicular-Gelenks-Zerrung	Chronische Bursitis subdeltoidea	Supra-spinatus Tendinitis
1. Aktive Armhebung	Schmerzhaft eingeschränkt	Schmerzhaft eingeschränkt	—	—	Voll schmerzhaf
2. Passive Armhebung	Schmerzhaft eingeschränkt	Schmerzhaft eingeschränkt	Voll schmerzhaft	—	Voll schmerzhaf
3. Feststellung eines schmerzhaften Bogens	—	Später ja	—	Ja	Ja
4. Passive Abduktion	Schmerzhaft eingeschränkt z. B. 45°	Stark eingeschränkt	Voll schmerzhaft	—	—
5. Passive Außenrotation	Schmerzhaft eingeschränkt z. B. 75°	Mäßig eingeschränkt	Voll schmerzhaft	—	—
6. Passive Innenrotation	Schmerzhaft eingeschränkt z. B. 20°	Mäßig eingeschränkt	Voll schmerzhaft	—	—
7. Adduktion gegen Widerstand	—	—	—	—	—
8. Abduktion gegen Widerstand	—	—	—	—	Schmerzha
9. Innenrotation gegen Widerstand	—	—	—	—	—
10. Außenrotation gegen Widerstand	—	—	—	—	—
11. Ellenbogenbeugung gegen Widerstand	—	—	—	—	—
12. Ellenbogenstreckung gegen Widerstand	—	—	—	—	—

Der Schulterschmerz und seine Behandlung. München: Schwarzeck. 1977

Infra-spinatus-Tendinitis	Sub-scapularis-Tendinitis	Bizeps-Tendinitis	Trizeps-Zerrung	Delta-muskel-schwäche	Alleinige Supra-spinatus-muskel-schwäche	Schwäche im Supra- und Infra-spinatus	Schwäche im Serratus-anterior-Muskel
Voll schmerzhaft	Voll schmerzhaft	—	—	Schmerzlos einge-schränkt	Ab 90° möglich	Schmerzlos einge-schränkt	Schmerzlos eingeschränkt 45°
Voll schmerzhaft	Voll schmerzhaft	—	—	—	—	—	—
Ja	—	—	—	—	Ja	—	—
—	—	—	—	—	—	—	—
—	—	—	—	—	—	—	—
—	—	—	—	—	—	—	—
—	—	—	—	—	—	—	—
—	—	—	—	Schwach schmerzlos	Schwach und schmerzhaft	Schwach schmerzlos	—
—	Schmerzhaft	—	—	—	—	—	—
Schmerzhaft	—	—	—	—	—	Schwach schmerzlos	—
—	—	Schmerzhaft	—	—	—	—	—
—	—	—	Schmerzhaft	—	—	—	—

— Passive Außenrotation
— Passive Innenrotation
— Adduktion gegen Muskelwiderstand
— Abduktion gegen Muskelwiderstand
— Außenrotation gegen Muskelwiderstand
— Ellbogenbeugung gegen Muskelwiderstand
— Ellbogenstreckung gegen Muskelwiderstand

c) Schmerzpalpation. Neben der Bewegungsprüfung hat sich als subtiles diagnostisches Verfahren die Feststellung der Maximalpunkte bewährt, die bei jedem Schulterschmerz geprüft werden sollten.

d) Röntgen. Als Standardaufnahmen gelten die axiale Aufnahme und die ap.-Aufnahme.

3. Regionale Therapie

a) Physikalische Maßnahmen

b) Infiltration

— Intraartikuläre Infiltration in das Humeroskapulargelenk
— Intrabursale Infiltration (die Einstichstelle liegt im Spalt zwischen Tuberculum maius und Acromion)
— Infiltration des Akromioklavikulargelenkes.

B. Spezieller Teil

1. Sprengelsche Deformität
(angeborener Schulterblatthochstand)

Definition

Angeborener, meist einseitiger Schulterblatthochstand, der häufig mit Wirbel-, Rippen- und Muskelanomalien verbunden ist.

Ätiopathogenese

Die Erkrankung ist wahrscheinlich vererbt. Neben der Kranialverlagerung des Schulterblattes ist vor allem seine Form auffällig. Die Skapula ist kleiner als normal, der Querdurchmesser ist erweitert. Der obere mediale Schulterblattwinkel ist hakenförmig ausgezogen und nach ventral-kaudal gebogen. Gelegentlich besteht eine fibröse, knorpelige oder auch knöcherne Verbindung vom Schulterblatt zur Wirbelsäule.

Klinik

Auffallend ist eine Bewegungseinschränkung des Schultergelenkes, vor allem in der Abduktion. Der Arm kann meist nicht über die Horizontale angehoben werden. Das Bewegungsdefizit ist durch Abkippung der Pfanne nach unten erklärbar.

Der Schulterblatthochstand ist oft nur Begleitsyndrom einer Entwicklungsstörung des gesamten Schultergürtels und der oberen Wirbelsäule. Häufig
finden sich daher zusätzlich Schiefhals, Schädelasymmetrie, Muskelhypoplasie,
Spaltbildungen der Wirbelkörper, Blockwirbel oder Trichterbrust. Die in
manchen Fällen vorhandenen Rippensynostosen können eine skoliotische Fehlhaltung der Wirbelsäule bewirken.

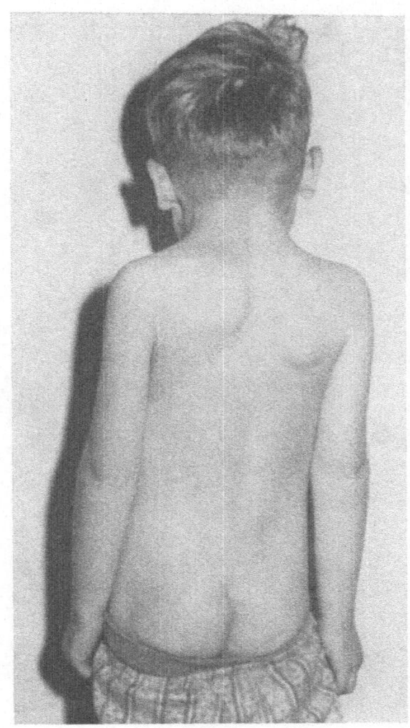

Abb. 109. M. Sprengel links, Hochstand und Schrägstellung des Schulterblattes

Röntgen

Im anterior-posterioren und seitlichen Strahlengang sind Formabweichungen
und Lageabweichungen der Skapula nach kranial charakteristisch. Eventuell
vorhandene knöcherne Verbindungen zwischen Rippen und Skapula können
leicht festgestellt werden.

Therapie

Zur Behandlung stehen nur operative Verfahren zur Verfügung. Ziel der
Operation ist es, die Funktion zu verbessern und die vorliegende kosmetische
Störung zu beseitigen. Prinzip der Operation, die am besten im Alter von 4
bis 6 Jahren durchgeführt werden sollte, ist es, das Schulterblatt nach unten
zu verschieben.
— Verfahren nach König (Teilverschiebung des Schulterblattes unter Belassung
    einer medialen Knochenspange)
— Totalverschiebung des Schulterblattes nach kaudal mit Fixation an der
    Rückenfaszie

2. Die habituelle Schulterluxation

Definition

Pathologischer Zustand, bei dem eine sonst unauffällige Schulter immer wieder
zur Verrenkung neigt.

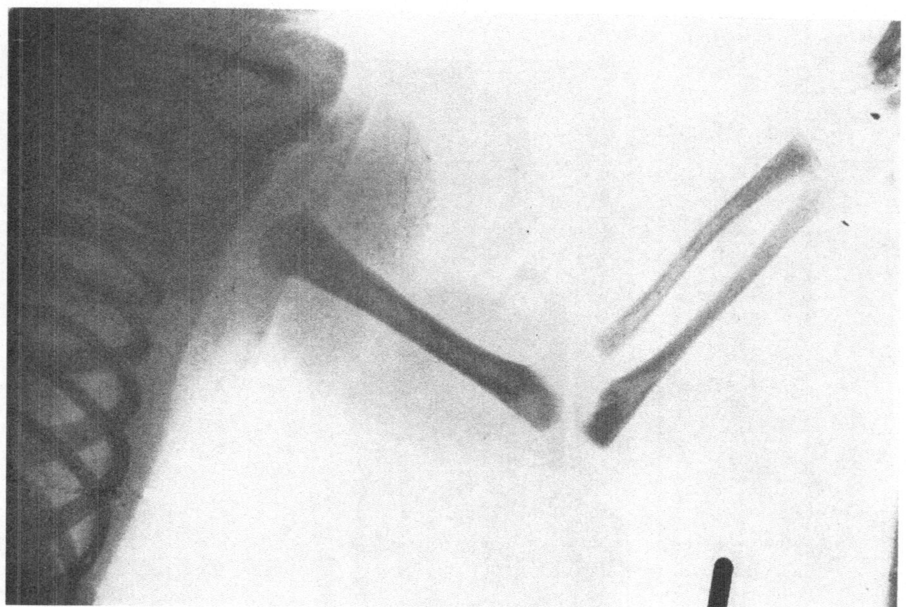

Abb. 110. Schulterluxation, neun Tage alter Säugling

Ätiopathogenese

Eine Disposition ist bei Vorliegen eines dysplastischen Schultergelenkes (Hypoplasie der Pfanne) oder bei primärer Bindegewebsschwäche (z. B. Ehlers-
Danlos-Syndrom, Marfan-Syndrom) gegeben. In der Mehrzahl der Fälle läßt
sich in der Anamnese eine traumatische Primärluxation nach einem adäquaten
Trauma nachweisen. Ausgedehnte Kapselverletzungen schaffen dabei die Voraussetzung für häufige Reluxationen.

Die Luxation ist zumeist nach ventral und kaudal gerichtet, wobei der Kopf
unter das Korakoid oder die Klavikula gerät. Dabei kommt es zu einer
Kapselausweitung und zur Bildung eines ausgedehnten Recessus subscapularis.
Zusätzlich kann auch das Labrum glenoidale verletzt werden. Hier kann es zu
einer einfachen Lockerung, aber auch zu einem Korbhenkelriß oder zum
totalen Abriß mit völliger Zerstörung des Labrum kommen. Die Ablösung
von Labrum, Kapsel und Periost wird nach dem Erstbeschreiber Bankert-
Läsion genannt.

Neben den Weichteilveränderungen findet sich auch häufig eine Eindellung
am dorsolateralen Humeruskopfrand. Es handelt sich dabei um eine umschriebene Impressionsfraktur an jener Stelle, an welcher der Humeruskopf bei
der ventralen Luxation und bei starker Außenrotation dem vorderen Pfannen-

dach anliegt. Diese Impression gilt als sogenannter „typischer Defekt", der bei Elevation des Armes eine Hebelwirkung über den unteren Pfannenrand als Hypomochlion auslösen und die Luxationstendenz unterstützen kann.

Die Instabilität der primär traumatisch geschädigten Schulter kann auch muskuläre Ursachen haben. Schon im physiologischen Zustand sind die Innenrotatoren den Außenrotatoren kräftemäßig unterlegen. Kommt eine zusätzliche Schädigung des M. subscapularis direkt oder über seine motorische Innervation bei der traumatischen Verrenkung hinzu, so kann dieses Ungleichgewicht noch deutlicher werden.

Klinik

Bei der Luxation nach vorn oder nach hinten ist die normale Schulterwölbung verschwunden, das Akromion bildet einen eckigen Vorsprung. Das Lig. coracohumerale bleibt gewöhnlich unverletzt und hält den Arm in einer federnden Abduktionsstellung. Für die habituelle Luxation ist es aber typisch, daß der Arzt den Luxationszustand nur in den seltensten Fällen sieht, da der Patient meist in der Lage ist, die Reposition selbst vorzunehmen.

Röntgen

Im Röntgenbild ist auf angeborene Defekte (Mißverhältnis zwischen Kopf und Pfanne) und traumatisch bedingte Knochenveränderungen (Skapulafraktur, Impression des Humeruskopfes, Abriß des Tuberculum maius) zu achten. Der typische Defekt läßt sich am besten in der ap-Aufnahme des leicht abduzierten und innenrotierten Humerus nachweisen.

Über den Zustand der Gelenkkapsel informiert einerseits eine Arthrographie, andererseits eine ap.-Aufnahme mit Belastung der oberen Extremität (jeweils ein 5-kg-Gewicht in jede Hand).

Therapie

Als Prophylaxe ist bei jeder traumatischen Erstluxation eine Ruhigstellung der Schulter im Desaultverband von mindestens 3 Wochen nötig. Ist eine habituelle Schulterluxation jedoch manifest geworden, kann mit einer konservativen Behandlung kein Erfolg erzielt werden. Die einzig sinnvolle Therapie der habituellen Schulterluxation ist somit die Operation. Die Indikation dazu ist etwa ab der dritten Verrenkung gegeben. Die Vielzahl der angegebenen und im Laufe der Jahre geprüften Operationsmethoden macht es unmöglich, alle Verfahren zu beschreiben. Die wichtigsten Methoden sind:

— Kapselraffungen mit Muskelplastik (Putti-Platt)
— Fesselungsoperation (Kirschner, Josef)
— Wiederherstellung des Labrum glenoidale (Bankert)
— Pfannenrandverstärkung mit Knochenspan und Transposition der Subskapularissehne (Eden, Hybinette)
— Rotationsosteotomie des Humerus nach Marti

Die Operationen der ersten Gruppe gehen von einer Störung des neuro-muskulären Gleichgewichtes aus und versuchen mit Hilfe einer Kapselraffung und Muskelansatzversetzung das Muskelgleichgewicht zu beeinflussen. Bei der Methode nach Putti-Platt wird dabei die vordere Kapsel gerafft und gedoppelt und die Subskapularissehne in ihrem Ansatz verlagert.

Die Vorschläge der Fesselungsoperationen beruhen auf dem Prinzip einer möglichst zuverlässigen Fixation des Oberarmkopfes am Schulterblatt, ohne daß dabei die ursächlichen Momente der Luxation beseitigt werden. Bei dem Verfahren nach Kirschner wird ein Faszienstreifen um das Akromion und den Oberarmkopf geführt. Bei der Methode nach Josef wird ein Faszienstreifen durch einen Bohrkanal im Oberarmkopf geleitet und um das Akromion geschlungen.

Bei der Operation nach Bankert wird das Labrum durch die Raffung der Gelenkkapsel und ihre Fixation am Pfannenrand sowie durch die Doppelung der Kapsel rekonstruiert.

Die derzeit häufigsten Verfahren sind die Spanverriegelung nach Eden-Hybinette und die Rekonstruktionen des Labrum nach Bankert. Beide Methoden bringen trotz verschiedener Technik etwa gleich gute Resultate mit einer Rezidivquote von unter 2,5%, wobei das Bankert-Verfahren den Nachteil einer verminderten Fähigkeit zur Außenrotation mit sich bringt. Beide Operationsarten sind für die Luxation nach vorn unten gedacht.

Das Verfahren von Eden hat die Beseitigung des abgeflachten Pfannenrandes durch Anhebung des unteren Randes und Unterfütterung mit einem Knochentransplantat zum Ziel. Durch Schaffung eines knöchernen Riegels soll eine Fixation erreicht werden. Darüber hinaus wird durch Verlagerung des Ansatzes der Subskapularissehne die Störung des muskulären Gleichgewichtes beseitigt. Das Einbringen des Knochenspanes ist dabei unbedingt notwendig; nach Imhäuser bleibt der Aufbiegungseffekt aber auch ohne Span bestehen.

Als relativ neues Operationsverfahren sei noch die Rotationsosteotomie des Humerus erwähnt. Bei dieser Methode wird der Humeruskopf gegenüber dem Schaft soweit nach innen rotiert, daß der „typische Defekt" auch bei maximaler Außenrotation des Armes am vorderen Pfannenrand nicht einrasten kann.

3. Periarthritis humeroscapularis
(„frozen" oder „painful shoulder", Bursitis subacromialis,
Bursitis calcarea subdeltoidea, Duplay-Syndrom)

Definition

Unter dem Begriff Periarthritis humeroscapularis (PHS) versteht man Schmerzen in der Schulterregion, die mit oder ohne funktionelle Schmerzhemmung und Bewegungseinschränkung einhergehen. Das Krankheitsbild kann durch eine Reihe unterschiedlicher Veränderungen im Bereich der Gelenkkapsel, der Sehnenansätze und der anderen periartikulären Strukturen zustande kommen. Die von Duplay geprägte Bezeichnung stellt somit einen Sammelbegriff für verschiedenste Krankheitsprozesse im Schultergelenk dar.

Ätiopathogenese

Ätiologie und Pathogenese sind noch nicht völlig geklärt. Während Duplay die Bezeichnung Periarthritis humeroscapularis ursprünglich für ein Krankheitsbild wählte, das durch Schulterschmerzen und Versteifung nach vorangegangenem Trauma gekennzeichnet ist, macht Painter Kalkablagerungen im Bereich der Bursa subacromialis im Rahmen einer primären Bursitis für das

Entstehen der Periarthritis humeroskapularis verantwortlich. Neuere pathologisch-anatomische Untersuchungen haben aber gezeigt, daß als morphologisches Substrat der Periarthritis in erster Linie degenerativ-regressive Veränderungen zu finden sind, die vor allem an mechanisch stark beanspruchten Stellen
— insbesondere in den Endsehnen des M. infra- und supraspinatus — auftreten und als Schrittmacher für die Entstehung eines tendinotischen PHS-
Syndroms angesehen werden können.

Diese degenerativen Sehnenveränderungen können alle Stadien von der
fibrinoiden Verquellung bis zur vollständigen Nekrose durchlaufen. Die vermehrte Kalziumavidität des alkalotischen nekrotischen Gewebes führt zu einer
Einlagerung von Kalksalzen, die in die benachbarten Gewebebezirke — z. B.
in die Bursa subacromialis — eindringen können und zu sekundären Reizerscheinungen führen, die klinisch unter der pathologisch-anatomisch unrichti-
gen Bezeichnung Bursitis calcarea bekannt sind.

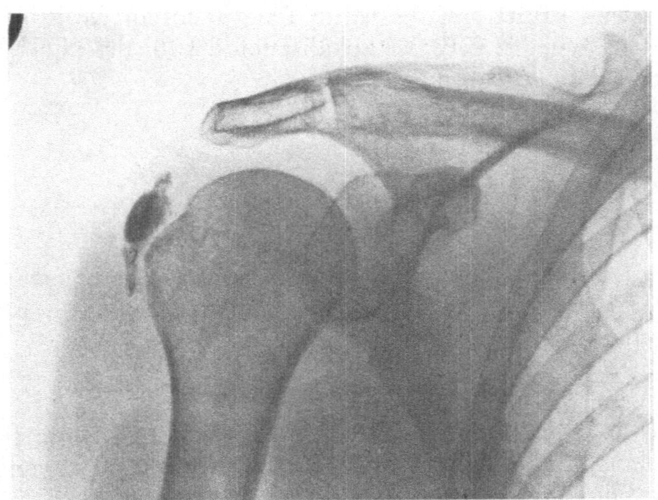

Abb. 111. Bursitis calcarea rechtes Schultergelenk

Solange der Kalkherd zentral im bradytropen Sehnengewebe sitzt und nicht
durch seine Größe zur mechanischen Behinderung wird oder rupturiert, besteht
kein Grund zu klinischen Beschwerden. Schmerzen entstehen erst dann, wenn
der Herd rupturiert und das Kalziumdepot eine akute Entzündungsreaktion
mit Hyperämie, erhöhter Oxydation und Freisetzung von Kohlendioxyd auslöst. Die alkalische Reaktion schlägt dann in eine saure (mit Absorption des
Kalziums) um. Die Schwere des klinischen Bildes hängt dabei von der Kalk-
menge ab, die in die Bursa gelangt. Schmerzen können darüber hinaus nicht nur
durch die Ruptur, sondern auch durch die Bildung eines Fremdkörpergranu-
loms um das verkalkte Material entstehen.

Als weitere Ursachen der Periarthritis humeroscapularis kommen Veränderungen der langen Bizepssehne, die Akromioklavikulararthrose und die sogenannte
Coracoiditis in Frage.

22*

Die Rolle der Arthrose des Schultergelenkes bei der Periarthritis humerscapularis ist noch nicht völlig geklärt. Während Hackenbroch die Schultergelenksarthrose für selten hält und ihr nur wenig klinisches Interesse beimißt, bestehen nach Wilde enge Beziehungen zwischen Sehnenverschleiß und Arthrose, die im Schultergelenk wesentlich häufiger vorkomme, als bisher vermutet. Wenn man bedenkt, daß die Periarthritis humeroscapularis überwiegend jenseits des 40. Lebensjahres beobachtet wird und daß sie mit zunehmendem Alter meist hartnäckiger und therapieresistenter wird, dann erscheint ein Zusammenhang Arthrose — Periarthritis wahrscheinlich.

Neben den Insertionstendinosen und den sonstigen degenerativen Sehnenveränderungen, die als eigentliche oder *primäre Formen der PHS* angesehen werden müssen, ist noch die akute Schultersteife zu erwähnen, die durch eine primäre Retraktion der Gelenkskapsel zustande kommt. Diese Kapselschrumpfung ist arthrographisch nachweisbar und entsteht zumeist im Gefolge eines Zervikalsyndroms, eines Traumas oder einer Organopathie (Herzinfarkt, Lungentumoren, Cholecystopathie). *Die akute Schultersteife* zählt man zu den *sekundären Formen der PHS.*

Zusammenfassend richtet sich bei jedem PHS-Syndrom die prinzipielle diagnostische Frage zunächst nach der Lokalisation des für das klinische Bild ausschlaggebenden pathologischen Substrates:

— Rotatorenmanschette
— Sehne des langen Bizepskopfes
— Gelenkkapsel

Klinik

Die klinische Leitsymptomatik äußert sich in Form von Schmerzen und funktionellen Störungen. Nach de Seze wird die Periarthritis in 4 Erscheinungsformen eingeteilt:

a) PHS simplex tendinotica

Klinisch sind Bewegungsschmerzen bei Abduktion und Rotation festzustellen. Fast immer besteht ein Nachtschmerz, dem Patienten ist es unmöglich, auf der erkrankten Schulter zu liegen. Die Bewegungseinschränkung ist minimal. Man unterscheidet zwei Formen:

— Supraspinatus-Syndrom

Charakteristisch ist eine schmerzhafte Abduktionsbehinderung bei freier Rotation. Im Anfangsstadium besteht oft nur eine schmerzhafte Sperre während der Abduktion, die noch überwunden werden kann („painful arc" nach Cyriax). Der Schmerz tritt in dem Augenblick auf, in dem der Schulterkopf mit dem Tuberculum maius an das Lig. coracoacromiale stößt. Durch Elevation gegen Widerstand werden die Schmerzen verstärkt. Sie treten meist bei 60° Abduktion auf und enden bei etwa 110°.

— Biceps-longus-Syndrom

Der Patient gibt seine Schmerzen vorwiegend im Bereich der vorderen Schultergrube an. Die Schmerzen wandern entlang des Sulcus intertubercularis und strahlen in den Bizepskopf aus. Die Anspannung der langen Bizepssehne ist schmerzhaft.

b) PHS acuta

Plötzlich einsetzender Dauerschmerz, der Tag und Nacht anhält und bis in die Finger ausstrahlt. Es besteht eine vollständige, schmerzbedingte Bewegungssperre.

c) PHS pseudoparalytica

Plötzlicher, meist nach einer starken Anstrengung beginnender Schmerz. Der Arm kann nicht aktiv abduziert und außenrotiert werden. Neurologische Ausfallerscheinungen fehlen, pathologisch handelt es sich um eine Sehnenruptur.

d) PHS ankylosans

Pathologisch-anatomisch besteht eine fibröse Kapselschrumpfung (Capsulitis retrahens), die eine aktive und passive Bewegungseinschränkung bedingt. Als Ursachen kommen Traumen, Ruhigstellung des Schultergelenkes, Zerviko-Brachial-Syndrom und radikuläre Störungen in Frage. Dabei ist ein charakteristischer Befund zu erheben: In allen Stadien der Erkrankung — gleichgültig ob die Bewegungseinschränkung gering oder ausgeprägt ist — findet sich eine dem Kapselmuster des Schultergelenkes entsprechende Bewegungseinschränkung. Am stärksten ist die Außenrotation, weniger die Abduktion und erst zuletzt die Innenrotation eingeschränkt.

Röntgen

Das Röntgenbild zeigt häufig Verkalkungen in den Sehnen und Sehnenansätzen (Supraspinatussehne). Wenn diese Kalkdepots gelegentlich auch als Zufallsbefunde entdeckt werden, so besteht doch kein Zweifel, daß sie bei periarthritischen Beschwerden gehäuft vorkommen. Ihre spezielle Darstellung im Röntgen gelingt im ap.-Strahlengang meist ausreichend. Weitere röntgenologisch sichtbare Veränderungen betreffen meist das Tuberculum maius (Entkalkungen).

Diagnose

Um eine exakte Diagnose stellen zu können, bedarf es einer subtilen klinischen Untersuchung, die auch die der Schulter benachbarten Strukturen miteinbezieht. Darüber hinaus muß nicht nur der Bewegungsapparat (HWS, BWS, obere Extremität, Schultergürtel), sondern auch die Möglichkeit viszeraler Organopathien (Lunge, Herz, Leber, Gefäßsystem) bedacht werden.

Klinische Analyse von Schulterschmerzen:
— Prüfung der Beweglichkeit, sowohl aktiv als auch passiv und gegen einen gezielt gesetzten Widerstand
— Feststellung der Maximalpunkte durch gezielte Schmerzpalpation
— Neurologische Untersuchung der oberen Extremität
— Beurteilung der peripheren Durchblutung
— Erheben eines internen Befundes (EKG, Thoraxröntgen)

Differentialdiagnose

Neuro-vaskuläre Erkrankungen: Skalenussyndrom, Halsrippensyndrom, Kostoklavikularsyndrom, Sklerodaktylie bei Myokardinfarkt (Schulter-Hand-Syndrom), Sudecksche Dystrophie, Kausalgie.

Vorwiegend neurogen: Zervikale Diskushernie, Syringomyelie, progressive Muskeldystrophie.

Vorwiegend vaskulär: M. Raynaud, Axillarvenenthrombose.

Neoplasmen: Benigne Tumoren (Enchondrom, Riesenzelltumor), maligne Tumoren (Osteosarkom, Chondrosarkom), metastatische Prozesse, penetrierende Neoplasmen (Pancoast-Tumor).

Erkrankungen des Stützapparates: Traumatische Versteifungen; entzündliche Versteifungen: Omarthritis spec. (meist als Caries sicca), Osteomyelitis, rheumatoide Arthritis; Arthrose der Schulter und der Schultergürtelgelenke; Spondylosis cervicalis, Zervikalsyndrom, oberes Quadrantensyndrom, Skapulokostalsyndrom, Kostotransversalsyndrom.

Viszerale Organopathien: Kardiale Erkrankungen (Angina pectoris, Myokardinfarkt), Pulmonale Erkrankungen, Leber- und Gallenblasenerkrankungen (N. phrenicus!).

Therapie

a) Konservativ: Die konservative Therapie hat sich dem jeweiligen Stadium der Erkrankung anzupassen. Im akuten Stadium sollen Analgetika, Antirheumatika, Eispackungen und gezielte Instillationen mit Procain und einem Steroid gegeben werden. Bei Vorliegen eines Supraspinatussyndroms bzw. einer Tendobursitis calcarea hat sich vor allem die Infiltration der Bursa subacromialis bewährt.
Nach Abklingen der akuten Phase der Erkrankung stellt die intrabursale Kortikoid-Injektion die beste Behandlungsmethode dar. Ergänzend können physiko-therapeutische Maßnahmen, wie diadynamische Ströme, Salizyliontophorese, Mikrowelle und Munari-, Fango-, Moor- oder Schlammpackungen, angewandt werden.

Tabelle 15. *Therapieschema der Periarthritis humeroscapularis.*
Aus: Gschwend, Brachialgie. Der Orthopäde 1, Heft 2 (1975)

	Periarthritis humeroscapularis				
	acuta	simplex		ankylosans	pseudo-paralytica
		subacuta	chronica		
Medikamentöse Therapie					
— Analgetika, Antiphlogistika	+++	++	++	+	++
— Steroide, peri- und intraartikulär	+	++	+++	++	++
— Steroide per os	+++	++	—	—	—
Physikalische Therapie					
— Kälte	+++	++	—	—	(+)
— Wärme	—	+	++	+++	++
— Bewegung	—	(+)	++	+++	++

Krankengymnastische Übungen, Unterwassertherapie und lockernde Massagen der Nacken- und Schultermuskulatur tragen häufig dazu bei, daß die bestehende Bewegungseinschränkung zurückgeht.

Sowohl in der akuten als auch in der chronischen Phase ist in manchen Fällen die Lagerung der oberen Extremität auf einer Abduktionsschiene nötig. Die Narkosemobilisation sollte nur in Ausnahmefällen angewandt werden, sie bedarf sorgfältiger physiko-therapeutischer und krankengymnastischer Nachbehandlung.

b) Operativ: Die operative Therapie beschränkt sich auf die Entfernung von größeren Kalkdepots. Die Indikation zur Operation ist dann gegeben, wenn die konservative Therapie versagt hat und die Kalkherde eine Größe von 1,5 cm Durchmesser und mehr aufweisen.

Prognose

Bei konsequenter Therapie kann in den meisten Fällen eine schmerzfreie, volle Beweglichkeit des Schultergelenkes erreicht werden.

4. Sehnenrupturen im Bereich der Schulter

Ätiopathogenese

Degenerative Veränderungen oder Traumen können spontan zu Sehnenrupturen führen. Im Bereich des Schultergelenkes sind meist die Rotatorenmanschette und die lange Bizepssehne betroffen.

Mehrere Faktoren machen das Sehnengewebe besonders verletzlich:
— Die anatomisch exponierte Lage
— Die verminderte Durchblutung
— Die aus der Biomechanik des Schultergelenkes resultierenden zusätzlichen Druck- und Scherkräfte (Kompression der Supraspinatussehne im Sinne eines ausgewalzten Seiles über einem Rollenlager bei Abduktion im Schultergelenk)

Schon im mittleren Lebensalter sind daher degenerative und regressive Veränderungen im Sehnengewebe, besonders an und knapp vor der knöchernen Insertion bzw. im Bereich der Spitzenbeanspruchung, histologisch und autoptisch nachweisbar. Klinisch sind diese Substanzauffaserungen im Zuge der Sehnendegeneration hingegen meist nicht faßbar.

Auslösendes Moment für die Ruptur sind häufig Traumen oder plötzliche Belastungen. Das Zusammentreffen von Kalkeinlagerungen und Rupturen ist dabei nur selten zu beobachten.

Klinik

a) Ruptur der Rotatorenmanschette

Meist sind Patienten betroffen, die vorwiegend in manuellen Berufen gearbeitet haben oder unter besonderer sportlicher Belastung stehen. Die Ruptur liegt meist direkt im Bereich des Ansatzes am Tuberculum maius. Nach der Häufigkeit ist zwischen folgenden Möglichkeiten zu unterscheiden:
— Ruptur der Supraspinatussehne
— Ruptur der Infraspinatussehne

— Ruptur der Sehne des M. teres minor
— Ruptur der Sehne des M. subscapularis

Bei einem Unfall handelt es sich meist um einen Sturz auf den ausgestreckten Arm. Die Mehrzahl der Rupturen erfolgt jedoch spontan ohne vorausgehendes Unfallgeschehen.
Leitsymptom ist die Unfähigkeit des Armes zur Abduktion und Außenrotation. Die passive Beweglichkeit ist dabei typischerweise frei.
Bei teilweiser Ruptur der Manschette besteht ein „painful arc"-Syndrom in Abduktion. Der Arm kann zwar aktiv, aber nur mit verminderter Kraft und nicht gegen einen Widerstand gehoben werden. Über dem Tuberculum maius ist meist ein Schmerzpunkt palpabel.

b) Ruptur der langen Bizepssehne

Durch die mechanische Beanspruchung kommt es vor dem Riß häufig zur Luxation im Sulcus intertubercularis. Durch plötzliche Gewalteinwirkung gegen einen nach hinten geführten oder nach vorn bewegten Arm kommt es zum Riß im Sulcus intertubercularis. Klinisch auffallend ist dabei der retrahierte Muskelwulst in der Mitte des Oberarmes, der keine andere Diagnose zuläßt.

Röntgen

Die ap.-Aufnahme der Schulter unter aktiver Abduktion des Armes gegen einen Widerstand läßt ein starkes Höhertreten des Humeruskopfes und eine ungewöhnliche Verschmälerung des Abstandes Humeruskopf—Akromion erkennen. Beweisend ist die Arthrographie, die ein Durchtreten des Kontrastmittels von der Gelenkkapsel in die Bursa subacromialis zeigt.

Differentialdiagnose

Plexusläsion, Periarthritis humeroscapularis.

Therapie

a) Ruptur der Rotatorenmanschette: In vielen Fällen kann durch konservative Maßnahmen ein funktionell gutes Ergebnis erzielt werden (90%), daher sollte bei einer sicher diagnostizierten Ruptur der Rotatorenmanschette 6—8 Wochen eine konservative Therapie versucht werden. Im Vordergrund steht zunächst die Schmerzbeseitigung durch Analgetika und durch Infiltrationen mit lokal anästhesierenden Substanzen. Der Arm sollte in leichter Abduktion gehalten werden. Nach Abklingen der Beschwerden wird mit heilgymnastischen Übungen begonnen. Kommt es daraufhin zu keinem befriedigenden Resultat, muß die operative Naht des Sehnendefektes durchgeführt werden. Bei Retraktion der Sehne gibt es nach Gschwend drei Möglichkeiten, den Defekt zu überbrücken:

— Die plastische Deckung des Defektes durch lyophilisierte Dura
— Die proximale transossäre Reinsertion unter sparsamer Exzision im Rupturbereich

— Die Mobilisierung des Muskelbauches des M. supraspinatus nach dem Verfahren von Debeyre, wobei der Muskelbauch in der Fossa supraspinata nach lateral verlagert und der Sehnenstumpf spannungsfrei am Tuberculum maius verankert wird

b) Ruptur der Bizepssehne: Der Riß der Bizepssehne erfolgt meist im Sulkus. Eine Reinsertion der Sehne ist wegen der zu starken Spannung nicht möglich. Ebenso ist eine direkte Naht wegen der Degeneration und Auffaserung sowie der Retraktion des Muskelbauches nicht durchführbar. Es wird daher das freie obere Ende entweder transossär an das Korakoid oder mit der Ursprungssehne des kurzen Kopfes vernäht. Luxationen im Sulcus intertubercularis erfordern die plastische Wiederherstellung der Deckschicht.

XVIII. Das Ellbogengelenk

1. Habituelle Ellbogengelenks-Luxation

Definition

Wiederholte Ellbogenverrenkungen ohne adäquates Trauma.

Ätiologie

Folgezustand nach Fraktur oder Deformität der Oberarmrolle, Rissen des Bandapparates und der Kapsel. Versagen der kapsulo-ligamentären Strukturen, vor allem im radialen Abschnitt. Angeborene Ellbogengelenks-Luxationen gehören zu den großen Seltenheiten.

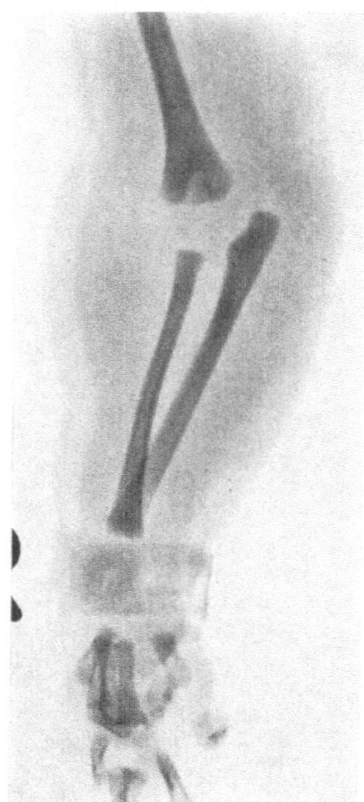

Abb. 112. Angeborene Ellbogengelenks-Luxation

Klinik

Wiederholte Verrenkungen mit entsprechender Verformung des Gelenkes. Bandlockerung. Im freien Intervall normale Beweglichkeit. Durch häufige

Luxationen kommt es zu Abscherungen am Speichen- und Oberarmköpfchen mit entsprechenden sekundär-arthrotischen Veränderungen.

Röntgen

Verformung der Oberarmrolle, Abflachung der Incisura semilunaris.

Diagnose

Ellbogenverrenkungen ohne entsprechendes Trauma. Röntgenbefund.

Differentialdiagnose

Lues, Syringomyelie

Therapie

Konservativ kann nur eine Orthese eine Luxation verhindern. Sie ist aber meist hinderlich und wird vom Patienten nur selten benützt.

Die *Operation* greift entweder am Knochen — z. B. Spanverpflanzung in den Proc. coronoideus (Milch) — oder am Bandapparat an: Straffung der Kapsel und Verstärkung durch Fascia-lata-Streifen (Knopflach), durch gestielten Trizepssehnenstreifen (Spring), Bizepssehnentransfer (Reichenheim, King), gestielte Sehnenstreifen aus Bizeps und Trizeps (Kapel), Kapselraffung und Fixation am Epicondylus radialis (Osborne-Cotterill, Hassmann, Symeonides).

2. Angeborene Luxation des Radiusköpfchens

Definition

Ständige Luxationsstellung des Speichenköpfchens.

Ätiologie

Angeborene Mißbildung.

Klinik

Der Valgus im Ellbogengelenk ist vermehrt, der Unterarm steht in leichter Pronationsstellung. Beugung und Supination sind eingeschränkt, das Speichenköpfchen ist tastbar. Die Veränderungen sind etwa in der Hälfte der Fälle beidseitig.
Nach Almquist ist das Speichenköpfchen in 47% nach volar, in 43% nach dorsal und 10% nach lateral luxiert.

Röntgen

Luxation des Speichenköpfchens, das verformt ist.

Diagnose

Klinisch und röntgenologisch nachweisbare Luxation des Speichenköpfchens.

Differentialdiagnose

Zerebralparese (Pletscher fand in 5 von 184 Fällen diese Luxation).
Ellman beschrieb Fehlformen des Speichenköpfchens im Sinne einer Abknickung mit volar offenem Winkel bei jugendlichen Baseballspielern. Diese hatten lokal Schmerzen, aber keine Luxationen.

3. Radio-ulnare Synostose

Definition

Knöcherne Verbindung zwischen Radius und Ulna.

Ätiologie

Angeborene Hemmungsmißbildung oder Brückenkallus nach Unterarmfrakturen.

Klinik

Völlige Drehsperre des Unterarmes, der meist in Pronationsstellung steht. Ist das Speichenköpfchen zusätzlich nach volar luxiert, besteht eine Beugehemmung im Ellbogen.

Röntgen

Die verschieden stark ausgeprägte knöcherne Verbindung der beiden Unterarmknochen sitzt bei der angeborenen Form im proximalen Viertel, bei der erworbenen an der Stelle der Fraktur.

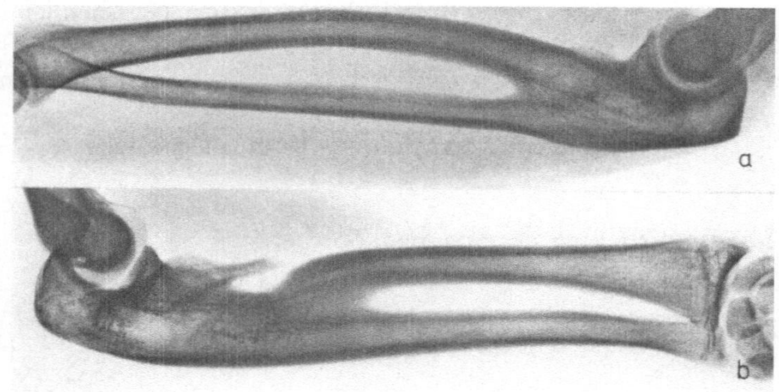

Abb. 113. Radio-ulnare Synostose. *a* am proximalen Ende, *b* an der Grenze zum proximalen Drittel

Diagnose

Völlige Drehsperre, Röntgenbefund.

Therapie

Die operative Resektion der Brücke allein genügt oft nicht, wenn nicht durch ein muskuläres Interpositum eine neuerliche Brückenbildung verhindert werden kann. Wegen der großen Rezidivhäufigkeit sind Teilresektionen aus dem Radiusschaft peripher der knöchernen Verbindung vorzuziehen, weil sie auch die Drehfähigkeit des Unterarmes weitgehend wiederherstellen können.

4. Cubitus valgus und varus

Definition

Vermehrung oder Verminderung der physiologischen Valgusstellung im Ellbogen.

Ätiologie

Seltener angeboren, häufiger Folge nach in Fehlstellung geheilter suprakondylärer Oberarmfraktur oder durch Wachstumsstörung nach traumatischer Epiphysenverletzung im Bereich des distalen Humerusendes.

Klinik

Veränderte physiologische Valgusstellung bei meist freier Beweglichkeit. Ist eine Epiphysenverletzung die Ursache, so nimmt die Fehlstellung während des gesamten Wachstums weiter zu. Der Grad der Fehlstellung ist mit Vergleichsröntgen festzustellen.

Therapie

Suprakondyläre Korrekturosteotomie, Fixation mit gekreuzten Bohrdrähten. Bei Wachstumsstörungen nach Epiphysenverletzungen sind oft mehrfach Eingriffe notwendig.

5. Kontrakturen

Ätiologie

Beugekontrakturen finden sich bei Zerebralparese, Pterygium, nach Apoplexie und Trauma,

Streckkontrakturen bei Arthrogrypose, angeborenen Skelettanomalien (z. B. Ulna-Verdoppelung) und posttraumatisch (paralytisch).

Klinik

Entsprechend der Art der Kontraktur ist Beugung oder Streckung im Ellbogen weder aktiv noch passiv möglich.

Therapie

Beugekontraktur: Z-förmige Verlängerung der Bizepssehne, Desinsertion der Beuger- und Pronatorenursprünge am Epicondylus ulnaris. Bei zerebraler Ursache eventuell stereotaktische Operation. Voraussetzung für die Indikation zur Operation ist eine ausreichend erhaltene motorische und sensible Funktion, eine längere präoperative Beobachtung wegen des oft wechselnden klinischen Bildes und ein ausreichender Intelligenzquotient. Eine Operation im Vorschulalter ist nicht angezeigt. Die Kontrakturen sollten konservativ vorbehandelt (Keilgipse, Quengel) und intensiv nachbehandelt werden (Bewegungsübungen, Orthesen, Nachtschienen).

Streckkontraktur: Der Ellbogen muß in Funktionsstellung gebracht und seine Restfunktion ausgenützt werden. Transfer der Trizepssehne (Bunnell, Carroll) oder des Pectoralis maior (Clark) auf die Bizepssehne.

6. Aseptische Knochennekrosen

Definition und Ätiologie

Siehe S. 94.

Klinik

Langsam zunehmende schmerzhafte Bewegungseinschränkung im Ellbogen. Die Schmerzen sind kaum lokalisierbar, das Gelenk ist diffus empfindlich. Im Ellbogenbereich betrifft die Lokalisation das Oberarmköpfchen (Panner), die Oberarmrolle (Hegemann) und das Speichenköpfchen (Hegemann).

Röntgen

Im Anfangsstadium zeigt das Röntgenbild oft keine Veränderungen. Erst in den späteren Stadien finden sich die entsprechenden Veränderungen:

Im *Initialstadium* ist die Knorpelschicht etwas verbreitert.
Im *Sklerosierungsstadium* kommt es zu Verdichtungsarealen.
Im *Fragmentationsstadium* zerfällt der zusammengesinterte nekrotische Teil.
Im *Osteolysestadium* wird das nekrotische Material durch Osteoklase kleiner.
Im *Reparationsstadium* bauen Osteoblasten wieder auf.

Differentialdiagnose

Septische Knochennekrosen haben ihre Ursachen in einer bakteriellen Infektion. Der Verlauf ist daher ein entzündlicher mit akutem Beginn, Rötung, Schwellung, Fieber. Avaskuläre Knochennekrosen nach Traumen können ein aus der Ernährung ausgeschaltetes kleines Fragment betreffen.

Therapie

Meist nur symptomatisch, bei Zunahme der Schmerzen Ruhigstellung im Gipsverband. Das Ausheilungsstadium hinterläßt in der Regel eine gute Funktion, da es sich um ein nichtbelastetes Gelenk handelt.

7. Osteochondrosis dissecans

Definition und Ätiologie

Siehe S. 108.

Klinik

Langsam zunehmende, mäßig schmerzhafte Bewegungseinschränkung. Befallen werden vor allem Jugendliche.

Röntgen

Sklerotische Begrenzung (Mausbett) der gelenknahen Nekrose. Nach Abstoßung des Dissekates ist das leere Mausbett und der freie Körper im Gelenk zu sehen.

Diagnose

Klinisch kaum, nur röntgenologisch sicher zu stellen.

Differentialdiagnose

Chondromatose: Mausbett fehlt im Röntgen.
Progressiv chronische Polyarthritis (positive Rheumaserologie).

Therapie

Konservativ: Eine Gipsfixation kann zum Einheilen des Dissekates führen.
Da diese Fixation durch mehrere Monate notwendig sein kann, ist bei älteren
Patienten das Risiko einer bleibenden Bewegungseinschränkung gegeben.

Operativ: Die Entfernung des Dissekates ist am Ellbogen (im Unterschied zu
belasteten Gelenken) vorzuziehen.

8. Myositis ossificans circumscripta
(siehe auch S. 228)

Definition

Verknöcherungen in der ellbogengelenknahen Muskulatur.

Ätiologie

Traumatische Schädigung, meist im Rahmen von Ellbogenluxationen oder
gelenknahen Frakturen. Häufig durch unzweckmäßige Behandlung nach Traumen: passive Bewegungen und Massage statt Fixation.

Klinik

Knochenharte Verdickungen der gelenknahen Beugemuskulatur des Ober- und
Unterarmes, Streckhemmung.

Röntgen

Unregelmäßige Verknöcherungen in den volaren Weichteilen, anfangs zart und
wolkig, im Endstadium solide und scharf begrenzt. Kein Zusammenhang mit
dem Knochen.

Diagnose

Anamnese, Röntgenbild.

Differentialdiagnose

Calcinosis interstitialis, Tumor, Verkalkungen bei Querschnittgelähmten, Apoplexie und sekundärem Hyperparathyreoidismus (Rückbildungschance nach
Resektion der Epithelkörperchen).

Therapie

Konservativ: Im Anfangsstadium lokal Kortikoide. Thorium X (1mal
wöchentlich 200 esE i.v., Serie von 10 Injektionen).

Operativ: Wegen der hohen Rezidivquote soll nur bei entsprechender Funktionsbehinderung eine Indikation zur Entfernung der Verknöcherungen gestellt
werden. Bei einem zu frühen Zeitpunkt ist die Abgrenzung schwieriger.

9. Ischämische Muskelkontraktur (Volkmann)

Definition

Fehlstellung der Hand und Finger durch Narbenbildung der Beugemuskulatur
des Unterarmes auf ischämischer Basis.

Ätiologie

In beiden Schichten der Fingerbeuger kommt es durch Blutungen zu einer
Kompression der kleinen Arterien und dadurch zu einer Ischämie der Muskulatur. Die pathologische Drucksteigerung entsteht durch die straffe Faszie der
Flexoren und die Zunahme des Hämatoms. Die Muskulatur kommt insgesamt
unter Druck, die Nerven vorwiegend an Engstellen: der N. medianus an
seiner Durchtrittsstelle durch den M. pronator teres, der N. ulnaris zwischen
den Köpfen des M. flexor carpi ulnaris.
Eine Sonderform bietet die lokale Handkontraktur, bei welcher der M. adductor pollicis und die Mm. interossei und lumbricales betroffen sind.

Klinik

Schwellung des Unterarmes und der Hand, diese ist livide und kühler.
Der Radialispuls ist kaum fühlbar, starker Spannungsschmerz und weitgehend
aufgehobene Beweglichkeit im akuten Stadium. Als Spätfolge typische
Kontrakturstellung mit Volarbeugung im Handgelenk, in den PIP- und
DIP-Gelenken, sowie Überstreckung der MP-Gelenke, Adduktionskontrak-
tur des Daumens.

Differentialdiagnose

Kompression oder Durchtrennung der Art. brachialis: die Finger sind weiß
und kühler. Diese Verletzung führt zur Gangrän.

Therapie

Bei der *frischen* Blutung ist die sofortige Faszienspaltung am Unterarm mit
Hämatomausräumung und Dekompression der Muskeln und Nerven notwendig.
Bei *veralteten* Fällen bessert eine Desinsertion, also die Ablösung der Beugemuskeln vom Epicondylus ulnaris, mit Neurolyse und Narbenexzision den
Zustand. Eine langdauernde Nachbehandlung mit Quengeln ist notwendig.
Die operativen Erfolge an der Hand selbst sind nicht so günstig. Der Daumen
ist eingeschlagen („intrinsic-plus-position") und muß in Oppositionsstellung
gebracht werden.

10. Epicondylitis (Tennisellbogen)

Definition

Schmerzzustand im Bereich der Sehnen- und Muskelursprünge meist im Bereich
des radialen, seltener des ulnaren Epicondylus humeri.

Ätiologie

Überbeanspruchung der im Schmerzbereich entspringenden Muskelgruppen (Tennis, Schrauben, Schreibmaschine). Ein öfter angegebenes lokales Trauma betrifft meist die bereits erkrankte Region und verstärkt den Schmerz akut, ist aber nicht die Ursache. Als Ursachen werden angegeben (Coonrad): Bursitis, Periostitis, Infektion, aseptische Nekrose, Neuritis von Radialisästen, radiohumerale Synovitis, Degeneration des lateralen Seitenbandes oder des Ligamentum anulare, Makro- oder Mikrorisse in Aponeurosen, sekundäre Irritation von subtendinösem Fettgewebe mit Granulationsgewebe, Reflexsynovitis. Außerdem werden Periosterkrankungen durch Muskelzug (Hohmann) und Sehnendegenerationen (Schneider, Conradini) genannt.

Histologisch finden sich degenerative Veränderungen der Muskel- und Sehnenursprünge mit Verfettung und Aufsplitterung der Sehnenfasern, die schwer von altersbedingten Veränderungen unterschieden werden können.

Klinik

Druckschmerz am Epikondylus und Kraftverminderung. Schmerzzunahme bei vermehrter Dorsalflexion der Hand, vor allem gegen Widerstand, bei passiver Dehnung der Handgelenksstrecker. Finger-Schnipszeichen (Coenen) positiv, Breaking-force-Test mit Federwaage (Widerstandstest). Bei einer Epicondylitis von längerer Dauer ist auch die Thermographie positiv. Im Bereich des Epikondylus bestehen drei differenzierbare Schmerzsyndrome.

Forme épicondylienne (Talbot): Druckschmerz am Epikondylus am Ursprung des M. extensor carpi radialis brevis.

Artikuläre Form: Druckschmerz am Humeroradialgelenk, verursacht durch eine Fibrosierung des proximalen Anteiles des Ligamentum anulare und durch Läsion des humeroradialen Meniscus.

Radialis-Tunnel-Syndrom (Roles, Maudsley): Druckschmerz am Epikondylus und/oder etwas distal davon.

Das Alter der Patienten schwankt bei Boyd (871 Fälle) von 19 bis 70 Jahren, bei Coonrad (1000 Fälle) von 27 bis 77 Jahren. Im 4. Lebensjahrzehnt besteht eine viermal so große Häufung. Der laterale Epikondylus ist nach Coonrad siebenmal so oft betroffen.

Diagnose

Spontan- und Druckschmerz am Epicondylus humeri, Schmerzausstrahlung gegen den Unterarm zu.

Differentialdiagnose

— Zervikalsyndrom

In seinem Rahmen kann es neben anderen Schmerzpunkten auch zu einem isolierten Druckpunkt am Epikondylus kommen. Liegt die Ursache in der Halswirbelsäule, so ist häufiger ein beidseitiger oder ein die Seite wechselnder Befall im Ellbogenbereich vorhanden. Die lokale Therapie am Epikondylus bleibt dann in der Regel erfolglos.

— Radialisirritations-Syndrom

Es betrifft drei Schmerzpunkte im Verlauf des N. radialis: Am Epikondylus (N. cutaneus antebrachii dorsalis), am Proc. styloideus radii (zwei Äste des Ramus superficialis des N. radialis) und dorsal an der Basis des 2. und 3. Mittelhandknochen (N. interosseus dorsalis). Die Ursache ist vertebragen und fokal-toxisch.

Therapie

Konservativ: ohne Vermeidung der schmerzauslösenden Ursache ist jede konservative Therapie wenig erfolgversprechend. Die lokale Infiltration mit 20 bis 40 mg eines Cortison-Präparates, kombiniert mit einem 2prozentigen Lokalanästhetikum, kann in Abständen von Tagen bis Wochen einige Male wiederholt werden. Ruhigstellung und Wärmetherapie können helfen. Bleibt der Erfolg der konservativen Behandlung aus oder hält er nicht an und ist eine vertebragene Ursache auszuschließen, so ist die Operation vorzuziehen.

Operativ: folgende Methoden stehen zur Verfügung:

— Gedeckte Kerbung der Sehnenansätze (Pirker): keine exakte Übersicht des Operationsgebietes, mehr Rezidive
— Offene Kerbung (Hohmann): Ablösung der Muskelursprünge, eventuell mit schmaler Resektion
— Verlängerung der Sehne des M. extensor carpi radialis brevis am Handgelenk (Garden): die Zugspannung am Ellbogen wird vermindert
— Denervation (Wilhelm, Kaplan, Fischer)
— Teilresektion des Ligamentum anulare (Bosworth)

11. Ulnaris-Kompressions-Syndrom (Sulkus-Ulnaris-Syndrom)

Ätiologie

Druckschädigung des N. ulnaris im Sulkus zwischen dem Epicondylus humeri ulnaris und dem Olecranon. Dieser Gleitraum ist straff überdacht: proximal vom Ligamentum epitrochleo-anconaeum, distal vom Arcus tendineus des M. flexor carpi ulnaris. Dieser Raum kann durch entzündliche oder traumatische Veränderungen der Knochen und Weichteile eingeengt sein. Gehäuftes Auftreten berufsbedingt bei Schleifern und Feinmechanikern.

Klinik

Sensible und eventuell motorische Ausfälle im Ulnarisgebiet der Hand und des Unterarmes. Bei stärkerem und länger anhaltendem Druck Ausbildung einer typischen Krallenhand, Beklopfen des Nervs im Sulkus löst einen elektrisierenden Schmerz im Ulnarisgebiet aus. Das EMG zeigt Zeichen fortschreitender Denervierung.

Diagnose

Störungen im Ulnarisgebiet der Hand bei lokalem Druckschmerz des Nervs am Ellbogen.

Therapie

Beseitigung der Kompression durch Verlagerung des N. ulnaris auf die Beugeseite.

Prognose

Sie ist abhängig vom Schädigungsgrad zum Zeitpunkt der Operation. Nach Sunderland sind die oberflächlich im Nerv verlaufenden Bündel (sensible Fasern und motorische Fasern der Binnenmuskulatur der Hand) früher geschädigt als die zentral liegenden (motorische Fasern für M. flexor carpi ulnaris und flexor digitorum profundus).

12. Radialis-Kompressions-Syndrom

Definition

Kompressionssyndrom des N. radialis im Bereich des Oberarmes.

Ätiologie

Man unterscheidet zwei Formen:

Distales Radialis-Kompressions-Syndrom: der N. radialis kreuzt von der Streckerloge des Oberarmes durch den Hiatus nervi radialis zur Beugerloge des Oberarmes. Dieser Hiatus stellt einen kurzen osteofibrösen Kanal dar. In diesem auftretende raumverdrängende Prozesse (Hämatom, Kallus, Tumor) führen zu Schädigungen des Nervs.

Proximales Radialis-Kompressions-Syndrom (Wilhelm): Vor dem Eintritt in das Septum intermusculare radiale liegt der N. radialis dem Oberarmknochen unmittelbar an. An dieser Stelle kreuzt er eine sehnige Ursprungsportion des Caput proximale des M. trizeps, der bei stärkerer Beanspruchung den N. radialis unter Druck setzen kann.

Klinik

Sensible und/oder motorische Ausfälle im Radialisgebiet. Druckschmerz an den Engstellen des Radialisverlaufes am Oberarm.

Differentialdiagnose

Zervikalsyndrom.

Therapie

Operative Freilegung und Beseitigung der Ursache der Kompression.

13. Oberarmsporn
(Proc. supratrochlearis humeri, Tuberculum supratrochleare,
Proc. supracondylicus)

Definition

Angeborene Spornbildung im distalen Oberarmdrittel.

23*

Ätiologie

Atavistische Anomalie des Canalis supracondylicus bei Reptilien, Insektivooren und Säugern. Von Coiter erstmals 1573 beim Affen und von Tiedemann 1822 beim Menschen beschrieben.

Der Sporn entspringt an der ventro-ulnaren Kante des Humerus 7 cm oberhalb des Epicondylus ulnaris, ist 7 mm lang und zeigt mit seiner Spitze nach peripher. Von dieser zieht ein fibröses Band (Rest des früheren Kanals)

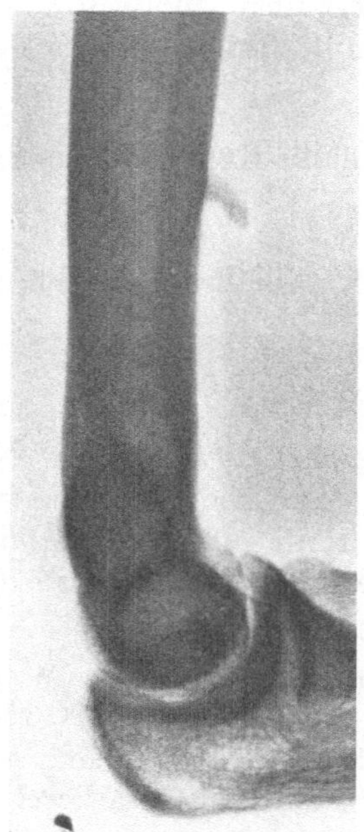

Abb. 114. Oberarmsporn

zum Epicondylus ulnaris. Dieses Band ist der Ursprung des M. epitrochleo-anconaeus, der weiter ventral eine Kompression des N. ulnaris verursachen kann (Torres: 8 von 9 Patienten mit Oberarmsporn).

Die Häufigkeit wird mit 0,3 bis 2,1% angegeben. Der Sporn ist oft nur bei Röntgenaufnahmen in 30° Innenrotation röntgenologisch darstellbar. Im Röntgen nicht erfaßt werden Rudimente, die nur kartilaginär angelegt sind.

Familiäres Vorkommen wird beschrieben.

Klinik

Der Sporn an sich macht keine Symptome. Zu Störungen im Ulnarisgebiet kommt es bei Kompression durch den M. epitrochleo-anconaeus.

Diagnose

Röntgenaufnahme bei 30° Innenrotation.

Differentialdiagnose

— Angeborene Mißbildungen: anderer Ursprung als beim Oberarmsporn
— Dysmeliesyndrom: 25% der Armgeschädigten bei den Thalidomidembryo-
  pathien zeigen Spornbildungen, aber weiter kranial und sehr breitbasig
— Kartilaginäre Exostose: breitbasiger und tropfenförmig, nicht an gleicher
  Stelle

Therapie

Nur Patienten mit Ulnarissymptomatik kommen zum Arzt. Hier ist die
operative Dekompression angezeigt.

XIX. Die Hand

1. Fehlbildungen

Definition

Die Mannigfaltigkeit der Fehlbildungen des menschlichen Körpers, ihre durch exogene Faktoren bedingte Zunahme Anfang der sechziger Jahre (Thalidomid — Embryopathie) und fortschreitende Erkenntnisse der Ontogenese, Entwicklungsphysiologie und Humangenetik haben zu einer wechselnden Einteilung dieser Leiden geführt.

Nach Lindemann, basierend auf frühere Arbeiten von Gruber, unterscheidet man:

Amelie: Fehlen des ganzen Armes, Schultergürtel dysplastisch.

Peromelie: Stumpf wie bei Amputation.

Phokomelie: Robbengliedrigkeit. Oberarm und Unterarm fehlen, Hand entspringt im Schulterbereich.

Ektromelie: Axiale Hypo- oder Aplasien (Lindemann) einzelner oder mehrerer Röhrenknochen, Strahlendefekte, entsprechende Fehlstellungen und Kontrakturen.

Einen guten systematischen Überblick gibt das Schema von Blakeslee (siehe Abb. 115 auf der gegenüberliegenden Seite).

Die nachstehende Aufgliederung hält sich an das sehr übersichtliche Schema, das Witt-Cotta-Jäger ihrem Buch über die angeborenen Fehlbildungen der Hand zugrunde gelegt haben. Hierzu noch eine Ergänzung zur Nomenklatur an der Hand:

1. Ulnarer oder postaxialer Strahl: zu ihm gehören der Kleinfinger, der 5. Mittelhandknochen, das Os hamatum, Os triquetrum und Os pisiforme. Mit Ulna und Humerus bildet er den Hauptstrahl des Armes.

2. Radialer oder präaxialer Strahl: zu ihm gehören der Daumen, der 1. Mittelhandknochen, das Os multangulum maius und das Os naviculare. Mit dem Radius bildet er den Nebenstrahl des Armes.

3. Binnenstrahl, axialer Abschnitt: zu ihm gehören der 2. bis 4. Finger samt Mittelhandknochen, das Os multangulum minus, Os capitatum und Os lunatum.

Ätiologie

Für die Entstehung sind endogene und exogene Faktoren verantwortlich.

Ein dominanter Erbgang wurde bei Poly- und Brachydaktylien sowie bei Spalthandbildungen nachgewiesen. Ionisierende Strahlen können den Embryo direkt schädigen oder über eine Gen-Mutation weiterwirken. Teratogene

Endständige Fehlbildungen

Quere	*Seitliche*
Komplettes Fehlen (der Extremität) distal der Ebene des Verlustes	Komplettes Fehlen seitlicher (längsgerichteter) prae- oder postaxialer Anteile (der Extremität)
	zentraler Defekt zentraler Defekt

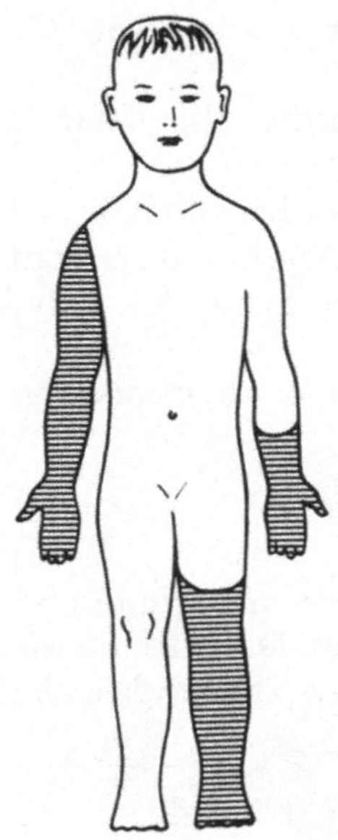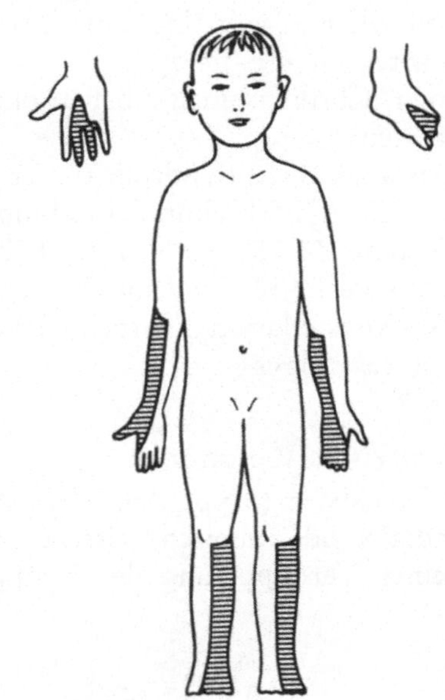

Schaltstück-Fehlbildungen

Seitliche	*Phokomelie*
Fehlen eines prae- oder postaxialen Segmentes bei unversehrter distaler oder proximaler Extremität	Fehlen eines zentralen Anteils mit Verkürzung der Extremität

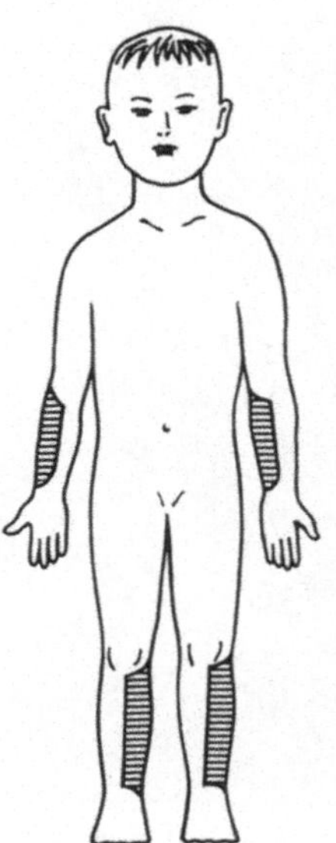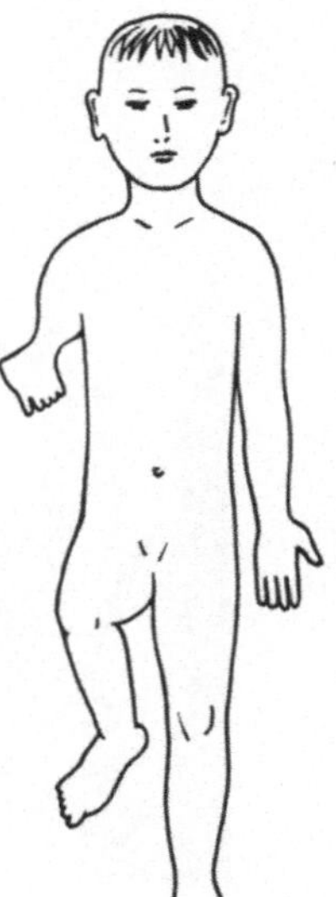

Abb. 115. Schema der Fehlbildungen nach Blakeslee. — Aus: Witt, Cotta, Jäger: Die angeborenen Fehlbildungen der Hand. Stuttgart: G. Thieme. 1966

Substanzen in Medikamenten waren für das Dysmelie-Syndrom (Thalidomid-Embryopathie) verantwortlich. Virusinfektionen der Schwangeren in den ersten drei Monaten können Fehlbildungen verursachen: Röteln, seltener auch Masern, Mumps und Varicellen. Amnionstränge sind die Ursache von Schnürfurchen aller Grade bis zur intrauterinen Amputation von Gliedmaßenabschnitten.

Bei den Chromosomen-Aberrationen sind typische Handfehlbildungen zu beobachten:

— Trisomie 21-22-Syndrom (G-Trisomie, Morbus Langdon-Down, mongoloide Idiotie): Schwimmhautbildungen, Klinodaktylie und Dreizackhand
— Trisomie 13-15-Syndrom (D 1-Trisomie, Patau-Syndrom): Polydaktylie
— Trisomie 16-18-Syndrom (E-Trisomie)
— XO-Konstellation (Turner-Ullrich-Syndrom): Brachymetakarpie IV + V, Cubitus valgus

Klinik

1. Numerische Variationen

a) Polydaktylie (Hyperdaktylie): Mehrfachanlage von Handstrahlen, meist des radialen oder ulnaren, selten des Binnenstrahles. Die Variationsbreite reicht von einer Verdoppelung der Endphalanx bis zur zusätzlichen Anlage eines

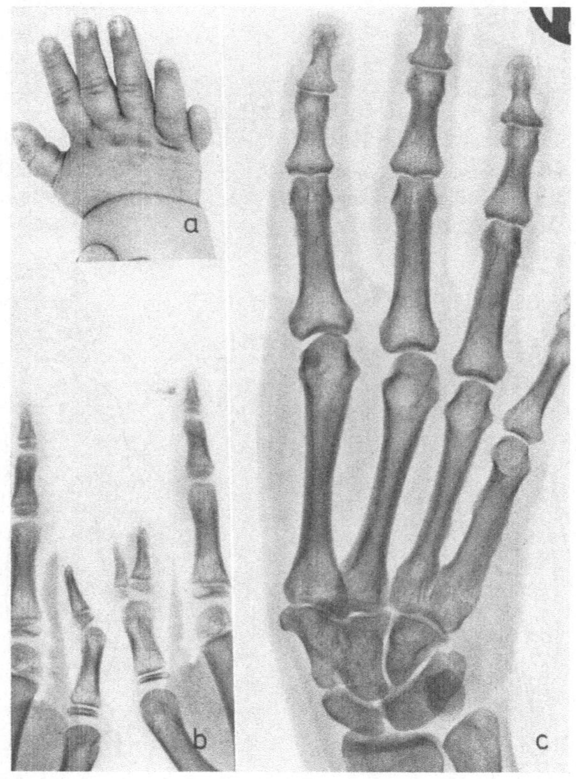

Abb. 116. Hand-Fehlbildungen, numerische Variation. *a* Polydaktylie (überzähliger sechster Finger), *b* Polydaktylie (Verdoppelung des Daumengliedes), *c* Oligodaktylie (Fehlen des ersten Handstrahles)

kompletten Fingers mit Mittelhandknochen (Abb. 116). Oft kombiniert mit Syndaktylie, die eine Polydaktylie verbergen kann (Poly-Syndaktylie).

b) Oligodaktylie (Hypodaktylie, Ektrodaktylie): in umgekehrter Weise wie bei der Polydaktylie sind einzelne Strahlen oder Strahlanteile verkümmert oder nicht angelegt (Abb. 116).

2. Metrische Variationen (Störungen der Längendifferenzierung der Fingerstrahlen)

Zur Beurteilung, ob eine Plus- oder Minusvariante vorliegt, ist einerseits ein Vergleich mit der anderen Hand erforderlich, soweit diese nicht selbst pathologisch verändert ist, andererseits die Kenntnis der normalen Relation der Knochenlänge an der Hand. Nach Pfitzner beträgt die Länge im Durchschnitt (an erster Stelle steht jeweils der längste Knochen):

Endphalanx	I	IV	III	II	V
Mittelphalanx	III	IV	II	V	
Grundphalanx	III	IV	II	V	I
Mittelhandknochen	II	III	IV	V	I
Phalanx I bis III	III	IV	II	V	I
Finger + Mittelhandknochen	III	II	IV	V	I

a) Plusvarianten

Hyperphalangie: überzählige Phalanx, in Form einer Triphalangie des Daumens.

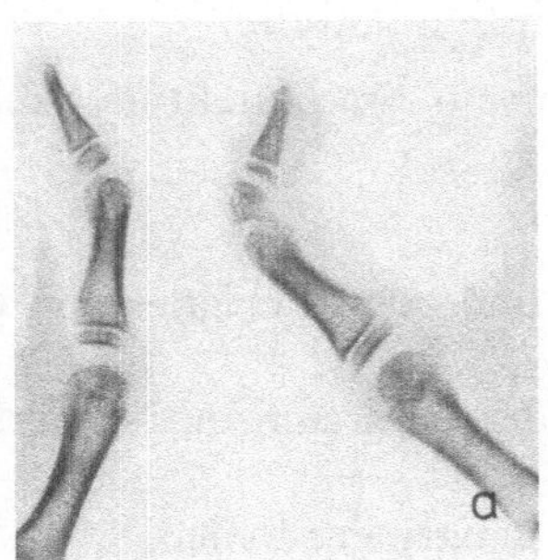
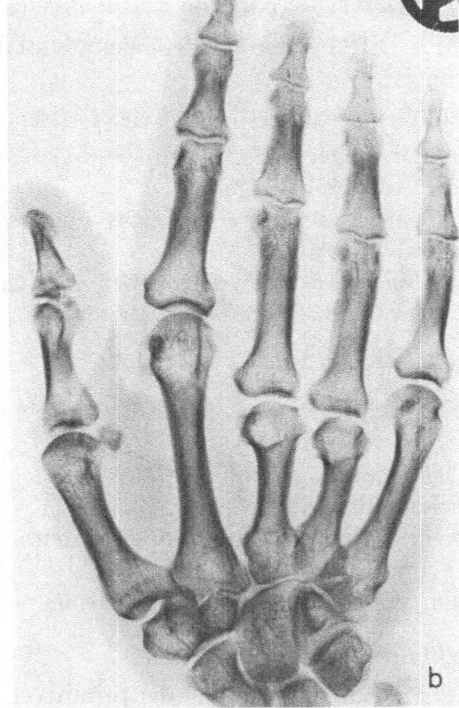

Abb. 117. Hand-Fehlbildungen, metrische Variation. *a* Plusvariante (Triphalangie des Daumens), *b* Minusvariante (Brachymetakarpie III und IV)

b) Minusvarianten

Brachydaktylie
— Brachytelephalangie: Verkürzung der Endphalanx
— Brachymesophalangie: Verkürzung der Mittelphalanx
— Brachybasophalangie: Verkürzung der Grundphalanx
— Brachymetacarpie: Verkürzung des Mittelhandknochens (Abb. 117)
— Biphalangie (Assimilationshypophalangie): die kleinangelegte Mittelphalanx ist entweder mit der Endphalanx (Brachytelehypophalangie) oder mit der Grundphalanx (Brachybasohypophalangie) verschmolzen
— Pseudohyperphalangie: durch Nichtverschmelzen der proximalen Grundphalanxepiphyse kommt es scheinbar zur Bildung eines überzähligen Knochens; als Hemmungsmißbildung gehört diese Form jedoch nicht zu den Plusvarianten

3. Hypo- und Aplasien der Fingergelenke (Differenzierungsstörungen des Längenwachstums)

Mestern unterscheidet vier Grade dieser Gelenkshypoplasie:

1. Grad: Gelenkspalt schmäler, Beweglichkeit leicht eingeschränkt.
2. Grad: Syndesmose.
3. Grad: Knöcherner Durchbau des Gelenkspaltes.
4. Grad: Totale Gelenksaplasie.

4. Symbrachydaktylie (partielle Ektrodaktylie mit Syndaktylie)

Mangelhafte Differenzierung der Weichteilplatte und brachydaktyle Skelettveränderungen.

Blauth und Gekeler unterscheiden vier Grade:

1. Grad: Kurzfingertyp: Brachymesophalangie und/oder Fehlen einer oder mehrerer Mittelphalangen.
2. Grad: Spalthandtyp: Fehlen eines Fingers oder mehrerer mittelständiger Handstrahlen (Abb. 118).
3. Grad: Monodaktyler Typ: Daumen erhalten, Langfinger fehlen.
4. Grad: Peromeler Typ: alle Finger fehlen.

5. Periphere Hypoplasien

Rückläufige Fehlform des Armes. Ursache endogen und exogen (amniogen, plazentar, intrauterin)
— Perodaktylie: Fingerenddefekte
— Acheirie: Fehlen der Hand
— Peromelie: Stummelbildungen im Bereich der langen Röhrenknochen des Unter- und Oberarmes
— Amelie: Vollständiges Fehlen des Armes

6. Syndaktylie

Störung der Ausdifferenzierung der primitiven Handplatte.
— Kutane Syndaktylie: Schwimmhautbildung zwischen benachbarten Fingern, teilweise oder vollständig (Abb. 119).

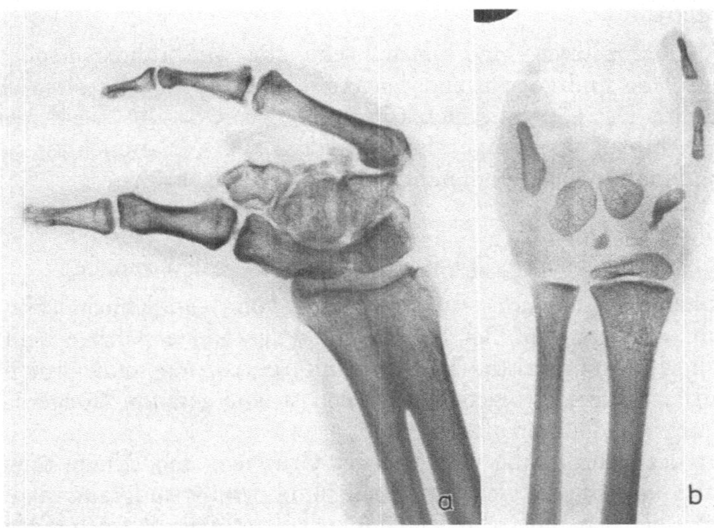

Abb. 118. Hand-Fehlbildungen. *a* Symbrachydaktylie (Fehlen der drei Mittelstrahlen, Teildefekte und Synostosen von Handwurzelknochen, periphere radio-ulnare Synostose), *b* Spalthand

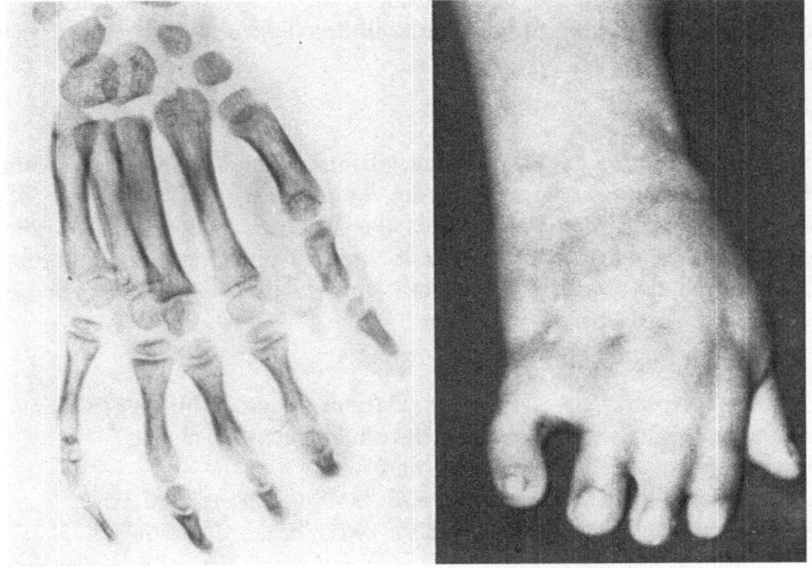

Abb. 119. Syndaktylie mit Brachymesophalangie II—IV

— Ossäre Syndaktylie: Zusätzlich zur Schwimmhautbildung besteht eine knöcherne Verbindung zwischen Phalangen benachbarter Finger
— Totale Syndaktylie: Verbindung des 2. bis 5. Fingers, Daumen bleibt isoliert. Löffelhand, auch im Rahmen des Apert-Syndroms

7. Spalthand

Defekte der primitiven Handplatte, sekundär Mißbildungen der Skelettanlage. Betroffen sind vorwiegend der axiale und der radiale, selten der ulnare
Handabschnitt. Der häufigste Defekt betrifft den 3. Strahl (die Finger I + II
und IV + V bilden eine Zange). Es sind jedoch alle Variationen bis zur queren
Stummelbildung möglich. Dominanter Erbgang (Abb. 118).

8. Partieller Riesenwuchs
 (Gigantismus, Hyperplasia partialis congenita, Gigantomelie)

Der periphere Riesenwuchs ist vor allem vom endokrinen (Hypophyse)
Riesenwuchs abzugrenzen. Bei letzterem ist der ganze Körper befallen, die
Akromegalie ist symmetrisch. Eine weitere Abgrenzung muß gegenüber dem
Halbseitenriesenwuchs erfolgen: bei diesem ist eine gesamte Körperhälfte ein-
schließlich des Schädels betroffen.
In der Art der Fehlbildung gibt es zwei Gruppen: den echten Riesenwuchs,
bei dem alle Gewebe in gleichem Maße hypertroph sind, und den falschen
Riesenwuchs, bei dem überschießend Unterhautfettgewebe vorhanden ist. Als
Ursache werden trophoneurotische Störungen (Lange), Gefäßanomalien
(Vollmar) und endogene Ursachen angenommen. Nach Ansicht Piepers und
einer Reihe anderer Autoren ist das abnorme Wachstum von Fingernerven für
die Hypertrophie des von ihnen versorgten Gebietes verantwortlich.

Diese Zusammenstellung der Fehlbildungen an der Hand ist keineswegs vollständig: die Kombination zweier oder mehrerer Faktoren bildet eine erhebliche
Variationsbreite.

Therapie

Primär muß die Frage gestellt werden, ob durch eine Operation die Funktion
der Hand überhaupt verbessert werden kann oder ob das Belassen des Zustandes, an den sich der Patient seit der Geburt angepaßt hat, nicht vorzuziehen ist. Vor jeder Operation muß die Funktion der Durchblutung, der
Sensibilität und der Motorik festgestellt und in ihrer Beziehung zur vorhandenen Skelettanlage überprüft werden.

Fehlerquellen bilden:

— Falscher Zeitpunkt der Operation. Patient zu jung (Narben wachsen nicht
 mit) oder zu alt (weiteres Fehlwachstum eingetreten)
— Schnittführung, die Längsnarben hinterläßt
— Unzweckmäßige Lappenbildung, z. B. bei Sydaktylie-Operation
— Verletzung von Epiphysen führen zu zusätzlichem Fehlwuchs

Auf die zahllosen differenzierten Operationen einzugehen, ist nicht Aufgabe
dieses Buches.

2. Akzessorische Handwurzelknochen

Definition

Überzählig angelegte Knochen im Handwurzelbereich.

Ätiologie

Ossifikationsstörung unbekannter Ursache.

Klinik

Meist nur röntgenologischer Zufallsbefund nach Trauma. Die Symptome beziehen sich dann auf dieses Trauma und nicht auf den akzessorischen Knochen.

Art, Lokalisation und Häufigkeit sind im Schema von Witt-Cotta-Jäger übersichtlich dargestellt:

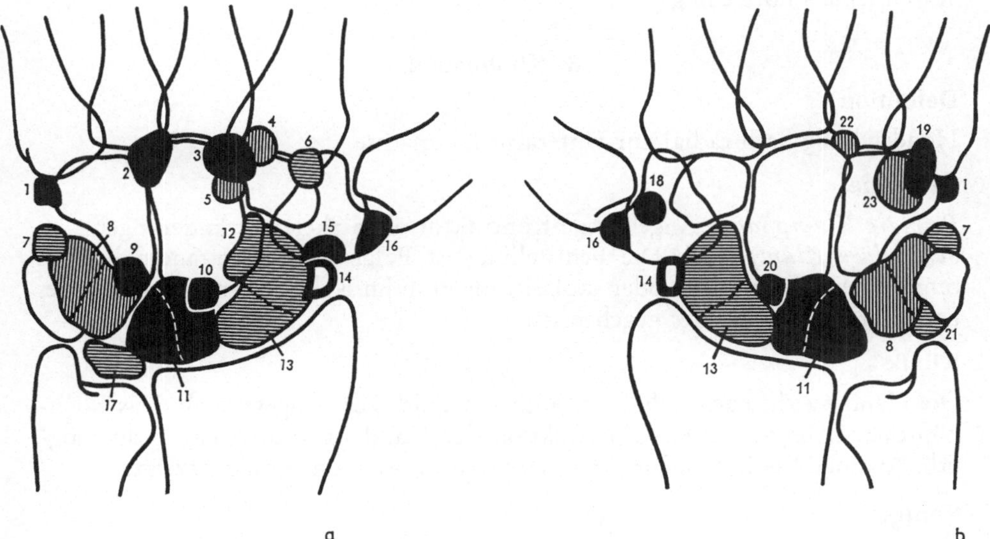

Abb. 120. Akzessorische Handwurzelknochen. *a* dorsal, *b* volar. — Aus: Witt, Cotta, Jäger: Die angeborenen Fehlbildungen der Hand. Stuttgart: G. Thieme. 1966

Akzessorische Handwurzelknochen

Es kommen nur folgende Kombinationen vor:

Selten/röntgenol./anatom. = schwarz (*1, 2, 3, 9, 10, 11, 15, 16, 18, 19, 20*)

Selten/anatom. = senkrecht schraffiert (*4, 5, 8, 22, 23*)

Häufig/röntgenol./anatom. = wagerecht schraffiert (*6, 7, 12, 13, 17, 21*)

Häufig/röntgenol. = schwarz umrandet (*14*)

1 Os vesalianum
2 Os capitatum secundarium
3 Os styloideum
4 Parastyloid
5 Metastyloid
6 Os multangulum minus (trapezoides) secundarium
7 Os ulnare externum
8 Os triquetrum bipartitum
9 Os epipyramis
10 Os epilunatum
11 Os lunatum bipartitum
12 Os centrale (bipartitum)
13 Os naviculare bipartitum
14 Os rad. externum (Parascaphoid)
15 Os epitrapezium
16 Os paratrapezium
17 Os triangulare (intermedium antebrachi, triquetrum secundarium)
18 Os praetrapezium
19 Os hamuli proprium
20 Os hypolunatum
21 Os pisiforme secundarium
22 Os siculum Gruberi
23 Os hamulare basale

Differentialdiagnose

Frakturen, Pseudarthrosen nach Frakturen. Die Abgrenzung gegenüber akzessorischen Knochen ist oft aus versicherungsrechtlichen Gründen notwendig. Der frischen Fraktur fehlt die sklerosierte Abgrenzung, die alte Fraktur oder Pseudarthrose liegt an Prädilektionsstellen und der Pseudarthrosenspalt zeigt an den Enden keine Rundung wie bei überzähligen Knochen.

Therapie

Kaum jemals notwendig.

3. Klumphand

Definition

Handstellung nach radial zur Unterarm-Längsachse.

Ätiologie

Primäre Klumphand: Angeborene Kontraktur ohne Skelettveränderungen.
Sekundäre Klumphand: Die Fehlstellung ist Folge von Skelettanomalien im Sinne einer Radiushypo- oder -aplasie, die auch im Rahmen eines Defektes des ganzen radialen Strahles gegeben ist.

Klinik

Die Hand weicht nach radial, oft auch zusätzlich zur Beugeseite ab. Das Ellenköpfchen steht vor. Eine Ulnarduktion der Hand ist auch passiv nicht möglich. Analoge Veränderungen im ulnaren Strahl sind eine große Rarität.

Röntgen

Zeigt bei der sekundären Klumphand die knöchernen Hypo- oder Aplasien als Ursache der Handfehlstellung (Abb. 121).

Differentialdiagnose

Arthrogryposis multiplex congenita: die Klumphand ist nur ein Teilsymptom.
Madelungsche Deformität: das Röntgenbild zeigt die Wachstumsstörung des distalen Radiusendes.

Diagnose

Die Hand steht in radialer Abweichung zum Unterarm, Hemmungsmißbildungen der Knochen im Röntgen.

Therapie

Primäre Klumphand: Wie beim Klumpfuß etappenweise Keilung im Gipsverband bis zur überkorrigierten Stellung, dann Schienen- und Nachtschienen-Nachbehandlung. Es besteht die gleiche Rezidivgefahr wie bei der Klumpfußbehandlung.
Sekundäre Klumphand: operative Einpflanzung der Elle in die Handwurzel oder Span vom Ellenschaft bis zur Radialseite der Handwurzel (Albee). Sehr wichtig ist die Beachtung übriger Mißbildungen des betroffenen Armes. Eine

operative Stellungskorrektur der Hand bei Unvermögen, den Ellbogen beugen zu können, kann die Situation verschlechtern: die Hand kommt dann nicht mehr zum Mund.

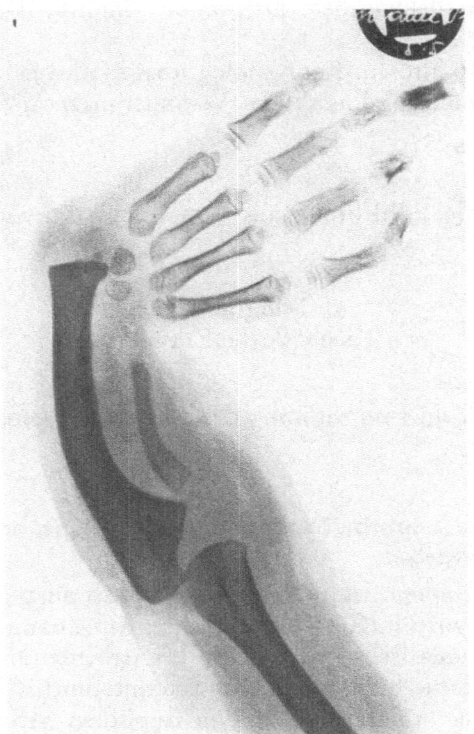

Abb. 121. Sekundäre Klumphand bei Strahldefekt der Speiche und des ersten Handstrahles

4. Madelungsche Deformität

Definition

Volare Subluxationsstellung der Hand.

Ätiologie

Wachstumsstörung der distalen Radiusepiphyse. Vorkommen häufig, unregelmäßig dominanter Erbgang, familiäre Häufung.

Klinik

Die Hand weicht nach volar (und ulnar oder radial) ab. Bei starker Verschiebung zusätzlich Bewegungseinschränkung des Handgelenks und der Unterarmdrehung. Die Deformierung nimmt durch das Wachstum zu und wird deshalb häufig erst spät entdeckt. Frauen sind viermal so häufig betroffen.

Röntgen

Speichenschaft-Gelenkswinkel vermehrt, distales Radiusende kürzer und nach volar verbogen. Ulnarköpfchen nach dorsal und distal verschoben.

Diagnose

Bajonettstellung der Hand zum Unterarm, Vorspringen des Ellenköpfchens.

Differentialdiagnose

— Federnde Elle: verursacht durch Bandschwäche, die eine Subluxation des Ellenköpfchens nach dorsal ermöglicht. Klinisch einer wenig ausgeprägten Form einer Madelungschen Deformität ähnlich, Unterscheidung durch Röntgen.

— Kartilaginäre Exostosen: Röntgenologischer Nachweis.

— Patella-nail-Syndrom: Zusätzliche Veränderungen an Nägeln, Patella und Becken.

Therapie

Korrekturosteotomie: Keilförmig aus dem Radius oder/und Verkürzung der Elle.

5. Lunatummalazie
(Kienböcksche Erkrankung)

Definition

Nekrose des Mondbeines mit Störung des Handwurzelgefüges und nachfolgender Arthrose.

Ätiologie

Als Ursache für die aseptische Nekrose des Mondbeines werden Traumen und Formvarianten angegeben.

1. Ein einmaliges *Trauma* ist als Ursache praktisch auszuschließen, nur in seltenen Einzelfällen wird in Gutachtenverfahren ein Zusammenhang anerkannt. Die chronische Traumatisierung, wie z. B. bei Arbeiten mit Preßlufthämmern, kann eher eine Ursache bilden. Laarmann konnte durch Gefäßuntersuchungen die Drosselung der Mondbeingefäße in typischen Arbeitsstellungen nachweisen.

2. Ausschlaggebende Bedeutung kommt *Formvarianten* der Ellenlänge in ihrer Beziehung zur proximalen Handwurzelreihe vor allem im Sinne einer Minusvariante zu (Abb. 122). Eine zusätzliche Rolle spielt die Erniedrigung des Discus triangularis. Die Häufigkeit der Formvarianten ist aus nachstehender Tabelle ersichtlich.

	Jahr	Fallzahl	Minus-variante	Plusvariante
Bei Lunatummalazien:				
Axelsson	1971	64	57,8%	3,1%
Hultén	1928	23	74%	0
Joeck	1937	36	63,9%	16,7%
Persson	1945	19	63%	0
Persson (Literatur)	1945	338	59,5%	0,9%
Steinhäuser	1969	40	57,5%	2,5%
Wette	1936	99	24,2%	0
Bei normalen Handgelenken:				
Hultén	1928	400	23%	16%

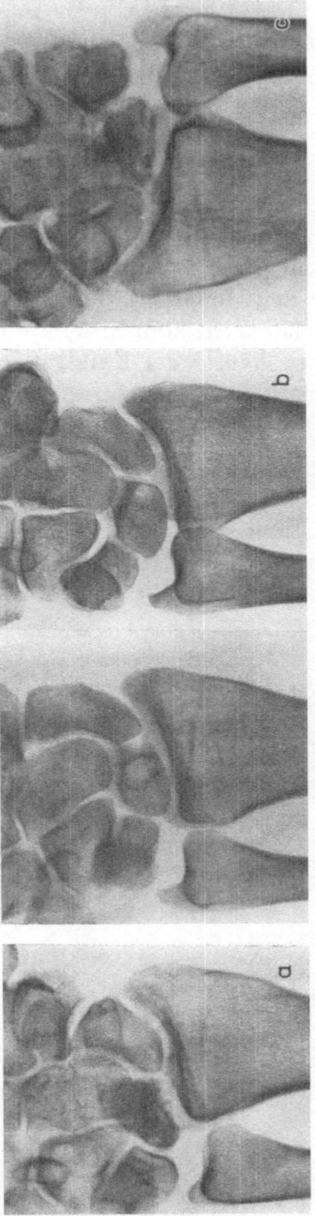

Abb. 122. Lunatummalazie. *a* Minusvariante, *b* Nullvariante. Bei verschiedenem Strahlengang unterschiedliche Größe der Zyste, *c* Plusvariante

Männer sind häufiger als Frauen, die rechte Hand häufiger als die linke betroffen. Die Erkrankung tritt vornehmlich im 2.—4. Lebensjahrzehnt auf. An Häufigkeit steht die Lunatummalazie nach der Perthesschen Hüftkopfnekrose und dem Köhler II bei den aseptischen Knochennekrosen an dritter Stelle.

Wie alle aseptischen Knochennekrosen zeigt der Verlauf der Erkrankung die Reihenfolge Initialstadium — Sklerosierungsstadium — Fragmentationsstadium — Reparation.

Klinik

Schmerzen und Kraftlosigkeit im Handgelenk. Druckschmerz am Mondbein. In späteren Stadien Schwellungen des Handgelenks bei Überanstrengungen und Bewegungseinschränkung. Im weiteren Verlauf entstehen durch Auftreten einer sekundären Arthrose entsprechende Veränderungen mit Verdickung und zunehmender schmerzhafter Bewegungseinschränkung.

Da das Handgelenk nicht belastet ist, können Symptome häufig erst spät auftreten. Die Erkrankung wird häufig als Zufallsbefund im Röntgenbild erkannt, das nach einer Traumatisierung angefertigt wird.

Röntgen

Das Röntgenbild entspricht den angeführten Stadien. Die richtige Deutung der Röntgenaufnahmen ist entscheidend für die Therapie: solange die Form des Mondbeines erhalten ist, können Operationen mit Erhaltung des Knochens durchgeführt werden. Später ist das Auftreten einer Arthrose nicht mehr zu verhindern.

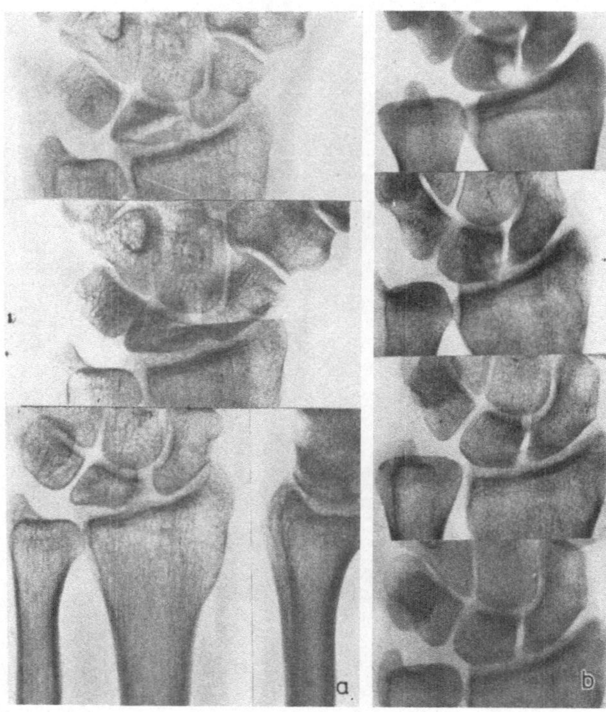

Abb. 123 *a*. Lunatummalazie, Behandlung. *a* Langdauernde Fixation, *b* Spongiosaplastik

Steinhäuser fand eine umschriebene Arthrose im peripheren Radioulnargelenk
bei Lunatummalazien mit Minusvariante   in 90,6%,
bei Lunatummalazien mit Nullvariante   in 73,6%,
bei Handgelenken mit Minusvariante ohne Lunatummalazie   in 52,9%.

Therapie

Konservativ: Neben der symptomatischen Behandlung mit physikotherapeutischen Maßnahmen sind teilweise Behandlungserfolge durch langdauernde Gipsfixation erzielt worden (Witt, Rettig, Nell).

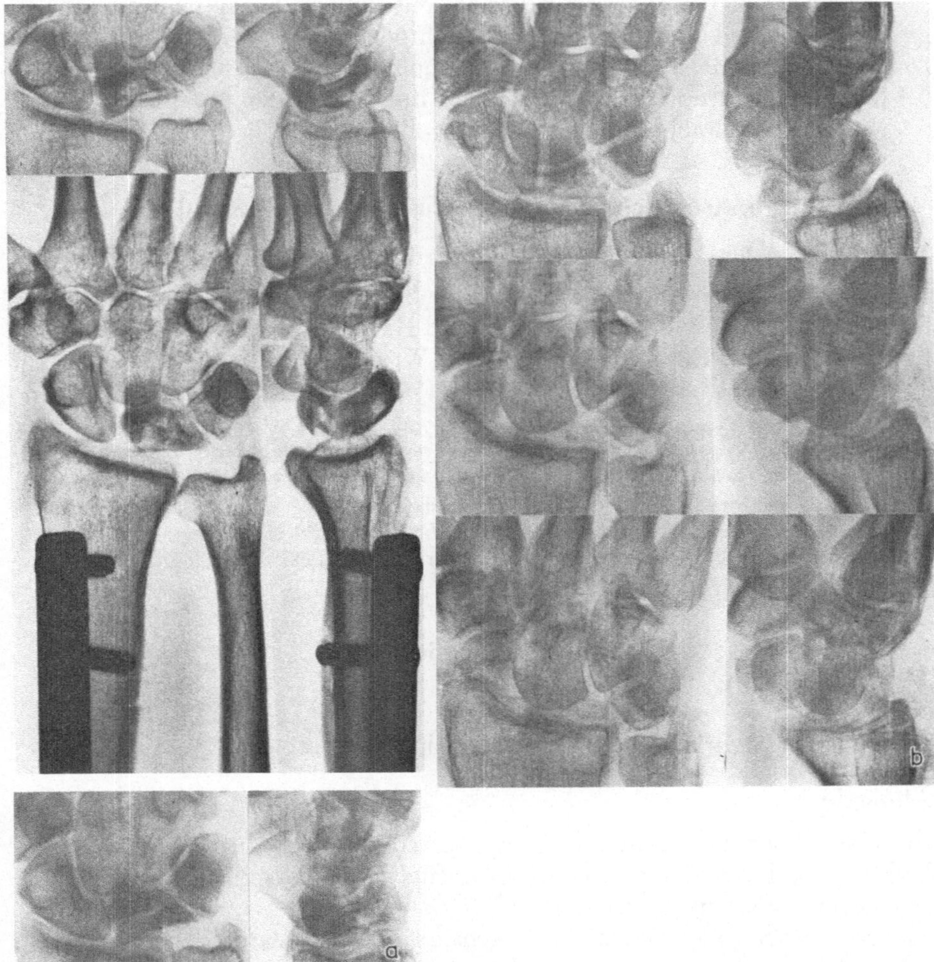

Abb. 123 *b*. Lunatummalazie, Behandlung. *a* Niveau-Operation, *b* Resektions-Arthroplastik

Operativ: Solange keine Formveränderung des Mondbeines eingetreten ist, sollten Operationsmethoden angewendet werden, die das Mondbein selbst erhalten. Im Prinzip bringt die gefügeerhaltende Operation bessere Ergebnisse, wenn nicht die sekundären arthrotischen Veränderungen bereits ein gewisses Maß erreicht haben. Eine ganze Reihe von Operationsprinzipien steht zur Verfügung:

24*

— Niveauänderung: Ellenverlängerung (Persson) oder Speichenverkürzung im Schaft (Calandriello und Palandri) oder metaphysär (Hultén, Moberg). Zusätzlich Spaltung des Ligamentum carpi transversum (Mantero, Codega, Gargiulo, Iselin) oder des Ligamentum radiocarpale dorsale (Axelsson).

— Mondbeinerhaltend: Becksche Bohrung, Exkochleation (Müller), Spongiosaplastik (Schulze) oder Spanverpflanzung (Schneider), gestielte Verpflanzung des Os pisiforme (Beck), Denervation (Wilhelm).

— Mondbeinentfernend: Exstirpation, Exstirpation mit Interposition eines ligamentären Lappens, Exstirpation mit Ersatz durch den proximalen Kopfbeinanteil und interkarpaler Arthrodese (Graner, Plaass), Exstirpation und alloplastischer Ersatz (Agerholm, Danis), Transnaviculo-lunäre Resektionsarthroplastik (Steinhäuser), Entfernung der proximalen Handwurzelreihe (Crabbe, Jorgensen), Arthrodese.

6. Aseptische Knochennekrosen (Osteonekrosen)

Im Bereich der Hand sind folgende Lokalisationen zu finden:

1. Lunatummalazie (Kienböck 1910), siehe S. 368.
2. Nekrose der Mittelhandköpfchen II und III (Dietrich 1932).
3. Sesambeine des Daumengrundgelenkes (Wiedhopf-Greifenstein 1931).
4. Thiemann-Fleischnersche Erkrankung (1909).

Befallen sind die Epiphysen von Fingern und Zehen. Die erkrankten Gelenke sind geschwollen, schmerzhaft und bewegungsbehindert. Das Blutbild zeigt eine Eosinophilie. Die Erkrankung tritt im 12. bis 17. Lebensjahr auf. Das Röntgenbild zeigt die Epiphysen ganz oder teilweise nekrotisch und zerklüftet. Die Ausheilung erfolgt mit einer Verkürzung der befallenen Phalanx und führt zur sekundären Arthrose. Im Frühstadium besteht die Behandlung in Ruhigstellung. An Mittelhand und Fingern werden operative Eingriffe selten notwendig sein.

7. Ganglien

Definition

Benigne Zysten vorwiegend im Handgelenksbereich.

Ätiologie

Im wesentlichen werden drei Theorien vertreten:
Ledderhose, Payr, Thorn, Richel u. a. finden die Ursache in einer Bindegewebsentartung mit Zystenbildung.
Floderus, Stellbrink, Herzog u. a. geben eine myxomatöse Neubildung als Ursache an.
Andrén und Eiken erbrachten den arthrographischen Nachweis für den Zusammenhang mit dem Handgelenk. 85% der volaren und 43% der dorsalen Ganglien zeigten diesen Zusammenhang. Angelides und Wallace fanden bei 500 dorsalen Ganglien den Ausgangspunkt immer beim skaphoideo-lunären Gelenk.
Ganglien sind die häufigsten Tumoren der Hand. 77% betreffen das Handgelenk selbst, 23% die übrige Hand (Stellbrink).

Klinik

Prallelastische, mäßig druckschmerzhafte Schwellung meist dorsal am Handgelenk in der sogenannten Ledderhoseschen Grube zwischen der Zeigefingerstrecksehne und dem Extensor carpi radialis brevis. Seltener ist die Lokalisation am Handgelenk volar, in der Hohlhand und am Finger. Hier sitzt das Ganglion meist am Grundglied oder Grundgelenk der Finger, ausgehend vom volaren Ringband, und verursacht Schmerzen beim Grobgriff.

Diagnose

Prallelastische Geschwulst meist am dorsalen Handgelenk, bei Volarbeugung der Hand stärker vortretend. Probepunktion ergibt schleimigen Inhalt.

Differentialdiagnose

Schnellender Finger: das Knötchen bewegt sich hier mit, bei am Finger lokalisierten Ganglien nicht.

Therapie

Operative Entfernung einschließlich des Stiels in Blutleere.

Prognose

Rezidive sind häufig (Stellbrink 29,5%), auch Mehrfachrezidive. Diese sind häufig Folge einer nicht genügenden Radikalität bei der Erstoperation. Wird diese eingehalten, sinkt die Rezidivquote signifikant (Nelson 6% bei 543 Fällen).

8. Heberdensche Knoten

Definition

Arthrose der Fingerendgelenke.

Ätiologie

Bei Frauen dominant, bei Männern rezessiv vererbbar (Stecher). Störungen des endogenen Gleichgewichtes (Wagenhäuser), Mikrotraumen und berufliche Überlastung (Baumgartner) werden als weitere Ursachen angegeben.
Häufigstes Auftreten im 5. Lebensjahrzehnt. Frauen sind 10mal häufiger betroffen.

Klinik

Langsamer oder akuter Beginn mit Schmerzen im Endgelenk, entzündliche Schübe. Knötchenbildung an der Streckseite des Endgelenkes. Ist das Knötchen ausgebildet, sind Schmerzen meist nicht mehr vorhanden. Die Erkrankung führt zu einer Bewegungseinschränkung im Endgelenk.

Röntgen

Erst die sekundären arthrotischen Veränderungen mit Verschmälerung des Gelenkspaltes und subchondraler Zystenbildung sind im Röntgenbild sichtbar.

Diagnose

Bildung kleinerer Knötchen dorsal an Fingerendgelenken.

Differentialdiagnose

Gicht: Erhöhte Harnsäurewerte im Serum. Die Schwellungen meist größer.
Progressiv chronische Polyarthritis: positive Rheumaserologie. Erkrankt ist das
ganze Gelenk.
Psoriasis: allgemeine Symptomatik, Hautveränderungen.

Therapie

Medikamentös mit Antirheumatika, eventuell Kortikosteroide intraartikulär,
wobei Präparate mit geringen Korngrößen wegen der Kleinheit der Gelenke
verwendet werden sollen. Operative Eingriffe (Arthrodese) sind selten notwendig.

9. Tendovaginitis stenosans
(Schnellender Finger)

Definition

Erschwerte Gleitbewegung der Fingerbeugesehnen.

Ätiologie

Unspezifische, chronische, sklerosierend-entzündliche Veränderungen durch
mechanisch vermehrte Reibung zwischen Sehne und ihrem Gleitlager. Bevorzugt sind Engstellen (Ligamente, Knochenrinnen). Es handelt sich entweder
um eine Verdickung der Sehne selbst in Knotenform, um eine strikturierende
Verengung der Sehnenscheide oder um die Kombination von beidem.

Klinik

Schnappen des Fingers bei Beuge- und Streckbewegungen entsprechend der
Engstelle beim Sehnengleiten, überwiegend im Bereich des Ringbandes an den
Grundgelenken der dreigliedrigen Finger. Es kann zum Hängenbleiben des
Fingers in Beugestellung oder zum Unvermögen, den Finger zu beugen, kom-
men. Das Knötchen ist tastbar und druckschmerzhaft. Bei Säuglingen fällt erst
das Stadium der Fixation des Daumens in Beugestellung auf.

Diagnose

Tastbares Knötchen in der Beugesehne, Schnappen bei Fingerbewegungen.

Differentialdiagnose

Bei Kindern: Aplasie der Daumenstrecksehnen, Zerebralparese, Arthrogryposis
multiplex congenita.

Therapie

Versuch mit lokaler Kortison-Infiltration. Bei Anhalten der Beschwerden
operative Spaltung der verdickten Sehnenscheide, eventuell auch Keilexzision
aus der kolbig-verdickten Sehne selbst.

10. Paratendinitis crepitans

Definition

Entzündliche Veränderungen im peritendinösen Gleitgewebe der handgelenknahen Sehnenverläufe (M. extensor pollicis longus und brevis, M. abductor pollicis longus, M. extensor carpi radialis longus und brevis, M. extensor carpi ulnaris) mit Reibegeräuschen bei Bewegungen.

Ätiologie

Entzündliche Veränderungen des Gleitgewebes dieser Sehnen, oft ausgelöst durch Bewegungsstereotypien, vor allem ungewohnter Art. Häufig rheumatische Ursachen.

Klinik

Druckschmerzhafte Verdickung der Sehnenabschnitte, am häufigsten handgelenknahe radial-dorsal im distalen Unterarmbereich. An dieser Stelle Reiben bei Bewegungen tastbar. Schmerzhafte Bewegungseinschränkung des Daumens und Handgelenks im akuten Stadium.

Diagnose

Verdickung an typischen Sehnenstellen, Krepitieren bei Bewegungen.

Differentialdiagnose

Rheumatische Tenosynovitiden zeigen im histologischen Schnitt rheumatische Knötchenbildung mit fibrinoider Nekrose, Zellvermehrung und sklerosierenden Veränderungen.

Therapie

Bei Krankheitsbeginn Ruhigstellung, Wärme, Infiltration mit Kortison-Präparat. Bei längerer Therapieresistenz oder häufigen Rezidiven operative Entfernung des gequollenen und vernarbten peritendinösen Gewebes.

Prognose

Bei konservativer Therapie Rezidive, wenn die schädigende Noxe nicht beseitigt wird. Nach Operation in der Regel Beschwerdefreiheit.

11. Tuberkulöse Sehnenscheidenentzündung

Definition

Spezifische tuberkulöse Erkrankung der Beugesehnenscheide.

Ätiologie

Infektion mit Tuberkelbazillus (in der Regel Typus humanus). Der Befall mit dem Typus bovinus durch Kontakt mit Rindern ist rückläufig, aber noch nicht eliminiert. Maar fand noch bei 12 von 15 Fällen, Schönbauer bei 3 von 8 Fällen Rinderkontakt.

Man unterscheidet drei Formen:

1. Exsudative Form: Verdickung der Sehnenscheide, Innenwand zottig, klare, gelbe Flüssigkeit. Gute Abgrenzung gegen die Umgebung, die Sehne verdickt und mit Fibrin überzogen.

2. Granulierende Form: zusätzlich Exsudatgerinnsel und Bildung von Reiskörperchen.

3. Fungöse Form: graurötliches Granulationsgewebe, erst um die Sehnen, dann in diese eindringend und bis zu ihrer Ruptur führend.

Klinik

Polsterartige Schwellung an der Beugeseite der befallenen Finger, übergreifend auf die Hohlhand und bis zur Beugeseite des distalen Unterarmendes. Entsprechend dem mechanischen Hindernis besteht eine Beugehemmung. Die Beschwerden treten langsam zunehmend auf, Schmerzen bestehen kaum. Bei längerem Verlauf eventuell Beugesehnenriß mit entsprechendem Funktionsausfall.

Labor

Nachweis von Tuberkelbazillen aus dem Punktat.

Diagnose

Typische polsterartige Schwellung an der Beugeseite der Hand, Bakteriologie, Histologie.

Differentialdiagnose

Unspezifische Sehnenscheidenentzündung.

Therapie

Operative Ausräumung der Sehnenscheide. Lokal und allgemein Tuberkulostatika.

Prognose

Ohne Operation sind die Ergebnisse schlecht. Bei operativer Therapie und gleichzeitiger tuberkulostatischer Medikation ist eine völlige oder eine weitestgehende Wiederherstellung bzw. Erhaltung der Funktion zu erwarten. Lokale Rezidive sind nicht selten (nach Pimm und Waugh, Millesi u. a. etwa 60%). Anderl berichtet über einen Fall mit vier Rezidiven in 5 Jahren. Nur eine exakte Operationsmethode kann die Rezidivquote senken.

12. Chronische Polyarthritis

Definition

Meist polyarthritischer Befall von Gelenken mit Schwellung, schmerzhafter Bewegungseinschränkung, zunehmender Deformierung der Gelenke und Auftreten von Fehlstellungen.

Ätiologie und Pathogenese

Siehe S. 147.

Klinik

Entsprechend dem komplizierten Aufbau der Hand kann es zu einer Fülle von Erscheinungsbildern kommen, die je nach Massivität des Befalles einzelner

Abschnitte, nach der Zahl der durchgemachten Erkrankungsschübe und der Dauer des Leidens variieren.

Der Befall der Hand betrifft etwa 90% der Patienten, im Laufe der Zeit bei 95% von diesen beidseits. Bei einem Fünftel der Patienten befinden sich die erstbefallenen Gelenke ebenfalls im Handbereich.

Therapie

Konservativ: Allgemein: medikamentös antirheumatisch (siehe dazu S. 563). Lokal: chemische Synovektomie mit Thiotepa, Nitrogen Mustard, Osmiumsäure u. a. Wegen der Gefahr des Knorpelschadens wird diese Methode von namhaften Autoren (Vainio) abgelehnt.

Operativ: Je früher ein geeigneter operativer Eingriff durchgeführt wird, desto günstiger ist die Prognose, weil die Erkrankung noch keine schwereren Schäden gesetzt hat. Je stärker und vielfältiger die Veränderungen sind, desto eher wird eine Operation die Funktion nur verbessern, aber nicht mehr wiederherstellen können. Für jeden Patienten muß ein Behandlungsplan aufgestellt werden, der den bisherigen Verlauf, den gegenwärtigen Zustand und die für den Patienten notwendigen Besserungen berücksichtigt. Nicht der Einzelschaden soll beurteilt werden, sondern die Funktion der ganzen Hand als kompliziertes Greiforgan.

Mehr als bei allen anderen Erkrankungen und Verletzungen muß auf die Nachsorge größtes Augenmerk gelegt werden. Entsprechende physikalische Behandlungen zum richtigen Zeitpunkt und über einen genügend langen Zeitraum sind erforderlich, oft ist postoperativ das Tragen von (Nacht-)Schienen in Korrekturstellung nötig.

Der besseren Übersicht wegen werden Klinik und operative Therapie einander gegenübergestellt:

Klinik

1. Handgelenk

Verdickung, Bewegungseinschränkung. Bei Flexion eher Ulnarduktion, bei Extension eher Radialduktion. Meist kombiniert mit Veränderungen im distalen Radioulnargelenk.

Das Ellenköpfchen ist im Rahmen eines Caput-ulnae-Syndroms (Bäckdahl) stark vorspringend, verdickt und druckschmerzhaft. Die Hand ist gegenüber dem Ellenköpfchen zur Beugeseite verschoben. Die Unterarmdrehung und die Dorsalflexion der Hand ist schmerzhaft eingeschränkt.

Operationen

Synovektomie im Frühstadium. Arthrodese (Spongiosa und Beckenspan). Arthroplastik (Faszieninterposition, Endoprothese). Korrekturosteotomie (Keilosteotomie des Radius bei Beugekontrakturstellung der Hand).

Resektion des Ellenköpfchens (nicht zu ausgiebig, um eine weitere ulnare Deviation zu vermeiden). Synovektomie. Wiederherstellung der Funktion des M. extensor carpi ulnaris, eventuell durch Sehnentransplantation.

Klinik

2. Daumen

Adduktion im Sattelgelenk und Überstreckung im Grundgelenk.

Knopflochdeformität: Beugung im Grundgelenk, Überstreckung im Endgelenk (im Extremfall: „Ninety-to-ninety-deformity").

Schlottergelenk.

3. Langfinger

Schmerzhafte Verdickung der MP- und PIP-Gelenke.
Deviation der Fingergelenke nach ulnar, zunehmende volare Subluxation bis Luxation im MP-Gelenk. Abrutschen der Strecksehnen in das benachbarte Interdigitalfach.

Knopflochdeformität (Button-hole-deformity):
Entsteht durch Verschiebung der Interossei-Ansätze auf die Beugeseite des PIP-Gelenkes, die nun als Beuger wirken. Das PIP-Gelenk ist gebeugt, das DIP-Gelenk überstreckt.

Operationen

Arthrodese des Sattelgelenks, bei Luxation im Grundgelenk besser Exstirpation des Multangulum maius.

Synovektomie.
Wiederherstellung der Funktion des M. extensor pollicis brevis.

Arthrodese (Fixation mit Span- oder Bohrdraht unter Beachtung der notwendigen funktionellen Stellung, die von den übrigen Veränderungen der Hand und der Funktion des Daumens als Gegengreifer abhängt).

Synovektomie.
Leichte Deviation:
Synovektomie und Reposition der Strecksehnen mit radialer Raffnaht.
Transposition der ulnaren Interossei auf die radialen Interossei des Nachbarfingers.
Reposition des I. Interosseus und Transposition des Extensor indicis proprius auf die Radialseite des Zeigefingers.
Schwere Deviation:
Bei Luxation im MP-Gelenk Arthroplastik:
Resektion des MC-Köpfchens (Bunnell, Adamson).
Resektion des MC-Köpfchens und Tenodese der Strecksehne (Vainio, Fowler).
Endoprothese (Flatt, Metall, Silastic).

Rekonstruktion des Streckapparates durch Naht oder Sehnentransplantation (Flatt), bei länger bestehender Deformität Durchtrennung der Strecksehne in Höhe des DIP-Gelenkes (Fowler).
Wegen der Rezidivhäufigkeit nach diesen Operationen und bei zu starker Schädigung des PIP-Gelenkes wird eher eine Arthrodese bevorzugt (Spanbolzung nach Moberg, Lipscomb oder gekreuzte Drähte nach Vainio).

Klinik

Schwanenhalsdeformität (Swan-neck-deformity):
Durch Verkürzung der Interosseussehnen kommt es bei gebeugtem MP-Gelenk zur Überstreckung des PIP-Gelenkes, das DIP-Gelenk ist gebeugt.

Schlottergelenk.

4. Sehnen, Sehnenscheiden

Primär Tenosynovitis, wobei Streck- und Beugesehnen etwa gleich häufig befallen sind. Verklebungen von Sehnen untereinander sind möglich. Bei stenosierendem Verlauf entwickelt sich das Bild eines schnellenden Fingers.
Später Übergreifen auf die Sehne selbst, deren Querschnitt rarefiziert wird. Auftreten von Spontanrupturen. Die Rißstellen sind am häufigsten dort, wo noch mechanische Faktoren den Gleitvorgang ungünstig beeinflussen.

Operation

Weichteile:
Resektion der schrägen Interosseusfasern (Littler-release-Operation).
Reinsertion und Straffung der überdehnten beugeseitigen Kapsel an der Grundphalanx (Fowler, Lipscomb).
Seitenbandverlängerung des PIP- Gelenkes (Louyot).
Gelenk:
Arthrodese, Arthroplastik.

Arthrodese (siehe Daumen).

Tenosynovektomie.

Resektion des Ringbandes und Synovektomie.

Sehnennaht.
Sehnentransposition auf die intakte Sehne eines Nachbarfingers.
Sehnentransplantation.

Die detaillierten operativen Behandlungsmöglichkeiten hat N. Gschwend in seinem Buch „Die operative Behandlung der chronischen Polyarthritis" (Stuttgart: G. Thieme. 1977) übersichtlich und richtungweisend dargelegt.

13. Karpaltunnelsyndrom

Definition

Kompressionssyndrom der tiefen Weichteilgebilde an der Beugeseite des Handgelenkes zwischen Handwurzel und querem Ligament.

Ätiologie

Für die Kompression sind eine Reihe von Ursachen möglich:

1. Verengung des Gleitraumes

a) Zustand nach Frakturen oder Luxationen
b) Narben nach Verletzungen
c) Verdickung der volaren Retinakula

2. Vermehrung des Inhaltes des Gleitraumes

a) Anomalien von Muskeln, Sehnen, Nerven (Neurome, Verlaufsvariationen des Thenarastes des N. medianus, der nach Pfeiffer in 50% intraligamentär verläuft), Gefäßen (Thrombosen, z. B. epineuraler Gefäße)

b) Tenosynovitis (rheumatisch, spezifisch, unspezifisch)

c) Tumoren (Lipom, Ganglion)

d) Ödeme (bei Gicht, Amyloidose, Schwangerschaft, Klimakterium).

Nicht alle Karpaltunnelsyndrome lassen sich in dieses Schema einordnen, vor allem nicht die im Bereich der Loge de Guyon, dem Fach des N. ulnaris.

Die rechte Hand ist doppelt so häufig, Frauen sind 2- bis 3mal so häufig betroffen, der N. medianus öfter als der N. ulnaris.

Auffallend hoch ist die Zahl der Begleiterkrankungen, die bei Patienten mit einem Karpaltunnelsyndrom vorliegen. Posch und Prpic fand bei 423 Patienten, von denen 291 operiert wurden, folgende Nebenerkrankungen: 16 De Quervain, 34 Tumoren und Zysten, 36 Dupuytrensche Kontraktur, 40 schnellende Finger, 63 rheumatoide und 150 unspezifische Tenosynovitiden.

Klinik

Parästhesien im Medianus- oder/und Ulnarisgebiet, Schmerzen, gestörte Nachtruhe. Muskelatrophien des Thenar (39% nach Wilhelm), motorische Störungen (57% nach Wilhelm). Positives Tinelsches Zeichen (Beklopfen des N. medianus am Handgelenk löst Schmerzen im distalen Versorgungsgebiet aus). Positiver Phalen-Test (Schmerzauslösung bei maximaler Handgelenksbeugung durch eine Minute). Positiver Extensionstest nach Tanzer, weniger verläßlich als Phalen-Test. Herabgesetzte Nervenleitgeschwindigkeit.

Differentialdiagnose

Zervikalsyndrom: Röntgen, Anamnese, wechselnde Seite.

Diagnose

Gefühlsstörungen und Schmerzen im Handversorgungsgebiet des N. medianus, selten N. ulnaris. Druckschmerz am Karpaltunnel.

Therapie

Konservativ: Versuch mit lokaler Kortison-Infiltration.

Operativ: Spaltung des volaren Ligamentes, Präparation und Dekompression des Medianusastes zum Thenar, Resektion des vernarbten Epineuriums, eventuell auch interfaszikulärer Narbenstränge.

14. Styloiditis radii

Definition

Reizzustand am Griffelfortsatz der Speiche.

Ätiologie

Der Schmerzzustand entspricht einer Insertionstendopathie, häufig verursacht durch Überanstrengung, ungewohnte Tätigkeit und Bewegungsstereotypie.

Klinik

Umschriebener Druckschmerz am Processus styloideus radii, Schmerzvermehrung bei Radialduktion der Hand.

Röntgen

Keine Veränderung. Besteht bereits eine beginnende arthrotische Ausziehung am Speichengriffelfortsatz, dann handelt es sich um eine Arthrose und nicht um eine Styloiditis.

Differentialdiagnose

Zervikalsyndrom: Segmentaler Schmerzverlauf, Anamnese.

Therapie

Konservativ: Schonung, Kortison-Infiltration.
Operativ: Denervation, Resektion des Ligamentum collaterale radiale.

15. Kamptodaktylie

Definition

Beugekontraktur im Mittelgelenk, seltener im Endgelenk des Kleinfingers. Andere Langfinger werden kaum betroffen.

Ätiologie

Angeboren, genaue Ursache unbekannt. Mehrfach wurde dominanter Erbgang nachgewiesen.

Klinik

Leichte Beugestellung im Kleinfingermittelgelenk schon beim Säugling, im Laufe des Wachstums Ausbildung der Kontraktur. Aktive und passive Streckhemmung dieses Gelenkes.

Diagnose

Beugestellung des Kleinfingermittelgelenkes, röntgenologisch unauffällig.

Differentialdiagnose

Klinodaktylie: End- und Mittelphalanx weicht nach ulnar oder radial ab („forme fruste" einer Brachymesophalangie).
Knopflochdeformität: das Endgelenk ist überstreckt.

Therapie

Operation nur bei stärkerer Funktionsbehinderung. Nachbehandlung mit Schienen. Größere Rezidivhäufigkeit.

16. Dupuytrensche Kontraktur

Definition

Fibrosierende Veränderungen der Palmaraponeurose, die durch narbige Schrumpfung zu Beugekontrakturstellungen der Finger führt. Seltener sind analoge Veränderungen in der Plantaraponeurose (bei 5% der an der Hand befallenen Patienten).

Ätiologie

Desintegration der kollagenen Fasern der Palmaraponeurose mit reaktiver Zellproliferation und mangelhafter Reparation. Es besteht eine Erbbelastung mit unregelmäßiger Dominanz. Die Entstehung ist unabhängig von Handarbeit, die Theorie von Traumen oder Mikrotraumen als Ursachen eher verlassen. Gehäuftes Vorkommen wurde bei Diabetes und bei neurogenen Störungen beobachtet: Stuhler fand bei 524 Epileptikern 21,6% Dupuytrensche Kontrakturen, die auch nach Apoplexien, Plexusschäden, peripheren Ulnarisverletzungen, bei Tabes, Syringomyelie und multipler Sklerose gehäuft gesehen wurden.

Klinik

Harte Stränge subkutan in der Hohlhand, den Fingerstrahlen entsprechend in folgender Häufigkeit (nach Brüchle und Cott):

Finger:	IV	V	III	I	II
Prozent:	39	33	18	6	4

Beugekontrakturstellung der Finger, zu denen die Verhärtung zieht. Durch sekundäre Schrumpfungsprozesse der Kapsel vor allem der PIP-Gelenke kommt es zu arthrogen fixierten Beugestellungen in diesen Gelenken. Die Sensibilität ist in der Regel erhalten, auch wenn das Gefäß-Nerven-Bündel völlig in den derben Strängen eingemauert ist.

Das männliche Geschlecht wird häufiger betroffen, wobei das Verhältnis nach verschiedenen Autoren von 1 : 2 (Hueston) bis zu 1 : 11 (Brüchle und Cott) schwankt.

Doppelseitigkeit wurde bis zu 85% (Millesi) beobachtet.

Dem Schweregrad nach unterscheiden Iselin und Dieckmann:

1. Grad: Knotenbildung, freie Beweglichkeit
2. Grad: Knotenbildung bis zur Grundphalanx, das Grundgelenk gebeugt mit Streckhemmung
3. Grad: Strangbildung bis zum Mittelgelenk, Beugestellung und Streckhemmung auch der Mittephalanx
4. Grad: Die Sehnen der Interossei und der Lumbricales sind umwachsen. Die Streckaponeurose ist am Gelenk fixiert, das DIP-Gelenk in Überstreckung.

Diagnose

Subkutane Strangbildung in der Hohlhand meist zum 4. und 5. Finger mit zunehmender Kontrakturstellung.

Therapie

Konservative Maßnahmen (Quengelbehandlung, Vitamin E usw.) sind nicht zielführend. Eine Besserung ist nur operativ zu erzielen.

Subkutane Diszission: Sie sollte nur bei alten Patienten und schlechtem Allgemeinzustand durchgeführt werden. Die Gefahr einer Nervendurchtrennung ist groß.

Partielle Aponeurektomie: Bei ausgeprägten Fällen eher zur Verbesserung als zur Wiederherstellung der Funktion, eventuell gleichzeitig auch Kapsulektomie. Die Rezidivquote nach dieser Operation liegt 2- bis 3mal so hoch wie bei der kompletten Aponeurektomie.

Komplette Aponeurektomie: Sie bietet als einzige die größtmögliche Aussicht auf Rezidivfreiheit. Bei schlechten Hautverhältnissen hat sich die „open-palm"-Technik (McIndoc), also das Offenlassen der Wunde in der queren Hohlhandfalte gut bewährt. Die resultierenden Narben sind zart und belastungsfähig.

Prognose

Je älter der Patient beim Auftreten der ersten Symptome ist, desto langsamer ist der Verlauf. Die Prognose ist schlechter bei Alkoholikern, Diabetikern, bei alten Patienten und bei postoperativen Komplikationen (Hämatom). Nach nur partieller Aponeurektomie sind Rezidive häufiger (Brüchle und Cott 12,5%, Zachariae 27,4%, Honner 40%).

17. Tumoren

Ätiologie und Pathologie der Geschwülste sind im allgemeinen Teil beschrieben (siehe Kapitel Tumoren, S. 29).

Für den Bereich der Hand hat Geldmacher 269 Tumoren aus acht Jahren nach der Klassifikation und Nomenklatur der WHO aufgeschlüsselt. Ihnen gegenübergestellt sind die „tumorlike lesions", also tumorähnliche Veränderungen. Die Reihenfolge der Tumoren entspricht ihrer Häufigkeit.

	Tumoren	„tumorlike lesions"
1. Epithelial		
23%, davon	35 Plattenepithelkarzinom	Verruca
84% maligen	9 Naevuszellnaevus	Epidermoidzyste
	7 Präkanzerosen	mukoide Epithelzyste
	4 malignes Melanom	Atherom
	1 Metastase (Plattenepithel-karzinom)	
2. Weichteile		
50%, davon	43 Haemangiom	Ganglion
4,2% maligen	22 Fibrom	posttraumatisches Neurom
	20 Lipom	Tenosynovitis nodularis
	16 Glomus-Tumor	juveniles Xanthogranulom
	5 Lymphangiom	Hygrom
	4 Neurilemmom	
	2 Neurofibrom	
	2 Leiomyom	
	2 Synovialsarkom	
	1 Granuloma teleangi-ektatikum	
	1 Osteosarkom der Weich-teile	
	1 epitheloides Weichteil-sarkom	
	1 Fibrosarkom	
3. Knochen		
27%, davon	47 Enchondrom	solitäre Knochenzyste
1,4% maligen	16 Osteochondrom	
	2 Osteoidosteom	
	1 Osteosarkom	
	1 intraossäres Neurinom	

XX. Das Hüftgelenk

1. Hüftdysplasie und Hüftluxation

(Angeborene Luxationshüfte, Luxatio coxae congenita, anthropologische Luxation, dysplastische Hüftluxation, sogenannte angeborene Hüftluxation)

Definition

Bei der sogenannten angeborenen Hüftgelenksluxation handelt es sich entweder um eine primäre Formstörung des Gelenks auf Grund einer Minderwertigkeit der Keimanlage oder um eine verzögerte Entwicklung, bedingt durch Bewegungsstörungen und Fehlstellungen der unteren Extremitäten. Die Luxation ist bis auf wenige Ausnahmen bei der Geburt noch nicht vorhanden und entwickelt sich meist erst postnatal. Für die Gelenksdislokation sind einerseits die Schwere der Dysplasie, andererseits die muskeldynamischen Kräfte mit ihrer Wirkung auf die Formgebung des koxalen Femurendes maßgebend. Die meisten Fälle verharren im Stadium der Dysplasie ohne Gelenksdislokation. Nur ein kleiner Teil (etwa 20%) führt zur Subluxation, und nur bei etwa 10% der Fälle bildet sich eine vollständige Gelenksdislokation aus. Mit einer Häufigkeit von 2% ist die Luxationshüfte die häufigste Fehlbildung des Haltungs- und Bewegungsapparates. Familiäres Vorkommen (unregelmäßig dominanter Erbgang) scheint gesichert zu sein.

Ätiopathogenese

In der Mehrzahl der Fälle handelt es sich um ein unregelmäßig dominantes Erbleiden mit geschlechtsverschiedener Genmanifestierung (das weibliche Geschlecht ist fünf- bis sechsmal so häufig betroffen wie das männliche). Inwieweit intrauterine Zwangshaltungen und Keimschädigungen an der Entstehung der dysplastischen Hüftluxation beteiligt sind, ist unsicher.

Bei der dysplastischen Luxationshüfte handelt es sich um eine artikuläre Hypoplasie, bei der primäre und sekundäre Veränderungen zu unterscheiden sind. Als Primärveränderung findet sich eine abgeflachte und steilgestellte Hüftpfanne, in der der Kopf übermäßig viel Spielraum besitzt. Dieser vermehrte Spielraum gestattet es, daß in der Neugeborenenperiode der Femurkopf durch Muskelzug und Belastung allmählich nach kranial und lateral auf die Darmbeinschaufel wandert, wo sich dann unter dem Reiz der Belastung eine Sekundärpfanne bildet.

Die Kranialwanderung des Hüftkopfes bedingt einerseits, daß die primäre Gelenkpfanne zunehmend flacher wird und im Wachstum zurückbleibt. Das

Lig. capitis femoris und der Kapselschlauch verlängern sich entsprechend der Auswanderung des Kopfes, wobei die in ihm enthaltenen Gefäße komprimiert oder abgedrückt werden. Andererseits verliert der Hüftkopf seine Kongruenz. Die Muskulatur paßt sich den veränderten topographischen Verhältnissen an. Es kommt zu einer Insuffizienz der Abduktoren und zu einem funktionellen Überwiegen der Adduktoren.

Nach pathologischen und klinischen Gesichtspunkten werden drei Stadien unterschieden:

a) Dysplasie: Die Verknöcherung des Gelenks ist verzögert. Der Anlagefehler betrifft vorwiegend die Verknöcherung des knorpelig vorgebildeten Pfannendaches und den Pfannenrand, so daß eine seichte Pfanne mit steilem Dach resultiert. Der Knorpel ist intakt, es besteht keine abnorme Beweglichkeit des Gelenks (die Dysplasie ist also nur röntgenologisch festzustellen).

b) Subluxation: Die normale Kongruenz der Gelenkskörper ist aufgehoben. Es besteht nur noch teilweiser Kontakt, der Hüftkopf steht dezentralisiert.

c) Luxation: Völlige Trennung der Gelenkskörper.

Klinik

Die Früherkennung einer Hüftdysplasie ist für das Schicksal des Gelenks ausschlaggebend. Die Diagnostik ist nicht einfach, da das Leiden eine tiefergelegene Körperregion betrifft. In früherer Zeit wurden deshalb fast ausschließlich die Luxationen erfaßt, die durch verzögertes Laufenlernen der Kinder, Beinverkürzungen, Hüfthinken, Bewegungsarmut des verrenkten Beines und Außenrotationslagerung auffielen.

Neben den Verdachtsmomenten (wie erbliche Belastung, Steiß- und Querlage bei der Geburt, Mißbildungen, Bewegungsarmut des luxierten Beinchens, spätes Gehenlernen, Hinken und leichtes Ermüden) unterscheidet man zwischen *wahrscheinlichen* und *sicheren* Zeichen, die einerseits durch Inspektion (Weichteilanomalien, Funktionsanomalien), andererseits durch eine gezielte Untersuchungstechnik Hinweise für das Vorliegen einer Dysplasie, Subluxation oder Luxation liefern.

Die Weichteil-, Funktions- und Haltungsanomalien, die meist nur bei einseitiger bzw. graduell unterschiedlicher Seitenmanifestation erkennbar sind, sind in ihrem diagnostischen Wert sehr beschränkt und gelten als *unsichere Zeichen:*

— Faltenasymmetrie

Der krankseitige Oberschenkel zeigt in der Regel mehr Falten als die Gegenseite (sogenannte Speckfalten). Bei zunehmender Dislokation des Hüftgelenks kann eine Verziehung der Analspalte und der Vulvaspalte zur Luxationsseite, ein Höherstehen der Glutäalfalte auf der Luxationsseite und eine verstärkte Inguinalfalte auf der Luxationsseite bemerkt werden. Ein oft verläßliches Zeichen ist die sogenannte Hilgenreinerfalte, die beim verrenkten Hüftgelenk fehlt oder deutlich kürzer ist.

(Der Säugling wird dabei in Froschstellung auf den Bauch gelegt. Beim normalen Hüftgelenk verläuft eine lange tiefe Falte zwischen Rumpf und Oberschenkel, beim verrenkten Hüftgelenk fehlt sie oder ist deutlich kürzer.)

— Beinlängendifferenz

Sie ist in Streckstellung als Beinverkürzung, bei rechtwinkliger Kniebeuge-
stellung als Oberschenkelverkürzung erkennbar. Die Beinlängendifferenz kann
aber durch ungleiche Ab- und Adduktionsverhältnisse verfälscht werden und
muß nicht unbedingt durch eine Luxation oder Subluxation bedingt sein, da
auch bei der Hüftdysplasie ein Minderwuchs der krankseitigen Extremität
vorliegen kann.

— Bewegungsarmut

Vor allem von den Müttern wird oft eine verminderte Aktivbewegung (seiten-
ungleiches Strampeln) bemerkt. Diese Beobachtung kann ein Hinweis sein,
doch ist eine einseitige Bewegungseinschränkung auch häufig durch die glutäale
BCG-Impfreaktion bedingt.

— Beckenbeinfehlstellung

Abduktionshaltung, Beugekontraktur, Drehanomalie im Sinne einer Außenrotation.

Wenn Abweichungen in der Haltung und Funktion eines Beines vorliegen,
muß weiter nach einer Dysplasie oder Luxation gefahndet und eine gezielte
Untersuchung durchgeführt werden. Die in der Praxis am besten bewährten
Untersuchungstechniken sind:

— Prüfung der Abspreizhemmung

Dabei wird die Abduktionsbehinderung des in Hüft- und Kniegelenk recht-
winklig gebeugten Beines untersucht. Beim normalen Kind gelingt die Abspreizung soweit, daß die Oberschenkel in Froschstellung den Tisch ganz oder
zumindest fast berühren. Bei einer Verrenkung gelingt diese Abspreizung nur
unvollständig. Differentialdiagnostisch ist aber auch das Vorliegen einer anderen Ursache möglich: entzündlicher Reizzustand, pathologische Intrauterinlage,
Folge einer sogenannten Steckkissenwickelung, Folge einer dauernden einseitigen Rückenschräglage, Folge eines Vitamin-D-Mangels; im fortgeschrittenen Alter ist auch an eine infantile Zerebralparese, eine frühkindliche Hüftkopfnekrose und an eine Coxa vara congenita zu denken.

— Prüfung des Ortolani-Zeichens

Beim Ortolani-Test liegt das Kind auf dem Rücken, das Hüftgelenk und das
Knie sind bis 90° gebeugt. Die Kniegelenke werden zusammengehalten und
dann langsam unter Ausübung eines axialen, dorsolateral gerichteten Druckes
in Abduktion überführt. Wenn eine Hüftgelenksluxation bei Instabilität des
Hüftgelenks vorliegt, kommt es entlang des 90gradigen Abduktionsbogens zu
einer plötzlichen Einrenkung des Femurkopfes in das Azetabulum, die mit
einem fühlbaren Schnappen einhergeht. ·
Auch dieses Zeichen ist nicht absolut zuverlässig. Das Schnapp-Phänomen kann
bei Luxationshüften negativ sein, wenn der dislozierte Kopf so sanft über die
Azetabulumlippe gleitet, daß kein Klick spürbar wird. Der Wert dieser Untersuchung in der ersten postnatalen Phase, solange ein schwacher Muskeltonus
besteht, wird unterschiedlich beurteilt. Während Ortolani dem Klick in den
ersten 7 Tagen keine wesentliche Bedeutung beimißt, ist Bernbeck, der für eine
routinemäßige Prüfung des Ortolani-Tests am ersten bis zweiten Lebenstag

eintritt, der Meinung, daß das Schnapp-Phänomen prinzipiell Zeichen einer Instabilität ist und daher sofortiger therapeutischer Konsequenzen (Breit-wickeln) bedarf.

Als *sichere Luxationszeichen* gelten:

— Glissement nach Dupuytren: Der Hüftkopf kann außerhalb der Hüft-pfanne gegen das Darmbein bewegt werden
— Die Ludloff-Spannungsprüfung: Bei rechtwinkliger Oberschenkelbeugung und maximaler Abduktion ist die volle Kniestreckung möglich
— Die Abduktionsdelle: Bei Inspektion des mit gestreckten Oberschenkeln auf dem Rücken liegenden Kindes kann in der Leiste eine deutliche Eindellung festgestellt werden (die Pfanne ist leer)
— Die leere Hüftpfanne, der pathologische Tastbefund: Der Hüftkopf wird an einer anderen Stelle getastet
— Für Kinder ab dem 2. Lebensjahr (also nach Gehbeginn) gelten außerdem bei der Luxation folgende Befunde: Die Extremität der Luxationsseite ist kürzer und dünner, der Trochanter maior springt daher stärker vor. Die Insuffizienz der glutäalen Muskulatur führt zum Insuffizienzhinken bzw. Watschelgang. Es besteht ein Beckenschiefstand mit statischer Skoliose. Als Folge der Beinverkürzung entsteht ein Spitzfuß

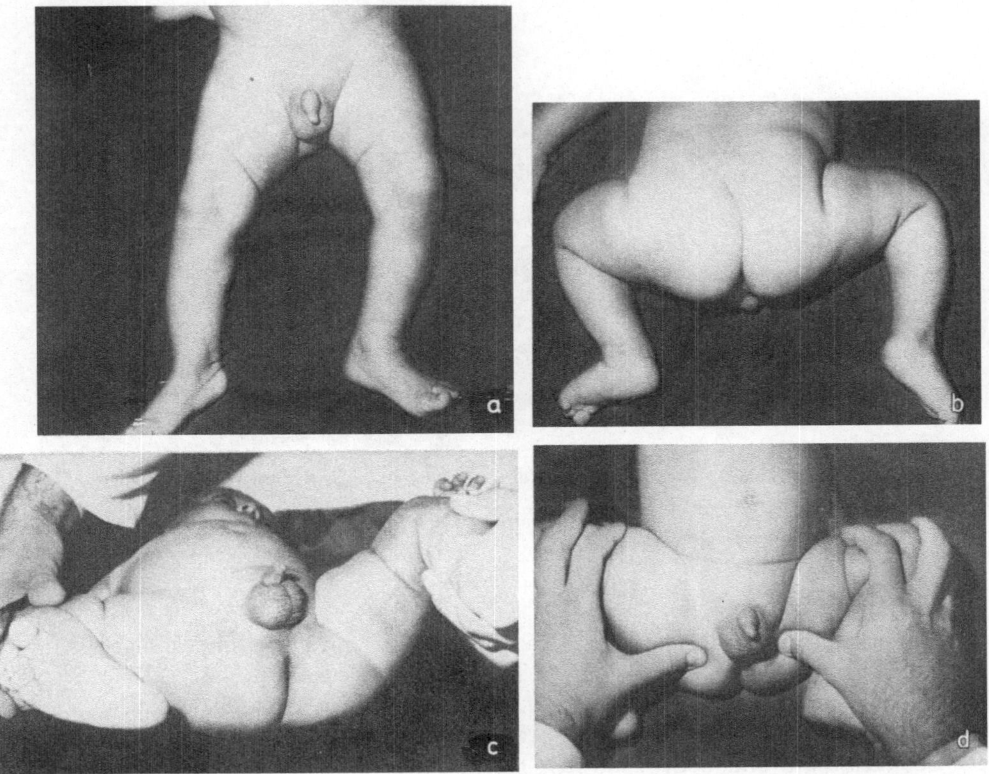

Abb. 124. Klinische Zeichen der Hüftluxation. *a* Beinlängendifferenz und Faltenasymmetrie bei Luxation links, *b* Hilgenreiner-Falte links stark verkürzt, *c* Abduktionshemmung der linken Hüfte, *d* Asymmetrischer Tastbefund; leere Pfanne links

25*

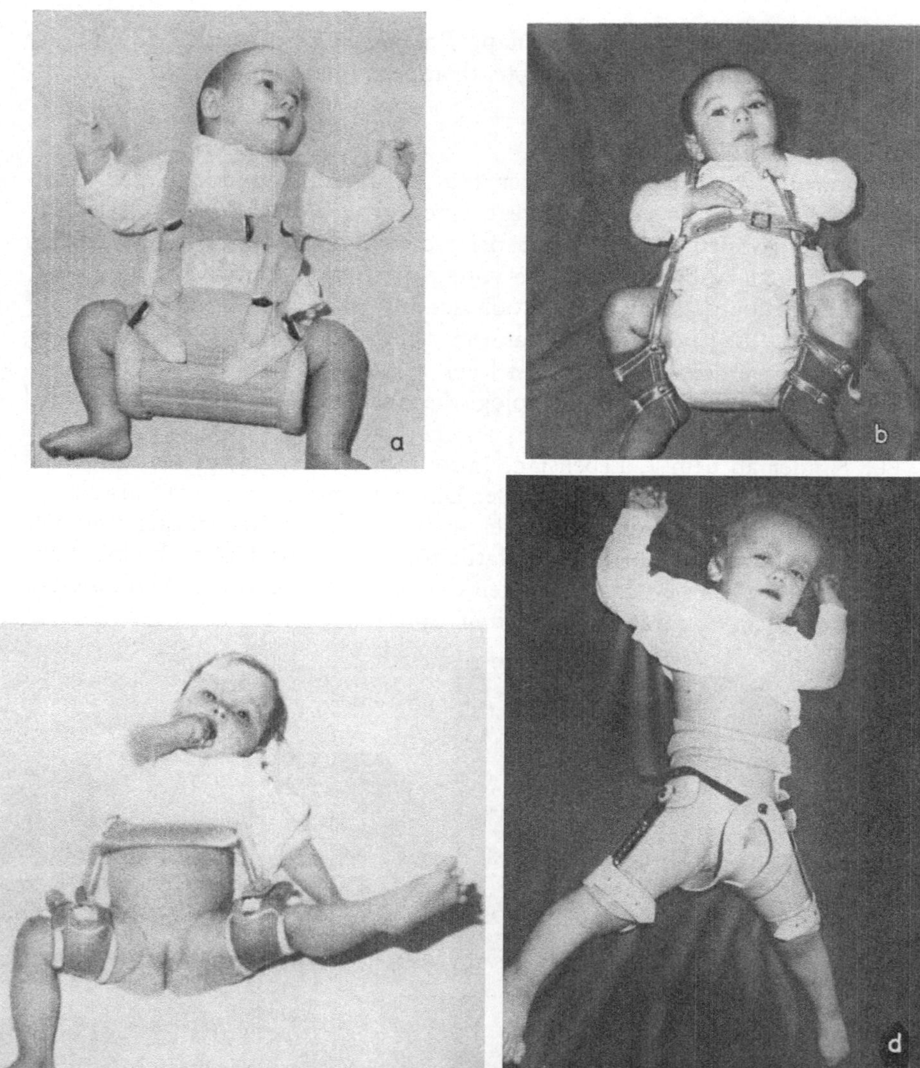

Abb. 125. Funktionelle Therapie, orthopädische Behelfe. *a* Spreizhose, *b* Pavlikzügel,
c Hofmann-Daimler-Schiene (modifiziert), *d* Wiesbadener Schiene nach Prof. Eichler (Lange-
Stellung)

Röntgen

Mit Sicherheit kann die angeborene Hüftluxation nur mit Hilfe eines Röntgen-
bildes diagnostiziert werden. Der Schaden einer übersehenen Hüftgelenksluxation bzw. Dysplasie rechtfertigt in jedem Falle die mit der Röntgendiagnostik verbundene genetische Strahlenbelastung. Bei Verwendung von
Gonadenschutz und hochverstärkten Folien entspricht die Gonadendosis bei
Knaben einer natürlichen Strahlenbelastung von nur einigen Stunden, bei

weiblichen Säuglingen von 8 bis 10 Tagen. Bei Anwendung der Bildverstärker-photographie erreicht man eine Dosisreduktion um den Faktor 20 (Dorn et al.).

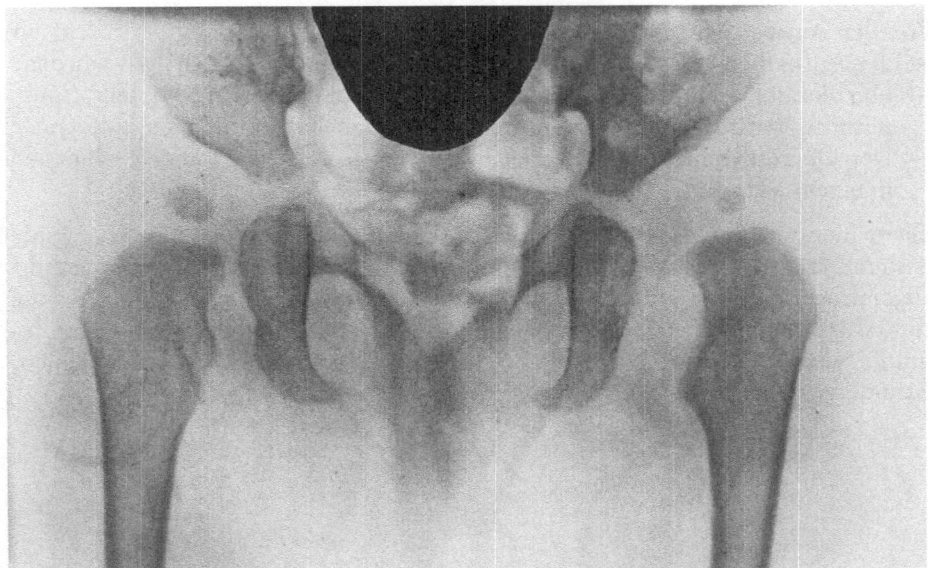
Abb. 126. Pfannendysplasie rechts, Luxation Grad II links

Zeitpunkt der Erstuntersuchung

Bei der Geburt ist das Hüftskelett physiologisch nicht so ausgereift, daß die Beurteilung leicht und in jedem Fall einwandfrei zu treffen wäre. Die Indikation zum Frühröntgen sollte daher in der postnatalen Frühperiode streng und nur bei eindeutigem klinischen Verdacht gestellt werden. Sehr steile Pfannendächer und abgestumpfte Pfannenerker sind für eine Dysplasie und Luxationsgefahr absolut verdächtig.

Ein brauchbare Röntgendiagnostik ist erst bei ausreichender Skelettreifung, also etwa ab der 10.—12. Lebenswoche, möglich. Die Erfahrungen der pflichtmäßig durchgeführten Röntgenreihenuntersuchungen bei Säuglingen im 3. und 4. Lebensmonat, die seit etwa 30 Jahren in der ČSSR durchgeführt werden, zeigen, daß dieser Zeitpunkt für das Einsetzen der therapeutischen Maßnahmen nicht zu spät ist.

Aufnahmetechnik und Beurteilung

Die Aufnahmen müssen technisch exakt durchgeführt werden, um eine einwandfreie Beurteilung zu ermöglichen. Jeder Fehler in der Aufnahmetechnik kann zu Fehlinterpretationen führen, die therapeutische Konsequenzen nach sich ziehen.

Für die Aufnahme im ap.-Strahlengang gilt:
— Beine geschlossen, neutrale Rotationsstellung
— Das Becken muß beiderseits gleichmäßig auf der Tischplatte aufliegen, die Beckenquerachse muß horizontal und parallel zur Platte verlaufen

— Ausgleich der Lendenlordose, um die Beckenkippung zu normalisieren: entweder durch Anheben der Sitzbeinregion mit einem Schaumgummipolster oder durch Druck auf die Spinae ilicae mit einer elastischen Binde bzw. einem Gürtel

Vor der Auswertung und Beurteilung des Bildes muß festgestellt werden, ob bei der Aufnahme alle geforderten Lagerungsbedingungen eingehalten wurden:
— Die Foramina obturatoria müssen symmetrisch und queroval sein (sonst seitliche Verkippung, die den Pfannendachwinkel wesentlich verändert)
— Der Querdurchmesser der Beckeneingangsebene soll zum Längsdurchmesser in einem Verhältnis von 2 : 1 stehen

Bevor man mit der Zerlegung des Beckenskelettes in die in der Literatur zahlreich angegebenen Hilfslinien und Winkel beginnt, sollte man das Röntgenbild allgemein betrachten, auf Seitendifferenzen achten und die Stellung des Femur zur Hüftpfanne beurteilen. Erst dann sollte die zur Dokumentation des Befundes wichtige *Auswertung* anhand von Winkeln und Hilfslinien beginnen. Grundlage ist dabei das Hilgenreinersche Koordinaten-System:

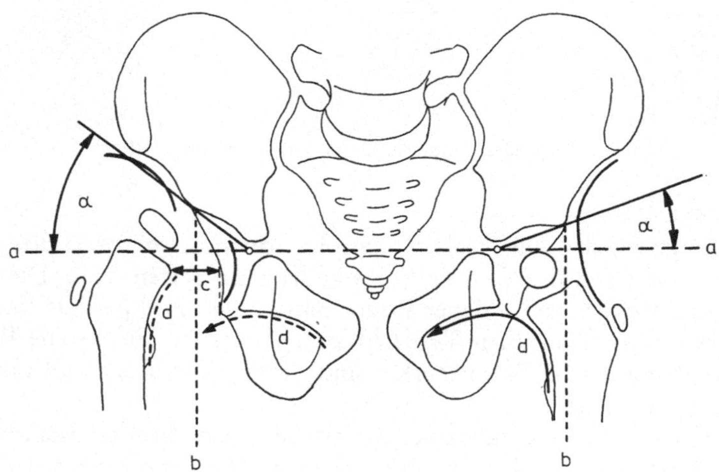

Abb. 127 *a*. Röntgenskizze des Beckens. *a* Hilgenreiner-Linie, *b* Ombredannesche Linie, *c* Distanz zwischen Diaphysenstachel und Os ischii, *d* Menard-Shentonsche Linie. α Azetabulumwinkel

a) Hilgenreiner-Linie: Nach zwei Seiten lateral verlängernde Verbindungslinie der Fußpunkte der Epiphysenfuge.

b) Ombredannesche bzw. Erlachersche Senkrechte: Von der lateralen Hüftpfannendachecke wird das Lot auf die Hilgenreinerverbindungslinie gefällt. Dadurch entstehen vier Quadranten. Der Femurkopfkern steht normalerweise überwiegend im inneren unteren Quadranten. Ist der Femurkopfkern noch nicht ausgebildet (vor dem 4. Lebensmonat), erfolgt die Orientierung an der medialen Schenkelhalsspitze, dem Diaphysenstachel, der bei einem gesunden Hüftgelenk ebenfalls im medialen unteren Quadranten steht. Der Abstand zwischen Diaphysenstachel und Os ischii beträgt meist 1—2 mm, sollte aber nie größer als 5 mm sein.

c) Menard-Shentonsche Linie: Verbindung der Konturen des Schenkelhalses und des Schambeines, die eine gleichmäßige Rundung ergeben muß. Eine Stufenbildung deutet auf eine Luxation hin (cave Beckenkippung und Antetorsion).

d) Calvésche Linie: Die Verbindung der lateralen Begrenzung des Schenkelhalses und der dorsalen Begrenzung der Beckenschaufel muß einem gleichmäßigen Bogen bilden. Auch hier deutet eine Stufenbildung auf eine Luxation hin.

e) Azetabulumwinkel: Der Azetabulumwinkel Alpha wird gebildet von der Hilgenreinerlinie und einer Geraden, die durch den Fußpunkt der Y-Fuge und den Pfannenerker verläuft. Die Entwicklung der Größe des Pfannendachwinkels im Laufe des Wachstums ergibt folgende Tabelle:

Tabelle 16. *Pfannendachwinkel im Laufe des Wachstums mit Angabe der Standardabweichungen.*
Aus: Tönnis, Brunken, Arch. orth. Unfall-Chir. 64, 197 (1968)

Pfannendachwinkel

Alter (Jahre/Monate)	Mädchen		Zahl der Fälle
	Rechts	Links	
0/1 + 0/2	30,0 ± 5,8	30,6 ± 5,5	25
0/3 + 0/4	26,5 ± 4,9	27,7 ± 5,5	90
0/5 + 0/6	22,8 ± 4,5	24,5 ± 4,8	96
0/7 — 0/9	21,2 ± 4,1	22,7 ± 4,2	143
0/10 — 1/0	20,8 ± 3,9	22,8 ± 4,3	84
1/1 — 1/3	20,2 ± 4,4	22,1 ± 4,8	62
1/4 — 1/6	20,7 ± 4,3	21,8 ± 4,3	44
1/7 — 2/0	19,8 ± 4,3	22,0 ± 4,4	59
2/1 — 3/0	18,0 ± 3,8	19,5 ± 3,8	59
3/1 — 5/0	14,5 ± 3,4	16,6 ± 4,6	33
5/1 — 7/0	15,2 ± 4,1	15,8 ± 4,0	24

Alter (Jahre/Monate)	Jungen		Zahl der Fälle
	Rechts	Links	
0/1 + 0/2	23,6 ± 4,1	27,2 ± 4,0	13
0/3 + 0/4	23,4 ± 4,5	24,5 ± 4,6	54
0/5 + 0/6	19,4 ± 4,8	22,0 ± 4,8	62
0/7 — 0/9	20,3 ± 4,3	21,3 ± 4,1	65
0/10 — 1/0	19,4 ± 3,8	21,3 ± 3,9	42
1/1 — 1/3	18,7 ± 4,4	20,3 ± 3,7	26
1/4 — 1/6	19,5 ± 4,3	21,6 ± 4,2	28
1/7 — 2/0	16,8 ± 3,8	19,1 ± 4,1	33
2/1 — 3/0	16,7 ± 4,3	18,5 ± 4,2	46
3/1 — 5/0	14,9 ± 4,3	15,8 ± 4,0	36
5/1 — 7/0	12,7 ± 4,1	15,4 ± 3,9	23

Der Pfannendachwinkel allein ist allerdings zur Diagnose Dysplasie oder normale Hüfte nicht ausreichend, weil er über die Beziehung koxales Femurende und Pfanne nur ungenügend Auskunft gibt und somit nur eine Teilinformation liefert.

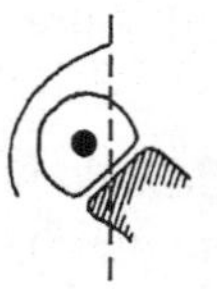

Grad I: Hüftkopfkern noch innerhalb der Pfanne, Pfannendach dysplastisch (Hüftdysplasie mit geringgradiger Subluxation). Der Kopfkern steht noch im unteren medialen Quadranten.

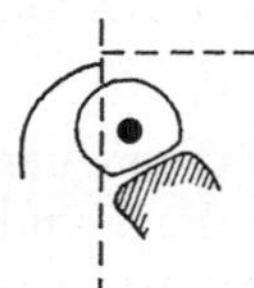

Grad II: Hüftkopfkern nach lateral verschoben, außerhalb der Ombredannschen Linie stehend, aber noch unterhalb des Pfannenerkers.

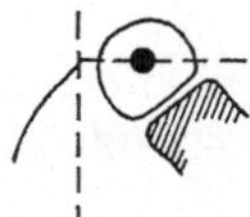

Grad III: Der Kopfkern steht etwa in Höhe des gedachten Pfannenerkers. Primär- und Sekundärpfanne müssen hier abgegrenzt werden. Gemeint ist nur der Erker der Primärpfanne. Der Hüftkopf ist hier vollständig luxiert und steht höher als der Erker der Primärpfanne.

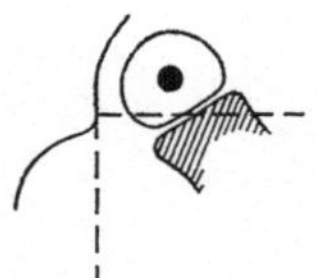

Grad IV: Der Hüftkopfkern steht deutlich über dem Pfannenerker, an der Beckenschaufel, eventuell schon in einer Sekundärpfanne.

Abb. 127 *b*. Die Einteilung der Luxationsgrade nach den Richtlinien des Arbeitskreises für Hüftdysplasie (D. Tönnis)

Weitere wichtige röntgenologische Dysplasiezeichen:

Kopitszeichen: Die knöcherne Begrenzung des Pfannendaches und des Schenkelhalses bilden normalerweise ein Rechteck. Jede Änderung in Richtung auf ein Parallelogramm ist pathologisch. Das Kopitszeichen kann bereits vor dem Auftreten des Kopfkernes untersucht werden.

Der Zentrumeckwinkel (CE-Winkel nach Wiberg): Er kann erst dann bestimmt werden, wenn der Femurknochenkern erschienen ist, und wird zwischen der durch den Femurkopfmittelpunkt zu ziehenden Parallelen zur Körperlängsachse und der Verbindungslinie zwischen Oberschenkelkopfmittelpunkt und lateraler Hüftpfannendachdecke gemessen.

Tabelle 17. *CE-Winkel.*
(Nach Debrunner, U.: Orthopädisches Diagnostikum. Stuttgart: G. Thieme. 1973)

CE-Winkel-Norm
(CE-Winkel: Center, End of the roof)

Alter	
4—13 Jahre	Über 20° (unter 15° sicher pathologisch)
Über 14 Jahre	Über 25° (unter 20° sicher pathologisch)

Die gesamte Minderentwicklung des Hüftgelenks bei der Luxation zeigt sich auch in der Ausbildung der Kopfkerne, die normalerweise nicht vor dem 4. Lebensmonat erscheinen. Bei der Dysplasie tritt der Kopfepiphysenkern röntgenologisch verspätet auf, zeigt ein langsameres Wachstum und ist — bei einseitiger Dysplasie — kleiner als der Kopfepiphysenkern der gesunden normalen Seite.

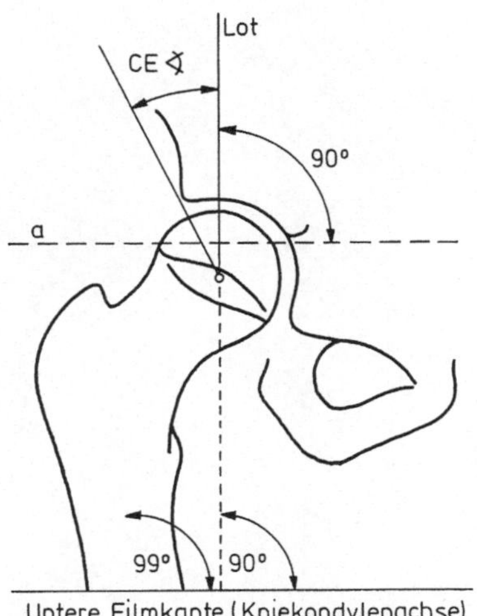

Abb. 128. CE-Winkel

Neben den Femurkopfveränderungen kommt es auch zu Schenkelhalsfehlstellungen im Sinne einer vermehrten Valgität und Antetorsion. An der Beckenübersichtsaufnahme im ap.-Strahlengang läßt sich nur ein kombinierter Winkel des proximalen Femurendes ablesen. Der reale Wert des Schenkelhals-Schaft-Winkels (Zentrum-Kollum-Diaphysenwinkel — CCD-Winkel nach Müller) und der Antetorsion läßt sich nur mit Hilfe einer ergänzenden Aufnahme in einer anderen Ebene bestimmen.

Für die präoperativ-orthopädische Diagnostik sollte daher ergänzend die Aufnahme nach Rippstein durchgeführt werden: Dabei wird eine Beckenübersichtsaufnahme in Rückenlage des Kindes mit rechtwinkliger Beugestellung des Hüftgelenkes und Abduktion von 20° bei Rotationsmittelstellung angefertigt. Der reale Antetorsionswinkel und ebenso der reale CD-Winkel können dann aus einer Tabelle abgelesen werden.

Diagnose

Die exakte Diagnose ergibt sich aus dem klinischen und röntgenologischen Befund. Auf das Hüftröntgen sollte nie verzichtet werden.

Durch die Arthrographie ist die Darstellung der nicht knöchernen Gelenkanteile möglich. Die Darstellung der Gelenkhöhle ermöglicht die Unterscheidung zwischen hoher Subluxation und Luxation (eingeschlagener Limbus oder enger Isthmus der Gelenkkapsel).

Differentialdiagnose

— Lähmungsluxation
  Bei schlaffen und spastischen Lähmungen (z. B. infantile Zerebralparese)
  möglich. Röntgenologisch auffällig ist meist der sehr stark valgische CCD-
  Winkel (oft bis 180°)

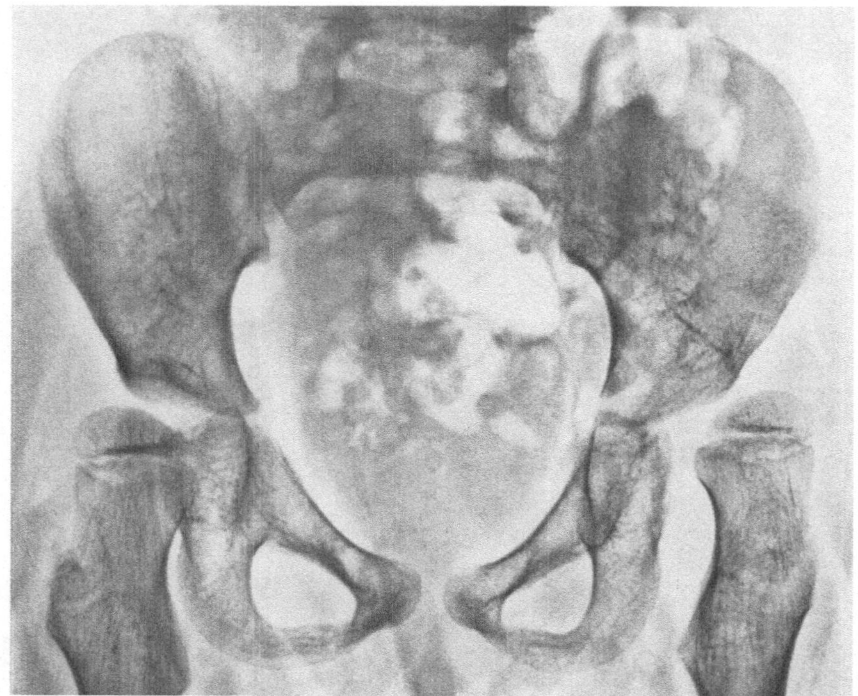

Abb. 129. Luxation bei infantiler Zerebralparese

— Destruktionsluxation
  Sie findet sich nach Entzündungen, wie z. B. Säuglingsosteomyelitis oder
  Tuberkulose

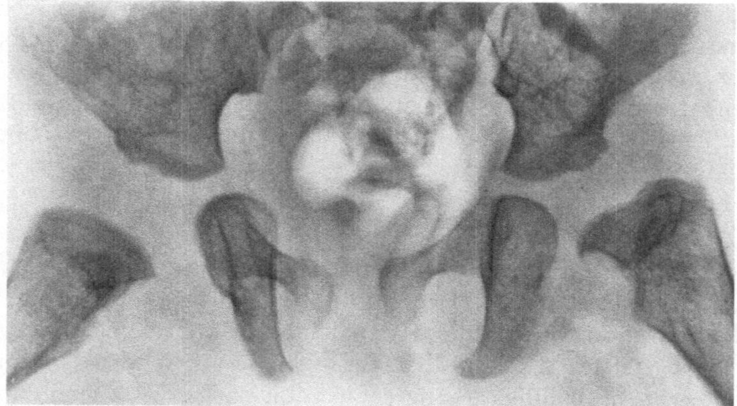

Abb. 130. Destruktionsluxation, Zustand nach Säuglingskoxitis beiderseits

— Teratologische Luxation
  Sie findet sich z. B. bei der Arthrogryposis multiplex congenita
— Insuffizienz der kleinen Glutäen
  Zeigt sich vor allem bei der Coxa vara, Lähmungen und Muskelschwächen
  (Dystrophia musculorum progressiva)

Therapie

Alle therapeutischen Bemühungen bei der Hüftdysplasie und der Luxationshüfte sind darauf ausgerichtet, die primären und sekundären Form- und Funktionsstörungen im Hüftgelenk zu normalisieren. Der Gang soll nach Abschluß
der Behandlung bzw. bei Gehbeginn unauffällig und schmerzfrei sein. Außerdem dürfen keine präarthrotischen Deformitäten (Hackenbroch) verbleiben, die
eine früh einsetzende Koxarthrose nach sich ziehen würden. Gelingt die Heilung der Dysplasie wegen verspäteter Behandlung nicht, stellt sie als präarthrotische Deformität mit 40—60% die häufigste Ursache der Koxarthrose
dar (Albert).
Prinzip der Behandlung ist es, den Hüftkopf in die Pfanne zentriert einzu-
stellen, um einen formgebenden Reiz auf die Entwicklung des Gelenks auszuüben und damit unter Ausnutzung der Spontanheilungskräfte ein biomechanisch und funktionell optimales Ergebnis zu erzielen. Für den Erfolg
oder Mißerfolg der Behandlung ist einerseits der Zeitpunkt des Einsetzens der
Therapie, andererseits die Schwere der Störung bzw. der biologische Wert des
Hüftgelenks von ausschlaggebender Bedeutung. Diese endogene Komponente
der Dysplasie oder Luxationshüfte gibt sich allerdings erst im Verlauf des
Leidens zu erkennen.
Die Feststellung, ob es sich um eine rasch ausheilende Dysplasiehüfte ohne
Luxationsbereitschaft oder um eine Luxationshüfte mit geringer oder starker
Luxationsbereitschaft handelt, kann nur retrospektiv getroffen werden
(Krämer). Da es keine diagnostischen Möglichkeiten gibt, bei einer Hüftdysplasie in den ersten Lebenswochen die einfache Dysplasiehüfte von der
späteren Luxationshüfte zu differenzieren, sollte man bei jeder Dysplasie so
handeln, als ob eine Luxationshüfte mit starker Luxationsbereitschaft vor-
liege. Schon der klinische Verdacht sollte also therapeutische Maßnahmen veranlassen.

1. Konservative Maßnahmen

— Hüftgelenksdysplasie und Subluxation

In der unmittelbar postnatalen Phase reicht zunächst das Breitwickeln als
Therapie aus. In dieser Stellung sind die Hüftköpfe relativ gut in der Pfanne
zentriert, Strampelbewegungen aus der zentralen Mittelstellung heraus sorgen
für eine gute Entwicklung des Pfannendaches. Die Methode ist so schonend,
daß Kopfumbaustörungen nicht zu befürchten sind.
Zeigt das in der 10.—12. Lebenswoche durchgeführte erste Röntgenbild dann
eine Dysplasie oder Subluxation, so reicht das Breitwickeln als alleinige Behandlungsmethode nicht mehr aus und muß durch eine Behandlung mit Spreizhose oder Pavlikzügel ersetzt werden. Bei der Verwendung der Spreizhose
muß darauf geachtet werden, daß sowohl durch eine zu breite Spreizhose (die

Kinder liegen in Lorenz-Stellung, wodurch Kopfumbaustörungen entstehen können) als auch durch eine zu schmale Spreizhose (Adduktions- und Extensionsbewegungen haben eine luxierende Wirkung auf das koxale Femurende) Schäden hervorgerufen werden können.

Die Dauer der Spreizhosenbehandlung richtet sich nach der Schwere der Dysplasie und dem Zeitpunkt des Behandlungsbeginns. Im allgemeinen kann die Frühbehandlung mit der Spreizhose aber im Alter von 6 bis 8 Monaten abgeschlossen werden. Ist es innerhalb dieser Zeit zu keiner Normalisierung der Hüftpfannenform gekommen, so muß die Spreizbehandlung mit Hilfe einer Hoffmann-Daimler-Schiene fortgesetzt werden. Während der Spreizhosenbehandlung empfiehlt es sich, Röntgenkontrollen (in Abständen von zwei Monaten) durchzuführen, um über die Entwicklung des Gelenks im Bilde zu sein und eine trotz Spreizbehandlung zunehmende Dysplasie oder Subluxation nicht zu übersehen.

— Hüftgelenksluxation

Schonende Reposition und sichere Retention sind unbedingte Voraussetzungen für die optimale Entwicklung einer dysplastischen Luxationshüfte. Je älter die Kinder sind, desto geringer sind die Chancen für eine geschlossene und schonende Reposition. Die Ursache dafür liegt in den sekundären Veränderungen an Kopf und Pfanne (wie eingeschlagener Limbus, Ausbildung des Kapselisthmus, Vakatwucherungen in der leeren Pfanne, Inkongruenz der Gelenkpartner, zu großer Kopf, Verkürzung von Muskeln, Bändern und Faszie). Diese Veränderungen werden mit zunehmender Dauer der Gelenksdislokation so umfangreich, daß sie einer Reposition und Retention immer größeren Widerstand entgegensetzen.

a) Reposition

— Manuelle Reposition

Die nach den gebräuchlichsten Techniken (Lange, Schede) durchgeführte Einrenkung stellt eine hohe mechanische Belastung für das Gelenk dar, die sowohl im Augenblick der Reposition als auch später während der Retention besteht: Die Knochenstrecke zwischen Becken und Kniegelenk ist im reponierten Zustand verlängert, wodurch sich eine erhöhte Spannung der Muskulatur ergibt, die zu einem erhöhten Gelenkinnendruck führt. Hüftkopfumbaustörungen („Luxationsperthes") sind die Folge.

Wegen der schlechten Behandlungsergebnisse ist diese Methode weitgehend verlassen und beschränkt sich auf jene Fälle, in denen es nach erfolgter Extensions- oder Overheadbehandlung nicht spontan zur Einrenkung gekommen ist. Nach der Reposition ist eine Fixierung in Lorenzstellung notwendig, wobei die Anwendung einer Gipshose nur bei strengster Indikation gestattet ist.

— Funktionelle Reposition

Grundlage der funktionellen Frühbehandlung ist die schon in der klassischen Behandlungszeit gemachte Erfahrung, daß dysplastische Hüftgelenke bei längerer Aufrechterhaltung einer abduktorischen Position eine anatomische Nachholentwicklung erfahren. Diese kann bei frühzeitiger und einwandfreier Reposition eine dauerhafte Gelenkstabilität gewährleisten.

Im Gegensatz zur klassischen Therapie wird die abduktorische Behandlungsposition jedoch nicht einseitig und gewaltsam unter Ausschaltung des Schmerzes und entsprechender natürlicher Abwehrreflexe sowie unter starker passiver Anspannung hemmender Weichteile durchgeführt, sondern schonend unter Aufrechterhaltung der aktiven Hüftbeweglichkeit (mit der Möglichkeit reflektorischer Ausweichbewegungen) und bei steter Wahrung der Schmerzgrenze.

Dem orthopädischen Hilfsmittel kommt dabei lediglich die Aufgabe zu, die aktiven spontanen Strampelbewegungen des Säuglings so zu lenken, daß eine aktive Einstellung der abduktorischen Hüftposition erfolgt. Nicht in der passiv eingestellten Spreizstellung liegt das entscheidende Kriterium der funktionellen Behandlung, sondern in der aktiven Herbeiführung der Spreizposition durch die körpereigenen Muskelkräfte bei schonender Umlenkung der physiologischen Strampelbewegungen. Die Reposition tritt schließlich während einer Abduktionsbewegung von selbst ein: Der Hüftkopf wird infolge der Eigenschwere der Beinchen über den dorsalen Pfannenrand ins Azetabulum gehebelt. Da die Strampelmotorik mit dem 6. bis 8. Monat aufhört, ist die Anwendung der funktionellen Therapie bei der Hüftluxation zeitlich begrenzt.

Bei Vorliegen einer Luxation hat sich therapeutisch am besten die Riemenzügelbandage nach Pavlik bewährt. Die Bandage läßt alle Bewegungen mit Ausnahme der Extension frei. Durch die Ausnutzung der Rückstoßkraft des M. quadriceps beim Strampeln können mit der Pavlikbandage stärkere funktionelle Kräfte als mit der Spreizhose erzeugt werden. Eine Gefahr bei der Anwendung der Pavlikbandage liegt darin, daß bei zu schwacher Anzügelung der Hüftkopf durch die Rückstoßkraft des Quadrizeps noch höher gestoßen wird, während er bei zu starker Anzügelung über die Pfanne hinaus bis in die Regio obturatoria hintergestoßen werden kann. Durch das große Maß an Bewegungsfreiheit, das die Pavlikbandage gestattet, besteht auch eine gewisse Reluxationsgefahr. Das gilt besonders für Luxationshüften, bei denen sich viel Gewebe in der Pfanne befindet.

Jenseits des Strampelalters kann eine funktionelle geschlossene Einrenkung von Luxationshüften noch mit der Hoffmann-Daimler-Bandage erfolgen. Ihr Prinzip besteht darin, daß die Reposition durch sukzessive maximale Beugung und Außenrotation der Oberschenkel erfolgt. Ist der Repositionsvorgang abgeschlossen, so verhindert eine Spreizschiene eine mögliche Reluxation.

— Behandlung mit der Sitz-Hock-Stellung nach Fettweis

Die Entwicklung dieser Methode erfolgte als Alternative zum Lorenzschen Verfahren, um die damit verbundenen Nachteile zu vermeiden (pathologische Valgität, Antetorsion, Kopfumbauvorgänge).

Das Behandlungsprinzip beruht auf der Annahme, daß die Sitz-Hock-Stellung (Anfaltungsstellung der Beine) als physiologische Beinstellung in der pränatalen Entwicklungsphase für die Pfannenentwicklung die besten Voraussetzungen bringt. Durch das Einnehmen dieser Stellung können Schäden, wie sie die Lorenz-Stellung mit sich bringt, vermieden werden. Die Behandlungstechnik erfolgt durch Flexionsbandage oder den Sitz-Hock-Gips.

— Der Hanausek-Apparat

Der Apparat besteht aus einer Bodenplatte und darauf befestigten beweg-

lichen Oberschenkelfassungen. Durch langsame vermehrte Abduktion und
Flexion erfolgt unter Ausnützung des Eigengewichts der Beine die Reposition.
Nach erfolgter Reposition wird die Retention weiter im Apparat durchge-
führt.

b) Extensionsbehandlung

Prinzip ist die Vordehnung der kontrakten Weichteile durch Extension, das
Herunterholen des nach kraniolateral ausgewanderten Hüftkopfes und schließ-
lich durch weiteren Längszug oder Umlagerung des extendierten Beines die
Reposition. Grundsätzlich unterscheidet man zwischen zwei Verfahren:

— Extensionsreposition

Nach Anlegen eines Zinkleimextensionsverbandes wird unter einer Belastung
von 1 bis 2 kg in Längsrichtung extendiert, bis die Hüftköpfe unterhalb des
Pfannenerkers stehen. Die Extension wird dann auf vertikale Zugrichtung
geändert (Overhead) und ein Repositionszug am proximalen Femurende mit
vertikaler Zugrichtung angebracht. In den folgenden Tagen erfolgt dann eine
allmähliche Abspreizung, bis die Beine etwa nach 14 Tagen auf der Matratze
aufliegen und somit in 90° abduziert sind. In dieser Phase der Abduktion
kommt es dann in den meisten Fällen zur spontanen Einrenkung. Das proximale Femurende wird nicht über den Pfannenrand gehebelt, sondern gehoben
und schonend in die Pfanne gesetzt.
Nach der Reposition erfolgt die Retention meist in Form eines Gipsverbandes
in Lorenz-Stellung. Wegen der Gefahr der Durchblutungsstörung des Femurkopfes zieht Bernbeck die Ruhigstellung in einem Beckenbeingips in Lange-
Stellung vor.

— Overheadextension

Die Overheadextension stellt im eigentlichen Sinne kein Extensionsverfahren
dar. Die Extensionsvorrichtung dient lediglich dazu, das Eigengewicht der
Beinchen bei einer geführten Abduktion aufzuheben. Die Hüftköpfe werden
zunächst durch starke Hüftbeugung weiter nach kaudal gebracht, so daß sie
sich etwa in Höhe der Hüftgelenkpfanne einstellen. Anschließend werden die
Beine abduziert, um die Adduktoren schonend aufzudehnen. Die Hüftköpfe
treten dann über den hinteren oberen Pfannenrand ins Azetabulum.

c) Retention

Da nach jeder Einrenkung die Gefahr einer Reluxation besteht und erst im
Laufe der Zeit abnimmt, müssen die reponierenden Kräfte mit Hilfe von
Gips, Bandagen oder Schienen solange weiterwirken, bis im Gelenk stabile
Verhältnisse vorherrschen.
Beste Retention bietet die Lorenz-Stellung (90° Beugung, 90° Abspreizung und
Außenrotation), doch ist die Gelenkstabilisierung nach diesem Prinzip von
erheblichen Risiken belastet: Die Lorenz-Position begünstigt die Entwicklung
einer Coxa valga antetorta, sie führt zu einem erhöhten Preßdruck auf den
Hüftkopf sowie zu einer Elongation und Verengung der in der Kapsel befindlichen Blutgefäße, wodurch es zum Entstehen von Kopfumbauvorgängen
kommen kann. Immobilisierungen im Gipsverband in Lorenzstellung sollten
daher nur unter strenger Indikation, also vor allem bei hochgradig reluxations-

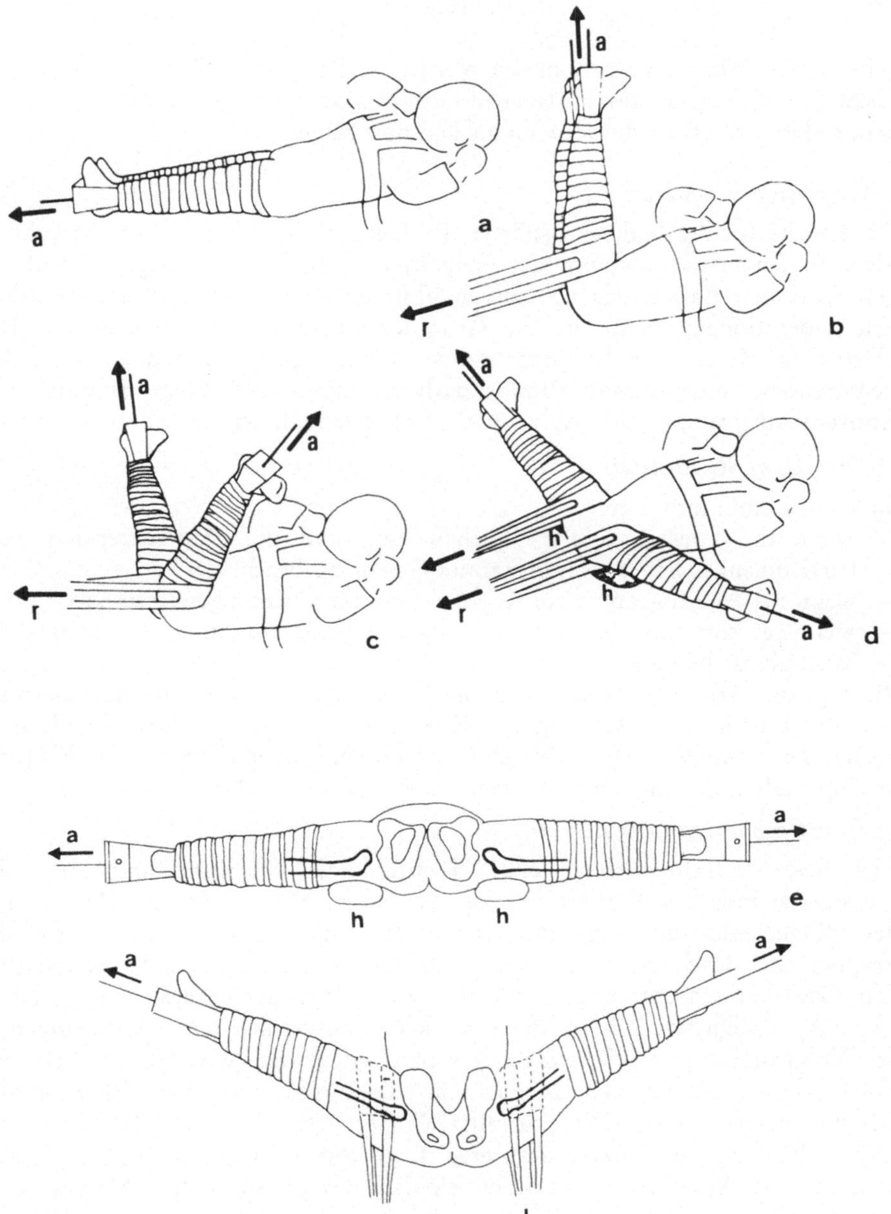

Abb. 131 a—f. Extensionsreposition. a Extension in Längsrichtung (Axialzug (a), bis die Hüftköpfe unterhalb des Pfannenerkers stehen, b 90° Hüftbeugung. Anlegen von Repositionszügen (r) am proximalen Femurende mit kranio-kaudaler Zugrichtung, c Allmähliche Abspreizung, d Bei 90° Abduktion Unterlegen eines Sandsäckchens als Hypomochlion (h) unter das proximale Femurende mit Druck in dorso-ventraler Richtung. Die Repositionszüge (r) ziehen die Hüftköpfe in die Pfanne. Der Axialzug bleibt unverändert, e Extensionsreposition, f Schematische Darstellung der letzten Phase der Extensionsreposition. Reponierende Wirkung des Hypomochlion (h) in dorso-ventraler Richtung und der Repositionszüge in kranio-kaudaler Richtung (r). Die Extension in axialer Richtung (a) hält den Hüftkopf in ausreichendem Abstand vom Pfannenrand. — Aus: Krämer: Funktionelle Behandlung der Hüftdysplasie und Hüftverrenkung. Stuttgart: Enke. 1975

gefährdeten Hüften vorgenommen werden. Bei relativ stabilen Hüftgelenken reicht zur Sicherung des Hüftgelenks im Repositionszustand die Spreizhose, bei größeren Kindern die Hoffmann-Daimler-Schiene.

2. Operative Verfahren

Da manche Kinder leider zu spät in die Behandlung kommen, sind operative Maßnahmen notwendig, um ein einigermaßen funktionstüchtiges Gelenk zu gewährleisten. Neben der operativen blutigen Reposition sind es vor allem jene Operationen, durch die die Grundkomponenten der sogenannten dysplastischen Hüfte, wie Valgität und verstärkte Antetorsion des proximalen Femurendes, ungenügende Pfannendachausbildung und Folgezustände (wie Kopfumbaustörung und Dysplasiearthrose) behandelt werden können.

a) Die offene Reposition:

Sie ist nur dann indiziert,
— wenn die konservative Frühbehandlung und die Dauerextension kein befriedigendes Ergebnis (ein stabiles Gelenk) gebracht hat
— wenn die Arthrographie ein Repositionshindernis nachgewiesen hat
— wenn es sich um eine veraltete, hochstehende Luxation mit kontrakter Muskulatur handelt

Prinzip der offenen Reposition ist die Beseitigung der Repositionshindernisse und die zentrierte Einstellung des Kopfes in die Pfanne. Ist keine Pfanne vorhanden, so muß sie operativ gebildet werden. Postoperativ ist eine Fixation im Gipsverband (Lange- oder Lorenz-Stellung) erforderlich.

b) Intertrochantere Osteotomien:

Ziel dieser Verfahren ist es, die Achsenfehler zu beseitigen und damit die statisch-dynamischen Verhältnisse zu verbessern. Die angestrebte Zentrierung des Hüftgelenks durch die intertrochantere Keilentnahme bedeutet für die Pfanne, daß durch die Druckentlastung des vorderen oberen Pfannendaches den Ossifikationszentren eine Chance zur Wachstumsanreicherung gegeben wird. Außerdem wird durch die Korrektur der vermehrten Antetorsion und der Valgusstellung des Schenkelhalses bzw. durch die Wiederherstellung des Muskelgleichgewichtes von Innen- und Außenrotatoren eine Sicherung des Gelenkschlusses erreicht (Witt, Schulitz, Cotta).

Die Indikation zur intertrochanteren Osteotomie ist dann gegeben, wenn Valgität und Antetorsion des Schenkelhalses das physiologische Maß wesentlich überschreiten und wenn vor allem eine ausreichende Kongruenz der Gelenkflächen erzielt werden kann. Bei eventuell fortbestehendem Mißverhältnis zwischen Kopf und Pfanne (präoperative Funktionsaufnahmen in Korrekturstellung!) dürfte die Kombination von Stellungskorrekturen des koxalen Femurendes mit pfannendachbildenden Eingriffen die günstigsten Ergebnisse bringen.

c) Pfannendachplastik:

Um Instabilitäten zu beseitigen und die Druckaufnahmefläche zu vergrößern, versucht man durch Einsetzen eines Spanes nach verschiedenen Methoden die Gelenkfläche zu vergrößern und ein ausreichendes Widerlager herzustellen.

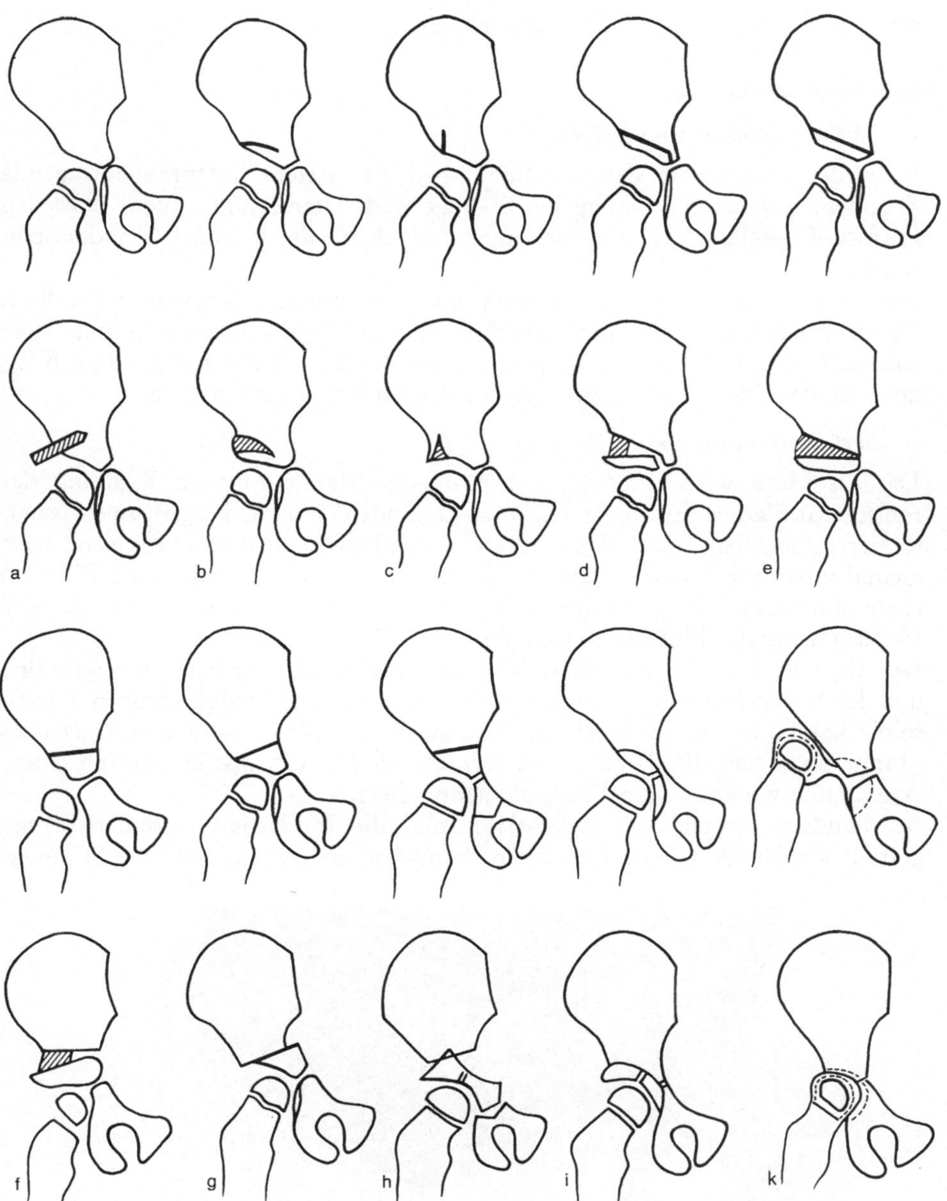

Abb. 132 *a—k*. Möglichkeiten der Pfannenbildung. *a* Einsetzen eines Spanes nach Spitzy, *b* Herunterklappen des Pfannendaches und Einsetzen eines Spanes nach Lance, *c* Aufspreizen des Pfannendaches mit Einsetzen eines Spanes nach Thomas, *d* Herunterklappen des Pfannendaches mit Abstützung durch Span nach Pemberton, *e* Pfannendachosteotomie nach Degas mit Abstützen durch einen Span, *f* Beckenosteotomie nach Salter, Sicherung des Pfannendaches durch Beckenkammspan, *g* Beckenosteotomie nach Chiari; der distale Anteil der Pfanne wird nach medial, der proximale Anteil nach lateral zur Vertiefung des Pfannencavums verschoben, *h* Pfannenschwenkosteotomie nach Hopf durch Doppelosteotomie; oberhalb und unterhalb der Pfanne wird diese gelöst und bis zur gewünschten Korrektur über dem Hüftkopf verschoben, *i* Pfannenschwenkosteotomie, die Osteotomie erfolgt intraossär bogenförmig, die innere Kortikalis bleibt erhalten. Die Osteotomie kann erst nach weitgehendem Schluß der Y-Fuge durchgeführt werden, *k* Operative Reposition der Hüftluxation unter gleichzeitiger Schaffung eines Pfannenkavums nach Colonna meistens kombiniert mit Femur-Verkürzungs-Osteotomie. — Aus: Bernbeck, R., Dahmen, G.: Kinderorthopädie. Stuttgart: G. Thieme. 1976

d) Beckenosteotomien:

— Beckenosteotomie nach Salter

Nach der Osteotomie des Os ilium wird das untere hüftpfannentragende Fragment mit einer Drehung der Y-Fuge nach lateral und kaudal über den Hüftkopf geklappt. Diese Stellung wird dann durch einen Knochenspan fixiert.

Die Methode ist vom 18. Lebensmonat bis etwa zum 6. Lebensjahr anwendbar. Sie bietet gegenüber der Pfannendachplastik nach Pemberton nur geringe Vorteile und ist dann indiziert, wenn die dysplastische Pfanne genügend groß ist, um nach dem Herunterklappen den Kopf ausreichend zu bedecken.

— Beckenosteotomie nach Chiari

Das Os ilium wird dicht über dem oberen Pfannenrand in Richtung der Incisura ischiadica in einem leicht ansteigenden Winkel bogenförmig osteotomiert. Anschließend wird die untere Beckenhälfte mit dem Hüftgelenk nach medial gegen die Darmbeinschaufel verschoben. Diese Medialisierung führt zu einer biomechanisch günstigeren Stellung des Hüftgelenks, indem sie eine Herabsetzung der Hüftkopfbelastung bis zu 30% erbringt.

Der Eingriff hat sich besonders bei Jugendlichen und Erwachsenen bewährt und kann gegebenenfalls mit einer varisierenden oder valgisierenden Osteotomie kombiniert werden. Als Indikation gilt die Dysplasie der Hüftgelenkspfanne mit einem CE-Winkel von weniger als 10° (Strauss et al.) und einem Azetabulumwinkel von mehr als 35° (Morscher).

Bei Kindern bis zum 10. Lebensjahr muß die Indikation besonders streng gestellt werden. Auf Grund der biomechanischen Gesetzmäßigkeit des Pfannen-

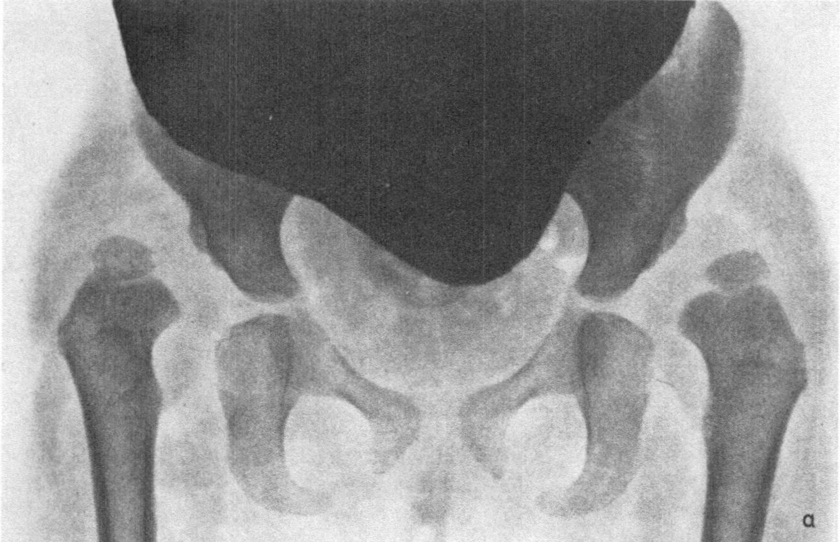

Abb. 133. Behandlungsverlauf einer beidseitigen Hüftluxation. *a* Im Alter von 2¾ Jahren, Erstdiagnose einer Hüftluxation beidseits, *b* Nach Reposition in Lorenzstellung, *c* Nach Varisierung beidseits, *d* Nach Beckenosteotomie rechts

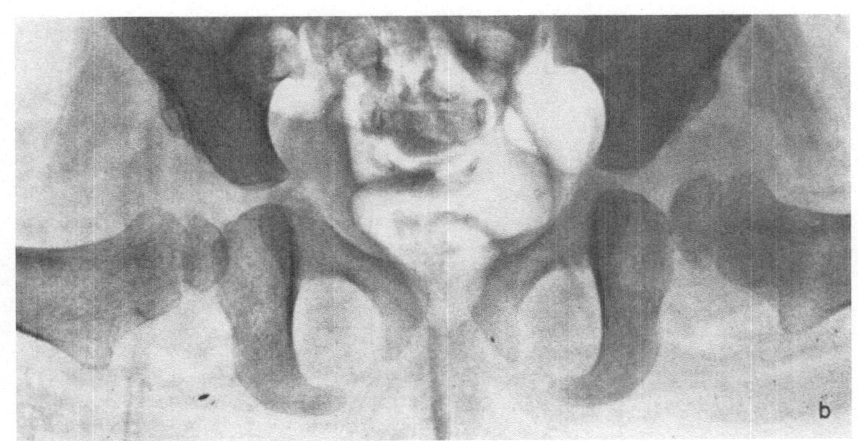

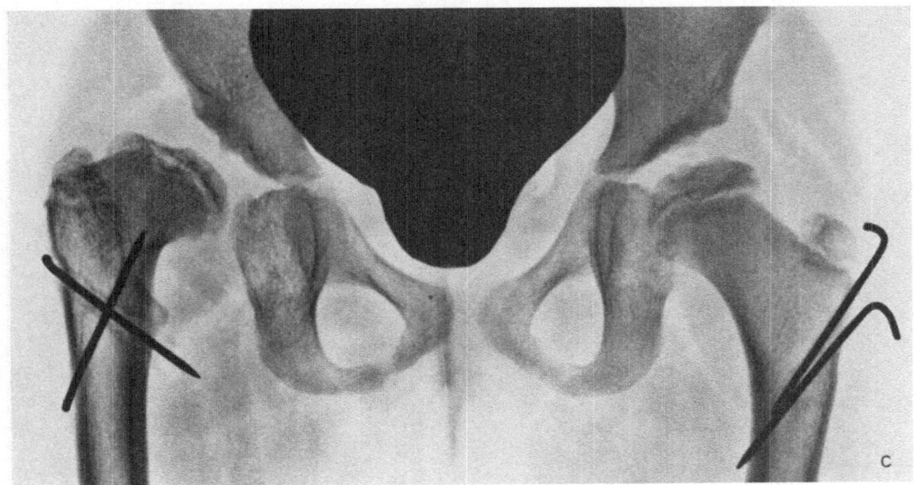

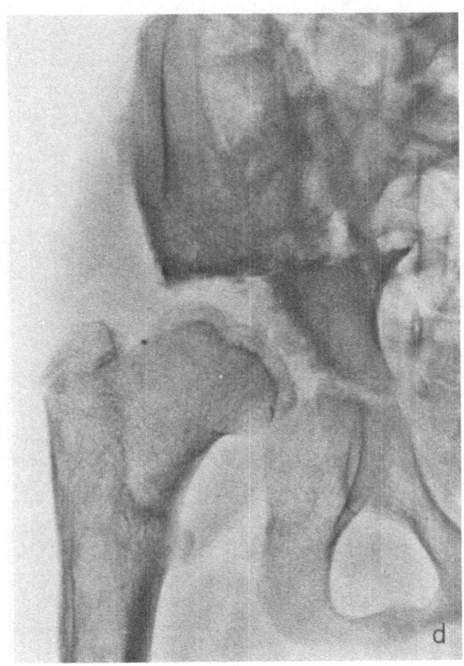

Abb. 133 *b, c, d*

Tabelle 18. *Spätheilungsergebnisse dysplastischer Hüftgelenke.* Beurteilungsschema nach Lindemann, K.: Verh. Dtsch. Orthop. Ges. **37**, 116 (1950)

	Lagebeziehung zwischen Kopf und Pfanne	Aufbau des koxalen Femurendes	Aufbau der Pfanne	Röntgenbild	Funktionelles Ergebnis
Gruppe I Vollkommenes Heilungsergebnis	Normal: Die Pfanne umfaßt den Schenkelkopf zu wenigstens zwei Drittel	Regelrechter Aufbau innerhalb normaler Grenzen und ohne Formabweichungen	Das Pfannendach zeigt ausgeprägte, dem Schenkelkopf entsprechende Rundung	Normaler Befund	Gut
Gruppe II Befriedigendes Heilungsergebnis	Normal: Die Pfanne umfaßt den Schenkelkopf zu wenigstens zwei Drittel	Leichte Hypoplasie des Schenkelkopfes, geringe Abweichung des Schenkelhalsneigungswinkels, geringfügige Antetorsion	Leichte Hypoplasie der Pfanne bei ausgebildetem Pfannendach	Unwesentliche Abweichungen vom normalen Befund	Gut
Gruppe III Subluxation, Deformität des Schenkelkopfes und -halses	Die Pfanne umfaßt den Schenkelkopf nur noch zur Hälfte oder weniger	Deformitäten: Coxa vara, Coxa valga, Verformung des Schenkelkopfes	Abflachung der Pfanne, mangelhaft ausgebildetes Pfannendach	Subluxationsstellung des Schenkelkopfes	Auf die Dauer unbefriedigend, ungeheilt
Gruppe IV Reluxation	Die Primärpfanne ist leer	—	—	Reluxation des Schenkelkopfes	Ungeheilt

wachstums — die Hüftpfanne wandert im Laufe des Wachstums in die Richtung der Pfanneneingangsebene, also nach lateral, ventral und distal ab (Bösch) — kommt es bei der Beckenosteotomie zu einem Hochwandern des durch die Osteotomie gebildeten Daches und zu einem Nachfolgen des Femurkopfes in kraniolateraler Richtung.

Als Indikation bei Kindern gilt ein ausgeprägtes Mißverhältnis zwischen Kopfgröße und Pfanne (Coxa magna).

Prognose

Die Prognose wird einerseits vom Zeitpunkt der Diagnosestellung und vom Beginn der Therapie, andererseits von der Schwere der Dysplasie und dem endogenen Krankheitswert des Gelenks bestimmt. Je früher die Behandlung einsetzt, desto besser ist der therapeutische Erfolg. Wichtig ist es, die Wachstumspotenzen im 1. und 2. Lebensjahr zu nutzen. Setzt die Behandlung erst nach dem 2. Lebensjahr ein, so ist die Prognose ungünstig. Normale anatomische Verhältnisse können dann nicht mehr hergestellt werden, und es resultiert eine Präarthrose, die frühzeitig zu einer Koxarthrose führen kann.

Zur einheitlichen Beurteilung der Spätresultate behandelter dysplastischer Hüftgelenke hat Lindemann eine Tabelle angegeben. Die Einteilung erfolgt dabei nach Kongruenz, Kopfform sowie Hüftpfannenform und berücksichtigt auch das funktionelle Ergebnis (siehe Tab. 18).

2. Epiphyseolysis capitis femoris

(Coxa vara epiphysarea, jugendliches Hüftkopfgleiten,
Coxa vara adolescentium)

Definition

Dislokation der Kopfkappe am hüftnahen Femurende während des puberalen Längenwachstumsschubes.

Ätiopathogenese

Ätiologie und Pathogenese dieser nicht seltenen Erkrankung sind bis heute nicht restlos geklärt, doch ist als zentrales pathogenetisches Moment fraglos eine hormonelle Dysregulation in der Zeit des pubertären Wachstumsschubes mit Überwiegen des hypophysären Wachstumshormons bei relativer Verminderung von Sexualhormonen anzusehen (Harris). Der Mangel an Keimdrüsenhormonen läßt die Epiphysenfugen länger als üblich offen bleiben, wodurch die vom STH geförderte Zunahme an unreifer Knorpelsubstanz im Epiphysenbereich die Norm übersteigt.

Aus dieser Störung des endokrinen Gleichgewichtes resultiert eine aufgelockerte und verbreiterte Epiphysenfuge mit mechanischer Instabilität und verminderter Belastbarkeit.

Auf die grundlegende Bedeutung der hormonellen Regulationsstörung läßt das Vorkommen bestimmter Konstitutionstypen bei jugendlichen Patienten mit Hüftkopflösung schließen: Dystrophia adiposogenitalis (Morbus Fröhlich) und

Adiposogigantismus (Morbus Czerny-Opitz) finden sich vor allem bei Mädchen, eunuchoider Hochwuchs häufiger bei Knaben (Büschelberger).

Neben diesen augenfälligen Störungen bestehen bei einer großen Zahl von jugendlichen Patienten auch einzelne Symptome, wie z. B. Spätreife, Übergröße oder Übergewicht, die ebenfalls auf eine hormonelle Störung deuten.

Die zusätzliche pathogenetische Bedeutung der Gelenkmechanik wird schon dadurch dokumentiert, daß die Epiphysenlösung eben das Hüftgelenk mit seiner besonderen statischen und dynamischen Beanspruchung betrifft.

Als weitere, vorwiegend experimentelle Ursachen werden alimentäre Intoxikationen mit Aminonitrilen (Ponseti et al.) und Vitamin A sowie Vitamin-Mangelzustände (Vitamin C) genannt.

Rennie hält die Epiphysenlösung für ein rezessives Erbleiden.

Traumatische Einflüsse führen häufig zu einer Verschlimmerung des epiphysären Gleitprozesses, rein traumatische Lysen sind jedoch seltene Ereignisse. So beschreibt Klopfer einen Fall von traumatischer Epiphysenlösung durch manuelle Reposition einer Luxationshüfte, während Carević und Henßge auf perinatal-traumatische Femurkopfepiphysenlösungen hinweisen, die bei früher Röntgenkontrolle eine charakteristische massive Kallusbildung zeigen.

Über das häufig gemeinsame Auftreten der Epiphysenlösung mit einer Skoliose berichten Schöneberger et al.

Auffallend ist schließlich eine deutliche Häufung in den Frühjahrs- und Sommermonaten, die mit den jahreszeitlichen Schwankungen der Wachstumsgeschwindigkeit in Beziehung zu stehen scheint (Morscher et al.).

Zusammenfassend ist also um die innersekretorische Störung als zentrales ätiopathogenetisches Moment eine Vielfalt von disponierenden Faktoren gruppiert, die an der Entstehung eines Hüftkopfgleitens beteiligt sein können.

Pathologische Anatomie und Biomechanik

Pitzen und Imhäuser sehen im jugendlichen Hüftkopfgleiten primär eine Erkrankung der angrenzenden Metaphyse und weisen auf Strukturauflockerungen in diesem Bereich hin. Durch die metaphysäre Entkalkung kommt es zu einem Nachgeben der tragenden dorsalen Schenkelhalsregion und zu einem Erweichen des Auflagers für die Epiphyse. Die Epiphyse kippt in diesen nachgiebigen Bezirk „wie in einen Defekt hinein" (Imhäuser).

Bei dieser Dislokation zwischen Kopf und Schenkelhals wird stets die Richtung des Abgleitens der Epiphyse bezeichnet. Korrekterweise wäre von der Lageänderung des Femurhalses gegenüber der Kopfepiphyse zu sprechen, da die Epiphyse von der Pfanne festgehalten wird.

a) Grundsätzlich sind folgende Stadien der Epiphyseolysis zu unterscheiden (nach Bragard):

E. imminens (= Vorstadium der Erweichung)
E. incipiens (= Frühstadium der Lösung)
E. progrediens (= Vollstadium der Dislokation)
— Langsame Wanderung = E. lenta
— Plötzlicher Abrutsch = E. praecox (acuta)

b) Die Richtung der Wanderung hängt vom primären CCD-Winkel ab. Imhäuser sieht folgende Möglichkeiten:

— CCD-Winkel 140°: Dislokation nach hinten-unten
— CCD-Winkel 150—160°: Dislokation nach lateral-hinten
— CCD-Winkel 120°: Dislokation nach medial-unten-hinten
— CCD-Winkel 90°: Dislokation nach vorn-unten

Die bei weitem häufigste Dislokation der Epiphyse nach hinten-unten und des Schenkelhalses nach vorn und oben (89% der Fälle nach Klein) ist an einen CCD-Winkel von 140° gekoppelt. Aus dem vergrößerten Schenkelhalswinkel resultieren ein X-Bein, Außendrehung des Beines und ein Überwiegen der Außenrotatoren, wodurch die dorsalen Anteile der erweichten metaphysären Grenzzone komprimiert werden. Der Kopf kippt in das nachgebende Metaphysengewebe. Ist die Epiphyse nach hinten-unten abgekippt, werden die bei Belastung wirksamen Druckkräfte von Schwerkräften abgelöst, da die senkrechte Kraft nun auf eine nach dorsal abfallende Epiphysenscheibe einwirkt (Imhäuser). Demgegenüber verschiebt sich die Femurmetaphyse um die Schaftachse außenrotierend nach vorn-oben.

Eine Ausheilung der metaphysären Störung durch knöcherne Verbindung zwischen Epiphyse und Metaphyse kann in jeder Phase des Abkippens erfolgen. Mit zunehmendem Kippwinkel kommt es jedoch zu einer immer stärkeren Dezentralisierung zwischen Kopf und Pfanne und auf Grund gesteigerter Kohärenztrennung zwischen Femurkopf und -hals durch die Abscherkräfte zum Abgleiten der Epiphyse. Kippen und anschließendes Gleiten der Epiphyse sind als ein kombinierter Vorgang anzusehen, wobei mit dem Abgleiten ab einem primären Kippwinkel von 30° zu rechnen sein dürfte.

Die übrigen Möglichkeiten des vom CCD-Winkel abhängigen Abgleitens der Hüftkopfepiphyse wurden nur der Vollständigkeit halber erwähnt und brauchen nicht näher erörtert zu werden, da sie in ihrer Gesamtheit nur etwa zehn Prozent ausmachen. Es sei lediglich vermerkt, daß bei einem abnorm steilen Kollumdiaphysenwinkel von 155—160° (mögliche Kippung der Epiphyse nach lateral-dorsal) mit einer Abscherung kaum zu rechnen sein dürfte, da die Basis der Epiphyse in dieser Position gegenüber der einwirkenden Belastung voll aufliegt.

Erwähnenswert sind schließlich auch Aspekte, welche die Pathogenese des Hüftkopfgleitens vorwiegend aus biostatisch-dynamischer Sicht beurteilen (Morscher, Fürmaier, Breitenfelder). So findet nach Morscher „schon unter physiologischen Verhältnissen während des Wachstums, d. h. solange die Epiphysenfuge offen ist, eine dauernde, wenn auch geringe Kaudalverschiebung des Femurkopfes in der Schenkelhalsmetaphyse statt".

Auf das proximale Femurende wirkt die resultierende, aus dem Teilschwerpunkt des Körpers (S) einfallende Druckkraft R. Diese steht zur Epiphysenfuge senkrecht (Pauwels) und ruft somit reine Druckkräfte hervor. Zum Schenkelhals steht die Resultierende in einem gewissen Winkel und wirkt auf diesen im Sinne einer Längskompression (R_K) und einer Varisation (R_V). (Siehe Abb. 134.) Diese varisierende Kraft bewirkt in der vorwiegend noch

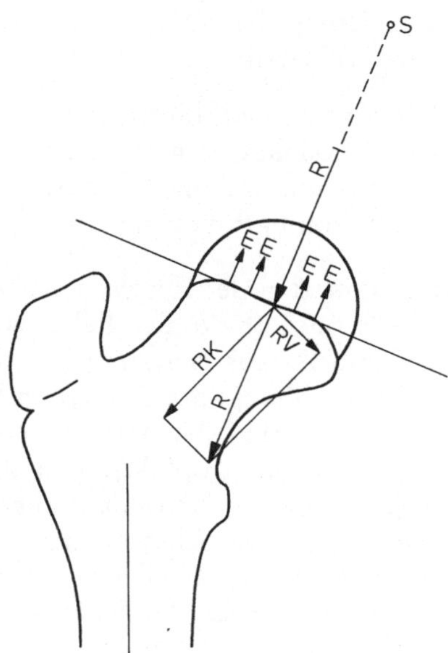

Abb. 134. Die mechanischen Verhältnisse des Hüftgelenks und ihre Beziehungen zum
Halsschaftwinkel. — Aus: Morscher, E.: Z. Orthop. 94, 374 (1961)

weichen Metaphyse des Wachstumsalters die zunehmende Varisierung des
Schenkelhalses. Der Femurkopf wandert somit dauernd etwas nach *kaudal*.
Das jugendliche Hüftkopfgleiten ist nach diesem Gesichtspunkt lediglich die
pathologische Variante eines im Grunde physiologischen Vorganges (Morscher).
Unter physiologischen Verhältnissen kommt es aber nicht zu einer Lösung,
da diese Varisierung wenigstens teilweise dadurch kompensiert wird, daß sich
die Epiphysenlinie (E) immer senkrecht zur resultierenden Druckkraft stellt.

Die Verschiebung der Hüftkopfepiphyse nach *dorsal* kann nach Morscher
durch dynamisch-muskuläre Scherkräfte erklärt werden, die während der
Standphase von ventral nach dorsal gerichtet sind, ihren stärksten Angriffspunkt in der nachgiebigen Metaphyse haben und hier die Basis für die Dislokation nach hinten schaffen.

Histologie

Die Histologie zeigt im floriden Stadium ein zellreiches Knorpelgewebe im
Bereich der verbreiterten und unregelmäßig begrenzten Epiphysenfuge. Häufig
wird Knorpelsubstanz durch Bindegewebe ersetzt. Neben Blutungen und
Nekrosen finden sich wie bei aseptischen Knochennekrosen Zeichen der Organisation und Reparation (Leger). Der Gelenkknorpel ist im allgemeinen nicht
geschädigt, die Gefäßversorgung der Kopfkalotte bleibt während des allmählichen Abgleitens intakt.
Schulitz beschreibt nach elektronenmikroskopischen Untersuchungen Veränderungen der Knorpelgrundsubstanz im Sinne einer Desaggregation der makro-
molekularen Ordnung, Verminderung der Glykosaminglykane und Veränderungen des Mineralisationsvorganges.

Klinik

Die Diagnose wird bei Jungen durchschnittlich im Alter von 15,7 Jahren, bei Mädchen im Alter von 12,2 Jahren gestellt (Rüther), wobei Knaben von der Erkrankung häufiger betroffen sind (Idelberger 4 : 1, Schlegel 7,3 : 1). Rechtzeitige Diagnose des Hüftkopfgleitens erlaubt rasches therapeutisches Handeln, rechtzeitige Therapie sichert das beste Resultat.

Abgesehen von den in vielen Fällen evidenten hormonell bedingten Veränderungen des äußeren Habitus (siehe oben) stellt die Erkennung des Frühstadiums hohe Anforderungen an den Untersucher. Oft genug ist deshalb die Diagnose einer Epiphyseolysis imminens oder incipiens lediglich ein Zufallsbefund. Dies läßt auf eine große Zahl von Abortivformen der Hüftkopflösung schließen, die sicherlich einen erheblichen Prozentsatz der scheinbar primären Arthrosen des Hüftgelenks stellen (Bragard).

Die Erkrankung entwickelt sich langsam innerhalb vieler Monate, das Stadium der Lockerung bleibt klinisch stumm. Zunehmend wird über Schmerzen geklagt, die in den Oberschenkel und in die Leistengegend ausstrahlen. Dazu kommen Hinken und rasche Ermüdung.

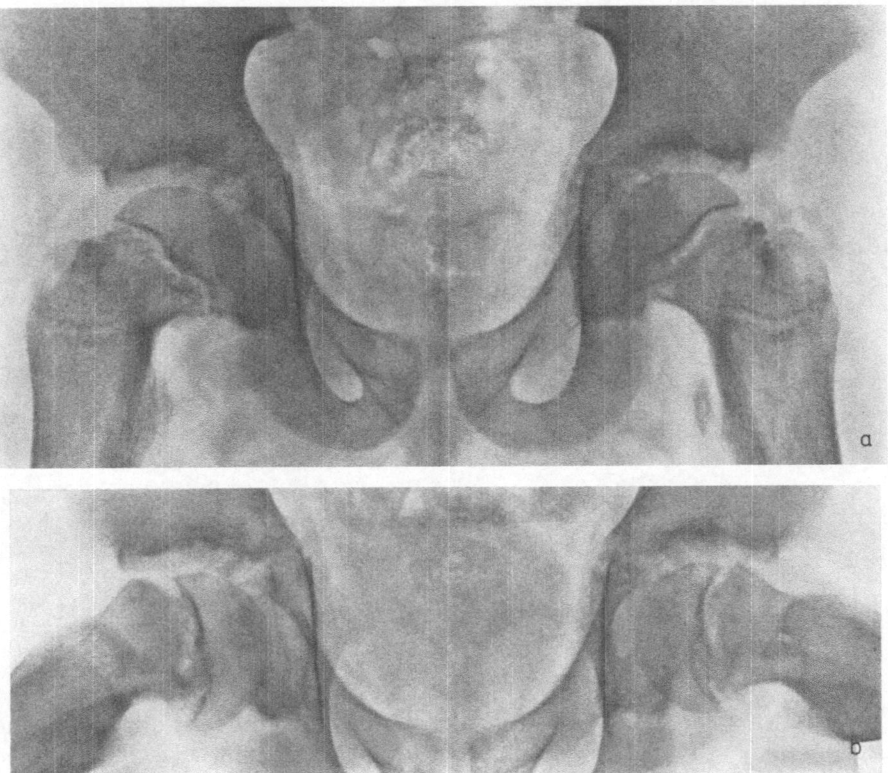

Abb. 135 *a* und *b*. Epiphyseolysis capitis femoris beidseits bei 14jährigem Knaben. Im Strahlengang nach Lauenstein kommt die Dislokation der Kopfkappen nach kaudaldorsal deutlich zur Darstellung

Bei zunehmender Kippung und beginnendem Abgleiten entwickelt sich die typische Bewegungshemmung mit Einschränkung der Abduktion, Innenrotation und Flexion. Die Außendrehstellung wird durch die Stellung der Epiphyse erklärt, die bei verstärkter Kippung nur dann regelrecht in der Pfanne steht, wenn das Bein außenrotiert ist (Imhäuser).

Die Flexion ist nur bei gleichzeitiger Außenrotation des Beines möglich (Drehmannsches Zeichen).

In weiterer Folge zeigt sich eine leichte Abmagerung von Gesäß und Oberschenkel. Die infolge des Trochanterhochstandes insuffizienten Abduktoren lassen das Becken beim Stehen auf dem kranken Bein nach der gesunden Seite absinken (Trendelenburgsches Phänomen). Im Endstadium der Erkrankung ist das Bein bis zu 2 cm verkürzt.

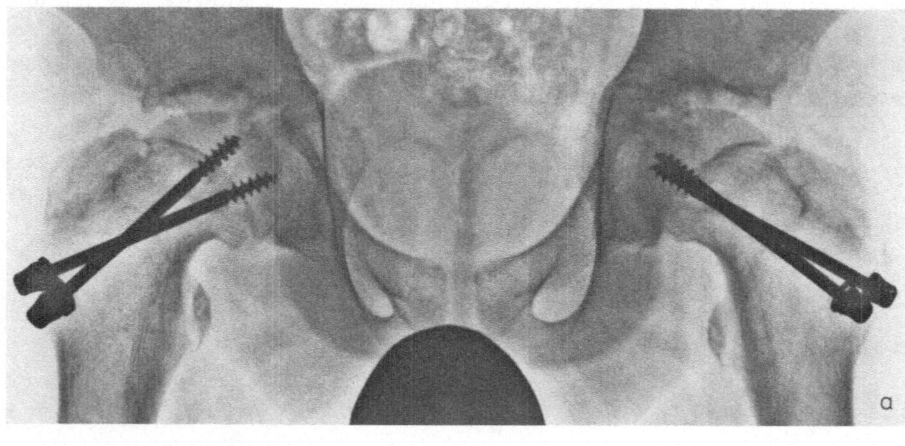
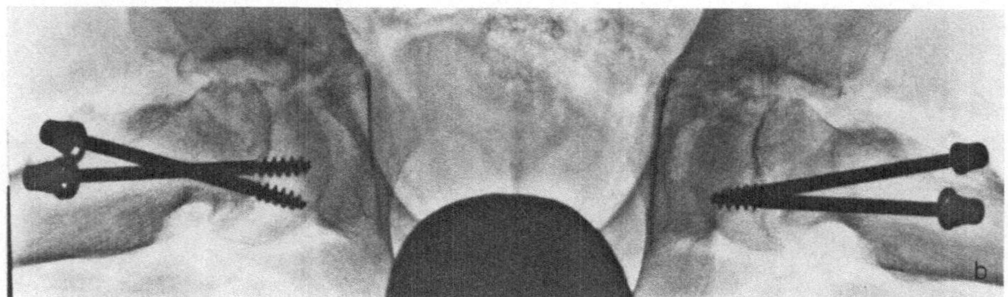

Abb. 136 *a* und *b*. Derselbe Patient wie in Abb. 135, Zustand nach beidseitiger Verschraubung

Die seltenen Fälle eines Absinkens der Epiphyse nach vorn-unten bei einem CCD-Winkel von 90° sind mit einer Einwärtsdrehung des Beines, einem O-Bein und deutlichem Überwiegen der Innenrotatoren kombiniert.

Der akute Abrutsch bereitet im allgemeinen wegen seiner starken klinischen Erscheinungen keine diagnostischen Schwierigkeiten. Mit der knöchernen Verbindung zwischen Epiphyse und Femurhals ist das Krankheitsbild abgeschlossen.

Zunehmende Beachtung sollte man dem Verhalten der sogenannten gesunden Seite schenken. Schreiber wies bei 100 Fällen mit Epiphysenlösung in 65% auf der Gegenseite ein sicheres Gleiten nach und sah bei weiteren 20% Veränderungen, die er als wahrscheinliches Gleiten interpretierte. Fürmaier fand bei 51% der Fälle Beidseitigkeit. Die „gesunde" Seite ist daher besonders kritisch zu beurteilen und im Behandlungsplan zu berücksichtigen. Diese Forderung ist verständlich, wenn man bedenkt, daß ein Drittel aller Koxarthrosen Folgezustände nach Epiphysenlösungen sind (Francillon) und welches Problem eine doppelseitige Koxarthrose darstellt.

Röntgen

Das Röntgen sichert die Diagnose und bestimmt Richtung und Ausmaß der Dislokation. Auf die standardisierte Aufnahmetechnik sei mit Nachdruck hingewiesen. Grundsätzlich wird immer in zwei aufeinander senkrechten Ebenen geröntgt, wobei

1. die *ap.-Aufnahme* stets beide Hüftgelenke auf einem Film darstellt. Die Beine sind gestreckt und 20° innenrotiert, wodurch die Schenkelhalsantetorsion kompensiert wird. Läßt eine eventuell bestehende Außenrotationskontraktur der betroffenen Hüfte dies nicht zu, muß das gesunde Bein in die gleiche Lage gebracht werden, die das kranke innehat (Büschelberger).

a) Epiphyseolysis imminens: Die Epiphysenlinie ist verbreitert und unregelmäßig, die Epiphyse kaum verschoben. Daher schneidet die Tangente an der oberen Femurhalskontur einen annähernd normal großen Epiphysenabschnitt. Der Kopfmittelpunkt liegt auf der Schenkelhalsachse.

b) Epiphyseolysis incipiens: Die Epiphyse scheint abgeflacht, die Epiphysenlinie verbreitert, die Kopfkappe minimal verschoben. Die Femurhalstangente schneidet einen geringeren Epiphysenabschnitt, das Kopfzentrum liegt nicht mehr auf der Schenkelhalsachse.

c) Abgleiten der Epiphyse: Der Kopfmittelpunkt ist stark verlagert, die Femurhalstangente schneidet die Epiphyse nicht mehr. Die Kopfkappe ist stark höhenreduziert.

2. Anschließend wird die *Lauenstein-Aufnahme* angefertigt, die das Abkippen und Abgleiten der Epiphyse deutlich zur Darstellung bringt. Bei dieser Einstelltechnik in Hüftbeugung (70°), Abduktion (50°) und Außenrotation steht die Kalottenbasislinie normalerweise senkrecht zur Femurhalslängsachse. Beim Epiphysengleiten verkleinert sich dieser Winkel.

Als Dislokationswinkel ist jener Winkel zu verstehen, der von der Senkrechten zur Femurhalslängsachse und der Kalottenbasislinie gebildet wird.

Lacroix und Verbrugge wiesen auf die aus der primären Coxa valga (CCD-Winkel in den meisten Fällen bei 140)° im Rahmen einer Epiphysenlösung entstehende Coxa vara hin. Die biostatische Überprüfung einer Coxa vara epiphysarea zeigt, daß die Verlängerung des Lastarmes, der verkürzte Schenkelhals und die Verkleinerung der Trochanterhöhe trotz erniedrigtem

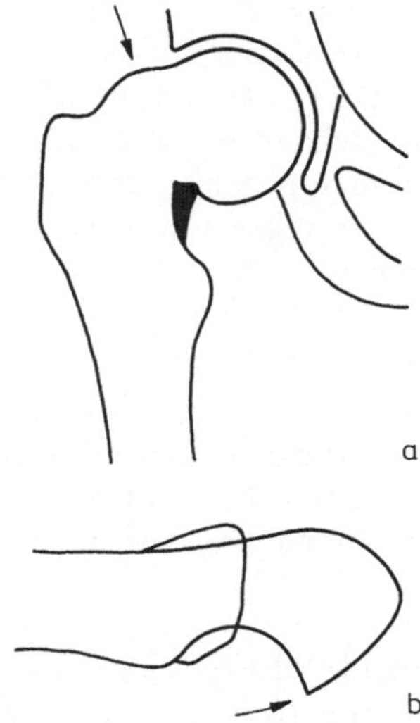

Abb. 137 *a* und *b*. Endstadium (unbehandeltes Hüftkopfgleiten): Endstadium einer Epiphysenlösung nach dorsal-kaudal. Die Pfeile zeigen auf den typischen Femurhalshöcker bzw. auf die charakteristische Spornbildung. Verdickung des Adamschen Bogens. — Aus: Dihlmann, W.: Gelenke-Wirbelverbindungen. Stuttgart: G. Thieme. 1973

Kollumdiaphysenwinkel zu einer deutlichen Belastungserhöhung führen, wodurch eine Erklärung für die Entstehung einer sekundären Arthrose gegeben ist (Schulitz et al.).

Differentialdiagnose

— Morbus Perthes
— Spezifische und unspezifische Koxitiden
(Tumoren, idiopathische Kopfnekrosen, Chondromatose des Hüftgelenks sind in der Pubertät nur sehr selten anzutreffen.)

Therapie

Die früher geübte langwierige konservative Therapie ist heute weitgehend vom *operativen* Eingriff abgelöst. Die Art der Behandlung wird vom Grad der Dislokation bestimmt, wobei grundsätzlich folgende Methoden zur Verfügung stehen:

1. Bei einem *Epiphysenabrutsch bis 30°* kann der Kopf in situ belassen werden. Die Fixation erfolgt

a) bei jungen Kindern

(beidseitig) mit 4—5 Kirschner-Drähten, die unter Bildwandlerkontrolle vom Trochantermassiv aus in die Epiphyse gebohrt werden. Spezielle Spickdrähte mit Gewinde sind den einfachen Drähten vorzuziehen, wobei die Gewinde nur in der Kopfkalotte liegen dürfen. M. E. Müller wählt die Spickung dann, wenn ein Wachstum der Epiphysenfuge erwünscht ist (Mädchen unter zehn und Knaben unter zwölf Jahren).

b) Bei älteren Kindern

— Verschraubung der Epiphysenfuge mit speziell entwickelten AO-Schrauben. Bereits nach Heilung der Wunde ist volle Belastung erlaubt

— Nagelung mit einem 3-Lamellen-Nagel. Schulitz sieht die Indikation zur Nagelung bei 30—35° Abrutsch nach hinten-unten. Gegenseitige Nagelungen werden bei Mädchen unter 13 Jahren und bei Knaben unter 15 Jahren vorgenommen

— Spanepiphyseodese: Die Bolzung (Howorth, Rüther) ist ein technisch aufwendiges Verfahren, das gegenüber der Nagelung zu einer rascheren Verknöcherung der Epiphysenfuge führt. Dadurch sind Beinverkürzungen von 3 cm möglich. Erst 2—5 Monate nach Epiphysenschluß darf das kranke Bein belastet werden (Viernstein, Keyl). Die Methode der Spanbolzung wird auf Grund dieser Nachteile heute weitgehend vermieden.

2. Bei *höhergradigen Gleitungen* muß die entstandene Deformität durch eine Korrekturosteotomie ausgeglichen werden:

Dreidimensionale intertrochantere Umstellungsosteotomie (Imhäuser).
Ab einem Abgleiten nach hinten-unten von 35 bis 50° kann die operative Aufrichtung durch laterale und ventrale Keilentnahme und Ausgleich der meist fixierten Außenrotation erzielt werden. Der laterale Keil entspricht dabei dem Winkelbetrag des Abgleitens der Kopfkalotte nach kaudal (ersichtlich auf der ap.-Aufnahme bei Innenrotation beider Beine um 20°), der ventrale Keil entspricht dem Abgleiten nach dorsal (seitliche Aufnahme bei 70° Flexion und 50° Abduktion). Die Methode eignet sich nicht nur zur Korrektur einer bestehenden Deformität, sondern auch zur Aufrichtung der Kopfkappe bei noch floridem Gleitprozeß (Viernstein). Imhäuser rät zusätzlich zur prophylaktischen Nagelung der anderen Seite.
Manche Autoren empfehlen bei einem Gleitwinkel von über 50° die subkapitale Schenkelhals-Resektionsosteotomie mit Entnahme eines Knochentrapezes mit ventraler Basis, die jedoch von einem beträchtlichen Risiko der Kopfnekrose belastet ist.

3. Der *akute und nicht länger als 8 Tage zurückliegende Abrutsch* wird in Narkose sofort reponiert und anschließend mit Spickdrähten oder einem 3-Lamellen-Nagel fixiert, um eine frühzeitige Mobilisation zu gewährleisten. Bei schwerem akuten Gleiten mit Abrutsch von mehr als 50° ist die offene Reposition indiziert.

Prognose

Bei nur geringer Dislokation und rechtzeitig einsetzender gewaltloser Behandlung ist die Prognose günstig.
Die Bedeutung der Epiphysenlösung als präarthrotische Deformität im Sinne

Hackenbrochs ist umstritten. Nach neueren Untersuchungen (Schulitz et al.) nimmt die Arthrose erst ab einem Dislokationswinkel von über 60° gravierende Ausmaße an, während sie bei Werten zwischen 30—60° nur gering ist. Die Arthrosequote bei unter 30° Dislokation ist erstaunlich niedrig.

Nicht selten findet man eine alle Möglichkeiten umfassende evidente Diskrepanz zwischen klinischer Symptomatik und röntgenologisch sichtbaren Deformierungen.

Als ernsteste Komplikation vor allem des akuten Hüftkopfgleitens sei die aseptische Femurkopfnekrose erwähnt. Sie wird in 10—15% der Fälle vor allem bei vollständigen Epiphysenlösungen angetroffen (Idelberger) und ist röntgenologisch oft erst nach Monaten nachweisbar.

3. Coxa vara

Definition

Deformität des koxalen Femurendes im Sinne einer Verkleinerung des CCD-Winkels gegen 90° (Normalwerte in den einzelnen Entwicklungsstufen siehe bei Coxa valga, S. 418).

Ätiologie und Einteilung

A. Nach kausalen Gesichtspunkten unterscheidet man (nach Leger)

1. Idiopathische Coxa vara

— Coxa vara congenita (Coxa vara infantum)
— Coxa vara adolescentium

2. Symptomatische Coxa vara

— Als Folge von Systemerkrankungen
Rachitis, Osteomalazie, Osteodystrophia fibrosa generalisata, Chondrodystrophie u. a.
— Als Folge lokaler Schädigung
Morbus Perthes, kongenitale Hüftgelenksluxation, Arthrosis deformans, Entzündungen, Tumoren, Traumen.

B. Nach morphologischen Gesichtspunkten unterscheidet man

— Coxa vara epiphysarea
— Coxa vara cervicalis
— Coxa vara trochanterica
— Coxa vara diaphysarea

Biomechanik

Der vermehrten Belastung des Femurhalses steht eine Entlastung des Hüftgelenks gegenüber, da der Hebelarm der pelvitrochanteren Muskulatur verlängert und die Belastungsfläche am Azetabulum vergrößert ist. Der Trochanter maior ist nach oben verlagert, wodurch Ursprung und Ansatz der Abduktoren einander genähert werden.
Der Oberschenkelschaft steht gegenüber dem proximalen Femurende in Ad-

duktion. Die Antetorsion ist verringert, häufig ist der Schenkelhals sogar retrotorquiert.

Im folgenden wird die Coxa vara congenita ausführlicher behandelt. Zu Coxa vara adolescentium siehe S. 405.

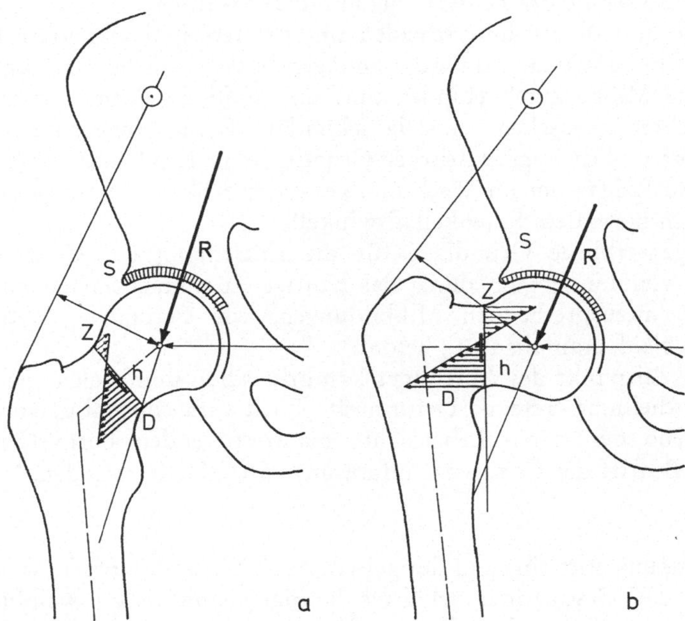

Abb. 138. *a* Coxa normalis, *b* Coxa vara: Die Resultierende *R* verläuft medial vom Schenkelhals und bildet mit der Vertikalen einen gegenüber der Norm vergrößerten Winkel. Die Biegebeanspruchung des Schenkelhalses ist vermehrt, wodurch die Zug- und Druckspannungen (*Z-D*) im lateralen und medialen Halsbereich ansteigen. — Aus: Pauwels, F.: Atlas zur Biomechanik der gesunden und kranken Hüfte. Berlin-Heidelberg-New York: Springer. 1973

Coxa vara congenita

Definition

Verkleinerung des Schenkelhalsschaftwinkels auf Grund einer die Tragfähigkeit des Schenkelhalses herabsetzenden angeborenen Gewebsinsuffizienz.

Ätiopathogenese

Die in der Literatur angegebenen Ansichten über die Entwicklung dieser Formstörung des koxalen Femurendes sind ebenso vielfältig wie deren Behandlungsmethoden. Hoffa spricht von einer echten angeborenen Verbiegung des Schenkelhalses. Exner schließt sich der alten intrauterinen Drucktheorie an und macht mechanische Einflüsse verantwortlich. Nach Pauwels handelt es sich nicht um eine angeborene Deformität im eigentlichen Sinne, sondern um eine „mechanische und biologische Insuffizienz des Schenkelhalses, die auf einer mehr oder weniger hochgradigen Störung seiner enchondralen Ossifikation und des Längenwachstums beruht". Zimmermann, Kreuz und Idelberger äußern ähnliche Ansichten. Kreuz prägte daher den Ausdruck der „sogenannten" Coxa vara.

Die Varusdeformität selbst müsse nach Walter und Pauwels als rein mechanisch bedingte, also sekundäre Fehlstellung aufgefaßt werden.

Lindemann und Blauth unterscheiden eine primäre und sekundäre Form, wobei die primäre Coxa vara als „endogen-hypoplastische und ante partum entstandene Mißbildung" (Lindemann) und mildeste Form des angeborenen Femurdefektes anzusehen sei. Die sekundäre Form hingegen entsteht nach Blauth „auf erblich hypoplastischer Grundlage im Kindesalter infolge mechanischer Insuffizienz der im Wachstum gestörten Schenkelhalsepiphysenfuge bei ursprünglich normalem Schenkelhalswinkel".

Die endogen-erbliche Grundlage für die Entstehung der Coxa vara wird schließlich von Lindemann durch das häufige Zusammentreffen mit weiteren als erblich anzusprechenden Mißbildungen, wie Peromelie, Ektrodaktylie, Dysostosis cleidocranialis u. a., betont.

Nach dem Zeitpunkt des Auftretens kann die schon unmittelbar nach der Geburt in Erscheinung tretende Deformität (Coxa vara congenita) von einer sich erst während der ersten Lebensjahre manifestierenden Form (Bade prägte dafür den Begriff der Coxa vara infantum) unterschieden werden.

Klinik

Die Erkrankung tritt ein- und doppelseitig auf. Die rechte Hüfte wird häufiger betroffen, das Geschlechterverhältnis beträgt männlich zu weiblich 1 : 1,17 (Zimmermann). Nicht selten findet sich bei einseitigem Befall eine Coxa valga der Gegenseite. Häufiger besteht ein Zusammenhang zu anderen erblichen hypo- oder dysplastischen Fehlbildungen (siehe oben).

Die von Hackenbroch gestellte und offengelassene Frage einer möglichen Beziehung zwischen der Coxa vara congenita und der Luxationshüfte wurde durch Untersuchungen von Zimmermann negativ beantwortet.

Aus der mehr oder weniger ausgeprägten Varusstellung des Schenkelhalses, dem näher am Becken stehenden Trochantermassiv mit konsekutiver relativer Insuffizienz der pelvitrochanteren Muskulatur und der verringerten Antetorsion bzw. der Retrotorsion des Schenkelhalses resultieren folgende *klinische Symptome* der Coxa vara congenita: Hinken oder Watscheln bei ein- oder doppelseitigem Befall, rasches Ermüden, positives Trendelenburg-Phänomen, Beinverkürzung, Einschränkung der Innenrotation und Abduktion, steilgestelltes Becken und vermehrte Lordosierung der Lendenwirbelsäule.

In späteren Stadien kommt es zur Einschränkung der gesamten Bewegungsexkursion des Hüftgelenks und zu Muskelkontrakturen (Flexion, Außenrotation). Die begleitenden Schmerzen korrelieren im allgemeinen mit dem Grad der Deformität.

Röntgen

Beckenübersichtsaufnahme bei Mittelstellung der Beine:
— mehr oder weniger ausgeprägte Varusdeformität des Schenkelhalses.

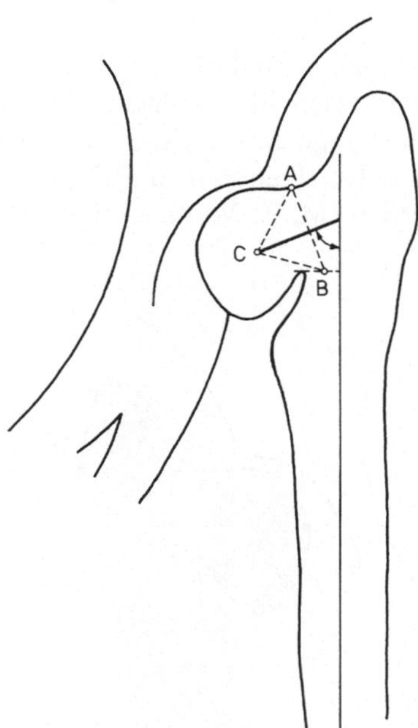

Abb. 139. Bestimmung des Schenkelhalswinkels (nach M. E. Müller). Der obere Begrenzungs-
punkt *A* liegt an der tiefsten Stelle der kranialen Halskortikalis, der untere Bezugspunkt *B*
liegt auf einer Senkrechten zur Schaftachse, welche die noch sichtbare untere Halskortikalis
tangiert. Beide Punkte sind vom Kopfzentrum *C* gleichweit entfernt

— Epiphysenfuge verbreitert und steil verlaufend
— Schenkelhals verkürzt und meist retrotorquiert
— Typische Umbauzone im medialen Schenkelhals, die mit der Epiphysenfuge ein umgekehrtes Y bildet und einen dreieckigen Knochenkeil mit
  kaudaler Basis einschließt

Therapie

Konservative Maßnahmen, wie Entlastung und Extension in Abduktion, sind
heute kaum noch zu empfehlen, da ihre Anwendung jahrelang erforderlich
und der Erfolg auch bei frühen Fällen fraglich wäre.

Operativ: Ein Schenkelhalsschaftwinkel von weniger als 110° macht den möglichst frühzeitigen korrigierenden Eingriff erforderlich. Aus der Fülle der möglichen Methoden sind auf Grund ihrer guten Ergebnisse zwei Verfahren hervorzuheben (Pauwels, Müller):

1. Y-Osteotomie nach Pauwels

Durch die intertrochantere Osteotomie mit Entnahme eines lateralen Keils
wird die Epiphysenfuge rechtwinkelig zur einwirkenden Druckkraft gestellt
und die durch die Deformierung entstandene Schubbeanspruchung in Druck
umgewandelt. Der Schenkelhals wird verbreitert.

2. Bei einseitigen Fällen

Intertrochantere Osteotomie mit Entnahme eines Knochendreiecks aus der Diaphyse, Auffrischung der lateralen Fläche des Trochantermassivs und Lateralisierung des distalen Femurfragmentes. Eine eventuelle Retrotorsion des Schenkelhalses wird korrigiert. Kopfzentrum und Trochanterspitze sollen auf die gleiche Höhe gebracht werden (M. E. Müller). (Siehe dazu Abb. 140.)

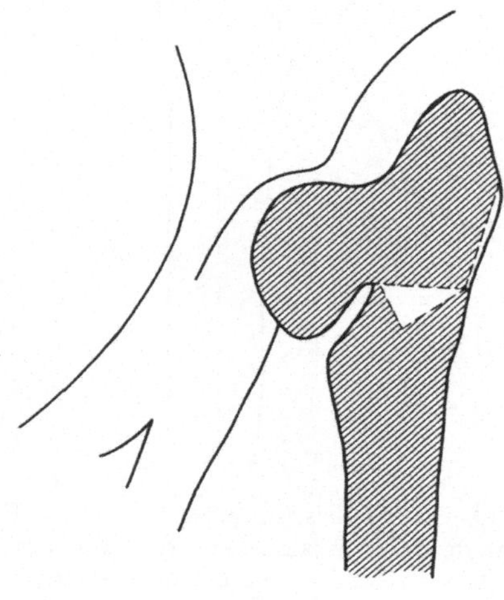

Abb. 140

Prognose

Grundsätzlich kann die Erkrankung in jedem Stadium zum Stillstand kommen. Spontane Heilungen und vor allem spontane Aufrichtungen sind allerdings äußerst selten. Erfolgt die knöcherne Konsolidierung der unbehandelten Coxa vara zu einem späteren Zeitpunkt, resultiert daraus die sogenannte Hirtenstabdeformität des koxalen Femurendes.

In schwersten Fällen bleibt die knöcherne Konsolidierung aus, die zunehmende Biegebelastung führt zur Pseudarthrose oder gar zur vollständigen Lösung des Kopfes vom Schenkelhals.

Frühzeitige Diagnose und Behandlung sind Voraussetzungen einer günstigen Entwicklung. Bei bereits bestehender Deformität hängt der Erfolg einer operativen Aufrichtung davon ab, ob eine weitgehende Kongruenz der Gelenkflächen erzielt werden kann. Mit zunehmender Deformität verschlechtert sich die Prognose.

4. Coxa valga

Definition

Steilstellung des Schenkelhalses durch vergrößerten CCD-Winkel. Der mittlere Wert des Halsschaftwinkels beträgt beim Neugeborenen 150°, beim Jugendlichen zwischen 5 und 9 Jahren 142—138°, zwischen 15 und 17 Jahren 133—128° und beim Erwachsenen 126° (Lanz-Wachsmuth).

Ätiologie

Als ursächliche Faktoren sind unter Benutzung der von Leger gegebenen Einteilung zu nennen:

1. Kongenitale Coxa valga
2. Coxa valga durch Unterfunktion
a) Entlastung eines Beines wegen Verkürzung, Amputation, schmerzhaften Erkrankungen und statischen Störungen
b) Insuffizienz der Abduktoren (Poliomyelitis, progressive Muskeldystrophie, relative Insuffizienz bei spastischen Lähmungen)
c) Bettlägerigkeit
3. Traumen und Operationen
4. Hormonelle Störungen
5. Beeinflussung der Epiphysenfuge durch Tumoren und Entzündungen.

Biomechanik

Die Entstehung von Fehlstellungen des koxalen Femurendes im Valgus- oder Varussinn ist mit biostatischen Mechanismen eng verknüpft. Zum Verständnis der Mechanik des Hüftgelenks und der Beziehung zwischen Schenkelhalswinkel und Muskelkräften bzw. Körpergewicht haben die grundlegenden Arbeiten von Pauwels entscheidend beigetragen:

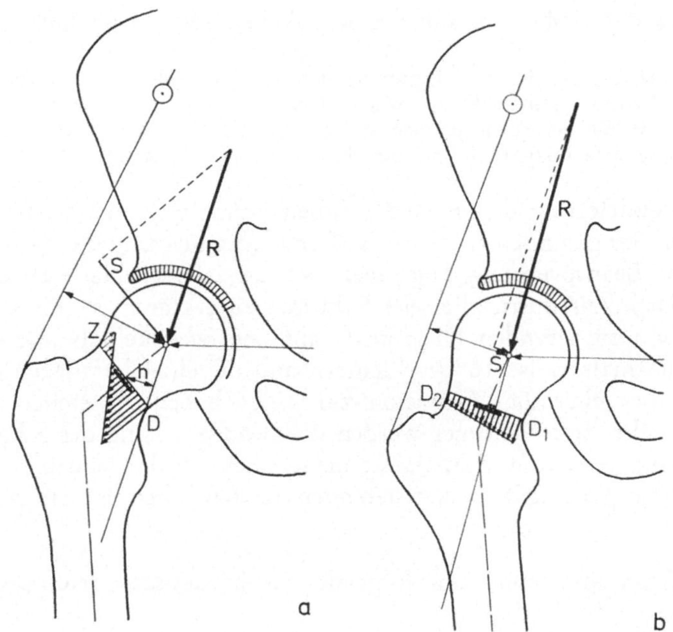

Abb. 141. *a* Coxa normalis, *b* Coxa valga. — Aus: Pauwels, F.: Atlas zur Biomechanik der gesunden und kranken Hüfte. Berlin-Heidelberg-New York: Springer. 1973

27*

Die aus Körpergewicht und Muskelkraft der Hüftabduktoren Resultierende R
bildet unter physiologischen Bedingungen mit der Vertikalen einen Winkel
von 16° und steht senkrecht zur Epiphysenfuge, wodurch in dieser reine
Druckkräfte D hervorgerufen werden. Der Schenkelhals wird hingegen durch
die resultierende Druckkraft auf Biegung und Schub S beansprucht, da sie
unter einem Hebelarm h auf ihn wirkt. Aus der Biegebeanspruchung ergeben
sich Druckspannungen im medialen und Zugspannungen Z im lateralen Anteil
des Femurhalses (Pauwels).
Bei Aufrichtung des Schenkelhalses verringert sich der Winkel zwischen der
Resultierenden R und seiner Schwerachse und damit auch die Beanspruchung
aus der Biegung, wodurch erstens die Belastung des Femurhalses insgesamt
reduziert wird, zweitens im Femurhals ausschließlich Druckspannungen auftreten. Der Muskelhebelarm der Hüftabduktoren ist verkürzt, wodurch einerseits die Belastung des Hüftgelenks erhöht wird, andererseits der Gegenzug
der pelvitrochanteren Muskulatur verstärkt werden muß, um die Statik des
Hüftgelenks aufrecht zu erhalten. (Siehe Abb. 141.)
Gemäß dem Pauwelschen Gesetz der funktionellen Anpassung des Knochens
durch Längenwachstum stellt sich die Epithysenscheibe durch intensives Wachstum im medio-kaudalen Abschnitt immer wieder senkrecht zur einwirkenden
Druckkraft. Dieser Valgisationsprozeß der Epiphysenfuge läuft physiologischerweise vom Säuglingsalter bis zum Pubertätsalter, also bis zum Verschluß
der Epiphysenfuge, ab. Die Valgisation kompensiert daher teilweise den
Varisationsprozeß der Schenkelhalsmetaphyse, der durch das Körpergewicht
und die Muskelkraft der Hüftabduktoren bedingt ist und lebenslang andauert.
„Die Valgisation des Schenkelhalses kompensiert den Varisationsprozeß aber
nicht vollständig, deshalb nimmt der Schenkelhalsschaftwinkel ab" (Morscher).

Für die gleichzeitig zunehmende Detorquierung des Schenkelhalses im Kindesalter sind
während des Gehens auftretende dynamische Kräfte verantwortlich zu machen, die einer
Innenrotation im Hüftgelenk entsprechen und als Funktion des M. glutaeus medius und des
M. tensor fasciae latae aufzufassen sind (Scherb, Leven *et al.*, Horscher).

Unter Zugrundelegung dieser Mechanismen kann die Coxa valga mit Leger
als Reaktion des gesunden Knochens auf eine veränderte mechanische (statisch-
dynamische) Beanspruchung angesehen werden, wobei die Aufrichtung des
Schenkelhalswinkels durch alle jene Faktoren zu erklären ist, die den Winkel
zwischen der resultierenden Druckkraft auf den Schenkelhals und der Vertikalen von normalerweise 16° verkleinern und die ein Überwiegen des Valgi-
sationsprozesses über die Varisation zur Folge haben: Je steiler die Resultierende R steht, desto geringer werden die Beanspruchung des Schenkelhalses
durch Biegung und die Schubkomponente der resultierenden Druckkraft,
womit die den Schenkelhals varisierenden mechanischen Kräfte neutralisiert
werden.

In diesem Zusammenhang sind folgende pathogenetischen Komponenten zu
nennen:

a) *Muskulärer Faktor:* Relative oder absolute Insuffizienz der (varisierenden)
Hüftabduktoren gegenüber den (valgisierenden) Adduktoren, z. B. bei Coxa

vara durch Trochanterhochstand, bei kongenitaler Hüftdysplasie oder operativer Ablösung der pelvitrochanteren Muskulatur, bei myogenen oder neurogenen Lähmungen usw.

b) Biostatischer Faktor: Verlagerung des Körperschwerpunktes durch Neigen des Oberkörpers über die erkrankte Seite (= seitliches Hüfthinken) verkürzt den Hebelarm des Körpergewichtes und reduziert die Druckbeanspruchung des koxalen Femurendes. Der Winkel zwischen der Wirkungslinie der Druckkraft und der Vertikalen ist verringert. Auf diese Weise kann die Aufrichtung des Schenkelhalses bei Entlastung (Prothesenträger!) oder Schonung der Hüfte bei schmerzhaften Gelenkaffektionen erklärt werden. Von Mau wurde in diesem Zusammenhang der Begriff der Unterfunktionsvalga angegeben.

Die Coxa valga nach Traumen, Operationen oder durch Tumoren und Entzündungen entstandene Aufrichtung des Schenkelhalses bedarf keiner näheren Erörterung.

Klinik

Prinzipiell bestimmt die Entstehungsursache den klinischen Aspekt, im allgemeinen bleibt die Coxa valga jedoch zunächst lange Zeit symptomfrei und stellt häufig lediglich einen Zufallsbefund dar. Wenn die Kraft der pelvitrochanteren Muskulatur nicht mehr ausreicht, die sich aus der veränderten biomechanischen Situation ergebende Mehrbelastung zu kompensieren, finden sich klinische Zeichen, wie rasches Ermüden, Hinken, seltener ein Trendelenburg-Phänomen und Schmerzen bei Belastung. Bei vermehrter Antetorsion fallen die Innendrehstellung der Beine beim Gehen und die vermehrte Innenrotationsfähigkeit des Hüftgelenkes auf.

Die Zuordnung der Valga als präarthrotische Deformität mit entsprechenden therapeutischen Konsequenzen ist zweifellos problematisch. Es sind in diesem Zusammenhang zwei wesentliche Gesichtspunkte zu berücksichtigen:

1. Durch die Steilstellung des Schenkelhalses ergibt sich fraglos eine vermehrte Belastung des Hüftgelenkes. Der Anteil der Gelenkfläche, auf den die Druckkraft übertragen wird, ist verringert, wodurch die Belastung pro Flächeneinheit im oberen Pfannenbereich die Resistenz der Gewebe übersteigt und zu sekundären arthrotischen Veränderungen führen kann.

2. In Anbetracht der zumindest temporär fehlenden subjektiven Beschwerden fordert aber Otte mit Recht eine kritische Überprüfung der Frage, „ob eine biomechanische Prognose auf rechnerischer Grundlage, z. B. bei einer einfachen Coxa valga ohne aktuellen Krankheitswert, zur Indikation einer Osteotomie ausreicht" (siehe Therapie).

Röntgen

a) Beckenübersichtsaufnahme bei Innenrotation der Beine um 20°

b) Eventuell Antetorsionsaufnahme nach Dunn.

Frühe Zeichen:

— Steilstellung des Schenkelhalses, CCD-Winkel über 140° (beachte: der CCD-Winkel erscheint bei vermehrter Antetorsion oder bei Außenrotation projektionsbedingt vergrößert).

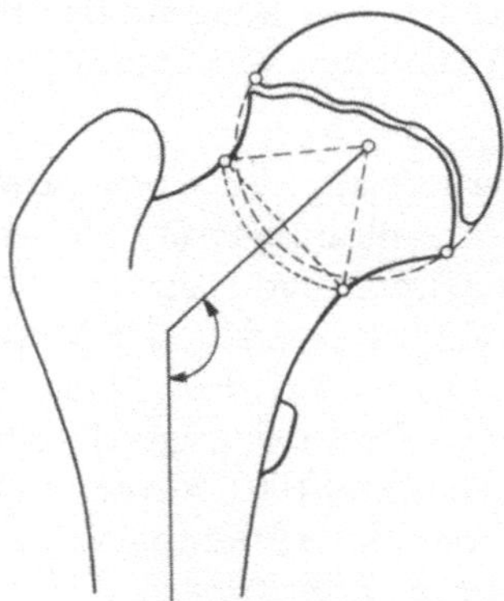

Abb. 142. Bestimmung des CCD-Winkels. Der obere äußere Bezugspunkt zur Bestimmung des Kopfmittelpunktes liegt am äußersten oberen Rand der Kopfepiphyse. Der untere mediale Bezugspunkt liegt am kopfbildenden Anteil des Schenkelhalses, am sogenannten Diaphysenstachel. Zur Bestimmung der Schenkelhalsachse dient als Bezugspunkt der tiefste Punkt der oberen Halsbegrenzung und ein zweiter Punkt auf der medialen Halskortikalis, der röntgenologisch gleichweit vom Kopfzentrum entfernt liegt wie der obere Bezugspunkt. — Aus: Müller, M. E.: Die hüftnahen Femurosteotomien. Stuttgart: G. Thieme. 1971

— Epiphysenfuge annähernd horizontal
— Antetorsion mehr oder weniger vermehrt
— Eventuell mangelhafte Kopfüberdachung, CE-Winkel nach Wiberg verkleinert.

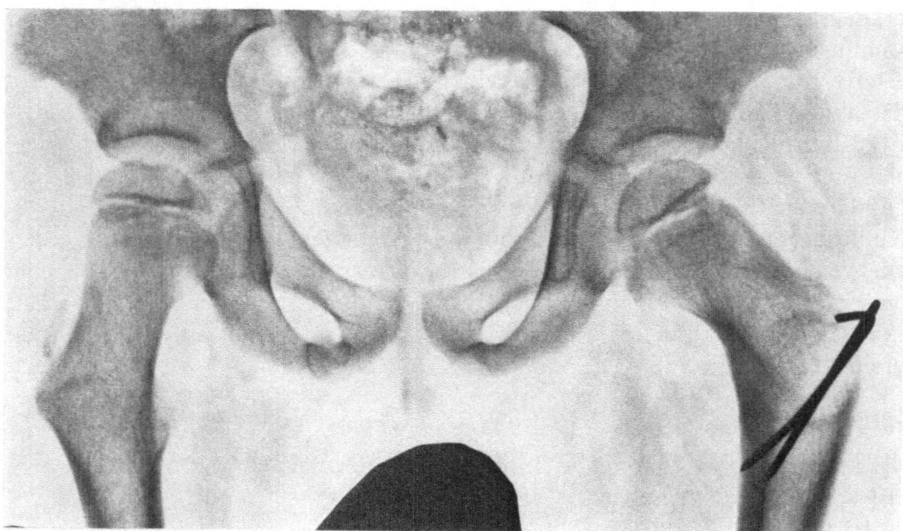

Abb. 143. Coxa valga rechts bei 7jährigem Knaben. Links besteht Zustand nach varisierender Osteotomie

Späte Zeichen:

— Knochenverdichtung im äußeren Pfannendach (entspricht dem in diesem
Bereich konzentrierten Gelenkdruck)
— Eventuell Abflachung der Pfanne und Schwund des oberen Pfannenrandes
bei spastischen und paralytischen Zuständen (Leger).

Diagnose

Die Diagnose wird durch den röntgenologischen Befund gestellt.

Therapie

Abgesehen von der Grundkrankheit ist bei fehlenden klinischen Symptomen
eine Behandlung nicht notwendig.
Bei Insuffizienz der pelvitrochanteren Muskulatur und geringen Beschwerden
muß eine intensive krankengymnastische Therapie veranlaßt werden. In jedem
Falle sollte eine röntgenologische Überprüfung der Belastungsverhältnisse erfolgen. Ein normaler CE-Winkel berechtigt auch bei unbehandelter Coxa valga
zu einer optimistischen Prognose.
Bezüglich einer chirurgischen Intervention empfiehlt sich größte Zurückhaltung.
Die Indikation zum operativen Eingriff ist nach längerer Beobachtungszeit an
das Vorhandensein von folgenden klinischen und röntgenologischen Symptomen gebunden:

Klinik:	*Röntgen:*
Schmerzen	Subchondrale Sklerosierung im Pfan-
Hüfthinken	nenerker
Einschränkung der Beweglichkeit (Fle-	CE-Winkel verkleinert
xion, Rotation)	Kopf weniger als zu zwei Drittel von
	der Pfanne gedeckt

Als Methode der Wahl hat sich die intertrochantere Varisationsosteotomie
durchgesetzt, wobei der Valgus durch Entnahme eines Knochenkeils mit medialer
Basis korrigiert wird. Häufig ist eine gleichzeitige Korrektur der Antetorsion
um den Betrag der klinisch möglichen Innenkreiselung auf 0 bis 5° postoperativ (M. E. Müller) durch Außendrehung des distalen Fragmentes angezeigt, wodurch eine zusätzliche Verlängerung des Muskelhebelarmes erreicht
wird (= Derotations-Varisations-Osteotomie).
Liegt lediglich eine vermehrte Antetorsion des Hüfkopfes und Schenkelhalses
bei unauffälligem CCD-Winkel vor (= idiopathische Coxa antetorta), ist eine
operative Korrektur nur in Ausnahmefällen erforderlich, da diese beim Kind
häufige Wachstumsstörung (klinische Leitsymptome: Einwärtsgang, „Knie-
bohrgang", vermehrte Innenrotation der Hüfte) weitgehend zur spontanen
Rückbildung neigt. Als Indikation zur Korrekturosteotomie gilt ein noch im
8.—10. Lebensjahr bestehender Antetorsionswinkel von 50 und mehr Grad
(Jani *et al.*).

5. Protrusio acetabuli

Definition

Vorwölbung der verdünnten Hüftgelenkspfanne ins kleine Becken. Der Hüftkopf sinkt in die zu tief gewordene Pfanne ein und wird von ihr in einem stark vermehrten Ausmaß umschlossen.

Ätiopathogenese

Die Frage nach den ursächlichen Faktoren dieser Beckenveränderung kann nicht unitarisch geklärt werden. Eine Trennung in zwei voneinander zu differenzierende Krankheitsgruppen ist notwendig.

1. Primäre (idiopathische) Protrusio acetabuli: Für diese immer symmetrisch auftretende Vorwölbung des Pfannenbodens in das Beckeninnere konnte Imhäuser eine Störung der hormonellen Situation im Pubertätsalter mit verspätet einsetzender Geschlechtsreife ursächlich geltend machen. Damit ist eine gewisse Beziehung zur jugendlichen Hüftkopflösung gegeben. Der Lockerung in der Epiphysenzone des Schenkelkopfes beim Hüftkopfgleiten steht bei der Protrusio acetabuli das Versagen des Y-Knorpels im Sinne einer Auflockerung und verlängerten Plastizität gegenüber. Bei verzögertem Schluß der Y-Fuge führt der während des präpubertären Wachstumsschubes einsetzende erhöhte Wachstumsdruck zur Protrusion der Pfannenböden. Dieser Mechanismus erklärt die immer beidseits anzutreffenden Veränderungen.

Die echte Protrusio acetabuli ist daher weder angeboren, noch wurde sie jemals in der Kindheit nachgewiesen (Imhäuser). Bei Kindern zwischen dem sechsten bis achten Lebensjahr und der Pubertät entwickelt sich durch Verdickung des knöchernen Pfannenbodens eine *physiologische Prominenz*, die mit dem Durchbau der Y-Fugen regelmäßig wieder verschwindet. Diese intrapelvine Vorragung hat zur echten Protrusio acetabuli keinerlei Beziehung und ist als typische und physiologische Entwicklungsphase anzusehen (Imhäuser).

2. Sekundäre Protrusio acetabuli: Jene Pfannendachvorragungen, die auf disponierende Grundkrankheiten zurückzuführen sind, werden als sekundäre Protrusionen bezeichnet. Zu den häufigsten Vorerkrankungen, deren pathogenetisches Moment in einer Verringerung der Festigkeit des Pfannenbodens besteht, zählen Entzündungen (Tbc, Gonorrhöe, rheumatoide Arthritis, Spondylarthritis ankylopoetica, Osteomyelitis), Traumen, Tumoren, die Osteodystrophia fibrosa u. a.

Im Unterschied zur primären Protrusio acetabuli ist die sekundäre Form oft nur einseitig, es fehlt die für die primäre Protrusion obligatorische Coxa vara ebenso wie die deutliche Bevorzugung des weiblichen Geschlechts.

Klinik

Die doppelseitige Protrusio acetabuli entsteht zwar in der pubertären Wachstumsphase, bleibt in dieser Zeit jedoch wegen Beschwerdefreiheit meist unentdeckt. Frauen werden wesentlich häufiger als Männer betroffen (Lindemann 12 : 2, Imhäuser 15 : 1, Schlegel 5 : 1).

Schmerzen treten meist erst nach der Menopause auf und sind dann vom Ausmaß der Arthrose abhängig.

Klinisch imponiert eine Einschränkung der Ab- und Adduktion sowie der Innen- und Außenrotation.
Als typischer anamnestischer Hinweis gilt das Fehlen eines einheitlichen zeitlichen Krankheitsbeginns bei jahrelanger schmerzloser Bewegungsbehinderung der Hüften.

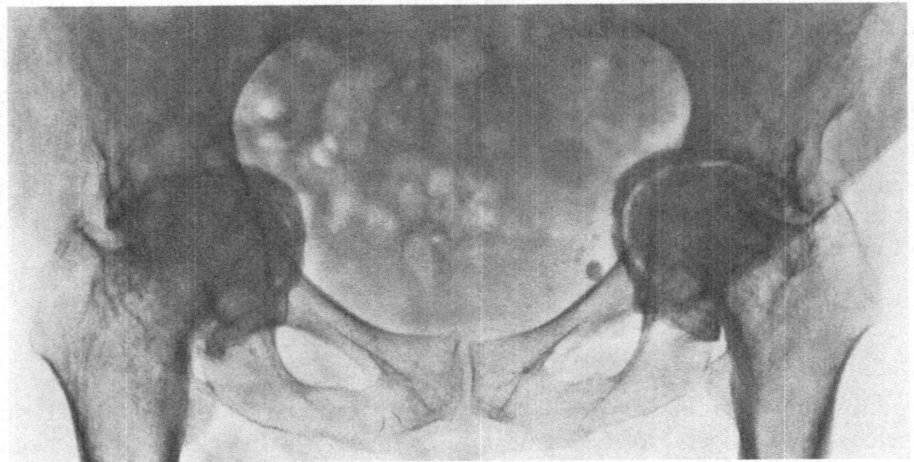

Abb. 144. Doppelseitige hochgradige Protrusio acetabuli und Hüftarthrose bei 67jähriger Frau. Die Schenkelhälse werden von den knöchernen Pfannendächern vollständig überdeckt

Bei vaginaler und rektaler Untersuchung ist die Pfannenbodenprominenz zu tasten (Geburtshindernis).
Bei sekundärer Protrusio acetabuli kann der Beginn der Vorerkrankung in der Regel genau abgegrenzt werden. Die in diesem Falle früh zu erwartende Arthrose macht Prognose und Verlauf der sekundären Protrusion somit von rechtzeitiger Diagnose und Behandlung abhängig.

Röntgen
Das Röntgenbild der primären Protrusio acetabuli weist folgende charakteristische Zeichen auf:
— Baßgeigenform des Beckens (Einbuchtung der Linea terminalis beiderseits)
— Überkreuzen der Schenkel der Tränenfigur nach Köhler
— CCD-Winkel verkleinert (Coxa vara)
— CE-Winkel vergrößert
— Pfannenboden verdünnt
— Gelenkspalt oft verschmälert
Arthrotische Veränderungen stellen sich bei primärer Protrusio acetabuli erst nach längerer Latenzzeit ein, da das noch wachsende Skelett eine gewisse Anpassungsfähigkeit besitzt. Die einseitige sekundäre Pfannenprotrusion nach Wachstumsabschluß führt hingegen zur Früharthrose mit sklerosiertem Pfannenboden.

Differentialdiagnose
Osteomalazie, Osteoporose.

Therapie

Die Behandlung der Protrusio acetabuli ist wegen der geringen Beschwerden und der meist jahrzehntelangen Konstanz der klinischen und röntgenologischen Befunde grundsätzlich konservativ und entspricht der Therapie der Arthrosis deformans des Hüftgelenks (siehe S. 437).

Lediglich die schmerzhafte und hochgradig bewegungseingeschränkte Hüfte des älteren Patienten kann ein operatives Vorgehen erforderlich machen, wobei die von Pauwels empfohlene valgisierende Abduktionsosteotomie zur Verringerung des Gelenkdruckes auf Grund der nach lateral verbreiterten Tragfläche oder der endoprothetische Gelenkersatz zur Verfügung stehen. Bei Implantation einer Totalendoprothese muß allerdings mit einer fortschreitenden Protrusion gerechnet werden. Einseitige Arthrodesen kommen bei Befall beider Hüftgelenke nur in Ausnahmefällen, bei sekundärer unilateraler Pfannenbodenprominenz bei jüngeren Patienten häufiger in Frage.

6. Idiopathische Hüftkopfnekrose

Definition

Nekrose von Knochenmark und Knochen im Femurkopf. Da fast immer ein mehr oder weniger großes Segment des Hüftkopfes nekrotisch wird, kann dieses Krankheitsbild auch als „segmentale Hüftkopfnekrose" bezeichnet werden.

Ätiopathogenese

Die Ätiologie der segmentalen Hüftkopfnekrose ist noch nicht endgültig geklärt. Pathogenetisch gesichert erscheint dagegen die Entstehung der Nekrose als Folge einer Zirkulationsstörung. Dabei ist der vordere obere Sektor des Hüftkopfes besonders anfällig, weil er im terminalen Stromgebiet der A. circumflexa medialis liegt, deren Äste im distalen Verzweigungsgebiet, das dem kranioventralen Kopfsegment entspricht, über keine Anastomosen zu benachbarten Gefäßbezirken verfügen. Deshalb wirken sich Zirkulationsstörungen hier am stärksten aus (Trueta).

Es ist ungeklärt, ob primär eine Störung im arteriellen oder venösen Schenkel vorliegt. Während Jones und seine Mitarbeiter an intravasale Gefäßverschlüsse durch Mikroembolien (Fett-Tröpfchen oder Gasblasen) oder Thromben denken, halten es Johnson und Uehlinger für möglich, daß eine perivasale Druckerhöhung im Fettmark die sinusoidalen Markgefäße komprimiert und damit die Zirkulation unterbricht.

Beide Thesen sind auch mit den neuerdings diskutierten Entstehungsfaktoren der Hüftkopfnekrose vereinbar: Das Leiden wird als lokale Manifestation einer allgemeinen Erkrankung aufgefaßt („coronary desease of the hip"), wofür ein auffallendes Zusammentreffen mit Herzkreislauferkrankungen und Stoffwechselstörungen (Hyperlipoproteinämie, Hyperurikämie, Diabetes) spricht.

Als pathogenetisch bedeutsamer Faktor muß die Hyperlipoproteinämie angesehen werden. Puhl und seine Mitarbeiter stellten bei 41% ihrer an idiopathischer Hüftnekrose erkrankten Patienten Lipidstoffwechselstörungen (meist Typ IV nach Fredrickson), Abweichungen der Leberfunktionswerte und Alkoholabusus fest. Eine spezifische Bedeutung des Harnsäure- und Glukosestoffwechsels ist nicht gesichert, da deren metabolische Störungen zumeist mit der beobachteten Hyperlipoproteinämie verknüpft sind.

Neben den metabolischen Störungen und den stenosierenden Gefäßprozessen kommt auch der enzymatischen Ausstattung des Knochengewebes (z. B. Osteoporose) und der mechanischen Belastung eine vor allem den Verlauf der Erkrankung beeinflussende Bedeutung zu. Besonders am Rande der Nekrose entstehen Einbrüche im Knochengerüst, die zu charakteristischen Deformierungen des Hüftkopfes führen.

Das Schicksal der Nekrose wird schließlich vor allem durch Regenerationsvorgänge bestimmt, die von der intakten Umgebung ausgehen, um das abgestorbene Knochengewebe zu beseitigen und durch vitales zu ersetzen. Dies führt nach einiger Zeit im Grenzgebiet zwischen Nekrose und Reparaturzone meist zu einer Demarkation. Es bildet sich ein Spalt, der von proliferierendem Bindegewebe und teilweise von Faserknorpel eingenommen wird. An der vitalen Seite des Hüftkopfes entsteht ein sklerotischer Saum, der den Konturen der bindegewebigen Demarkation des Nekroseherdes folgt (typische dreizonale Gliederung: Nekrose — Demarkation — Sklerose).

Die histologischen Befunde können in vier Typen eingeteilt werden:

Typ 1: Stadium der Pränekrose. Der wesentlichste Befund ist die Stase. Man findet ein interzelluläres Ödem und gelegentlich hämorrhagische Herde, die echten Infarkten entsprechen.

Typ 2: Retikuläre eosinophile Nekrose. Es handelt sich um eine totale ausgedehnte Nekrose des Fettmarkes, dessen Zellen atrophieren oder in ein feines fibrinoides azidophiles Netz zerfallen.

Typ 3: Totale Nekrose. Sie betrifft sowohl das Knochenmark als auch das Knochengewebe.

Typ 4: In der Umgebung der Nekrose kommt es zu einer fibrösen Proliferation im Mark und einer ossären Proliferation durch Anbau von neuer Knochensubstanz am Rande der toten Bälkchen. Dieser Mechanismus scheint einen Regenerationsprozeß darzustellen.

Klinik

Charakteristisch ist die schmerzhafte Hüfte mit Bewegungseinschränkung bei normalem Röntgenbild. Die Bewegungseinschränkung ist meist gering und betrifft am wenigsten die Beugung.
Mit gutem Grund kann an das Vorliegen einer Osteonekrose der Hüfte bei einer manifesten Erkrankung der anderen Hüfte oder einem anderen naheliegenden Zusammenhang (z. B. einer Nierentransplantation) gedacht werden. Zu beachten ist, daß das Erkrankungsalter zwischen dem 30. und 66. Lebensjahr liegt, daß Männer im Verhältnis 4 : 1 häufiger betroffen sind als Frauen und daß die Mehrzahl der Patienten konstitutionell durch Übergewicht und pyknischen Habitus auffällig ist.

Röntgen

Die Osteonekrose ist im Röntgenbild nicht erkennbar. Das Knochenmark, der primäre Sitz der ischämischen Läsionen und der Nekrose, ist für Röntgenstrahlen durchlässig. Lediglich der Knochenumbau oder Komplikationen in Form eines Zusammenbruches und einer Sequestration des Nekrosebezirkes werden im Röntgen sichtbar. Der Gelenkspalt verschmälert sich meist spät, da der Gelenkknorpel durch Diffusion ernährt wird und somit von der Ischämie nicht betroffen ist.

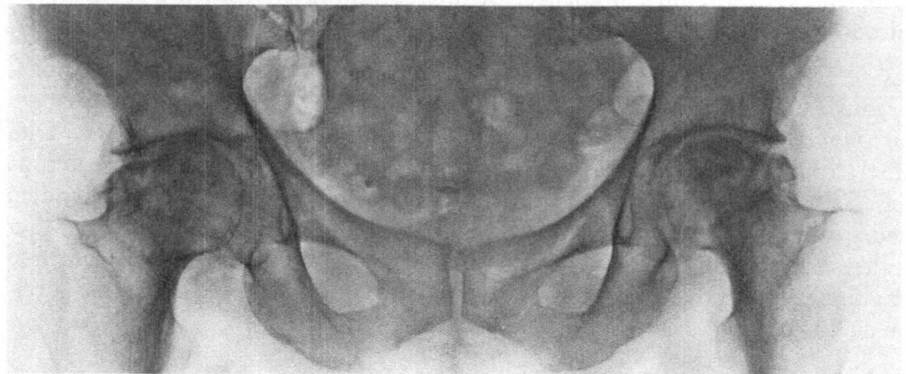

Abb. 145. Ischämische Femurkopfnekrose beiderseits

Die Osteonekrose kann entsprechend dem Röntgenbefund in vier Stadien eingeteilt werden (Arlet und Ficat):

Stadium 1 oder Vorröntgenstadium: keine krankhaften Veränderungen im Röntgenbild.

Stadium 2: Umbau der Knochenstruktur ohne Veränderung der Kopfkontur. Diffuse oder lokalisierte Osteoporoseform, sklerosierende Form, Mischform mit sklerosierten Herden.

Stadium 3: Sequestration und Einbruch. Einfache oder doppelte Stufenbildung in der Kopfkontur, Zusammensinken des Kopfes.

Stadium 4: Zur Nekrose gesellen sich infolge zunehmender krankhafter Veränderungen des Gelenkknorpels die Zeichen der Arthrose.

Da die Femurkopfnekrose selten total, sondern in der Mehrzahl der Fälle segmental ist und meist den oberen vorderen Kopfteil betrifft, haben sich neben den normalen anterior-posterioren und axialen Aufnahmen vor allem die von Schneider angegebenen tangentialen Röntgenaufnahmen der Hüfte bewährt. Dabei werden zwei Aufnahmen durchgeführt, von denen eine den kraniodorsalen (30°) und eine den kranioventralen (45°) Kalottenbereich zeigt:

— Der Patient liegt flach auf dem Rücken, die Beine in mittlerer Rotationshaltung gestreckt. Der Zentralstrahl wird um 30° schräg von kranial nach kaudal orientiert auf den Hüftkopf zentriert. Auf diese Weise kommt das kraniodorsale Kopfsegment zur Darstellung

— Der Patient liegt flach auf dem Rücken, das gestreckte Bein der zu untersuchenden Seite wird um 45° angehoben. Der genau ap.-orientierte Zentralstrahl wird auf den Hüftkopf zentriert. Auf diese Weise wird der kranio-
ventrale Kopfbereich tangential getroffen und kommt somit zur Darstellung

Diese Aufnahmen sind nicht nur für die Diagnose, sondern auch für die präoperative Bestimmung der Osteotomiewinkel und für die postoperative Beurteilung der Kongruenz des Hüftkopfes von Bedeutung.

Da zwischen dem Auftreten der ersten Schmerzen und den Frühzeichen im
Röntgenbild ein relativ langes Intervall liegen kann (oft bis zu einem Jahr und
länger), gelangen die meisten Patienten erst im Stadium der Destruktion des
Hüftkopfes in die richtige Behandlung. Die therapeutische Problematik wird
damit zu einer diagnostischen, da die Diagnose bereits im Vorröntgenstadium
gestellt werden sollte, um einen optimalen therapeutischen Erfolg zu erzielen.

Diagnose

Eine Frühdiagnose ist durch folgende Eingriffe möglich (Ficat):

— Messung des intramedullären Druckes: Normal 17 Hg im Trochanter und
25 Hg im Femurkopf. Die Messung erfolgt mittels Troicart
— Transossäre Phlebographie: Durch den Troicart werden 10 ml Kontrast-
mittel in den medullären Raum injiziert und die Verteilung daraufhin im
Bildwandler beobachtet. Röntgenaufnahmen werden im Abstand von
1, 5 und 15 Minuten nach der Injektion durchgeführt. Die Entleerung des
Kontrastmittels wird beobachtet
— Bohrung mit Knochenbiopsie: Unter Bildwandlerkontrolle wird ein
Knochenzylinder für die histologische Untersuchung gewonnen

Differentialdiagnose

— Posttraumatische Schenkelkopfnekrosen (nach Luxationen, medialen
Schenkelhalsfrakturen und pertrochanteren Frakturen)
— Steroidinduzierte aseptische Nekrosen (nach oraler Langzeitbehandlung mit
Steroiden)
— Hämolytische Blutkrankheiten (Sichelzellanämie, Thalassämie)
— Morbus Cushing
— Morbus Gaucher
— Immunsuppressive Therapie (z. B. nach Organtransplantation)
— Morbus Paget
— Tumoren
— Entzündungen
— Kollagenosen
— Röntgenbestrahlung

Therapie

Eine kausale Behandlung ist wegen der weitgehend unklaren Ätiologie bisher
nicht möglich, Ein weiteres Problem stellt im Frühstadium die Diskrepanz
zwischen klinischem und röntgenologischem Befund dar, wodurch die richtige
Diagnosestellung häufig erst im fortgeschrittenen Stadium der Hüftkopf-

nekrose erfolgt. Erschwert wird die Behandlung noch dadurch, daß es sich vorwiegend um junge Patienten handelt und meist beide Femurköpfe betroffen sind.

Da die konservative Behandlung (Liegekur, entlastender Gehapparat) nur eine geringe Effektivität aufweist, wird im allgemeinen den operativen Verfahren der Vorzug gegeben. Der richtige Zeitpunkt der Operation hängt von der Progredienz des Prozesses ab. Die Art der Operation wird vom röntgenologischen Befund bestimmt, aus dem die Chancen einer Revitalisierung des Kopfbereiches abgelesen werden können.

Als mögliche operative Verfahren werden genannt:
— Ausräumung und Auffüllung der Nekrose
— Resektion und Implantation einer Endoprothese
— Arthrodese
— Druckentlastung des Gelenks mittels Durchtrennung der Hüftmuskulatur (Temporäre Hängehüfte nach Voss)

In der Literatur werden alle diese Verfahren jedoch eher zurückhaltend beurteilt. Durch die Ausräumung und Auffüllung der Nekrose konnte der Krankheitsverlauf in den meisten Fällen nicht beeinflußt werden (Wagner, Merle d'Aubigné). Der sich in höherem Lebensalter anbietende totalendoprothetische Ersatz des Hüftgelenkes wird überproportional häufig von Lockerungen des Implantats begleitet (ca. 20% nach Puhl). Die Arthrodesen lassen in fast 40% der Fälle einen knöchernen Durchbau vermissen. Außerdem muß berücksichtigt werden, daß die andere Hüfte später ebenfalls erkranken kann, und schließlich scheint die Operation nach Voss nur im Initialstadium indiziert (Endler, Maquet).

Viele Autoren sehen daher in der *intertrochanteren Femurosteotomie* nach Pauwels das am besten geeignete operative Verfahren. Naturgemäß ist die Korrekturosteotomie nur dann angezeigt, wenn die Kopfkalotte noch nicht zusammengesintert ist und die Zeichen sekundärarthrotischer Veränderungen gering ausgeprägt sind. Die Verhältnisse des erkrankten Gelenkes können dadurch in mehrfacher Hinsicht günstig beeinflußt werden:
— Entspannung der Hüftmuskulatur
— Entlastung des nekrotischen Segments, da die Belastung von einem intakten Abschnitt der Gelenkfläche übernommen wird
— Normalisierung der erhöhten intramedullären Druckes durch die Osteotomie (Dekompressionseffekt)

Bei großen Defekten im kranioventralen Bereich gibt jedoch die von Pauwels inaugurierte klassische Drehung des Kopfes in der Frontalebene im Sinne einer Valgisation oder Varisation oft nicht die Möglichkeit einer ausreichenden Kongruenzverbesserung.

In diesen Fällen erscheint als weitere Methode die *intertrochantere Flexionsosteotomie* als das biomechanisch günstigste Verfahren. Dabei wird ein Knochenkeil mit ventraler Basis entnommen und das distale Fragment des Femur gegen das proximale flektiert. Dadurch wandert der in der Regel kranioventral gelegene Nekroseherd nach ventral, und das kraniodorsale Hüftkopfsegment stellt sich in die Hauptbelastungszone ein.

Prognose

Da die Mehrzahl der Fälle einen doppelseitigen Befall zeigen und die Veränderungen meist Ursache einer allgemeinen Stoffwechselstörung sind, ist die
Prognose mit Vorsicht zu stellen. Dies um so mehr, als die Erkrankung vorwiegend junge Menschen betrifft.

7. Koxarthrose

Definition

Degenerative Erkrankung des Hüftgelenks als Folge einer Störung des physiologischen Gleichgewichtes zwischen der Resistenz des Knorpel- und Knochengewebes und dem einwirkenden Gelenkdruck.

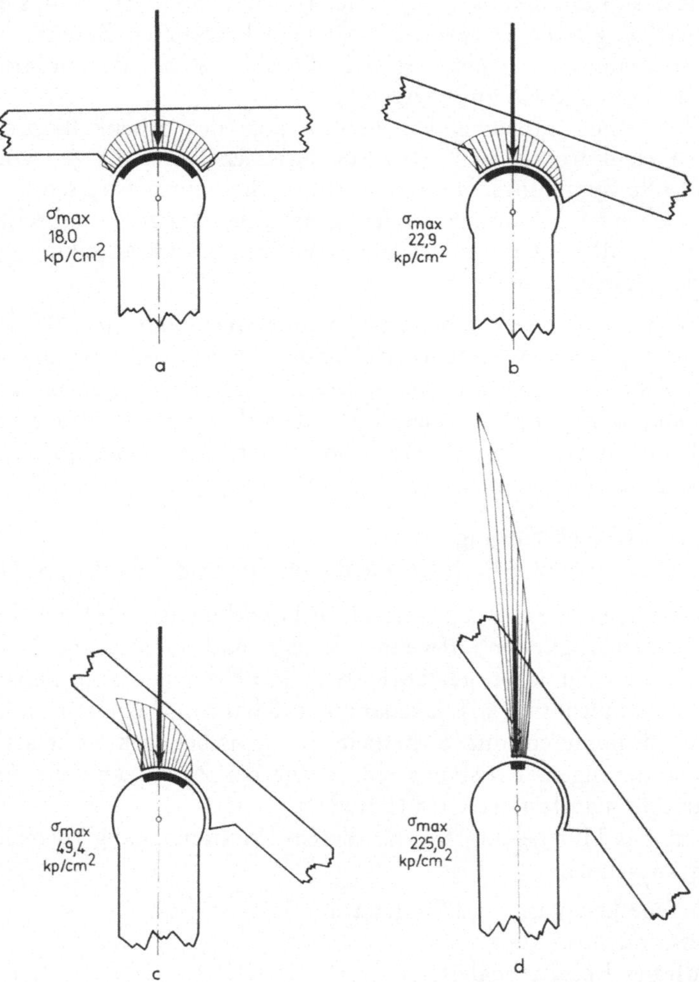

Abb. 146 *a—d.* Zunehmende Gelenksbeanspruchung bei fortschreitender Subluxation (siehe
S. 432). — Aus: Pauwels, F.: Atlas zur Biomechanik der gesunden und kranken Hüfte.
Berlin-Heidelberg-New York: Springer. 1973

Die deformierende Arthrose des Hüftgelenks tritt in den letzten Jahrzehnten immer häufiger auf. Die Hüfte mit ihrer scharf ausgeprägten charakteristischen Formgebung ist während der Entwicklung und des Wachstums aus Gründen der Phylogenetik, ihrer mechanischen Leistung, ihrer prekären Blutversorgung und ihrer anatomischen Form vielen Gefahren ausgesetzt. Durch die Abwinkelung des proximalen Femurendes entsteht eine durch Muskelkraft einerseits und Körpergewicht andererseits verursachte Druckbeanspruchung des Gelenks, die das normale Körpergewicht um ein Mehrfaches übertrifft (Pauwels).

Die zur Arthrose führende Gleichgewichtsstörung zwischen Geweberesistenz und Gelenkdruck kann sowohl biologische wie mechanische Ursachen haben. Letzten Endes spielt jedoch immer der erhöhte Gelenkdruck die ausschlaggebende Rolle:

a) Handelt es sich um inkongruente Gelenkflächen, resultiert daraus ein *absolut erhöhter pathologischer Dauerdruck* in einem begrenzten Bereich. Unter diesem rein mechanischen Aspekt ist der Krankheitswert der präarthrotischen Deformität Hackenbrochs zu sehen.

Der Einfluß einer zunehmenden Subluxation des Schenkelkopfes auf die Größe des Gelenkdruckes ist in den schematischen Darstellungen von Pauwels angegeben. Die Spannungsdiagramme zeigen die enorm wachsende Beanspruchung des Gelenks bei abnehmender Tragfläche durch fortschreitende Subluxation (b, c, d) gegenüber der gleichmäßigen Druckverteilung bei vollem Kontakt der Gelenkflächen (a).

b) Bei angeborener oder erworbener Minderwertigkeit des Gelenkknorpels können die typischen arthrotischen Veränderungen des Gewebes schon bei normaler Größe des Gelenkdruckes einsetzen. Die biologischen Ursachen dieses *relativ erhöhten Druckes* werden unter dem Begriff der Präarthrose (präarthrotischer Prozeß) subsummiert und der mechanischen präarthrotischen Deformität gegenübergestellt.

Ätiologie und Klassifizierung
(Siehe auch Ätiologie und Pathogenese der Arthrosis deformans, S. 111)

Ein in anatomischem Sinne als normal zu bezeichnendes Hüftgelenk muß bestimmte Gesetzmäßigkeiten aufweisen, die eine nach biomechanischen Gesichtspunkten optimale Funktion gewährleisten. Abweichungen von diesen normierten Voraussetzungen sind als sogenannte präarthrotische Deformität zu verstehen und disponieren mit Sicherheit zu typischen sekundär-arthrotischen Gewebeveränderungen. Es ist nur eine Frage der Zeit, wann die Arthrose in dieser Situation manifestiert wird (Bauer).

Bezogen auf das Hüftgelenk, sind in diesem Zusammenhang folgende Krankheitsbilder zu nennen:

— Angeborene Dysplasie und Subluxation
— Perthessche Erkrankung
— Jugendliches Epiphysengleiten
— Koxitiden
— Traumafolgen
— Protrusio acetabuli

Die Koxarthrose ist also keineswegs ein Altersleiden, vielmehr bilden sich die zur krankhaften Veränderung führenden Ursachen mehrheitlich bereits in frühester Kindheit. Nach einem verschieden langen stummen Intervall kommt es zu subjektiven Beschwerden. Diese treten in der Regel erst in einem höheren Lebensalter auf, sind aber im dritten oder vierten Dezennium keine Seltenheit.

Die primäre oder idiopathische Koxarthrose weist in der Regel keine präarthrotische Deformität auf. Sie setzt im Durchschnitt mit 61 Jahren ein (Lequesne), verteilt sich gleichmäßig auf beide Geschlechter und betrifft in fast 50% der Fälle schwergewichtige, oft variköse Personen. In rund einem Viertel der Fälle sind ein oder mehrere weitere Gelenke ebenfalls arthrotisch deformiert.

Nach einer Sammelstatistik der Schweizer orthopädischen Kliniken mit über 2000 Fällen wurden 43% als primäre oder idiopathische, 57% als sekundäre Arthrosen bezeichnet.

Unger fand bei 627 behandelten Patienten 177 genuine und 450 sekundäre Formen, das entspricht 28 bzw. 72%. Zu noch weit eindeutigeren Ergebnissen zugunsten der sekundären Arthrose kommen Mutter und Schlegel, die die Existenz einer primären Koxarthrose überhaupt in Zweifel ziehen.

Biomechanik

Die grundlegenden Untersuchungen zur biomechanischen Problematik der Koxarthrose stammen von Pauwels. Zum Verständnis der daraus abgeleiteten kausal wirksamen Operationsmethoden seien einige wesentliche Prinzipien der Pauwelsschen Arbeiten vorangestellt.

Die Beanspruchung des Hüftgelenks hängt kurz zusammengefaßt von der Größe des auf den Schenkelkopf ausgeübten Druckes und von der Ausdehnung der Belastungsflächen der Gelenkkörper ab. Maßgebende Faktoren sind dabei:

— Die Größe der unter Druck liegenden Gelenkfläche
— Die Länge des Muskelhebearmes zwischen Kopfmittelpunkt und Hüftabduktoren (denn ein Gelenk wird nicht allein durch das Körpergewicht, sondern durch das Zusammenwirken von Körpergewicht und bewegender Muskelkraft beansprucht)
— Der Muskeltonus vor allem der Abduktoren, Adduktoren und von Iliopsoas und Rectus femoris

Die folgenden Abbildungen zeigen die Abhängigkeit der Druckbeanspruchung des Schenkelkopfes bei Coxa normalis, Coxa valga und Coxa vara von der Länge des Hebelarmes der Muskelkraft und des Hebelarmes der Körperschwere.

Es ist somit leicht verständlich, daß mit einer Verlängerung des Muskelhebelarmes — wie es beispielsweise beim Überführen einer Coxa valga in eine Coxa vara geschieht — eine Entlastung des Gelenks erreicht werden kann.

Weiters ist es bei inkongruenten Gelenkflächen und damit pathologischem Druck in einem begrenzten Areal durch Änderung des CCD-Winkels möglich, die Kontaktflächen der Gelenkpartner zu vergrößern und die Beanspruchung zu reduzieren (siehe Therapie).

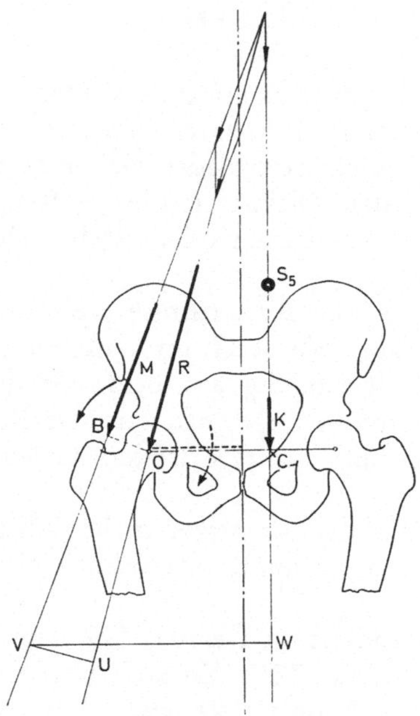

Abb. 147. Unter normalen Verhältnissen ist der Hebelarm des Körpergewichtes *K* (Strecke *OC*) etwa dreimal so lang wie der Hebelarm der Muskelkraft *M* (Strecke *OB*). Die Muskelkraft der Hüftabduktoren muß daher etwa dreimal so groß sein wie das Körperabschnittsgewicht *K* aus dem Schwerpunkt *S 5*, um das Gleichgewicht über dem Hüftgelenk zu erhalten *. Die Belastung des Femurkopfes, d. h. die Resultierende *R* als geometrische Summe der Kräfte *M* und *K*, beträgt somit das Vierfache des Körpergewichtes *K*. Beim Gehen wird durch die dynamische Komponente eine zusätzliche Belastung erzeugt. — Aus: Pauwels, F.: Atlas zur Biomechanik der gesunden und kranken Hüfte. Berlin-Heidelberg-New York: Springer. 1973

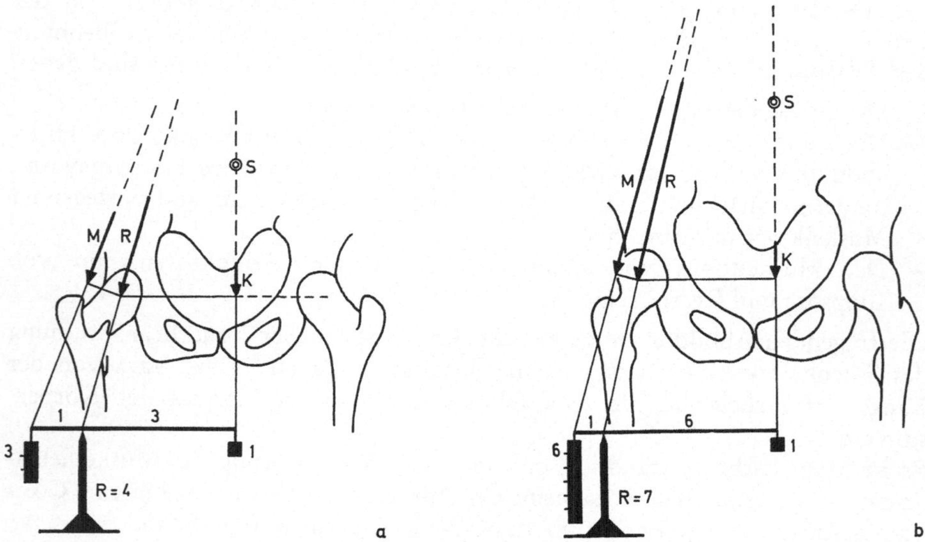

Abb. 148 *a* und *b*. *a* Coxa normalis, *b* Coxa valga: Muskelhebelarm verkleinert, Belastung des Hüftgelenks vergrößert. — Aus: Müller, M. E.: Die hüftnahen Femurosteotomien. Stuttgart: G. Thieme. 1971

---

* Pauwels berechnete die auf den Schenkelkopf wirkende Belastung für die 16. von insgesamt 31 Phasen des Doppelschrittes (nach Fischer), da in dieser Gangphase Spielbein und Standbein auf gleicher Höhe liegen.

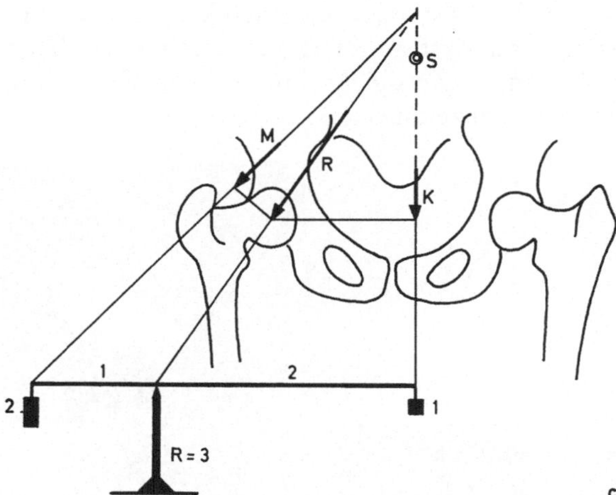

Abb. 148 c. Coxa vara: Muskelhebelarm vergrößert, Belastung des Hüftgelenks verringert. —
Aus: Müller, M. E.: Die hüftnahen Femurosteotomien. Stuttgart: G. Thieme. 1971

Klinik

Belastung führt zur Zunahme, Schonung zur Linderung der Beschwerden. Der
Charakter der Schmerzausstrahlung ist veränderlich. Typisch ist der sich auf
das Kniegelenk projizierende Schmerz, der irreführen kann: „Jeder nicht
erklärbare Knieschmerz sollte zu einer Untersuchung der Hüfte veranlassen"
(Lequesne). Weitere Symptome sind Hinken und Behinderung der Beweglichkeit. Die Innenrotation ist zuerst und am deutlichsten eingeschränkt, dann
folgen Extension, Abduktion, Außenrotation und zuletzt die Flexion. Häufig
kommt eine Fehlhaltung hinzu, die sich in der Regel aus Außenrotation und
Flexion von 10—20° zusammensetzt.
Typisch sind Druckpunkte am Ursprung der Adduktoren und an den großen
Rollhügeln. Bei stark verkürztem Iliopsoas ist der Trochanter minor druckschmerzhaft.
Eine umfassende Bewertung der Hüftgelenksfunktion empfiehlt sich besonders
vor und nach eventuellen Operationen. Sie kann nach dem Schema von Merle
d'Aubigné durchgeführt werden (siehe Abschnitt Endoprothetik, S. 450).

Röntgen

Vier röntgenologische Befunde sind für die Koxarthrose pathognomonisch:
1. Verschmälerung des Gelenkspaltes,
2. Osteophytose,
3. Knochenverdichtung,
4. Zysten.

Von diesen Zeichen kann bereits die Osteophytose für sich allein die Diagnose
der Koxarthrose ermöglichen. An der Wirbelsäule ohne pathologische Bedeutung häufig, ist die Osteophytose des Hüftgelenks selten festzustellen. Sie
stellt daher einen absolut krankhaften Befund dar. Die Spaltverschmälerung
hingegen gehört nicht zu den frühzeitigen Krankheitssymptomen.

28*

Prinzipiell finden sich Umbauvorgänge, Osteosklerose und im weiteren Verlauf Knorpelschwund und Zystenbildung in der Zone der Überlastung, während produktive Vorgänge, wie die Ausbildung von Osteophyten, immer die Zone geringen Druckes kennzeichnen (Grasset).

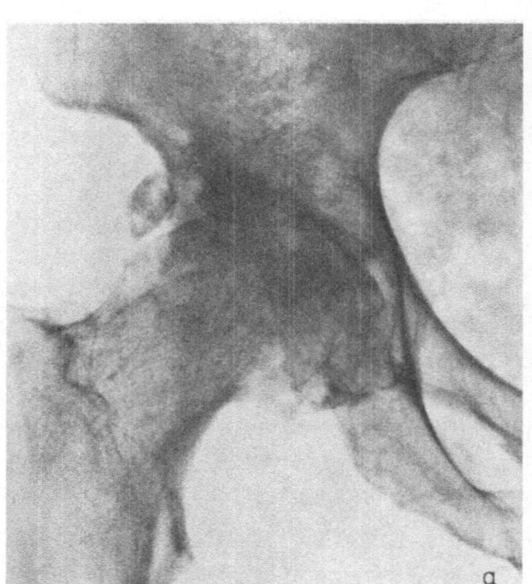
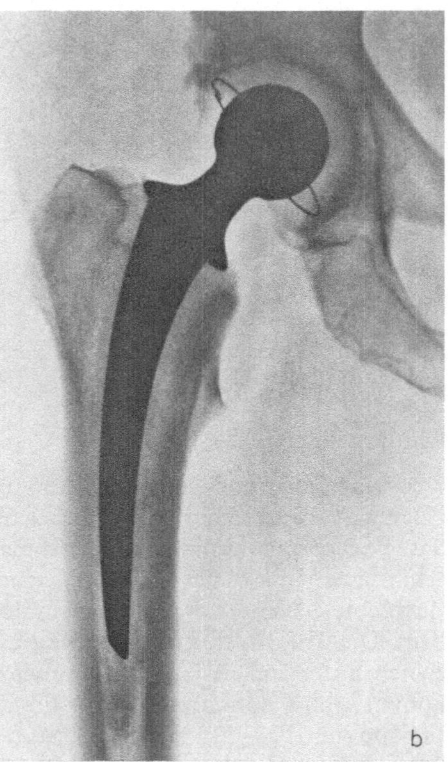

Abb. 149 *a* und *b*. Schwere Koxarthrose bei 69jährigem Patienten. Ersatz von Kopf und Pfanne durch Totalendoprothese

Von Pauwels wird ein für die Koxarthrose charakteristischer Osteophyt am Rande der Fovea centralis hervorgehoben, der in der englischen Literatur mit „capital drop" bezeichnet wird und bei entsprechender Größe (Coxa magna) Ursache einer Subluxation sein kann. Die Osteophyten am Innenrand des Azetabulums erscheinen als „double fond".

Die konvexbegrenzte Knochenverdichtung im Pfannendach, die in der französischen Literatur mit „sourcil" (Augenbraue) bezeichnet wird, gibt Auskunft über Größe und Verteilung des Gelenkdruckes. Sie stimmt in ihrer Form mit dem Diagramm der jeweils auftretenden Druckspannungen genau überein (Pauwels).

Bei einem normal gebauten Gelenk ist die „sourcil" Ausdruck für eine beginnende Insuffizienz des Knorpelgewebes (Pauwels) und somit das radiologische Frühsymptom einer primären Koxarthrose.

Eine in Lauenstein-II-Aufnahme (Beugung und Abduktion ohne Außenrotation) sichtbare und an der Vorderfläche des Schenkelhalses lokalisierte

arthrotische Auflagerung ist als sogenanntes Plaquezeichen (Dihlmann) ebenfalls ein röntgenologisches Frühsymptom.

Weitere Röntgenzeichen bei fortgeschrittener Arthrose:
— Starke Stellungsanomalien (Subluxation, Adduktion, Außenrotation,
 Flexion)
— Gelenkchondromatose
— Subperiostale Auflagerungen am Adamschen Bogen
— Osteoporose des gesamten Gelenks

Therapie

Konservativ: Siehe Arthrosis deformans, S. 114.

Operativ: Eine kausale Behandlung der Koxarthrose wäre prinzipiell auf
zweifache Weise zu erreichen:
— Förderung der biologischen Reparationsmechanismen
— Verringerung der mechanischen Gelenkbeanspruchung

Diese theoretischen Möglichkeiten werden in der Praxis auf operative Maßnahmen reduziert, die zu einer Verminderung des Gelenkdruckes führen.
Dabei bieten sich nach Pauwels grundsätzlich zwei Möglichkeiten an:

A. Verringerung der auf das Gelenk wirkenden Druckkraft

1. Temporäre Hängehüfte nach Voss

Voss reseziert den Trochanter maior mit den Abduktoren, einen Teil der
Außenrotatoren (M. piriformis) und die Hüftadduktoren. Außer einer selten
vorkommenden Abduktionskontraktur können durch diesen Eingriff keine
Fehlstellungen korrigiert werden. Voraussetzung dieser Operation sind kon-
gruente Gelenkflächen.
Die exakte Wirkungsweise der Hängehüfte ist noch nicht geklärt. Breiten-
felder sieht die entscheidende Komponente des Verfahrens in der Adduktoren-
tenotomie und der damit verbundenen Überführung des Beines in Abduktion.
Nach elektromyographischen Untersuchungen von Tönnis muß die muskuläre
Dekompression in Zweifel gezogen und der Effekt des Eingriffes eher in der
Beseitigung von Kontrakturen gesehen werden. Andere Autoren stellen eine
kurative Hyperämisierung in den Vordergrund.

2. Verschiebeosteotomie nach McMurray

Dabei handelt es sich um eine von lateral nach medial ansteigende inter-
trochantere Osteotomie mit Verschiebung des distalen Fragmentes um halbe
Schaftbreite nach medial. Die Osteotomie wird mit einer geraden Nagelplatte
nach Bosworth oder mit einer AO-Winkelplatte stabilisiert.
Nach McMurray sollte das Prinzip dieser Operation in einer Entlastung des
Hüftgelenks infolge einer durch Medialverschiebung des Schaftes erreichten
Abstützung des Beckens am unteren Rand des Azetabulums bestehen. Diese
Abstützung kann jedoch nach biomechanischen Gesichtspunkten praktisch nicht
erreicht werden. Die günstigen Ergebnisse dieser Unterstellungsoperation dürften eher in einer muskulären (Adduktoren, Iliopsoas) und kapsulären Entspannung begründet sein. Auch für diesen Eingriff sind kongruente Gelenkflächen vorauszusetzen.

B. Vergrößerung des Anteiles der Gelenkflächen, auf welchen die Druckkraft übertragen wird

Methode: Intertrochantere Umstellungsosteotomie nach Pauwels.

1. Varisierende Adduktionsosteotomie
2. Valgisierende Abduktionsosteotomie

Das Ziel dieser klassischen Osteotomien (häufiger Varisierung als Valgisierung) ist es, durch eine Verteilung des Druckes bessere biomechanische Verhältnisse zu erzielen.

ad 1. Varisierende Adduktionsosteotomie

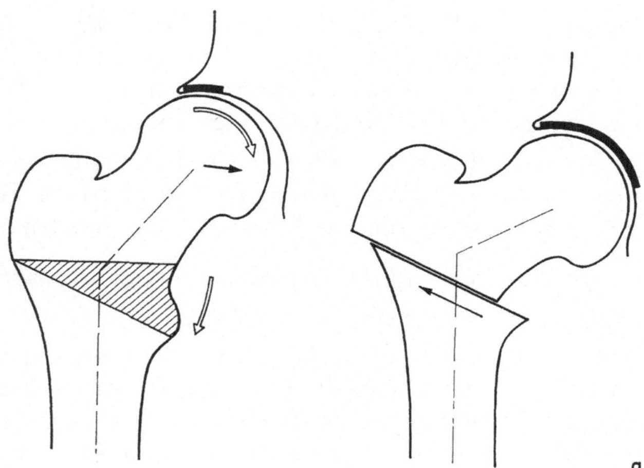

Abb. 150 a. Varisierende Adduktionsosteotomie. — Aus: Pauwels, F.: Atlas zur Biomechanik der gesunden und kranken Hüfte. Berlin-Heidelberg-New York: Springer. 1973

Die Medialverschiebung des distalen Fragmentes bei der Varisierung wirkt einer Varisation der Beinachse und damit einem postoperativen Crus varum entgegen. Durch Verlängerung des Muskelhebelarmes wird eine Entlastung des Hüftgelenks erreicht. Weiters kann der Varisationstendenz des proximalen Femurendes vorgebeugt und eine vermehrte Druckbeanspruchung der Osteotomie erreicht werden.

Die kraniale Osteotomie verläuft vom Tuberculum innominatum rechtwinkelig zur Femurschaftachse, die kaudale Osteotomie schließt den präoperativ ermittelten Knochenkeil mit medialer Basis ein und verläuft zum Trochanter minor. Die Fixation erfolgt mit einer AO-Winkelplatte.

ad 2. Valgisierende Abduktionsosteotomie

Die Lateralverschiebung des distalen Fragmentes bei der Valgisierung vermeidet eine Akzentuierung des physiologischen X-Beines (Pauwels). Die kaudale Osteotomie verläuft rechtwinkelig zur Femurschaftachse, während die kraniale Schnittführung in Richtung Trochanter maior gelegt wird. Die Basis des korrigierenden Keils liegt lateral. Die Fixation erfolgt mit einer AO-Winkelplatte.

Das *Wesen der intertrochanteren Osteotomie* liegt zusammengefaßt in der simultanen Korrektur von vier biomechanischen Komponenten (Wagner):
— Richtung des Schenkelhalses und damit Länge des Hebelarmes für die pelvitrochantere Muskulatur
— Höhe des Trochanter maior und damit Spannung und Zugrichtung der pelvitrochanteren Muskulatur
— Orientierung der Gelenkfläche des Hüftkopfes und damit Kongruenz der Gelenkkörper
— Kraftflußrichtung, die den Knochenumbau beeinflußt

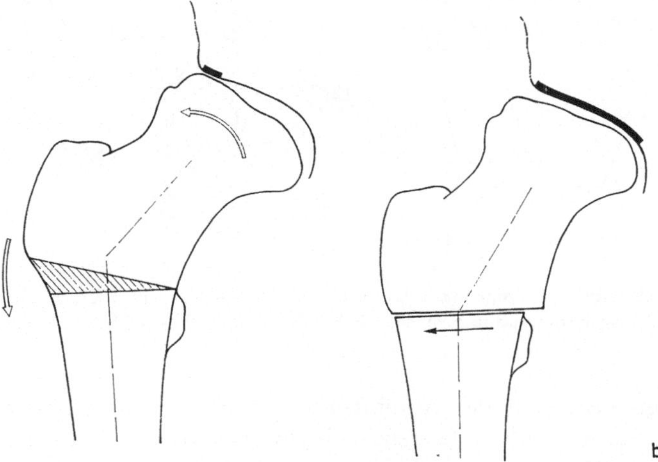

Abb. 150 *b*. Valgisierende Abduktionsosteotomie. — Aus: Pauwels, F.: Atlas zur Biomechanik der gesunden und kranken Hüfte. Berlin-Heidelberg-New York: Springer. 1973

Der *Effekt der intertrochanteren Osteotomie* liegt in der Reduzierung des Gelenkdruckes durch
— Vergrößerung der Tragfläche
— Verringerung der einwirkenden Druckkraft

Präoperativ werden neben der üblichen Beckenübersichtsaufnahme im ap.-Strahlengang Funktionsaufnahmen in Adduktion und Abduktion angefertigt. Daraus ist zu ersehen, in welcher Phase die Pfanne den Schenkelkopf weitgehend deckt und eine bessere Kongruenz im Gelenk erzielt wird. Der Winkel zwischen der optimalen Funktionsstellung und der Normalstellung entspricht dem Keil, der osteotomiert wird.

Beim jugendlichen Patienten und wenn das Bein innenrotiert werden kann, muß die bestehende, oft vermehrte Antetorsion des Schenkelhalses bei der Osteotomie mitberücksichtigt werden (M. E. Müller).

In diesem Falle sind präoperativ weitere Röntgenaufnahmen nötig:

Die Antetorsionsaufnahme nach Dunn-Rippstein wird bei 90° flektierten Hüftgelenken und 20° abduzierten Oberschenkeln bei Lagerung der parallelen Unterschenkel auf dem Beinhaltegerät nach Francillon-Rippstein durchgeführt (siehe Abb. 151).

Zur Darstellung des Profils des oberen Femurendes und der anterosuperioren Überdachung des Femurkopfes hat Lequesne die sogenannte „faux-profil"-Aufnahme vorgeschlagen. Der Patient steht dabei seitlich mit dem Hüftgelenk gegen die Stativwand und dreht das Becken 25° nach dorsal, während die Fußachse parallel zum Stativ gestellt bleibt. Diese Methode ist auch bei eingeschränkter Hüftbeweglichkeit anwendbar.

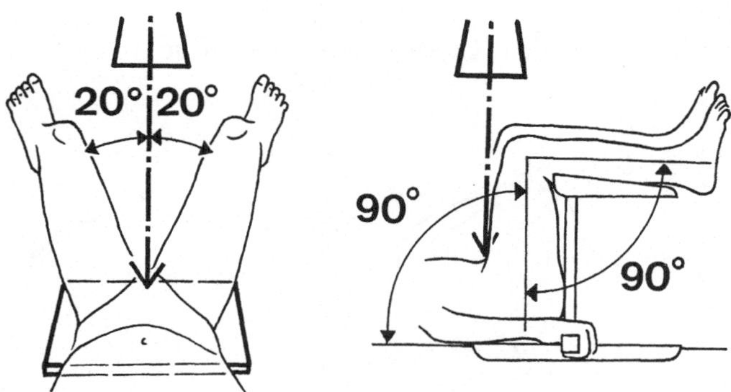

Abb. 151. Antetorsionsaufnahme nach Dunn-Rippstein. — Aus: Hafner, E., Meuli, H. Ch.: Röntgenuntersuchung in der Orthopädie. Bern: Hans Huber. 1975

Eine allfällige Korrektur der Antetorsion darf den klinischen Wert der möglichen Innenrotation nicht übersteigen. Beim erwachsenen Patienten mit stark eingeschränkter Innenrotation wird man auf die operative Derotation und damit auch auf die erweiterte Röntgendiagnostik in der Regel verzichten.

Wenn auf Grund der präoperativen Röntgenaufnahmen die Indikation einer intertrochanteren Osteotomie besteht, gewährleistet die zeichnerische Planung eine präzise metrische Operationstechnik.
Die varisierende Adduktionsosteotomie wird im allgemeinen sehr häufig durchgeführt. Sie ist in erster Linie bei Koxarthrosen nach Pfannendysplasie, Abduktionskontrakturen und bei gewissen Fällen von idiopathischen Kopfnekrosen indiziert. Speziell bei diesen kommen auch Osteotomien in Frage, die den erkrankten Abschnitt im Sinne einer Ante- oder Rekurvation aus der Belastungszone bringen (siehe S. 430).
Die valgisierende Abduktionsosteotomie ist dann indiziert, wenn radiologisch eine verbesserte Kongruenz der Gelenkflächen in Adduktion ermittelt wird.
In diesen selteneren Fällen muß man die ungünstigeren Drehmomente mit erhöhtem Belastungsdruck des Gelenks in Kauf nehmen und diese gegen die Vorteile einer vergrößerten Tragfläche abwägen (Schulitz).
Grundsätzlich sollte der Bewegungsumfang des Hüftgelenks bei geplanter Korrekturosteotomie einen Betrag von 100° nicht unterschreiten. Ist ein Gelenk so stark deformiert, daß eine intertrochantere Osteotomie die Kongruenz der Gelenkflächen nicht herbeiführen kann, oder bestehen schwerste degenerative Veränderungen, dann wird man sich je nach Alter des Patienten zu einer Arthrodese oder zu einem arthroplastischen Eingriff entschließen.

C. Arthrodese

Die Hüftversteifung führt zu schmerzfreier voller Belastungsfähigkeit. Eine Reihe von operativen Maßnahmen ist dafür angegeben worden. Die Arthrodese ist bei jüngeren Patienten mit unilateraler ankylosierender Hüftaffektion und jenen Berufen angezeigt, die mit körperlicher Arbeit verbunden sind (Landwirtschaft). Sie setzt jedoch eine gute Beweglichkeit des anderen Hüftgelenks und der Kniegelenke voraus. Bei beidseitiger Koxarthrose ist diese Operation nicht indiziert, wenn auch die Implantation einer Endoprothese nach Arthrodese möglich ist. Das Infektionsrisiko wird allerdings durch jede Voroperation größer. Die Kombination einer Arthrodese mit gegenseitiger Arthroplastik sollte nach Möglichkeit vermieden werden.

D. Pfannendachplastik und Beckenosteotomie
(siehe Kapitel Hüftdysplasie, S. 400)

E. Endoprothetik

Die endoprothetische Hüftchirurgie stellt eines der zentralen Themen der Orthopädie dar. Neue Werkstoffe und verbesserte konstruktive und operationstechnische Methoden haben während der vergangenen drei Jahrzehnte zu einer positiven Entwicklung der Endoprothetik geführt, doch wird die bis heute nicht gänzlich gelöste Problematik der Implantologie mit ihren Grundfaktoren Material — Materiallager — Technik schon durch die Vielfalt der angebotenen Modelle dokumentiert.

Grundsätzlich sind partielle Substitutionsverfahren (Femurendoprothesen) von Vollprothesen mit totalem Ersatz von Azetabulum und Femurkopf (Totalendoprothesen) zu unterscheiden.

Die ursprünglich eingeführten partiellen Endoprothesen (R. und J. Judet, Moore, Thompson) erbrachten in Fällen von fortgeschrittenen arthrotischen Knorpelveränderungen auf Grund mangelnder Kongruenz unbefriedigende Spätresultate. Mit der Entwicklung der totalen Substitution (Charnley, McKee, Watson-Farrar, Müller, Weber, Huggler u. a.) wurde die Indikation der Teilprothesen zunehmend eingeschränkt.

1. Femurkopfendoprothese (Hemiprothese)

Die Anwendung von Hemiprothesen bleibt posttraumatischen Veränderungen im Bereich des koxalen Femurendes bei gesundem Pfannenknorpel vorbehalten. Die größte Verbreitung fanden die Vitallium-Hemiprothesen nach Moore und Thompson (siehe Abb. 152 a).

Als Indikation für die Hüftkopfendoprothesen haben zu gelten:
— Schenkelhalsfrakturen
— Schenkelhalspseudarthrosen
— Pertrochantere Frakturen
— Hüftkopfnekrosen (bei unversehrtem Pfannenknorpel)
— Pathologische Frakturen

Größere Resektionen machen aus Stabilitätsgründen die Implantation von Langschaftprothesen (Moore, Minneapolis) notwendig.

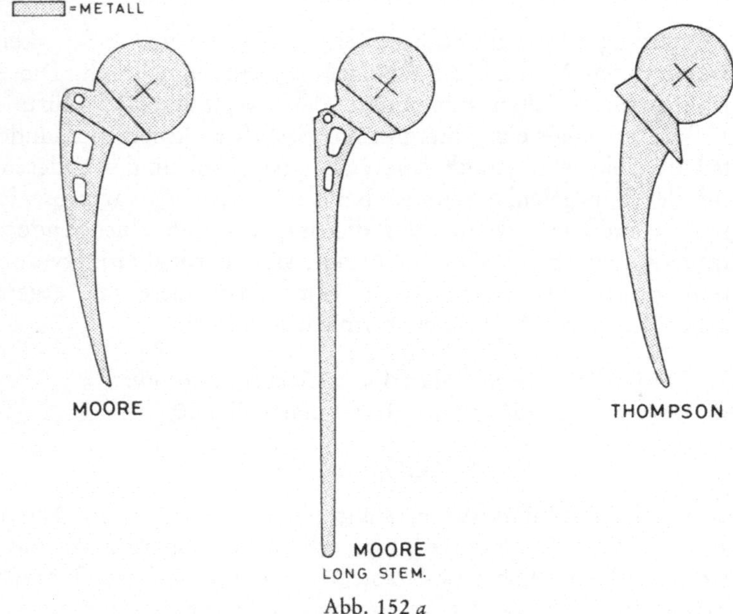

Abb. 152 *a*

2. Totalendoprothese

Material

Die zentrale Problematik des geeigneten Materials offenbart sich in zahlreichen klinischen und experimentellen Versuchen, Modifikationen bereits bekannter und Entwicklungen neuer Werkstoffe. Die Eignung eines Materials
wird nach biologisch-mechanischen, metallurgischen und tribologischen Gesichtspunkten geprüft. Als wichtige Kriterien sind in diesem Zusammenhang
Gewebeverträglichkeit, mechanische Tauglichkeit, korrekte Formgebung und
biomechanische Verträglichkeit zu nennen.
Die heute gebräuchlichen Implantatwerkstoffe können in drei Gruppen unterteilt werden (M. Semlitsch, in: Huggler, A. H., Schreiber A.: Alloarthroplastik
des Hüftgelenks. Stuttgart: G. Thieme. 1978) *:

a) Metalle (Metallegierungen)
— Austenitischer Schmiedestahl AISI-316 L
— CoCrMo-Gußlegierung Protasul-2
— CoNiCrMoTi-Schmiedelegierung (multi phase alloy Protasul-10)
— TiAlV-Schmiedelegierung

b) Kunststoffe
— HDP (High-density-Polyäthylen) RCH-1000
— POMc Polyoxymethylen/Polyacetal (Copolymer)
— Polyester

c) Aluminiumoxidkeramik

---

* Kohlenstoffmodifikationen, isoelastische und poröse Werkstoffe bzw. natürliche Materialien
sind in der Übersicht nicht enthalten, da ihre Entwicklung erst am Anfang steht.

Modelle

Das Angebot an Totalendoprothesen hat in den letzten Jahren so stark zugenommen, daß eine vollständige und alle Modelle beeinhaltende Übersicht
nahezu unmöglich und in diesem Rahmen auch nicht beabsichtigt ist. Grundsätzlich werden entsprechend den verwendeten Materialien folgende Konstruk-
tionen unterschieden:

a) TEP nach dem Metall-Metall-Prinzip (Abb. 152 *b*)

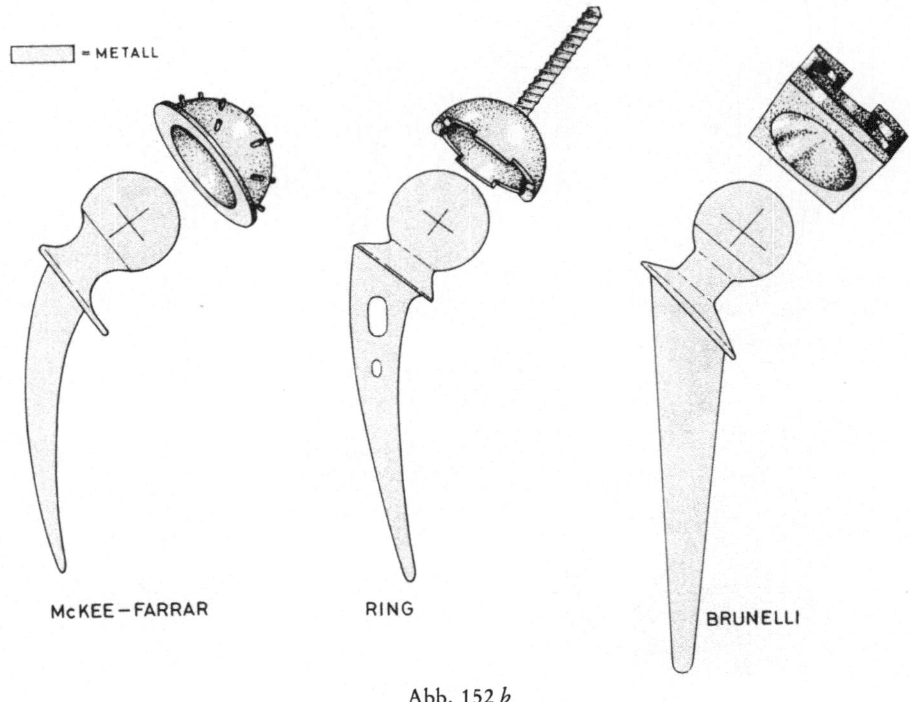

Abb. 152 *b*

b) TEP nach dem Metall-Kunststoff-Prinzip (Abb. 152 *c*/I—*c*/V)

c) TEP nach dem Aluminiumoxidkeramik-Metallverbund-Prinzip (Abb. 152 *d*)

Diese neuartige und verbesserte bioneutrale Materialkombination stellt eine
positive Weiterentwicklung der gelenkersetzenden Hüftchirurgie dar. Der entscheidende Fortschritt dürfte in der zementlosen Verankerung und dem günstigen Reibungs- und Abriebverhalten — niedrige Reibung limitiert die in der
Grenzzone auftretenden Scherkräfte und damit zusätzliche Belastung — dieser
Prothese liegen (Mittelmeier, Griss, Boutin). Die bisher verfügbaren Ergebnisse sind erfolgversprechend und berechtigen zur Hoffnung einer zukünftigen
Relativierung der zur Zeit geltenden strengen Indikationen hinsichtlich der
Versorgung jüngerer Patienten.

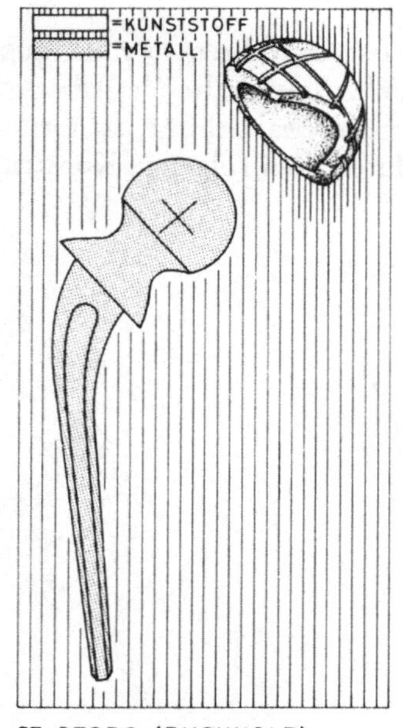

ST. GEORG (BUCHHOLZ)

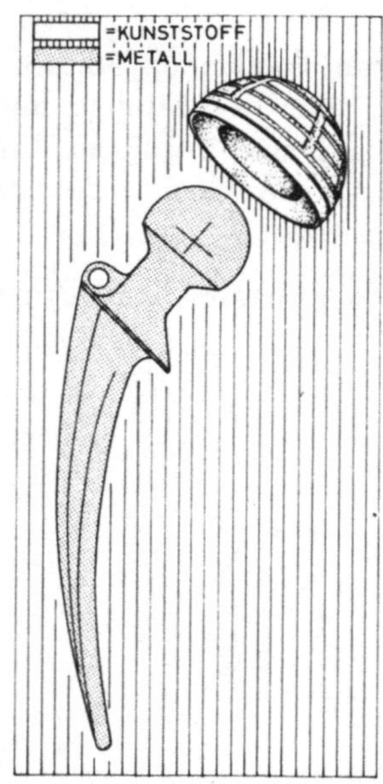

AESCULAP modif. n. WELLER

Abb. 152 *c*/I

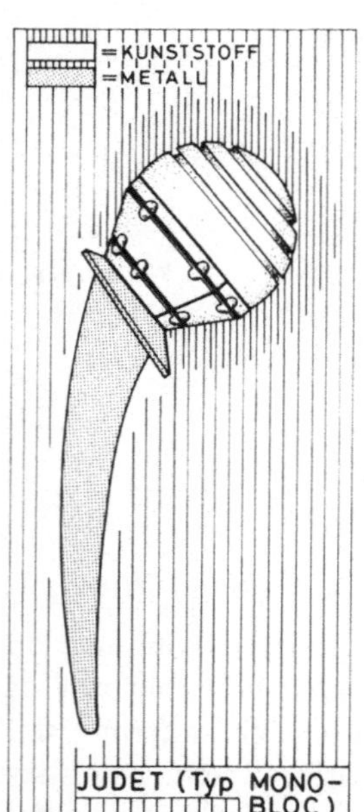

JUDET (Typ MONO-BLOC)

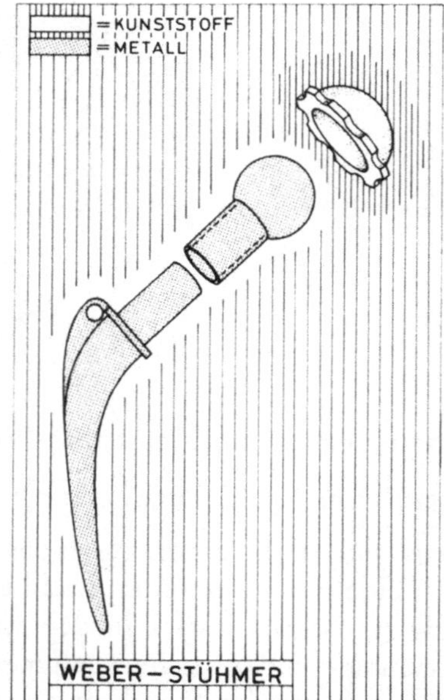

WEBER—STÜHMER

Abb. 152 *c*/II

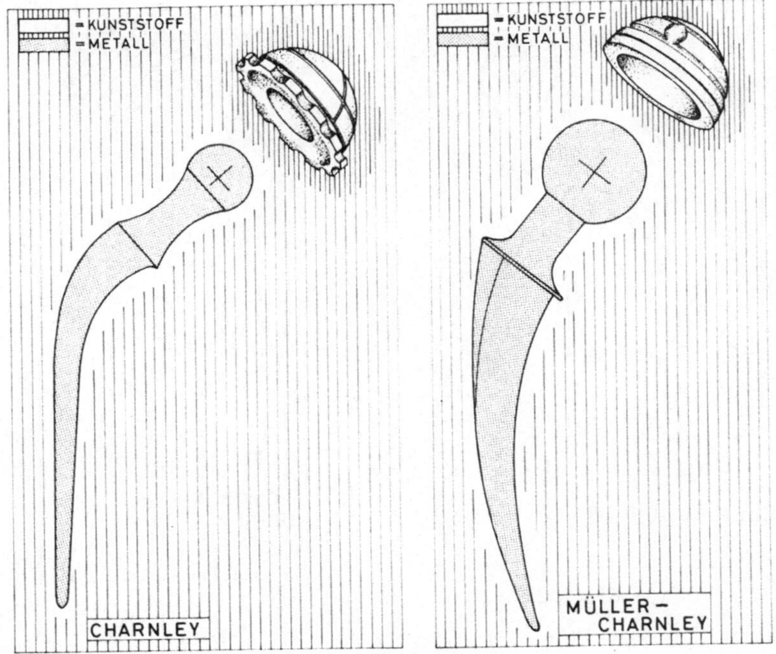

Abb. 152 c/III

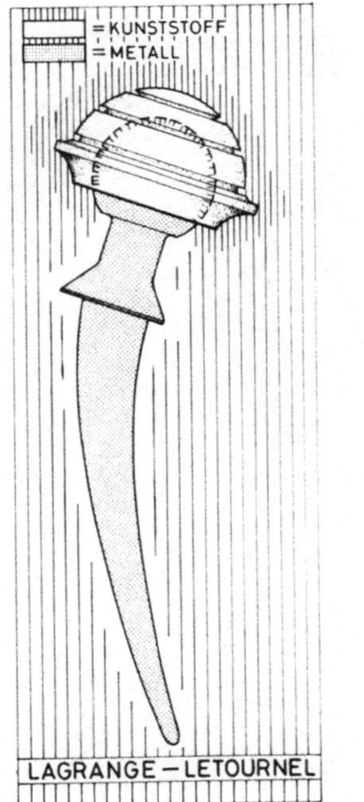

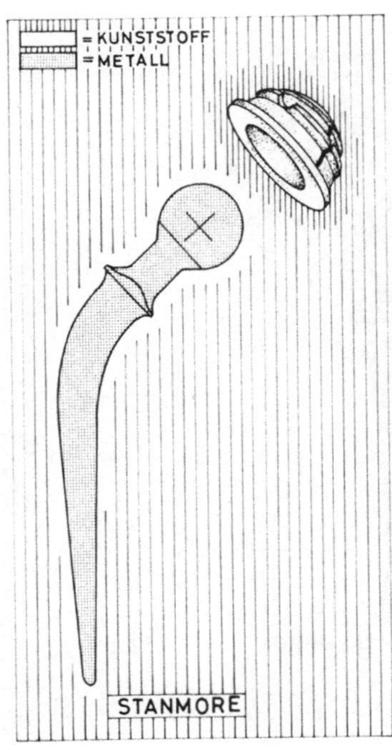

Abb. 152 c/IV

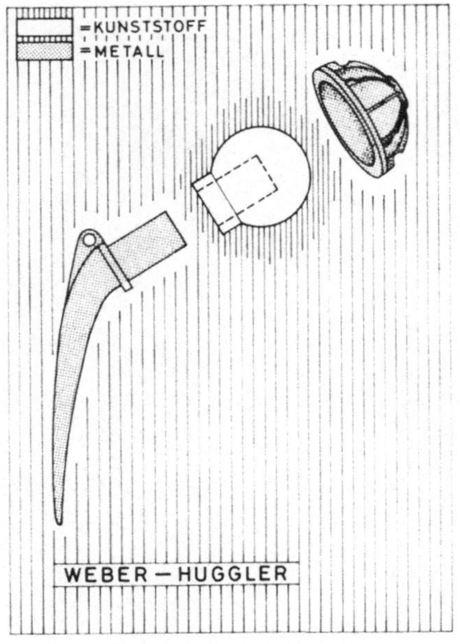

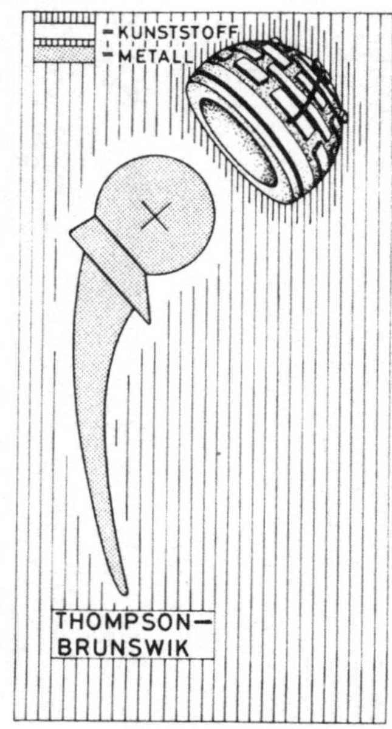

Abb. 152 c/V

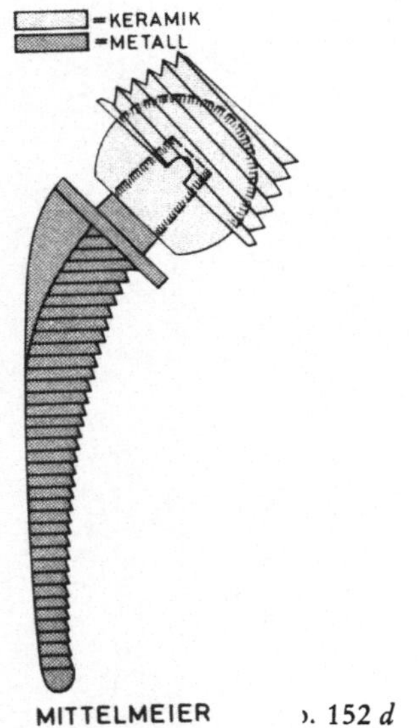

Abb. 152 d

d) Gelenkflächenplastik nach dem Prinzip der Minimalresektion (Abb. 152 *e*/I bis *e*/II)

Theoretische Vorteile:

— Erhaltung der physiologischen Belastungsverhältnisse am proximalen Femurende
— Möglichkeit einer „second line of defence" (Charnley) durch Alternativeingriffe
— Optimistischer Aspekt hinsichtlich des operativen Gelenkersatzes bei Patienten unter dem 60. Lebensjahr
— Gefahr der „Stress protection" (Spongiosierung bzw. Inaktivitätsatrophie des proximalen Femurendes) durch die geringere Dimensionierung des Implantates vermindert

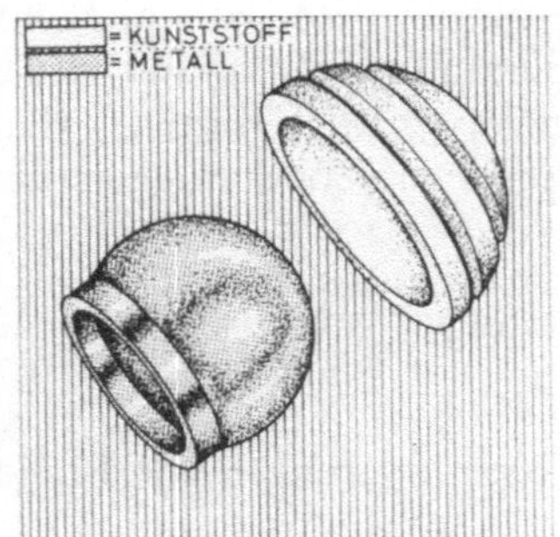

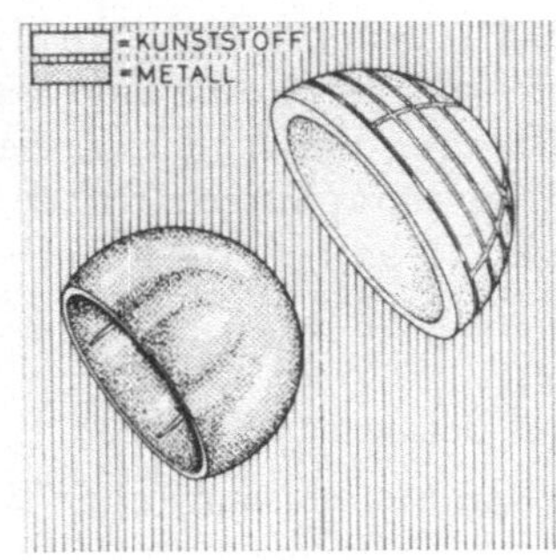

Abb. 152 *e*/I

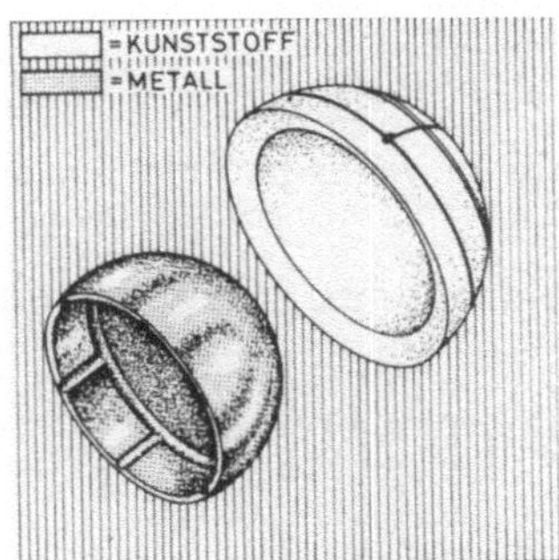

Abb. 152 *e*/II

Indikationen für Totalendoprothesen

a) Allgemeine Indikationen: Hüftgelenksaffektionen mit zunehmender schmerzhafter Bewegungseinschränkung und erheblicher Verminderung der Gehleistung bei Patienten ab dem 60. Lebensjahr (die inhärente Problematik jeder Alterslimitierung zwingt bei desolaten Hüften jüngerer Patienten zu einer flexiblen Interpretation der Altersgrenze).

b) Spezielle Indikationen:

— Primäre Koxarthrose
— Sekundäre Koxarthrose
— Hüftgelenksaffektionen bei rheumatischen Erkrankungen
— Morbus Bechterew
— Protrusio acetabuli
— Dysostotische Hüftdeformität
— Posttraumatische Affektionen
— Postkoxitische Arthrose (kein akuter bakterieller Prozeß!)
— Mißlungene Arthrodese
— Vollendete Ankylose (insbesondere bei bilateraler Manifestation)
— Tumoröse Affektion

Komplikationen

Die Erfolgsquote der endoprothetischen Hüftchirurgie wird von mehreren Problemen belastet, die zur Lockerung des Implantates führen und dessen Wechsel oder Entfernung notwendig machen können. Nach klinischen, röntgenologischen und szintigraphischen Kriterien können drei Lockerungsstadien unterschieden werden (Nöh):

Stadium I

Klinik: Vorwiegend Belastungsschmerzen.

Röntgen: Geringe Randsaumbildung ohne Positionsveränderungen von Pfanne oder Schaft.

Szintigraphie: Geringe Aktivitätsvermehrung vorwiegend im Pfannendach- und Schaftmittenbereich.

Definition: Beginnende Instabilität.

Stadium II

Klinik: Neben Belastungs- und Bewegungsschmerzen auch Ruheschmerz möglich.

Röntgen: Starke Randsaumbildung ohne Positionsveränderungen von Pfanne oder Schaft.

Szintigraphie: Starke Aktivitätsvermehrung im Pfannendach, Pfannenboden, Schaftmittenbereich.

Definition: Partielle Instabilität.

Stadium III

Klinik: Stärkere Ruheschmerzen, Verminderung der Geh- und Standfestigkeit.

Röntgen: Positionsveränderungen von Pfanne und/oder Schaft.

Szintigraphie: Massive Aktivitätsvermehrung im gesamten Prothesenbereich.

Definition: Totale Instabilität.

Zu den wichtigsten *postoperativen Komplikationen* zählen:

1. Infekt
— Frühinfektion (bis bum 6. Monat postoperativ)
— Spätinfektion
Die Früh- und Spätinfektionsrate kann durch eine im Zeitraum von drei
Wochen insgesamt sechsmal durchgeführte prophylaktische Impfung mit poly-
valenter Staphylokokkenvakzine auf niedrigste Werte gesenkt werden.
Die Frage Prothesenwechsel oder Prothesenentfernung wird durch eine bak-
teriologische Diagnose entschieden. Bei positiver Bakteriologie ist in der Regel
die Entfernung des Implantates vorzuziehen.

2. Aseptische Lockerung des Implantats
— Fremdkörperreaktion unter Bildung eines aggressiven Granulationsgewebes
  zwischen lebendem und totem Material (Knochen-Zement-Grenze)
— Resorption des Knochenlagers
— Toxische Zementprodukte
— Zementfrakturen
— Prothesennahe Osteoporose
— Primärer Varussitz der Femurendoprothese ohne ausreichende mediale Ab-
  stützung
Den im Rahmen von röntgenologischen Nachuntersuchungen auch bei klinisch
unauffälligen Hüften häufig sichtbaren separierenden Resorptionssäumen von
Pfanne und Schaft liegt eine bindegewebige Einscheidung des Metakrylates
(Palacos®, Sulfix-Zement®, CMW-Bone®) zugrunde, die nach anfänglichen
Umbauten durch eine neugebildete knöcherne Grenzlamelle stabilisiert wird,
wobei der Differenzierungszustand des Gewebes der Art der Belastung entspricht (Willert, zit. nach S. Maier et al.). Der gesteigerte Umbau ist nach etwa
neun Monaten abgeschlossen. Frühestens ab diesem Zeitraum spricht eine gesteigerte Umbaurate (Anreicherungen im Szintigramm) für eine Infektion oder
Lockerung des Implantates.

3. Materialverschleiß

4. Ermüdungsbrüche

5. Periartikuläre Verknöcherungen

Die allgemeinen Angaben über die Häufigkeit dieser Reaktion schwanken
außerordentlich und reichen von unter 1% (Ring, Schweikert, Charnley u. a.)
bis 87,3% (Hellinger und Brodhun, zit. nach Holz et al.). In der Mehrzahl
der Fälle handelt es sich dabei um Ossifikationen ohne jede funktionsmin-
dernde Bedeutung, doch können die seltenen ausgeprägten Verknöcherungs-
reaktionen eine starke Funktionseinschränkung bis hin zur völligen Gelenk-
blockierung darstellen (Holz).
Die Ursache der periartikulären Verknöcherungen ist nicht eindeutig geklärt.
Ihr Auftreten scheint durch Infektionen, Hämatome und besonders lange
Operationsdauer begünstigt zu werden. Die Behandlung ist problematisch. Die
operative Entfernung des ossifizierten Gewebes ist von Rezidiven belastet,
Radiotherapie und prophylaktische Behandlung mit Diphosphonaten (Fleisch)
blieben erfolglos.

Beurteilung der Resultate nach operativem Gelenkersatz

Tabelle 19. *Operative Bewertung der Resultate durch das Beurteilungsschema von Merle d'Aubigné*

	Schmerzen	Motilität	Gang
0	Schmerzen sehr stark und andauernd	Ankylose in schlechter Stellung	Unmöglich
1	Schmerzen sehr stark, stören den Schlaf	Ankylose in günstiger Stellung	Nur mit Krücken
2	Starke Schmerzen beim Gehen hindern jede nützliche Aktivität	Flexion $< 40°$, Abduktion $= 0°$ oder leichte Fehlstellung	Nur mit zwei Stöcken
3	Starke Schmerzen, erträglich, eingeschränkte Aktivität	Flexion $40—60°$	Weniger als 1 Stunde mit 1 Stock, sehr schwierig ohne Stock
4	Schmerzen gering beim Gehen, verschwinden in Ruhe	Flexion $60—80°$, Schuhbinden möglich	Mit 1 Stock 1 Stunde, kurze Zeit ohne Stock (mit Hinken)
5	Leichte Schmerzen, inkonstant, hindern die normale Aktivität nicht	Flexion $80—90°$, Abduktion $> 25°$	Ohne Stock mit leichtem Hinken
6	Keine Schmerzen	Flexion $> 90°$, Abduktion $> 25°$	Normal

F. Resektionsosteotomien

Methoden: Resektionsosteotomie nach Girdlestone und Resektionsangulationsosteotomie nach Milch.

Girdlestone reseziert Schenkelkopf, Schenkelhals und die laterale Pfannendachdecke, Milch entfernt ebenfalls Kopf und Hals und führt zusätzlich eine valgisierende Osteotomie des proximalen Femur durch.

Die resezierenden Osteotomien wurden vor der Ära der endoprothetischen Chirurgie bei schwersten doppelseitigen Koxarthrosen (z. B. als Folge einer Hüftluxation) durchgeführt. Prinzipiell kommen diese Methoden wie auch die tiefe subtrochantere Osteotomie nach Schanz, die Hebelungsosteotomie nach Baeyer oder die Gabelungsosteotomie nach Lorenz nur dort zur Anwendung, wo gelenkerhaltende Alternativeingriffe nicht möglich sind und eine beschränkte Gelenkfunktion a priori zu akzeptieren ist.

Ein „Girdlestone" resultiert schließlich auch dann, wenn eine Totalprothese wieder entfernt werden muß.

8. Periarthrosis coxae

Definition

Regressive Veränderungen des Bindegewebes von Sehnen, Bändern und Muskeln im Hüftgelenkbereich.

Ätiopathogenese

Meist sind chronische mikrotraumatische Einflüsse (z. B. muskuläre Überbeanspruchung), seltener Entzündungen und Stoffwechselstörungen die Ursache von Bindegewebsdegenerationen regressiver Art im Muskelgewebe und am fibroossären Ansatz rund um das Hüftgelenk (Fettablagerungen, Kalzifikation, Ossifikation).

Klinik

Die Erkrankung betrifft im allgemeinen Erwachsene, und zwar Frauen etwas häufiger als Männer.

Das typische Symptom der Periarthrosis coxae ist der Schmerz, der sich allmählich steigert und eine hohe Intensität erreichen kann (Robecchi). Die Schmerzen strahlen vom Hüftgelenk entsprechend der Lokalisation der betroffenen Strukturen in die Leistengegend, den Oberschenkel oder ins Gesäß aus und werden sowohl in Ruhe wie auch bei Bewegung verspürt. Die Beweglichkeit des Hüftgelenks ist mehr oder weniger stark eingeschränkt, wobei häufig die am stärksten behinderten Gelenkexkursionen auf die befallene anatomische Formation hindeuten.

Röntgen

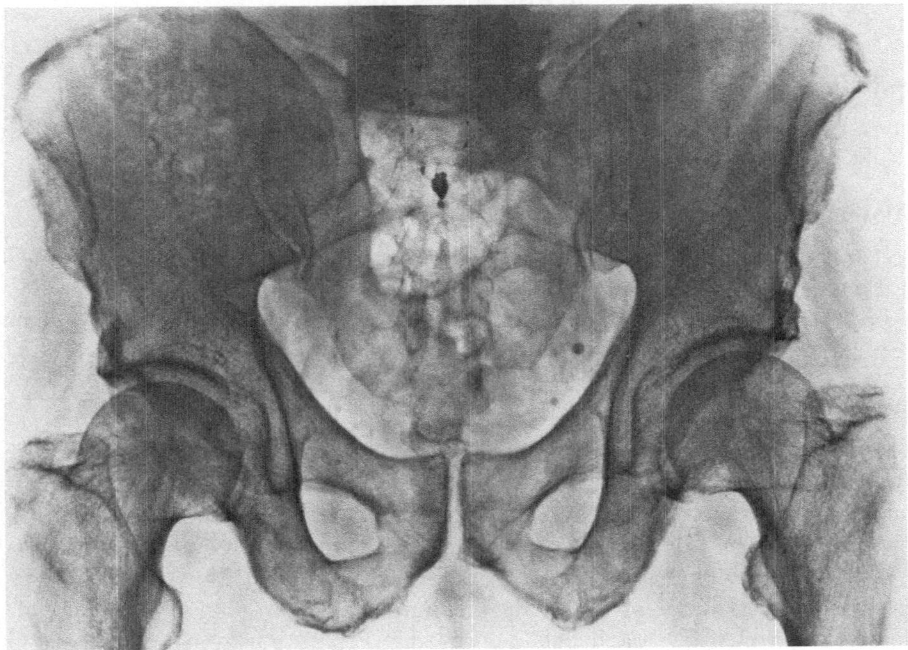

Abb. 153. Periarthrosis coxae

— Weichteilverkalkungen
— Schleimbeutelverkalkungen
— Geringe Entkalkung des Trochanter maior
— Fibroostosen bzw. bei episodischem Aufflackern von Entzündungen, Fibroostitiden am gesamten Beckenring, sehr häufig am Trochanter maior
— Muskel- und Kapselverkalkungen

29*

Nicht selten ist der Röntgenbefund völlig negativ. Die Hüftgelenke sind immer — abgesehen von einer eventuell gleichzeitig bestehenden Koxarthrose — unauffällig.

Diagnose

Schmerzpalpation (z. B. Druckschmerz über einer verkalkten Bursa trochanterica), Muskelfunktionsprüfungen (schmerzhaft eingeschränkte Ab- und Adduktion weisen auf Erkrankung der Hüftabduktoren hin).

Differentialdiagnose

Entzündungen, Traumen (Apophysenabrisse!), Tumoren.

Therapie

Lokale oder intraartikuläre Infiltrationen je nach Lokalisation der betroffenen Struktur, krankengymnastische Übungen, Elektrotherapie, Ruhigstellung des Gelenks.

9. Schnellende Hüfte
(Schnappende Hüfte, Coxa saltans)

Definition

Ruckartiges und hörbares Gleiten des Tractus iliotibialis über den großen Rollhügel beim Beugen und Strecken des Beines.

Ätiologie

a) Konstitutionelle Bindegewebsschwäche (doppelseitiges Auftreten)
b) Traumen
c) Formveränderungen des Trochanter maior (Tumoren, Zysten, Entzündungen, Poliomyelitis, Coxa vara u. a.).

Pathogenese

Die bindegewebige Hülle der Fascia lata ist an der Oberschenkelaußenseite durch die Aufnahme der Sehnenfasern des Musculus tensor fasciae latae (Hüftbeuger, Innenrotator und Abduktor des Oberschenkels) und des Musculus glutaeus maximus (Hüftstrecker, Außenrotator) am stärksten entwickelt. Dieses kräftige Sehnenband verbindet als Tractus iliotibialis (Maissiatscher Streifen) das Becken mit dem Unterschenkel und trägt durch seine Funktion als Zuggurtung wesentlich dazu bei, die auf das Femur wirksamen Druck- und Zugspannungen herabzusetzen (Pauwels).
Bei der schnellenden Hüfte liegt eine funktionell-mechanische Störung dieses Systems vor. Ein abnorm vorspringender Trochanter maior (Traumen, Coxa vara etc.), der Spannungsverlust der Faszienhülle und die lockere Verbindung des Tractus iliotibialis mit der Fascia lata bei Bindegewebsschwächlingen lassen den Faszienstreifen beim Gehen ruckartig über den Rollhügel springen. Zwischen Trochanter maior und Faszie bildet sich ein Schleimbeutel, der das Gleiten begünstigt, sich aber entzünden kann.

Klinik

Bei konstitutioneller Bindegewebsschwäche tritt das Leiden doppelseitig auf und betrifft überwiegend junge Mädchen. Die klinischen Auswirkungen der funktionellen Störung sind im allgemeinen gering, erst die Schleimbeutelentzündung führt zur schmerzhaften Manifestation der Erkrankung. Stärkere Gangunsicherheit ist nur in Einzelfällen anzutreffen. Harmlos und nicht behandlungsbedürftig ist das Hüftschnappen dann, wenn es willkürlich durchgeführt werden kann.

Diagnose

Der Untersucher legt beide Hände auf die großen Rollhügel des im Zimmer umhergehenden Patienten und fühlt das Schnappen des Faszienstreifens.

Differentialdiagnose

Subluxation des Hüftgelenks, Arthrosis deformans, Corpora libera. In allen Fällen fehlt der typische Tastbefund.

Therapie

Konservativ: Kräftigende Übungen der Hüftmuskulatur, solange keine Schmerzen bestehen.

Operativ: In hartnäckigen Fällen muß die Behandlung operativ durchgeführt werden:

a) Verlängerung des Tractus iliotibialis (Voraussetzung: funktionsfähiger Musculus glutaeus medius).

b) F. Lange empfiehlt die Fixation der Faszie am Trochanter maior mit Hilfe von kräftigen Seidennähten, die durch Bohrlöcher im Trochantermassiv geführt werden. Der zwischen Faszie und Trochanter liegende Schleimbeutel und das dort befindliche Gleitgewebe werden entfernt, überflüssiges Fasziengewebe wird herausgeschnitten und der Tractus iliotibialis mit der Faszie fest vernäht. Postoperativ wird für vier Wochen eine Gipshose angelegt, um einer Überdehnung der Faszie vorzubeugen (M. Lange).

XXI. Das Kniegelenk

1. Gonarthrose

Ätiologie

1. Primäre Arthrose: Verursacht durch angeborene oder erworbene Minderwertigkeit des Knorpels.
2. Sekundäre Arthrose: Folge der sogenannten präarthrotischen Gelenkveränderungen (z. B. Genu varum, Genu valgum, Meniskusschäden u. a.).

Klinik

Langsamer Verlauf, oft durch lange Zeit (Jahre) ohne klinische Symptome. Später Auftreten von Schmerzen, zunehmende Bewegungseinschränkung, Minderung der Gangleistung.
Durch Fehlbelastung Auftreten eines Genu varum oder valgum mit beträchtlicher Zunahme der Arthrose und Gelenkspaltverschmälerung im medialen (Varus-Arthrose) oder lateralen (Valgus-Arthrose) Gelenkfach. Häufig zusätzliche Beugekontrakturen.

Therapie

Konservativ: Elektrotherapie, Wärme, Bewegungsübungen, Kortikoide (mit kleinen Korngrößen) und Trasylol intraartikulär, Rumalon. Erhöhung des Schuhinnenrandes bei X-Knie, des Außenrandes bei O-Knie vermindert den Druck im stärker veränderten und mehrbelasteten Gelenkfach.

Operativ: Es stehen Operationsmethoden zur Verfügung, welche
— die Folgen der Arthrose behandeln
— Stellungsanomalien, die zur Arthrose führen oder als Folge einer Arthrose auftreten, beseitigen
— das Kniegelenk ganz oder teilweise ersetzen

1. Operation nach Loeffler: Breite mediale Kapselfensterung, Abmeißelung der Randwülste am Oberschenkel und Tibia, Entfernung des meist nur noch teilweise vorhandenen Meniskus.
Diese Operation soll nur bei aufgehobenem Knievalgus, besser erst bei Varusstellung durchgeführt werden. Die Wegnahme des medialen Bandapparates lockert überraschenderweise nicht das Kniegelenk in einem die Funktion beeinträchtigenden Maße.

Der Eingriff ist wenig belastend, die Ergebnisse sind gut und Jahre anhaltend.

2. Korrekturosteotomien: Bei sekundärer Varus- oder Valgusstellung des Kniegelenks. Zur Wiederherstellung der physiologischen Valgusstellung des Kniegelenks werden Osteotomien keil-, V-, bogen- oder trapezförmig durchgeführt. Der Sitz der Osteotomie hängt von der Lokalisation der Fehlstellung ab: gemessen wird der Winkel zwischen Oberschenkel- bzw. Schienbeinachse zur Knieebene. Liegt die vermehrte Abwinkelung im Oberschenkel, so wird suprakondylär, liegt sie im Unterschenkel, wird im Tibiakopf osteotomiert. Die Osteotomie muß bei ligamentärer Insuffizienz intraligamentär erfolgen (Dolanc).
Die Fixation in Korrekturstellung erfolgt im Gipsverband allein, mit abgestuften Blountschen Klammern, gekreuzten Bohrdrähten, Zugschrauben, Winkelplatten oder als Kompressions-Osteosynthese mit äußeren Spannern.

3. Endoprothetik: Der Gelenkersatz des Kniegelenks ist mit mehr Problemen beladen als der des Hüftgelenks. Die Lockerungs- und Infektionsrate ist größer. Es muß zwischen einer Hemi-Arthroplastik (McIntosh) und einer Total-Arthroplastik unterschieden werden. Die Hemi-Arthroplastik ist jenen Kniegelenken vorbehalten, die lediglich arthrotische Veränderungen eines der beiden Gelenkfächer (medial oder lateral) aufweisen.
Ein weiterer prinzipieller Unterschied liegt im Ausmaß der notwendigen Resektion von Femur und Tibia, die zum Einsetzen einer Total-Endoprothese notwendig ist. Je geringer die Knochenresektion, desto günstiger ist die „second line of defence": ist genügend Knochen übriggeblieben, so kann bei notwendiger Entfernung der Prothese eine Arthrodese ohne übermäßige Beinverkürzung durchgeführt werden.

Bei der Art des Materials hat sich der Kontakt zwischen Metall und Polyäthylen am besten bewährt.

Nach der mechanischen Funktion dieser Prothesen unterscheiden wir drei Typen:
— *einachsige* (Walldius, Guépar, Blauth u. a.)
— *polyzentrische* (Protek, Blietz, GSB, Sheehan, Herbert u. a.)
— *achslose*, zwei- oder vierteilig (St. Georg, Charnley, Gunston, Marmor, Freeman-Swanson u. a.)

Je mehr Freiheitsgrade des Kniegelenks (3 der Translatation und 3 der Rotation) eine Prothese ermöglicht, desto physiologischer sind die Bewegungen und desto geringer wird die Rate der Mißerfolge sein. Das neuentwickelte Prothesenmodell von Menschik scheint die mechanischen Probleme in dieser Richtung optimal gelöst zu haben.

2. Angeborene Knieluxation

Definition

(Sub-)Luxation des Unterschenkels im Kniegelenk nach vorne.

Ätiologie

Seltene Erkrankung, Mädchen bevorzugt. Die Häufigkeit, bezogen auf Hüft-
luxationen beträgt:

	Knieluxationen	Hüftluxationen
Bellyei und Kránicz	1	3000
Curtis und Fisher	16	650
Drehmann	5	150
Kopits	11	923

Es sind zwei Arten der Knieluxation zu unterscheiden:

1. *„Echte" angeborene Knieluxation:* Nicht vererblich, befallen ist nur das
Kniegelenk. Zusätzliche Deformitäten sind auf die Beine beschränkt und entsprechen krankhaften intrauterinen mechanischen Druckverhältnissen. Einseitiger Befall ist dreimal so häufig.

2. *Erbliche angeborene Knieluxation:* Die zusätzlichen Deformitäten beschränken sich nicht auf die Beine, sondern betreffen den ganzen Bindegewebs-
apparat. Beidseitiger Befall ist dreimal so häufig.

Klinik

Es gibt alle Übergangsformen vom Schlotterknie über eine vermehrte Überstreckung und Subluxation bis zur vollständigen Luxation. In ausgeprägten
Fällen ist der Unterschenkel gegenüber dem Oberschenkel im Kniegelenk nach
vorne, seltener nach vorne-seitlich verschoben. Das Kniegelenk ist stark überstreckbar (bis 70°), die Beugung eingeschränkt oder aufgehoben. Die Oberschenkelkondylen sind in der Kniekehle tastbar.

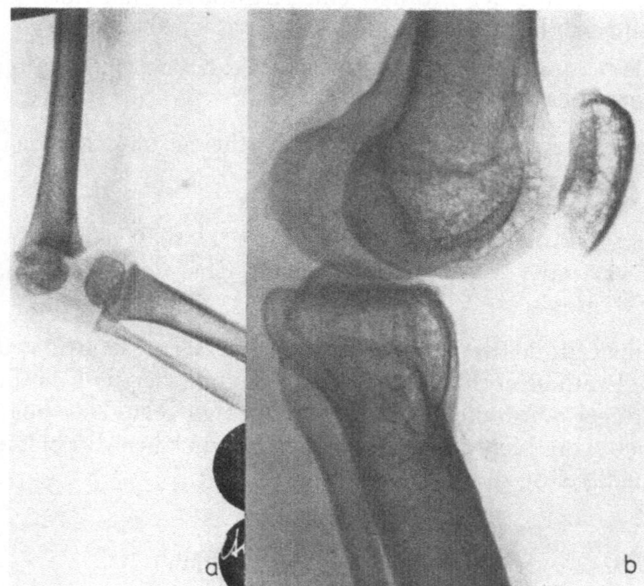

Abb. 154. *a* Angeborene Knieluxation mit starker Überstreckbarkeit, *b* Genu recurvatum
mit Abdachung des Tibiaplateaus nach vorne nach Verletzung der Epiphyse vorne durch
Extensionsnagel

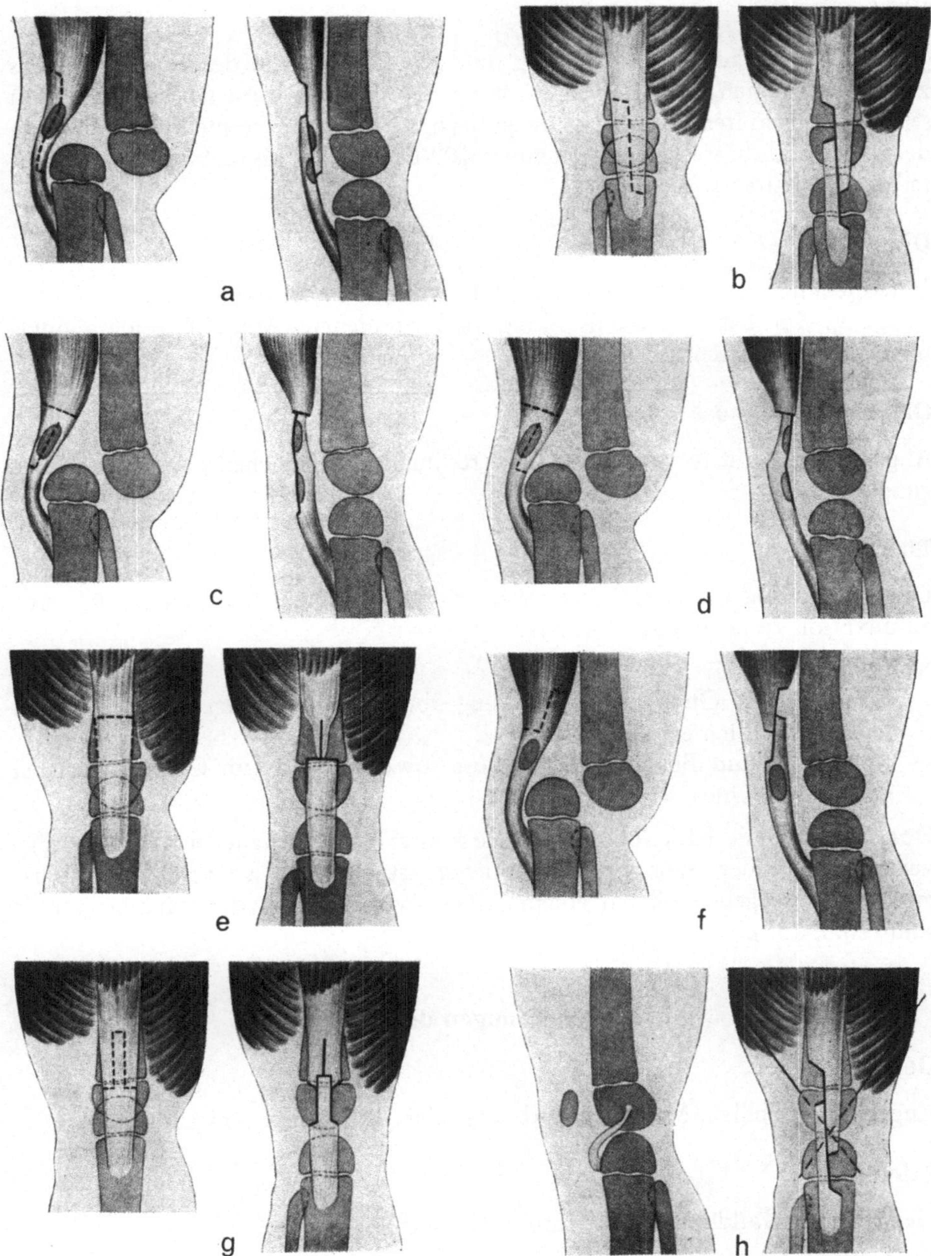

Abb. 155. Operationsmethoden bei angeborener Kniegelenks-Luxation. Möglichkeiten einer Verlängerung des Streckapparates. *a* Tenotomie des Lig. patellae nach Aberle, *b* nach Meyer, *c* nach Leveuf und Pais, *d* nach Ombredanne, *e* Quadrizepsplastik nach Spitzy und F. Lange, *f* Tenotomie und Transposition des Lig. patellae nach Wolf, *g* Quadrizepsplastik nach Calandra, *h* Cruciatumplastik und gekreuzte Bohrdrahtfixation nach Niebauer und King (in Anlehnung an Forgon und Szentpétery). — Aus: Baumgartl, F.: Das Kniegelenk. Berlin-Göttingen-Heidelberg: Springer. 1964

Röntgen

Je nach dem Grad der Erkrankung sind alle Formen von der Subluxation bis zur vollständigen Luxation nach vorn, selten nach vorn-seitlich und noch seltener nach hinten zu sehen. Die embryonal angelegte vermehrte Abdachung der Tibia nach hinten (35°, gegenüber 10° beim Normalknie) kann ganz oder teilweise erhalten sein.

Diagnose

Verschiebung des Unterschenkels nach vorn, Überstreckung, eingeschränkte Beugung. Im Röntgen Fehlstellung und vermehrte Abdachung des Tibiaplateaus nach hinten.

Differentialdiagnose

Angeborenes genu recurvatum: Überstreckung im Kniegelenk, aber volle Beugung möglich.

Therapie

Die Behandlung muß früh einsetzen, vor allem um zu verhindern, daß eine Subluxation zu einer Luxation wird.

Konservativ:
— Dehnung des Quadrizeps und Beugeübungen des Kniegelenkes. Nur bei leichteren Fällen erfolgversprechend
— Reposition und Beugung in Narkose sowie Fixation im Gipsverband bei gebeugtem Knie

Operativ: Für die Fälle, bei denen eine konservative Behandlung nicht erfolgversprechend oder ohne Erfolg geblieben ist, wurden mehrere Operationsmethoden angegeben, die in einem Schema von Baumgartl zusammengestellt sind (Abb. 155).

3. Fehlbildungen der Patella

Definition

Angeborenes Fehlen, Minderentwicklung oder Teilung der Kniescheibe.

Ätiologie

Hemmungsmißbildungen mit familiärer Häufung.

1. Aplasie: Angeborenes Fehlen der Kniescheibe. Röntgenaufnahmen in der frühkindlichen Phase können ein Fehlen der Patella vortäuschen, weil sie zu diesem Zeitpunkt erst knorpelig angelegt sein kann. Die Knochenkerne erscheinen erst im 3. bis 7. Lebensjahr. Die Palpation gibt über die tatsächlichen Verhältnisse Aufklärung.

2. Hypoplasie: Unterentwicklung der Kniescheibe. Sie kommt ebenso wie die Aplasie und Teilungsanomalien im Rahmen einiger Syndrome vor.

a) Osteo-Onycho-Dysplasie (= Patella-nail-Syndrom = Turner-Kieser-Syndrom = Beckenhornsyndrom): Dysplasie des Meso- und Ektoderms, dominant vererblich. Nageldystrophie, Hornbildungen außen an den Beckenschaufeln, Flughautbildungen, Muskelhypoplasien, Trichterbrust (Abb. 156).

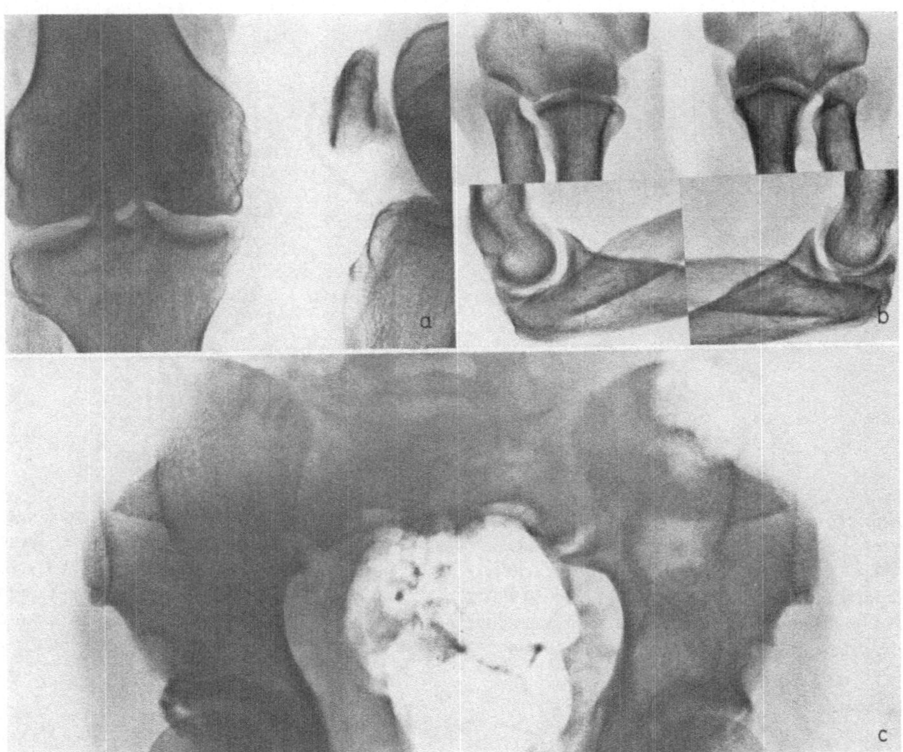

Abb. 156. Patella-nail-Syndrom. *a* Deformierte Patella mit Luxationstendenz, *b* Speichenköpfchen-Luxation, *c* Beckenhörner

b) Arthro-Myo-Dysplasia congenita Rossi: Dysplasie des Mesenchyms. Symmetrische Dysplasie der Muskeln mit Bewegungseinschränkung der Gelenke, Sehnenanomalien, Pterygium.

c) Status Bonnevie-Ullrich: Dysplasie des Mesenchyms, Kleinwuchs, Pterygium am Hals, Schwimmhäute an den Fingern, Nageldystrophie, sexuelle Retardierung, Aortenisthmusstenose.

3. Patella partita: Teilungsformen der Kniescheibe. Unvollständige Verschmelzung von Knochenkernen im Sinne einer Hemmungsmißbildung (Gruber). Schaer hat, basierend auf einer früheren Einteilung von Saupe, die Teilungsanomalien der Patella wie folgt eingeteilt:

Der Häufigkeit nach ist der äußere-obere Quadrant in 75%, der Patellapol in 20% und der innere-obere Quadrant in 5% betroffen (Paas). Separationen des Patellapoles sind bei Zerebralparesen gehäuft beobachtet worden.

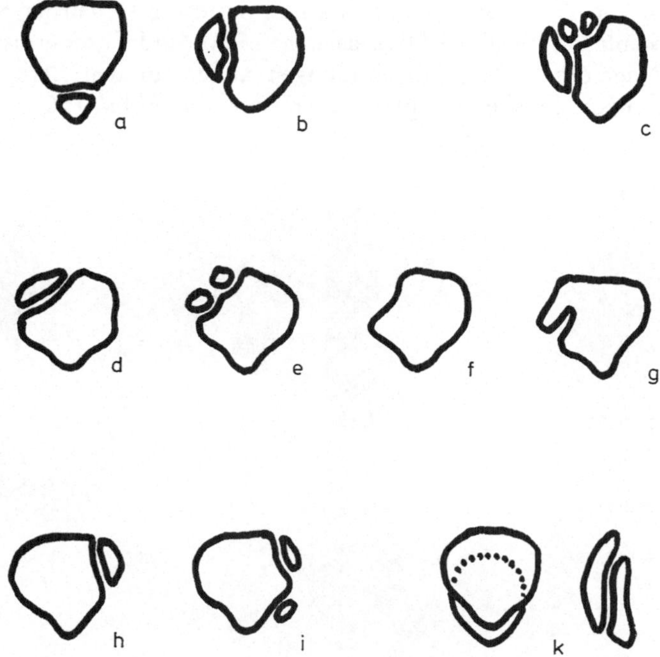

Abb. 157. Formen der Patella partita (nach einem Schema von Baumgartl). Form 1 bis 3 nach Saupe, Form 4 und 5 nach Schaer. *a* Form 1. Horizontal, kaudal, *b* Form 2. Längs, lateral, *c* Form 2/3. Lateral und kranial, mehrfach, *d* Form 3. Lateral-kranial, Patella bipartita, *e* Form 3. Lateral-kranial, Patella tripartita, *f* Form 3. Defekt lateral-kranial. Emargination, *g* Form 3. Partielle Verschmelzung lateral-kranial, *h* Form 4. Medial-kranial, *i* Form 4. Medial, kranial und kaudal. Patella tripartita, *k* Form 5. Frontaler Spalt

Klinik

Die Aplasie der Patella ist in Streckstellung des Kniegelenkes nicht sichtbar; bei Beugung treten die beiden Oberschenkelkondylen stark vor. Bei der Patella partita kann der separierte Anteil stärker prominieren. Schmerzen können hier nach Überlastung, vor allem aber nach einer Traumatisierung auftreten. Lösungen des separierten Anteiles sind möglich (Schönbauer). Die Patella ist in der Regel breiter.

Röntgen

Teilung der Patella entsprechend den angeführten Möglichkeiten. Die beiden Kontaktflächen zeigen zum Unterschied von der frischen Fraktur eine gleichmäßige sklerotische Begrenzung.

Diagnose

Alle Patellafehlbildungen sind nur röntgenologisch genau erfaßbar.

Differentialdiagnose

Fraktur: Im Röntgenbild fehlt die sklerotische Begrenzung des Bruchspaltes. Eine sichere Diagnose ergibt eine Probeexzision: diese zeigt bei der Patella partita hyalinen Knorpel im Spalt.

Die Differentialdiagnose gegenüber einer Fraktur ist oft aus gutachterlicher, versicherungsmedizinischer Sicht wichtig. Zu unterscheiden sind
— Folgezustand nach einer erwiesenen Fraktur
— Einwandfreie Patella partita, die traumatisiert wurde (keine Dauerfolgen zu erwarten)
— Traumatisch gelockerte oder aus dem Verband gelöste Teilstücke einer Patella partita (eventuell operativer Eingriff notwendig)

Morbus Sinding-Larsen-Johansson: im Röntgen periostale Reaktionen um den erkrankten Bezirk am Patellapol.

Verknöcherungen im Kniescheibenband: diese liegen distal des Patellapoles, auch wenn sie bis an diesen heranreichen.

Therapie

Weder die Aplasie noch die Hypoplasie noch die Teilungsformen der Patella benötigen eine Behandlung. Nur bei den Formen, die auf Grund der anatomischen Veränderungen der Patella selbst und ihres Gleitlagers zu habituellen Luxationen führen, ist eine operative Therapie entsprechend dieser habituellen Luxation notwendig.

4. Patellaluxation

Definition

(Teil-)Verrenkung der Kniescheibe bei Beugung nach lateral, sehr selten nach medial oder horizontal.

Ätiologie

Es sind drei Arten zu unterscheiden:

1. Angeborene Patellaluxation: Der Streckapparat verläuft lateral, die Patellaanlage entwickelt sich ebenfalls lateral. Die Kniescheibe steht in der Sagittalebene außen neben dem Kniegelenk und läßt sich auch passiv nicht an die richtige Stelle bringen.

2. Traumatische Patellaluxation: Die Patella wird durch ein adäquates, direktes oder indirektes Trauma unter Zerreißung der fixierenden Retinakula aus ihrem Bett luxiert. Als Rarität kann die Patella horizontal stehen, entweder bei gleichzeitigem Riß der Quadrizepssehne oder bei teilweiser Ablösung der Patella von dieser Sehne.

Ohne rechtzeitige konservative Behandlung kommt es zu einer verbreiternden Narbenbildung der zerissenen medialen Retinakula und dadurch zum Auftreten wiederholter Luxationen.

3. Habituelle Patellaluxation: Auf Grund veränderter anatomischer Vorbedingungen luxiert die Patella bei jeder Beugung oder bei inadäquatem, meist indirektem Trauma.

Fördernde anatomische Veränderungen sind:

a) Hochstand der Patella (Patella alta)
b) Kugelform der Patella
c) Abflachung des lateralen Oberschenkelkondyls

d) Zug des Quadrizeps nach lateral durch vermehrtes Genu valgum
e) Innenrotationsfehler des distalen Oberschenkelendes und Außenrotation des Unterschenkels
f) Schlaffer Kapsel-Band-Apparat

Auch veränderte Bewegungsphysiologie (Zustand nach Poliomyelitis mit Vastus-medialis-Atrophie, krankhafte oder posttraumatische Gelenkdeformierungen) sind Ursachen von Luxationen, die auch im Rahmen von Systemerkrankungen gehäuft beobachtet werden können (Mongolismus, Debilität, Zerebralparesen, Arthrogryposis multiplex congenita, Turner-Kieser-Syndrom, Freeman-Sheldon-Syndrom, epi- und metaphysäre Dysplasien).

Klinik

Bei Kniebeugung wandert die Patella nach lateral, reitet erst auf dem Rand des lateralen Oberschenkelkondyls und luxiert schließlich über diesen nach außen. Das Knie steht dann in Beugestellung, die beiden Oberschenkelkondylenrollen treten vorn deutlich vor. In Repositionsstellung ist die Patella abnorm weit seitenverschieblich. Entsprechend den meist symmetrischen anatomischen Anomalien sind die habituellen Patellaluxationen häufig doppelseitig. Das weibliche Geschlecht ist, je nach Autor, 2,7- bis 5mal öfter betroffen als das männliche.

Röntgen

Bei luxierter Patella steht diese lateral von ihrem Bett, Tangentialaufnahmen zeigen den Grad ihrer Kippung um die Längsachse und den Grad der Abflachung des lateralen Oberschenkelkondyls. In nichtluxierter Stellung steht die Patella oft höher und zeigt manchmal eine annähernd kugelige Form. Bei Atrophie des Vastus medialis und vermehrtem Genu valgum wird die Lateralstellung der Kniescheibe noch verstärkt.

Diagnose

Sicht- und tastbare Verschiebung der Patella nach lateral aus ihrem Bett. Anamnestisch wiederholte Luxationen. Röntgenbefund.

Therapie

Konservativ: Die meisten habituellen Patellaluxationen springen bei Kniestreckung von selbst wieder zurück. Die Reposition gelingt einfach durch Streckung des Knie- und Beugung des Hüftgelenks — also bei entspanntem Streckapparat des Kniegelenks — oft ohne Narkose. Frische traumatische Patellaluxationen müssen reponiert und anschließend mit Gipshülse durch 4 Wochen ruhiggestellt werden. Eine Gipsfixation nach habituellen Patellaluxationen kann neuerliche Luxationen jedoch nicht verhindern.

Operativ: Die Vielschichtigkeit der anatomischen und funktionellen Veränderungen bei der Patellaluxation hat eine große Zahl von Operationsmethoden zur Folge. Schon vor mehr als einem halben Jahrhundert wurden bereits 50 Methoden angegeben, ihre Zahl hat sich seither kaum mehr zählbar vermehrt. Einige der im deutschen Sprachraum gängigsten operativen Verfahren sind:

Brückner: Abspaltung des medialen Drittels des Kniescheibenbandes (proximal gestielt), Ausmeißelung seines knöchernen Ansatzes, Transposition und Einfalzung proximal-dorsal des Epicondylus femoris medialis.

Goymann: Wie bei Brückner, das Knochenstück wird mit Schraube fixiert, um eine Übungsstabilität zu erreichen.

Hauser, Roux: Medialisierung der Tuberositas tibiae, Spaltung der lateralen Retinakula, Fixierung des M. vastus medialis an die Patella.

Goebells: Längsovale Exzision und Naht der Retinakula medial, Spaltung lateral.

Henderson: Abspaltung des lateralen Drittels des Kniescheibenbandes, proximal gestielt. Durchziehen hinter dem stehengebliebenen Teil nach medial, Periostverankerung an der Tibia.

Krogius: Bogenförmiger Kapselstreifen aus dem erweiterten medialen Kapsel-Bandapparat, Transposition in analogem Längsschnitt lateral, Raffnaht medial.

Lexer, Hoffmeister, Lange: Grazilissehne zur Patella, durch Bohrloch fixiert. Es entsteht eine Fesselung nach medial.

Madigan: Transferierung des Ansatzes des M. vastus medialis nach distal-vorn auf die Patella, lateral Spaltung der Retinakula.

Die angeführten Operationsmethoden greifen an der Patella selbst an, um ihre Zugrichtung zu ändern. Von den Knochenoperationen außerhalb der Patella sind zu erwähnen: Anhebeosteotomie des abgeflachten lateralen Femurkondyls, um die Gleitbahn zu normalisieren.

Bei Torsionsfehlern und Genu valgum wird eine suprakondyläre Osteotomie durchgeführt. Wird dabei gleichzeitig die Tuberositas tibiae versetzt, so muß sie in diesem Fall nach lateral-distal versetzt werden (Kiesselbach, Lange).

<h3 align="center">5. Chondropathia patellae
(Chondromalazie)</h3>

Definition

Knorpeldegeneration der Gleitfläche der Patella mit nachfolgender Arthrose des Patellofemoral-Gelenks.

Ätiologie

Für die degenerativen Veränderungen können mehrere Faktoren verantwortlich sein, die entscheidende Ursache bildet jedoch die Vermehrung des Druckes in diesem Gelenk. Überschreitet er die Widerstandsfähigkeit des Knorpels, so wird dieser degenerativ verändert.

1. Anatomische Ursachen

a) Fehlerhafte Form der Patella
— Dysplasie (Typ Wiberg II und III, bei denen der Kontakt der medialen Patellagelenkfläche zum Oberschenkelkondyl verlorengeht
— Kugelform
— Patella partita
— Patella magna und parva

b) Fehlerhafte Stellung der Patella
— Lateralstand (durch Rotationsfehler, muskuläre Insuffizienz)
— Hochstand (Patella alta)
c) Fehlerhaftes Gleitlager der Patella
— Abflachung des lateralen Oberschenkelkondyls (begünstigt Patellaluxationen)
— vermehrte Stufe vorn an der Knorpel-Knochen-Grenze des medialen Oberschenkelkondyls (Outerbridge).

Größe und Dauer des auf den Knorpel einwirkenden Druckes ist für dessen Schädigung verantwortlich (Benninghoff).

2. Traumatische Ursachen

a) Knorpel: Direkte Quetschungen oder Abscherungen
b) Knochen
— Stufenbildung nach Fraktur der gelenkbildenden Knochenanteile
— Änderung der Gleitbahn der Patella durch mit Verdrehung geheilte Schaftfrakturen
— Chronische Druckvermehrung im Patellofemoralgelenk (Gewicht, Sport, Beruf)

3. Krankhafte Ursachen

Alle Erkrankungen, die eine Ernährungsstörung des Knorpels zur Folge haben, kommen als Ursache in Frage:

a) Minderung der Durchblutung (Arteriosklerose, Thrombose)
b) Änderung der Synovialflüssigkeit (Gicht, Chondromatose, progressiv-chronische Polyarthritis)
c) Endokrine Fehlregulation (Hypothyreose, Klimakterium)

Bei Beginn der Erkrankung wird der Knorpel mißfärbig, glanzlos, das betroffene Areal ist erhaben und weniger elastisch. Später kommt es zu Riß- und Schuppenbildungen, die schließlich bis zur Knorpel-Knochen-Grenze fortschreiten und zur Ablösung von Knorpelteilen führen. Begleitsymptom ist eine chronische Synovitis (Axhausen), die Randusuren in der subchondralen Spongiosa setzt. Diese sind der Beginn einer patello-femoralen Arthrose. Durch Reparationsvorgänge an den Usuren kommt es zur Bildung typischer Randleisten.
Alter: Eine Häufung im 2. Lebensjahrzehnt als Folge von Sportausübung finden Schneider, Viernstein, Wiles und Øwre. Outerbridge findet sie zu 50% im 2., 36% im 3. und 40% im 4. Lebensjahrzehnt. Marar beobachtete sie bei 51 von 100 Leichen-Kniegelenken.

Klinik

Die folgenden klinischen Zeichen hat Ficat als Patellarsyndrom bezeichnet:

1. Spontanschmerz.
2. Druckschmerz an der Gleitfläche der Patella.
3. Klopfschmerz der Patella bei Rechtwinkelstellung des Kniegelenks (Fründ).

4. Schmerzauslösung durch Anspannen des vorher lockeren Quadrizeps bei passiv fixierter Patella (Zohlen).
5. Schmerzvermehrung durch längere Sitzhaltung (Druckvermehrung im Patellofemoralgelenk).
6. Einschränkung der passiven seitlichen Beweglichkeit der Patella.
7. Reiben bei Patellabewegungen.
8. Einknicken beim Gehen (Giving-way-Syndrom).

Röntgen

Im Frühstadium werden im Normalröntgen nur die anatomischen Veränderungen festgestellt, die eine Chondropathie verursachen können. Eine Quellung des Knorpels kann eine leichte Delle in der Patellagleitfläche mit subchondraler Sklerosierung verursachen (Haglund), eine Verschmälerung der Knorpelschicht ist im Arthrogramm nachweisbar.
Die arthrotischen Veränderungen beginnen mit zarten Randleistenbildungen an der oberen und unteren Begrenzung der Patellagleitfläche, die im Laufe der Jahre zunehmen. Sie sind oft nur im tangentialen Strahlengang oder mit Defilée-Aufnahmen nach Ficat darstellbar, das sind Aufnahmen in Beugestellung des Kniegelenkes von 30, 60 und 90°.

Diagnose

Spontan- und Druckschmerz der Patellahinterfläche, Röntgen, Arthrographie, Arthroskopie.

Differentialdiagnose

Medialer Meniskusschaden: Kann bei Befall der medialen Gelenkfacette der Patella vorgetäuscht werden (Arthrographie, Arthroskopie).
Osteochondrosis dissecans: Mausbett im Röntgen.

Therapie

Wesentlich ist die frühzeitige Diagnose, um rechtzeitig korrigierend eingreifen zu können. Konservativ sollte deshalb nicht so lange behandelt werden, bis irreparable Veränderungen eingetreten sind.
Konservativ: Schonung, Wärme, Arteparon. Kortikoide können die Beschwerden bessern, müssen aber eine geringe Korngröße haben, um den Knorpel mechanisch nicht zu schädigen.

Operativ:
1. Palliativ
a) Entfernung des Herdes
b) Entfernung des Herdes und Aufbohrung der Spongiosa (Edwards)
c) Abrasio der Patellagelenkfläche und Randleistenabtragung. Henche hatte in 88% bei 60 Fällen gute Erfolge
Die palliativen Operationen können das Auftreten einer Arthrose nicht verhindern.
2. Behebung anatomischer Fehler
a) Beseitigung des Lateralstandes der Patella durch
— Varisierungsosteotomie bei vermehrtem Valgus

— Derotationsosteotomie
— Operation entsprechend einer Patellaluxation
— Spaltung der lateralen Retinakula (Viernstein)
— Spaltung der lateralen Retinakula und Raffnaht der längsgespaltenen
  Quadrizepssehne (Insall)
— Spaltung der lateralen Retinakula und Versetzung der Tuberositas tibiae
  nach distal-medial wegen relativer Verlängerung des Kniescheibenbandes
  (Paar).
b) Hebung des lateralen Oberschenkelkondyls

3. Verminderung des Druckes im Patellofemoralgelenk
a) Ventralisierung der Tuberositas tibiae (Bandi)
b) Ventralisierung und Medialisierung der Tuberositas tibiae (Groeneveld,
   Elmslie)
Eine Patellektomie vermindert den Druck nicht, sondern vermehrt den Druck
durch die Quadrizepssehne und führt zu einem Verlust der Streckkraft.

4. Ersatz der Patella
a) Hemiarthroplastik: Ersatz der Gleitfläche der Patella; meist Metall
   (McKeever, Levitt, Aglietti)
— Kombiniert mit Vorverlagerung der Tuberositas tibiae (Bandi)
— Kombiniert mit Tibiakopfosteotomie (Hanslik)
b) In Kombination mit einer Totalendoprothese des Kniegelenkes

6. Osteopathia patellae
(Morbus Sinding-Larsen-Johansson)

Definition

Aseptische Nekrose des Patellapoles

Ätiologie

Ossifikationsstörung am Patellapol unbekannter Ursache. Biomechanische Fehl-
regulationen und angeborene Bindegewebsschwäche werden angenommen. Seltener ist der Befall der Patellabasis (Müller).

Klinik

Schmerzen im Bereich des Patellapoles oder diffus im Kniegelenk. Druckempfindlichkeit, manchmal schmerzgehemmte Beugung.

Röntgen

Periostale Reaktionen um den aufgelockerten Patellapol. Die Erkrankung
sitzt mehr an dessen Ventralseite.

Diagnose

Druckschmerz am Patellapol, entsprechende Röntgenveränderungen.

Differentialdiagnose

Horizontale Form einer Patella partita: zeigt im Röntgen keine periostalen
Veränderungen und eine sklerotische Begrenzung des Spaltes.

Therapie

Ruhigstellung mit Gipshülse durch 6 Wochen. Bei Therapieresistenz eventuell operative Entfernung des nekrotischen Herdes.

7. Quadrizepssehnenrisse

Definition

Gedeckter Riß der Strecksehne des Kniegelenks.

Ätiologie

Bei einer vorher gesunden Sehne reißt diese nur bei einem adäquaten direkten oder indirekten Trauma. Bei einer fortschreitenden Vorschädigung der Sehne genügt hingegen ein immer geringeres Trauma für einen Riß, bis der Patient schließlich eine Verletzung als Ursache gar nicht mehr angeben kann.

Diese Vorschädigungen können sein:

1. Altersbedingt: die Sehne beginnt ab dem 25. Lebensjahr zu degenerieren (Rau).
2. Vorschädigung des Streckapparates mit verbliebener Beugehemmung.
3. Arteriosklerose.
4. Progressiv-chronische Polyarthritis.
5. Gicht.
6. Diabetes.
7. Lues.
8. Lupus erythematodes.

Die Risse der Quadrizepssehne können erfolgen:

— im Bereich der Rektussehne
— Ansatzabriß der Rektussehne an der Patellabasis
— Ansatzabriß des Kniescheibenbandes vom Patellapol
— im Bereich des Kniescheibenbandes
— Ansatzabriß des Kniescheibenbandes von der Tuberositas tibiae

Bei den Abrissen an der Patellabasis und am Patellapol kann eine dünne Knochenschale mitabgerissen sein.

Die Lokalisation verteilt sich folgendermaßen:

	Rektussehne	Kniescheibenband	Fallzahl
Schönbauer	19	24	43
Refior	24	15	39

Es sind fast ausnahmslos Männer in höherem Alter betroffen. Bei Schönbauer waren 62% älter als 50 Jahre. Die linke Seite ist häufiger betroffen. Entsprechend den allgemeinen degenerativen Veränderungen werden auch beidseitige Risse beobachtet. Eine Übergewichtigkeit stellt ein rißförderndes Moment dar. Die Rupturen wurden daher als typisch für Pfarrer und Gastwirte bezeichnet (Böhler). Schönbauer sah bei 75% seiner Fälle Übergewichtigkeit, die bis zu 42 kg betrug.

30*

Klinik

Beim frischen Riß ist eine Delle ober- oder unterhalb der Patella zu sehen und zu tasten, je nachdem ob die Rektussehne oder das Kniescheibenband betroffen ist. Die aktive Streckfähigkeit im Kniegelenk ist aufgehoben. Durch das nach dem Riß auftretende Hämatom wird die Delle ausgefüllt, nach seiner Resorption ist sie wieder zu sehen. Tiefstand der Patella bei Rektussehnenriß, Hochstand bei Riß des Kniescheibenbandes durch Zug der Quadrizepssehne.

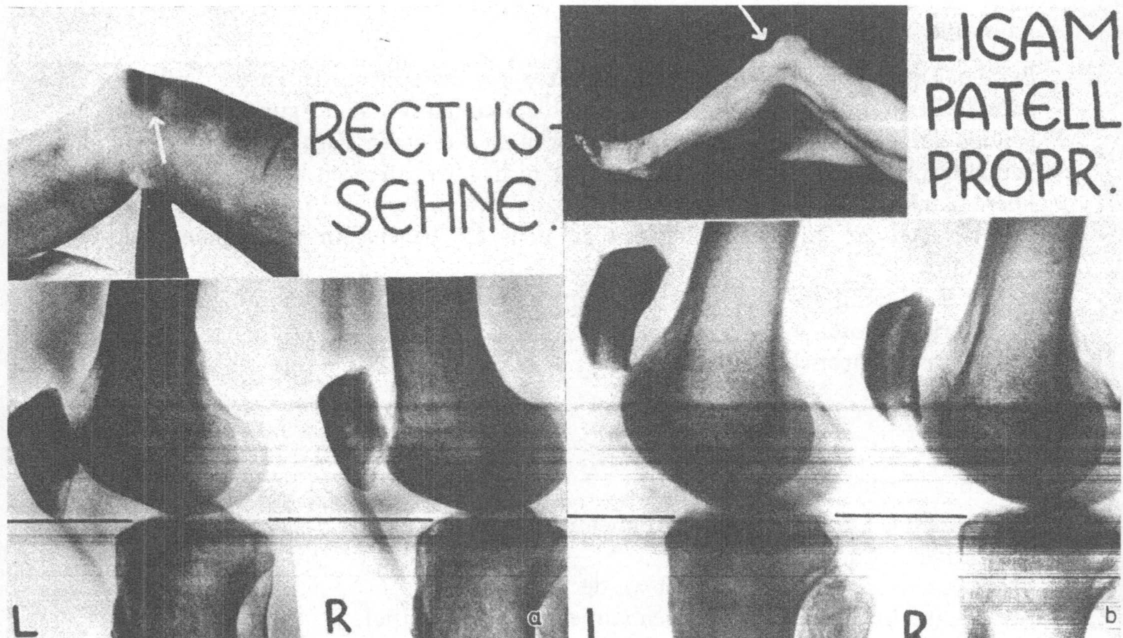

Abb. 158. Risse der Quadrizepssehne. *a* Rektussehnenriß (Tiefstand der Patella), *b* Riß des Kniescheibenbandes (Hochstand der Patella)

Röntgen

Bei Vergleichsaufnahmen beider Kniegelenke in gleicher Beugestellung ist der Hochstand der Patella (bei Rissen des Kniescheibenbandes) bzw. der Tiefstand (bei Rissen der Rektussehne) zu sehen. Die zarten schalenförmigen Abrisse am Patellapol bzw. an der Patellabasis bei Ansatzabrissen können leicht übersehen werden.

Diagnose

Delle am Kniegelenk vorn, aufgehobene Streckfähigkeit im Kniegelenk, Röntgenbild.

Therapie

Zur Wiederherstellung der Funktion ist eine operative Wiedervereinigung des Streckapparates notwendig. Anschließend Gipsfixation durch 6 Wochen, dann physikotherapeutische Nachbehandlung.

8. Osteochondrosis dissecans

Definition und Ätiopathogenese siehe S. 108.

Klinik

Erstes Auftreten beim Jugendlichen. Nicht lokalisierbare Kniebeschwerden. Bei Überbeanspruchung rezidivierende Gelenksergüsse. Nach Abstoßung des Dissekates Einklemmungen. Druckschmerz an der Kondylenrolle bei gebeugtem Kniegelenk. Gäde berichtet über viermal so häufigen Befall bei Männern und über zehnmal so häufigen Befall des medialen gegenüber dem lateralen Oberschenkelkondyl.

Röntgen

Gelenknahe Knochennekrose mit sklerotischer Begrenzung (Mausbett). Bevorzugte Lokalisation näher zur Fossa intercondylica. Nach Abstoßung des Dissekates werden das leere Mausbett und der freie Körper sichtbar.

Diagnose

Zunehmende Knieschmerzen, Druckschmerzen der Oberschenkelkondylenrolle, Röntgenbild, Arthroskopie.

Differentialdiagnose

— Traumatische Knorpel-Knochen-Abscherung
— Chondromatose: Kein Mausbett im Röntgen
— Chronische Polyarthritis: Positive Rheumaserologie
— M. Ahlbäck: Spontane Osteonekrose des medialen Oberschenkelkondyls in der Belastungszone. Auftreten erst im höheren Alter, Beginn plötzlich, Schmerzen stark. Positives Szintigramm. Diese Erkrankung stellt eine Analogie zur idiopathischen Hüftkopfnekrose dar.

Therapie

Konservativ: Wenn die Abgrenzung des erkrankten Areals noch diffus und der Sklerosesaum noch nicht ausgebildet ist, sollte bei *Jugendlichen* vorerst nicht operativ behandelt werden. Durch mehrmonatige Gipsfixation oder durch Entlastung im Thomas-Splint kann eine Wiedereinheilung erreicht werden. Laufende Röntgenkontrollen sind aber notwendig, da eine Einheilung des Dissekates keineswegs immer erfolgt.

Beim *Erwachsenen* geht eine langdauernde Ruhigstellung auf Kosten der Kniebeweglichkeit; hier ist eine operative Behandlung vorzuziehen.

Operativ: Je nach Größe des Herdes, seinem Stadium und seiner Lokalisation stehen eine Reihe von Operationsmethoden zur Verfügung:

1. Dissekat noch nicht gelöst:
a) Fixation.
b) Herdausräumung und Aufbohrung der Spongiosa: nur wenn der Herd nicht in der Belastungszone liegt.
c) Anfrischung und Anbohrung oder Spongiosaunterfütterung von einem extraartikulären Zugang aus. Dabei muß auf noch vorhandene Epiphysenfugen geachtet werden.

2. Dissekat gelöst:

a) Anbohrung des Mausbettes. Nur bei kleinen Defekten.

b) Anfrischung, Reimplantation, eventuell mit Spongiosaunterfütterung, Fixation.

c) Knorpel-Knochen-Transplantation. Entnahme vom unbelasteten rückwärtigen Teil einer Kondylenrolle. Der Knochenteil des Transplantates darf wegen der Revaskularisierungsstrecke nur 2 mm hoch sein. Exakte Einpassung.

3. Korrekturosteotomie eines Genu varum im Schienbeinkopf bei ausgedehntem Befall des medialen Oberschenkelkondyls zur Entlastung.

Die *Fixation* kann auf verschiedene Art erfolgen:

a) Vom Gelenk aus:
— Kortikalisspäne (Rompe, Arcq)
— Kielerspäne (Schönbauer)
— Zugschrauben (Bandi, Allgöwer)
— Kirschner-Drähte
— Smillie-Stifte
— Fibrinkleber

b) Zum Gelenk hin: Zugschrauben (Burri)

Der Nachteil der Verwendung von Metall ist die erforderliche Zweitoperation. Gäde beläßt die Smillie-Stifte.

9. Meniskusschäden

Definition

Degenerative Veränderungen im Meniskus mit sekundärer Mißbildung.

Ätiologie

Wie jedes Gewebe ist auch der Meniskus einem normalen Alterungsprozeß unterworfen. Das histologische Bild zeigt zunehmende Auffaserungen der Grundsubstanz, Quellvorgänge, mukoide Veränderungen und Pseudoknorpelzellproliferationen, gelegentlich auch Verkalkungen. Diese Veränderungen sind vom 5. Lebensjahrzehnt an langsam progredient (Slany, Tobler). Nehmen die degenerativen Areale zu, kann es durch zusätzliche exogene Noxen zu Rißbildungen kommen. Je stärker die Degeneration, desto geringer kann das Trauma sein, das zu einer Rißbildung führt. Ob dieses „Trauma" dann einmalig ist (z. B. Sport) oder ob chronische Fehlbelastungen zusätzlich schädigen (z. B. bei Bergarbeitern unter Tag, Fußbodenlegern oder ähnlichen), ist dabei von untergeordneter Bedeutung.

Wird der Meniskus nach einer solchen Verlaufsform operiert, so ergibt seine *histologische Untersuchung* den Nachweis der primären degenerativen Veränderungen. Dies ist zur Abgrenzung gegenüber den frischen Rissen am gesunden Meniskus oft aus versicherungstechnischen Gründen von Bedeutung. Die Beurteilung wird schwieriger, wenn der zeitliche Abstand zwischen einem frischen Riß und der Operation nach einigen Monaten so groß geworden ist, daß bereits Umbauvorgänge eingesetzt haben, die dann von den primär degenerativen Veränderungen nicht mehr zu unterscheiden sind. Eine weitere Fehlerquelle bei der Beurteilung bedeutet die große Schwankungsbreite der rein altersbedingten degenerativen Veränderungen.

Meniskusschäden finden sich bevorzugt bei Männern, der mediale Meniskus ist häufiger betroffen als der laterale:

	Fälle	Medial		Lateral
Andreesen	731	27	:	1
Krömer	293	9	:	1
Martin	400	12,3	:	1

Je nach Lokalisation der degenerativen Veränderungen und der Art der sekundären Traumatisierung gibt es verschiedene Rißformen. Die häufigsten Formen sind in nachstehender Übersicht festgehalten:

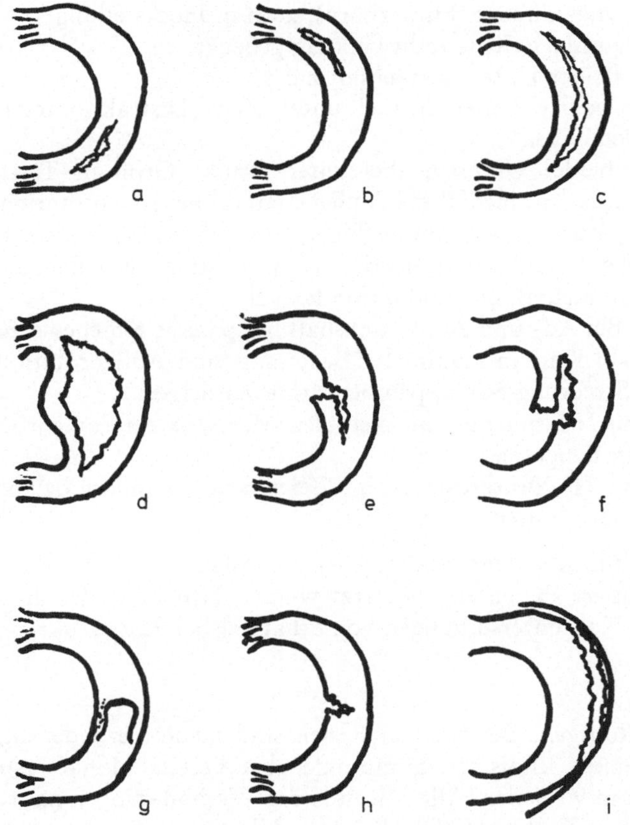

Abb. 159. Rißformen bei Meniskusschäden. *a* Längsriß Vorderhorn, *b* Längsriß Hinterhorn, *c* Längsriß durchgehend, *d* Korbhenkelriß, *e* Lappenriß vorne gestielt, *f* Lappenriß hinten gestielt, *g* Lappenriß aus der Fläche, *h* Querriß, *i* Abriß der Basis von der Kapsel

Krömer fand 4%/0 Querrisse, 10%/0 Lappenrisse, 22%/0 Längsrisse, 44%/0 Korbhenkelrisse, 20%/0 waren verschiedenartig oder Kombinationen der übrigen Rißformen.

Klinik

Entsprechend der großen Variationsbreite an möglichen Veränderungen, schwanken die klinischen Symptome zum Zeitpunkt der Untersuchung von fast symptomlos bis zur federnden Schmerzfixierung und zur nahezu vollständigen Gehunfähigkeit beim frischen Korbhenkelriß. Zur Stellung der richtigen Diagnose stehen Anamnese, objektiver Befund, Röntgen und Arthroskopie zur Verfügung.

1. Anamnese: Einklemmungen und nachfolgende Reizergüsse, Streck- oder Beugehemmungen.

2. Objektiver Befund: Grundlage aller Meniskuszeichen ist die Auslösung von Schmerzen im verletzten Meniskus durch Druck- oder/und Zugeinwirkung.
— Druckschmerz
— Überstreckungsschmerz (Vorderhorn)
— Überbeugungsschmerz (Hinterhorn), auch in Hockstellung
— Apley: Bauchlage, Knie rechtwinkelig gebeugt
  Rotation beider Unterschenkel normal
  Rotation beider Unterschenkel unter Zug (Distraktiontest), positiv bei Bandverletzungen
  Rotation beider Unterschenkel unter Druck (Grinding-Test), positiv bei Meniskusschaden: medial bei Außen-, lateral bei Innenrotation
— Bragard: Druckschmerz am medialen Vorderhorn bei Innenrotation
— Böhler: Ad- und Abduktionsschmerz in verschiedenen Beugestellungen, bei Adduktion medial, bei Abduktion lateral
— Krömer: Bei Ad- und Abduktionshaltung passive Kniebewegungen
— McMurray: Knie in maximaler Beugungs- und Außenrotation. Bei rascher passiver Streckung Schnappen bei Hinterhornrissen
— Steinmann I: Schmerzen im medialen Meniskus bei Außenrotation in verschiedenen Beugestellungen
— Steinmann II: Druckschmerz im Gelenkspalt wandert bei passiver Kniebeugung nach hinten

Die exakte klinische Untersuchung ist ausschlaggebend für die richtige Diagnose, sie erspart Patienten und Arzt weitere Hilfsbefunde. Ihre Genauigkeit liegt bei den Nachuntersuchungen von Scharizer bei 92,7%/0.

3. Röntgen

a) Normal-Röntgen: Bei frischen Rissen sind keine Veränderungen zu sehen. Liegen die ersten klinischen Symptome aber bereits Monate zurück, so sind nach Jonasch in 90%/0 der Fälle folgende drei Veränderungen nachweisbar:
— Raubersches Zeichen: kleine Konsolenbildung am entsprechenden Gelenkrand
— Kortikalisverdichtung in Höhe des Gelenkrandes

— Runde oder ovale Aufhellungszone am Gelenkrand oder knapp darunter

Beim medialen Meniskus sind alle drei Zeichen zu finden, beim lateralen nur das Raubersche Zeichen.

b) Arthrographie: Sie wird mit Luftfüllung oder als Doppelkontrast-Arthrographie mit Luft und Joduron oder ähnlichem durchgeführt. Bei entsprechender Technik ist die Gefahr einer Infektion praktisch bedeutungslos: Fischedick sah bei 5000 Arthrographien keine, Lindblom bei 4000 nur 1 Infektion. Die Auswertung der Arthrographie erfordert eine gewisse Erfahrung. Ihr Aussagewert wird unterschiedlich beurteilt: von 57,1% Verläßlichkeit bei Alm bis zu 95% bei Ricklin.

4. Arthroskopie: In den letzten Jahren wird der Arthroskopie gegenüber der Arthrographie der Vorzug gegeben. Ihr Aussagewert liegt bei 100%, die Belastung durch Röntgenstrahlen fällt fort. Sie wurde erstmals von Takagi durchgeführt. Ihre zunehmende Verbreitung verdankte sie der technischen Verfeinerung der Instrumente, der Fiberoptik und Kaltlichtanwendung.

Differentialdiagnose

Bandverletzungen: Die Instabilität ist durch gehaltene Röntgenaufnahmen nachweisbar.

Knorpelschaden (Chondropathia patellae, beginnende Arthrose): Röntgen, Arthroskopie.

Meniskusganglion: Prallelastisch, eventuell Probepunktion

Spezifische und unspezifische Entzündungen: Laborbefunde, Probeexzision.

Therapie

Beim sicheren Riß ist die operative Entfernung des Meniskus angezeigt. Ob diese Entfernung total oder partiell durchgeführt werden soll, hängt von der Art des Meniskusschadens ab. Die Meniskusbasis sollte nach Möglichkeit erhalten bleiben.

Prognose

Die zu erwartende postoperative *Arthrose* tritt unter folgenden Voraussetzungen früher und in stärkerem Ausmaß auf:

1. Fortgeschrittenes Alter des Patienten zum Zeitpunkt der Operation.
2. Bei Frauen stärker als bei Männern.
3. Je größer der zeitliche Abstand zwischen dem ersten Auftreten von Symptomen und der Operation ist.
4. Wenn die intakte Meniskusbasis nicht erhalten wird (Totalexstirpation).
5. Im lateralen Gelenkfach stärker als im medialen, am ungünstigsten ist die Entfernung beider Menisken.
6. Wenn zusätzliche Schäden am Kniegelenk bestehen: Bandlockerung oder -riß, Knorpelschaden, Rotations-Instabilität.

Ein genauer Vergleich verschiedener Statistiken ist nur bedingt möglich, weil Patientengut, Operationstechnik und Beurteilung der Arthrose im Röntgenbild unterschiedlich sind. Die Langzeitergebnisse sind aus nachstehender Tabelle zu ersehen:

Tabelle 20. *Spätarthrosen nach Meniskusoperationen*

Autor	Jahr	Fallzahl	Jahre postoperativ	Arthrose (%)
Baumgartl	1972	100	7—8	63
Franke	1966	98	0,5—5	46,9
McGinty	1977	128	2—10	50
Herschmann	1965	162	2—14	30,3
Höhndorf	1971	224	6—12	17
Johnson	1974	99	5—37	74
Rothascher	1960	353	8—14	6,8
Scheibe	1963	127	5,3	15
Schreiber	1978	72	10—50	{ 65 (Grad II—IV) { 80 (Grad I—IV)
Schulitz	1973	31	1—29	52 (Operationsalter unter 16)
Schulitz	1973	45	1—18	82,5 (Scheibenmeniskus)
Streli	1955	82	18—25	30,5
Tapper und Hoover	1969	213	10—30	85
Wolf	1971	3513	10—18	6,4

Die Einteilung der *Grade der Arthrose* richten sich in diesen Zusammenstellungen in der Regel nach dem Bewertungsschema von Tapper und Hoover:

Grad I: Kleine Randkonsole am Tibiakondyl.
Grad II: Osteophyten an Tibia und Femur, ausgezogene Eminentia.
Grad III: Osteophyten stärker, beginnende Gelenkspaltverschmälerung.
Grad IV: Osteophyten stark, starke Gelenkspaltverschmälerung.

10. Scheibenmeniskus
(Plattenmeniskus, Meniscus disciformis)

Definition

Scheiben- statt C-Form des Meniskus.

Ätiologie

Hemmungsmißbildung des embryonal scheibenförmig angelegten Meniskus. Es werden drei Formen unterschieden:

1. Primitiver Diskus, der das gesamte Tibiaplateau seines Faches deckt.
2. Infantiler Diskus, der eine leichte C-Form aufweist, aber doch näher zur Scheibenform einzuordnen ist.
3. Intermediäre Form, welche am freien Rand eine leichte Inzisur zeigt.

95% betreffen den lateralen, 5% den medialen **Meniskus.**

Klinik

Schnappen bei Kniebewegungen um S 0—20°. Die Beschwerden treten in der Regel erst in der zweiten Hälfte des Wachstumsalters auf, da bis zu diesem Zeitpunkt der kindliche Organismus den Schaden kompensieren kann. Später kann auch ein Plattenmeniskus Rißbildungen und Einklemmungserscheinungen aufweisen.

Röntgen

Der laterale Gelenkspalt ist breiter, das Tuberculum fibulare der Eminentia intercondyloidea ist abgeflacht. Im Arthrogramm ist die Scheibenform deutlich sichtbar.

Diagnose

Schnappen im Kniegelenk bei Bewegungen in leichter Beugestellung, Röntgenbefund.

Differentialdiagnose

Meniskusriß, freier Gelenkkörper.

Therapie

Der Scheibenmeniskus soll operativ entfernt werden. Erfolgt die Entfernung nach Abschluß des Wachstums, bleibt meist eine laterale Bandlockerung.

11. Meniskusganglion

Definition

Ganglionartige Bildung an der Meniskusbasis, in weiterem Verlauf sicht- und tastbar.

Ätiologie

Parameniskale Aktivierung von Zellelementen (Spongiosynchym im Sinne von Bolck), Bildung von Schleimgewebe, Metaplasie von Mesenchymzellen. Die Ursachen sind meniskal (Fehlformen, Läsionen) oder extrameniskal (Fehl- und Überbelastungen). Das Ganglion entspricht einem akzessorischen Schleimbeutel (Maßhoff). Dem Verlauf nach sind ein präzystisches, ein kolliquierendes und ein stabilisiertes Stadium zu unterscheiden. Das fertige Ganglion hat eine Wand aus kollagenen Fasern und eine endothelartige Innenauskleidung.
Frühere Theorien machten eine Tumorgenese verantwortlich — Myxofibrom mit zentraler Ernährungsstörung (Herzog) — oder führten die Entstehung auf eine reine Degeneration zurück (Thurner, Nigrisoli) oder nahmen eine Entwicklungsstörung im Sinne von Resten arthrogenen Mesenchyms an (Floderus).
Die Ganglien entstehen im gutdurchbluteten Gewebe an der Grenze Meniskus—Kapsel und wachsen von hier nach außen, seltener in den Meniskus hinein.
Männer sind doppelt so oft betroffen, der äußere Meniskus 7mal häufiger als der innere, keine Seitenbevorzugung. Häufung im dritten Lebensjahrzehnt.

Klinik

Anfangs Schmerzen im Gelenkspalt, später dort tastbare prallelastische und druckschmerzhafte Vorwölbung. Kaum Bewegungseinschränkung. Die Symptome entsprechen häufig denen eines Meniskusschadens. Bei fast jedem zweiten operierten Meniskusganglion sind Meniskusrisse zu finden.

Diagnose

Prallelastische Vorwölbung im Gelenkspalt. Bei Probepunktion gallertiger Inhalt.

Differentialdiagnose

Meniskusschaden: Unterscheidung oft schwierig, manchmal erst operativ oder histologisch möglich.

Therapie

Operation, wobei meist die Entfernung des ganzen Meniskus notwendig ist.

12. Kniekehlenzyste
(Baker's cyst, Poplitealzyste)

Definition

Ausstülpung der hinteren Kapselwand des Kniegelenks.

Ätiologie

Die Ausstülpung der hinteren Kapselwand kommuniziert meist mit dem Gelenk. Diese Verbindung kann einen Ventilmechanismus haben, der wohl eine Füllung der Zyste, nicht aber den Rückfluß der Gelenkflüssigkeit in das Gelenk möglich macht. Die oft stielförmige Verbindung zum Gelenk kann obliterieren. Ursache ist eine fibröse Bandschwäche, kombiniert mit vermehrtem Druck der Gelenkflüssigkeit.

Klinik

Erst flachbuckelige, dann an Größe beträchtlich zunehmende Vorwölbung in der Kniekehle. Bei der chronischen Polyarthritis erreicht sie maximale Größen. Schmerzen durch erhöhten Binnendruck. Beugehemmung bei starker Füllung.

Röntgen

Die Kontrastfüllung der Zyste zeigt deren Ausdehnung. Ein Übertritt des Kontrastmittels in das Kniegelenk bleibt wegen eines möglichen Klappenmechanismus oft aus. Bei Füllung des Kniegelenks ist eine konsekutive Füllung der Zyste eher zu sehen.

Diagnose

Pralle Vorwölbung in der Kniekehle, mäßig schmerzhaft. Probepunktion.

Differentialdiagnose

Ganglion: Geht vom Meniskus aus oder liegt in Gleitschichten der Sehnen und Muskeln.
Hygrom: Krankhafte Veränderung eines Schleimbeutels. Die Unterscheidung zum Ganglion ist oft nur histologisch möglich.
Tumoren: Lipom, Neurinom oder Neurofibrom des N. tibialis und N. peronaeus, Synovialom.

Therapie

Wenn nach Punktionen immer wieder eine Füllung der Zyste eintritt, ist die Operation angezeigt. Die Zyste muß im Ganzen einschließlich des Stiels entfernt werden. Bei ungenauer Operationstechnik besteht eine hohe Rezidivquote.

13. Kontrakturen

Definition

Streckkontraktur mit aufgehobener oder eingeschränkter Beugefähigkeit. Beugekontraktur mit aufgehobener oder eingeschränkter Streckfähigkeit im Kniegelenk.

Ätiologie

A. Streckkontraktur

1. Angeboren:
4mal so häufig wie die angeborene Beugekontraktur. Meist kombiniert mit anderen Mißbildungen bei
a) Arthrogryposis multiplex congenita
b) Status Bonnevie-Ullrich

2. Erworben:
a) Traumatisch
— Verletzungen des Oberschenkels: Frakturen (Fragmente, Kallus), Hämatome (mit nachfolgender Myositis ossificans) oder Injektionen in die Streckmuskulatur, nach Verlängerungsosteotomien
— Verletzungen des Kniegelenks: Patellafraktur, lange Immobilisation des Kniegelenks in Streckstellung (führt zur Schrumpfung der Retinacula transversalia und zur narbigen Fixierung der Patella in ihrem Bett)
b) Krankhaft
— Entzündungen
— Sudecksche Dystrophie

B. Beugekontraktur

Viel häufiger als Streckkontraktur, da die Beugung die Schonhaltung des Kniegelenks ist.

1. Angeboren:
— Zerebralparese
— Anlagebedingte Deformierung der Gelenkanteile (Hackenbroch, Aberle, Marquardt)

2. Erworben:
a) Intraartikulär
— Entzündungen
— Degenerative Veränderungen
— Tumoren
b) Extraartikulär
— Narbenkontrakturen

— Spastische Lähmungen
— Poliomyelitis (Lähmung der antagonistischen Streckmuskulatur und Schrumpfung der gelähmten Beugemuskulatur)
— Apoplexie
— Multiple Sklerose
— Syringomyelie
— Als sekundäre Folge von Spitzfußstellung oder Beugekontraktur der Hüfte.

Die Beugekontraktur wird durch eine Spitzfußstellung kompensiert. Ist sie höhergradig, führt dies zu einem Beckenschiefstand (erkrankte Seite tiefer) und zu einer konsekutiven Wirbelsäulenverkrümmung. Am anderen Bein kann ein Genu recurvatum entstehen.

Therapie

Die wichtigste Behandlung im Rahmen der Prophylaxe ist die Beachtung aller Maßnahmen, die das Auftreten einer Kontraktur vermeiden helfen: richtige Lagerung des Beines (Fußkistchen gegen Spitzfuß), längerdauernde Fixation nur in Streckstellung des Kniegelenks.

A. Streckkontraktur

1. Konservativ: Bei der vollausgebildeten Strecksteife sind konservative Behandlungsmethoden kaum erfolgversprechend. Forciertes Redressement kann zu zusätzlichen Schädigungen mit Frakturen führen.

2. Operativ:
— Arthrolyse: Artikulär nach Patellafraktur oder Muskellösung am Oberschenkel nach Schaftfrakturen, oft beides kombiniert notwendig.
— Bennett: Ablösung der Rektussehne vom M. rectus femoris und den drei Mm. vasti. Längsspaltung der Retinakula. Beugung bis 90°, Vernähung der Rektussehne und der Muskeln in 45° Beugung.
— Payr: Freilegen des M. vastus medialis und lateralis zipfelförmig im Reservestreckapparat beidseits der Patellaenden. Lösung der Verklebungen des M. rectus femoris und der Patella, Beugung des Kniegelenks. Vernähung der Mm. vasti an den M. rectus femoris und dessen Sehne in Beugestellung.
— Thompson: Temporäre Lösung des M. vastus medialis und lateralis von der Rektussehne. Narben und M. vastus intermedius entfernen.

B. Beugekontraktur

1. Konservativ: Extension, Quengel, Keilgipsverbände, redressierende Schienen-Hülsen-Apparate; am Knochen angreifende Distraktionsapparate bilden den Übergang zu den operativen Methoden.

2. Operativ:
a) Weichteile
— Durchtrennung der Sehnen der Kniebeuger (Haglund)
— Ablösung der Gastroknemiusköpfe (Silfverskjöld)

— Z-förmige Verlängerung der Sehnen der Kniebeuger: lateral M. biceps, medial M. semitendineus, M. semimembranaceus, M. gracilis
— Verlagerung der Kniebeugeransätze vom Unterschenkel auf die Oberschenkelkondylen gänzlich (Eggers, Bertrand) oder teilweise bei Z-förmiger Verlängerung der übrigen, wobei der M. biceps auch als Außenrotator gegen die gleichzeitige Innenrotationsstellung im Hüftgelenk und im Sinne der Kraftverstärkung bei der Streckung wirkt (Thom)

Bei diesen Operationen muß man darauf achten, nicht alle Beuger zu beseitigen, da sonst ein Genu recurvatum entsteht, also z. B. Stehenlassen eines Semi-Muskels (Pollock). Geschrumpfte Retinakula müssen manchmal zusätzlich durchtrennt werden.

— Ablösung der Ursprünge der Kniebeuger vom Tuber ischiadicum, Fixierung an der Crista femoris (hoher Silfverskjöld)

Mit Ausnahme der reinen Z-förmigen Verlängerung werden bei diesen Operationen zweigelenkige Muskeln in eingelenkige umgewandelt.

Zur Wiederherstellung eines Muskelgleichgewichtes zwischen Streckern und Beugern des Kniegelenks ist manchmal eine zusätzliche operative Korrektur an der Streckseite notwendig:

— Distalverlagerung der Tuberositas tibiae (Chandler). Die Tibiaepiphyse muß dabei geschont werden
— Raffung des Kniescheibenbandes (Baker, McCarroll)
— Bizepssehnen-Transfer auf die Patella

Bei Beugekontrakturen als sekundäre Folgen eines Spitzfußes oder einer Hüftbeugekontraktur müssen diese beseitigt werden, da es sonst neuerlich zu einer Beugekontrakturstellung im Kniegelenk kommt.

b) Knochen

Knochenoperationen müssen entspannende Weichteiloperationen vorangehen, da die Korrekturen am Knochen wegen der starken Weichteilspannung nicht durchgeführt werden können.

— Suprakondyläre V-Osteotomie mit Spitze proximal (Lange) oder distal (Albee).
— Supra- und infrakondyläre Keilosteotomie (Hass).

Die Fixation nach der Osteotomie erfolgt entweder im Gipsverband oder durch übungs- oder belastungsfähige Osteosynthesen (Schrauben, Druckplatten, Winkelplatten oder ähnliches), wobei die Epiphysenfugen keinesfalls verletzt werden dürfen.

Wie bei den Weichteiloperationen bei Beugekontrakturen muß eine ossär bedingte Hüftbeugekontraktur primär korrigiert werden, wenn sie die Ursache der Kniebeugekontraktur ist.

c) Nerven

Bei Spastizität als Ursache einer Beugekontraktur kann an drei Stellen operativ eingegriffen werden.

— Motorischer Nerv: Durchtrennung der Faserbündel des N. ischiadicus, die zum Caput longum des M. biceps und zum M. semimembranaceus führen, und Teildurchtrennung der Fasern zum M. semitendineus (Stoffel)
— Hintere sensible Rückenmarkswurzeln: nur bei schweren Formen (z. B.

M. Little) angezeigt. Zur Unterbrechung der sensiblen Teile des Reflexbogens werden nach Laminektomie die Wurzeln L 2/3 und L 5 sowie S 1
und S 2 beidseits reseziert (Foerster)
— Zerebral: Durch stereotaktische Operation wird nach exakter elektro-
physiologischer Untersuchung im Pallidum, Thalamus oder weiter basal
elektrokoaguliert.

C. Fibröse Ankylose

Alle angeführten Operationsmethoden sind anwendbar, wenn nicht schon eine
fibröse Fixierung im Kniegelenk vorhanden ist. Für diese Fälle stehen folgende
Verfahren zur Verfügung:

1. Arthrolyse: Breite Eröffnung des Gelenks mit Entfernung aller Narben
der Kapsel und aller narbigen Verbindungen der gelenkbildenden Anteile. Je
früher dieser Eingriff erfolgt, desto besser sind die Ergebnisse (Hackenbroch).
In der Regel muß eine Quadrizepsplastik nach einer der vorher angeführten
Methoden angeschlossen werden.

2. Arthroplastik: Die Arthroplastik mit Neuformung der Femurkondylen-
rollen und ihrem Gegenlager im Tibiaplateau, Faszienumkleidung des Femurendes und der Patellagleitfläche (Hass, Lexer, Putti, Payr) hat seit der Einführung der endoprothetischen Versorgungsmöglichkeit eher historische Bedeutung.

3. Endoprothese: Sind die Veränderungen bei Eröffnung des Gelenks so aus-
gedehnt, daß mit einer neuerlichen Verklebung und mit einer ungenügenden
Verbesserung der Beweglichkeit gerechnet werden muß, ist eine Total-Endoprothese vorzuziehen.

4. Arthrodese: Wenn die angeführten Eingriffe dem Patienten aus verschiedenen Gründen (Alter, schlechter interner Zustand, schlechte Weichteilverhältnisse durch Muskelverlust und Narbenbildung, Beruf) nicht mehr zumutbar
sind, kann eine Arthrodese durchgeführt werden. Entsprechend der Art der
Kontraktur wird bei der Strecksteife eine quere, bei der Beugekontraktur eine
keilförmige Anfrischung der Tibia und des distalen Femurendes durchgeführt.

Für die Fixation stehen mehrere Möglichkeiten zur Verfügung:
a) nur Gipsverband
b) Einfalzung der Patella (Hibbs) und Gipsfixation
c) Drehverriegelung (Roeren) und Gipsfixation
d) Bolzungsarthrodese mit schrägem Knochenbolzen (Lange) und Gipsfixation
e) äußere Spanner (Greifensteiner, Nikolai, Charnley und Lowe)
f) Druckplatten
g) Marknagel: Ohne gleichzeitige Verriegelung besteht Rotations-Instabilität

D. Knöcherne Ankylose

Die operative Behandlung bei bereits durchgebauter Ankylose ist nur dann
angezeigt, wenn eine grobe Achsenknickung vorhanden ist. Diese sollte korrigiert werden, um Fehlbelastungen der benachbarten Gelenke zu verringern
bzw. zu beseitigen. Gleichzeitig kann etwas Beinlänge gewonnen werden.

In Ausnahmefällen kann an eine Totalendoprothese gedacht werden, vorausgesetzt, daß die zur Bewegung des Kniegelenks erforderliche Muskulatur noch ausreichend funktionstüchtig ist.

14. Genu recurvatum

Definition

Überstreckbares Kniegelenk

Ätiologie

1. Idiopathisch: Durch Fehlform der knöchernen Gelenkanteile und Insuffizienz des Bandapparates.

2. Erworben:

a) Erkrankungen mit Hemmung des vorderen Anteiles der Epiphysenfuge
— Tuberkulose
— Osteomyelitis
— Rachitis
— Lues

b) Neurogen
— Poliomyelitis: Atrophie der Kniegelenkbeuger, überbetonte Haltung eines amuskulären Standes
— neuropathische Arthropathie

c) Posttraumatisch
— In Fehlstellung geheilte Frakturen im knienahen Bereich des Ober- oder Unterschenkels
— Verletzung des vorderen Anteiles der proximalen Tibiaepiphyse durch Trauma oder iatrogen (z. B. durch Extensionsnagel durch die Epiphyse oder durch Verletzung der Fuge bei Bohrung eines M. Schlatter, Abb. 154 b).

d) Kompensatorisch: bei Spitzfuß

Wenn nicht schon anlagebedingt eine Fehlform im Bereich des Tibiaplateaus im Sinne einer Abdachung nach vorn statt nach hinten besteht, so kann es durch eine dauernde Fehlbelastung während des Wachstums dazu kommen.

Klinik

Überstreckbarkeit im Kniegelenk bei erhaltener Beugung. Im Röntgenbild ist die Unterscheidung möglich, ob es sich um eine Fehlbewegungsmöglichkeit auf Grund knöcherner Veränderungen oder um eine ligamentäre Insuffizienz handelt.

Therapie

Bei stärkerer Überstreckung mit Schmerzen bei Belastung oder Überlastung ist die Operation angezeigt:

— Aufrichte-Osteotomie der Tibia in Höhe des unteren Anteils der Tuberositas tibiae mit Implantation keilförmiger Knochenstücke (Lexer)

— Aufrichte-Osteotomie unterhalb der Tuberositas tibiae, Fixierung durch
  einen stehengelassenen Sporn an der hinteren Kortikalis (Lange)
— V-förmige Osteotomie

Bei den genannten Operationen muß auch die Fibula osteotomiert werden.
Weichteiloperationen allein haben nur Aussicht auf Erfolg, wenn keine knöcherne Anomalie vorliegt.

15. Genu valgum

Definition

Vermehrte X-Stellung im Kniegelenk.

Ätiologie

Beim Neugeborenen besteht physiologischerweise eine O-Stellung im Kniegelenk. Diese geht im Laufe des Wachstums langsam in eine X-Stellung über,
die nach Bragard nach einem Jahr bei 8%, nach 3 Jahren bei 66% und nach
12 Jahren nahezu bei allen Kindern vorhanden ist.

Zu einer vermehrten X-Stellung kommt es
1. durch vermehrte Entwicklung von der kindlichen O- zu X-Stellung;
2. durch Schädigung der lateralen Epiphysenfugenanteile bei
— entzündlichen Prozessen (Tuberkulose, Osteomyelitis, die aber bei epi-
  physennaher Lokalisation auch einen Wachstumsreiz ausüben können und
  dadurch zur Bildung eines Genu varum führen)
— traumatisch: Epiphysenschädigungen lateral, in Fehlstellung geheilte
  Frakturen
— Marfan-Syndrom
— enchondralen Dysostosen (seitenungleich)
3. kompensatorisch bei Fehlstellungen im Hüftgelenk (Adduktionsstellung)
   und des Fußes,
4. posttraumatisch: durch in Fehlstellung geheilte Frakturen im knienahen
   Bereich des Ober- oder Unterschenkels.

Klinik

Die Untersuchung muß bei belastetem Bein erfolgen, die Patella muß dabei
nach vorn schauen und die Füße parallel stehen. X-Stellung im Kniegelenk
vermehrt, meist auch Außenrotation des Fußes, daher Gang mit nach auswärts
gesetzten Füßen. Leichte Ermüdbarkeit.

Röntgen

Die Aufnahmen müssen orthoröntgenograd im Stehen bei Belastung angefertigt
werden. X-Stellungen von mehr als 10° sind als pathologisch anzusehen.

Therapie

Konservativ: Beim Kind vorerst Einlagenversorgung mit Supinationskeil,
Kräftigung der Muskulatur durch aktive Bewegungsübungen. Dehnlagerungen
können die Stellung wohl korrigieren, aber zur zusätzlichen Lockerung des
Bandapparates führen. Nachtschiene nach dem 3-Punkt-Prinzip: Schiene
außen, elastischer Zug des Kniegelenkes nach lateral an die Schiene.

Operativ: Ist durch eine konservative Behandlung keine Besserung zu erzielen und ist die Fehlstellung beträchtlich, kommt eine operative Korrektur in Frage:
1. Vor Abschluß des Wachstums durch Epiphyseodese medial am Schienbeinkopf und am distalen Femurende (Blount).
2. Beim Erwachsenen durch Korrekturosteotomie, je nach Sitz der Achsenabweichung suprakondylär am Oberschenkel oder infrakondylär an der Tibia.

16. Genu varum

Definition

Vermehrte O-Stellung im Kniegelenk

Ätiologie

1. Unvollständige Überführung der angeborenen O-Kniestellung in eine physiologische X-Stellung durch das Wachstum
2. Wachstumsstörung der medialen Epiphysenfugenanteile durch
— entzündliche Prozesse (Tuberkulose, Osteomyelitis)
— Trauma
— bei Femur varum und Crus varum
— Rachitis
— Osteochondrosis deformans tibiae Blount (Tibia vara): Erkrankung der medialen Hälfte der Tibiaepiphysenfuge, Veränderungen im proximalen Tibiaende: durch Druck wird die Osteogenese im medialen Anteil vermindert, lateral erhöht. Meist einseitig (siehe auch S. 107).

3. Systemerkrankungen
— Chondrodystrophie
— Enchondrale Dysostose
— Renale Osteomalazie (Albright)
— M. Paget
— Poliomyelitis
— Tabes dorsalis
4. Kompensatorisch bei Fehlstellung im Hüftgelenk (Abduktionsstellung) und des Fußes
5. Posttraumatisch: durch in Fehlstellung geheilte Frakturen im knienahen Bereich des Ober- oder Unterschenkels.

Klinik

Untersuchung im Stehen bei belasteten Beinen. O-Stellung im Kniegelenk vermehrt. Innenrotation der Tibia und der Knöchelgabel. Knickfußstellung. Raschere Ermüdbarkeit.

Therapie

Konservativ: Bei Rachitis ist eine Korrektur durch Schienenbehandlung erfolgreich. Bei leichten Fällen eines Genu varum Einlagenversorgung mit Außenranderhöhung. Dehnlagerungen, dabei aber Gefahr einer Bandlockerung. Schienenapparat nach dem 3-Punkt-System: Schiene innen, elastischer Zug am Kniegelenk nach medial zur Schiene.

Operativ: Bei Versagen der konservativen Therapie und stärkerer Fehlstellung ist eine operative Korrektur angezeigt. Wird die Fehlstellung belassen, so bildet sie einen präarthrotischen Zustand.

1. Vor Abschluß des Wachstums: Epiphyseodese lateral am Schienbeinkopf und am distalen Femurende (Blount).

2. Nach Abschluß des Wachstums: Korrekturosteotomie am Krümmungsscheitel metaphysär im Tibiakopf.

17. Crus curvatum congenitum

Definition

Angeborene Verbiegung der Tibia meist im Sinne eines Varus, seltener Valgus, zusätzlich im Sinne einer Ante- oder Rekurvation.

Ätiologie

Angeborene hypoplastische Mißbildung. Fast nur einseitig. Familiäre Häufung. Lokalisation an jeder Stelle im Bereich des Unterschenkels. Auffallende Minderwertigkeit des Gewebes, die Schwierigkeiten bei der Behandlung bedingt.

Auf Grund eines Crus curvatum congenitum kann sich die sogenannte *Kongenitale Unterschenkelpseudarthrose* als Folge einer pathologischen Fraktur an der Stelle der größten Materialschwäche entwickeln. Diese Fraktur erfolgt schleichend wie ein Ermüdungsbruch oder tritt bei inadäquatem Trauma auf. Eine Kallusbildung unterbleibt auch bei langdauernder Fixation.

Wenn in Verkennung der richtigen Diagnose zur Korrektur der Verkrümmung eine Osteotomie der Tibia, wie z. B. bei rachitischen Verkrümmungen, durchgeführt wird, kommt es ebenfalls zur Pseudarthrosenbildung.

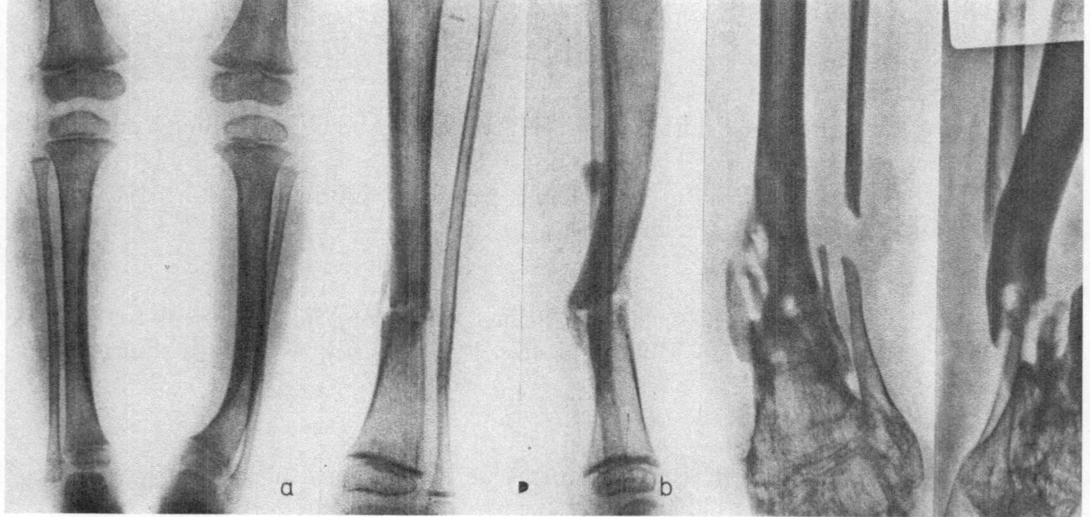

Abb. 160. Crus curvatum congenitum. *a* Krümmung distal, einseitig, *b* Pseudarthrosenbildung nach Osteoklase, *c* Zustand 17 Jahre später vor der Amputation, nach mehrfachen Operationen

Das histologische Bild zeigt, daß regressive Vorgänge an den Bruchenden überwiegen. Neurofibromatöses Bindegewebe kann nachgewiesen werden.

Mau ordnet die Erkrankung im Sinne einer lokalisierten enchondralen Dysostose ein.

Boyd und Fox unterscheiden drei Typen:
1. Intrauterine Fraktur.
2. Fraktur auf Grund einer kongenitalen Tibiazyste.
3. Starke Verkrümmung, Verschmälerung und Sklerose der Tibia.

Lindemann unterteilt wie folgt:
1. Hypoplastische Mißbildungen.
2. Erbeinflüsse.
3. Umschriebene neurofibromatöse Veränderungen als Ausgangspunkt für eine pathologische Fraktur, die zur Pseudarthrose führt.
4. Mechanisch: Plazentare Beeinträchtigung.

Moore sieht als auslösende Faktoren:
1. Exogene oder endogene Schädigung des Embryo.
2. Intrauterine Krankheit des Knochensystems (Rachitis, Osteogenesis imperfecta monostotica).
3. Krankheiten des Amnion.
4. Vaskuläre Dysplasie (Anomalie der nutritiven Arterie).
5. Osteopathie zentralen neurologischen Ursprunges.
6. Mesenchymale Hypoplasie oder fibröse Dysplasie.
7. Neoplasie, Neurofibromatose.
8. Heredität.
9. Endokrinologische Anomalie.

Klinik

Verbiegung am häufigsten im Sinne eines Varus und einer Antekurvation. Verkürzung des Unterschenkels, Inaktivitätsatrophie des betroffenen Beines. Klumpfußstellung. Das Vorhandensein von „Cafe-au-lait"-Flecken an der Haut weist auf einen Zusammenhang dieses Krankheitsbildes mit der Neurofibromatosis Recklinghausen hin.
Verbiegungen im Sinne eines Valgus und einer Rekurvation sind wesentlich seltener. Diese Fehlform neigt weniger häufig zu einer Pseudarthrosebildung.

Röntgen

Tibia verkrümmt, am Krümmungsscheitel meist verschmächtigt, Kortikalis verdickt. Die Fibula ist relativ verlängert. Das Auftreten einer Pseudarthrose beginnt mit einer zarten Resorptionszone, die ausgebildete Pseudarthrose ist abgedeckelt. In diesem Stadium beginnt die Fibula durch die Mehrbelastung zu hypertrophieren.

Therapie

A. Verbiegung: Gips- und Schienenbehandlung schon beim Säugling, um eine Richtungslenkung während des Wachstums zu erzielen und um dem Auftreten einer Pseudarthrose vorzubeugen. Jede Gewaltanwendung bei der Korrektur muß unterbleiben. Bei Gehbeginn Schienenhülsenapparat mit Tubersitz, Nachtliegeschale.

B. Pseudarthrose: Eine konservative Behandlung ist aussichtslos. Das günstigste Alter für operative Korrektureingriffe ist das 2. bis 4. Lebensjahr. Keine der gängigen Methoden bietet absolute Gewähr für einen bleibenden Erfolg: das Gewebe ist von einer beträchtlichen Minderwertigkeit, und auch nach scheinbarer knöcherner Konsolidierung kann es zum neuerlichen Auftreten einer Pseudarthrose an derselben oder einer benachbarten Stelle kommen.

Manche Fälle sind auch nach mehrfachen operativen Eingriffen nicht zur knöchernen Konsolidierung zu bringen und enden schließlich mit einer Amputation. Der Zeitpunkt der Amputation sollte nach Möglichkeit bis zum Abschluß des Wachstums hinausgeschoben werden, um eine genügende Stumpflänge zu erhalten.

Folgende *Operationsmethoden* kommen in Betracht:
1. Brückenspan neben der Pseudarthrose in Längsachse des Unterschenkels, oberhalb und unterhalb in die Tibia eingefalzt (Goljanitzki, McFarland, Pauwels).
2. Spanverpflanzung: Verwendung von ein bis zwei großen Spänen, wobei die Anlagerung hinten und außen wegen der besseren Durchblutungsverhältnisse günstigere Voraussetzungen für die Einheilung bietet. Eigenspäne, eventuell homoioplastische Späne von der Mutter. Auch nach der Spanverpflanzung ist eine mehrmonatige Gipsfixation notwendig. Fixationsmaterial für die Späne darf nicht zu lange belassen werden: zirkuläre Drahtschlingen können schnüren und neuerlich zu einer Pseudarthrose führen.
3. Marknagelung und gleichzeitige Spanverpflanzung (Hellner, Hasselmann, Guolleminet und Ricard). Wegen des Wachstums des kindlichen Knochens hat sich das Einschlagen des Marknagels von der Ferse her durch den Kalkaneus bewährt.
4. Einpflanzung des distalen Fragmentes in den Markraum des proximalen; in zweiter Sitzung Fußamputation unter Erhaltung des Kalkaneus zur Ausschaltung der Zug- und Hebelwirkung des Fußes, die eine neuerliche Pseudarthrosenbildung fördern können (Boyd).

18. Hypo- und Aplasie des Unterschenkels

Definition

Zurückbleiben des Wachstums eines oder beider Unterschenkelknochen verschiedenen Grades bis zum völligen Fehlen.

Ätiologie

Hemmungsmißbildung. Häufig kombiniert mit anderen Mißbildungen, ein- und doppelseitiges Auftreten. Die Tibia ist meist im distalen Drittel verkrümmt.

Klinik

Tibia: Unterschenkel unterentwickelt. Bei erhaltener Fibula ragt deren Köpfchen stark vor. Lockerung des Kniebandapparates. Klumpfußstellung.

Fibula: Tibia verkrümmt, Fuß valgisch und in Spitzfußstellung.

Therapie

Stabilisierung durch Unterstellungsoperation des Fußes unter den erhaltenen Knochen mit Arthrodesierung. Die Erhaltung der vorhandenen Epiphysen ist für das Längenwachstum hier besonders wichtig.

XXII. Der Fuß

Funktionelle Anatomie

Eine umfassende und detaillierte Erörterung der funktionellen Anatomie und Biomechanik des Fußes ist in diesem Rahmen nicht vorgesehen. Hingegen soll eine kurzgefaßte Darstellung der wesentlichen Punkte zum grundlegenden Verständnis der komplexen Problematik des Fußes und seiner Formvarianten beitragen.

1. Form

Die Aufrechterhaltung einer regelrechten Fußform obliegt dem passiven Halteapparat von Knochen und Bändern und vor allem dem Zuggurtungseffekt des aktiven Halteapparates der Muskulatur. Dieser ermöglicht eine aktive Anpassungsfähigkeit an die Unebenheiten des Bodens. Die Form des Fußes entspricht einer elastischen Halbkuppel, deren muskulär-tendinöse Spannung durch propriozeptiv-reflektorisch gesteuerte Muskelkontraktionen der Fußsohle reguliert wird (Scholder).

Die Belastung des Fußgewölbes ergibt sich einerseits aus dem durch das Körpergewicht bedingten Auflagedruck, andererseits aus dem Bodendruck auf die Auftrittfläche. Das Körpergewicht wird über das Sprungbein auf ein dreistrahliges Tragesystem übertragen, dessen Schenkel das Fersenbein bzw. der mediale und laterale Fußrand darstellen. Hauptbelastungspunkte der normal geformten subtalaren Knochenbandplatte (Fußskelett samt Ligamenten ohne Talus und Zehen, H. U. Debrunner) sind die Köpfchen des ersten und fünften Mittelfußknochens und der Tuber des Fersenbeines.

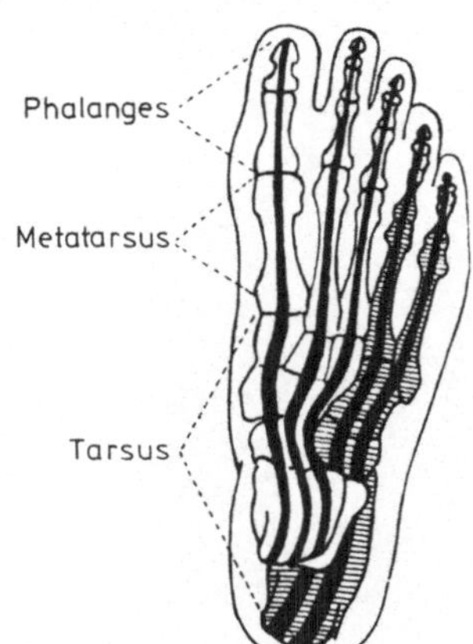

Abb. 161. Skelett des rechten Fußes. Zwei schraffierte Strahlen lassen sich zum Kalkaneus verfolgen, drei Strahlen laufen zum Talus. — Aus: Benninghoff, A., Goerttler, K.: Lehrbuch der Anatomie des Menschen. München-Berlin: Urban und Schwarzenberg. 1964

Der Aufbau der vor allem im Chopartschen Gelenk in sich verschränkten Fußplatte läßt einen medialen und lateralen Anteil unterscheiden:

Der innere Tragstrahl wird durch das Kahnbein, die Keilbeine und die Mittelfußknochen I—III, der äußere Strahl durch das Fersenbein, Würfelbein und die beiden lateralen Mittelfußknochen gebildet. Die annähernd rechtwinkelige Verschränkung der Fußplatte ergibt sich aus der Stellung des auf dem Boden flach aufliegenden Vorfußfächers gegenüber dem senkrecht stehenden Fersenbein.

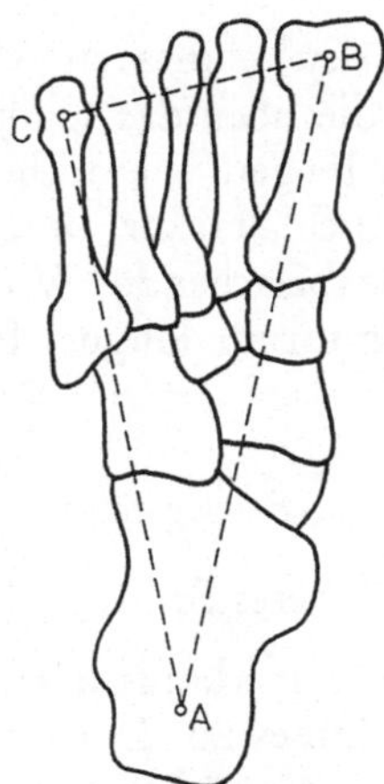

Abb. 162. Stützpunkte des Fußskeletts

Als am weitesten plantar gelegene Strukturen des Fußskeletts begrenzen die knöchernen Stützpunkte des Gewölbes (A, B, C) eine dreieckig geformte Unterstützungsfläche. Die Anordnung der Skelettanteile zueinander bedingt eine dreifache Wölbung der funktionell einheitlichen subtalaren Fußplatte:

Innere Längswölbung (Strecke A—B).
Äußere Längswölbung (Strecke A—C).
Vordere oder quere Wölbung (Strecke B—C).

Bei Belastung kommt es zu einer Abflachung der vorderen und äußeren Fußwölbung. Die Höhe des inneren Längsgewölbes hängt weitgehend von der Stellung des Fersenbeines bei aufliegendem Fuß und der Verschränkung der subtalaren Fußplatte ab (H. U. Debrunner):
— Abflachung des inneren Längsgewölbes bei Valgusstellung der Ferse und
   supiniertem Vorfuß (Bänder gespannt)
— Erhöhung des inneren Längsgewölbes bei Varusstellung der Ferse und
   Pronation des Vorfußes (Bänder entspannt)

Die Verspannung der Gewölbekonstruktion wird — abgesehen von den plantaren Bändern und der vom Tuber calcanei zu den Zehen ziehenden Plantaraponeurose — durch die Halte- und Bewegungsarbeit folgender Muskeln unterstützt:

a) Quergewölbe:
M. adductor hallucis

M. peronaeus longus

b) Äußeres Längsgewölbe:
M. abductor digiti quinti

c) Inneres Längsgewölbe:
M. flexor hallucis longus
M. peronaeus longus
M. tibialis posterior
M. flexor digitorum communis

Grundsätzlich wirken neben den plantaren Muskeln alle jene langen Fußmuskeln gewölbeaufrichtend, die über das Chopartsche Gelenk hinwegziehen. Dabei wird sowohl durch die langen wie auch durch die kurzen Fußmuskeln der mediale Fußrand wesentlich stärker unterstützt als der laterale. Eine antagonistische, d. h. gewölbeabflachende Wirkung ist dem Triceps surae, Tibialis anterior, Extensor digitorum longus, Peronaeus brevis und Extensor hallucis longus zuzuschreiben.

2. Beweglichkeit

a) Oberes Sprunggelenk

Das Tibiotalargelenk entspricht mechanisch einem Scharniergelenk und läßt die Hebung und Senkung des Fußes zu. Der Gelenkspalt und die funktionelle Achse des Gelenkes sind gegen die Achse der distalen Tibia im unterschiedlichen Ausmaß von medial-oben nach lateral-unten geneigt ($85 \pm 5°$ bzw. $80 \pm 4°$ nach Isman und Inman). Die normale Bewegungsexkursion beträgt $20—30°$ nach dorsal (Extension) und $40—50°$ nach plantar (Flexion), von der Neutral-0-Stellung ausgehend.

Als *Fußheber* sind vor allem wirksam:
M. tibialis anterior
M. extensor hallucis longus
M. extensor digitorum longus

Die Gesamtleistung der Extensoren steht beträchtlich hinter der Arbeitsleistung der Fußsenker zurück. Das funktionelle Überwiegen der *Flexoren* kommt schon in ihrer zahlenmäßigen Überlegenheit zum Ausdruck:

M. gastrocnemius
M. soleus
M. flexor hallucis longus
M. tibialis posterior
M. flexor digitorum longus
M. peronaeus longus
M. peronaeus brevis

Bei endlagiger Plantarflexion sind geringe seitliche Bewegungen möglich. Demgegenüber besteht bei starker Dorsalextension und damit verbundener Innenrotation des Sprungbeines eine feste ligamentäre Blockierung des Tibiotalargelenkes.

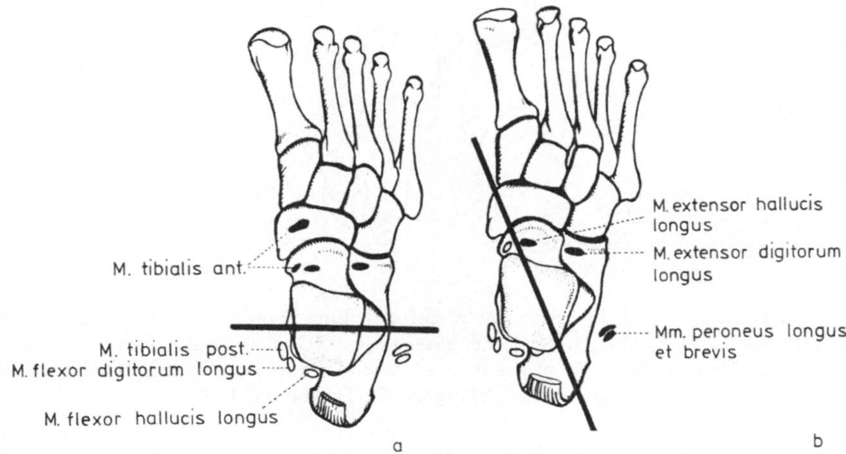

Abb. 163. Lage der Sehnen zu den Achsen der Sprunggelenke nach Abb. von Mollier. — Aus: Benninghoff-Goerttler, Lehrbuch der Anatomie des Menschen. München-Berlin: Urban und Schwarzenberg. 1964

b) Unteres Sprunggelenk

Das untere Sprunggelenk besteht aus zwei funktionell einheitlichen Anteilen: Den hinteren Anteil bilden Fersenbein und Sprungbein, der vordere setzt sich aus Taluskopf und Os naviculare zusammen. Die Bewegungsachse dieser Gelenkkombination verläuft schräg von vorn-oben-innen nach hinten-unten-außen durch das Tuber calcanei und den Taluskopf. Die Längsachsen von Fersenbein und Sprungbein bilden sowohl in der dorso-plantaren wir auch in der seitlichen Ansicht einen Winkel von etwa 30°.

Die Bewegungen des Fußes um die Achse des unteren Sprunggelenkes sind zwangsläufig Kombinationsbewegungen, die als *Inversion* und *Eversion* bezeichnet werden. Bei der Drehung des Fersenbeines mit dem übrigen Fuß um diese „Kompromißachse" (Benninghoff) sind alle zugehörigen Gelenkflächen miteinbezogen. Die Inversion, d. h. die Hebung des inneren Fußes, ist mit einer Varisierung des Fersenbeines gekoppelt und entspricht einer Mischbewegung, die sich aus Adduktion, Supination und Plantarsenkung zusammensetzt. Die Eversion, d. h. die Senkung des inneren Fußrandes, entspricht einer kombinierten Abduktion-Pronation-Extension und bewirkt auf Grund der schrägen Bewegungsachse eine Valgusstellung des Fersenbeines.

Als Ausdruck des funktionellen Zusammenhanges zwischen oberem und unterem Sprunggelenk besteht eine unmittelbare Abhängigkeit der Fußhaltung von einer Drehung des Unterschenkels.
So ist beispielsweise die Innenrotation der Tibia mit dem Talus bei feststehendem Fuß zwangsweise mit einer Abflachung des inneren Längsgewölbes und Valgisierung des Kalkaneus verknüpft.

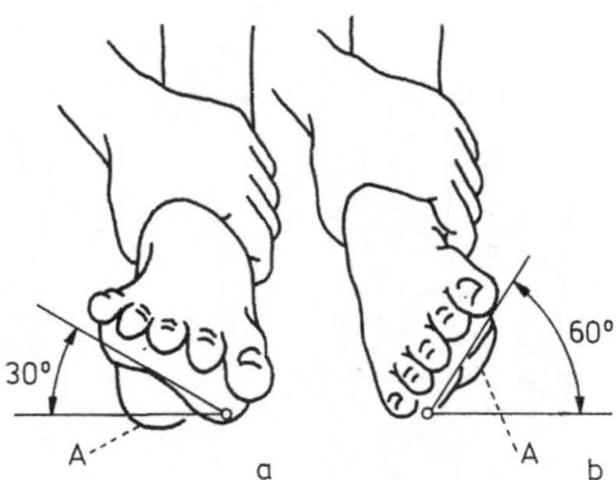

Abb. 164. *a* Eversion und *b* Inversion des Rückfußes. Eine Hand fixiert den Unterschenkel, die andere Hand den Mittelfuß (nicht gezeichnet). Die In- und Eversion wird am Fersenbein (Kalkaneusachse *A*) beurteilt. — Aus: Debrunner, H. U.: Orthopädisches Diagnostikum. Stuttgart: G. Thieme. 1973

c) Verwindungsgelenke

Die Beweglichkeit der einzelnen Fußwurzel- und Fußwurzel-Mittelfußgelenke ist gering, doch ergibt sich aus der großen Zahl dieser Amphiarthrosen eine Bewegungssummation beachtlichen Ausmaßes, die in der möglichen Verwindung des Vorfußes gegenüber dem Rückfuß zum Ausdruck kommt.

Als *Pro- und Supination* werden die Bewegungen der subtalaren Fußplatte um eine Längsachse bei feststehendem Fersenbein — d. h. die Verdrehung des Vorfußes gegen den Rückfuß — bezeichnet.

Als wirksame Muskeln sind in diesem Zusammenhang zu nennen:

Pronatoren	*Supinatoren*
M. extensor digitorum longus	M. triceps surae
Mm. peronaei	M. tibialis posterior
M. extensor hallucis longus	M. flexor hallucis longus
	M. flexor digitorum longus
	M. tibialis anterior

Bei gehaltenem Fersenbein ist eine passive Supination des Vorfußes von 30° und eine Pronation von 15° möglich.

Die praktische Bedeutung dieser Verwringungskonstruktion offenbart sich im fließenden Abrollen des Fußes beim Gehen. So ist etwa das Aufsetzen des Fußes nach dem Fersenkontakt mit einer Supination verbunden, während in der terminalen Ablösephase vor dem Abheben der Ferse der Vorfuß gegen den Rückfuß proniert ist und das Fersenbein in zunehmende Supinationsstellung gerät. Jede Störung der Mechanik in den Verwindungsgelenken kann daher oft erhebliche Gangstörungen zur Folge haben.

Die Beurteilung der Fußform und ihrer Varianten muß unter dem Aspekt der funktionellen Einheitlichkeit aller beteiligten Strukturen erfolgen. Geringe Veränderungen innerhalb der hochdifferenzierten dynamischen Konstruktion, die der Fuß darstellt, führen zwangsläufig zu einer fehlerhaften Gesamtfunktion.

Nur eine rechtzeitig einsetzende Therapie kann verhindern, daß aus der ursprünglich reversiblen Fehlhaltung und -funktion des Fußes infolge von

Schrumpfungsprozessen und Kontrakturen jene fixierten Fehlformen entstehen, die letztlich einer erfolgreichen Behandlung in vielen Fällen unzugänglich bleiben.

1. Klumpfuß
(Pes equinovarus)

Einteilung

1. Kongenitaler Klumpfuß.
2. Teratologischer Klumpfuß *.
3. Paralytischer oder spastischer Klumpfuß (Spina bifida, infantile Zerebralparese, Schädigung des Nervus fibularis, neurogene Muskelatrophie).
4. Posttraumatischer Klumpfuß.
5. Klumpfuß nach Knochen- und Gelenkentzündungen.
6. Klumpfuß durch Narbenzug.

In der überwiegenden Mehrzahl der Fälle handelt es sich um angeborene Klumpfüße. Der erworbene, d. h. nach der Geburt auftretende Klumpfuß zeigt die gleichen charakteristischen Formabweichungen wie der angeborene. Die Schwere der sekundären Deformität ist vom zeitlichen Beginn der Grundkrankheit abhängig.

Die folgende Besprechung beschränkt sich auf den *angeborenen Klumpfuß* (Pes equinovarus congenitus).

Ätiologie

Ursache und Entwicklung dieser neben der Hüftdysplasie häufigsten angeborenen Mißbildung sind nicht einwandfrei geklärt. Weitgehende Einigkeit besteht hinsichtlich der Heredität des Klumpfußes und seiner Definition als rezessiv vererbtes endogenes Leiden, dessen konstante Geschlechtsproportion von 2 ♂ zu 1 ♀ von Goldschmidt als geschlechtskontrollierte Vererbung bezeichnet wurde. Idelberger nimmt ein autosomales Hauptgen an, dessen Manifestation durch geschlechtsgebundene (X-chromosomale) Modifikatoren im weiblichen Geschlecht genau um die Hälfte reduziert werde.

Die beträchtliche Variabilität der Form und Ausprägung des Klumpfußes führt zusätzlich zur Annahme exogener Einflüsse, die aus der fehlerhaften Anlage die definitive Formabweichung entstehen lassen. Als ätiologische Hypothesen werden in diesem Zusammenhang häufig genannt:

— Drucktheorie (mechanisch bedingte Klumpfüße durch raumbeengende Prozesse in utero)
— Neuro-myopathische Theorie (myelodysplastische Zustände mit sekundärer Muskelhypoplasie oder primäre Störungen des Muskelgleichgewichtes im Sinne einer Dominanz der Supinatoren über die Pronatoren des Fußes)
— Theorie der Hemmungsmißbildung (Stehenbleiben des Fußskeletts auf einer embryonalen Durchgangsstufe). H. Debrunner: „Wir glauben, am

---

* Beim sogenannten teratologischen oder komplizierten Klumpfuß bestehen primäre Skelettanomalien, die oft mit weiteren kongenitalen Mißbildungen und schlaffen oder spastischen Lähmungen kombiniert sind. Diese meist besonders schwere und therapieresistente Deformität ist als maligne Variante des weitaus häufigeren genuinen Klumpfußes aufzufassen.

ausgebildeten Klumpfuß Ähnlichkeiten mit frühen Stadien der physiologischen Fußentwicklung zu sehen. Der schlüssige Beweis dafür, daß seine formale Genese als Bildungshemmung auszulegen ist, steht noch aus. Wir verwenden diese Deutung höchstens als heuristische Formel im Sinne des ‚Als ob'."

Pathologische Anatomie

Die markanten Komponenten des Klumpfußes bestehen in Supination, Adduktion und Plantarflexion. Pathologisch-anatomisch liegen der Fehlform Veränderungen des Knochengewebes, der Muskulatur und des Bandapparates zugrunde, deren gemeinsame Wirksamkeit den elastischen Klumpfuß des Neugeborenen in die spätere kontrakte Deformität überführen.

Die ursprünglich annähernd normale Form der einzelnen Skelettanteile des Klumpfußfeten erfährt unter dem Einfluß späterer funktioneller Belastungen Veränderungen, da ihre topographischen Beziehungen zueinander im Sinne einer Supinationsfehlstellung des gesamten Fußes pathologisch angelegt sind. Die Progredienz der Belastungsdeformität wird durch die in ihrem Gleichgewicht gestörte Mechanik der Fußmuskulatur und durch Weichteilschrumpfung gefördert.

1. Ossäre Veränderungen

a) Kalkaneus: Das Fersenbein steht steil in Adduktion und Supination. Die Gelenkfläche für das Würfelbein ist nach medial verschoben, der Tuber steht abnorm hoch nahe dem Außenknöchel und stößt von dorsal her gegen das obere Sprunggelenk.

b) Talus: Das Sprungbein steht in Plantarflexion in der Knöchelgabel, sein Hals ist winkelig nach medial-plantarwärts gerichtet. Die Gelenkfläche für das Os naviculare ist nach medial verschoben. Der Taluskopf ist als Prominenz am Fußrücken tastbar.

c) Navikulare: Das Kahnbein ist an die mediale Seite des Talushalses subluxiert und kann den Malleolus medialis berühren. Mit der Verlagerung nach medial gegen die Fußsohle kommt es zum Abweichen der distal gelegenen zugehörigen Knochen des Fußes.

d) Cuboid: Das Würfelbein ist in Supinationsstellung plantarwärts verlagert und liegt dem Fersenbein entsprechend der nach medial verschobenen Articulatio calcaneocuboidea seitlich an. Die Beweglichkeit in diesem Gelenk ist deutlich vermehrt.

e) Metatarsus: Der Vorfuß steht in Adduktion und starker Plantarflexion. Das Metatarsale I kann gegenüber dem zweiten Strahl rückverlagert sein.

2. Weichteilveränderungen

Histologische Untersuchungen von Muskelpräparaten (Volkmann, C. Mau) ergaben pathologische Veränderungen im Sinne einer Muskelatrophie vorwiegend im Bereich der tiefen Flexoren-Supinatoren-Gruppe. Die Extensoren-Pronatoren-Gruppe zeigte geringere Veränderungen.
Die Muskulatur des Unterschenkels ist schon beim Klumpfußfeten unter-

entwickelt. Der hochgeschobene Muskelbauch der hypoplastischen Wade (von Joachimsthal als Klumpfußwade bezeichnet) ist später oft ein typisches Zeichen eines (ausreichend) korrigierten Klumpfußes.

Das Gleichgewicht der Fußmuskulatur ist durch das Überwiegen der verkürzten Supinatoren gestört. Über der konvexen Seite des Fußes sind die Weichteile überdehnt und atroph, während die medial und plantar gelegene Flexoren-Supinatoren-Gruppe (M. tibialis posterior, M. flexor hallucis longus, M. soleus, M. tibialis anterior, M. flexor digitorum longus) ebenso wie die Plantarfaszie und die Bänder an der Medialseite des Fußes (Ligamentum deltoideum, Ligamentum talonaviculare dorsale) Kontrakturen und Verdickungen aufweisen.

Die beim Klumpfuß auffallende Variabilität der Band- und Sehnenzüge gegenüber den gleichmäßigen Fehlformen der Skelettkonstruktion deutet H. Debrunner als „Bildungs- und Anpassungsfähigkeit des prätendinösen und präligamentären Bindegewebes" entsprechend den funktionellen und mechanischen Erfordernissen und als „Ausdruck der sekundären Anlage dieser Gebilde unter Einflüssen, die von der Organisation der höher differenzierten Einheiten abhängen" (Skelett- und Muskelentwicklung gehen der Sehnenanlage zeitlich voran).

Lageveränderungen der Muskelinsertionen
— Verschiebung der Achillessehne nach medial
— Verschiebung der Extensorensehnen nach medial
— Auffächerung der Sehne des M. tibialis posterior (Klumpfußmuskel nach Bernbeck) und Ansatz an den Metatarsalien I (II) bis V
— Funktionelle Verlängerung des M. peronaeus brevis, dessen Ansatz über einen sehnigen Bindegewebsstrang (= Rudiment eines M. peronaeus extensorius) an die Tuberositas des Metatarsale V vermittelt und dessen Wirkung dadurch zugunsten der Mm. tibiales abgeschwächt wird
— Verlagerung der Antikussehne weit nach plantar

Befund

— Steilstand des ganzen Fußes, hochstehendes Fersenbein mit querverlaufender Falte über dem Tuber: Pes equinus
— Supinationsstellung des Fußes und verstärkte Varusstellung des Rückfußes: Pes varus
— Adduktion des Vorfußes gegen den Rückfuß: Pes adductus
— Vermehrte Plantarflexion des Vorfußes gegen den Rückfuß: Pes excavatus

Ferner
— Innentorsion der Tibia
— Im Frühstadium Rückstand der Ossifikation des Fußskeletts (Os naviculare), später unterschiedlich ausgeprägte Deformierungen der einzelnen Knochen

Klinik

Die absolute Häufigkeit der angeborenen Klumpfüße wird mit etwa 1‰ angegeben. Doppelseitiges Auftreten scheint häufiger zu sein als einseitige Manifestation, nicht selten werden Kombinationen mit anderen angeborenen Mißbildungen beobachtet. Das männliche Geschlecht wird in konstantem Verhältnis von 2 : 1 stärker betroffen.

Der klinische Befund des angeborenen Klumpfußes ist absolut eindeutig, wenn auch die unterschiedliche Ausprägung der Deformität bzw. ihre jeweils vorherrschende Komponente (equinus-varus-adductus-excavatus) zu variablen Bildern führt. Die Schwere des Klumpfußes wird vom Zeitpunkt des Störungsbeginns bestimmt (Kreuz), seine Prognose hängt vom Zeitpunkt des Therapiebeginns ab.

Aus der unbehandelten Deformität entwickelt sich der kontrakte Pes equinovarus. Die Fehlbelastung des äußeren Fußrandes führt zur Schwielenbildung und Entstehung von schmerzhaften Schleimbeuteln. Fuß und Wade sind unterentwickelt (Sohlenlänge verkürzt, Klumpfußwade). Das Gangbild ist schwer beeinträchtigt, der Klumpfußpatient geht stampfend und mühsam mit vorgeneigtem Becken und hyperlordosierter Lendenwirbelsäule. Häufig findet sich ein Genu valgum, frühzeitig entwickeln sich deformierende Arthrosen in Fuß- und Kniegelenken.

Röntgen

Die Längsachsen von Talus und Kalkaneus bilden beim normalen Fuß im anterior-posterioren Strahlengang einen nach distal und im Seitenbild nach dorsal offenen Winkel von 30 bis 40°.

Beim Klumpfuß verlaufen die Längsachsen in beiden Strahlengängen annähernd parallel.

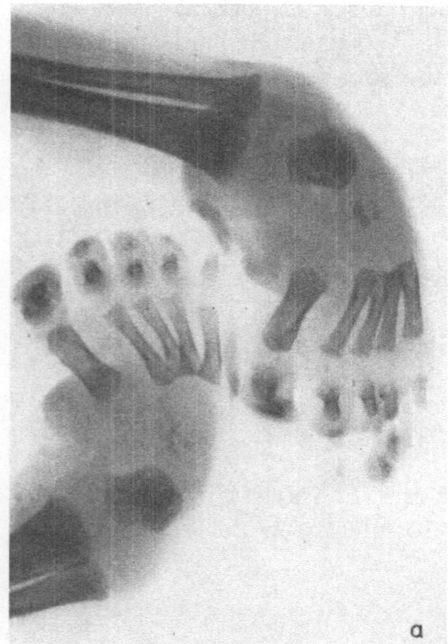
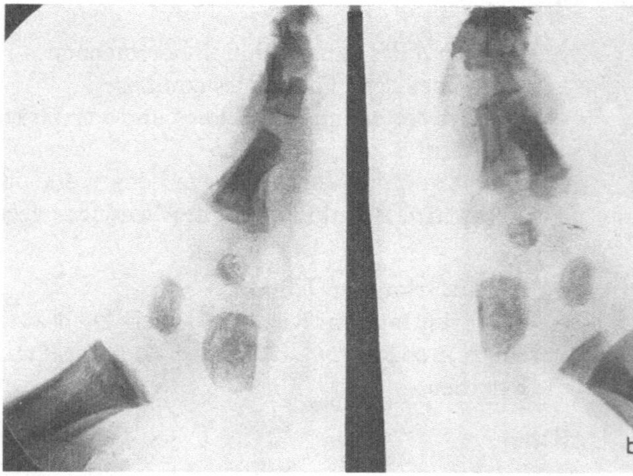

Abb. 165 a und b. a Hochgradiger angeborener Klumpfuß beiderseits. Der Kern des Würfelbeines beiderseits fragmentiert (nichtgehaltene Aufnahme ap. im Alter von drei Wochen). b Seitlicher Strahlengang, dieselben Füße im Alter von sechs Wochen

Die normalerweise im anterior-posterioren Aspekt parallelen Achsen von Fersenbein und Metatarsale V bzw. von Sprungbein und Metatarsale I sind winkelig verschoben. Das Kahnbein ist nach medial-plantar subluxiert.

Mit zunehmender Krankheitsdauer finden sich unterschiedliche Veränderungen der einzelnen Knochen des Fußskeletts (Keilform des Kahnbeines, oft Verkleinerung des Taluskörpers, Anomalien der Metatarsalien u. a.).

Therapie

Die Klumpfußbehandlung des Säuglings unterliegt folgenden Richtlinien:
1. Die Therapie ist *zunächst prinzipiell konservativ* (schonende Umformung im Gipsverband).

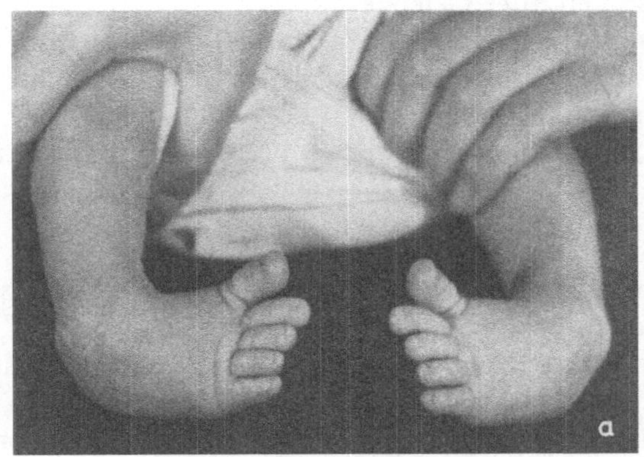

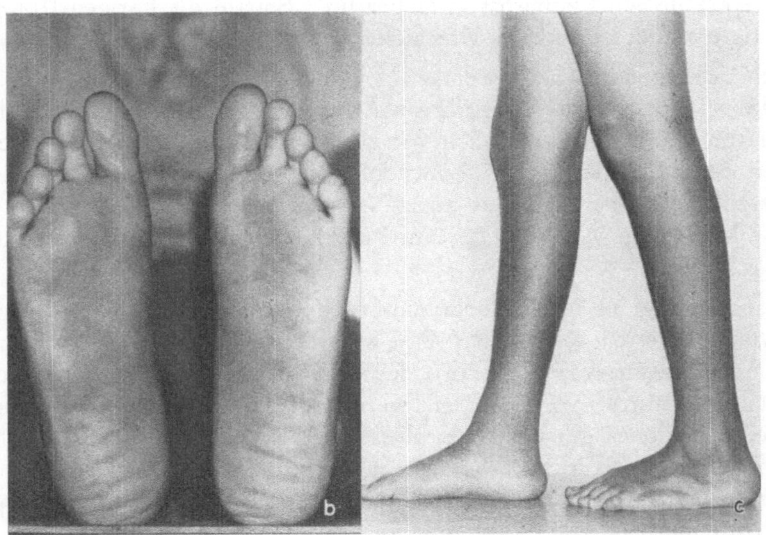

Abb. 166 *a—c. a* Doppelseitiger angeborener Klumpfuß vor der Behandlung (im Alter von drei Wochen), *b* und *c* 13 Jahre später, nach konservativer Behandlung

2. Behandlung ab dem 1. Lebenstag.
3. Berücksichtigung der gesamten Deformität.
4. Nachbehandlung und Kontrollen über ausreichend langen Zeitraum.

Aus der größeren Zahl der möglichen Verfahren zur unblutigen Klumpfußbehandlung (Gocht, Kite, Denis Browne u. a.) sei die Umformung im Gipsverband nach Bösch hervorgehoben, die trotz oder vielmehr gerade wegen ihrer Einfachheit eine formal und funktionell zufriedenstellende Korrektur der einzelnen Klumpfußkomponenten in der richtigen Reihenfolge (Kipfelform, Varusstellung der Ferse, deren Lage am Außenknöchel, Innentorsion der Tibia, Spitzfuß) ermöglicht. Bösch nennt als Ziele und Kriterien seiner Methode:
— Langen schmalen Fuß
— Kräftige Wade
— Gute Beweglichkeit aller Gelenke
— Richtige Torsion
— Koordiniertes Muskelspiel am *ganzen* Bein
— Tragbare Behandlungsdauer
— Vermeidung irreparabler Überkorrektur, vor allem des kraftlosen Hakenfußes

Technik nach Bösch:
Fixation im Oberschenkelgipsverband bei rechtwinkelig gebeugtem Knie. Gipswechsel im Abstand von drei Tagen.
a) Druck auf die Ferse von außen her in Richtung nach medial (Processus posterior calcanei steht lateral!).
b) Druck von außen gegen den lateral vorspringenden Taluskopf.
c) Druck von medial gegen Vorfuß und Großzehe.
d) Der Spitzfuß wird zunächst nicht beachtet. Sobald die übrigen Komponenten korrigiert sind, ist auch die Dorsalflexion möglich.

Die Behandlung kann nach wenigen Wochen abgeschlossen sein. Die Nachbehandlung hingegen ist langjährig: Aktive Übungen zur Kräftigung der Muskulatur, die mehrmals täglich von der Mutter durchgeführt werden (Bestreichen der Fußsohle und des Fußrückens löst eine Dorsalflexion und damit einen zusätzlichen Fersenvalgus aus). Nachtschienen aus Celastik und orthopädische Maßschuhe sichern unter laufender Kontrolle die korrigierte Normalform des Fußes.

Operativ: Gelingt es nicht, durch unblutige Umkrümmung über einen Zeitraum von mindestens 6 Monaten eine stabile Normalform des Fußes zu erreichen oder kommt es zum Rezidiv, dann muß zur Beseitigung der kontrakten Weichteile operativ vorgegangen werden. Als frühester Zeitpunkt für Weichteiloperationen gilt das abgeschlossene erste Lebenshalbjahr.
Der immer wieder rückfällige, sogenannte rebellische Klumpfuß, bzw. der unbehandelte Klumpfuß können nach Wachstumsabschluß Knochenoperationen erforderlich machen. Die Wahl des operativen Verfahrens richtet sich dabei nach der individuellen Deformität. Häufig kommen kombinierte Methoden zur Anwendung.

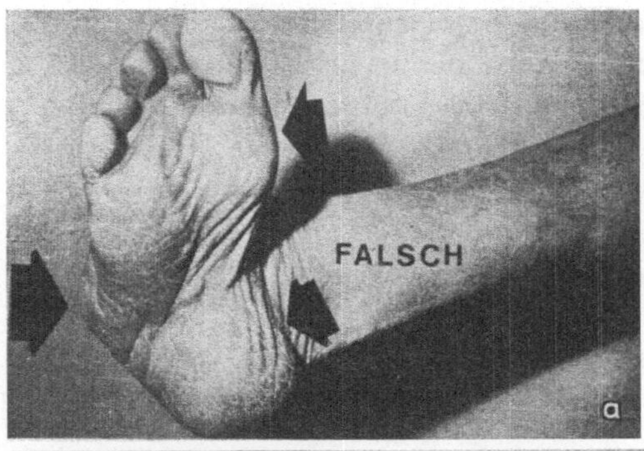

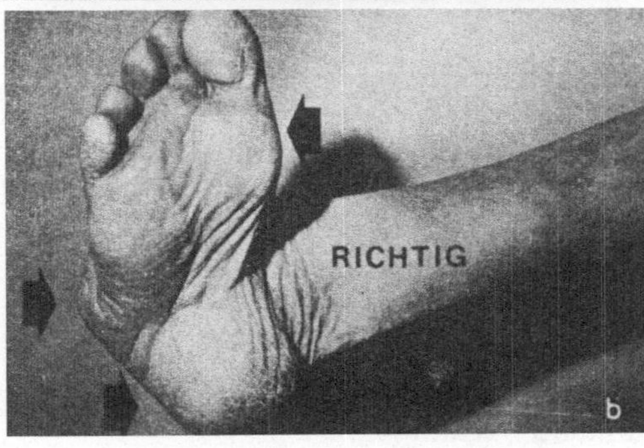

Abb. 167 *a* und *b*. *a* Klassische, aber unrichtige Angriffspunkte. *b* Richtige Angriffspunkte. — Aus Bösch, J.: Die konservative Klumpfußbehandlung des Säuglings und Kleinkindes. MOT 94, 150 (1974)

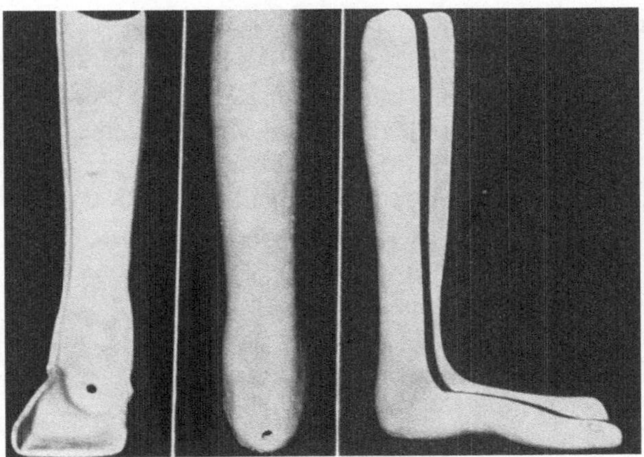

Abb. 168. Celastik-Nachtschiene

a) Eingriffe an den Weichteilen:
— Z-förmige Verlängerung der Achillessehne, eventuell mit Durchtrennung der hinteren Kapseln des oberen und unteren Sprunggelenks zur Aufrichtung des Fersenbeines
— Z-förmige Verlängerung der Sehne des M. tibialis posterior zur Korrektur von Adduktion und Supination

32*

— (Temporäre) Versetzung der Sehne des M. tibialis anterior nach außen bis
zur Wiederherstellung der Peronaeusfunktion
— Offene Durchtrennung der Plantaraponeurose bei ausgeprägter Exkavatus-
komponente
b) Eingriffe am Knochen (ab dem 14. Lebensjahr)
— Subtalare Arthrodese
— Keilresektion aus dem Tarsus
Unabhängig von der Art des operativen Eingriffes ist eine sorgfältige Nachbehandlung zunächst durch postoperativen Gipsverband über 6—8 Wochen,
später durch Nachtschienen und orthopädisches Schuhwerk notwendig.

Prognose

Die Behandlungsergebnisse des echten kongenitalen Klumpfußes sind gut unter
der Voraussetzung einer rechtzeitig, d. h. unmittelbar nach der Geburt ein-
setzenden und korrekt durchgeführten Therapie. Dabei ist weniger die Art des
therapeutischen Handelns als vielmehr dessen Beginn von entscheidender Bedeutung, denn es kommt darauf an, den geringen Muskeltonus und die leich-
tere Formbarkeit der Skelettelemente des neugeborenen Klumpfußes zu
nützen. Je später also die Behandlung einsetzt, desto ungünstiger ist die Prognose.
Der sogenannte rebellische, immer wieder rezidivierende Klumpfuß ist in der
Regel ein falsch behandelter Klumpfuß.

2. Angeborener Plattfuß
(Pes planovalgus congenitus, Talus verticalis)

Ätiopathogenese

Ursache dieser seltensten Fußdeformität ist vermutlich ein endogener Erb-
schaden. Zusammentreffen mit anderen Mißbildungen, wie Klumpfuß, Hüftluxation, Wirbelfehlbildungen u. a., wird häufig beobachtet.
Der angeborene Plattfuß ist durch die plantare Konvexität der Fußsohle gekennzeichnet (Schaukelfuß). Das Sprungbein ist plantar flektiert und kann

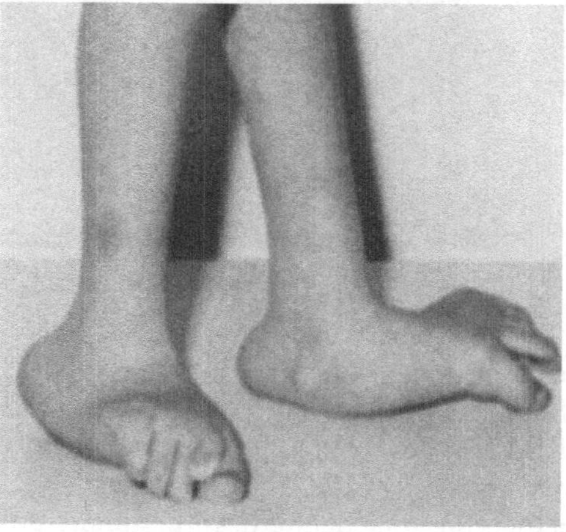

Abb. 169. Beiderseitiger Schaukelfuß bei fünfjährigem Knaben

die vertikale Verlängerung der Unterschenkelachse bilden. Das Fersenbein steht in Spitzfußstellung. Der Scheitelpunkt des konvexen Bogens liegt im Bereich des Chopartschen Gelenkes. Subluxation oder Luxation des Kahnbeines nach dorsal-lateral, mediale Prominenz des Taluskopfes.

Befund:

— Ferse proniert
— Vorfuß proniert und abduziert
— Subluxation oder Luxation zwischen Talus und Navikulare
— Vorfuß im Chopartschen Gelenk dorsal aufgebogen

Klinik

Meist einseitiges Auftreten ohne sichere Geschlechtsdisposition. Gesamter Fuß in Dorsalflexion mit konvex gebogener Fußsohle und konkav gewölbtem Fußrücken. Plantarflexion eingeschränkt. Vermehrte Hautfältelung über dem lateralen Fußrand und Fußrücken.

Röntgen

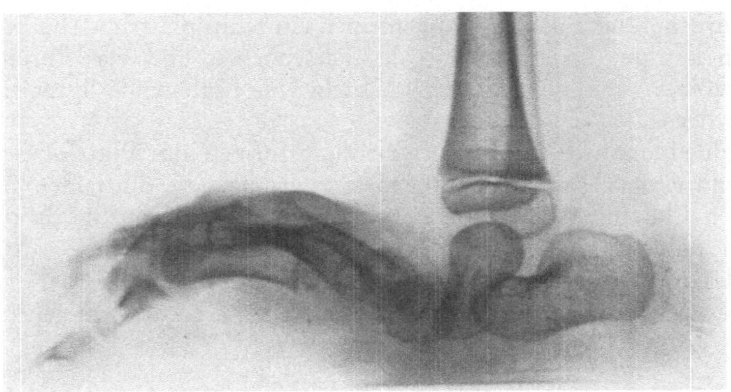

Abb. 170. Angeborener Plattfuß (Schaukelfuß). Typische Steilstellung des Sprungbeines (Talus verticalis)

Entspricht dem klinischen Befund.
Seitlicher Strahlengang: Nach dorsal offener Winkel zwischen den Längsachsen von Talus und Kalkaneus bis zu 80 bis 90°.
Anterior-posteriorer Strahlengang: Ventral offener Winkel zwischen den Längsachsen von Talus und Kalkaneus bis zu 80° (Normalwerte in beiden Strahlengängen 30—40°).

Therapie

Die Deformität ist von einer hohen Rezidivneigung belastet. Schwere Grade des angeborenen Plattfußes haben kaum Aussicht, mit konservativen Mitteln geheilt zu werden, doch kann bei unmittelbar nach der Geburt einsetzender Behandlung der später erforderliche Eingriff kleiner gehalten werden (Bösch). Behandlungsziele sind die Beseitigung der Subluxation oder Luxation im Talonavikulargelenk und die Korrektur der Plantarflexion des Talus.

Konservativ: Frühestmögliche Behandlung mit redressierenden Gipsverbänden (anfangs täglicher Gipswechsel!) unter Modellierung des Längsgewölbes, später Schienen und Einlagenversorgung.

Operativ: Günstigstes Operationsalter zwischen dem 6. und 12. Lebensmonat.
— Z-förmige Achillotenotomie unter Belassung der medialen Sehnenhälfte am Tuber calcanei zur Korrektur der Fersenfehlstellung in Valgus und Equinus. Zusätzliche Durchtrennung der hinteren Kapselanteile des oberen und unteren Sprunggelenks
— Blutige Reposition von Talus und Navikulare, Versetzung der Sehne des M. tibialis anterior nach rückwärts zur Hebung des Längsgewölbes

Bei älteren Kindern:
— Keilosteotomie aus dem Talushals
— Arthrodese

3. Erworbener Plattfuß
(Knickfuß, Knickplattfuß)

Der erworbene Plattfuß ist im allgemeinen ein Knickplattfuß. Die Fußsenkung setzt sich aus der Valgusstellung des Fersenbeines und der Abflachung des Längsgewölbes zusammen. Zusätzlich kann eine begleitende Spreizfußkomponente vorliegen.

Den graduell unterschiedlichen Erscheinungsformen des Plattfußes liegt eine weitgehend einheitliche Ätiopathogenese zugrunde, die durch den Begriff des „statischen Plattfußes" angedeutet wird und statomechanische Störungen der gesamten unteren Extremität miteinbezieht. Alle Überlegungen zur Pathogenese des Plattfußes haben darüber hinaus die Bedeutung der dynamisch-kinetischen Muskeleinflüsse auf das Fußgewölbe zu berücksichtigen (siehe auch S. 488).

Einteilung

a) Nach Form und Entwicklungsstadium
— Knickfuß (Pes valgus): Rückfuß in Valgusstellung, Längsgewölbe erhalten
— Knickplattfuß (Pes planovalgus): Rückfuß in Valgusstellung, Längsgewölbe abgeflacht
— Plattfuß (Pes planus): Längsgewölbe abgeflacht, Quergewölbe erhalten. In der Regel mit Valguskomponente kombiniert. Zwischen Plattfuß und Senkfuß nur graduelle Unterschiede

b) Nach dem zeitlichen Auftreten
— Kindlicher Knick- und Knickplattfuß
— Knickplattfuß des Adoleszenten
— Knickplattfuß des Erwachsenen

c) Nach ätiologischen Faktoren
— relative Überlastung durch Störung des Gleichgewichtes zwischen Belastung und Tragfähigkeit (Übergewicht, berufliche Überlastung durch langes Stehen oder Gehen, konstitutionelle Bindegewebsschwäche, Inaktivitäts-atrophie, Stoffwechselstörungen des Knochens, Lähmungen, Entzündungen)

— Störungen der Statik (sekundärer Knickplattfuß als Folge übermäßiger Fehlrotation der Hüftgelenke und Unterschenkel, ferner bei X-O-Bein)
— Störungen der Muskeldynamik (Anomalien der Sehnenansätze des M. tibialis anterior oder der Mm. peronaei, Lähmungen)
— Deformierungen des Fußskeletts (Traumen, Entzündungen, Knochenstoffwechselerkrankungen, angeborene Formveränderungen, wie Verschmelzungen von Fußwurzelknochen oder akzessorische Knochenkerne)

Der Schweregrad dieser häufigsten Belastungsveränderung des Fußes wird vom Ausmaß der valgisierenden und planierenden Komponente bestimmt. Die Terminologie sollte der jeweiligen Priorität im Rahmen des Sammelbegriffes Plattfuß Rechnung tragen.

Pathogenese

Unter Belastung dreht sich die Tibia um ihre Längsachse nach innen. Dies führt zur Valgusstellung der Ferse und zum Abgleiten des Sprungbeines nach medial-plantar. Die Valgisierung des Kalkaneus ist auf Grund der Verschränkung der ossoligamentären Fußplatte und der Konstruktion des subtalaren Gelenkes mit einer Abflachung des medialen Längsgewölbes kombiniert (Pes planovalgus). Der Vorfuß gerät in Abduktion und wird supinatorisch aufgebogen. Häufig ist mit der Entwicklung eines Knickplattfußes die sekundäre Abflachung des vorderen Quergewölbes mit Divergenz der Metatarsalien verbunden (Pes transversoplanus).

Der lockere *kindliche Knickplattfuß* ist zunächst aktiv korrigierbar, die Formabweichung wird im Zehenstand vollständig ausgeglichen. Dieser funktionell suffizienten und sich im Schulalter allmählich rückbildenden physiologischen Fußform ist der seltenere muskel- und bandschwache Knickplattfuß des Kindes gegenüberzustellen, der keine aktive Korrektur zuläßt (insuffizienter Knickplattfuß) und unter dem Einfluß andauernder Belastung zur Kontraktur neigt.

Der relativ häufige *kontrakte Knickplattfuß des Jugendlichen* ist durch Valgusstellung des Rückfußes sowie Abduktion und Pronation des Vorfußes charakterisiert. Das Längsgewölbe ist oft nur mäßig abgeflacht. Die Sehnen der Mm. peronaei sind straff gespannt und treten unter der Haut hervor. Als Ursache der zunächst muskulär, dann ligamentär und schließlich ossär fixierten Deformität wird ein Reizzustand des unteren Sprunggelenks als Ausdruck erster beruflicher Belastungen bzw. Überlastungen eines schlaffen Knickplattfußes angenommen (Lehrlingsplattfuß).

Ferner werden Zusammenhänge mit Knorpelveränderungen auf konstitutioneller Grundlage, Reifungs- oder primären Entzündungsvorgängen diskutiert. Darüber hinaus sind zur Genese eines kontrakten oder teilkontrakten Pes planovalgus noch kongenitale Synostosen (talokalkaneare oder kalkaneonavikulare Knochenbrücken) und Fersenbeinfrakturen zu nennen.

Eine Sonderform des kontrakten Knickplattfußes ist die *Supinationskontraktur des Vorfußes* (Hohmann). Dabei handelt es sich um eine angeborene Kontraktur des Talonavikulargelenkes bei freier Beweglichkeit des Talokalkanealgelenkes. Der Fuß steht in fixierter Supination. Bewegungen der vorderen

Fußplatte um ihre Längsachse im Sinne der Pro- und Supination (normalerweise 15 bzw. 30°) sind bei festgestellter Ferse gesperrt. Der Rückfuß steht in sekundärer Valgusstellung.

Der *Knickplattfuß des Erwachsenen* entspricht pathologisch-anatomisch der kindlichen Deformität und kann sich aus dieser oder dem Knickplattfuß des Adoleszenten entwickeln. Hinzu kommen die über lange Zeit funktionstüchtigen Pedes valgi, die vor allem im Klimakterium klinisch in Erscheinung treten und deren Pathogenese mit dem altersgebundenen Mißverhältnis zwischen Belastung und Belastbarkeit bei prädisponierender Valgität des Fußes verknüpft ist.

Der Erwachsenenplattfuß ist frühzeitig arthrotisch verändert und aktiv nicht mehr korrigierbar. Hochgradige Ausprägung der degenerativen Alterationen weist im allgemeinen auf einen seit der Kindheit bestehenden Knickplattfuß oder auf angeborene knöcherne Veränderungen des Fußskeletts hin.

Befund:

— Valgusstellung der Ferse
— Abduktion des Vorfußes
— Supinatorische Aufbiegung des Metatarsale I
— Senkung des Längsgewölbes
— Subluxation im subtalaren Gelenk

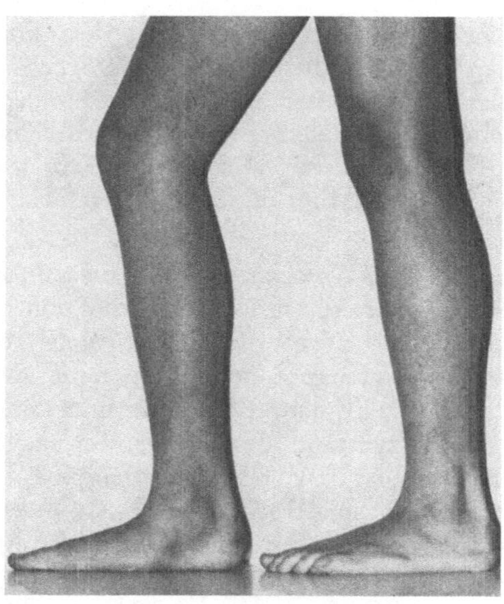

Abb. 171. Knickplattfuß beiderseits bei 12jährigem Knaben

Klinik

Der lockere und funktionstüchtige kindliche Knickplattfuß wird erst bei Belastung manifest und bereitet im allgemeinen keine Beschwerden. In seltenen Fällen verringerte Belastbarkeit oder raschere Ermüdung. Kombiniertes Auftreten mit physiologischem X-Bein, gemeinsame Tendenz zur Rückbildung im Laufe der Entwicklung. Vermehrtes Fußsohlenfett wie beim Kleinstkind kann auch noch im Spiel- und Schulalter einen Knickplattfuß vortäuschen (Imhäuser).

Schlaffe Knickplattfüße im Kindesalter sind demgegenüber bei Belastung früh schmerzhaft und können unbehandelt zur muskulären Kontraktur überleiten.

Der kontrakte Knickplattfuß des Adoleszenten bietet oft erhebliche Beschwerden. Das Krankheitsbild wird ab dem 10. Lebensjahr angetroffen. Die reflektorische Abwehrspannung der Pronatoren leistet Bewegungen im Sinne der Pro- und Supination schmerzhaften Widerstand. Nicht selten führt der Reizzustand des subtalaren Gelenkes zu lokaler Hautüberwärmung und -rötung.

Im weiteren Krankheitsverlauf ligamentäre Versteifung durch Schrumpfung des Kapsel- und Bandgewebes, schließlich ossär fixierte Fehlform durch Knochen- und Gelenkveränderungen.

In diesem Stadium bestehen häufig starke Schmerzen und erhebliche Beeinträchtigung des Gangbildes. Klinisch überwiegen Vorfußabduktion und Valguskomponente des Rückfußes. Das Längsgewölbe bleibt oft auch bei Belastung erhalten.

Der Knickplattfuß des Erwachsenen ist durch valgisierten Rückfuß, abduzierten und supinierten Vorfuß und planiertes Gewölbe gekennzeichnet. Die Fußsohle ist verbreitert, Taluskopf und Kahnbein treten sicht- und tastbar medialplantarwärts vor. Gelegentlich kombiniert mit Os tibiale externum oder Kalkaneussporn.

Intensität und zeitliches Auftreten der begleitenden Beschwerden sind unterschiedlich und davon abhängig, ob sich der Knickplattfuß des Erwachsenen aus der entsprechenden kindlichen Deformität entwickelt hat oder erst im späteren Alter auf der Basis einer klinisch unauffälligen Rückfußvalgität in Erscheinung tritt. Die Schmerzintensität zeigt keine Parallele zum Krankheitsstadium: schmerzhaft ist weniger der ossär fixierte Plattfuß, als vielmehr die labile Fußinsuffizienz ohne nennenswerte Arthrosen.

Beschwerden bestehen in verminderter Leistungsfähigkeit, belastungsabhängigen schmerzhaften Muskelkontrakturen (Fuß-, Unterschenkel-, Oberschenkel-, Gesäßmuskulatur), häufigem Umkippen, Schwielenbildung und progredienter arthrotischer Einsteifung der Fußgelenke. Durch Störung der Abrollfunktion unelastisches Gangbild mit auswärts gestellten Fußspitzen.

Röntgen

Standardaufnahmen: anterior-posteriore Aufnahme, Seitenbild, Schrägaufnahme.
— Winkel zwischen den Längsachsen von Talus und Kalkaneus größer als 40°
— Kalkaneus-Boden-Winkel geringer als 20°
— Talus-Boden-Winkel größer als 30°
— Verschmälerung des Sinus tarsi am belasteten Fuß
— Eventuell arthrotische Ausziehungen beidseits des Talonavikulargelenkes
— Eventuell Keilform des Os naviculare

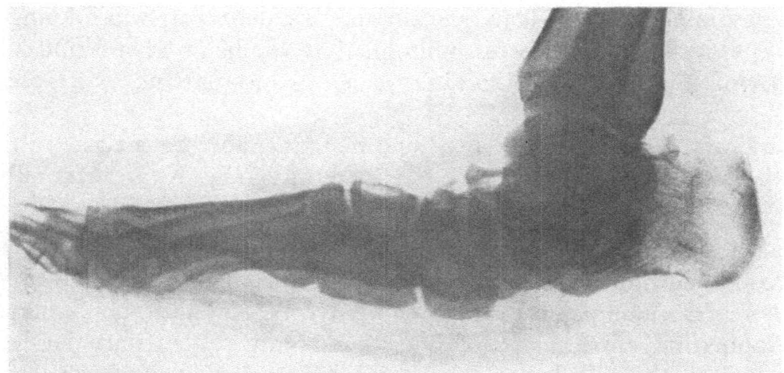

Abb. 172. Schwerer Erwachsenenplattfuß mit arthrotischer Gelenkeinsteifung

Therapie

Konservativ:

1. Kindlicher Knick- und Knickplattfuß

a) Dynamische Heilverfahren
(Fußgymnastik, Barfußgehen auf gewachsenem Boden, Zehengang, Gang auf dem äußeren Fußrand, flexible Kinderschuhe mit ausreichender Zehenfreiheit).
Im allgemeinen kann mit den angeführten Maßnahmen eine physiologische Form und Funktion des Fußes erreicht werden. Dies um so mehr, als es im Schulalter zur allmählichen Rückbildung der Valgusstellung des Rückfußes kommt. Die orthopädietechnische Knickplattfußtherapie spielt daher beim Kind kaum eine Rolle, ihre kritiklose Anwendung ist abzulehnen. Gelegentlich kann allerdings bei starker X-Abweichung der Ferse und ausgeprägtem Verlust des Längsgewölbes auf unterstützende Maßnahmen nicht verzichtet werden:
b) Einlagenversorgung
Folgende Maßnahmen stehen zur Verfügung (nach Kaphingst):
— Passive Einlagen (großflächige Unterstützung zur statischen Aufrichtung): Schaleneinlage nach Gipsmodell, Backeneinlage nach Gipsmodell, Randlose Einlage nach Maß, Winkelhebel- oder Flügeleinlage (Volkmann)
— Neutrale Einlagen (Aufrichtung des Rückfußes ohne großflächige plantare Abstützung): Torsionseinlage (Hohmann), Fersenschale (Helfet), Schrägeinlage
— Aktive Einlagen (aktive Stimulation zur Gewölbeaufrichtung durch gezielten Druckreiz): Kugeleinlage (Spitzy), M + E-Modulareinlage (M: Mahneinlage; E: Erinnerungseinlage)
— Kombinierte Maßnahmen (passive Einlage mit Supinationskeil)
c) Absatzerhöhung (vermindert Fersenvalgus!)

2. Kontrakter Knickplattfuß der Adoleszenz
— Ruhigstellung, Antiphlogistika, Analgetika
— Einlagenversorgung mit supinierendem Innenkeil
— Redression nach lokaler Anästhesie des Sinus tarsi

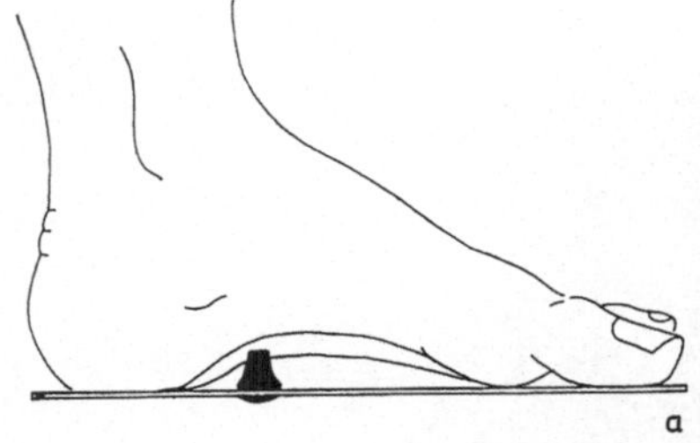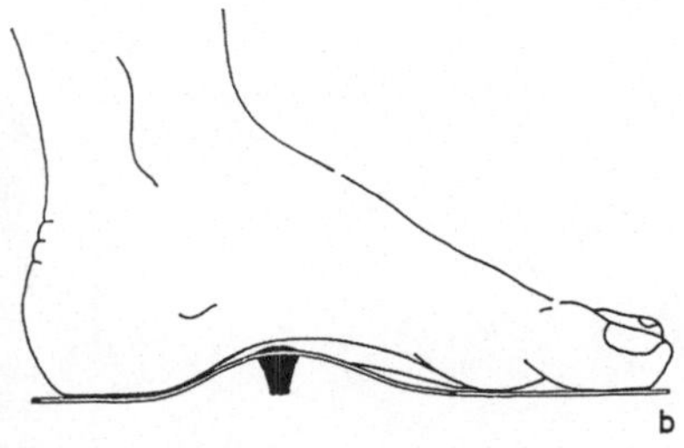

Abb. 173. *a* M + E-Modulareinlage von der M-Seite, *b* M + E-Modulareinlage von der E-Seite. — Aus: Kaphingst, W.: Die orthopädietechnische Knicksenkfußtherapie unter besonderer Berücksichtigung der aktiven M + E-Modulareinlage. MOT 98, 19 (1978)

— Redression in Narkose, anschließend therapeutischer Gipsverband
— Orthopädischer Schuh

3. Knickplattfuß des Erwachsenden
— Fußgymnastik
— Fußstützung, Fußbettung (Einlage)
— Orthopädischer Schuh, Schuhzurichtung

Operativ: Frühester Operationstermin ist das 6. Lebensjahr. Der Eingriff ist indiziert, wenn die Normalisierung der Fußform im Kindes- und Jugendalter bzw. die Schmerzbeseitigung beim Erwachsenen mit konservativen Maßnahmen nicht erreicht wurde.
— Retroposition der Sehne des M. tibialis anterior auf das Os naviculare (Niederecker), zusätzlich eventuell Verlängerung der Sehne des M. fibularis brevis oder Verpflanzung der Sehne des M. fibularis tertius auf den verlagerten Antikus. Postoperativ: Unterschenkel-Gipsverband in Korrekturstellung für 6 Wochen, Fußgymnastik (M. tibialis anterior), umfassende Einlage
— Verriegelung nach Grice (bei instabilem Fuß extraartikuläre Korrektur durch Kortikalisspäne im Sinus tarsi. Postoperativ: Gipsverband für 8 Wochen, Fußgymnastik, Einlage)

Nach Wachstumsabschluß
— Verriegelungsoperation nach Hoke (Entknorpelung des Gelenks zwischen Kahnbein und Keilbein, Verriegelung durch kortikospongiösen Knochenspan in Korrekturstellung. Postoperativ: Gipsverband für 3—4 Monate, Fußgymnastik, Einlage)

Beim Erwachsenen
— Subtalare Arthrodese

4. Spitzfuß
(Pes equinus)

Ätiopathogenese

1. Kongenital (selten)

2. Erworben:
a) schlaffe Lähmung der Fußheber (Poliomyelitis, Läsion des N. peronaeus)

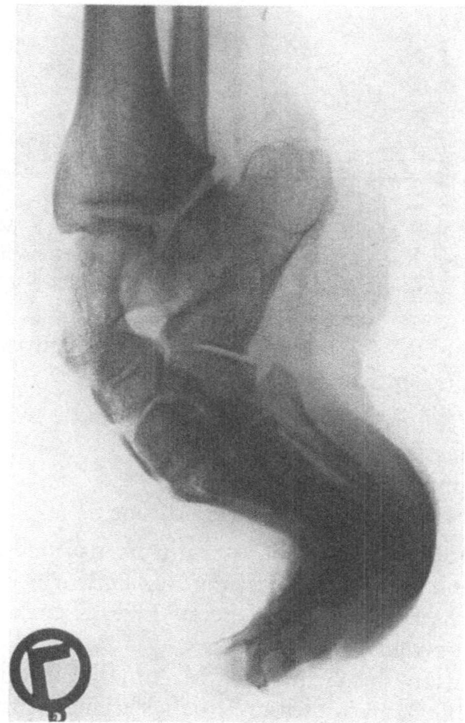

Abb. 174. Hochgradiger Spitzfuß bei Poliomyelitis

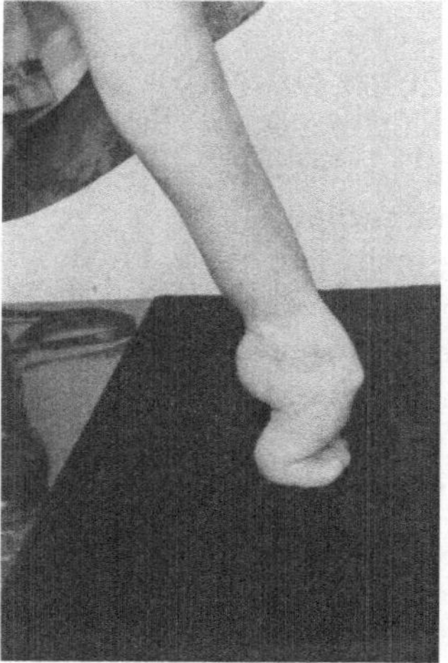

Abb. 175. Derselbe Fuß wie in Abb. 174

b) spastische Lähmung der Wadenmuskulatur (infantile Zerebralparese, später Hemiplegie, Apoplexie)

c) Weichteilveränderungen bei Entzündungen, Narbenzug, falscher Lagerung im Bett oder im Gipsverband, Beinverkürzung mit erzwungener Plantarflexion, Volkmannscher ischämischer Kontraktur, Tibialis-anterior-Syndrom

d) Traumen

Vorrangige Ursache einer Spitzfußentwicklung ist die Lähmung. Der zunächst direkt zugrundeliegenden rein muskulären Kontraktur des Triceps surae folgen sekundäre Weichteilschrumpfungen des Sehnen- und Kapselgewebes. Der Fuß steht kontrakt in Plantarflexion, die aktive und passive Dorsalflexion ist gehemmt *.

Bei nicht vollständig fixierter Fehlform kann durch Beugen des Kniegelenks und damit durch Entspannung des zweigelenkigen Musculus gastrocnemius eine Verringerung der Equinusstellung erreicht werden, während sich bei Streckung des Kniegelenks die Gastroknemiuskontraktur in Spitzfüßigkeit äußert (siehe Therapie).

Die isolierte Spitzfußkontraktur ist selten. Meist bestehen zusätzliche Fehlstellungen, wie Supination des Rückfußes und ausgeprägtes Längsgewölbe mit Verkürzung der plantargelegenen Weichteile.

Aus der Plantarflexion resultiert eine verstärkte Belastung des Vorfußes, in der Standphase kommt es zur kompensatorischen Rekurvierung des Kniegelenks. Die Verkleinerung der Standfläche ist Ursache von Überlastungsschäden und begleitenden Funktionsstörungen der Knie -und Hüftgelenke.

Befund:
— Fersenbein steht nach hinten-oben gezogen, Winkel zwischen Fuß- und Unterschenkellängsachse größer als 90° (die Fußachse kann die Verlängerung der Unterschenkelachse bilden)
— Gelenkfläche des Talus abgeflacht
— Rückfuß zumeist supiniert, hohes Längsgewölbe
— Vorfuß verbreitert
— Verkürzung der mechanischen Fußlänge
— Neutralstellung kann weder aktiv noch passiv erreicht werden (Ausnahme: als Hänge- oder Fallfuß wird die Form des Spitzfußes bezeichnet, welche ein *passives* Redressement der Equinusstellung zuläßt)

Klinik

Die Fersen berühren beim Gehen nicht den Boden, das Ausmaß der Vorfußbelastung entspricht dem Grad der Deformität. Gleichzeitige Beugestellungen von Hüft- und Kniegelenk, ventral gekipptes Becken und Hyperlordose der Lendenwirbelsäule weisen auf das Vorliegen einer zerebralen Bewegungsstörung hin. Die spitzfußbedingte funktionelle Beinverlängerung führt zum Beckenschiefstand und kann Ausgangspunkt einer statischen Wirbelsäulenverkrümmung sein. Als klassisches Zeichen des Lähmungsspitzfußes auf Grund

---

* Schon unter physiologischen Bedingungen überwiegt die Kraft der Plantarflektoren die der Fußheber etwa um das Vierfache (Fick).

einer Peronaeusparese gilt der Steppergang: durch starkes Beugen im Knie-
und Hüftgelenk Anheben des Beines, um das Hängenbleiben der Fußspitze zu
vermeiden.
Sekundäre klinische Zeichen eines Spitzfußes sind Verbreiterung des Vorfußes,
Schwielenbildung, eventuell Subluxationen der Zehengelenke und Deformierungen der Fußwurzelknochen.

Röntgen

Entspricht dem klinischen Befund.

Therapie

Die Behandlung des Spitzfußes richtet sich nach der Ursache der Deformität
und besteht in einander ergänzenden konservativen und operativen Maßnahmen. Eine wesentliche Bedeutung kommt der Prophylaxe zur Vermeidung
von Kontrakturen zu: Verhütung der Spitzfußentstehung bei Lähmungen
durch entsprechende Lagerung in Rechtwinkelstellung und Sicherung vor
Druck der Bettdecke.
Bei kontraktem Spitzfuß schonende Dehnung der verkürzten Weichteile durch
manuelle Redression und umformenden Gipsverband. Kräftigung der überdehnten Muskulatur — insbesondere auch bei schlaffer Lähmung — durch
krankengymnastische Übungen, Massage und Elektrotherapie. Außerdem
Schienen, Bandagen, orthopädische Schuhe und Apparate (Literatur: Rabl,
Baumgartner, Kraus, Marquardt).
Bei traumatischem Spitzfuß nach Knochenbrüchen exakte Reposition und Beachtung einer korrekten Stellung im Gipsverband.
Eine kompensatorische Spitzfußstellung bei Beinverkürzung ist erwünscht und
wird daher belassen. In diesem Falle lediglich Versorgung mit Innenschuh oder
orthopädischem Schuh mit horizontaler Fersenbettung.

Operativ:

a) Weichteiloperationen

— Frontale oder sagittale Achillotenotomie (Z-Plastik), eventuell kombiniert
  mit Durchtrennung der hinteren Gelenkkapselanteile des oberen und unteren Sprunggelenks. Die angestrebte Verlängerung beträgt in der Regel
  2—3 cm. Bei kritikloser Überkorrektur besteht die Gefahr einer Hacken-
  fußbildung

Bei spastischer Lähmung:
— Gastroknemiusrezession (Strayer)

Abhebung des Musculus gastrocnemius vom darunter liegenden Musculus
soleus und Durchtrennung der Sehnenplatte (a). Anschließend Dorsalflexion
des Fußes und Befestigung der nach proximal geglittenen Gastroknemiusaponeurose auf der Soleusfaszie (b).

Postoperativ:
Gipsverband in Neutralstellung des Fußes für 4—6 Wochen.

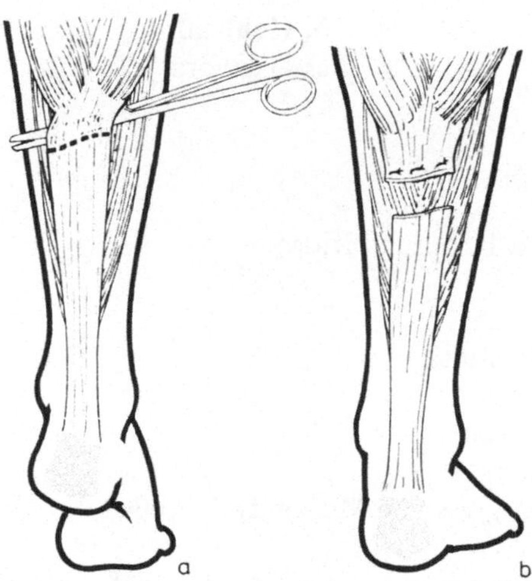

Abb. 176 *a* und *b*. Gastroknemiusrezession. — Aus: Baumann, J. U.: Operative Behandlung der infantilen Zerebralparesen. Stuttgart: G. Thieme. 1970

— Aponeurotomie (Vulpius, Baker)
Durchtrennung der Gastroknemiusaponeurose in Form eines umgekehrten V oder Omega. Eventuell zusätzlich Spaltung der darunterliegenden Soleusfaszie.

— Ablösung der Gastroknemiusköpfe vom Femur (Silfverskiöld)
— Nervenresektionen (Stoffel)

Die Operation des spastischen Spitzfußes durch einen dieser angeführten Eingriffe am M. gastrocnemius ist insbesondere dann indiziert, wenn bei gebeugtem Knie eine Verringerung der Plantarflexion erzielt werden kann.
Ist dagegen die Spitzfußstellung durch Kniebeugung nicht beeinflußbar, dann handelt es sich zumeist um eine abnorm starke Verflechtung von Gastroknemius- und Soleusfasern (Baumann), die eine Achillotenotomie erforderlich macht.

Bei schlaffen Lähmungen:
— Sehnenverpflanzungen (M. tibialis posterior, M. peronaeus brevis) zur Verstärkung der Fußheber, Tenodesen.

b) Eingriffe am Fußskelett
Bei unbefriedigenden Ergebnissen vorangegangener Maßnahmen und wenn andere, funktionssteigernde operative Eingriffe nicht in Frage kommen, stehen nach Wachstumsabschluß Methoden der ossären Stabilisierung zur Verfügung (Arthrodese, Arthrorise). Die Arthrodese der Fußgelenke behauptet ihre Stellung als wiederherstellende Operation und ist in der Fülle der möglichen Methoden (hier sei auf das Schrifttum verwiesen) die häufigste operative Gelenkversteifung. Nicht selten führen stabilisierende Eingriffe kombiniert mit Sehnenverpflanzungen zu guten Erfolgen.
Bei knöchern versteiftem Spitzfuß: Korrektur der Fehlstellung durch Keilosteotomie.

5. Hohlfuß
(Pes excavatus)

Ätiopathogenese

Kongenital (selten)
Idiopathisch
Myelodysplastisch (z. B. Spina bifida)
Neuropathisch
— Lues
— Encephalitis disseminita
— Poliomyelitis
— Friedreichsche Ataxie
— Spastische Lähmung
Neurale Form der progressiven Muskeldystrophie
Traumen

Die Ursache der Entstehung einer Hohlfußdeformität ist prinzipiell eine Störung des Muskelgleichgewichtes. Wie Untersuchungen von Duchenne zeigen, gibt es *den* Hohlfußmuskel nicht, doch ist die maßgebliche Bedeutung einer Parese der Mm. interossei und des M. tibialis anterior bzw. ein funktionelles Überwiegen des M. tibialis posterior oder des M. peronaeus longus unbestritten (Rütt).

Einteilung

Der Summationsbegriff Hohlfuß umfaßt eine Reihe von Deformitäten, deren unterschiedliche Ätiologie und Variabilität hinsichtlich Erscheinungsbild und Ausprägung eine Einteilung in mehrere Formen notwendig macht. Der klassische Hohlfuß wird als Spiegelbild des Plattfußes bezeichnet (L. Böhler, Hackenbroch) und ist im Unterschied zu diesem als dynamische (nicht statische!) Deformität anzusehen.

1. Hochgesprengter Fuß („Fuß mit hohem Spann")
Befund: Vermutlich Normvariante mit ausgeprägtem Längsgewölbe ohne Supinationsstellung der Ferse, Pronation des Vorfußes oder Krallenzehen.

2. Ballenhohlfuß („unechter Hohlfuß")
Befund: Ferse supiniert, Vorfuß inflektiert, proniert und gegen den Rückfuß adduziert, ausgeprägte Fußwölbung, Rückdrehung des Malleolus lateralis, Krallenstellung der Zehen, Großzehenballen des unbelasteten Fußes springt plantarwärts vor, Einschränkung der Dorsalflexion im oberen Sprunggelenk.

3. Klauenhohlfuß (idiopathischer oder myelodysplastischer Hohlfuß)
Befund: Hohlfuß mit ausgeprägten Krallenstellungen der in den Grundgelenken häufig nach dorsal luxierten Zehen, besonders steilstehender Metatarsus I. Schwielen oder Klavi an den Kuppen der Krallenzehen.

Die Entwicklung des beim idiopathischen Hohlfuß anzutreffenden Hallux malleus (Großklauenzehe) entspricht der Pathogenese der dreigliedrigen Krallenzehen: Die über dem hochgewölbten Vorfuß gespannten Extensorensehnen ziehen das Grundgelenk in Überstreckung, während der Muskelzug der Beuger den Bodenkontakt der Zehen herzustellen versucht und das Endglied in Flexionsstellung bringt.

4. Lähmungshohlfuß (durch funktionelles Überwiegen der gewölbeaufrichtenden Muskeln im Rahmen einer neurologischen Erkrankung. Isolierte Lähmung des M. tibialis anterior!)
Ähnlichkeiten mit dem idiopathischen Hohlfuß, aber zusätzlich Steilstellung der Ferse wie beim Hackenhohlfuß. Trapezoidform des Os naviculare.
5. Neurotischer Hohlfuß (progredienter Hohlfuß)
Im Schulalter auftretende und progrediente Deformität. Duchenne führt seine Entstehung auf eine Störung der Intrinsic-Muskeln zurück, Hackenbroch wies in einem Prozentsatz Anomalien in der Lumbosakralregion nach.

Klinik

Der Haltungsfehler des Fußes fällt in der Regel erst im Kleinkind- und Vorschulalter auf. Kombinationen mit Spina bifida, Bettnässen und Meniskusganglien wurden beobachtet (Kaiser).

Unelastisches und unsicheres Gangbild, Metatarsalgie auf Grund des Auseinanderweichens der Mittelfußknochen (Pes transversoplanus = Spreizfuß als Begleiterscheinung des Hohlfußes). Schuhkonflikt vor allem über dem Fußrücken und den Zehen, Belastungsschmerz am Vorfußballen, häufiges Umknicken des Fußes nach lateral in Supination. Die eingeschränkte Dorsalflexion im oberen Sprunggelenk erschwert das Treppensteigen und Bergaufgehen. Rasche Ermüdbarkeit mit schmerzhaften Muskelkontrakturen.

Röntgen

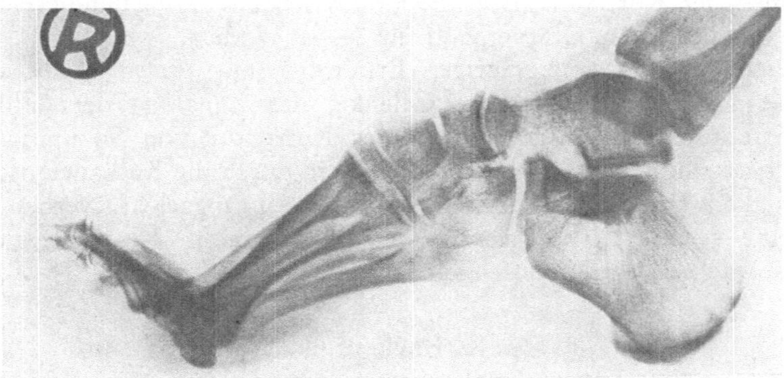

Abb. 177. Ballenhohlfuß im seitlichen Strahlengang

Ausgeprägtes Längsgewölbe mit Krümmungsscheitel im Bereich des Talushalses oder des Os naviculare. Steilstellung des Metatarsale I, eventuell Steilstellung des Fersenbeines. Arthrose zwischen Os naviculare und Cuneiforme I, das Kahnbein kann trapez- oder dreieckförmig verändert sein.

Therapie
Konservativ: Nur bei lockerem Hohlfuß geringer Ausprägung sinnvoll.
— Korrigierende Gipsverbände
— Hohlfußeinlagen kombiniert mit Mullpolster auf den Grundgliedern der Zehen (Rabl)

Prinzipien: Dehnung des Längsgewölbes, Fersenteil der Einlage proniert, quere Vorfußabstützung, Vorfuß supiniert.
— Absatzerhöhung
— Orthopädische Maßschuhe

Operativ:
Höhergradige Hohlfüße machen den operativen Eingriff erforderlich.

a) Beim noch nicht kontrakten Fuß kommen folgende Methoden in Frage:
— Durchtrennung bzw. Ablösung der plantaren Weichteile (Steindler)
— Subkapitale Transfixation der Extensorsehnen an die zugehörigen Metatarsalknochen (Scherb)
— Fixation der Sehne des Flexor hallucis longus bzw. der Zehenbeuger an die Grundphalangen (Methode der Wahl beim Hallux malleus)

b) Beim kontrakten Hohlfuß des Jugendlichen nach der Pubertät und beim Erwachsenen:
— Subtalare Resektionsarthrodese, kombiniert mit keilförmiger Osteotomie (Imhäuser empfiehlt die Keilosteotomie mit Entfernung des Kahnbeines und des halben Würfelbeines sowie der überknorpelten Anteile der Ossa cuneiformia und Tenotomie des Peronaeus longus)
— Fersenbeinosteotomie nach Dwyer

Technik:
Subkutane Durchtrennung der Plantarfaszie. Freilegen der Außenseite des Fersenbeines und Entnahme eines Knochenkeiles von 8 bis 12 mm mit Spitze an der medialen Kortikalis. Dorsalflexion des Fußes ergibt bündigen Kontakt der Osteotomieflächen. Gipsverband für 8—10 Wochen.
Bösch sieht nach zwanzigjähriger Erfahrung mit dieser Methode deren Vorzüge in der Schonung aller Gelenke, der Zunahme der Sohlenlänge durch Streckung des Fußes und in der Korrektur von Supinations- und Adduktionsstellung der Ferse. Zusätzlich wird durch die Kalkaneusosteotomie die Fähigkeit der Dorsalflexion im oberen Sprunggelenk verbessert und damit eine vermehrte Valgisierung der Ferse erreicht. Die Operation darf schon am wachsenden Fuß durchgeführt werden.

6. Hackenfuß
(Pes calcaneus)

Ätiopathogenese

a) Kongenitaler Hackenfuß (Pes calcaneus congenitalis)
— Lageanomalie in utero
— Gestörte Muskelkoordination zwischen Fußhebern und -senkern
— Endogene Ursachen

b) Erworbener Hackenfuß, Hackenhohlfuß (Pes calcaneus, Pes calcaneus excavatus)
— Lähmungshackenfuß (Polio)
— Traumen (Verletzungen der Achillessehne oder des N. tibialis)
— Übermäßige oder zu früh erfolgte chirurgische Verlängerung der Achillessehne

Befund:

Angeborener Hackenfuß: Ferse valgisch, Vorfuß proniert, Längsgewölbe abgeflacht.

Erworbener Hackenfuß: Ferse valgisch, Vorfuß supiniert, Längsgewölbe ausgeprägt, Entwicklungsrückstand des Vorfußes gegenüber der Ferse.

Klinik

a) Angeborener Hackenfuß: Kontrakte Dorsalflexion des Fußes, eventuell Kontakt mit dem ventralen Unterschenkel. Plantarflexion deutlich eingeschränkt. (Abzugrenzen ist der harmlose Hackenfuß des Neugeborenen und des Säuglings mit freier Plantarflexion und ohne Kontrakturen.)

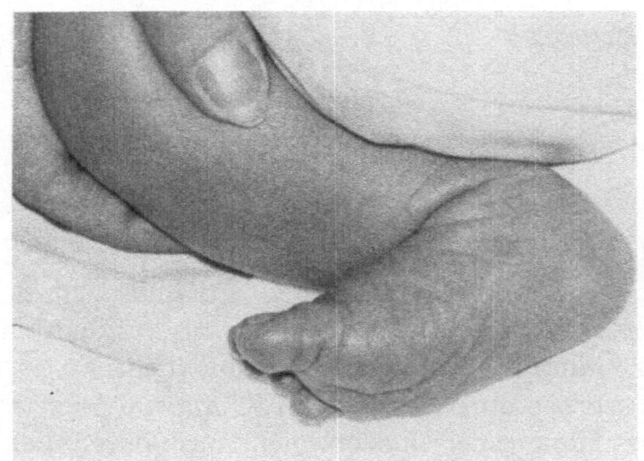

Abb. 178. Angeborener Hackenfuß

Unbehandelt trägt der Hackenfuß den Keim eines späteren Knickplattfußes in sich. Häufig finden sich Kombinationen mit Klumpfuß der Gegenseite.

b) Erworbener Hackenfuß (Hackenhohlfuß): Abnorme Steilstellung der plump wirkenden Ferse, nicht selten in der Verlängerung der Unterschenkelachse. Die Fersenhaut ist im Bereich der Auftrittsfläche verdickt und verhornt. Aktive Plantarflexion ist nicht möglich. Der Talus liegt annähernd horizontal, Abflachung der Sprunggelenkrolle. Schrumpfung des ventralen Bandapparates im Bereich des oberen Sprunggelenks und Kontrakturen der Fußmuskulatur an der Sohle, dadurch Steilstellung des Vorfußes und vermehrte Ausprägung des Längsgewölbes (Hackenhohlfuß). Die verkürzte Auftrittsfläche macht den Gang stampfend, kleinschrittig, klappernd und unsicher.

Therapie

Angeborener Hackenfuß
— Manuelle Dehnung der verkürzten Weichteile unter Erhaltung des Längsgewölbes
— Redressierende Gipsverbände, später Schienenversorgung

Erworbener Hackenfuß
a) Im Wachstumsalter konservative Behandlung mit korrigierenden Gipsverbänden und Nachtschienen.

33*

b) Im Erwachsenenalter
— Orthopädischer Maßschuh
Prinzip: Verlängerung des Lastarmes nach hinten durch Rückverlegung der
Auftrittsfläche mit Hilfe eines gewölbeabflachenden Schleppenabsatzes und
eines Filzkissens hinter der Ferse. Zusätzlich Verkürzung des vorderen
Hebelarmes durch Mittelfußrolle.
— Sehnenverpflanzung (Translokation der Sehne des M. peronaeus longus
in eine knöcherne Rinne dorso-kaudal am Fersenbein nach H. v. Bayer)
— Keilosteotomie aus dem oberen Sprunggelenk mit Basis nach dorsal
Zusätzlich Durchtrennung des Ligamentum plantare longum, Arthrodese
des subtalaren Gelenks und Verlagerung der Sehnen des Tibialis posterior
und Flexor hallucis longus mittels Durchflechtung der Achillessehne

7. Sichelfuß
(Metatarsus varus, Pes adductus)

Ätiopathogenese

Die Ätiologie der Deformität ist nicht eindeutig geklärt. Vielfach wird
als Ursache der Adduktionsstellung des Vorfußes ein Gendefekt angenommen. Gelegentlich tritt ein Pes adductus als residuäre Deformität nach
Behandlung eines Klumpfußes auf. Als zugrundeliegende pathologisch-anatomische Störungen werden ähnlich wie beim Klumpfuß primäre Veränderungen
der Weichteile im Sinne einer angeborenen muskulären Fehlfunktion (Kite)
genannt.

Befund:
— Vorfuß in Adduktion (der Grad der Abweichung nimmt vom Metatar-
sale I zum Metatarsale V allmählich ab. Gelegentlich nur Varusabweichung
der Großzehe)
— Rückfuß in Valgus- oder Mittelstellung
— Längsgewölbe je nach Valgusstellung der Ferse abgeflacht

Klinik

Häufig doppelseitiges Auftreten, gelegentlich Kombination mit Klumpfuß
auf der anderen Seite. Fußspitze nach innen gerichtet, Großzehe nach
medial abgespreizt.
Beschwerden bestehen in Schmerzen über der lateralen Fußwurzel durch
Schuhdruck. Schwierigkeiten beim Einkauf von passenden Schuhen.

Röntgen

— Adduktionsstellung vorwiegend der medialen Strahlen, das Metatarsale V
steht annähernd korrekt
— Knick gewöhnlich zwischen Os naviculare und Cuneiforme I oder Cunei-
forme I und Metatarsale I
Bei längerem Bestehen:
— Formveränderung des Kahn- und/oder ersten Keilbeines

Therapie

Konservativ: Frühestmögliches Etappenredressement wie beim kongenitalen Klumpfuß, anschließend Schienen und Einlagen.

Bei ungenügender Korrektur empfiehlt Rabl stärker wirksame Hilfsmittel, die den Fuß „von oben herunter nach auswärts drehen", wie z. B. die an einem Hüftgürtel befestigte Spiralfeder von Scheuer oder die von Hohmann angegebene Gummibandage.

Der Erfolg konservativer Behandlungsmaßnahmen wird von einer hohen Rezidivneigung beeinflußt.

Operativ: Bei therapieresistentem Pes adductus muß man sich zur operativen Korrektur der Deformität entschließen. Je nach Ausprägung kommen in Frage:

— Schräge Tenotomie des M. abductor hallucis und mediale Kapsulotomie des Großzehengrundgelenks und der Gelenke zwischen Os naviculare und Cuneiforme I sowie zwischen Cuneiforme I und Metatarsale I. Anschließend Gipsfixation der erreichten Korrekturstellung

Bei älteren Kindern und hochgradiger Deformität:

— Basisnahe Keilosteotomie der Metatarsalia I bis V

8. Spreizfuß
(Pes transversoplanus)

Ätiologie

a) Familiär auftretende konstitutionelle Bindegewebs- und Stützgewebsschwäche

b) Erworbene Hyperlaxität des Bindegewebes (Fettsucht, Schwangerschaft, Menopause)

c) Unphysiologische Belastung des Quergewölbes
— Körpergewicht
— Unzweckmäßige Schuhe (Abgleiten des Fußes auf der schiefen Ebene einer verstärkten Sohlensprengung führt zur mechanischen Einengung von Vorfuß und Zehen und zur Schädigung der gesamten Fußmuskulatur)
— Knickplattfuß
— Hohlfuß

d) Rheumatoide Arthritis

e) Spreizfußbildung bei zu kurzem Metatarsale I (Lelievre)

Pathogenese

Die Abflachung des vorderen Quergewölbes unter dem Metatarsalbogen ist gelegentlich ein eigenständiges Krankheitsbild, wesentlich häufiger aber sekundäre Folge oder Begleiterscheinung

a) eines Knickplattfußes oder

b) eines Hohlfußes.

Grundsätzlich ist die Entwicklung des Spreizfußes an alle jene Faktoren gebunden, die das Muskelgleichgewicht zugunsten der Extensoren verändern und die Divergenz der Metatarsalien durch überhöhte Vorfußbelastung verstärken (Langhagel).

ad a) Beim Knickplattfuß führt die Abduktion des Vorfußes mit supinatorischer Aufdrehung des 1. und pronatorischer Drehung des 5. Strahles zur Abflachung des vorderen Quergewölbes und zur Lockerung der den Vorfuß sichernden Bänder und Gelenkkapseln. Der 1. Mittelfußstrahl verschiebt sich nach medial und stört die Muskelmechanik des Vorfußes im Sinne einer veränderten Zugrichtung der an den Zehen inserierenden Sehnen. Je ausgeprägter die Adduktionsstellung des Metatarsale I ist, desto stärker wird die abduzierende Wirkung der nach lateral verlagerten Extensorsehne auf die Großzehe (Hallux valgus).

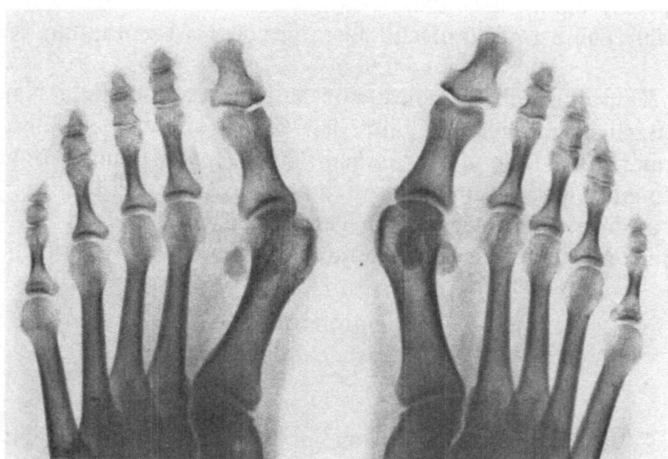

Abb. 179. Spreizfüße mit Halluces valgi beim Knickplattfuß

Die Anhebung der beiden Randstrahlen läßt die Köpfchen der übrigen Mittelfußknochen tiefer treten, so daß sie als vordere Stützpunkte die Körperlast übernehmen. Der funktionelle Tiefstand der drei mittleren Metatarsalköpfchen führt zur schmerzhaften Schwielenbildung an der Sohlenhaut und beeinflußt die Entwicklung von Krallen- oder Hammerzehen.

ad b) Beim Hohlfuß steht der Metatarsus in Adduktion, die Zehen werden nach lateral abgelenkt. Flexoren und Extensoren funktionieren nicht mehr achsengerecht und der Zug der Strecksehnen verstärkt als „Sehne im Bogen" (Rütt) beide Abweichungen, woraus der Verlust des Quergewölbes und die Vorfußverbreiterung resultieren.

Der polyarthritisch veränderte Vorfuß ist durch erhebliche Krallenstellungen der Zehen mit Subluxationen oder Luxationen der Grundphalangen nach dorsal gekennzeichnet. Ursache der besonders ausgeprägten Deformitäten des polyarthritischen Spreizfußes ist die zunehmende Insuffizienz der kurzen Fußmuskeln.

Befund:
— Auffächerung (Divergenz) der Metatarsalknochen
— Senkung und Verbreitung des Vorfußes
— Sekundäre Zehendeformitäten (Hallux valgus, Krallen- und Hammerzehen, Digitus quintus varus)

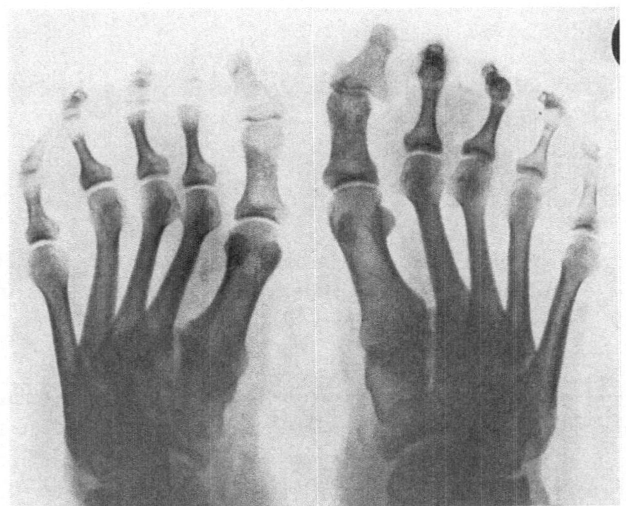

Abb. 180. Spreizfüße mit beginnender Valgusstellung der Großzehen beim Hohlfuß, 14jähriges Mädchen

— Schwielenbildung an der Sohlenseite
— Druckstellen über den hochstehenden Mittelgelenken
— Ausbildung von Nagelveränderungen (Unguis incarnatus)

Klinik

Der Spreizfuß zählt zu den häufigsten Belastungsdeformitäten des Fußes. Familiäre Vorkommen und Auftreten im Kindes- und Jugendalter werden beobachtet. Frauen sind erheblich häufiger betroffen als Männer.

Die Beschwerden sind unterschiedlich: Schmerzen bestehen vorwiegend im Bereich der lasttragenden Metatarsalköpfchen und im Großzehenballen. Das Gangbild wirkt unelastisch, schmerzbedingtes Abrollen über den lateralen Fußrand führt zu Verspannungen der Unterschenkelmuskulatur. Mit dem Grad der Verformung entwickeln sich Druckbeschwerden im Schuh durch sekundäre Zehenfehlstellungen, nicht selten auch druckbedingte trophische Veränderungen an exponierten Strukturen mit drohenden Hautperforationen (polyarthritischer Spreizfuß).

Gelegentlich treten nach Überlastung des Vorfußes schmerzhafte Schwellungen des Fußrückens auf (Marschgeschwulst), denen in der Regel die Ermüdungsfraktur eines der mittleren Metatarsalknochen zugrunde liegt.

Röntgen

Auffächerung der Metatarsalia
Vergrößerter Abstand zwischen Metatarsale I und Metatarsale II
Abduktion der Großzehe
Adduktion der 5. Zehe
Arthrosen der fehlbelasteten Gelenke
Relative Kürze der Metatarsale I
Eventuell Ermüdungsfrakturen, Frakturkallus

Therapie

Konservativ:
Fußgymnastik, Orthopädietechnische Versorgung mit Einlagen (Plexidur, Leder, Kork).

Prinzipielle Möglichkeiten (nach Bähler):
a) Pelottenförmige Abstützung zur Korrektur der eingesunkenen Querwölbung
b) Retrokapitale Abstützung zur Entlastung des gesamten Vorfußes
c) Aufgesetzte Abwicklungsrolle (Ballenrolle oder Schmetterlingsrolle nach Marquardt) zur Erleichterung der Vorfußabrollung

Operativ:
a) In der Regel nur operative Korrektur der begleitenden Zehendeformitäten
b) Bei schwersten kontrakten (polyarthritischen) Spreizfüßen mit luxierten Zehengrundgelenken und nach plantar gedrückten Metatarsalköpfchen:
— Vorfußkorrektur nach Clayton (Resektion aller Metatarsalköpfchen und Debasierung sämtlicher Grundphalangen)
— Alignement articulaire metatarsophalangien nach Lelievre (Resektion und Modellierung der Metatarsalköpfchen unter Beibehaltung der physiologischen Längenverhältnisse, eventuell zusätzliche Debasierung der Grundphalangen II—V)

9. Zehendeformitäten

a) Hallux valgus

Ätiopathogenese

a) Hallux valgus congenitus auf Grund einer unilateralen Wachstumsstörung der Grundepiphyse (selten).
b) Begleiterscheinung einer primären Belastungsdeformität des Fußes (Pes transversoplanus, Pes planovalgus, Pes planus).
c) Konstitutionelle Bindegewebsschwäche.
d) Traumen, Entzündungen (rheumatoide Arthritis).
e) Unzweckmäßige Schuhe und Strümpfe (mitverantwortlich).
f) Lähmungen.
g) Metatarsus primus varus congenitus.

Der enge Zusammenhang zwischen Hallus valgus und Pes transversoplanus kommt in der Pathogenese des Spreizfußes deutlich zum Ausdruck (siehe dort), doch ist die Entwicklung einer Achsenabweichung der Großzehe nicht allein als Folge der Fehlstellung des Metatarsus I zu verstehen:
Von entscheidender Bedeutung ist darüber hinaus die pathogenetische Wirksamkeit einer Störung des muskulären Gleichgewichtes:
— Insuffizienz der überdehnten Großzehenbeuger
— Verlagerung des medial liegenden und bei abgeflachtem Längsgewölbe ebenfalls überdehnten M. abductor hallucis nach plantar, wodurch der M. adductor hallucis und die stark nach lateral abweichenden Extensorensehnen das Übergewicht erlangen

— Pronationsstellung des Rückfußes, die als primum movens des Form-
verfalles das innere Längsgewölbe durch Tiefertreten von Talus und
Navikulare abflacht

Damit gerät der Vorfuß in Abduktion und der Metatarsus I in Supination
und Abspreizung nach medial. Die Auffächerung der Metatarsalköpfchen
ist gleichzeitig mit einer pronatorischen Aufbiegung des 5. Strahles verbunden.
Neben dem voll ausgebildeten Pes transversoplanus entsteht auf Grund der
nunmehr veränderten Muskelmechanik der Großzehe bzw. des Vorfußes der
Hallus valgus, der von einer Adduktionsstellung der Kleinzehe (Digitus
quintus varus) begleitet wird.

Befund:
— Subluxation der Großzehe nach lateral
— Längsachse der Großzehe im Sinne der Pronation verdreht
— Mediale Hälfte des ersten Mittelfußköpfchens nach medial vorspringend
— Verlagerung des lateralen Sesambeines in den 1. Intermetatarsalraum

Klinik

Diese häufigste Zehendeformität zeigt ein signifikantes Überwiegen beim
weiblichen Geschlecht, sie tritt bei Mädchen schon in der Vorpubertät auf.
Regelmäßig findet sich ein gleichzeitiger Spreizfuß. Neben der oft grotesken
Lateralabweichung der Großzehe im Grundgelenk steht das nach medial
prominierende Metatarsalköpfchen im Vordergrund (Großzehenballen).

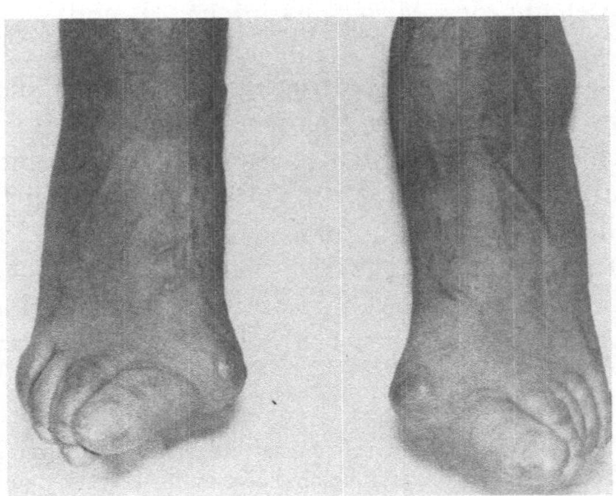

Abb. 181. Schwere Halluces valgi, Krallenzehen und typische Schwielen bei Spreizfüßen

Durch Schuhdruck bildet sich ein Schleimbeutel zwischen Kapsel und Haut.
Häufig trophische Hautveränderungen, fistelnde Bursitiden, chronische Reizzustände. Frühzeitige Arthrosis deformans und Bewegungsstörung des Großzehengrundgelenks, Belastungsschmerzen bei längerem Stehen und Gehen.

Röntgen

— Lateralabweichung und Subluxation der Großzehe
— Arthrosis deformans des Großzehengrundgelenks

— Osteophytose vorwiegend an den medio-dorsalen Abschnitten des Metatarsalköpfchens
— Laterales Sesambein im Spatium intermetatarsale

Therapie

Konservativ: Bei jugendlichen Patienten, geringerer Ausprägung der Deformität oder nicht gewünschter bzw. angezeigter Operation kommen die Hilfsmittel der konservativen Behandlung in Frage: Spreizfußeinlagen, Spreizfußbandagen, Pelotten, entlastende Schuhzurichtungen, eventuell orthopädische Maßschuhe. Zusätzlich Fußgymnastik, Bäder, antiphlogistische Maßnahmen bei Reizzuständen.

Operativ: Die Indikation zur operativen Behandlung des Hallux valgus wird vor allem vom Ausmaß der Fehlstellung und der arthrotischen Veränderungen im Großzehengrundgelenk, vom Alter und den kosmetischen Anforderungen bzw. funktionellen Bedürfnissen des Patienten und dem voraussichtlichen Grad seiner Mitarbeit beeinflußt (Scholder).

Von den zahlreichen in der Literatur angegebenen Methoden seien genannt:

1. Bei jüngeren Patienten ohne nennenswerte Arthrose:

a) Operation nach McBride: Abtragung der arthrotischen Exostose an der Medialseite des I. Metatarsalköpfchens, mediale Kapselraffung und Raffung des Abduktors, Rückverlagerung der Adduktorsehne auf das distale Metatarsale I nach Entfernung des lateralen Sesambeines. DuVries fügt eine fortlaufende Kapselnaht der Mittelfußköpfchen I und II unter Einschluß des Adductor hallucis hinzu.

b) Operation nach Hohmann: Keilförmige Osteotomie des Metatarsale I knapp hinter dem Köpfchen nach Ablösen der Abduktorsehne vom Grundglied und Verschieben des Köpfchens samt der Zehe nach lateral und plantar. Kapselraffung und Verlagerung der Abduktorsehne an die mediale Seite des Grundgliedes.

c) Operation nach Regnauld-Lelievre: Verkürzung der Großzehengrundphalanx mit Erhaltung des Gelenkknorpels durch Replantation der resezierten Grundphalanxbasis. Korrektur der Fehlstellung unter zusätzlicher Cerclage fibreux.

Technik:
Hautschnitt an der tibialen Seite des Großzehengrundgelenks. Eröffnung der Gelenkkapsel in Längsrichtung, Darstellung der Grundphalanxbasis und Absetzung mit der oszillierenden Säge. Adhäsiolyse zwischen den Sesambeinen und der Plantarseite des ersten Metatarsalköpfchens. Abmeißelung der tibialen Pseudoexostose. Die Grundphalanxbasis wird nach dem Dübelprinzip zugerichtet und nach Aushöhlen des Schaftes replantiert. Anschließend Cerclage fibreux und Wundverschluß.
Aktive Beuge- und Streckübungen am zweiten, Aufstehen am dritten Tag postoperativ.

2. Bei älteren Patienten und höhergradiger Arthrose:

a) Operation nach Brandes-Keller: Resektion eines Drittels, höchstens der Hälfte der Grundphalanx, Decken des Knochenstumpfes durch Einschlagen eines distal gestielten Kapselperiostlappens im Sinne einer Interpositionsarthroplastik in den Resektionsspalt. Abtragen der medial vorspringenden Exostose.

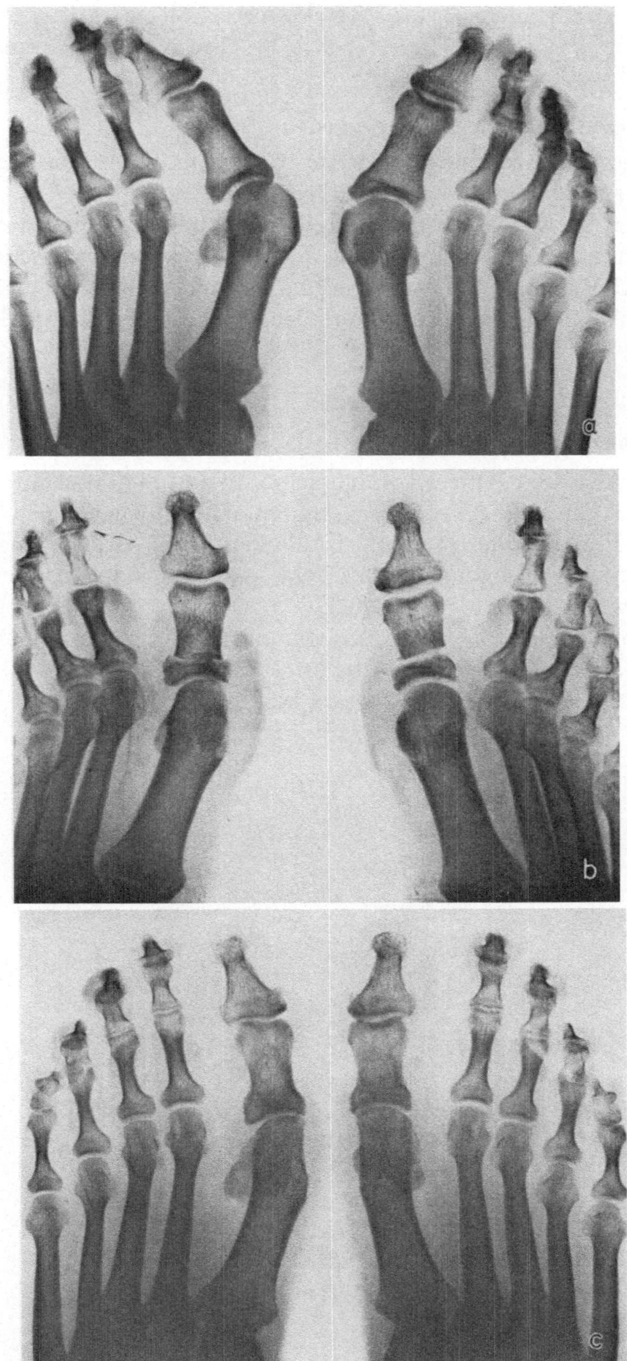

Abb. 182 *a—c*. *a* Hallux valgus beiderseits ohne nennenswerte Arthrose des Großzehengrundgelenks, *b* und *c* Gute Korrektur der Fehlstellung durch Operation nach Regnauld-Lelievre, *b* Befund am 10. postoperativen Tag, *c* Befund acht Wochen nach Operation. Völlige Einheilung der Replantate

b) Operation nach Hueter-Mayo: Resektion des Metatarsalköpfchens kombiniert mit Interpositionsarthroplastik wie bei Technik nach Brandes (Lappen hier proximal gestielt).

3. Bei ausgedehnten Gelenkzerstörungen:

Arthrodese des Großzehengrundgelenks. Geiser empfiehlt die Verschraubung bei einem Dorsalflexionswinkel von 20 bis 25°.

Für die operative Korrektur eines Digitus quintus varus eignet sich die von Hohmann angegebene Technik einer queren Osteotomie des Metatarsale V hinter dem Köpfchen und Verschieben des Köpfchens nach medial. Zusätzlich Raffung des Abductor digiti quinti und der lateralen Gelenkkapsel.

b) Hallux rigidus

Ätiopathogenese

a) Überlastung als Begleiterscheinung einer Belastungsdeformität des Fußes (Knickplattfuß) und einer vermehrten Spannung der Beugesehnen.

b) Erhöhte Beanspruchung eines distal liegenden Großzehengrundgelenks (im sogenannten Nilsonne-Index drückt sich die Lagedifferenz zwischen erstem und zweitem Grundgelenk aus).

c) Ossifikationsstörung der Epiphysenzone des Grundgliedes.

d) Traumen, Entzündungen (Arthritis urica).

e) Konstitutionelle Knorpelminderwertigkeit.

Befund:

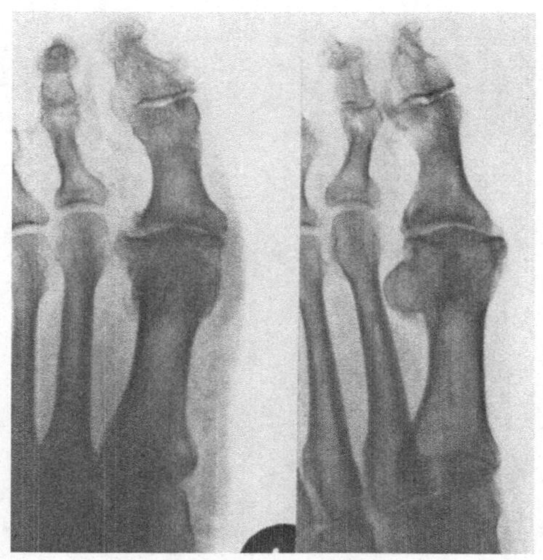

Abb. 183. Hallux rigidus

Arthrosis deformans des Grundgelenks der Großzehe mit dorsal und lateral liegenden Randwülsten. Allmählicher Verlust der Dorsalflexion, in ausgeprägten Fällen Entwicklung einer Beugekontraktur im Grundgelenk (Hallux flexus) und Überstreckung im Endgelenk.

Klinik

Die Erkrankung dürfte das weibliche Geschlecht häufiger betreffen, Krankheitsbeginn im Jugendalter. Schmerzen und Bewegungsstörung im Bereich des Grundgelenks, Schwielenbildung am lateralen Endglied der Großzehe und über dem Außenrand des Fußes. Steifer Gang, da der Fuß in Supination über den lateralen Teil und das Großzehenendgelenk abgewickelt wird, um das Grundgelenk zu entlasten. Besonders schmerzhaft sind Bergaufgehen, Treppensteigen, Zehenstand usw. Schuhdruck an der Dorsalseite, das Tragen von Schuhen mit hohen Absätzen ist oft unmöglich. Gelegentlich akutentzündliche Gelenkreizung oder Nagelbeschwerden (Unguis incarnatus).

Röntgen

Deformierende Arthrose des Großzehengrundgelenks mit charakteristischer dorsolateraler Osteophysenbildung am ersten Metatarsusköpfchen.

Therapie

Konservativ: Vor Wachstumsabschluß orthopädietechnische Versorgung, um den Zeitpunkt der früher oder später unumgänglichen Operation aufzuschieben. Im Jugendalter wird das Abrollen des Fußes durch Einlagen mit medialer Verlängerung oder durch vordere Rollen unmittelbar hinter den Mittelfußköpfchen erleichtert.

Operativ: Operation nach Brandes (siehe bei Hallux valgus, S. 522).

c) Krallen-, Klauen- und Hammerzehen

Ätiologie

a) Kongenital (selten, Krallenform der 2. Zehe).
b) Meist Folge einer Störung des Muskelgleichgewichtes zwischen Flexoren und Extensoren im Rahmen von Fußdeformitäten (Spreizfuß, Plattfuß, Hohlfuß).
c) Folge einer Grundkrankheit (Entzündung, Trauma, Lähmung).
d) Unzweckmäßiges Schuhwerk.
e) Narbenzug.

Pathogenese

Der Entwicklung dieser in der Regel sekundären Zehenfehlstellungen liegt eine gestörte Muskelmechanik zugrunde. Die Senkung des medialen Längsgewölbes beim Knickplattfuß spannt den Muskelzug der Flexoren, die auf Grund ihrer Insertion die Mittel- und Endglieder in Beugestellung ziehen. Die Grundgelenke bleiben gestreckt oder werden durch die ebenfalls passiv gespannten Extensorensehnen überstreckt. In ausgeprägten Fällen sind die Grundglieder auf die Dorsalseite der zugehörigen Metatarsalköpfchen luxiert. Allmähliche Bänder- und Kapselschrumpfung führt zu kontrakten Fehlstellungen.
Beim Hohlfuß werden die Extensorsehnen durch die Vorfußinflexion gespannt, wodurch die Grundglieder in Streckstellung geraten. Dies vermehrt auch die Spannung der Beugesehnen, die ihrerseits die Mittel- und Endglieder

der 2. bis 5. Zehe und das Endglied der Großzehe in Flexionsstellung bringen.

Befund:

Krallen- oder Klauenzehen (Synonyma):
— Starke Überstreckung des Grundgliedes
— Subluxation oder Luxation im Grundgelenk
— Beugung des Mittel- und Endgliedes

Hammerzehen:
— Überstreckung des Grundgliedes
— Beugung des Mittelgliedes
— Endglied in Mittelstellung

Hallux malleus:
a) Bajonettstellung:
— Überstreckung des Grundgliedes
— Beugung des Endgliedes
b) L-Form (beim Hammerzehenplattfuß):
— Beugekontraktur des Grundgliedes
— Streckung des Endgliedes

Klinik

Durch Schuhdruck entstehen schmerzhafte Schwielen oder Klavi an beiden distalen Gelenken (Krallen- oder Klauenzehen) bzw. an Mittelgelenken und Kuppen (Hammerzehen). Rippstein: „Ohne Schuhdruck kein Hühnerauge", daher werden in der Mehrzahl Frauen betroffen.

Therapie

Konservative Maßnahmen, wie Korrekturschienen, Polster oder Gummipelotten kommen nur bei noch nicht kontrakten Zehendeformitäten oder jenen Patienten in Frage, denen ein operativer Eingriff nicht zugemutet werden darf.

Methode der Wahl bleibt die *Operation.* Unter der Vielzahl der vorgeschlagenen Möglichkeiten hat sich die von Hohmann angegebene Technik bewährt:

Exzision des Klavus, dann Resektion der Trochlea des Grundgliedes und Entknorpelung der Basis des Mittelgliedes. Zusätzlich Raffung der Extensorensehne.

Bei stärkerer dorsaler Subluxation im Grundgelenk ist die Debasierung der Grundphalanx (Gocht-Kreuz) mit Verlängerung oder Durchtrennung der Strecksehne und eventuell sparsamer Resektion des Mittelgliedes erforderlich.

d) Digitus quintus superductus

Ätiopathogenese

Kongenitale Fehlstellung der 5. Zehe in unterschiedlich ausgeprägter Adduktion. Ursächlich werden Zusammenhänge mit einer Schrägstellung der Gelenkfläche des Metatarsalköpfchens und einem verkürzten Metatarsale V diskutiert.

Klinik

Adduktionsstellung der 5. Zehe, geringe Subluxation nach dorsal im Grundgelenk. Die 5. Zehe liegt der Nachbarzehe auf. Das Köpfchen des 5. Mittelfußknochens prominiert nach lateral.

Die klinischen Beschwerden entsprechen dem Grad der Fehlstellung. In ausgeprägten Fällen erhebliche Schuhdruckbeschwerden mit Bursitiden und chronischen Reizzuständen.

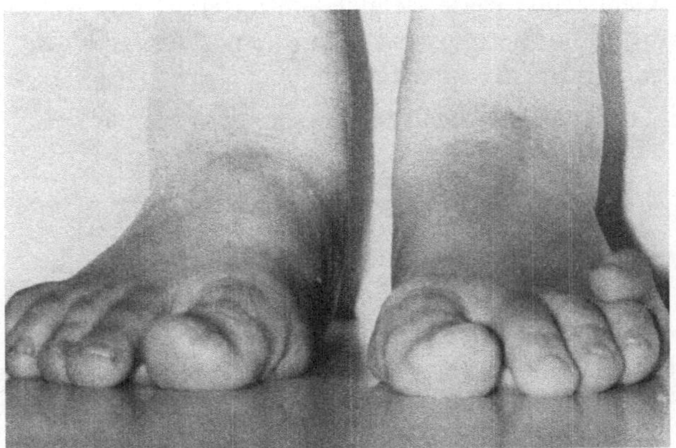

Abb. 184. Digitus quintus superductus links

Therapie

Konservativ: Bei Kindern Versuch einer Stellungskorrektur mit Heftpflasterverbänden oder Nachtschienen.

Operativ: Bei kontrakter Deformität genügt in den meisten Fällen die Resektion der Basis des Grundgliedes mit lateraler Kapselraffung.

10. Erkrankungen des Vorfußes

a) Metatarsalgie (Mortonsche Neuralgie)

Ätiopathogenese

Pseudoneurombildung eines Digitalnervs auf Grund wiederholter mechanischer Irritationen infolge einer Belastungsdeformität des Fußes mit Verlust des vorderen Quergewölbes. Hohmann nennt als Ursache der neuralgiformen Schmerzen das relative Tiefertreten des vierten Metatarsale gegenüber den benachbarten Mittelfußknochen. Dadurch kommt es zur vermehrten Kompression des im Interdigitum III verlaufenden Nervs, der die einander zugewandten Hälften der dritten und vierten Zehe versorgt. Die übrigen Digitalnerven sind seltener betroffen *.

---

* Pick beobachtete eine Pseudoneurombildung des N. digitalis plantaris proprius und deutet sie als druckmechanisch bedingte Mortonsche Neuralgie der Großzehe.

Klinik

Stechende Schmerzen an der Fußsohle, vorwiegend im Bereich des dritten und vierten Metatarsalköpfchens, die durch manuelle Kompression des Vorfußes oder durch den Druck enger Schuhe provoziert werden können.

Differentialdiagnose

Marschfraktur.

Therapie

Konservativ: Genügend breite Schuhe, entlastende Einlage (Torsionseinlage nach Hohmann), Blockierung des plantaren Nervs durch Procain-Infiltration in das entsprechende Interdigitum.

Operativ: Bei Therapieresistenz Resektion des komprimierten Nervs.

b) Marschfraktur (Deutschländersche Erkrankung)

Ätiopathogenese

Umbauzone, die zur Ermüdungsfraktur eines oder mehrerer Metatarsalknochen nach übermäßiger oder ungewohnter Belastung des Vorfußes führt. Zumeist ist das distale Drittel des zweiten oder dritten Mittelfußknochens betroffen. Bei normal gebautem Knochen besteht ein Zusammenhang mit bestimmten Tätigkeiten (Soldaten, Tänzerinnen, Sonntagssportler). Nicht selten wird das gleichzeitige Vorkommen einer Ermüdungsläsion und der Osteochondrose des zweiten Metatarsalköpfchens (Köhler II) bzw. dem Zustand nach operiertem Hallux valgus beobachtet (Hohmann, Smillie, Megevand u. a.).

Klinik

Schmerzen im Vorderfußbereich beim Auftreten, allmählich zunehmende Schwellung über dem Fußrücken.

Röntgen

Zunächst keine nachweisbaren Veränderungen, später Verdichtungszone der Umbaustelle und quer- oder schrägverlaufender Fissur- oder Frakturspalt. Häufig spindeliger Frakturkallus.

Therapie

Ruhigstellung im Gipsverband nach den üblichen Richtlinien, anschließend Einlagenversorgung.

c) Dorsaler Fußhöcker (Dorsale Fußgeschwulst, Fußrückenhöcker)

Ätiopathogenese

Querverlaufende osteophytenartige Randwulstbildung zwischen Metatarsus I und Keilbein als arthrotischer Überlastungsschaden im Gefolge eines Hohl-, Senk- oder Plattfußes. Über dem Fußhöcker entwickelt sich gelegentlich ein Schleimbeutel.

Klinik

Die Erkrankung tritt als knorpelig angelegte Vorwölbung schon im Kindes-
und Jugendalter auf. Beschwerden bestehen in Schmerzen durch Schuhdruck
und entzündliche Veränderungen (Bursitis). Häufig tritt die Veränderung
doppelseitig auf.

Röntgen

Das Seitenbild zeigt im Erwachsenenalter die verknöcherte dorsale Vorwölbung und sichert damit die Diagnose.

Therapie

Entlastung des Fußrückenhöckers durch Filzring oder veränderte Schuh-
schnürung (Rabl). Zusätzlich Einlagenversorgung zur Korrektur der Fußdeformität.

In therapieresistenten Fällen operative Abmeißelung der Vorwölbung (durch
Ausmuldung der entsprechenden Stelle wird Rezidiven vorgebeugt) und
Entfernung der Bursa.

11. Erkrankungen der Ferse infolge Überbeanspruchung

a) Fersensporn

Ätiopathogenese

a) Der plantare (untere) Fersensporn ist eine knöcherne dornartige Ausziehung
am Tuberculum mediale tuberis calcanei. Die Exostose entsteht als chronischer
Überlastungsschaden durch gesteigerten Zug der dort entspringenden kurzen
Fußmuskulatur (M. abductor hallucis und M. flexor digitorum brevis) und
der Plantaraponeurose bei abgeflachtem Längsgewölbe. Oft entwickeln sich
begleitende Entzündungen der Bursa subcalcanearis, die dann Hauptursache
der klinischen Beschwerden sein kann (C. Mau, Hohmann).
b) Der dorsale (hintere) Fersensporn findet sich als dünne Knochenplatte
im Ansatzgebiet der Achillessehne.

Klinik

Der Fersensporn ist eine Erkrankung älterer Menschen. Häufig wird doppelseitiges Auftreten und ein gleichzeitiger Knicksenkfuß beobachtet. Im Vordergrund stehen Belastungsschmerzen unter der Ferse, die das Gangbild stark
beeinträchtigen können. Typisch ist ein umschriebener Druckschmerz am
medialen Vorderrand des Tuber calcanei.

Röntgen

Die seitliche Aufnahme zeigt die hinsichtlich ihrer Form und Größe variable
Exostose.

Differentialdiagnose

Fersenschmerz bei spezifischen und unspezifischen Entzündungen des Knochens und der Weichteile (Tuberkulose, Osteomyelitis, Lues), Erkrankungen
des rheumatischen Formenkreises (rheumatoide Arthritis, Morbus Reiter,
Spondylitis ankylopoetica), Gicht, Tumoren, Morbus Paget.

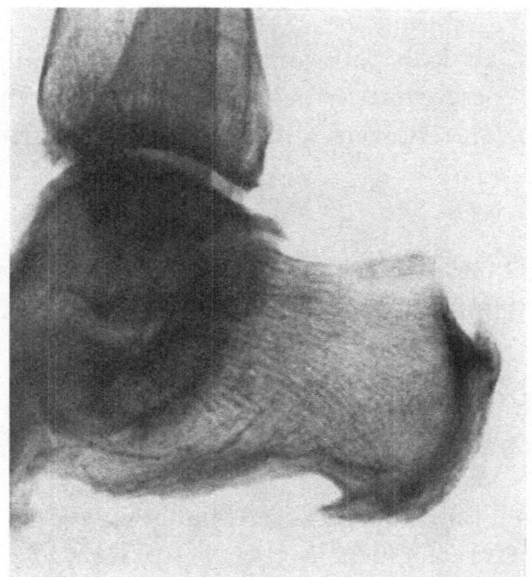

Abb. 185. Unterer und hinterer Fersensporn

Therapie

Konservativ: Entlastung durch exakt modellierte Einlage (Hebung des inneren Längsgewölbes, Supination des Rückfußes, temporäres Hohllegen der Ferse), zusätzlich Pufferabsatz; ferner lokale Infiltration mit Kortisonoiden und Procain, hyperämisierende Maßnahmen.

Operativ: Nur in Ausnahmefällen ist die subkutane Durchtrennung der plantaren Weichteile erforderlich.

b) Haglund-Ferse (Haglundsche Exostose)

Ätiopathogenese

Scharfkantige Vorwölbung der dorso-kranialen Fersenbeinecke auf konstitutioneller Grundlage. Die meist doppelseitig auftretende Höhenzunahme des Fersenbeinhöckers (Spitzy: Calcaneus altus) führt zu entzündlichen Weichteilveränderungen, da die prominierende Knochenfraktur zu mechanischen Irritationen des Achillessehnensatzes durch Schuhdruck (oberer Rand der Fersenkappe) veranlaßt.

Klinik

Die Erkrankung betrifft vorwiegend junge Mädchen und Frauen. Klinisch findet sich eine hohe Verbreiterung des Fersenbeines mit harter, lateral der Achillessehne vorragender Verdickung. Die Haut ist druckempfindlich, entzündlich geschwollen und gerötet, häufig auch Entzündungen des zwischen Achillessehne und Haut liegenden Schleimbeutels. Schmerzverstärkung bei Dorsalflexion des Fußes.

Röntgen

Beim Kind negativer Röntgenbefund, erst die verknöcherte „Exostose" ist sichtbar.

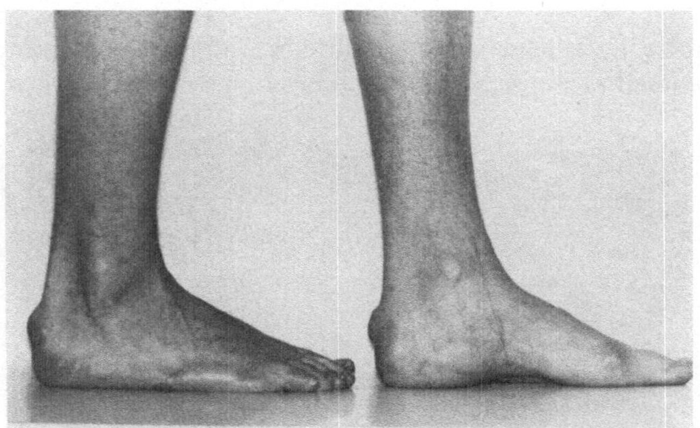

Abb. 186. Haglund-Ferse beiderseits mit ausgeprägter Schwielenbildung

Später spitzwinkelige Ausziehung des hinteren oberen Fersenbeinrandes, Hohlfußtyp, gelegentlich gleichzeitig Fersensporn.

Differentialdiagnose

Bursitiden, Apophysitis calcanei, hinterer Fersensporn.

Therapie

Konservativ: Druckentlastung durch Zurichtungen der Fersenkappe (Umpolsterung, seitlich Filz- oder Lederstreifen) oder Anhebung der Ferse. Antiphlogistische Maßnahmen bei Weichteilentzündungen.

Operativ: Abschlagen der hinteren Fersenbeinecke in einem Stück und gründliche Glättung der Ränder.

12. Os tibiale externum

Ätiopathogenese

Genetisch bedingter akzessorischer Knochenkern dorsomedial von der Tuberositas ossis navicularis. Entsteht auf bindegewebiger oder knorpeliger Grundlage und liegt meist doppelseitig auftretend als Sesambein in der Sehne des M. tibialis posterior. Familiäres Vorkommen wird beobachtet (Mestern).

Klinik

Das Os tibiale externum ist im allgemeinen wie die übrigen akzessorischen Skelettelemente ein röntgenologischer Zufallsbefund. Es kommt bei Frauen häufiger vor als bei Männern. Schmerzen treten meist nach längerer Belastung, nach Wachstumsschüben, Distorsionen oder bei besonderer Größe des Akzessoriums auf. Klinisch findet sich eine schmerzhafte Verdickung an der Fußinnnenseite im Bereich des Kahnbeines (Schuhdruck) mit Verhornung der Haut oder örtlichen Entzündungserscheinungen.

34*

Röntgen

Formvariabler Knochenschatten unmittelbar an der Tuberositas des Kahnbeines. Eventuell kleinzystische Aufhellungen und Verdichtungen.

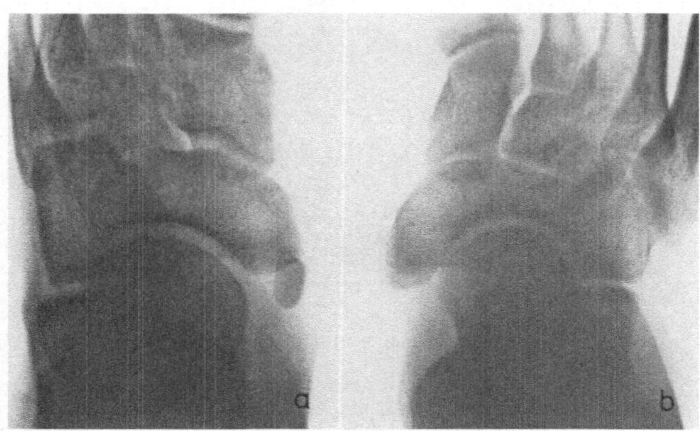

Abb. 187. *a* Os tibiale externum. *b* Os naviculare cornutum

Differentialdiagnose

Fraktur des Os naviculare, Naviculare cornutum.

Therapie

Bei geringeren Beschwerden Einlagenversorgung zur Hebung des inneren
Längsgewölbes. Nur bei andauernden Schmerzen durch Schuhdruck operative
Exstirpation.

13. Achillessehnenruptur

Definition

Gedeckter Riß der Achillessehne (meist vollständig, nur selten teilweise).

Ätiologie

Wie alle Sehnen, unterliegt auch die Achillessehne einer altersbedingten
zunehmenden Degeneration. Für den Riß einer völlig intakten Sehne ist ein
entsprechendes Trauma die Ursache. Je degenerierter die Sehne ist, um so
geringer kann das einwirkende Trauma sein.

1. Degenerationsursachen:
— Alter
— Dauernde Überbeanspruchung führt zu Mikrorissen (Baetzner)
— Nach Paratenonitis
— Nach Kortison-Injektionen, die zu Sehnennekrosen führen können
— Weichteilrheumatismus
— Arteriosklerose
— Diabetes
— Gicht
— Lues
— Tumoren

2. Art und Ursache des Traumas
Direkt (15%)
Indirekt (85%, nach Schönbauer)
Die Risse bei der Sportausübung stehen weit im Vordergrund, wobei Fußball durchwegs an erster Stelle steht. Seit der Einführung von Schibindungen, welche die Ferse am Schi fixieren, hat die Zahl der Risse beim Schilauf erheblich zugenommen.

3. Alter
Eine Häufung der Rupturen tritt im vierten und fünften Lebensjahrzehnt auf. Zu diesem Zeitpunkt sind eher fortgeschrittene degenerative Veränderungen zu erwarten, andererseits wird Sportausübung in einem nicht mehr empfehlenswerten Ausmaß durchgeführt.

Das Durchschnittalter betrug bei den meisten Autoren rund 40 Jahre (darunter liegen nur Statistiken, welche reine Sportverletzungen beinhalten):

	Jahr	Fallzahl	Durchschnittsalter
Bénassy	1963	46	37
Christensen	1954	57	42,8
Frings	1968	317	34 (nur Sportler)
Judet	1963	166	38 (nur Sportler)
Schönbauer	1964	240	44,1
Solheim	1960	79	40
Viernstein und Galli	1964	172	41,4
Wellmitz	1968	42	34,7

4. Geschlecht
Männer sind vier- bis fünfmal so häufig betroffen.

5. Seite
Die linke Seite ist etwas bevorzugt: 55 : 45%.
Doppelseitige Risse werden in etwa 2,5% beobachtet.
Beiderseitige gleichzeitige Risse gehören zu großen Seltenheiten.

Klinik

Nach dem Riß wird das proximale Sehnenende durch den Muskelzug nach oben gezogen und es entsteht oberhalb des Fersenbeinhöckers eine sicht- und tastbare Delle. Das auftretende Hämatom füllt den Defekt aus, die Delle ist nicht mehr sicht-, aber noch tastbar. Nach Resorption des Hämatoms, also auch bei veralteten Fällen, ist die Delle wieder sichtbar. Das Ausmaß der Dorsalflexion nimmt zu. Der Zehenballengang ist nicht möglich, da die Kraft der Achillessehne bei der Plantarbeugung 87% ausmacht und nur 13% auf die übrigen sechs Plantarbeuger kommt. Diese ermöglichen aber doch eine Plantarflexion des Fußes ohne Belastung. Der Einbein-Zehenballenstand ist daher für die Prüfung ausschlaggebend.

Röntgen

1. Das Kagersche Dreieck — der dreieckige Weichteilschatten, gebildet durch Achillessehne, hinteres unteres Schienbeinende und kraniale Begrenzung

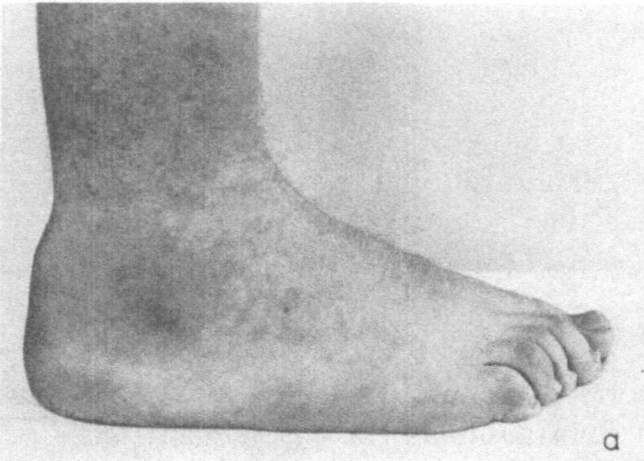 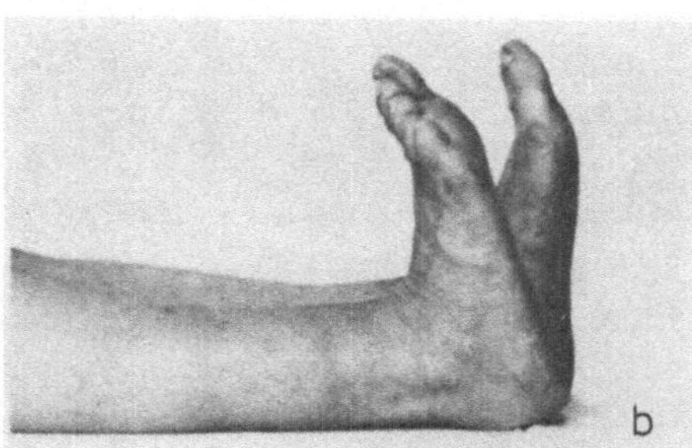

Abb. 188 *a* und *b*. Drei Monate alter subkutaner Achillessehnenriß. *a* Deutlich sichtbare Delle, *b* Dorsalflexion vermehrt

des Fersenbeines — wird bei Rissen der Achillessehne schmäler oder verschwindet.

2. Der Toygarsche Winkel entsteht in der Weichteilkontur durch das Einsinken im Bereich der Rißstelle.

3. Das Röntgenbild kann auch zarte Knochenschalen zeigen, wenn es sich nicht um einen Riß im Verlauf der Sehne, sondern um ihren Abriß von der hinteren oberen Tuberkante des Fersenbeines handelt: Hier wird meist eine zarte Knochenschale mitabgerissen.

Diagnose

Delle in der Achillessehne, Unvermögen des Einbein-Zehenballenstandes.

Therapie

Ohne Operation kommt es zu einer narbigen Verbindung der beiden distrahierten Sehnenstümpfe, dadurch zu einer Verlängerung der Muskel-Sehneneinheit. Die Kraft bleibt so weit vermindert, daß der Zehenballengang nicht durchführbar ist. Aus diesem Grunde ist eine konservative Behandlung nicht erfolgversprechend. Auch die Fixation im Gipsverband in Spitzfußstellung bei gebeugtem Knie kann die Sehnenstümpfe nicht exakt adaptieren.

Für die *Operation* stehen mehrere Methoden zur Verfügung, die auf verschiedenen Prinzipien beruhen:

1. Naht der Sehnenstümpfe
a) End-zu-End
b) Bei starker Auffaserung der Sehnenstümpfe erst Bündelbildung der Sehnenfasern, dann End-zu-End-Naht (Henry)
c) Bei veralteten Rissen Anfrischung
— V-förmig (Thomsen) oder
— in der Frontalebene (Lie)

2. Verwendung von Lappen aus den Sehnenstümpfen selbst
a) Gestielt von proximal
— in der Frontalebene (Silfverskiöld, Bragard)

— seitlich (Schneider, Lindholm)
— lang und schmal, um den Streifen als Nahtmaterial zu verwenden (Bosworth, Mulder)
b) Gestielt von proximal und distal (Toygar, Weisbach)
c) Verschiebung eines Sehnenstückes von proximal nach distal (Griffenschachteltechnik nach Lange)

3. Fascia-lata-Plastik
a) zur Überbrückung des Defektes (Zadek, Lange)
b) als Nahtmaterial (Lawrence, Bronner)

4. Plantarissehne als Nahtmaterial (Chigot, Streli)

5. Draht als Nahtmaterial (Schönbauer, de Jong, McLaughlin, Campbell)

Prognose

Unterbleibt die operative Vereinigung der beiden Sehnenstümpfe, so führt die Verlängerung der Muskel-Sehnenstrecke zu einer oft erheblichen Atrophie der Wadenmuskulatur. Bei Operation veralteter Risse kann sich diese Atrophie teilweise, wenn sie sehr beträchtlich war, aber nur mehr wenig zurückbilden.

Ist eine der eingangs angeführten Erkrankungen die Ursache des Risses, so gehört diese entsprechend behandelt, um einen Riß der Achillessehne der anderen Seite zu vermeiden.

Wird die operative Behandlung zeitgerecht und regelrecht durchgeführt, so wird volle Sportfähigkeit wiederhergestellt, in deren Rahmen auch Spitzenleistungen möglich sind.

XXIII. Beinlängenunterschied

A. Funktioneller Beinlängenunterschied

Definition

Scheinbare Beinlängendifferenz bei normaler Knochenlänge.

Ursachen

1. Gelenkkontrakturen
— Kniebeugekontrakturen
— Hüftgelenksbeugekontraktur
— Adduktionskontraktur der Hüfte
— Abduktionskontraktur der Hüfte

Die Adduktionskontraktur führt zu einer funktionellen Beinverkürzung. Um auf der kontrakten Seite mit ganzer Sohle auftreten zu können, muß das homolaterale Becken angehoben und das kontralaterale Becken gesenkt werden. Das Ausmaß des Anhebens entspricht der scheinbaren Beinverkürzung.

Die Abduktionskontraktur führt demgegenüber zu einer funktionellen Beinverlängerung. In diesem Falle muß die gesunde Beckenhälfte je nach dem Grad der Kontraktur angehoben werden, will der Patient auf der erkrankten Seite mit ganzer Sohle auftreten. Das Bein der kontrakten Seite wird dadurch funktionell verlängert.

Die Beckenfehlstellung bestimmt auch die Art des Hinkens: Bei einer Adduktionskontraktur sind im allgemeinen die Hüftabduktoren zu schwach, um beim Gehen das Becken zu fixieren. Das Becken sinkt daher auf die Seite des Schwungbeines herab, was zum sogenannten Trendelenburg-Hinken führt. Bei kontrakter Abduktionsfehlstellung hingegen versucht der Patient bei jedem Schritt, den Hebelarm des Körpergewichtes (Lastarm) durch Neigen des Oberkörpers über das Standbein zu verringern und damit das schmerzhafte Hüftgelenk zu entlasten, was das Duchenne-Hinken charakterisiert (M. E. Müller).

2. Funktionsstörung der Kreuzdarmbeingelenke
Die Verschiebung des Kreuzbeines gegen die Darmbeine (Beckenverwringung) bietet folgende klinische Symptome: Beckenschiefstand und variable Beinlängendifferenz, Vorlaufphänomen, Ilikus- und Psoashypertonus.

B. Reeller (absoluter) Beinlängenunterschied

Definition

Beinlängendifferenz bei Verkürzung oder Verlängerung einzelner Knochen.

1. Ursachen

Die Ursachen von Beinlängendifferenzen sind mannigfaltig. Sie werden in der folgenden Tabelle zusammengefaßt:

Tabelle 21. Aus Taillard, W., Morscher, E.: Beinlängenunterschiede. Basel: Karger. 1965

Durch Wachstumsbremsung:	*Durch Wachstumsstimulation:*
Kongenital:	
Kongenitale Hemiatrophie	Partieller Riesenwuchs mit Gefäßanomalien (Klippel-Trenaunay, Parkes Weber)
Kongenitale Atrophie mit Skelettanomalie	Hämarthrose bei Hämophilie
Dyschondroplasia Ollier	
Dysplasia epiphysealis punctata	
Exostosenkrankheit	
sogenannte angeborene Hüftgelenksluxation, Klumpfuß	
Infektionen:	
Zerstörung der Epiphysenfugen durch Osteomyelitis (Femur, Tibia)	Osteomyelitis der Diaphyse von Femur und Tibia Brodieabszeß
Tuberkulose (Hüftgelenk, Kniegelenk, Fuß)	Tuberkulose der Metaphyse von Femur und Tibia (Tumor albus genus)
Arthritis purulenta	Arthritis purulenta
	Syphilis von Femur und Tibia
	Elephantiasis nach Weichteilinfektionen
	Thrombose der Femoral- und Iliakalvene
Lähmungen:	
Poliomyelitis	
spastische Lähmungen	
Tumoren:	
Osteochondrome (solitäre Exostosen)	Hämangiome, Lymphangiome
Riesenzelltumoren	Riesenzelltumoren
Ostitis fibrosa cystica generalisata	Ostitis fibrosa localisata cystica
Neurofibromatosis Recklinghausen	Neurofibromatosis Recklinghausen
	Fibröse Dysplasie (Jaffé-Lichtenstein)
Traumen:	
Verletzungen der Epiphysenfuge (Lösungen, Operationen usw.)	Dia- und Metaphysenfrakturen von Femur und Tibi (Osteosynthese!)
Diaphysenfrakturen (Dislocatio ad longitudinem)	Operationen an der Diaphyse (Periostlösung, Spanentnahme, Osteotomie usw.)
Schwere Verbrennungen	
Mechanisch:	
Langdauernde Ruhigstellung	Traumatische arterio-venöse Aneurysmen
Entlastungsapparat (?)	
Andere Ursachen:	
Legg-Calvé-Perthessche Krankheit	
Epiphyseolysis capitis femoris	
Röntgenbestrahlung von Femur- und Tibia-epiphysenfugen	

2. *Auswirkungen der Beinlängendifferenz*

a) Auf die Wirbelsäule

Die Lendenwirbelsäule gleicht unter physiologischen Verhältnissen einen Beckenschiefstand durch Skoliosierung und Rotation zur kürzeren Seite hin aus. Diese Rotation der Wirbel in Richtung der Konvexität wird als Lovett-positives Verhalten bezeichnet, wie es in der Brust- und Lendenwirbelsäule bei aufrechter Haltung, also bei lordotischer Lendenwirbelsäule, anzutreffen ist. Das Becken verschiebt sich gleichzeitig zur Richtung des längeren Beines.

Nach Lewit ist die Unfähigkeit der Lendenwirbelsäule, ein schiefes Becken durch eine Skoliosierung zu kompensieren, als pathologisch anzusehen. Beugert fand bei seinen Patienten mit Beinlängendifferenzen in 10% der Fälle kontralaterale Skoliosen.

Die Überprüfung dieser Mechanismen erfolgt ausschließlich röntgenologisch (Aufnahmetechnik der Lenden-, Becken-, Hüftregion mit Kopf- und Basislot nach Gutmann).

Die den Beckenschiefstand ausgleichende lumbale Skoliosierung wird in der Regel durch eine Gegenkrümmung der Brustwirbelsäule kompensiert. Die Möglichkeit dieser Kompensation der Skoliosierung beeinflußt nach Morscher entscheidend das Auftreten allfälliger Rückenschmerzen, im weiteren auch die Frage der Behandlung des Beckenschiefstandes. Der Therapieerfolg wird wesentlich von einem raschen therapeutischen Eingreifen, das heißt von einem rechtzeitigen Ausgleich der Beinlängendifferenz bestimmt. Ist die Wirbelsäule einmal kontrakt, bewirkt der Ausgleich der Beinlängen lediglich eine Dekompensation der Skoliosierung, also eine Verlagerung der gesamten Wirbelsäule in die Richtung der Konvexität. Über die sekundären Auswirkungen der seitlichen Wirbelsäulenverkrümmung siehe Kapitel Skoliose, S. 258.

b) Auf die Hüftgelenke

Die Auswirkungen einer Beckenschiefstellung auf Grund ungleicher Beinlängen werden unter Zugrundelegung der Arbeiten von Morscher, Pauwels, M. E. Müller, Krakovits, Merchant u. a. hier in vereinfachter Form gegenübergestellt:

Kürzere Seite:	Längere Seite:
Verminderte Belastung	Vermehrte Belastung, hohes Arthroserisiko schon bei geringfügigen Längendifferenzen
Verkürzter Hebelarm des Körperschwerpunktes	Verlängerter Hebelarm des Körperschwerpunktes
Vergrößerung der Überdachung des Femurkopfes	Verringerung der Überdachung des Femurkopfes
Zunahme des CE-Winkels	Abnahme des CE-Winkels
Verminderte Muskelarbeit der Abduktoren	Verstärkte Muskelarbeit der Abduktoren
Drehung der Pfanne um den Schenkelkopf nach auswärts	Drehung der Pfanne um den Schenkelkopf nach einwärts

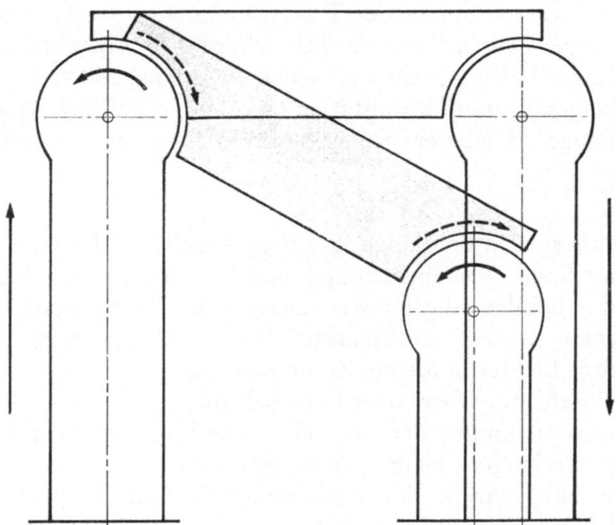

Abb. 189. Auf der rechten (kürzeren) Seite wird durch die Beckenneigung die Pfanne um den Schenkelkopf nach auswärts bzw. der Schenkelkopf in der Pfanne nach einwärts gedreht. Auf der linken (längeren) Seite wird gleichzeitig umgekehrt die Pfanne um den Schenkelkopf nach einwärts bzw. der Schenkelkopf in der Pfanne nach auswärts gedreht. — Aus: Pauwels, F.: Atlas zur Biomechanik der gesunden und kranken Hüfte. Berlin-Heidelberg-New York: Springer. 1973

Tabelle 22. *Wirkung einer Beinlängendifferenz auf die Überdachung des Femurkopfes.* Nach Krakovits, aus Morscher, E.: Ätiologie und Klinik der Beinlängenunterschiede. Orthopäde 1, 1 (1972)

Beinverkürzung	Verkleinerung des CE-Winkels von Wiberg
1 cm	= 2,3°
2 cm	= 4,6°
3 cm	= 6,8°
4 cm	= 9,1°
5 cm	= 11,3°
6 cm	= 13,5°
7 cm	= 15,6°
8 cm	= 17,7°
9 cm	= 19,8°
10 cm	= 21,8°

3. Messung der Beinlänge

Auf die Schwierigkeiten einer exakten Messung der Beinlänge und der Beinlängendifferenz ist wiederholt hingewiesen worden. Schon über die Frage der Definition der Bezugspunkte herrschte noch bis vor wenigen Jahren Uneinigkeit.

Als zur Zeit weitgehend gebräuchlich gelten:

Klinische Beinlänge: Spina iliaca anterior superior — Malleolus lateralis.

Anatomische Beinlänge: Spitze des Trochanter maior — Malleolus lateralis.

Absolute Beinlänge: Oberer Rand des Femurkopfes — Auftrittsfläche.

Relative Beinlänge: Hüftgelenksspalt — oberes Sprunggelenk.

Oberschenkellänge: Spina iliaca anterior superior — äußerer Kniegelenkspalt.

Unterschenkellänge: Medialer Kniegelenksspalt — Spitze des Malleolus medialis.

Methoden:

a) *Direkte Messung* der Beinlänge mit dem Maßband. Es wird die Distanz zwischen dem oberen Darmbeinstachel und der Spitze des Außenknöchels, als die klinische Beinlänge gemessen. Diese einfache Methode der Messung liefert naturgemäß keine absolut exakten Werte. Als häufigste Ursachen von Meßfehlern nennt Eichler in diesem Zusammenhang:

— Umfangdifferenz am Ober- oder Unterschenkel

— Einseitige Abweichungen der Beinachse (die klinische Beinlänge erscheint beim O-Bein verlängert, beim X-Bein verkürzt)

— Fehlerhafte Lokalisation des Außenknöchels und des vorderen Darmbeinstachels

— Gelenkkontrakturen (schon geringe Beugekontrakturen des Hüftgelenks führen zu beträchtlichen Fehlmessungen!)

b) *Indirekte Messung* der Beinlänge mit Holzbrettchen verschiedener Höhe. Mit dieser Methode ist eine recht genaue Messung der Beinlängendifferenz möglich, wobei sich der Ausgleich nach der Höhe der Beckenkämme, der hinteren Darmbeinstachel, dem Verlauf der Wirbelsäule und der lotgerechten Einstellung der Rima ani orientiert (Eichler).

In diesem Zusammenhang empfiehlt Rabl, Holzbrettchen in den Höhen 0,5, 1, 2, 4 und 6 cm vorrätig zu halten.

Die Genauigkeit der indirekten Messung wird durch Skoliosen und Kontrakturen des Hüftgelenks negativ beeinflußt. Aufschluß über die tatsächlichen Verhältnisse ergeben dann — auch wenn eine Meßgenauigkeit von 3 bis 5 mm in seltenen Fällen nicht genügen sollte — radiologische Meßmethoden.

c) Röntgenologische Beinlängenmessung

— Orthoradiographie

Mit dieser von Taillard angegebenen Methode wird die relative Beinlänge zwischen Hüftgelenksspalt und oberem Sprunggelenksspalt gemessen.

Der Patient liegt auf dem Röntgentisch, an dem ein Metallmeßstab angebracht ist. Zur Messung der relativen Beinlänge werden insgesamt drei Aufnahmen angefertigt: Hüft-, Knie- und Sprunggelenk im sagittalen Strahlengang. Die Einteilung des Metallstabes wird jeweils mitabgebildet, so daß durch entsprechende Subtraktion eine genaue Bestimmung der Länge der einzelnen Knochen möglich ist.

— Als weitere röntgenologische Meßmethoden werden die einen größeren technischen Aufwand beanspruchenden Verfahren der Teleradiographie (Hickey) und der Skanographie (Millwee) ergänzend erwähnt.

Therapie

Hinter größeren Beinlängenunterschieden stehen heute weniger poliomyelitische Lähmungen, als vor allem posttraumatische Wachstumsstörungen, sowohl nach Verletzungen der Epiphysenfugen wie auch nach Diaphysenfrakturen.

Wesentlich häufiger als diese evidenten und ätiologisch eindeutig faßbaren Beinlängenunterschiede sind aber in ihrer Ursache ungeklärte und geringe Differenzen, die oft jahrelang unerkannt und unbehandelt bleiben.

Grundsätzlich gilt das Prinzip, auch geringe Beinlängendifferenzen in jedem Falle auszugleichen. Als diese Regel bestätigende Ausnahmen gelten lediglich Längenunterschiede bis zu 1 cm, die keinerlei klinische Beschwerden verursachen. Als Hauptkriterium zur Korrektur sind Rückenbeschwerden anzusehen, die nach elektromyographischen Untersuchungen (Taillard, Morscher) als Muskelermüdungsschmerzen aufgefaßt werden müssen. Schließlich verdient auch der psychologische Aspekt Beachtung, da ein Beckenschiefstand mit kompensatorischer Skoliosierung der Lendenwirbelsäule vor allem für weibliche Patienten auch dann ein gewichtiges Problem darstellt, wenn es sich lediglich um einen Beinlängenunterschied von wenigen Zentimetern handelt.

Zur Korrektur einer Beinverkürzung stehen konservative orthopädisch-technische Maßnahmen sowie operative Methoden zur Verfügung.

1. Konservative Behandlung: Der Beinlängenausgleich mit konservativ-orthopädischen Maßnahmen ist heute auch bei beträchtlichen Differenzen in kosmetisch und hygienisch befriedigender Form möglich. Ein voller Ausgleich erfolgt bei beweglichen Hüft- und Kniegelenken. Ein schrittweiser Ausgleich wird bei kontrakter Wirbelsäule unter gleichzeitiger intensiver Rückengymnastik durchgeführt (Morscher). Nicht voll ausgeglichen wird bei versteiftem Kniegelenk, Hüftgelenkskontraktur und Spitz- oder Fallfuß.

Beinverkürzung von 5 mm bis 1 cm:
a) Keine Therapie bei Beschwerdefreiheit
b) Einlagen

1—2 cm: Schuhzurichtung (Absatzerhöhung) oder Einbau einer Korkeinlage.

3—5 cm: a) Orthopädischer Schuh mit eingebautem Längenausgleich.
b) Versorgung mit modernen Innenschuhen. Als Material für den Innenschuh wird aus hygienischen und kosmetischen Gründen neuerdings Hartschaumgießharz verwendet. Das Tragen von Konfektionsschuhen mit Schaftabschluß unterhalb des Knöchelgelenks ist praktisch immer möglich (Meyer, Petersen).

6—13 cm: Verkürzungsausgleich durch Innenschuh in Hartschaumgießharztechnik. Das Tragen eines Konfektionsschuhes (mit hohem Schaftabschluß) ist in der Regel möglich. Meyer empfiehlt zusätzlich den Einbau einer starken Gelenkbrücke, welche die erhebliche Vorfußbelastung auf die Ballenpartie des Konfektionsschuhes überträgt.

Über 13 cm: Eventuell Beinverlängerungsprothese in Hartschaumgießharz- oder Leder-Gummi-Bofors-Technik. In aller Regel kommt bei derartigen Beinlängendifferenzen eine konservative Behandlung jedoch nur dann in Frage, wenn ein operativer Eingriff nicht möglich ist.

2. Operative Behandlung: Mit den modernen Osteosyntheseverfahren wurden der operativen Korrektur von Beinlängendifferenzen neue Wege erschlossen.

Die lange postoperative Immobilisation früherer Zeiten kann heute weitgehend vermieden werden. Die verbesserte Operationstechnik ermöglicht cs, auch in Fällen schwerster Fehlstellungen eine Angleichung an den Normalzustand zu schaffen. Da bei größeren Beinlängenunterschieden (etwa nach traumatischen Wachstumsstörungen) der konservative Verkürzungsausgleich niemals ein perfektes Ergebnis liefern kann und für den Patienten eine lebenslange schwere Belastung darstellt, ist man in vielen Fällen dazu verleitet, dem operativen Eingriff den Vorzug zu geben. Es muß aber mit Nachdruck darauf hingewiesen werden, daß ein einseitiges Behandlungsprinzip dieser Art nicht vertreten werden kann. Der Patient erwartet mit Recht eine sachliche und umfassende Aufklärung über sämtliche verfügbaren Möglichkeiten. Die Indikationsstellung sollte daher nach gründlichem Abwägen aller Vor- und Nachteile von dem Patienten und seinem Arzt gemeinsam erarbeitet werden.

Bei Kindern gilt nach wie vor die Regel, geringere Längenunterschiede zunächst apparativ auszugleichen und erst nach Wachstumsabschluß endgültig zu versorgen (Schlegel).

Ist die Indikation zur operativen Korrektur gestellt, muß zunächst die Frage einer Verkürzungsosteotomie des längeren Beines oder einer Verlängerungsosteotomie des verkürzten Beines geklärt werden. Grundsätzlich wird diese Frage durch die gegebene Körpergröße entscheidend beeinflußt. Die Vor- und Nachteile beider Methoden werden von Wagner in der Tabelle auf Seite 543 übersichtlich zusammengefaßt.

Schließlich muß bei operativen Korrekturen unterschieden werden, ob sich der Patient noch im Wachstumsalter befindet oder bereits ausgewachsen ist.

Korrekturen während des Wachstums

1. Wachstumsbremsende Maßnahmen
a) Temporäre Epiphyseodese nach Blount
b) Definitive Epiphyseodese nach Phemister
Beide Methoden werden heute nur noch selten angewendet. Abgesehen von ihren unsicheren Ergebnissen kommen diese technisch schwierigen Operationen zur Wachstumsbremsung bei Kindern vor dem achten bis zehnten Lebensjahr nicht in Frage (Morscher, Jani).

2. Wachstumsstimulierende Maßnahmen
Die Möglichkeiten einer operativen Förderung des Wachstums sind vielfältig: Eingriffe am Gefäßsystem, physikalisch-therapeutische Anwendungen, Eingriffe am Nervensystem, Eingriffe am Knochen, Implantation von Fremdkörpern u. a. Ziel aller stimulierenden Operationen ist es, das Längenwachstum durch eine künstlich geschaffene Hyperämie anzuregen. Die erreichten Beträge sind allerdings gering und machen häufig einen oder mehrere weitere operative Eingriffe notwendig.
Eine einfache und gute Methode zum Ausgleich geringer Beinlängendifferenzen ist die Stimulierung mit bovinen Spänen, die fugennah in die knienahen Metaphysen von Femur und Tibia eingetrieben werden (Bösch).

Tabelle 23. *Zur Indikationsstellung beim operativen Beinlängenausgleich. Gegenüberstellung der Vorteile (+) und der Nachteile (—) der operativen Verkürzung und Verlängerung.* Aus: Wagner, H.: Technik und Indikationen der operativen Verkürzung und Verlängerung. Orthopäde 1, 59 (1972)

Beinverlängerung	Beinverkürzung
+ Operation am betroffenen Bein	— Operation am gesunden Bein
+ Korrektur der Begleitdeformitäten am gleichen Bein	— Bei Korrektur der Begleitdeformität Operation an beiden Beinen
+ Korrektur der Deformität (restitutio ad integrum)	— Kompensation der Deformität
+ Erhaltung der Körpergröße	— Verringerung der Körpergröße
+ Normalisierung der Körperproportionen	— Störung der Körperproportionen
+ An Ober- und Unterschenkel ausführbar	— Ausführung am Unterschenkel problematisch
+ Längenausgleich bis etwa 22 cm	— Längenausgleich bis etwa 10 cm
+ Kombination mit Verkürzung des gesunden Beines selten	— Kombination mit Verlängerung des verkürzten Beines häufig
— Lange Klinikbehandlung (6 Wochen bis 6 Monate)	+ Kurze Klinikbehandlung (3 Wochen)
— Langsame Konsolidierung (8 Wochen bis 8 Monate)	+ Schnelle Konsolidierung (8—12 Wochen)
— Spananlagerung an Osteotomiestelle häufig erforderlich	+ Keine Spananlagerung an Osteotomiestelle
— Zunehmende Erschwerung mit steigendem Lebensalter	+ Lebensalter ohne besondere Bedeutung
— Operation technisch diffizil	+ Operation technisch relativ einfach
— Drei- bis viermalige Operation (Osteotomie, Osteosynthese — Spananlagerung, Metallentfernung)	+ Zweimalige Operation (Osteotomie, Metallentfernung)
— Begleitoperationen häufig (Achillotenotomie, Adduktorentenotomie, Kniebeugesehnenverlängerung)	+ Keine Begleitoperationen
— Vorübergehende Bewegungseinschränkung der benachbarten Gelenke durch Weichteilspannung	+ Keine Bewegungseinschränkung der Gelenke

Auffallend ist das gute Ansprechen von Kindern im Alter von zwei bis fünf Jahren. Bösch erzielte bei 88 Stimulierungen einen durchschnittlichen Zuwachs von 21 mm, ein vorzeitiger Epiphysenschluß oder anaphylaktische Allgemeinerscheinungen wurden in keinem Fall gesehen.

Eine routinemäßige Anwendung der verschiedentlich publizierten Distraktionsepiphyseolyse (Zavjyalov et al., Ilizarow et al.) dürfte hingegen schon auf Grund neuerer experimenteller Resultate (Jani) nicht in Frage kommen.

3. Verkürzende oder verlängernde Korrekturosteotomien

Die Korrekturosteotomie — Methode der Wahl in der operativen Behandlung von Beinlängendifferenzen bei Erwachsenen — setzt sich auch bei kindlichen Beinverkürzungen mehr und mehr durch. Läßt man die stimulierenden Operationsmethoden ihrer eher geringen Effizienz wegen außer acht, so wird auch der Indikationsbereich der bremsenden Maßnahmen (Blount, Phemister) als endgültige Versorgung durch die modernen Osteotomieverfahren zunehmend eingeengt. Es bleibt somit abzuwarten, ob und wie weit die oben erwähnte Trennung der Behandlung beim Erwachsenen und beim Kind in Zukunft noch Gültigkeit haben wird.

Korrekturen nach Wachstumsabschluß (aus Wagner, H.: Technik und Indikation der operativen Verkürzung und Verlängerung. Orthopäde 1, 1972, 59):

I. Operationen am längeren Bein

1. Metaphysäre Verkürzungsosteotomien mit Osteosynthese
a) Am Oberschenkel
— Proximales Femurende (die intertrochantere Femurverkürzungsosteotomie ist zu einem Standardeingriff geworden)
— Distale Femurmetaphyse (die suprakondyläre Osteotomie wird nur bei gleichzeitig erforderlicher Achsenkorrektur im Kniegelenkbereich durchgeführt)
b) Am Unterschenkel (metaphysär nur bei gleichzeitig erforderlicher infrakondylärer Achsenkorrektur, sonst immer diaphysär)

2. Diaphysäre Verkürzungsosteotomien mit intra- oder extramedullärer Osteosynthese
a) Am Oberschenkel
b) Am Unterschenkel
Generell werden diaphysäre Verkürzungsosteotomien dann ausgeführt, wenn lediglich ein Längenausgleich ohne Achsenkorrektur erforderlich ist. Nach Möglichkeit sollte der Marknagelung der Vorzug gegeben werden. Lediglich bei Jugendlichen ist die Osteosynthese mit Platte vorzuziehen, um die Epiphysenfugen nicht zu verletzen.

II. Operationen am verkürzten Bein

1. Einzeitige metaphysäre Verlängerungsosteotomien am Oberschenkel mit Osteosynthese und Spongiosaanlagerung

2. Einzeitige diaphysäre Verlängerungsosteotomien mit intra- oder extramedullärer Osteosynthese und Spongiosaanlagerung
a) Am Oberschenkel
b) Am Unterschenkel

3. Diaphysäre Verlängerungsosteotomien mit kontinuierlicher Distraktion und abschließender Osteosynthese
a) Am Oberschenkel
b) Am Unterschenkel
Das Distraktionsgerät wird dabei bei der Oberschenkelosteotomie lateral, bei der Unterschenkelosteotomie medial angelegt. Nach Beendigung der gewünschten Verlängerung kann die Distraktionsstrecke gegebenenfalls, das heißt bei unzureichender Kallusbildung, mit autologer Spongiosa aus dem Darmbein aufgefüllt werden. Laufende Röntgenkontrollen geben darüber Aufschluß. Die Osteosynthese mittels Platte erfolgt bei noch liegendem Distraktor. Dieser wird erst nach dem Verschluß der Wunde entfernt.
Mit dieser Methode nach Wagner ist es möglich, operative Verlängerungen bis zu 22 cm zu errreichen. Die Verlängerungsosteotomie soll nach Möglichkeit

vor dem 20. Lebensjahr und nicht nach dem 40. Lebensjahr durchgeführt werden. Verkürzungsosteotomien (bis maximal 10 cm) werden durch das Lebensalter nicht limitiert.

Die therapeutischen Möglichkeiten sowohl konservativer orthopädisch-technischer wie auch operativer Art konnten in diesem Rahmen lediglich skizziert werden. Es wurde in beiden Bereichen versucht, moderne und derzeit gültige Verfahren anzugeben, wobei es aus Platzgründen nicht möglich war, der ganzen Fülle der Methoden Rechnung zu tragen.

Einzelheiten bezüglich Indikation und technischer Ausführung des konservativen und operativen Längenausgleiches sowie weitere heute gebräuchliche Verfahren sind in der speziellen Literatur nachzulesen (Meyer, Petersen, Nachbaur, Morscher, Marquardt, Goldiger, Rabl, Wagner, Pflüger, Fischer, Küntscher, Anderson, Taillard u. a.).

Anhang

XXIV. Amputationen und prothetische Versorgung

A. Ursachen

Die Ursachen der Amputationen lassen sich zweckmäßig in folgendes Schema einordnen:

1. Angeboren

a) Defektmißbildung:
Amelien: völliges Fehlen einer Extremität, wobei auch der angelegte Schulter- oder Beckenteil der betroffenen Seite dysplastisch ist.
Peromelien: Extremitäten, die in ihrem Verlauf amputationsartig enden.

b) Amniotische Abschnürungen: Sie entstehen intrauterin und entsprechen in Aussehen und Behandlungsmöglichkeiten den Peromelien.

2. Eworben

a) Traumatisch:
Abtrennungen oder primär notwendige Absetzungen wegen ausgedehnter Gewebszerstörung.
Arterielle Gefäßverletzungen an Stellen, die keinen ausreichenden Kollateralkreislauf aufweisen und bei denen es trotz Versuches einer Gefäßnaht oder eines Gefäßersatzes zur Gangrän kommt.

b) Krankhaft:
Mangeldurchblutung bei akutem Gefäßverschluß oder chronischer arterieller Verschlußkrankheit.
Knochenerkrankungen: septisch (Osteomyelitis) oder Tumoren (maligne).
Maligne Weichteiltumoren.
Destruierende neurovaskuläre Erkrankungen.

B. Amputation

1. Amputationshöhe (allgemein)

Sie richtet sich bei der traumatischen Amputation nach der Zone des zerquetschten Gewebes. Vorrangig ist die gute Weichteildeckung des Knochenstumpfes, die Länge des zu erhaltenden Knochens hat sich nach den Weichteilen zu richten.

Noch exakter muß bei einer Mangeldurchblutung die Amputationshöhe gewählt werden. Zwei Dinge sind zu beachten: Sind die zu erhaltenden Stumpflappen zu schlecht durchblutet, kommt es zu einer Wundheilungsstörung. Die Lappen schrumpfen beträchtlich, das Knochenende steht vor und wird nekrotisch, es kommt zu sekundären Infektionen und zur notwendigen Reamputation. Man sollte bei dieser Patientengruppe so sparsam wie möglich amputieren, da meist beide Beine erkrankt sind und es ungewiß ist, ob die andere Seite zu einem späteren Zeitpunkt ebenfalls einer Amputation zugeführt werden muß. Bei beidseits Beinamputierten ist es aber von wesentlicher Bedeutung, so peripher als möglich amputiert zu haben, um eine befriedigende Gehfähigkeit zu erzielen.

Meist liegen bei gefäßerkrankten Patienten, die zur Amputation kommen, bereits arteriographische Befunde vor; diese allein können aber nicht einen exakten Hinweis für das optimale Amputationsniveau geben. Die Auskultation und Druckmessung nach Doppler, die elektronische Oszillographie, die Szintigraphie mit markierten Partikeln (Technetium 99^{-m}) oder Diphosphonaten, die Clearence-Untersuchung und die Perfusionsdruckmessung der Haut mit Xenon 133 ergeben weitaus exaktere Untersuchungsergebnisse. Diese erleichtern die Festlegung der Amputationshöhe, ersetzen jedoch nicht die exakte klinische Untersuchung und die Erfahrung des Operateurs. Intraoperativ kann die Vitalfärbung des Patienten mit Disulphine-blau eine bessere Aussage über zu erhaltende Gewebsabschnitte ergeben.
Alle diese Probleme betreffen zum überwiegenden Teil die Beine, vor allem im Rahmen von Durchblutungsstörungen. Am Arm ist jeder erhaltene Zentimeter einer Stumpflänge von großem Wert für die prothetische Versorgung und die dadurch erzielbare Funktion. Keinesfalls darf eine operative Verkürzung an Armstümpfen nur um der prothetischen Versorgung willen vorgenommen werden. Auch am Arm ist eine myoplastische Stumpfdeckung nach Möglichkeit durchzuführen, sie ist aber nicht unbedingt notwendig. Armstümpfe sollen gut gerundet werden.

2. Amputationstechnik (allgemein)

Ziel der Amputation ist es, einen gut weichteilgedeckten, muskelkräftigen, funktions- bzw. prothesenfähigen Stumpf mit normaler Sensibilität zu erzielen. Je nach der präoperativen Ausgangslage ist dieses Ziel einzeitig oder durch mehrfache Eingriffe zu erreichen. Wir müssen das Amputationsproblem zumindest von zwei Seiten betrachten und beurteilen:

a) Ob die Amputation
am vorher gesunden Glied
am vorher erkrankten Glied unter septischen oder aseptischen Verhältnissen erfolgt, oder ob
eine Reamputation durchgeführt werden muß.

b) Nach dem Zustand und der Versorgungsmöglichkeit bzw. -notwendigkeit der einzelnen Gewebsanteile des Stumpfes.

ad a) Beim vorher gesunden Glied bestimmt die traumatische Schädigung die Höhe der primären Amputation. Wird zerstörtes, gequetschtes Gewebe der

35*

Weichteile belassen, so kommt es unweigerlich zu einer Wundheilungsstörung und häufig zu notwendigen Zweiteingriffen. Der primäre schichtweise Wundverschluß ist möglich.

Bei sekundären Amputationen unter aseptischen Voraussetzungen ist die gleiche Vorgangsweise wie bei primären traumatischen Stumpfversorgungen anzuwenden. Erfolgt eine solche Amputation aber am durchblutungsgestörten Bein, so darf nicht der Versuch einer myoplastischen Stumpfdeckung unternommen werden.

Besteht eine Wundinfektion oder Gangrän als Amputationsgrund, muß die Stumpfwunde offen gelassen werden. Jeder Versuch, auch durch wenige Situationsnähte eine Adaption zu erzielen, führt in der Regel zum Fortschreiten der Infektion und damit zum Verlust eines noch größeren Gliedabschnittes. In diesen Fällen kann entweder eine Sekundärnaht nach einigen Tagen erfolgen, oder die entgültige Stumpfversorgung muß im Rahmen einer Reamputation durchgeführt werden.

Reamputationen sind notwendig, um Stümpfe prothesenfähig zu machen. Meist ist die Ursache eine schlechte Weichteildeckung, also eine zu große Knochenlänge, knochenadhärente Narben, Narbenulzera oder Ausbleiben der Wundheilung nach einer vorangegangenen Amputation.

ad b) Bezogen auf die einzelnen Gewebeschichten sind folgende Regeln zu beachten:

Haut, Subkutis:

Diese deckende Schicht jedes Stumpfes muß ausreichend groß sein, um eine spannungslose Naht zu gewährleisten. Die Lappenbildung erfolgt bei Patienten ohne Durchblutungsstörung mit vorderem und hinterem Froschmaulschnitt, mit vorderem Lappen- und hinterem Halbzirkelschnitt oder — wie z. B. bei der Unterschenkelamputation nach Burgess — mit einem großen hinteren Weichteillappen aller Schichten und einem vorderen Zirkel- bis Lappenschnitt.

Bei durchblutungsgestörten Patienten kann die Lappenbildung oft atypisch sein, sie muß sich nach der Durchblutung der erhaltungsmöglichen Weichteilpartien richten. Die übliche vordere und hintere Lappenbildung brachte in einem nicht unerheblichen Prozentsatz Nekrosen im vorderen Lappen in Höhe des Knochenstumpfes. Deshalb hat Burgess seine Technik für diese Fälle angegeben, deshalb gibt auch Persson eine Technik mit seitlicher Lappenbildung aller Weichteilschichten an, mit der die Nekroserate signifikant gesenkt werden konnte.

Haut und vor allem Subkutis sind bei Durchblutungsstörungen durch Nähte nekrosegefährdet. Es ist daher besser, tiefgreifende Nähte nach Donati anzulegen, statt in zwei Schichten zu nähen. Eine dichtere Nahtfolge verteilt den Druck besser als Nähte in großen Abständen, die einschneiden.

Muskel, Faszie:

Eine der wesentlichen Voraussetzungen für die gute Durchblutung eines Stumpfes ist eine gut durchblutete und mit einer Restfunktion beanspruchbare Muskulatur. Die Voraussetzung dafür ist wiederum eine myoplastische Stumpfdeckung: Es müssen die antagonistischen Muskelgruppen miteinander unter normaler Muskelspannung vernäht werden. Über einen solchen Muskelpolster am Stumpfende legt sich auch der Haut-Subkutis-Lappen problemlos an, bleibt gut durchblutet und gut verschieblich ohne adhärente Narbenbildung.

Bei der Amputation des schlechtdurchbluteten Beines besteht die große Gefahr von Nekrosebildung bei Muskelnähten. Hier ist die Naht der Faszie statt der Muskelnaht vorzuziehen.

Bei Reamputationen ist die Faszie in der Regel stark narbig verändert. In solchen Fällen müssen die Muskeln von dieser Einscheidung befreit werden, um eine gute Funktion erzielen zu können.

Knochen:

Die Durchtrennung des Knochens erfolgt nach Abschieben des Periosts nach proximal mit oszillierender oder Handsäge unter Vermeidung von nekroseerzeugender Hitzeentwicklung. Das Periost wird über dem Knochenstumpfende vernäht, um die durch den Gefäßüberdruck im Markraum und durch die fehlende Kontraktilität der dort verlaufenden Gefäße verursachte Blutung zu verhindern. Ein Entblößen des Knochenstumpfendes vom Periost und ein Auslöffeln des untersten Markraumendes führt zu einer avaskulären Nekrose dieses Abschnittes und damit zur Bildung von Kronensequestern.

Bei der Absetzung im Oberschenkel und Oberarm ist die Periostdeckung problemlos. Beim Unterschenkel soll durch eine Brückenbildung zwischen Tibia und Fibula eine knöcherne Vereinigung erzielt werden, um das Federn der Fibula auszuschalten: Dieses führt zu Reizzuständen im Bereiche des Fibulaköpfchens und damit zu Problemen mit dem Prothesenköcher. Für diese osteoplastische Verbindung ist eine ganze Reihe von Methoden angegeben worden: Bildung von Periostlappen verschiedener Zahl von Tibia und Fibula, Periost allein oder mit Kortikalislamellen. In den gebildeten Periostschlauch kann Spongiosa oder Kielerspan eingelegt werden. Die Brücke kann durch einen Knochenspan gebildet und mittels einer Osteosynthese (Schraube) stabilisiert werden. Diese Brückenbildung hat bei Gefäßpatienten wegen des viel zu großen Infektrisikos zu unterbleiben. Bei Unterschenkel-Kurzstümpfen ist es besser, den ganzen Fibularest zu entfernen, um die Prothesenanpassung zu erleichtern.

Am Unterarm darf natürlich keine Brückenbildung erfolgen, weil dadurch die Drehfähigkeit des Unterarmes aufgehoben wird.

Bei Enukleation von Fingern und Zehen soll der Knorpel der stehenbleibenden Mittelhand- und Mittelfußköpfchen nur entfernt werden, wenn er nekrotisch verändert ist. Bei Amputation an Kindern besteht ein zusätzliches Problem: Das Knochenwachstum ist stärker als das Wachstum der bedeckenden Weichteile, Reamputationen können notwendig sein. Dadurch kommt es zu einem zusätzlichen Längenverlust des Stumpfes.

Gefäße:

Die Amputation erfolgt in Blutleere (nur bei Gefäßpatienten ist sie strengstens kontraindiziert, weil sonst die Beurteilung unmöglich ist, welche Abschnitte noch ausreichend durchblutet sind und daher erhalten werden können). Die großen Gefäße werden vor, die kleineren nach Lösen der Blutsperre ligiert.

Um eine ausreichende Durchblutung der zu erhaltenden Weichteile zu gewährleisten, sollen Gefäße so peripher wie möglich unterbunden werden. Zur Vermeidung postoperativer Hämatome in den eröffneten Gewebsschichten wird vor Wundschluß ein Laschendrain oder eine Redon-Saugdrainage angelegt.

Nerven:

Nerven werden etwa 3—4 cm proximal der Höhe des Knochenstumpfendes glatt durchtrennt, sie sollen aber zum Kürzen nicht vorgezogen werden. Erfolgt die Durchtrennung zu peripher, so kommt es zur Fixierung des Nervenendes in der Narbe und zu schmerzhafter Neurombildung; erfolgt sie zu weit proximal, leidet die Sensibilität des Stumpfes. Bei großen Nerven ist eventuell eine Ligatur wegen der Begleitarterie notwendig.

Quetschungen der Nerven vor der Ligatur bzw. Durchtrennung oder Injektionen von Alkohol, Carbollösungen oder ähnlichem sind unnötig und schädigen die Nerven zusätzlich. Das Nervenende soll so zu liegen kommen, daß es von Muskulatur umgeben ist.

3. Amputationshöhe und Operationstechnik am Arm

Schulterexartikulation:

Wenn es möglich ist, soll der Oberarmkopf in der Pfanne erhalten werden. Muß er entfernt werden, so ist das Ergebnis kosmetisch ungünstig: das Akromion ragt störend vor. Überdies entsteht ein Hohlraum, der Anlaß zu Wundheilungsstörungen geben kann.

Oberarmschaft:

Am Arm, also auch am Oberarm, ist jeder Zentimeter der Länge, der erhalten werden kann, wertvoll. Eine Winkelosteotomie nach Marquardt ermöglicht eine Änderung der Stumpfverhältnisse in dem Sinn, daß sie denen einer Ellbogenexartikulation bei der prothetischen Versorgung gleichen.

Ellbogenexartikulation:

Das Erhalten des distalen Oberarmendes ermöglicht eine prothetische Versorgung ohne Einbeziehung der Schulter bei gleichzeitig erhaltener Rotationsstabilität.

Unterarmschaft:

Je proximaler die Absetzung erfolgt, desto kraftloser ist der verbleibende Stumpf und desto stärker ist die Drehfähigkeit im Unterarmrest eingeschränkt. Jede knöcherne Verbindung zwischen Radius und Ulna, ob traumatisch oder operativ bedingt, schaltet diese Drehfähigkeit aus und muß vermieden bzw. beseitigt werden.

Handgelenkexartikulation:

Diese Amputationsform ergibt einen gut verwendbaren Stumpf. Die Unterarmdrehung bleibt vollständig erhalten, und der kolbenförmige Stumpf ermöglicht eine prothetische Versorgung ohne Einbeziehung des Ellbogengelenks.

Finger und Hand:

An den Fingern ist die Bildung gut weichteilgepolsterter Stümpfe wesentlich, wobei die Durchblutung und die Sensibilität an den Greifflächen der Stumpfbeere erhalten bleiben soll.

Bei Verlust eines einzelnen Langfingers ist es günstiger, eher mehr zu kürzen, um gute Stumpfverhältnisse zu erzielen. Ganz anders ist das Vorgehen bei Verlust mehrerer Langfinger: Hier ist das Erhalten möglichst langer Fingerstümpfe vorzuziehen, wobei Hautersatz durch freie oder gestielte Lappenplastiken oder — meist erst bei sekundären Eingriffen — die Wiederherstellung der Sensibilität an den Greifflächen durch Insellappen-Plastik als Methode der Wahl zur Verfügung stehen.

Am Daumen, dem Gegengreifer der Hand, ist jeder übergroße Längenverlust zu vermeiden. Gestielte Drehlappen, kombiniert mit Deckung durch Spalthautlappen, können zur Deckung des meist längeren Knochenstumpfes verwendet werden. Eine Vertiefung der 1. Zwischenfingerfalte durch Z-Plastik bringt eine relative Verlängerung des Daumenstumpfes. Bei Gesamtverlust des Daumens ist eine Wiederherstellung des Gegengriffes durch eine Fingerversetzung nach Hilgenfeldt möglich, also die Verwendung eines Langfingers, der mit allen seinen Funktionsgebilden (Gefäße, Nerven, Sehnen) auf den Stumpf des 1. Mittelhandknochens transponiert wird.

Amputationen im Bereiche der Mittelhand erhalten bei genügender Stumpflänge den Gegengriff zum Daumen. Je kürzer der Mittelhandstumpf ist, desto weniger ist der Handrest für Hilfsgriffe ohne prothetische Versorgung zu verwenden. Operativ ist die Bildung einer Greifzange zu erstreben, bei erhaltenem Daumen z. B. durch die Resektion von Stümpfen des 2. und 3. Mittelhandknochens.

4. Amputationshöhe und Operationstechnik am Bein

Hemipelvektomie (Hindequarter amputation):

Sie stellt die Überlebenschance bei Patienten mit bösartigen Erkrankungen am Bein dar. Die hohe Mortalität ist einerseits durch die Grundkrankheit, andererseits durch die Größe des Eingriffes bedingt. Die Beckenhälfte wird in der Symphyse und nahe dem Kreuzdarmbeingelenk abgesetzt, der große Defekt durch Vereinigung des M. glutaeus maximus mit der vorderen Bauchwandmuskulatur und dem M. psoas verschlossen.

Hüftexartikulation:

Auch hier stellen die bösartigen Erkrankungen die Hauptindikation dar. Bei 184 Fällen von Loon waren 94% an einem Karzinom erkrankt. Eine weitere Indikation stellen Oberschenkel-Kurzstümpfe dar, die schlecht weichteilgedeckt sind, in Beuge- und Abduktionskontrakturstellung stehen und dadurch keine prothetische Versorgung zulassen. Bei der Operation muß auf die Entfernung der meist vorhandenen Neurome des N. femoralis und N. ischiadicus geachtet und bei der Präparation müssen die Samenstränge geschont werden. Die Weichteildeckung erfolgt analog der Hemipelvektomie. Um längere Sekretionen aus der leeren Hüftpfanne zu vermeiden, beläßt Dederich eine Kalotte des Schenkelkopfes.

Oberschenkelschaft:

Die Absetzung des Beines im Oberschenkelschaft ist die günstigste Voraussetzung für eine myoplastische Stumpfdeckung. Kurzstümpfe, also Absetzungen mit einer erhaltenen Knochenlänge von 10 cm distal des Trochanter minor, sind noch mit weniger Schwierigkeiten prothetisch versorgbar. Ist die Stumpflänge noch kürzer, geht der Stumpf in eine Fehlstellung im Sinne der Beugung und Abduktion und erschwert oder verhindert das Tragen einer Prothese.

Je knienäher im Oberschenkel amputiert wird, desto muskelärmer und daher schlechter durchblutet ist das Stumpfende. Diese Stümpfe sind ungünstig bei durchblutungsgestörten Patienten: Bei diesen sollte, wenn schon nicht eine Absetzung distal des Kniegelenkes möglich ist, eine Knieexartikulation durchgeführt werden.

Distales Oberschenkelende:

Callander (Slocum) gibt die Absetzung im distalen Metaphysenbereich des Oberschenkels an. Der Markraum wird dabei nicht eröffnet, eine myoplastische Stumpfdeckung im erwünschten ausreichenden Maße ist aber nicht möglich. Die Operationstechnik ist einfach und schonend, weil wenig Muskeln durchtrennt werden müssen. Diesem Vorteil stehen aber bei der prothetischen Versorgung Schwierigkeiten gegenüber: Das Kniegelenk des Kunstbeines steht mit seiner Achse zu tief oder es muß — kosmetisch störend — außen angebracht werden.

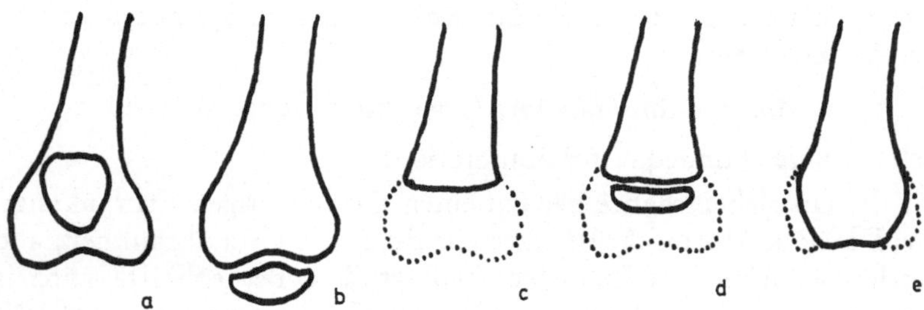

Abb. 190. Amputationen im Kniebereich. *a* Exartikulation, *b* Exartikulation, Patella in Belastungszone, *c* Metaphysäre Amputation (Callander), *d* Metaphysäre Amputation mit Knochenstumpfdeckung durch Patella (Gritti), *e* Exartikulation mit Kondylenresektion (Mazet)

Gritti (Stokes) deckt die metaphysäre Resektionsfläche mit der entknorpelten Patella. Damit wird ein guter Knochenabschluß geschaffen. Ob der Stumpf aber funktionstüchtig ist, hängt von der gleichzeitigen zweckmäßigen Versorgung der Weichteile ab: Das Kniescheibenband muß mit den Beugesehnen (M. biceps, Semi-Muskeln) vernäht werden, M. sartorius und M. vastus lateralis ergänzen den zirkulären Muskelschlauch. Der Patient geht auf seinen Weichteilen und nicht auf seinem Röntgenbild.

Mazet entfernt die seitlichen und hinteren Anteile beider Oberschenkelkondylen und die Patella. Bei diesen Stümpfen geht sowohl der Vorteil eines Callander-Stumpfes verloren als auch der einer Knieexartikulation. Für gefäßgestörte Patienten ist diese Methode auch nach Angaben des Autors selbst nicht geeignet.

Knieexartikulation:

Diese Methode ist bei Gefäßpatienten, bei alten Menschen und bei schlechtem Allgemeinzustand zu bevorzugen. Da weder Knochen noch Muskeln durchtrennt werden müssen, belastet sie den Patienten am geringsten. Die Patella wird erhalten. Sie wird an der Stelle, die sie bei einer rechtwinkeligen Kniebeugung einnimmt, mit Bohrdrähten fixiert, und die Sehnen der Beugemuskeln werden mit dem Kniescheibenband und den Kreuzbandresten vernäht. Diese Stümpfe sind direkt belastbar, die Prothese benötigt keinen Tubersitz. Dadurch können die Prothesen auch bei beiderseits Amputierten im Liegen angelegt werden, und der Patient geht tatsächlich.

Beiderseits im Oberschenkel amputierte Patienten, die zum Zeitpunkt der Erstoperation älter als 60 Jahre waren, verzichten unserer Erfahrung nach wegen der Schwierigkeiten des Anlegens von Prothesen mit Saugschaft und Tubersitz durchwegs auf ihre Prothesen und landen im Rollstuhl (Schönbauer).

Unterschenkelschaft:

Wie beim Oberschenkel nehmen Kurzstümpfe eine Sonderstellung ein: Die sinnvolle Minimallänge des Knochenstumpfes beträgt etwa 8 cm. Ist der Stumpf kürzer, stößt die prothetische Versorgung auf Schwierigkeiten. Bei diesen Kurzstümpfen ist die Fibula gänzlich zu entfernen, da ihr Belassen eine konische Stumpfform und damit die Einbettung in einen Prothesenköcher verhindert.

Eine für die prothetische Versorgung günstige Stumpflänge beträgt etwa 12—14 cm. Absetzungen im distalen Drittel ergeben Stümpfe mit unzureichender Weichteildeckung und allen ihren negativen Folgen, wie Ulkusbildung, Druckstellen, Zirkulationsstörungen und häufig notwendiger Reamputation.

Burgess hat eine Operationsmethode angegeben, die optimale Stümpfe ergibt, sowohl die Weichteildeckung als auch die prothetische Versorgung betreffend. Die Stumpfdeckung erfolgt mit einem langen hinteren Lappen, dessen Muskelquerschnitt durch Entfernung des M. soleus verkleinert wird. Die bei Gefäßpatienten gefürchteten Nekrosen durch versenktes Nahtmaterial werden dadurch vermieden, daß nicht die Muskulatur, sondern nur deren Faszien vernäht werden. Tiefgreifende Haut-Subkutis-Nähte nach Donati schaffen eine gute Unterpolsterung der Stumpfnarbe.

Die Amputation nach Syme erfolgt knapp oberhalb des oberen Sprunggelenkspaltes, als Auftrittsfläche wird die Sohlenhaut der Ferse erhalten. Diese Stumpfform ermöglicht eine direkte Belastung. Seine aufgetriebene Form erschwert aber die prothetische Versorgung und ist aus kosmetischen Gründen bei Frauen nicht beliebt. Trotzdem ergibt diese im angelsächsischen Schrifttum bevorzugte Amputationsform sehr gute Ergebnisse.

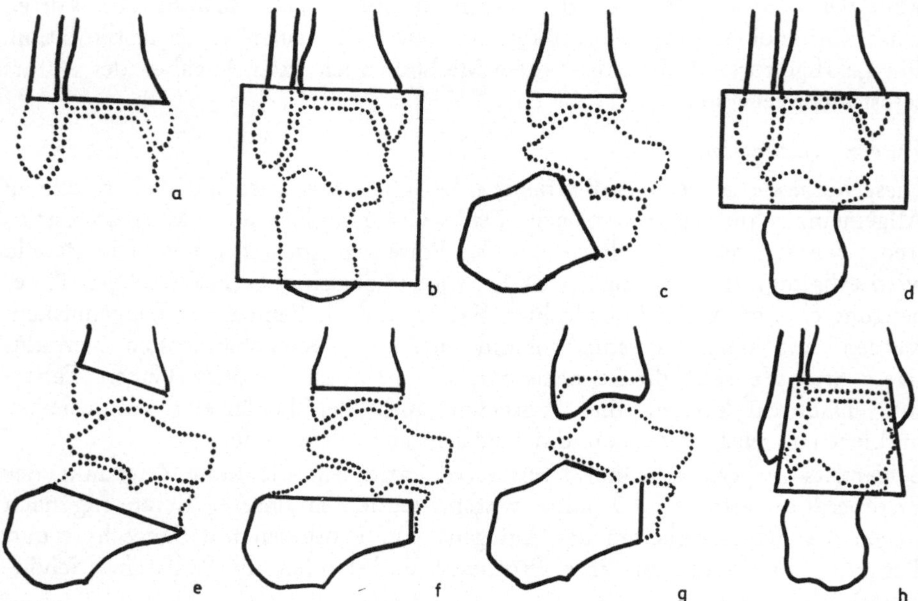

Abb. 191. Amputationen im Sprunggelenksbereich. *a* Syme, *b* Kocher, *c* und *d* Pirogoff, *e* Günther, *f* Le Fort, *g* und *h* Spitzy

Fußwurzel:

Pirogoff brachte als erster nach Auslösung des Talus und querer Resektion des distalen Unterschenkelendes den Kalkaneus zur knöchernen Fusion mit der Tibia. Der Kalkaneus wird dabei gekippt, so daß seine Längsachse in die Längsachse des Unterschenkels gebracht wird. Dadurch kommt aber die schlecht weichteilgepolsterte Rückseite des Fußes in die Belastungszone.

Die Pirogoffsche Methode wurde von einer Reihe von Autoren modifiziert, wobei einige die Technik der Arthrodese variierten, andere eine Beweglichkeit im Fußrest zu erhalten suchten.

Bruns frischte die Kontaktflächen bogenförmig an.

Günther resezierte das distale Unterschenkelende und den Kalkaneus schräg, wodurch er die Sohlenseite des Fußes als Belastungszone erhalten konnte.

Le Fort resezierte horizontal und verschob den Kalkaneus etwas nach vorn.

Tauber und von Eiselsberg verwendeten zur Fusion seitliche Kalkaneusanteile.

Leuschin, Spassokotzki und Bier verwendeten vordere Kalkaneusanteile oder Knochen aus dem Talus.

Kocher erhielt vom Kalkaneus nur einen kappenförmigen Tuberteil, den er zur osteoplastischen Deckung der Sägefläche der Tibia verwendet, also analog der Patella beim Gritti-Stumpf des Oberschenkels.

Alle angeführten Methoden gehen mit einer entsprechenden Beinverkürzung einher (am stärksten bei der Methode von Kocher, weil die Beinlänge schon der eines Syme-Stumpfes entspricht).

Spitzy konnte mit seiner Operationstechnik eine Reihe von Problemen lösen. Er bringt den angefrischten Kalkaneus in die ebenfalls angefrischte Malleolengabel ein, wobei der Winkel zur Auftrittsfläche nicht geändert wird. Der restliche Defekt in der etwas zu weiten Malleolengabel wird mit Knochenstücken aus dem entfernten Talus aufgefüllt. Die Fixation erfolgt heute mit Bohrdrähten oder Kompressionsschrauben. Bei dieser Methode ist kein fixierender Verband notwendig. Die Belastungsfläche ist die physiologische Auftrittsfläche der Ferse, also der am besten gepolsterte Teil der Fußsohle. Die Verkürzung des Unterschenkels ist minimal, die Belastung des Stumpfes ohne Prothese möglich. Diese Methode wird im deutschsprachigen Raum bevorzugt, im angloamerikanischen Bereich wird der Syme-Amputation der Vorzug gegeben.

Eine andere Gruppe von Autoren versucht, die Beweglichkeit des Fußwurzelrestes zu erhalten. Da aber durch Verlust der Sehnenansätze das Muskelgleichgewicht erheblich gestört ist und der Kalkaneus durch den Zug der Achillessehne in Spitzfußstellung gerät, ist es bei dieser Gruppe von Operationsmethoden notwendig, die Achillessehne zu verlängern und die Strecksehnen am vorderen Kalkaneusanteil zu inserieren.

Kern und Quimby stellen den im vorderen Anteil teilresezierten Kalkaneus in die Malleolengabel,

Küster, Kern und von Laquaite den ganzen Kalkaneus.

Königsdörffer und Matthaes erhalten das obere Sprunggelenk und arthrodesieren Talus und Kalkaneus nach horizontaler Anfrischung.

Die Amputation im Chopartschen Gelenk ergibt nur anfangs einen guten Stumpf. Dieser geht zunehmend in Supinationsstellung, so daß nur mehr der äußere Stumpfrand belastet werden kann. An dieser Stelle kommt es zur Bildung von schmerzhaften Schwielen und zu Druckgeschwüren. Will man der Supinationsstellung vorbeugen, muß man das obere und untere Sprunggelenk versteifen, also den operativen Eingriff erheblich vergrößern. Das bedeutet vor allem beim mangeldurchbluteten Fuß ein wesentlich erhöhtes Operationsrisiko. Die Amputation nach Spitzy ist deshalb vorzuziehen.

Bei Amputationen im Lisfrancschen Gelenk fällt die bei der Amputation im Chopartschen Gelenk gefürchtete Supinationsstellung des Stumpfes weg. Die knöcherne Absetzung darf nicht genau dem Gelenk folgen, die Knochenreihe muß leicht bogenförmig gerundet werden.

Mittelfuß, Zehen:
Die transmetatarsale Amputation nach Sharp-Jäger-Bona ist bei Gefäßpatienten mit Zehengangrän, aber noch ausreichender Durchblutung knapp proximal davon eine Möglichkeit, um eine genügend große Auftrittsfläche des Fußes zu erhalten, damit eine volle Belastung möglich bleibt. Der Sohlenlappen muß als eine Schicht erhalten bleiben, die Metatarsalknochen werden an der Grenze zum proximalen Drittel abgesägt. Diese Methode sollte bei diabetischer Zehengangrän grundsätzlich versucht werden, wenn es die Weichteilverhältnisse noch erlauben. Eine sekundäre Amputation weiter proximal ist das kleinere Übel als der Verlust eines Fußteiles, der vielleicht erhalten werden kann.

Die Amputation der dreigliedrigen Zehen führt meist zu einer Dorsalstellung des Stumpfes: Es sollte daher besser im Grundgelenk enukleiert werden.

Eine Ausnahme bildet die Großzehe, weil hier auch ein Stumpf die Stabilität des Fußes und das Gangbild günstig beeinflußt.

Bei Gangrän randständiger Zehen ist oft die Teilresektion des 1. bzw. 5. Metatarsalknochens notwendig, um eine genügende Deckung mit gut durchbluteten Weichteilen erreichen zu können. Enukleiert man lediglich, so kommt es häufig zur Bildung eines Stumpfulkus, zum Fortschreiten der Gangrän und zur Notwendigkeit sekundärer operativer Eingriffe.

C. Prothetik

1. Indikation, Voraussetzung

a) Der Stumpf muß bei genügender Weichteilpolsterung und Durchblutung zur Versorgung mit einem Prothesenköcher geeignet sein. Stark vorstehende Knochenteile, empfindliche Narben oder überschüssige Weichteildeckungen können dies verhindern: Hier müssen operative Stumpfkorrekturen vor der prothetischen Versorgung durchgeführt werden.

b) Alter: Die prothetische Versorgung bei armamputierten Kindern ist problematisch. Kinder stellen sich oft unglaublich gut auf ihren Defekt ein, verwenden einen auch kurzen Armstumpf für Hilfsgriffe bzw. Halte- und Fixierungsbewegungen und sind in der Regel nicht zum Tragen einer Prothese zu bewegen. Eine Prothese vermittelt überdies keine Sensibilitätsmeldungen, die am Stumpf aber erhalten sind. Bei der Versorgung der Dysmelie-Kinder hat sich gezeigt, daß diese mit ihren Hand- oder Armresten besser zurecht kommen als nach komplizierter prothetischer Versorgung.

Beim alten Patienten muß in einem viel größeren Maße der Allgemeinzustand berücksichtigt werden. Vor jeder prothetischen Versorgung muß — so weit dies möglich ist — sichergestellt werden, daß der Patient die Prothese selbst anlegen und auch verwenden kann. Es muß vorher feststehen, daß er die entsprechende Aktivität zur notwendigen Mitarbeit aufbringen kann und daß die oft sehr teure Prothese nach langem Bemühen während des Spitalsaufenthaltes nicht sofort nach der Heimkehr des Patienten für immer im Winkel seiner Wohnung landet. In diesem Zusammenhang sind die wegen Durchblutungsstörung Amputierten hervorzuheben. In der Regel ist auch das erhaltene Bein erkrankt, es wird nach der Amputation zusätzlich mehrbelastet und das Wiedererlangen der Gehfähigkeit ist beträchtlich erschwert.

c) Doppelseitigkeit: Bei beidseitig Armamputierten bietet die Bildung eines Krukenberg-Armes, d. h. einer Greifzange zwischen erhaltener Elle und Speiche, den Vorteil der Gefühlsvermittlung wenigstens mit dieser Zange. Sie ist optisch nicht schön, aber funktionell gut. Die andere Seite kann mit einer der Amputationshöhe und den Stumpfverhältnissen entsprechenden Prothese versorgt werden. Beidseitig Armamputierte verwenden naturgemäß häufiger Prothesen als Einarmige.

Bei beidseitig Beinamputierten ist entscheidend, ob auf einer Seite das Kniegelenk erhalten ist oder nicht. Eine Unterschenkel-Prothese kann im Sitzen angelegt werden, bei der Oberschenkel-Prothese ist Standfähigkeit notwendig. Lediglich die Prothesen nach Kniegelenkexartikulationen können im Liegen angelegt werden.

Unsere Untersuchungen ergaben in Übereinstimmung mit den meisten Autoren, daß beidseitig Oberschenkelamputierte jenseits des 60. Lebensjahres ihre angefertigten Prothesen, mit denen sie während des Spitalsaufenthaltes mühsam Gehen lernten, daheim in der Regel nicht mehr verwenden.

d) Zeitpunkt: Am Arm soll die prothetische Versorgung möglichst früh, d. h. nach der Wundheilung, erfolgen.

Am Bein sind zwei Versorgungsprinzipien mit verschiedenen Indikationsgebieten zu unterscheiden:

— *Sofortversorgung:* Der Gipsköcher wird unmittelbar nach der Amputation am Operationstisch angelegt. Über einer entsprechenden Polsterung (nicht zu dünn, um Drucknekrosen zu vermeiden, und nicht zu dick, um den Kontakt zwischen Stumpf und Köcher nicht zu beseitigen) wird der Gipsköcher exakt anmodelliert. Entsprechend an diesem Vollkontaktschaft angebrachte Rohrskelett-Teile mit Abrollmöglichkeit des Fußes erlauben eine zunehmende Teilbelastung in den folgenden Tagen.
Bei Amputationen wegen Durchblutungsstörungen ist die Sofortversorgung mit einem zu hohen Risiko an Wundheilungsstörungen verbunden und daher obsolet.

— *Frühversorgung:* Die Wundheilung wird abgewartet, die Versorgung mit dem Gipsköcher erfogt in der dritten bis vierten postoperativen Woche. Zum Unterschied von der Sofortversorgung, wo das postoperative Stumpfödem auf ein Minimum beschränkt bleibt, kommt es im Rahmen der Frühversorgung zu einer oft nicht unbeträchtlichen Umfangzunahme des Stumpfes. Die Köcher müssen deshalb je nach Schrumpfung des Stumpfes erneuert werden. Erst nach Stabilisierung des Stumpfumfanges ist die Versorgung mit einer definitiven Prothese sinnvoll.

2. Prothesenart

a) Arm

Allgemein: Im Prinzip unterscheidet man zwei Gruppen prothetischen Ersatzes: den Schmuckarm und die aktive oder Arbeitsprothese.
Der Schmuckarm ist ein rein kosmetischer Ersatz, leicht und kaum reparaturanfällig. Ein Totalkontaktschaft trägt eine Kunststoffhand, die der Hand der Vergleichsseite so weit wie möglich nachgebildet ist.
Die aktiven Prothesen werden entweder durch eigene oder durch Fremdkraft betrieben. Bei der *Eigenkraftprothese* wird der verbliebene Armrest, soweit es möglich ist, als Kraftquelle genützt. Sauerbruch verwendete die Streck- und Beugemuskulatur selbst, indem er in periphere, operativ geschaffene Hautkanäle Stifte einführte, welche die physiologische Bewegung auf die Prothese selbst übertrugen. Diese Methode wurde verlassen, weil die Rate der Weichteilkomplikationen zu hoch war.
Bei der Unterarmprothese wird die erhaltene Unterarmdrehung zum Öffnen und Schließen der Prothesenhand umgesetzt, wobei eine Zangenbildung zwischen Daumen und dem 2. und 3., seltener mit dem 2. bis 5. Finger möglich ist. Bei der Oberarmprothese wird die Zange durch eine Bewegung über Schulterzüge geöffnet, Gummizüge schließen sie wieder.

Alle diese Prothesen ermöglichen eine Greiffunktion mit erheblich verminderter Kraft, so daß sie nur für leichte Arbeiten verwendet werden können. Für schwerere Arbeiten bewähren sich nach wie vor Hook-Arme: Bei diesen werden am Köcherende auswechselbare Arbeitsbehelfe fixiert.

Bei der *Fremdkraftprothese* erfolgt eine Verstärkung der vorhandenen Muskelkontraktion auf pneumatischem, hydraulischem oder elektrischem Wege. Als Prothese dieser Art, die der Physiologie am nächsten kommt, wurde die myoelektrische Prothese entwickelt. Die myoelektrischen Ströme werden mittels Elektroden abgenommen, über Akkumulatoren verstärkt und zur Bewegung der Prothesenhand weitergeleitet. Die über ein Ladegerät wieder aufladbare Akku-Einheit kann in den Gießharzköcher selbst eingebaut oder wenig störend am Oberarm fixiert werden. Die Anwendung solcher Prothesen ist bei beidseitig Armamputierten zu empfehlen. Sie setzt aber einerseits einen gewissen Intelligenzgrad des Patienten, andererseits die Notwendigkeit voraus, eine geeignete Servicestelle zur Hand zu haben.

Schulterexartikulation:
Die Versorgung ist in der Regel rein kosmetisch mit Schaumstoffprothese. Eine Sonderstellung nehmen beidseitig Exartikulierte ein: Hier kann eine myoelektrische Prothese Anwendung finden. In jedem Fall sind beidseitig Amputierte auf Fremdhilfe angewiesen.

Oberarmschaft:
Die Prothese schließt die Schulter mit ein, dadurch geht die Rotationsfähigkeit verloren und die Führung der Prothese wird ungenauer. Besteht die Möglichkeit, die Oberarmmuskulatur für eine myoelektrische Prothese zu verwenden, so wird diese für die Hand, nicht aber für den Ellbogen der Prothese genommen. Bei langen Oberarmstümpfen kann durch eine Winkelosteotomie nach Marquardt der Stumpf in dem Sinne verwendet werden, daß eine bessere prothetische Versorgung als bei einer Ellbogenexartikulation ermöglicht wird.

Ellbogenexartikulation:
Die Prothese muß die Schulter nicht einschließen. Die kolbige Stumpfform gewährt einen stabilen Prothesensitz bei gleichzeitig erhaltener Rotationsstabilität.

Unterarmschaft:
Je kürzer der Stumpf, desto kraftloser ist seine Funktion und desto mehr geht an Unterarmdrehung verloren. Ob eine Eigen- oder Fremdkraftprothese vorzuziehen ist, hängt vor allem vom Beruf und von den Erwartungen des Patienten ab.

Handgelenkexartikulation:
Am Arm bedeutet dies — zum Unterschied von der Sprunggelenkexartikulation — eine sehr gute und brauchbare Stumpflänge. Die Unterarmdrehung ist voll erhalten, der kolbenförmige Stumpf ermöglicht einen Prothesenbau ohne Einbeziehung des Ellbogens.

Mittelhand, Finger:
Der Verlust einzelner Langfinger wird kaum prothetisch korrigiert. Der ästhetische Erfolg ist nicht befriedigend, und die Funktion der Hand kann

durch eine solche Prothese beeinträchtigt werden. Anders verhält es sich bei der Amputation des Daumens. Seine Funktion als Gegengreifer zur übrigen Hand muß prothetisch ersetzt werden, um eine Zangenfunktion wiederherzustellen. Eine solche Prothese greift auch nicht eventuellen weiteren rekonstruktiven Wiederherstellungsoperationen vor.

Ein Verlust des zweiten bis fünften Fingers sollte ebenso prothetisch ersetzt werden, um einen Gegengriff zum erhaltenen Daumen zu ermöglichen. Solche Prothesen können auch ohne Einbeziehung des Handgelenkes geformt werden, um dessen Beweglichkeit nicht zu mindern. Auch Werkzeuge sind an Mittelhandprothesen montierbar, was vor allem bei beidseitig Amputierten vorteilhaft sein kann.

b) Bein

Allgemein:

Angestrebt werden eine entsprechende Bettung des Stumpfes, die eine volle Belastung erlaubt, die richtige Prothesenlänge, bewegliche Gelenke im Kunstbein, gute Gehfähigkeit, leichtes Gewicht, dauerhaftes Material, Wartungsarmut und niedrige Kosten. Für den Köcher hat sich am Oberschenkel eher Holz, am Unterschenkel Gießharz bewährt. Die Einstellung von Länge und Belastungsachse erfolgt mit Hilfe von Justiergeräten, wobei eine definitive Einstellung am leichtesten mit dem sogenannten Rohrskelettsystem erfolgt.

Hüftexartikulation:

Die Versorgung erfolgt mit einer Kanada-Prothese, bei der an einem Beckenkorb bewegliche Hüft- und Kniegelenke montiert sind.

Oberschenkelschaft:

Der Stumpf ist in einem Totalkontaktschaft mit Tubersitz gebettet, als Material ist hier das Holz dem Gießharz überlegen. Ventile sorgen für den Druckausgleich beim Anlegen der Prothese.

Ein ein- oder zweiachsiges Bremsknie ermöglicht die Kniebeweglichkeit in der Sagittalebene, die physiologische Kreiselbewegung geht verloren. Bei alten Patienten verzichtet man oft besser auf diesen Kniegelenktyp und verwendet ein in Streckstellung sperrbares Knie, wobei die Sperre zum Sitzen durch einen Kabelzug gelöst werden kann. Das Gangbild ist dadurch wohl ungünstiger, die Sicherheit beim Gehen aber größer, die Prothese weniger reparaturanfällig und leichter.

Der Fuß ist durch einen SACH-Fuß (*S*olid *A*nkle, *C*ushioned *H*eel) ersetzt, bei gesperrtem Kniegelenk ermöglicht der Greissinger-Fuß auch Pro- und Supinationsbewegungen in geringerem Ausmaß.

Knieexartikulation:

Die direkte Belastbarkeit des Stumpfendes ermöglicht den Verzicht auf einen Tubersitz. Die kolbige Stumpfform erfordert einen breiten vorderen Zugang in den Prothesenschaft. Der Nachteil besteht in der Schwierigkeit der Montage des künstlichen Kniegelenks: Es wird entweder durch seitliche Scharniere gebildet (Hanger) oder der Unterschenkel durch eine hydraulische Schwungphasensteuerung geführt (Hydra-Cadence), oder es werden vierachsige Kniegelenke mit pneumatischen Schwingungsdämpfern verwendet (Lyquist).

Unterschenkelschaft:
Die prothetische Versorgung ist in zwei Gruppen zu teilen: Prothesen mit und ohne Oberschenkelschaft. Der schnürbare Oberschenkelschaft ist mit einfachen oder Doppelscharnieren (Tuck) mit dem Unterschenkelköcher verbunden. Diese Art der Versorgung bedeutet schwerere Prothesen, mehr Störungen am Stumpf wegen unexaktem Sitz und unphysiologischer Kniegelenkbewegung und eine größere Reparaturanfälligkeit.

Bei den Unterschenkelprothesen ohne Oberschenkelschaft stehen im wesentlichen drei Varianten zur Verfügung:
— PTB = *Patellar Tendon Bearing* (Radcliffe, Foort)
  Gießharzköcher mit Weichwand-Einsteckschaft, Köcherrand knapp oberhalb des Kniegelenkspaltes, gleichmäßige Druckverteilung auf den Stumpf, vorne Abstützung am Kniescheibenband. Eine zusätzliche Fixierung erfolgt mittels einer oberhalb des Kniegelenks ansetzenden Fangbandage.
— PTS = *Prothèse Tibiale Supracondylienne* (Pierquin, Fajal)
  Der Köcherrand reicht vorn und seitlich über die Patella hinauf und fixiert dadurch so ausreichend, daß eine zusätzliche Aufhängegurte nicht notwendig ist.
— KBM = *Kondylen-Bettung Münster* (Kuhn)
  Die Vorderseite mit der Patella bleibt frei. Der Köcher faßt ohrenförmig seitlich beide Oberschenkelkondylen, eine zusätzliche Fixierung erfolgt durch einen eingelegten Keil zwischen Köcher und medialem Oberschenkelkondyl.

Zum Unterschied vom Oberschenkelköcher, bei dem Holz als Material zu bevorzugen ist, wird beim Unterschenkel Gießharz für den Köcher mit einem Weichwand-Innenschaft verwendet. Bei allen drei Prothesentypen erfolgt die Komplettierung mit einem SACH-Fuß.

Fußwurzel:
Kurzstümpfe (Spitzy, Pirogoff) werden mit Gießharzschaft im Unterschenkel gefaßt. Unter Verzicht auf ein Achsengelenk im Sprunggelenkbereich wird die Verbindung mit einem elastischen Fußteil bevorzugt. Das Abrollen des Fußes erleichtern ein kompressibler Absatz und eine Sohlenwiege.
Etwas längere Stümpfe (Chopart, Lisfranc) werden besser mit einem Innenschuh versorgt. Der Mobilisator nach Fendel faßt die Ferse und ermöglicht das Abrollen über eine Dural-Sohlenplatte.

Mittelfuß, Zehen:
Absetzungen im Mittelfuß sind ebenfalls entweder mit Innenschuh und/oder entsprechenden Abrollmöglichkeiten am Schuh zu versorgen. Die Hauptdruckbelastung muß hinter dem Stumpfende zu liegen kommen. Bei Zehenverlust genügt eine Einlage mit querer Metatarsalabstützung I bis V.

D. Vor- und Nachsorge

1. Stumpf

a) Haut:
Das Tragen der Prothese schafft dadurch ungünstige Verhältnisse, daß die Hautsekrete nicht normal abgegeben werden können, was zu Infektio-

nen führen kann. Eine entsprechende Hautpflege mit Desinfektionsmitteln, welche die Haut nicht entfetten, und mit Puder auf vegetabiler Basis ohne Talcum sind prophylaktisch von Vorteil. Aber nicht nur die gestörte Hautfunktion an sich kaum Ursache von Veränderungen sein: Eine Unverträglichkeit des Prothesenmaterials im Kontaktbereich mit der Haut kann zu Allergien führen, die mitunter eine entsprechende Umarbeitung des Köchers notwendig machen.

Ist der Druck des Prothesenköchers gleichmäßig verteilt, bestehen optimale Voraussetzungen. Ist dies nicht der Fall, kommt es zu Druckstellen, die einerseits ein Tragen der Prothese unmöglich machen und andererseits eine Korrektur der Prothese erfordern.

b) Kontrakturen:

Kontrakturen, meist Beugekontrakturen im Knie- oder/und Hüftgelenk, können bereits präoperativ vorhanden oder durch unzweckmäßige postoperative Lagerung entstanden sein. Eine Beseitigung dieser Kontrakturen durch Extension, Sandsackbelastung und passive Dehnung ist die Voraussetzung dafür, daß die Prothese überhaupt getragen werden kann.

c) Schwellungen:

Postoperativ neigt jeder Stumpf zur Ödembildung, der durch entsprechende Wickelung vorgebeugt werden muß. Der Stumpf soll in eine konische Form gebracht werden, dementsprechend muß der Druck beim Wickeln von distal nach proximal abnehmen. Die Stumpfkuppe wird in diese elastische Wickelung miteinbezogen, da es sonst zu Durchblutungsstörungen in diesem Bereich kommt. Die einzelnen Bindentouren dürfen nicht einschneiden.

2. Prothese

Die Wartung der Prothese erfordert regelmäßige Kontrollen. Je einfacher ein Kunstglied gebaut ist, desto wartungsfreier wird es sein, je komplizierter (z. B. bei myoelektrischen Armprothesen), desto öfter werden Kontrollen und Reparaturen erforderlich. Die Koordination zwischen Patient, Arzt und Orthopädiemechaniker ist wichtig, um die Zeit ohne Prothese so kurz wie möglich zu halten. Ein Stumpf kann in relativ kurzer Zeit wieder an Volumen zunehmen und den Sitz der Prothese erschweren.

3. Anderes Bein

Diesem ist vor allem bei Gefäßpatienten größtes Augenmerk zu widmen.

In der Regel sind ja beide Beine mangeldurchblutet, und das amputierte Bein war eben nur das schlechtere. In der ersten Phase des Gehenlernens mit der Prothese ist das erhaltene Bein überlastet und dadurch auch mehr gefährdet.

Aus statischen Gründen sollte das erhaltene Bein grundsätzlich mit einer Einlage versorgt werden.

4. Gehhilfe

Das Gehenlernen mit der neuen Prothese ist älteren Menschen anfangs oft nur mit Hilfe einer Gehschule mit Achselstützen möglich. Hat er die nötige

Sicherheit gewonnen, kann er auf zwei Unterarm-Stützkrücken umgestellt
werden. Ob der Patient zum Gehen mit einem Stock gebracht werden kann,
hängt von der Amputationshöhe, dem Alter und dem Zustand des erhaltenen
Beines ab. Jüngeren Patienten gelingt dies leicht, viele von ihnen werden
kürzere Strecken auch ohne Gehhilfe bewältigen.

XXV. Konservative Behandlungsmöglichkeiten in der Orthopädie

Die konservative orthopädische Behandlung von Schmerzen und Funktionsstörungen, die durch entzündliche oder degenerative Gelenk-, Weichteil- oder Wirbelsäulenerkrankungen ausgelöst werden, umfaßt eine Reihe von therapeutischen Methoden, deren verbreitete Anwendung Anlaß zu einer gesonderten Erörterung gibt.

A. Medikamentöse Therapie

Die zur Behandlung von sogenannten rheumatischen Erkrankungen verwendeten Pharmazeutika kann man grobschematisch in vier große Gruppen einteilen:

1. Analgetika, Antirheumatika, Antiphlogistika.
2. Lokalanästhetika.
3. Myotonolytika.
4. Stoffwechselwirksame Medikamente.

1. Analgetika, Antirheumatika, Antiphlogistika

Diese Substanzen besitzen in verschiedenem Ausmaß analgetische, antipyretische und antirheumatische Eigenschaften. Sie hemmen die Mukopolysaccharidsynthese in den Fibroblasten und bei höherer Dosierung auch die Proliferation der Fibroblasten. Dieser zytostatische Effekt führt dazu, daß es über die Einwirkung auf das Knochenmark zu einem Absinken der Leukozyten und Thrombozyten im peripheren Blutbild kommen kann. Am Entzündungsort selbst kommt es darüber hinaus zu einer Verminderung der gesteigerten Stoffwechselaktivität, zur Herabsetzung der Permeabilität der Kapillaren und Synovialmembranen und zu einem stabilisierenden Effekt auf die Lysosomenmembran, wodurch die Freisetzung zytotoxischer Fermente verhindert wird.

Die in der Therapie eingeführten Substanzen gehören verschiedenen Gruppen an. Die gebräuchlichsten nichtsteroidalen Antirheumatika sind:

36*

Tabelle 24. *Zusammenstellung häufig verwendeter Antirheumatika*

Präparat	Chemische Kurzbezeichnung	Tageshöchstdosis
Alrheumun	Ketoprofen	100 mg
Arlef	Flufenaminsäure	600 mg
Actol	Nifluminsäure	750 mg
Baxaquil	Flufenaminsäure	600 mg
Brufen	Ibuprofen	800—1200 mg
Eumotol	Bumadizon	660 mg
Indocid, Amund	Indometacin	100—150 mg
Ketazon	Kebuzon	750—1000 mg
Monobutyl	Mofebutazon	750 mg
Proxen	Naproxen	750 mg
Prolixan	Azapropazon	900—1200 mg
Parkemed	Mefenaminsäure	1000—1500 mg
Profenid	Ketoprofen	100 mg
Perclusone	Clofezon	600—800 mg
Soripal	Metiazinsäure	800—1000 mg
Tanderil	Oxyphenbutazon	300 mg
Tolectin	Tolmetin	800 mg
Tantum	Benzydamin	200 mg
Voltaren	Diclofenac	100—150 mg

a) Salizylate

Die antirheumatischen Eigenschaften von Acidum acetylosalicylicum und Acidium salicylium entsprechen einander, die analgetischen und antipyretischen Wirkungen sind bei der Azetylsalizylsäure ausgeprägter. Die Salizylate haben heute noch ihren gesicherten Platz in der Rheumatherapie.

Indikation: Die Salizylate gehören in die Gruppe der Basistherapeutika, und zwar bei der chronischen Polyarthritis, beim rheumatischen Fieber sowie bei Arthrosen.

Dosierung: Bei der cP werden 1,5 bis 3 g/die gegeben, beim rheumatischen Fieber läßt sich die Dosis auf 6 bis 10 g/die erhöhen. Beim sogenannten Salizylatstoß gibt man durch vier bis sechs Tage täglich 3mal 4 g.

Nebenwirkungen: Als Nebenwirkung kann eine Hemmung der Thrombozytenaggregation, eine Störung des Säure-Basen-Haushaltes und eine Unverträglichkeit im Magen-Darm-Trakt auftreten.

b) Phenylbutazon

Das Phenylbutazon ist eine stark analgenetisch und vor allem antiphlogistisch wirkende Substanz.

Indikation: Entzündliche Zustandsbilder jeder Genese, z. B. arthrotische Reizzustände, posttraumatische und postoperative Schwellungen, Thrombophlebitis, Lumboischialgie, Gicht, chronische Polyarthritis.

Dosierung: Wegen der Gefahr einer Kumulierung soll bei der Dosierung eine Tagesdosis von maximal 1,2 g während der ersten vier Tage und 0,4 bis 0,6 g nach längerer Zufuhr nicht überschritten werden. Im allgemeinen ist eine Dosis von 0,3 bis 0,6 g/die ausreichend.

Nebenwirkungen: Während der therapeutische Nutzen die umfangreiche Anwendung des Medikaments wünschenswert erscheinen läßt, mahnen die in einem beträchtlichen Prozentsatz der Behandlungsfälle auftretenden Unverträglichkeitssymptome, wie Wasser und Salzretention, Hypertonie, Magen-Darm-Blutungen, Hämaturie und selten auch Agranulozytose zur Vorsicht. Während der Therapie sollten Blutbild, Körpergewicht und Urinstatus kontrolliert werden.

Die Phenylbutazone eignen sich im allgemeinen zur Kombination mit Steroiden (z. B. Delta-Tomanol, Realin, Ambene). Häufig wird diesen Mischungen noch ein Vitamin-B-Komplex beigefügt. Trotz der enormen Zahl und Verbreitung dieser Mischpräparate muß jedoch vor einem ungezielten und langfristigen Gebrauch gewarnt werden, da es zu einer Potenzierung der Nebenwirkungen kommen kann. Auf Grund der starren Mengenverhältnisse zwischen Steroiden und nichtsteroidalen Anteilen ist auch eine zirkadiane Applikation nicht möglich.

Vorteilhafter und wirksamer erscheint daher die Verwendung von Mischinfusionen, die eine individuelle Dosierung ermöglichen. Neben der klassischen Schmidtschen Infusion haben sich folgende Zusammenstellungen klinisch bewährt:

Tabelle 25. *Klinisch bewährte Mischinfusionen*

1 Ampulle Butazolidin	10 mg Valium
0,5 g Vit C	1 Ampulle Neurobion
2 cm³ Multivit B	1 Ampulle Benadon 300
(1 Ampulle Synacthen wäßrig)	20 cm³ 0,5prozentiges Procain
500 cm³ 5prozentiges Laevosan	500 cm³ 5prozentiges Laevosan
1 Ampulle Tomanol	
1 Ampulle Fructacain	
1 Ampulle Ronicol	
2 Ampullen Multivit B	
500 cm³ 5prozentiges Laevosan	

c) Indometacin

Indometacin ist ein antirheumatisch wirksames Indolderivat (Indocid).

Indikation: Hauptindikationen sind schmerzhafte Reizzustände bei Arthrosen der Hüft- und Kniegelenke. Auch eine Dauertherapie bei chronischer Polyarthritis und fortgeschrittenen Arthrosen ist möglich. Eine gute Wirkung besteht ferner bei der Behandlung des Gichtanfalls.

Dosierung: Die Dosierung beträgt 75 bis 200 mg/die. Es empfiehlt sich, die abendliche Gabe in Form eines Suppositoriums zu verordnen. Eine parenterale Anwendung ist nicht möglich.

Nebenwirkungen: Magen-Darm-Störungen, eventuell Ulzera, Ödeme, Kopfschmerzen und Schwindelgefühl. Eine Blutbildkontrolle ist bei längerer Therapie anzuraten.

d) Kortikosteroide

Die Kortikosteroide sind Hormone der Nebennierenrinde. Ihre Sekretion wird durch das Corticotropin (ACTH) des Hypophysenvorderlappens angeregt. Nach ihrer pharmakologischen Wirkung unterscheiden wir bei den Kortikosteroiden zwei Gruppen: die Glukokortikoide (z. B. Hydrocortison) und die Mineralokortikoide (z. B. Cortexon).

Für die antirheumatische Therapie sind nur die Glukokortikoide von Interesse. Sie hemmen die Tätigkeit des lymphatischen Gewebes, das Wachstum und alle Reaktionen des mesenchymalen Systems und verhindern die bei Entzündungen ablaufende Freisetzung von zytotoxischen Enzymen aus den intrazellulären Lysosomen.

Im Hinblick auf die Nebenwirkungen müssen auch die übrigen pharmakodynamischen Potenzen der Glukokortikoide erwähnt werden: Erhöhung der Glukoneogenese, katabole Wirkung auf den Eiweißstoffwechsel, vermehrte Natriumretention und Kaliumausscheidung.

Indikation: Die Anwendung der Kortikosteroide in der antirheumatischen Therapie ist nur dann indiziert, wenn die nichtsteroidalen Antirheumatika nicht ausreichen. Da die Häufigkeit der Nebenerscheinungen mit der Applikationsdauer und steigender Dosierung zunimmt, sollte eine Dauertherapie mit Kortikoiden nach Möglichkeit vermieden werden. Die klinische Erfahrung hat außerdem gezeigt, daß bei einer Langzeittherapie (Dauer etwa fünf bis zwölf Jahre) die Wirkung gewöhnlich nach einigen Jahren auch subjektiv nachläßt und eine Progredienz der Gelenkprozesse nicht verhindert werden kann.

Dosierung: Entsprechend dem physiologischen Rhythmus der Hormonausschüttung aus der Nebennierenrinde sollte nach Möglichkeit die gesamte Steroiddosis bei Langzeitmedikation immer morgens zugeführt werden. Eine Dosis von 7,5 Prednisolonäquivalent täglich soll nicht überschritten und ein 24-Stunden-Rhythmus eingehalten werden, um die physiologische Funktion der Nebennierenrinde in Gang zu halten.

Weniger bedenklich als die Langzeittherapie mit Steroiden erscheint die Verabreichung von Kortison in Form einer Stoßtherapie (z. B. zur Behandlung schwerer akuter Schübe bei der chronischen Polyarthritis). Der Stoß wird mit 30 mg Prednisolon (bzw. seines Äquivalents) eingeleitet. In den folgenden zwei bis drei Wochen wird die Dosis bis zum völligen Entzug abgebaut (z. B.: 4 Tage 3mal 10 mg, 4 Tage 2mal 10 mg, 4 Tage 1mal 10 mg).

Wegen der Vielzahl der derzeit auf dem Markt befindlichen synthetischen Steroide empfiehlt sich eine Zusammenstellung der Äquivalenzdosen der verschiedenen Kortikoide, bezogen auf das Prednisolon.

Zu der unterschiedlichen mineralokortikotropen Wirkung der einzelnen Substanzen ist zu bemerken, daß Hydrocortison zu einer relativ starken Natriumretention und Kaliumausschwemmung führt, während der Natrium-Kalium-Stoffwechsel durch Triamcinolon und Dexamethason kaum beeinflußt wird.

Nebenwirkungen: Ulcus ventriculi und duodeni, Kochsalz- und Wasserretention, Diabetes, Osteoporose, Hypertonie, verminderte Infektabwehr, Gefäßschäden, psychische Störungen, Nebennierenrindeninsuffizienz.

Tabelle 26. *Dosenäquivalenz für die verschiedenen Kortikoide bei allgemeiner Behandlung.*
(Nach Kaiser, H.)

Prednison, Prednisolon	6-Methyl-prednisolon, Tri-amcinolon	Dexa-methason	Beta-methason	Para-methason	16-methyl-prednisolon	Fluo-cortolon
5 mg	4 mg	1 mg	0,75 mg	2 mg	6 mg	5 mg
7,5 mg	6 mg	1,5 mg	1 mg	3 mg	9 mg	7,5 mg
10 mg	8 mg	2 mg	1,5 mg	4 mg	12 mg	10 mg
20 mg	16 mg	4 mg	3 mg	8 mg	24 mg	20 mg
30	24 mg	6 mg	4,5 mg	12 mg	36 mg	30 mg
40	32 mg	8 mg	6 mg	16 mg	48 mg	40 mg
50 mg	40 mg	10 mg	7,5 mg	20 mg	60 mg	50 mg
100 mg	80 mg	20 mg	15 mg	40 mg	120 mg	100 mg

Neben der peroralen und parenteralen Verabreichung von Steroiden stellt auch die *Lokaltherapie*, die mit Kristallsuspensionen von Kortikosteroiden in Form von lokalen Infiltrationen und intraartikulären Applikationen durchgeführt wird, einen wichtigen Anwendungsbereich dar.

Durch lokale Infiltrationen können Tendopathien (z. B. Epicondylitis), periphere Kompressionssyndrome (z. B. Karpaltunnelsyndrom) und Periarthritiden (z. B. Periarthritis humeroscapularis) behandelt werden.

Als Indikationen für die Anwendung intraartikulärer Injektionen von kristallinen Kortikosteroiden gelten: subakute oder chronische rheumatische Arthritis, unspezifische, nicht infektiöse Arthritis, Kollagenosen, Psoriasis arthropathica, Arthrosen im Reizzustand, posttraumatische Gelenkschwellungen, akute oder chronische Gichtarthritiden, die einmalige Injektion nach Arthrotomien zur Rehabilitation.

Dosierung: Im allgemeinen beginnt man mit Wiederholungen der Steroidinjektionen in vier- bis siebentägigem Abstand, bis eine Wirkung eintritt. Verwendet wird eine Mischung von einem Kristallkortikoid mit einem Lokalanästhetikum. Je nach der Größe des zu behandelnden Gelenks empfiehlt sich folgende Dosierung:

Tabelle 27. *Dosierung der Kristallsteroide bei intraartikulärer Verwendung*

	Prednisolon	Triamcinolon	Dexamethason
Kleine Gelenke (Finger- und Zehengelenke)	5 mg	4 mg	1—2 mg
Mittlere Gelenke (Ellbogen, Schulter)	10—20 mg	10 mg	2—4 mg
Große Gelenke (Knie, Hüftgelenk)	20—40 mg	20 mg	4—8 mg

e) ACTH

Das ACTH (Adrenocorticotropes Hormon) zeigt die gleiche Wirkung wie die Steroide. Die unter ACTH-Gabe ausgeschüttete Kortikoidmenge ist allerdings unkontrollierbar und kann nicht vorherbestimmt werden.

Die Vorteile der Verwendung von ACTH bestehen in der Erhaltung der Funktion und Tätigkeit der Nebennierenrinde.

Indikation: Frische arthritische Schübe (z. B. chronische Polyarthritis, Spondylitis ankylopoetica). Langzeittherapie bei chronischen Arthritiden.

Dosierung: Zu Beginn jeden zweiten bis vierten Tag 100 E Depot ACTH (Synacthen Depot 1 ml), später wöchentlich 1mal 1 Ampulle Synacthen Depot i. m. Entziehungserscheinungen sind bei Absetzen der Therapie nicht zu befürchten.

Nebenwirkungen: siehe Kortikosteroidmedikation. Im Gegensatz dazu ist jedoch hier eine Nebennierenrindeninsuffizienz nicht möglich.

f) Basistherapeutika (chronische Polyarthritis)

Die sogenannten Basistherapeutika werden erst nach einer Latenzzeit wirksam und eignen sich nicht zur Bekämpfung von Schubsituationen. Ihre Wirkungsweise ist meist nicht endgültig geklärt, eine kausale gezielte Therapie ist deshalb nicht möglich.

— Gold-Therapie

Die Wirkungsweise des Goldes bei chronischer Polyarthritis kann auf folgende Mechanismen zurückgeführt werden (Böni):
Die Spaltung der Protein-Polysacharide im Knorpel wird verhindert.
Die lysosomalen Enzyme der Makrophagen werden inhibiert.
Der Glykoproteinspiegel im Serum wird herabgesetzt, es kommt damit zu einer Verminderung der Entzündungsaktivität.
Die Phagozytose im entzündeten Gewebe wird vermindert.
Die primäre zellgebundene Immunität wird herabgesetzt.

Bei cP führt die Goldbehandlung in den meisten Fällen zu völligen Remissionen. Durch die gezielte kurmäßige Anwendung, die der Dauerbehandlung vorzuziehen ist, kann eine unkontrollierbare Speicherung von Gold im Körper vermieden werden.
Da bei fast allen Patienten durch die Goldbehandlung eine im allgemeinen zwei bis drei Jahre anhaltende Remission erreicht werden kann, stellt die Goldbehandlung die erste Stufe der Basistherapie der chronischen Polyarthritis dar.

Indikation: Chronische Polyarthritis, I. Stufe der Basistherapie.

Dosierung: Die Dosierung richtet sich nach dem Goldgehalt der Medikamente (Aureo-Detoxin 13%, Sanocrysin 37%, Aureotan 50%). Die Behandlung muß mit kleinsten Mengen begonnen werden, damit die Verträglichkeit getestet und eine Goldallergie ausgeschlossen werden kann.

Nebenwirkungen: Sie treten in etwa 30% der Fälle auf. Auf das Entstehen eines Goldexanthems, einer Gingivitis und Stomatitis sowie auf Blutbildveränderungen (Eosinophilie, Leukopenie, Thrombozytopenie) ist besonders zu achten. Bei Leber- und Nierenschädigungen und bei Erkrankungen des hämatopoetischen Systems ist die Goldtherapie kontraindiziert. Eine laufende Kontrolle von Blutbild, Leberfunktion und Harn (Eiweiß) ist daher notwendig.

— *D-Penicillamin (Artamin)*

Das D-Penicillamin besitzt die Fähigkeit, hochmolekulare Globuline zu spalten, Schwermetalle (Cu) zu binden (Chelatbildner) und die Umwandlung von löslichem Tropokollagen in das unlösliche Präkollagen zu verhindern.

Indikation: Chronische Polyarthritis, II. Stufe der Basistherapie.

Dosierung: Langsam einschleichender Beginn mit täglich 300 mg durch 14 Tage. Dann wird in 14tägigem Abstand um weitere 300 mg gesteigert, bis eine Tagesdosis von 1200 mg erreicht ist. Nach Ansprechen der Therapie wird auf die individuelle Erhaltungsdosis reduziert, die etwa zwischen 600 und 800 mg/die liegt. Der Wirkungseintritt ist erst nach 6—8 Wochen zu erwarten.

Nebenwirkungen: Wegen der Gefahr einer Schädigung der Niere, Leber und des hämatopoetischen Systems ist eine wöchentliche Urinkontrolle (Proteinurie!) und 14tägig eine Kontrolle von Blutbild, Kreatinin und Transaminasen erforderlich.

— *Chloroquin (Resochin, Arthrochin)*

Indikation: Chronische Polyarthritis (oft als Intervallbehandlung zwischen zwei Goldkuren).

Dosierung: Während die Initialdosis 500 mg (2 Tabletten Resochin 250 mg) beträgt, sollte bei einer Langzeitbehandlung die Dosierung von 250 mg/die nicht überschritten werden. Die Wirkung tritt erst nach etwa zehn Wochen ein.

Nebenwirkungen: Gastrointestinale Reizerscheinungen, Kornealeinlagerungen, Retinopathien, Kopfschmerzen, Leukopenie.

— *Immunsuppressive Therapie*

Für die Immunsuppressive Therapie stehen einerseits die Antimetaboliten (Azathioprin — Imurel), andererseits die Alkylantien (Cyclophosphamid — Endoxan, Chlorambucil — Leukeran) zur Verfügung. Neben dem zytostatischen Effekt besteht auch eine antiphlogistische Wirkung. Durch den Eingriff der Immunsuppression in die DNS-Synthese kann es zum Auftreten von kanzerogenen, teratogenen und mutagenen Wirkungen kommen. Ihre Anwendung sollte daher nur bei strenger Indikationsstellung stationär erfolgen.

Indikation: Chronische Polyarthritis, III. Stufe der Basistherapie.

2. Lokalanästhetika

Die lokale Infiltration mit Anästhetika stellt eines der wichtigsten Mittel der Schmerztherapie dar. Die Techniken der Lokalanästhesie orientieren sich an der Struktur des peripheren Nervensystems und des Rückenmarks. Die Unterbrechung der nervösen Reizleitung — die örtlich begrenzte reversible Ausschaltung der Schmerzempfindung — kann in allen Etagen stattfinden (Auberger):

Nervenendaufzweigungen	Oberflächenanästhesie
	Hautquaddel, Flächeninfiltration
Peripherer Nerv	Leitungsanästhesie
	Plexusanästhesie
Spinalganglion	Paravertebrale Wurzelausschaltung
	(Reischauer)
	Sympathikusblockade
Rückenmark	Periduralanästhesie
	Spinalanästhesie

Die Empfindlichkeit der einzelnen Nervenfasern entspricht dem Faserdurchmesser und der Stärke der Myelinscheide. Da die sensiblen Nervenfasern dünner als die motorischen sind, werden sie zuerst blockiert.

Der Wirkungsmechanismus der Lokalanästhetika beruht darauf, daß der für die Erregungsausbreitung bzw. -fortleitung nötige Ionenaustausch durch eine Blockierung der Natriumpermeabilität behindert wird. Damit wird eine Depolarisierung, die das Aktionspotential auslöst, unmöglich — die Erregungsleitung ist damit unterbrochen.

Die gebräuchlichsten Lokalanästhetika sind:
Novocain (Procain) in 0,5 bis 2% Lösung
Lidocain (Xylocain) in 0,25 bis 1% Lösung
Mepivacain (Scandicain)
Tetracain (Pantocain)

Nebenwirkungen:
— Totaler AV-Block mit Kammerstillstand durch hemmende Wirkung auf das kardiale Reizleitungssystem
— Erregende Wirkung auf das Zentralnervensystem
— Allergische Reaktionen

3. Myotonolytische Substanzen

Bei Erkrankungen des Bewegungsapparates kommt es häufig zum Auftreten von Krämpfen und Muskelverspannungen, die mit den Schmerzen alternieren. Ziel der Verwendung von Myotonolytika ist es, den Circulus vitiosus von Schmerz und Muskelspasmus zu durchbrechen.

Gleichzeitig kommt es auf Grund der sedierenden Wirkung, die diese Pharmaka meist besitzen, zu einer Dämpfung der Psyche. Dies ist häufig sogar erwünscht, da eine große Zahl von Schmerzsyndromen im Bereich des Bewegungsapparates als Ausdruck larvierter Depressionen anzusehen sind. Vor allem Angst und Spannungszustände können über einen verstärkten Muskeltonus vertebrale Dekompensationszustände, vorwiegend im Bereich der Hals- und Lendenwirbelsäule, veranlassen. Eine sedierende, muskelrelaxierende und eventuell auch antidepressive Therapie führt nicht selten eine Besserung chronischer panalgetischer Zustandsbilder herbei.

Einige bewährte Präparate:
Chlormezanon (Trancopal) Dosierung: 3mal 200 mg bis 3mal 400 mg/die
Diazepam (Valium) Dosierung: 30—60 mg/die
Benzodiazepin (Praxiten 15) Dosierung: $^1/_2$—$^1/_2$—1 Tablette/die
Kombination von
Melitracen und Flupenthixol (Deanxit) Dosierung: 1—1—0 Tablette
mit Chlordiazepoxyd und Amitryptilin (Limbitrol) 0—0—1 Tablette

4. Stoffwechselwirksame Medikamente

a) Kalzium

Der Kalziumstoffwechsel unterliegt einer endokrinen Steuerung (Nebenschilddrüse) und ist von Vitamin-D-Zufuhr abhängig. Die Kalziumresorption aus dem Darm kann durch die Verwendung eines Knochenvollextraktes (Ossopan) deutlich erhöht werden.

Indikation: Störungen des Knochen- und Knorpelstoffwechsels (Osteoporose, Osteomalazie, Chondropathie). Es wäre jedoch eine Verkennung der wahren Situation, wenn eine Involutionsosteoporose mit einer „Kalkarmut" des Skeletts gleichgesetzt und deshalb von einer reichlichen Kalziumzufuhr eine Besserung der klinischen Erscheinungen erwartet wird (Jesserer). Dennoch soll die von manchen Autoren noch empfohlene Dosierung angegeben werden:
Dosierung: Kalziumlaktat: täglich 3mal 300 mg; Kalziumglukonat: täglich 3mal 600 mg; Ossopan: 3mal 1 Tablette/die.

Nebenwirkungen: Gefahr der Nierenkonkrementbildung.

b) Vitamin D (siehe auch S. 67)

Indikation und Dosierung:
— Osteomalazie
— Rachitis
Die Rachitisprophylaxe bei Säuglingen wird entweder in Form eines Vitamin-D-Stoßes (3 Stöße von je 10 mg) oder durch die tägliche Gabe von Vitamin-D-Tropfen (Dosierung 0,025 bis 0,05 mg = 1000 bis 2000 IE täglich) durchgeführt.

Nebenwirkungen: Nur bei Überdosierung: Hinterhauptkopfschmerz, Polyurie, vermehrter Durst, Anstieg des Serumphosphors und des Rest-N. Mobilisierung von Kalzium aus dem Knochen und nachfolgende Ablagerung in Gefäßwänden und Nieren.

c) Fluor

Die unterschiedliche Osteoporosehäufigkeit in Regionen mit hohem und niedrigem Fluorgehalt im Trinkwasser sowie die Verdichtung des Skeletts bei der industriellen und endemischen Fluorose führten zur therapeutischen Verwendung von Fluor in Form von Natriumfluorid (Ossiplex) bei Osteoporose.
Fluorid ist derzeit die einzige Substanz, mit der eine Verdichtung des Skeletts bei bereits vorhandener Osteoporose erreicht werden kann.
Etwa sechs Monate nach Beginn der Behandlung kommt es zu einer Steigerung des An- und Abbaues von Knochensubstanz. Die Zunahme der

Zahl der Osteoblasten kann an der Erhöhung der alkalischen Serumphosphatase abgelesen werden.

Röntgenologisch ist eine Verdichtung der spongiösen Knochenstrukturen erst nach etwa zweijähriger Behandlung festzustellen. Histologisch handelt es sich dabei nicht um eine Neubildung, sondern um eine Verdichtung der Knochenbälkchen.

Indikation: Osteoporose.

Dosierung: Die tägliche Dosis liegt bei 50—75 mg Natriumfluorid. Die Therapie soll mindestens ein Jahr lang erfolgen. Gelegentlich kann es während der Therapie zum Auftreten von osteoartikulären Schmerzen kommen, die jedoch nicht zum Abbruch der Behandlung verleiten sollten.

Eine Besserung der durch die Osteoporose bedingten Beschwerden kann erst sekundär nach der Verfestigung des Skeletts erfolgen. Bis dahin ist eine Kombinationstherapie mit Muskelrelaxantien und Analgetika möglich.

Nebenwirkungen: Störungen von seiten des Magen-Darm-Traktes.

Als Kontraindikation für die Fluortherapie der Osteoporose sind Gravidität und Erkrankungen der Niere, der Leber und des hämatopoetischen Systems zu nennen. Entsprechende Blutuntersuchungen (GOT, GPT, Kreatinin und Differentialblutbild) sollten in dreimonatigem Abstand durchgeführt werden.

d) Anabolika

Diese den männlichen Geschlechtshormonen verwandten Substanzen führen durch ihre anabole Wirkung zu einer Vermehrung der Knochenmatrix.

Indikation: Osteoporose, schlecht heilende Knochenbrüche.

Dosierung: 1- bis 2mal/Monat 1 Ampulle i.m. (Methenolon — Primobolan, Nortestosteron — Durabolin, Methandrostenolon — Dianabol).

Nebenwirkungen: Virilisierender Effekt. Kontraindikation bei Schwangerschaft und Prostatakarzinom.

e) Knorpel-Knochenmarkextrakte

Durch die Verwendung von Knorpel-Knochenmarkextrakten (Rumalon) kann die Regenerationsfähigkeit des Gelenkknorpels stimuliert werden.

Indikation: Basistherapie der Arthrose, Chondropathien.

Dosierung: Zur Prüfung der individuellen Verträglichkeit werden zuerst 0,3 ml, am folgenden Tag 0,5 ml tief intramuskulär injiziert. Bei guter Verträglichkeit wird dann durch sechs Wochen hindurch 3mal wöchentlich 1 ml Rumalon intramuskulär injiziert. Eine mehrmalige Wiederholung der Kur ist möglich.

Nebenwirkungen: Nur selten Unverträglichkeitserscheinungen in Form von Nausea, Kopfschmerz oder einer Urticaria.

f) Mukopolysaccharidpolyschwefelsäureester

Die bekannteste pharmakologische Eigenschaft dieser Substanzen (z. B. Arteparon, Eleparon) ist der hemmende Einfluß auf die Gerinnungsvorgänge des Blutes.

Durch die biochemische Verwandtschaft mit den sauren Mukopolysacchariden des Knorpelgewebes besitzt Eleparon aber auch eine besondere Affinität zu arthrotisch verändertem Knorpel und wird von diesem nach intraartikulärer Injektion gespeichert. Das bei der Arthrose bestehende Mißverhältnis zwischen der Syntheseleistung der Chondrozyten und der Abbaurate wird durch die Zufuhr des Mukopolysaccharids im Sinne einer Normalisierung beeinflußt. Der Knorpelstoffwechsel wird wieder angeregt, das Fortschreiten der Destruktion gehemmt.

Voraussetzung für den Erfolg der Therapie ist ein noch regenerationsfähiger Knorpel.

Indikation: Arthrosen (ein eventuell bestehender Reizzustand sollte vor der Anwendung von Eleparon durch Antiphlogistika zum Abklingen gebracht werden), Periarthritis humeroscapularis, Nachbehandlung von Meniskektomien.

Dosierung: Etwa 14 Tage lang 2- bis 3mal wöchentlich 1 Amp. intraartikulär, danach Übergehen auf zunehmend längere Intervalle.

Bei der intraartikulären Applikation empfiehlt es sich, das Eleparon mit einem Lokalästhetikum zu mischen.

Es gibt zwei Handelsformen:

Depot-Eleparon (25 000 E; wird fast ausschließlich für das Hüftgelenk verwendet).

Eleparon 1 ml (5000 E; kann für die übrigen Gelenke verwendet werden).

Nebenwirkungen: Nach intraartikulären Applikationen sind erhebliche Reizerscheinungen im Gelenk möglich, die erst nach einigen Tagen abklingen.

Blutungsgefahr, schwere Leber- und Nierenerkrankungen und das Vorliegen eines Ulcus ventriculi (duodeni) stellen Kontraindikationen für eine Eleparontherapie dar.

g) Urikostatika

Die Wirkungsweise der Urikostatika beruht auf der kompetitiven Hemmung der Xanthinoxydase durch das Allopurinol (Zyloric, Urosin), das chemisch ein Isomer des Hypoxanthins ist. Die Harnsäurebildung wird auf diese Weise reduziert, der Harnsäurespiegel im Serum sinkt ab.

Indikation: Hyperurikämie (Präparat erster Wahl).

Dosierung: 2- bis 4mal 100 mg täglich, in Abhängigkeit vom Serum-Harnsäuregehalt individuell dosiert.

Nebenwirkungen: Störungen im Verdauungstrakt.

Als Kontraindikationen sind schwere Leberschäden und Erkrankungen des blutbildenden Gewebes zu nennen.

h) Urikosurika

Die Urikosurika fördern die renale Harnsäureausscheidung, indem sie die tubuläre Rückresorption der Harnsäure hemmen. Der pH-Wert im Harn sollte normalerweise zwischen 6,4 und 6,8 liegen, da sonst die Gefahr einer Steinbildung in der Niere und den ableitenden Harnwegen besteht. Ein reichliches Flüssigkeitsangebot ist bei jeder urikosurischen Therapie obligat.

Indikation: Hyperurikämie, besonders bei Unverträglichkeit von Allopurinol (Präparat zweiter Wahl).

Dosierung: Probenecid (Benemid, Tablette 0,5 g), einschleichend bis zu 2—3 g/die, Sulfinpyrazon (Anturano, Tablette 0,1 g), einschleichend bis zu 0,2—0,4 g/die. Benzbromaronum (Uricovac, Tablette 0,6 g), einschleichend zuerst ½ Tablette täglich durch vier Tage, dann täglich 1 Tablette.

Nebenwirkungen: Magen- und Darmstörungen. Urikosurika sind bei Schwangerschaft und Niereninsuffizienz kontraindiziert.

i) Colchicin

Der Wirkungsmechanismus, der dem Effekt bei der Gichttherapie zugrunde liegt, ist nicht eindeutig geklärt. Colchicin ist kein Analgetikum und beeinflußt weder die Synthese noch die renale Ausscheidung der Harnsäure, doch besteht an der sicheren Wirkung dieser Substanz bei der Behandlung des Gichtanfalles nach langer klinischer Erfahrung kein Zweifel.

Indikation und Dosierung: Im akuten Gichtanfall alle 1—2 Stunden 0,5 mg bis zum Abklingen der Schmerzen. Die Tageshöchstdosis sollte bei Dauertherapie 1 mg nicht überschreiten.

Bei höherer Dosierung treten mit Sicherheit Übelkeit, Krämpfe, Durchfall und Erbrechen auf. Bei Vergiftungen mit Colchicin resultiert ein Krankheitsbild, das den Symptomen einer Arsenikvergiftung ähnlich ist.

B. Physikalische Therapie

Die Physikalische Medizin kennt verschiedene Therapieformen:
— Wärme- und Kältebehandlung (Thermo- und Kryotherapie)
— Heilbäderbehandlung oder Balneologie
— Ultraviolett- oder Heliotherapie
— Elektrotherapie
— Mechanotherapie (Heilgymnastik, Massage, Ultraschall)
— Strahlentherapie

1. Wärme- und Kältebehandlung

a) Wärme bewirkt eine Erweiterung der kapillären Endstrombahn der Gefäße und führt damit zu einer aktiven Hyperämie (Parasympathikotonus). Von den verschiedenen Formen der Wärmebehandlung seien Schlamm-, Moor- und Paraffinpackungen, Heißluft und Heilerden, Wechselbäder, Überwärmungsbäder und die Anwendung von gestrahlter Wärme mit Hilfe von Bestrahlungslampen (Sollux, Profundus) hervorgehoben.

Indikation: Myalgien, Muskelkrämpfe, Distorsionen, degenerative Gelenkerkrankungen.

Kontraindikationen: Bei Sensibilitätsstörungen besteht schon bei geringen Temperaturen eine Verbrennungsgefahr. Bei Osteomyelitis und akuten Schmerzzuständen (z. B. akute Ischialgie) oder Entzündungen sollte man mit der Wärmetherapie zurückhaltend sein, da dadurch die Schmerzen und Beschwerden oft eher verstärkt werden.

Allgemein gilt der Grundsatz: Je akuter die Entzündung, desto vorsichtiger bei thermischer Behandlung.

b) *Kälte* bewirkt eine Gefäßkonstriktion mit nachfolgender reaktiver Durchblutungsvermehrung, die allerdings nicht das Ausmaß der durch Wärme erzeugten Hyperämie erreicht.

Die Kryotherapie sollte stets in Verbindung mit heilgymnastischen Übungen erfolgen. Die durch die Kälte erzielte Muskelerschlaffung und subjektiv höhere Schmerztoleranz macht es der Heilgymnastik möglich, intensive passive Bewegungsübungen und Massagen durchzuführen.

Eine gute Indikation für die Kryotherapie ist die Behandlung der Schulterkontraktur und der akuten Periarthritis humeroscapularis.

2. Balneotherapie

Heilbäder enthalten im Wasser gelöste chemische Stoffe, die für die therapeutische Wirkung des Bades von Bedeutung sind. Die Balneotherapie ist heute in der Regel mit einer Rehabilitationsbehandlung verbunden. Die Kurdauer soll daher mindestens vier Wochen betragen.

Für Kuren von Rheumatikern sind folgende Heilquellen zu empfehlen, die nach einer von milden zu stärkeren Reizen aufsteigenden Reihe geordnet sind:

— Akrothermen, einfache warme Quellen
— Solbäder
— Radioaktive Heilquellen
— Schwefelthermen

Indikationen: Primär chronische Polyarthritis (besonders im Frühstadium), ankylosierende Spondylitis (hier kommt besonders den radioaktiven Heilquellen eine wichtige Bedeutung zu), Arthrosen und spondylogene Syndrome. Von Badekuren auszuschließen sind Patienten mit pathologischer Herzkreislauffunktion bei Neigung zur Dekompensation, ferner Patienten mit rheumatischen Erkrankungen im akuten Stadium oder im nicht mehr zu beeinflussenden Endzustand.

3. Heliotherapie, UV-Strahlen

Bei Erkrankungen des Bewegungsapparates eher von geringer Bedeutung; Restindikationen bei Rachitis, eventuell auch bei Osteomyelitis und Knochentuberkulose.

4. Elektrotherapie

Die therapeutische Anwendung des elektrischen Stromes bei den Erkrankungen des Bewegungsapparates hat eine sehr breite Verwendung gefunden.

a) Galvanisation

Die Anwendung von niederfrequenten Strömen führt zur Schmerzstillung und vermehrten Durchblutung und damit zu einer Intensivierung der Stoffwechselvorgänge in dem zwischen den Elektroden liegenden Körperareal. Dabei ist auf die Polung des galvanischen Stromes zu achten: Bei der Längsgalvanisation des Rückenmarks wird bei einer absteigenden Galvanisation (z. B. bei spastischen Lähmungen) die Kathode distal, bei einer aufsteigenden Galvanisation proximal angebracht (z. B. bei schlaffen Lähmungen). Siehe auch S. 312.

b) Iontophorese

Mittels Iontophorese ist es möglich, dem Körper auf elektrolytischem Wege Medikamente über die Haut zuzuführen (z. B. Procain-, Salizyl- und Kochsalziontophorese).

c) Vierzellenbäder

Man kann die Elektroden auch in mit Wasser gefüllten Wannen anbringen, in die dann jeweils eine Extremität des Patienten eingetaucht wird. Dadurch wird ein optimaler Kontakt zwischen Haut und Elektrode erreicht.

d) Schwellstrom

Der faradische Strom (Schwellstrom) wird zur Reizung quergestreifter Muskulatur verwendet. Hauptindikationen sind Inaktivitätsatrophien nach längerer Ruhigstellung. Die Elektroden werden jeweils über dem Ursprung und Ansatz des zu tonisierenden Muskels angelegt (bipolare Technik).

e) Exponentialstrom

Zur Verhinderung von Muskelatrophien bei Schädigungen peripherer Nerven empfiehlt es sich, eine Behandlung mit Exponentialstrom durchzuführen. Die denervierte, gelähmte Muskulatur hat im Gegensatz zu der gesunden Muskulatur nur eine schlechte Anpassungsfähigkeit gegenüber einschleichenden, variablen Exponentialstromimpulsen und reagiert auf diese Reize eher und früher als die gesunde Muskulatur mit einer Kontraktion. Dadurch ist eine selektive Reizung der denervierten Muskulatur möglich.

f) Diadynamische Ströme (Bernardsche Ströme)

Die diadynamischen Ströme sind niederfrequente Impulsströme, bei denen zwei Frequenzen verwendet werden, die entweder für sich allein oder moduliert zur Anwendung kommen. Man unterscheidet dabei mehrere Stromformen (z. B. Stromform LP mit anhaltender analgetischer Wirkung), die verschiedene Wirkungen haben. Häufig werden die diadynamischen Ströme auch mit Ultraschall, der eine mechanische und thermische Wirkung hat, kombiniert.

g) Kurzwellen, Mikrowellen

Die Elektrotherapie mit hochfrequenten Wechselströmen (Kurzwellen, Mikrowellen) führt zu einer Erwärmung und zur reaktiven Hyperämie des behandelten Gewebes. Ein Vorteil gegenüber den einfachen Wärmeanwendungen ist ihre große Eindringtiefe. Es gelingt damit, auch tiefer gelegenen Geweben (z. B. Knochen und inneren Organen) Wärme zuzuführen.

5. Mechanotherapie

Heilgymnastik und Massage gehören zu den wohl wichtigsten Formen der Physikotherapie. Sie sind besonders für die Rehabilitation von großer Bedeutung.

Eine Mechanotherapie im Sinne einer Mikromassage der Zellen mit der daraus resultierenden thermischen Wirkungskomponente stellt die Ultraschalltherapie dar.

Allgemein gilt auch hier der Grundsatz:
Je akuter der Prozeß, umso geringer, je chronischer, umso größer ist die anzuwendende Intensität der Behandlungen.

6. Röntgenstrahlen

Die veränderte Stoffwechsellage des entzündeten Gewebes führt zu einer Erhöhung der Strahlenempfindlichkeit. Strahlendosen, die an normalen Geweben noch keine Reaktionen auslösen, können sich deshalb bei Entzündungen als therapeutisch wirksam erweisen.

Indikation: Die Strahlentherapie stellt heute keine Therapie erster Wahl mehr dar. Sie sollte eher zurückhaltend und nur beim Versagen anderer therapeutischer Mittel angewandt werden.

Als Indikationen kommen in Frage: arthrotische Reizzustände der Gelenke, Bursitiden, Tendinosen (Fersensporn), Tendopathien (Epicondylitis), Periarthritiden und Spondylitis ankylopoetica.

Dosierung: Im allgemeinen genügt für eine Bestrahlungssitzung eine Dosis von 50 r. Dosen von über 100 r pro Bestrahlungsfeld führen nicht zu besseren Resultaten. Um einen dauerhaften Erfolg zu erzielen, muß die therapeutisch wirksame Herddosis in 2- bis 3tägigen Abständen mindestens 6mal verabreicht werden.

Nebenwirkungen: Neben den Gefahren für das hämatopoetische System und die Keimzellen kann es auch zu einer neuroregulatorischen Reaktionsstarre der bestrahlten Gewebe kommen.

7. Thorium X

Im Gegensatz zu der äußerlich angewandten Strahlentherapie mit Röntgenstrahlen handelt es sich bei der Therapie mit Thorium X um eine innere, gezielte Strahlentherapie.

Das Thorium X folgt als Kalziumhomolog im Mineralstoffwechsel dem Kalzium. Es wird in das kalkgierige bradytrope Bindegewebe der Wirbelsäule eingelagert und stört dort durch seine Alpha-Strahlung die endesmale und enchodrale Ossifikation.

Als einzige Indikation wird von manchen Autoren noch die Spondylitis ankylopoetica angegeben (nach Koch werden durch zehn Wochen wöchentlich 200 e.s.E. Thorium X verabreicht).

C. Reflextherapie

Als hypothetische Grundlage für die Erklärung der Reflextherapie — die therapeutische Ausnützung nervaler Regulationsmechanismen — wird oft auf die Rickersche Relationspathologie verwiesen. Ricker fordert bei jedem physiopathologischen Geschehen die Beachtung der Relation zwischen den Faktoren Gefäßnerven, Durchblutung, lokaler Stoffwechsel und Gewebszustand. Jede Änderung eines dieser Faktoren bedingt auch eine Änderung der anderen. Die Schlüsselstellung im pathologischen Geschehen kommt damit dem vegetativen Gefäßnervensystem zu, das je nach seinem Erregungszustand über Kaliberänderungen in der arteriellen und venösen Endstrombahn zu Veränderungen des pathologisch-anatomischen Zustandes des Gewebes (Ödem, Leukodiapedese, Nekrose) führen kann. Durch den Zusammenhang des gesamten vegetativen Systems sollte nach Meinung von Ricker keine Krankheit als lokaler isolierter Prozeß angesehen werden.

Die enge Verknüpfung und die reflektorische Beziehung scheinbar voneinander anatomisch unabhängiger Strukturen ermöglicht es daher, durch Reizung einer Struktur auf die anderen therapeutisch einzuwirken und den Circulus vitiosus der Erkrankung zu durchbrechen.

1. Akupunktur

Die Anfänge der Akupunktur reichen viele Jahrhunderte zurück. Die Chinesen entdeckten, daß bei bestimmten Erkrankungen oft auch vom Krankheitsherd weit entfernte Hautareale druckempfindlich werden und daß durch Reizung dieser Stellen die Krankheiten selbst gebessert werden konnten. Diese Punkte wurden nach sogenannten Meridianen (12 Paare) geordnet, in denen nach den Vorstellungen chinesischer Ärzte ein Energiekreislauf stattfindet. Ob diese alten chinesischen Vorstellungen vom Kreislauf einer oder mehrerer Energien und von der Pulslehre nur eine bildhafte Denkhilfe für empirische Erfahrungen sind oder ob sie eine naturwissenschaftliche Realität darstellen, konnte bisher weder bestätigt noch widerlegt werden. Die Existenz des sogenannten Akupunkturpunktes als umschriebenes Hautareal, das sich von seiner Umgebung durch verschiedene Kriterien unterscheiden läßt, konnte jedoch eindeutig nachgewiesen werden.

Der Akupunkturpunkt ist demnach:
— ein Ort geringeren elektrischen Widerstandes (zum Aufsuchen der Punkte wurden bereits entsprechende elektrische Meßgeräte entwickelt)
— ein Ort, an dem sich vermehrt Hautrezeptoren und Effektoren histologisch nachweisen lassen.

Die Reizung erfolgt im allgemeinen durch Nadeln (Gold, Silber, Stahl). Eine Reizverstärkung kann durch Vibration der Nadeln, durch Stromimpulse oder Laserstrahlen erzielt werden. Die Dauer des Reizes soll etwa 20 Minuten betragen, die Behandlung ist 1- bis 2mal wöchentlich durchzuführen.

Methode (siehe auch S. 314)
— Nadelung in unmittelbarer Nähe der erkrankten Stelle (Locus dolendi-Stechen)
— Nadelung im erkrankten Segment
(Segmenttherapie)
— Nadelung von Punkten der Sonderformen der Akupunktur
(Aurikulotherapie, Hand- und Schädelakupunktur)
— Nadelung nach den Regeln der traditionellen Akupunktur

Nach dem Wirkungseffekt kann man zwischen einer therapeutischen Akupunktur und der Akupunkturanalgesie unterscheiden. Letztere wurde erst vor etwa 20 Jahren entwickelt, sie fand inzwischen bei zahlreichen Operationen Verwendung.

2. Manualtherapie

Die subtile osteopathische Untersuchungstechnik ermöglicht es, Funktionsstörungen im Bewegungssegment der Wirbelsäule (Blockierungen) durch Untersuchung der aktiven und passiven Beweglichkeit zu diagnostizieren. Ziel der Manipulationsbehandlung ist es, durch die passive Bewegung eines Gelenks dessen normale Funktion wiederherzustellen.

Während der ersten Behandlungsphase wird das Gelenk in Vorspannung gebracht, wobei es die Grenze der passiven Beweglichkeit erreicht (= Mobilisation). In der zweiten Phase wird dann aus der Extremstellung in Vorspannung bei völliger Entspannung des Patienten ein Stoß ausgeführt, bei dem die Gelenkflächen voneinander kurzzeitig abgehoben werden (= Gelenkknacken).

Die Chirotherapie bietet sich in der Praxis besonders durch ihre Effektivität und ihren geringen technischen Aufwand an. Grundbedingung der Ausübung ist aber neben einwandfreier Technik und dem Verständnis der funktionellen Wirbelsäulenpathologie vor allem die Beachtung des Indikationsbereiches dieser Methode (siehe auch S. 315).

3. Neuraltherapie

Die Neuraltherapie nach Huneke — die Nutzung therapeutischer Reflexwege über das neurovegetative System — basiert einerseits auf der Anwendung gezielter Infiltrationen mit einem Lokalanästhetikum im Segmentbereich (Segmenttherapie), andererseits auf der Ausschaltung von Störfeldern.

Unter Störfeld ist in diesem Zusammenhang ein chronisch-pathologisch verändertes Gewebe zu verstehen, das auf nervalem Weg Fernstörungen verursacht. Diese Störfelder liegen meist im Kopfbereich (beherdete Zähne, Wurzelzysten und Wurzelreste, Tonsillen, Nasennebenhöhlen), doch können auch innere Organe (z. B. Lunge, Schilddrüse, Prostata) und Narben Störfeldcharakter annehmen.

Der Ausschaltung derartiger Herde wird kausale Wirkung zugeschrieben (Dosch).

Literaturverzeichnis

Aberle v. Horstenegg, W.: Der hohe Kalkaneus und seine operative Behandlung nach Spitzy. Z. Orthop. **66**, 281 (1937).

Aberle v. Horstenegg, W.: Störungen der Knochenheilung nach Unterschenkelosteotomie. Z. Orthop. **87**, 414 (1956). Z. orthop. Chir. **52**, 95 (1930).

Ackermann, L. V., Spsut, H. J.: Tumors of bone and cartilage. In: Athes of tumor pathology, Bd. IV/2 (Firminger, H. J., Hrsg.). Washington: Armed Forces Institute of Pathology (AFIP). 1962.

Agnoli, A.: Myelotomography in the diagnosis of lumbo-sacral disc prolapse. Acta Neurochirurgica **32**, 113 (1975).

Albert, E.: Dysplasie und Hüftarthrose unter Berücksichtigung der Subluxation. Z. Orthop. **82**, 23 (1952).

Albrecht, H. J.: Rheumatologie für die Praxis. Basel-München: S. Karger. 1974.

Albrecht, R.: Meniskusverletzungen. Inaugural-Dissertation, München, 1970.

Alexander, K.: Gefäßkrankheiten. (Diagnostische Informationen für die ärztliche Praxis, Heft 1.) Darmstadt: Dr. Dietrich Steinkopff-Verlag. 1967.

Almquist, E. E., Gordon, L. H., Blue, A. I.: Congenital dislocation of the head of the radius. J. Bone Jt. Surg. **51 A**, 1118 (1969).

Amiri, R.: Verletzungen und Erkrankungen des Mondbeines. Inaugural-Dissertation, München, 1974.

Anderl, H., Semenitz, E.: Mehrfach rezidivierende Tendovaginitis tuberculosa der Fingerbeuger. Handchirurgie **4**, 130—132 (1972).

Anderson, W. V.: J. Bone Jt. Surg. **34 B**, 150 (1952).

Andreesen, R.: Ist eine Ausheilung der Mondbeinerweichung möglich? Mschr. Unfallheilk. **73**, 493—502 (1970).

Andreesen, R., Schramm, W.: Meniskusschäden als Berufskrankheit. Münch. med. Wschr. **117**, 973—976 (1975).

Andrén, L., Eiken, O.: Arthrographic studies of wrist ganglions. J. Bone Jt. Surg. **53 A**, 299—302 (1971).

Angelides, A. C., Wallace, P. F.: The dorsal ganglion of the wrist. J. Hand. Surg. **1**, 228—235 (1976).

Auberger, H. G.: Regionale Schmerztherapie. Stuttgart: G. Thieme. 1971.

Aufdermaur, M.: Die pathologische Anatomie der Spondylitis ankylopoetica. Docum. rheum. **1953**, Nr. L.

Aufdermaur, M.: Die Scheuermannsche Adoleszentenkyphose. Orthopäde **2**, 153 (1973).

Axelsson, R.: Niveauoperationen bei Mondbeinnekrose. Handchirurgie **5**, 187—196 (1973).

Baeyer, H. v.: Translokation von Sehnen. Münch. med. Wschr. **1931**, 2181.

Baeyer, H. v.: Translokation von Sehnen. Zschr. Orthop. Chir. **56**, 556 (1932).

Bähler, A.: Zur Einlagenversorgung. In: Die orthopädietechnische Versorgung des Fußes (Baumgartner, R., Hrsg.). Stuttgart: G. Thieme. 1972.

Baker, L. D.: Foot alignment in the cerebral palsy patient. J. Bone Jt. Surg. **46 A**, 1 (1964).

Bandi, W.: Chondromalacia patellae und femoro-patellare Arthrose. Helvetica Chirurgica Acta, Suppl. **11** (1972).

Banizza von Bazan, U.: Hypo- bzw. Aplasien der Lendenwirbelsäule, des Kreuz- oder Steißbeins (sog. kaudales Regressionssyndrom). Vortrag, 25. Jahrestagung der Vereinigung Süddeutscher Orthopäden, Baden-Baden, 1977.

Bankart, A. S. B.: The pathology and treatment of recurrent dislocation of the shoulder joint. Brit. Surg. **26**, 23 (1938).

Barbor, R.: Sklerosierende Behandlung von Ileo-Sakral-Schmerzen. FAC-Information **4**, 1, 16 (1966).

Barré, J.: Le syndrome sympathique cervical postérieur. Rev. neurol. **33**, 248 (1926).

Bauer, H., Welsch, K. H.: Schwangerschaftsödem als Ursache eines Karpaltunnel-Syndroms. Münch. med. Wschr. **120**, 701—702 (1978).

Bauer, R.: Konstitution und Hüftgelenkserkrankungen. Stuttgart: G. Thieme. 1970.

Bauer, R.: Chron. Schäden des Hüftgelenks. Ärztliche Praxis **26**, 76 (1974).

Bauer, R.: Wirbelsäulenoperationen aus orthopädischer Sicht. Z. Allgemeinmed. **50**, 379 (1974).

Bauer, R.: Erkrankungen der Wirbelsäule. Stuttgart: G. Thieme. 1975.

Bauer, R.: Diagnose und Therapie der Skoliose. In: Erkrankungen der Wirbelsäule (Bauer, R., Hrsg.). Stuttgart: G. Thieme. 1975.

Bauer, R., Jünger, H.: Die Behandlung der chronischen Arthritis mit radioaktiven Isotopen. Verh. DGOT, 57. Kongr., 1971, 78.

Bauer, R., Schwaiger, B.: Die operative Behandlung der Skoliose. Med. Orthop. Techn. **5**, 146 (1976).

Baumann, J. U.: Operative Behandlung der infantilen Zerebralparesen. Stuttgart: G. Thieme. 1970.

Baumann, J. U., Ruepp, R.: Die Biomechanik der Beinprothesenversorgung im Alter. Orthopäde **7**, 106—109 (1978).

Baumgartl, F.: Das Kniegelenk. Berlin-Göttingen-Heidelberg: Springer. 1964.

Baumgartner, G.: Zur Therapie solider Tumoren mit hochdosiertem Methotrexat und Citrovorum-Faktor. Österr. Z. f. Onk. **3**, 141 (1976).

Baumgartner, H.: Die physikalische Therapie der progredient chronischen Polyarthritis. In: Die primär chronische Polyarthritis (Bauer, R., Hrsg.). Stuttgart: G. Thieme. 1973.

Baumgartner, H., Gschwend, N.: Klinik und Therapie der kleinen Fingergelenksarthrose. Orthopäde **5**, 22—28 (1976).

Baumgartner, R.: Die orthopädietechnische Versorgung des Fußes. Stuttgart: G. Thieme. 1972.

Baumgartner, R.: Beinamputationen und Prothesenversorgung bei arteriellen Durchblutungsstörungen. (Bücherei des Orthopäden, Band 11 = Beihefte zur Zschr. f. Orth., vereinigt mit „Aktuelle Orthopädie".) Stuttgart: Enke. 1973.

Bayley, N., Pinneau, S.: Tables for predicting adult height from skeletal age. J. Pediatr. **40**, 432 (1952).

Beck, E.: Die Verpflanzung des Os pisiforme am Gefäßstiel zur Behandlung der Lunatummalazie. Handchirurgie **2**, 64—67 (1971).

Beck, E.: Silastikprothese zum Ersatz des resezierten Speichenköpfchens bei Trümmerbrüchen. Arch. orthop. Unfall-Chir. **80**, 143—152 (1974).

Beck, E.: Ein Operationsverfahren zur Behandlung der Kienböckschen Erkrankung. Vortrag, 3. Symposion des Arbeitskreises für Osteologie, Wien, 1978.

Becker, F.: Erfahrungen mit der Spreizbehandlung der kongenitalen Hüftgelenksluxation. Z. Orthop. **95**, 194 (1962).

Becker, N.: Zum Nomenklaturproblem bei den Knochentumoren. Z. Orthop. **108**, 476 (1971).

Becker, W.: Knochentumorschlüssel. Deutsches Krebsforschungszentrum Heidelberg. 1975.

Bellyei, A., Kránicz, J.: Die kongenitale Knieverrenkung. Arch. orthop. Unfall-Chir. **87**, 51—63 (1977).

Beneke, G.: Pathologie der Arthrose. Vortrag bei der 3. Fortbildungstagung über aktuelle Rheumaprobleme. München, 1970.

Beneke, G.: Pathologisch-anatomische Veränderungen bei Myositiden und den Myalgie-Syndromen. In: Psychosomatische Schmerzsyndrome des Bewegungsapparates. Schwabe/Eular Publ. 1975.

Benini, A.: Das Karpaltunnelsyndrom. Stuttgart: G. Thieme. 1975.

Benini, A.: Ischias ohne Bandscheibenvorfall: Die Stenose des lumbalen Wirbelkanals und ihre klinisch-chirurgische Bedeutung. Bern-Stuttgart-Wien: Hans Huber. 1976.

Benninghoff, A., Goerttler, K.: Lehrbuch der Anatomie des Menschen, Bd. I. München-Berlin: Urban und Schwarzenberg. 1964.

Benz, H.-J., Blencke, B.-A.: Restitution einer Lunatumnekrose beim Kind. Z. Orthop. 114, 819—821 (1976).

Bernbeck, R.: Untersuchungen zur Pathologie und Ätiologie der Perthesschen Erkrankung. Verhandl. dtsch. orthop. Ges. 36, 241 (1947).

Bernbeck, R.: Zur Pathogenese der jugendlichen Hüftkopfnekrose. Arch. orthop. Unfall-Chir. 44 (1950).

Bernbeck, R., Dahmen, G.: Kinderorthopädie, 2. Aufl. Stuttgart: G. Thieme. 1976.

Bernbeck, R., Sinios, A.: Vorsorgeuntersuchungen des Bewegungsapparates im Kindesalter. München-Berlin-Wien: Urban & Schwarzenberg. 1975.

Bernhang, A. M., Levine, S. A.: Familial absence of the patella. J. Bone Jt. Surg. 55 A, 1088—1090 (1973).

Biehl, G., Harms, J.: Operative Behandlung der Paratenonitis achillaea bei Hochleistungssportlern I. Arch. orthop. Unfall-Chir. 87, 309—315 (1977).

Biehl, G., Harms, J.: Pathologie der Paratenonitis achillaea bei Hochleistungssportlern II. Arch. orthop. Unfall-Chir. 88, 65—74 (1977).

Bischko, J.: Einführung in die Akupunktur, 6. Aufl. Heidelberg: Haug-Verlag. 1975.

Blauth, W.: Indikation und Technik des „Zeigefinger-Daumens" bei Daumenaplasien. Handchirurgie 1, 28—33 (1969).

Blauth, W.: Das Syndaktylie-Rezidiv. Handchirurgie 2, 95—101 (1970).

Blauth, W., Bontemps, G., Skripitz, W.: Zum gegenwärtigen Stand künstlicher Kniegelenke vom Typ des Scharniergelenkes. Arch. orthop. Unfall-Chir. 88, 259—272 (1977).

Blauth, W., Edelmann, P.: Zur spontanen Osteonekrose des Kniegelenkes beim Erwachsenen. Z. Orthop. 111, 503—507 (1973).

Blauth, W., Gekeler, J.: Zur Morphologie und Klassifikation der Symbrachydaktylie. Handchirurgie 4, 123—128 (1971).

Blauth, W., Gekeler, J.: Symbrachydaktylien (Beitrag zur Morphologie, Klassifikation und Therapie). Handchirurgie 5, 121—171 (1973).

Blauth, W., Hassenpflug, J.: Das Hüftgelenk beim Morbus Scheuermann. Vortrag, 28. Jahrestagung der Nordwestdeutschen Orthopäden. Braunschweig, 1978.

Blauth, W., Hepp, W. R.: Die Arthrolyse in der Behandlung posttraumatischer Kniestrecksteifen. Z. Orthop. 116, 220—233 (1978).

Blauth, W., Hippe, P.: Schnittführungen bei Syndaktylie-Rezidiven. Arch. orthop. Unfall-Chir. 77, 97—107 (1973).

Blauth, W., Hippe, P.: Zur Knochenenchondromatose der Hand. Handchirurgie 5, 33—37 (1973).

Blauth, W., Mann, M.: Medialversetzung der Tuberositas tibiae und gleichzeitige Vorverlagerung. Z. Orthop. 115, 252—255 (1977).

Blauth, W., Skripitz, W., Bontemps, G.: Kniegelenkendoprothetik. Z. Orthop. 115, 665—678 (1977).

Blount, W. P., Moe, J. H.: The Milvaukee-brace. Baltimore: The Williams and Wilkins Company. 1973.

Blount, W. P., Mueller, K. H.: Die nichtoperative Behandlung mit dem Milwaukee-Korsett. Orthop. Prax. 8, 139 (1972).

Blount, W. P., Schmidt, A. C.: Das Milwaukee-Corsett. Verh. dtsch. orthop. Ges. 42, 221 (1954).

Bobath, B.: Abnorme Haltungsreflexe bei Gehirnschäden, 3. Aufl. Stuttgart: G. Thieme. 1976.

Bobath, K., Bobath, B.: The treatment of spastic paralysis by the use of reflex inhibitions. Brit. J. phep. Med. 13, 1 (1965).

Bodechtel, G.: Differentialdiagnose neurologischer Krankheitsbilder, 2. Aufl. Stuttgart: G. Thieme. 1963.

Bogner, G., Schönbauer, H. R., Layr, H.: Schwierigkeiten und Komplikationen bei der Prothesenversorgung im Alter. Orthopädie-Technik 8, 97 (1978).

Böhler, L.: Die Stellung des Vorfußes beim Plattfuß, Klumpfuß und dem Hohlfuß. Verh. dtsch. ges. Orth. 17, 201 (1923).

Böni, A.: Ätiologie und Pathologie der pcP. Orthopäde 2, 3 (1973).

Bösch, J.: Operative oder konservative Klumpfußbehandlung. Z. Orthop. **83**, 8 (1952).
Bösch, J.: Differentialdiagnose des Osteoid-Osteoms. Z. Orthop. **85**, 185 (1954).
Bösch, J.: Gedanken zum Ischialgieproblem. Acta Neurovegetativa **3**, 270 (1957).
Bösch, J.: Spätergebnisse der Pfannendachplastik. Arch. orthop. Unfallchir. **50**, 1 (1958).
Bösch, J.: Zur Technik der Klumpfußbehandlung. Z. Orthop. **94**, 159 (1961).
Bösch, J.: Die Prognose des Knochensarkoms. Münch. Med. Wschr. **111**, 1036 (1969).
Bösch, J.: Die Frühestbehandlung der wichtigsten angeborenen Fußdeformitäten. Vortrag, Internationaler Kongreß für Pädiatrie. Wien, 1971.
Bösch, J.: Die Calcaneusosteotomie beim Ballenhohlfuß. Arch. orthop. Unfall-Chir. **73**, 149 (1972).
Bösch, J.: Die konservative Klumpfußbehandlung des Säuglings und Kleinkindes. Medizin. orthop. Technik **94**, 150 (1974).
Bösch, J.: Kann man Knochenwachstum anregen? Arch. orthop. Unfall-Chir. **87**, 1 (1977).
Bösch, J.: Zur Bauchliegebehandlung der Säuglingsskoliose. Z. Orthop. **115**, 627 (1977).
Bösch, J.: Die Gesetze des Pfannenwachstums. Arch. Orthop. Traumat. Surg. **91**, 274 (1978).
Boussina, I., Kuzmanovic, J., Esselinck, X. W., Fallet, G. H.: Rèsults therapeutiques de la synoviorthèse à l'acide osmique. Schweiz. med. Wschr. **104**, 693 (1974).
Boutin, P.: Les Prothèses totales de la hanche en alumine. L'ancrage direct sans ciment dans 50 cas. Rev. Chir. orthop. **60**, 233 (1974).
Boyd, H. B., McLeod, A. C., jun.: Tennis elbow. J. Bone Jt. Surg. **55 A**, 1183 (1973).
Bragard, K.: Über die Frühdiagnose der jugendlichen Epiphysenlösung am Oberschenkel, ihre rechtliche Bedeutung sowie Bemerkungen zur Behandlung. Verh. Dtsch. Orth. Ges. **34**, 174 (1969).
Brandes, M.: Zur operativen Therapie des Hallux valgus. Zbl. Chir. **56**, 2434 (1929).
Brugger, A.: Über vertebrale radikuläre und pseudoradikuläre Syndrome. Acta rheumatologica, Doc. Geigy, Nr. 18 und 19.
Brünger, H. J., Schuster, W.: Dysostosen. Orthopäde **5**, 68 (1976).
Buchholz, H. W.: Das künstliche Hüftgelenk, Modell St. Georg. In: Der totale Hüftgelenkersatz (Cotta, H., Schulitz, K. P., Hrsg.). Stuttgart: G. Thieme. 1973.
Buck-Gramcko, D.: Ischämische Kontrakturen an Unterarm und Hand. Handchirurgie **6**, 141—158 (1974).
Buck-Gramcko, D.: Operative Behandlung angeborener Fehlbildungen der Hand. Handchirurgie 7, 53—67 (1975).
Buck-Gramcko, D.: Die Dupuytren'sche Kontraktur. Orthopäde **5**, 39—45 (1976).
Bunnel, St., Böhler, J.: Die Chirurgie der Hand. Wien: W. Maudrich. 1. deutsche Aufl. 1958/59.
Buri, P.: Traumatologie der Blutgefäße. Bern: Hans Huber. 1973.
Burmeister, W.: Das rachitische Syndrom. Orthopäde **3**, 50 (1974).
Burri, C.: Posttraumatische Osteitis. Bern-Stuttgart-Wien: Hans Huber. 1974.
Burri, C., Rüter, A.: Knorpelschaden am Knie. (Hefte zur Unfallheilkunde, Heft 127.) Berlin-Heidelberg-New York: Springer. 1976.
Burri, C., Rüter, A.: Meniscusläsion und posttraumatische Arthrose am Kniegelenk. (Hefte zur Unfallheilkunde, Heft 128.) Berlin-Heidelberg-New York: Springer. 1976.
Burri, C., Rüter, A.: Prothesen und Alternativen am Arm. I. Schultergelenk. (Aktuelle Probleme in Chirurgie und Orthopädie.) Bern-Stuttgart-Wien: Hans Huber. 1977.
Burri, C., Rüter, A.: Prothesen und Alternativen am Arm. II. Ellbogen und Handgelenk. (Aktuelle Probleme in Chirurgie und Orthopädie.) Bern-Stuttgart-Wien: Hans Huber. 1977.
Büschelberger, H.: Im Laufe des Lebens erworbene Deformitäten: Coxa vara adolescentium. In: Lehrbuch der Orthopädie, Band II (Matzen, P. F., Hrsg.). Berlin: Verlag Volk und Gesundheit. 1967.
Büschelberger, H.: Die schnellende Hüfte. In: Lehrbuch der Orthopädie, Bd. II (Matzen, P. F., Hrsg.). Berlin: Verlag Volk und Gesundheit. 1967.

Cailliet, R.: Neck and arm pain. Philadelphia: F. A. Davis Company. 1976.
Calberg, G.: Trattamento chirurgico della sindrome del tunnel carpale. Min. Med. **66**, 3071—3083 (1975).
Carevic, N., Strinovic, B.: Beurteilung der folgenlos ausgeheilten geburtstraumatischen Epiphysenlösung am proximalen Humerusende. Z. Orthop. **115**, 578 (1977).

Carroll, E., Hill, N. A.: Triceps transfer to restore elbow flexion. J. Bone Jt. Surg. **52 A**, 239 (1970).

Catterall, A.: The natural history of Perthes disease. J. Bone Jt. Surg. **53 B**, 37 (1971).

Catterall, A.: Coxa plana. In: Modern Trends in Orthopaedies. London: Butterworths. 1972.

Cedell, C.-A., Wiberg, G.: Acta orthop. scand. **40**, 773 (1970).

Chapchal, G.: Beckenosteotomie, Pfannendachplastik. Stuttgart: G. Thieme. 1965.

Chapchal, G.: The arthrodesis in the restoration of working ability. Stuttgart: G. Thieme. 1975.

Charnley, J.: Compression arthrodesis. Edinburgh-London: Livingstone. 1953.

Charnley, J.: The bonding of prostheses to bone by cement. J. Bone Jt. Surg. **46 B**, 518 (1964).

Charnley, J.: Ersatz des Hüftgelenkes durch Totalendoprothese. Triangel **8**, 211 (1968).

Charnley, J.: The long term result of low-friction arthroplasty of the hip performed as a primary intervention. J. Bone Jt. Surg. **54 B**, 61 (1972).

Chiari, K.: Ergebnisse mit der Beckenosteotomie als Pfannendachplastik. Z. Orthop. **87**, 14 (1955).

Chiari, K.: Die operative Behandlung bei der angeborenen Hüftgelenksverrenkung. Wien. med. Wschr. **107**, 1020—1022 (1957).

Chiari, K.: Beckenosteotomie als Pfannendachplastik. Langenbecks Arch. Klin. Chir. **292**, 856 (1959).

Chiari, K.: Die Biomechanik der Beckenosteotomie. Orthop. Prax. **10**, 175 (1974 b).

Chiari, K.: Persönliche Mitteilungen, 1978.

Clayton, M. L.: Surgery of the fore-foot in rheumatoid arthritis. Arthritis and Rheumatism **3**, 84 (1959).

Cloward, R. B.: Lesions of the intervertebral disc and their treatment by interbody fusion method. Clin. orthop. and Related Research **27**, 51 (1963).

Cobb, J. R.: Outline for the study of scoliosis. Amer. Acad. orthop. Surg. **5**, 261 (1948).

Cocchi, U.: Erbschäden mit Knochenveränderungen. Lehrbuch der Röntgendiagnostik von Schinz-Baensch-Friedl-Uehlinger, Bd. I. Stuttgart: G. Thieme. 1952.

Collis, D. K., Ponseti, I. V.: Long-term follow-up of patients with idiopathic scoliosis not treated surgically. J. Bone Jt. Surg. **51 A**, 425 (1969).

Conybeare, M. E., Duthie, R. B.: Die Behandlung des haemophilen Gelenkes. Orthopäde **6**, 39 (1977).

Coonrad, R. W., Hooper, R.: Tennis elbow: its course, natural history, conservative and surgical treatment. J. Bone Jt. Surg. **55 A**, 1177—1182 (1973).

Cotrel, Y., Morel, G.: La technique de l'E. D. F. dans la correction des scolioses. Rev. Chir. orthop. **50**, 59 (1964).

Cotta, A., Schulitz, K. P.: Fortschritte mit der Therapie der Hüftluxation und ihre Folgen. (Beitrag in Orthopädie für die Praxis.) München: Lehmanns. 1971.

Cotta, H.: Die Pathogenese der Gonarthrose. Z. Orthop. **111**, 490 (1973).

Cotta, H.: Präarthrose und präarthrotische Deformität. Z. Orthop. **112**, 8 (1974).

Cotta, H.: Orthopädie. Stuttgart: G. Thieme. 1978.

Courvoisier, B., Garcia-Pascual, B., Gasser, A. B.: Diagnostik und Therapie der diffusen Knochenatrophien. Orthopäde **6**, 4 (1977).

Coventry, M. B.: Osteotomy of the upper portion of the tibia for degenerative arthritis of the knee. J. Bone Jt. Surg. **47 A**, 984 (1965).

Coventry, M. B.: Osteotomy about the knee for degenerative and rheumatoid arthritis. J. Bone Jt. Surg. **55 A**, 23 (1973).

Cramer, A.: Lehrbuch der Chiropraktik. Ulm: Haug. 1955.

Cramer, A.: Iliosakralmechanik. Asklepios **6**, 261 (1965).

Crosby, E. B., Insall, J.: Recurrent dislocation of the patella. J. Bone Jt. Surg. **58 A**, 9 (1976).

Curtis, R. M., Eversmann, W. W.: Internal Neurolysis as an adjunct to the treatment of the carpal-tunnel syndrome. J. Bone Jt. Surg. **55 A**, 733 (1973).

Cyriax, J.: Textbook of orthopaedic medicine, Vol. I: Diagnosis of soft tissue lesions, 6. Aufl. London: Bailliere-Tindall. 1975.

Dahlin, D. C.: Bone tumors. Springfield, Ill.: Ch. C Thomas. 1957.

Dahlin, D. C., Henderson, E. D.: Chondrosarcoma of the bone. J. Bone Jt. Surg. **45 A**, 1450 (1963).

Dambacher, M. A., Laemmle, B.: Aktuelle Probleme der Osteoporosebehandlung. Vortrag, 25. Jahrestagung der Vereinigung Süddeutscher Orthopäden. Baden-Baden, 1977.

Dambacher, M. A., Olah, A. J., Haas, H. G.: Osteomalazie. In: Knochenerkrankungen (Mathies, H., Hrsg.). München-Gräfelfing: Werk-Verlag M. Edmund Banaschewski. 1974.

Daniels, L., Williams, C., Worthingham, C.: Muskelfunktionsprüfung, 2. Aufl. Stuttgart: Fischer. 1966.

Debeyre, S., Seze, S.: Une nouvelle technique et reparation de la coiffe musculo-tendineuse de l'epaule. Rev. Rhum. **29**, 303 (1962).

Debrunner, H.: Der angeborene Klumpfuß. Stuttgart: Enke. 1936.

Debrunner, H.: Das Kniegelenk. (Handbuch der Orthopädie, IV. Band, Teil 1), S. 602—679. Stuttgart: G. Thieme. 1961.

Debrunner, H.: Statik und Dynamik des Fußes. In: Die orthopädietechnische Versorgung des Fußes (Baumgartner, R., Hrsg.). Stuttgart: G. Thieme. 1972.

Debrunner, H.: Zur Biomechanik des Fußes. Orthopädie **3**, 127 (1974).

Debrunner, H. U.: Orthopädisches Diagnostikum, 2. Aufl. Stuttgart: G. Thieme. 1973.

Dederich, R.: Amputationen der unteren Extremität. Stuttgart: G. Thieme. 1970.

Delbarre, F., Menkes, C. J., Aignan, M., Ingrand, J., Lego, A., Roncayrol, R. C.: La synoviorthèse per les radioisotopes à la main et au poignet. Rev. Rhum. **40**, 205 (1973).

Delling, G.: Endokrine Osteopathien. Stuttgart: Gustav Fischer. 1975.

Delling, G.: Vortrag, 1. Symposion des Arbeitskreises für Osteologie. Wien, 1976.

De Seze, S., Welfling, J.: Die sogenannte Periarthritis humeroscapularis. Ärztl. Fortbildung **16**, 397 (1966).

Dick, H. M., Francis, K. C., Johnston, A. D.: Ewing's sarcoma of the hand. J. Bone Jt. Surg. **53 A**, 345 (1971).

Dick, W., Henche, H. R., Morscher, E.: Der Knorpelschaden nach Patellafraktur. Arch. orthop. Unfall-Chir. **81**, 65 (1975).

Dihlmann, W.: Spondylitis ankylopoetica — die Bechterewsche Krankheit. Stuttgart: G. Thieme. 1968.

Dihlmann, W.: Gelenke — Wirbelverbindungen. Stuttgart: G. Thieme. 1973.

Dihlmann, W.: Das „bunte" Sakroiliakalbild — das röntgenologische Frühkriterium der ankylosierenden Spondylitis. Fortschr. Röntgenstr. **121**, 564 (1974).

Dihlmann, W.: Röntgendiagnostik der Sakroiliakalgelenke und ihrer nahen Umgebung, 2. Aufl. Stuttgart: G. Thieme. 1978.

Dihlmann, W., Fink, W.: Das Plaquezeichen am Hüftgelenk. Fortschr. Röntgenstr. **114**, 297 (1971).

Dihlmann, W., Freund, U.: Die Iliosakralveränderungen bei der nichtentzündlichen Wirbelsäulenversteifung. Z. Rheumaforsch. **27**, 284 (1968).

Dihlmann, W., Peter, E.: Die diagnostische Bedeutung des glockenförmigen Femurkopfes. Fortschr. Röntgenstr. **111**, 558 (1969).

Dinham, J. M., Meggitt, P. F.: Trigger thumbs in children. J. Bone Jt. Surg. **56 B**, 153 (1974).

Dolanc, B.: Die Behandlung des instabilen Kniegelenkes mit Achsenfehlstellung durch die intraligamentäre Anhebe-Tibiaosteotomie. Arch. orthop. Unfall-Chir. **76**, 280 (1973).

Dorn, U., Kristen, H., Resch, P.: Dosissparende Hüftvergleichsaufnahmen beim Kleinkind mit Hilfe der Bildverstärkerphotographie. Arch. Orth. Traum. Surg. **91**, 101 (1978).

Düben, W.: Ätiologie und Therapie ischämischer Kontrakturen des Vorderarmes und der Hand. Handchirurgie **2**, 63 (1969).

Dubousset, J., Queneau, P., Bedouelle, J.: Die Orthopädie der Chondrodystrophien beim Kinde. Orthopäde **6**, 9 (1977).

Dunlop, J. A. Y., Morton, K. S., Elliot, G. B.: Recurrent osteoid-osteoma. J. Bone Jt. Surg. **52 B**, 128 (1970).

Duplay, S.: De la periarthrite scapulo-humerale et des raideurs de l'epaule, qui en font la consequence. Arch. gen. Med. **20**, 513 (1872).

Dürig, M., Gauer, E. F., Müller, W.: Die operative Behandlung der rezidivierenden und traumatischen Luxation des Ellbogengelenkes nach Osborne und Cotterill. Arch. orthop. Unfall-Chir. **86**, 141 (1976).

Du Vries, H. L.: Surgery of the foot. St. Louis: C. V. Mosby. 1965.

Dwyer, F. C.: Osteotomy of the calcaneus for pes varus. J. Bone and Jt. Surg. **41 B**, 80 (1959).

Dwyer, A. F., Newton, N. C., Sherwood, A. A.: An anterior approach to scoliosis. Clin. Orthop. **62**, 192 (1969).

Eden, R.: Zur Operation der habituellen Schulterluxation unter Mitteilung eines neuen Verfahrens. Z. Chir. **144**, 269 (1918).

Edvardsen, P.: Resection osteosynthesis and Boyd amputation for congenital pseudarthrosis of the tibia. J. Bone Jt. Surg. **55 B**, 179 (1973).

Edwards, D. H., Bentley, G.: Osteochondritis dissecans patellae. J. Bone Jt. Surg. **59 B**, 58 (1977).

Eggers, G. W. N.: Transplantation of hamstring tendons to femoral condyles in order to improve hip extensions and to decrease knee flexion in cerebral spastic paralysis. J. Bone Jt. Surg. **34 A**, 827 (1952).

Eicher, E., Moberg, E.: Möglichkeiten zur Vermeidung von Amputationen bei schwerer Dupuytren'scher Kontraktur. Handchirurgie **2**, 56 (1970).

Eichler, J.: Methodische Fehler bei Feststellung der Beinlänge und der Beinlängendifferenzen. Orthopäde **1**, 14 (1972).

Eichler, J.: Die konservative Therapie der Gonarthrose. Z. Orthop. **111**, 516 (1973).

Eikelaar, H. R.: Arthroscopy of the knee. The Netherlands: Royal United Printers Hoitsema B. V. 1975.

Ellman, H.: Anterior angulation deformity of the radial head. J. Bone Jt. Surg. **57 A**, 776 (1975).

Endler, F.: Traitement biomécanique chirugical de la necrose avasculair de la tête femorale. Arch. orthop. belg. **38**, 537 (1972).

Endler, F., Swoboda, W.: Die Behandlung resistenter Rachitisformen aus der Sicht des Orthopäden und Osteologen. Orthopäde **6**, 27 (1977).

Erdmann, H.: Vergleichende anatomische Untersuchungen zum Verständnis der Statik und Dynamik von Becken und Lendenwirbelsäule bei verschiedenen Beckentypen. Asklepios **6**, 1 (1965).

Erdmann, H.: Schleuderverletzungen der Halswirbelsäule. (Wirbelsäule in Forschung und Basis, Bd. 56.) Stuttgart: Hippokrates. 1973.

Erlacher, Ph., Aberle, W., Hartwich, A., Königswieser, F., Stracker, O.: Lehrbuch der praktischen Orthopädie. Wien: Maudrich. 1955.

Exner, G.: Vergleichende Untersuchungen über das Verhalten des proximalen Femurendes bei angeborenem Femurdefekt und Coxa vara congenita. Z. Orthop. **79**, 624 (1950).

Exner, G.: Erkrankungen und Deformitäten des Brustkorbes. In: Handbuch der Orthopädie, Bd. II. Stuttgart: G. Thieme. 1958.

Fahey, J. J., Stark, H. H., Donovan, W. F., Drennan, D. B.: Xanthoma of the achilles tendon. J. Bone Jt. Surg. **55 A**, 1197 (1973).

Fassbender, H. G.: Konzept einer Pathosystematik der chronischen Polyarthritis. Z. Rheumaforsch. **31**, 129 (1972).

Fassbender, H. G.: Morphologisches Substrat und Pathogenese rheumatischer Erkrankungen. Therapiewoche **23**, 611 (1973).

Fassbender, H. G., Wegner, K.: Morphologie und Pathogenese des Weichteilrheumatismus. Z. Rheumaforsch. **19**, 310 (1960).

Fehling, G.: Die operative Behandlung spastischer Kniebeugekontrakturen. Inaugural-Dissertation, München, 1970.

Fehr, K.: Das Reitersyndrom. In: Klinik der rheumatischen Erkrankungen (Schoen, D., Böni, A., Miehlke, K., Hrsg.). Berlin-Heidelberg-New York: Springer. 1970.

Feldkamp, G., Krastel, A., Daum, R.: Fehlstellungen und Längendifferenzen nach kindlichen Unterschenkelfrakturen — eine klinische und röntgenologische Langzeitstudie. Orthop. Praxis 7/**XIII**, 493 (1977).

Feldmeier, Ch., Hauer, G., Wilhelm, K.: Gefäßbedingte Kompressions-Syndrome des Nervus medianus und Nervus ulnaris. Handchirurgie **9**, 189 (1977).

Feldmeier, Ch., Wilhelm, K.: Das Sulcus-ulnaris-Syndrom. Arch. orthop. Unfall-Chir. **79**, 163 (1974).
Feltkamp, T. E. W., u. Mitarb.: Lancet **I**, 1182 (1971).
Ferguson, A. B.: The study and treatment of scoliosis. Sth. med. J. **23**, 116 (1930).
Ficat, P., Arlet, I.: Ischémie et Nécrose osseuse d'exploration fonctionelle de la circulation intraosseuse et ses applicationes. Paris: Masson. 1977.
Ficat, P., Ficat, C.: Frühdiagnose der Osteonekrose des Oberschenkelkopfes. Act. Med. Austr. **2**, Suppl. 11 (1978).
Fick, R.: Handbuch der Anatomie und Mechanik der Gelenke, Bd. III. Jena: Fischer. 1911.
Filchner, R.: Osteosklerosen. In: Knochenerkrankungen (Mathies, H., Hrsg.). München-Gräfelfing: Werk-Verlag Dr. Edmund Banaschewski. 1974.
Fischer, H.: Die Wirkung der Strippingoperation auf Beschwerden und Komplikationen der Varizen. Vasa **2/3**, 243 (1973).
Fischer, S.: Operative Beinverkürzung und Beinverlängerung nach dem Verfahren von Küntscher. Orthopäde **1**, 50 (1972).
Fischer, V., Matzen, K., Bruns, H.: Arthroseauslösende Faktoren der Meniskektomie. Z. Orthop. **114**, 735 (1976).
Fischer-Wasels, J.: Die Korrekturosteotomie der Tibia bei Fehlstellungen im Bereich des Kniegelenkes — und die Knochennaht. Z. Orthop. **113**, 406 (1975).
Flehming, J.: Neurologische Untersuchungen zur Früherkennung zerebraler Bewegungsstörungen bei sogenannten Risikokindern. Mat. Med. Nordm. **22**, 340 (1970).
Fleisch, H., Russel, R. G. G., Bisaz, S., Bonjour, J. P.: The effects of pyrophosphate and diphosphonates on calcium metabolisme. Hard Tissue Growth, Repair and Remineralisation. Ciba Found. Sympos. 11 (new series). Amsterdam: Elsevier. 1973.
Fochem, K., Klumair, J.: Röntgenologische Aspekte des Long-term-Diabetes. Öst. Ärzteztg. **31**, 724 (1976).
Forestier, J.: The importance of sacro-iliac changes in the early diagnosis of ankylosing spondylarthritis. Marie-Strümpell-Bechterew disease. Radiology **33**, 389 (1939).
Forestier, J., Rotes, J.: Etudes statistiques sur les symptomes de debut de la spondylarthrite ankylosante. Rev. Rhumat. **16**, 218 (1949).
Forestier, J., Rotès-Querol, J.: Hyperostose ankylosante vertébrale sénile. Rev. Rhumat. **17**, 525 (1950).
Forrester-Brown, M.: Skoliosis. Importance of early diagnosis. Int. Ges. Orthop. u. Traumat., Bern, 1954. Brüssel: Lielens. 1955.
Frangakis, E. K.: Intra-articular dislocation of the patella. J. Bone Jt. Surg. **56 A**, 423 (1974).
Freeman, M. A. R., et al.: Conservative total replacement of the hip. J. Bone Jt. Surg. **57 B**, 114 (1975).
Frey, R.: Antibiotika. Äsopus-Verlag. 1974.
Fricke, M., Krokowski, E.: Prädisponierte Altersveränderungen der Wirbelsäule. Wien. med. Wschr. **11**, 151 (1976).
Frings, H.: Über 317 Fälle von operierten subcutanen Achillessehnenrupturen bei Sportlern und Sportlerinnen. Arch. orthop. Unfall-Chir. **67**, 64 (1969).
Frisch, H.: Die theoretischen Grundlagen der Manuellen Medizin. Z. Orthop. **111**, 573 (1973).
Fürmaier, A.: Behandlungsergebnisse der coxa vara epiphysarea. Z. Orthop. **78**, 462 (1949).

Gäde, E. A.: Zur operativen Frühbehandlung der Osteochondrosis dissecans des Kniegelenkes. Z. Orthop. **114**, 233 (1976).
Ganglberger, J. A., Grunert, V., Müller, M. M., Zaunbauer, F.: Das Karpaltunnelsyndrom. Wien. med. Wschr. **124**, 490 (1974).
Gardemin, H.: Chronische Osteomyelitis der Hüften und Perthessche Krankheit. Münch. med. Wschr. **93**, 853 (1951).
Gassmann, N., Segmüller, G., Stanisic, M.: Das Karpaltunnelsyndrom, Indikation, Technik und Resultate nach epineuraler und interfaszikulärer Neurolyse. Handchirurgie **9**, 137 (1977).
Gekeler, J.: Die Hüftkopfepiphysenlösung. Stuttgart: Enke. 1977.
Geldmacher, J., Flügel, M.: Tumoren und „tumorlike lesions" an der Hand. Handchirurgie **9**, 97 (1977).

Gemeiner, D., Gemeiner, M., Pilz, I., Swoboda, W.: Plasmaspiegel des 25-Hydroxychole-calciferols nach Tages- und „Stoßprophylaxe" mit Vitamin D. Wien. klin. Wschr. 90, 509 (1978).

Gickler, H.: Familiäres Vorkommen der Protrusio acetabuli. Beitrag zur Ätiologie. Z. Orthop. 66, 14 (1952).

Gill, G. G., Manning, J. G., White, H. L.: J. Bone Jt. Surg. 37 A, 493 (1955).

Girdlestone, G. R.: Acute pyogenic arthritis of the hip. Operation giving free access and effective drainage. Lancet 1943.

Giuliani, K.: Der Hackenfuß. In: Handbuch der Orthopädie, Bd. IV/II (Hohmann, G., Hackenbroch, M., Lindemann, K., Hrsg.). Stuttgart: G. Thieme. 1961.

Glas, H. F.: Behandlungsergebnisse der Einkerbung der lateralen Retinacula bei Chondropathia patellae. Inaugural-Dissertation, München, 1971.

Glogowski, G.: Abschließender Beitrag zur Ostitis condensans ilii. Z. Orthop. 97, 123 (1963).

Glogowski, G., Wallraff, J.: Ein Beitrag zur Klinik und Histologie der Muskelhärten (Myo-gelosen). Z. Orthop. 80, 237 (1951).

Goff, C. W.: Legg-Calvé-Perthes-Syndrome. Springfield, Ill.: Ch. C Thomas. 1953.

Goldiger, W.: Aufgaben der orthopädieschuhtechnischen Versorgung durch den Orthopädie-schuhmacher. In: Die orthopädieschuhtechnische Versorgung des Fußes (Paumgartner, R., Hrsg.). Stuttgart: G. Thieme. 1972.

Goldschmidt, R.: Physiologische Theorie der Vererbung. Berlin: Springer. 1927.

Goodfellow, J., Hungerford, D. S., Woods, C.: Patello-femoral joint mechanics and pathology. J. Bone Jt. Surg. 58 B, 291 (1976).

Goodfellow, J., Hungerford, D. S., Zindel, M.: Patello-femoral joint mechanics and pathology. J. Bone Jt. Surg. 58 B, 287 (1976).

Görres, H.: Eine neue Operation zur Beseitigung der Klauenstellung der Großzehe. Z. Orthop. 41, 434 (1921).

Gotsch, K., Ott, V. R.: Spondylitis ankylopoetica, ankylosierende Spondylitis. In: Klinik der rheumatischen Erkrankungen (Schoen, R., Böni, A., Miehlke, K., Hrsg.). Berlin-Heidelberg-New York: Springer. 1970.

Goymann, V., Buck, F.: Die operative Behandlung der sogenannten habituellen Patellaluxation nach Brückner. Z. Orthop. 114, 64 (1976).

Greenfield, G. B.: Bone changes in chronic adult Gaucher's disease. Amer. J. Roentgenol. 110, 800 (1970).

Greulich, M., Wilhelm, K.: Zur Differentialdiagnose und Therapie der Synovialitis. Hand-chirurgie 6, 16 (1974).

Greulich, W. W., Pyle, S.: Radiographic atlas of skeletal development. Oxford: 1966.

Grice, D. S.: An extraarticular arthrodesis of the subtalar joint for corrections of paralytic feet in children. J. Bone Jt. Surg. 34 A, 927 (1952).

Grill, F.: Die Behandlung von Schmerzsyndromen in der Orthopädie mit Akupunktur. Bei-trag 14 in: Bischko, J.: Handbuch der Akupunktur und Auriculotherapie, 2. Aufl. Heidelberg: Haug-Verlag. 1979.

Grill, F., Flemmich, K., Friedrich, M.: Die konservative Klumpfußbehandlung nach Bösch. Referat bei der Sommertagung 1979 der Österr. Gesellschaft f. Orthopädie u. orthop. Chirurgie, Graz.

Grill, F., Kantor, H.: Kniekehlencysten. Referat bei der Sommertagung 1977 der Österr. Gesellschaft f. Orthopädie u. orthop. Chirurgie, Wien.

Grill, F., Polt, E., Tilscher, H.: Zur Behandlung des Sudecksyndroms mit Akupunktur. Orthop. Praxis 13, 467 (1977).

Grill, F., Polt, E., Tilscher, H.: Zur Behandlung von Kniegelenksbeschwerden mit Aku-punktur. Orthop. Praxis 13, 463 (1977).

Grill, F., Polt, E., Tilscher, H.: Zur Behandlung von Lumbalsyndromen mittels Akupunktur. Orthop. Praxis 13, 457 (1977).

Grill, F., Polt, E., Tilscher, H.: Die Anwendung der Schmerzpalpation bei der Akupunktur von Erkrankungen des Bewegungsapparates. Dtsch. Zschr. Akup. 1 (1978).

Grill, F., Polt, E.: Die Kontrastmitteldarstellung des Cavum epidurale mit Dimer X (Peri-durographie). Z. Orthop. 117, 119 (1979).

Griss, P., et al.: Erste Erfahrungen mit der Keramik-Metallverbundprothese. Med. orthop. Technik 6, 159 (1975).

Griss, P., Heimke, G., Andrian-Werburg, H. v.: Die Aluminiumoxidkeramik-Metall-Verbundprothese. Eine neue Hüftendoprothese zur teilweise zementfreien Implantation. Arch. orthop. Unfall-Chir. 81, 259 (1975).

Groeneveld, H. B.: Neuere Möglichkeiten der Behandlung der femuropatellaren Arthrose. Z. Orthop. 111, 527 (1973).

Groeneveld, H. B., Schöllner, D.: Die Patellarückflächenprothese — eine Ergänzung zur Kniegelenkstotalalloarthroplastik. Arch. orthop. Unfall-Chir. 76, 205 (1973).

Gross, D.: Die physikalische Therapie rheumatischer Erkrankungen. In: Klinik der rheumatischen Erkrankungen (Schoen, R., Böni, A., Miehlke, K., Hrsg.). Berlin-Heidelberg-New York: Springer. 1970.

Gross, R. E.: The surgery of infancy and childhood. Philadelphia-London: 1953.

Grosse, K.-P., Schwanitz, G., Böwing, B.: Zur Frage der Skelettveränderungen bei autosomalen Chromosomenaberrationen. Orthopäde 5, 101 (1976).

Gschwend, N.: Die operative Behandlung der progressiv chronischen Polyarthritis, 2. Aufl. Stuttgart: G. Thieme. 1977.

Gschwend, N.: Die Periarthritis humeroscapularis in orthopädischer Sicht. Praxis (Bern) 58, 1493 (1969).

Gschwend, N.: Die Bedeutung des Vorzustandes als Ursache von Kreuzschmerzen. Orthopäde 1, 141 (1972).

Gschwend, N.: Arthroplastiken. Orthopädie 2, 36 (1973).

Gschwend, N.: Brachialgie. Der Orthopäde 1, Heft 2 (1975).

Gschwend, N.: Die GSB-Kniearthroplastik. Z. Orthop. 113, 537 (1975).

Güney, Ü., Wilhelm, A., Wulle, Ch.: Funktionelle Mechanismen des proximalen Ulnaris-Kompressionssyndroms. Handchirurgie 9, 193 (1977).

Gunston, F. H.: Polycentric knee arthroplasty. J. Bone Jt. Surg. 53 B, 272 (1971).

Günther, R.: Zur Ätiopathogenese der primär chronischen Polyarthritis rheumatica. In: Die primär chronische Polyarthritis (Bauer, R., Hrsg.). Stuttgart: G. Thieme. 1973.

Günther, R.: Zur Klinik, Diagnose und Differentialdiagnose degenerativ-rheumatischer Wirbelsäulenerkrankungen. In: Erkrankungen der Wirbelsäule (Bauer, R., Hrsg.). Stuttgart: G. Thieme. 1975.

Güntz, E.: Die Kyphose im Jugendalter. Stuttgart: Hippokrates. 1957.

Gutmann, G.: Einführung in die statisch-funktionelle Röntgendiagnostik der Wirbelsäule unter besonderer Berücksichtigung der Kopfgelenke und der Halswirbelsäule. In: Wirbelsäule in Forschung und Praxis, Bd. 1. Stuttgart: Hippokrates. 1956.

Gutmann, G.: Klinisch-röntgenologische Untersuchungen zur Statik der Wirbelsäule (Wolff, H. D., Hrsg.). Man. Med. und ihre wiss. Grundlagen. Physikal. Med., Heidelberg, 1970.

Gutmann, G.: Der zervikale Kopfschmerz. Landarzt 47, 996 (1971).

Gutzeit, K.: Die Wirbelsäule aus der Sicht des Internisten. Z. ärztl. Fortb. 51, 1064 (1957).

Haas, H. G.: Osteomalazie, neuere klinische und pathophysiologische Aspekte. Vortrag, 2. Symposium des Arbeitskreises für Osteologie in Österreich, 1977.

Hackenbroch, M.: Der Hohlfuß. Erg. Chir. 17 (1924).

Hackenbroch, M.: Zur operativen Behandlung des Hohlfußes. Zbl. Chir. 51, 386 (1924).

Hackenbroch, M.: Die congenitale Minderwertigkeit des Hüftgelenkes. Verh. Dtsch. Orth. Ges., 31. Kongr., 1936, 117.

Hackenbroch, M.: Die degenerativen Erkrankungen des Hüftgelenkes. In: Handbuch der Orthopädie, Bd. IV, Teil 1 (Hohmann, G., Hackenbroch, M., Lindemann, K., Hrsg.). Stuttgart: G. Thieme. 1961.

Hackenbroch, M.: Präarthrose und Arthrose. Therapiewoche 16, 589 (1966).

Hackenbroch, M.: Präarthrose und Arthrose. Arch. phys. Ther. 20, 137 (1968).

Hackenbroch, M., Hohmann, G., Lindemann, H.: Handbuch der Orthopädie, Bd. I—IV. Stuttgart: G. Thieme. 1957—1962.

Hafner, E., Meuli, H. Ch.: Röntgenuntersuchung in der Orthopädie. Bern-Stuttgart-Wien: Hans Huber. 1975.

Hallermann, W.: Die Ostitis-deformans-Paget der Wirbelsäule. Fortschr. Röntgenstr. 40, 999 (1929).

Hamperl, H.: Lehrbuch der allgemeinen Pathologie und der pathologischen Anatomie. Berlin-Heidelberg-New York: Springer. 1968.

Hampson, W. G. J., Hill, P.: Late results of transfer of the tibiae tubercle for recurrent dislocation of the patella. J. Bone Jt. Surg. 57 B, 209 (1975).

Hamrin, B., u. Mitarb.: Involvement of large vessels in polymyalgia arteritica. Lancet I, 1193 (1965).

Hamsch, K. H.: Die operative Behandlung spastischer Kniebeugekontrakturen mit Berücksichtigung der Innenrotationskontraktur der Hüfte. Inaugural-Dissertation, München, 1974.

Hansen, K., Schliack, H.: Segmentierte Innervation und ihre Bedeutung für Klinik und Praxis. Stuttgart: G. Thieme. 1962.

Hansjürgens, A.: Dynamische Interferenzstromtherapie. Physikal. Med. u. Rehabilitation 1 (1974).

Hanslik, L., Scholz, J.: Der alloplastische Ersatz der Kniescheibengelenkfläche nach McKeeven. Z. Orthop. 116, 7 (1978).

Harrer, G.: Cervicalsyndrom und Psyche. Vortrag, gehalten am Frühjahrssymposion für Neuraltherapie. Fieberbrunn, 1976.

Harrfeldt, H. P.: Epicondylitis lunneri und langjährige Tätigkeiten mit Preßluftwerkzeugen. Mschr. Unfallheilk. 73, 274 (1970).

Harrington, P. R.: Treatment of scoliosis, correction and internal fixation by spine instrumentation. J. Bone Jt. Surg. 44 A, 591 (1962).

Harris, W. R.: The endocrine basis for slipping of the upper femoral epiphysis. An experimental study. J. Bone Jt. Surg. 32 B, 5 (1950).

Hassmann, G. C., Brunn, F., Neer II, Ch. S.: Recurrent dislocation of the elbow. J. Bone Jt. Surg. 57 A, 1080 (1975).

Hattab, A., Lauttamus, L.: Die proximale Tibiaosteotomie bei Behandlung der Arthrosis deformans des Kniegelenkes. Z. Orthop. 114, 773 (1976).

Hauss, W. H.: Angina pectoris. Stuttgart: G. Thieme. 1954.

Head, H.: Die Sensibilitätsstörungen der Haut bei Visceralerkrankungen. Berlin: Hirschwald. 1898.

Heine, J., Meister, R.: Skoliose und Lungenfunktion. Z. Orthop. 111, 669 (1973).

Hemmer, P., Gamp, A.: Z. Rheumaforschg. 27, 261 (1968).

Henkel, H.-L.: Die Behandlung des angeborenen Klumpfußes im Säuglings- und Kindesalter. Stuttgart: Enke. 1974.

Henßge, J.: Verläufe perinatal-traumatischer Epiphysenlösungen am Humerus- und Femurkopf. Z. Orthop. 115, 579 (1977).

Hibbs, R. A., Risser, J. C., Ferguson, A. B.: Scoliosis treated by the fusion operation. J. Bone Jt. Surg. 13 A, 91 (1931).

Hickey, P. M.: Teleoroentgenography as an aid in orthopedic measurements. Amer. J. Roentgenolog. II, 232 (1924).

Hirschfeld, P.: Der Schulterschmerz und seine Behandlung. München: Schwarzeck. 1977.

Hoffa, A.: Die orthopädische Behandlung der Lähmungen. Dtsch. med. Wschr. 1905, 1257.

Hofmann, P., Rössler, H., Brackmann, H. H.: Orthopädische Probleme bei der Hämophilie. Z. Orthop. 115, 342 (1977).

Höhle, K.-D., Wessinghage, D., Willebrand, H.: Beitrag zur tuberkulösen Sehnenscheidenerkrankung. Handchirurgie 1, 30 (1970).

Hohmann, G.: Fuß und Bein. München: J. F. Bergmann. 1951.

Hohmann, G.: Orthopädische Technik, 4. Aufl. Stuttgart: Enke. 1958.

Hoke, N.: An operation for the correction of extremely flat feet. J. Bone Jt. Surg. 13, 373 (1931).

Hollander, J. L., u. Mitarb.: Studies on the pathogenesis of rheumatoid joint inflammation. I. The R. A. Cell and a working hypothesis. Ann. intern. Med. 62, 272 (1965).

Holthusen, W.: Hypostosen und Hyperostosen. Orthopäde 5, 84 (1976).

Holz, U., Kramer, F., Weller, S.: Periartikuläre Verknöcherungen nach Hüfttotalprothesen. Z. Orthop. 115, 146 (1977).

Honner, R., Lamp, D. W., James, J. I. P.: Dupuytren's contracture—long term results after pasciectomy. J. Bone Jt. Surg. **53 B**, 240 (1971).

Hoover, G. H., Flatt, A. E.: The hand and Apert's syndrome. J. Bone Jt. Surg. **52 A**, 878 (1970).

Hort, W., Mittelmeier, H.: Die Weichteilgeschwülste der Kniekehle. Zschr. Orthop. **113**, 102 (1975).

Horváth, F., Kákossy, T.: Aseptische Nekrosen am Handwurzelknochen von Motorsägearbeitern. Z. Orthop. **111**, 906 (1973).

Howorth, M. B.: Slipping of the upper femoral epiphysis. J. Bone Jt. Surg. **31**, 734 (1949).

Huber, A.: Ambulante Varizenoperationen. Öst. Ärzteztg. **29/4**, 186 (1974).

Huffstadt, A. J. C.: Echte Xanthome an beiden Daumen. Handchirurgie **3**, 175—176 (1970).

Huggler, A. H.: Die Alloarthroplastik des Hüftgelenkes mit Femurschaft- und Totalendoprothesen. Stuttgart: G. Thieme. 1968.

Huggler, A. H., Schreiber, A.: Alloarthroplastik des Hüftgelenks, 2. Aufl. Stuttgart: G. Thieme. 1978.

Huke, B.: Langfristige Behandlungsergebnisse mit der umkrümmenden Gipsliegeschale. Z. Orthop. **115**, 629 (1977).

Huneke, W.: Impletoltherapie. Stuttgart: Hippokrates. 1952.

Hupfauer, W.: Die konservative Behandlung des Morbus Perthes. Medizin. orthop. Technik **3**, 63 (1977).

Hybinette, S.: De la transplantation d'un fragment ossieux pour remedier aux luxations recidivantes de l'epaule. Constatations et resultats operataires. Acta chir. scand. **71**, 411 (1932).

Idelberger, K. H.: Die Zwillingspathologie des angeborenen Klumpfußes. Z. Orthop. **69**, Beil.-Heft (1939).

Idelberger, K. H.: Der angeborene Klumpfuß. In: Morphologie der angeborenen Mißbildungen (Schwalbe, F., Gruber, H., Hrsg.). Jena: G. Fischer. 1958.

Idelberger, K.: Lehrbuch der Orthopädie. Berlin-Heidelberg-New York: Springer. 1975.

Ilizarov, G. A., Soibelmann, L. M.: Some clinical and experimental data concerning bloodless lengthening of the lower extremities. Eksper. khir. anestio. **4**, 27 (1969).

Illinger, J., Brodhun, J.: Periartikuläre Ossifikationen nach Hüftalloarthroplastik mit der Siwasch-TEP. Beitr. Orthop. Traumatol. **22**, 367 (1975).

Iltschevski, St.: Epicondylitis humeri. Münch. Med. Wschr. **118**, 709—710 (1976).

Imhäuser, G.: Die physiolog. intrapelvine Vorragung des Hüftpfannenbodens. Z. Orthop. **81**, 161 (1952).

Imhäuser, G.: Zur Pathogenese und Therapie der jugendlichen Hüftkopflösung. Z. Orthop. **88**, 3 (1957).

Imhäuser, G.: Die intrapelvinen Vorragungen des Hüftpfannenbodens. Handbuch d. Orthopädie, Bd. II, 1103 (1958).

Imhäuser, G.: Die jugendliche Hüftkopflösung bei steilem Schenkelhals. Z. Orthop. **91**, 103 (1959).

Imhäuser, G.: Behandlung der Perthesschen Erkrankung mit Fixierung in Entlastungsstellung. Z. Orthop. **107**, 553 (1970).

Imhäuser, G.: Die Behandlung der Perthesschen Erkrankung mit Gipsverbänden in Entlastungsstellung (Imhäuser). MOT **3**, 69 (1977).

Imhäuser, G.: Die konservative Therapie des erworbenen Knickplattfußes. Vortrag, 28. Jahrestagung der Nordwestdeutschen Orthopäden. Braunschweig, 1978.

Imhäuser, G.: Die neurogenen Arthropathien. In: Handbuch d. Orthopädie, Bd. I, 453 (1958).

Imhäuser, G., Techakampuch, S.: Das Schicksal der eingebolzten Kortikalisspäne bei der Operation der habituellen Schulterluxation nach M. Lange. Z. Orthop. **103**, 401 (1967).

Insall, J., Falvo, K. A., Wise, D. W.: Chondromalacia patellae. J. Bone Jt. Surg. **58 A**, 1 (1976).

Insall, J., Shoji, H., Mayer, V.: High tibial osteotomy. J. Bone Jt. Surg. **56 A**, 1397 (1974).

Ishikawa, K., Pätälä, H., Raunio, P., Vainio, K.: Carpal tunnel syndrome in juvenile rheumatoid arthritis. Arch. orthop. Unfall-Chir. **82**, 85 (1975).

Isman, R. E., Inman, V. T.: Anthropometric studies of the human foot and ankle. (Techn. Report 58, Biomechanics Laboratory, Univ. of California.) Berkeley-San Francisco: 1968.

Izadpanah, M., Keönch-Fraknóy, J.: Entlastung des medialen oder lateralen Kniegelenkanteiles ohne Varisierungs- oder Valgisierungsosteotomie. Z. Orthop. 115, 21 (1977).

Izadpanah, M., Keönch-Fraknóy, J.: Statische Auswirkung der Varisierungs- bzw. Valgisierungsosteotomie bei Genu valgum und varum. Z. Orthop. 115, 100 (1977).

Jackson, D. W., Feagin, J. A.: Quadriceps contusions in young athletes. J. Bone Jt. Surg. 55 A, 95 (1973).

Jackson, I. T., Campbell, J. C.: An unusual cause of carpal tunnel syndrome. J. Bone Jt. Surg. 52 B, 330 (1970).

Jaffé, H. L.: Tumors and tumorous conditions of the bones and joints. Philadelphia: Lea and Febiger. 1972.

Jäger, M., Wirth, C. J.: Kapselbandläsionen. Stuttgart: G. Thieme. 1978.

Jahna, H., Poigenfürst, J.: Neuere Gesichtspunkte zu Pathogenese und Prophylaxe der ischämischen Muskelkontraktur. Actuelle Chirurgie 1, 229—240 (1966).

Jakob, G.: Die operative Behandlung der Spondylolisthese mit Kompressionsschrauben. Arch. orthop. Unfall-Chir. 90, 103 (1977).

James, J. I. P., et al.: Infantile structural scoliosis. J. Bone Jt. Surg. 41 B, 719 (1959).

Janda, V.: Die Motorik als reflektorisches Geschehen und ihre Bedeutung in der Pathogenese vertebragener Störungen. Man. Med. 5, 1 (1967).

Janda, V.: Einige Bemerkungen zur Entwicklung der Motorik in der Pathogenese der Fehlhaltung und vertebragener Störungen. Phys. Med. u. Rehabilitation 8 (1967).

Janda, V.: Die Bedeutung der muskulären Fehlhaltung als pathogenetischer Faktor vertebragener Störungen. Arch. physikal. Therapie 20, 113 (1968).

Jani, L.: Tierexperimentelle Studie über Tibiaverlängerung durch Distraktionsepiphyseolyse. Z. Orthop. 111, 627 (1973).

Jani, L., Ganz, R.: Osteogenesis imperfecta. Frakturen- und Deformitätenbehandlung sowie medikamentöse Therapie. Orthopäde 6, 19 (1977).

Jani, L., Morscher, E.: Erfahrungen mit der Knie-Arthroplastik nach MacIntosh. Arch. orthop. Unfall-Chir. 75, 81 (1973).

Jani, L., Schwarzenbach, U., Afifi, K., Scholder, P., Gisler, P.: Verlauf der idiopathischen Coxa antetorta. Orthopäde 8, 5 (1979).

Janssen, G.: Zur Osteogenesis imperfecta tarda. Z. Orthop. 111, 592 (1973).

Janssen, G.: Die Chondropathia patellae als Prägonarthrose — zur Ätiologie und Therapie anhand von Ergebnissen nach Abrasio patellae. Z. Orthop. 112, 1036 (1974).

Jantsch, H., Schuhfried, F.: Niederfrequente Ströme zur Diagnostik und Therapie. Wien-München-Bern: Maudrich. 1974.

Jenkner, F. L.: Nervenblockaden — Indikation und Technik, 2. Aufl. Wien-New York: Springer. 1975.

Jentschura, G.: Haltungsschäden bei Kindern und Jugendlichen. Stuttgart: Enke. 1977.

Jesserer, H.: Die Fluortherapie der Osteoporose. Hippokrates 3, 354 (1974).

Jesserer, H.: Osteoporose. Der prakt. Arzt 342, 1285 (1975).

Johnson, E. W., McLeod, T. L.: Osteochondral fragments of the distal end of the femur fixed with bone peg. J. Bone Jt. Surg. 59 A, 677 (1977).

Johnson, L. C.: Histiogenesis of Avascular nekrosis. Proc. Conf. Aseptic Nekrosis of the Femoral Head, 5-76 St. Louis (NIH, VIPH).

Johnson, R. J., Kettelkamp, D. B., Clark, W., Leaverton, P.: Factors affecting late results after meniscectomy. J. Bone Jt. Surg. 56 A, 719 (1974).

Jones, J. P.: Alkoholism, hypercortisonism, fat embolism and osseous avascular necrosis. In: Ideopathic ischemie necrosis of the femoral head in adults (Zien, W. M., Hrsg.). St. Louis: Saunders. 1975.

Jorgensen, E. C.: Proximal-row carpectomy. J. Bone Jt. Surg. 51 A, 1109 (1969).

Judet, J., Judet, R.: The use of artificial femoral head for arthroplasty of the hip joint. J. Bone Jt. Surg. 32 B, 166 (1950).

Julliard, A.: Das Karpaltunnel-Syndrom und seine Behandlung. Handchirurgie 1, 24—26 (1971).

Jünger, H.: Kyphosen. In: Erkrankungen der Wirbelsäule (Bauer, R., Hrsg.). Stuttgart: G. Thieme. 1975.

Junghanns, H.: Das Bewegungssegment der WS und seine praktische Bedeutung. Arch. Orthop. Putti. 1954.

Jungmichel, D.: Zur Ätiologie und Versorgung der Achillessehnenverletzungen. Beitr. z. Orthop. u. Traumatologie 10, 161 (1963).

Kaganas, G.: Ärztlicher Rat bei rheumatischen Erkrankungen der Gelenke und der Wirbelsäule. Stuttgart: G. Thieme. 1973.

Kaganas, G.: Zur Diagnose und Therapie der Spondylarthritis ankylopoetica. Orthopäde 2, 178 (1973).

Kahle, W., Leonhardt, H., Platzer, W.: Taschenatlas der Anatomie, Bd. I. Stuttgart: G. Thieme. 1975.

Kaiser, G.: Leitfaden für die Orthopädie, 5. Aufl. Jena: Gustav Fischer. 1976.

Kaiser, H.: Cortisonderivate in Klinik und Praxis, 6. Aufl. Stuttgart: G. Thieme. 1973.

Kasper, E., Rettig, H.: Der Kniegelenksersatz mit dem achslosen Geomedic-Kniegelenk. Z. Orthop. 114, 219 (1976).

Kaufmann, L.: Die krummen Beine des Kindes. Therapeutische Umschau 33, 181 (1976).

Kaufmann, L.: Vergleichende Untersuchungen zur konservativen Behandlung von symmetrischen Beinachsendeformitäten beim Kleinkind. Z. Orthop. 114, 696 (1976).

Keegan, J., Garret, F.: The segmental distribution of the curaneous nerves in the limbs of man. Anatomic Record 102, 409 (1948).

Keller, Ch.: Die Lunatummalazie und deren operative Behandlung mittels Radiusverkürzung. Inaugural-Dissertation, München, 1972.

Keller, W., Wiskott, A.: Lehrbuch der Kinderheilkunde, 4. Aufl. Stuttgart: G. Thieme. 1977.

Kerschbaumer, F., Bauer, R.: Problematik und Ergebnisse der Alloarthroplastik des Kniegelenkes. Arch. orthop. Unfall-Chir. 86, 15 (1976).

Key: zitiert nach Imhäuser, G.: Die neurogenen Arthropathien. Handbuch der Orthopädie, Bd. I, 453.

Kielholz, P.: Depressive Zustände. Bern: Hans Huber. 1972.

Kimura, Ch., Vainio, K.: Arthroplasty of the elbow in rheumatoid arthritis. Arch. orthop. Unfall-Chir. 84, 339 (1976).

Kirsch, K.: Die juvenile Osteochondrose des Hüftgelenkes. In: Handbuch der Orthopädie, Band IV, 1. Stuttgart: G. Thieme. 1961.

Kirschner, M.: Der gegenwärtige Stand und die nächsten Aussichten der autoplastischen Fascienübertragung. Beitr. klin. Chir. 86, 5 (1913).

Kite, J. H.: Principles involved in the treatment of congenital clubfoot. J. Bone Jt. Surg. 21, 595 (1939).

Klapp, R.: Das Klapp'sche Kriechverfahren. Stuttgart: G. Thieme. 1974.

Klein, G., Rainer, F., Scholz, R.: Indikationen zur Frühsynovektomie und postoperative Therapie der chronischen Polyarthritis. Akt. rheumatol. 2, 47 (1977).

Kleine, R.: Die Bedeutung des radioaktiven Isotops Thorium X für das Auge. Ber. Dtsch. Ophthalm. Ges. LX (1956).

Kleinert, H. E., Kutz, J. E., Fishman, J. H., McCraw, L. H.: Etiology and treatment of the so-called mucous cyst of the finger. J. Bone Jt. Surg. 54 A, 1455 (1972).

Klems, H.: Infrakondyläre Tibiaosteotomie — Stabilisierung mit äußerem Spanner — Indikation, Technik, Komplikationen. Z. Orthop. 114, 26 (1976).

Klinge, F.: Der Rheumatismus. Ergebn. allg. Path. 27, 1 (1933).

Klopfer, F.: Zur Problematik der Sofortbehandlung bei angeborener Hüftgelenksdysplasie. Z. Orthop. 79, 1 (1950).

Knahr, K., et al.: Hüftendoprothesen bei Tumoren des coxalen Femurendes. Orth. Prax. 6/XII, 647 (1976).

Koch, W.: Entzündliche Wirbelsäulenerkrankungen. In: Handbuch der Orthopädie, Bd. II. Stuttgart: G. Thieme. 1958.

Koken, E.-W.: Anatomische Untersuchungen zum Problem der Blutversorgung des Os lunatum. Z. Orthop. 113, 1022 (1975).

Kolb, G., Marquardt, E.: Beinlängenausgleich mit orthopädischen Apparaten und Prothesen. Orthopäde 1, 35 (1972).

Kölle, G.: Rheumadiagnostik im Kindesalter. Diagnostik 4, 7 (1971).

Kölle, G.: Aktuelle Rheumatologie — Frühdiagnostik im Kindesalter. Ärztl. Praxis XXVII/78 (1975).

König, F.: Operationsverfahren bei angeborenem Schulterblatthochstand. Zbl. Chir. 40, 1186 (1913).

Koob, E.: Die Mondbeinnekrose. Handchirurgie 5, 173 (1973).

Koppenfels, R. v.: Semimaligne Tumoren des Skelettsystems. Radiologe 16, 2 (1976).

Koppenfels, R. v., Frössler, H.: Angeborene und erworbene Teilungen des Os naviculare, der Patella und der Fußsesambeine. Arch. orthop. Unfall-Chir. 78, 107 (1974).

Kotz, R., et al.: Therapy and prognosis of the Ewing-sarcoma. Österr. Z. f. Onk. 1, 16 (1974).

Krakovits, G.: Statik und Dynamik des Hüftgelenkes. Z. Orthop. 102, 418 (1967).

Krämer, J.: Funktionelle Behandlung der Hüftdysplasie und Hüftverrenkung. Stuttgart: Enke. 1975.

Kraus, E.: Biomechanik und Orthopädieschuhtechnik. Geislingen: Carl Maurer. 1973.

Krayenbühl, H., Zander, E.: Über lumbale und zervikale Diskushernien. (Doc. rheum. Geigy, Nr. 1.) Basel: Geigy. 1953.

Kreuz, L.: Die Hammerzehe und ihre Operation nach Gocht. Arch. orthop. Unfall-Chir. 21, 459 (1923).

Kreuz, L.: Kritische Betrachtungen zur Morphologie der angeborenen Coxa vara. Arch. orthop. Unfall-Chir. 28, 106 (1930).

Kreuz, L., Walters, H., Stauss, A.: Die Ätiologie der Hüftgelenkdeformitäten. B. H. Z. Orthop. 68 (1938).

Krisch, K., Kotz, D., Mehta, B. M.: Zur Methotrexatbestimmung im Serum mit einem mikrobiologischen Test nach hochdosierter Methotrexatbehandlung. Wien. klin. Wschr. 89, 479 (1977).

Krokowski, E.: Die Osteoporose. Ärztl. Praxis 48, 2369 (1974).

Krokowski, E., Fricke, M.: Die Osteoporose-Therapie. Ärztl. Praxis 71, 2707 (1975).

Krokowski, E., Peter, E.: Muskelinsuffizienz als Teilursache der Osteoporose. Münch. med. Wschr. 119, 555 (1977).

Kügelgen, H. v.: Ein Beitrag zur Genese des hohlrunden Rückens durch persistierende Bauchatmung (pBA). Z. Orthop. 114, 247 (1970).

Kuhlendahl, H.: Zur Problematik des Schmerzgeschehens. Das neuralgische Syndrom. Ärztl. Forschg. V, 4 (1951).

Kuhlendahl, H., Lindemann, K.: Die Erkrankungen der Wirbelsäule. Stuttgart: Enke. 1953.

Kullmann, L., Wouters, H. W.: Modellexperiment der kongenitalen Unterschenkelpseudarthrose. Arch. orthop. Unfall-Chir. 73, 55 (1972).

Kummer, B.: Biomechanische Grundlagen „beanspruchungsändernder" Osteotomien im Bereich des Kniegelenkes. Z. Orthop. 115, 923 (1977).

Kunert, W.: Der Einfluß thorakaler Spinalwurzel-Reizung auf das Warmblüterherz. Z. ges. exper. Med. 131, 525 (1959).

Kunert, W.: Wirbelsäule und Innere Medizin. Stuttgart: Enke. 1975.

Küntscher, G.: Die geschlossene Verkürzungsosteotomie. Z. Orthop. 98, 123 (1964).

Lacroit, P., Verbrugge, J.: Slipping of the upper femoral epiphysis. J. Bone Jt. Surg. 33, 371 (1951).

Lancourt, J. E., Cristini, J. A.: Patella alta and Patella infera. J. Bone Jt. Surg. 57 A, 1112 (1975).

Lange, F.: Lehrbuch der Orthopädie. Jena: Fischer. 1928.

Lange, F.: Sehnenverpflanzungen bei Lähmungen. Verh. dt. orthop. Ges. 24, 97 (1929).

Lange, M.: Orthopädisch-chirurgische Operationslehre, 2. Aufl. München: J. F. Bergmann. 1962, Ergänzungsband 1968.

Lange, M.: Lehrbuch der Orthopädie und Traumatologie. Stuttgart: Enke. 1965.

Langhagel, J.: Erworbene Fußdeformitäten. In: Lehrbuch der Orthopädie, Bd. II (Matzen, P. F., Hrsg.). Berlin: Verlag Volk und Gesundheit. 1967.

Lanz, T. v., Wachsmuth, W.: Praktische Anatomie. 1. Band, 3. Teil: Berlin-Göttingen-Heidelberg: Springer. 1959. 1. Band, 4. Teil: Berlin-Heidelberg-New York: Springer. 1972.

Laturnus, H., Krämer, J., Vent, H.: Ergebnisse nach intradiskaler Instillationstherapie beim lumbalen Wurzelsyndrom. Vortrag, 25. Jahrestagung der Vereinigten Süddeutschen Orthopäden. Baden-Baden, 1977.

Laubenthal, H.: Die Meniskusverletzung unter besonderer vergleichender Berücksichtigung ihrer konservativen und operativen Behandlung. Inaugural-Dissertation, München, 1974.

Legal, H. R., Pfeiffer, R.: Die Knochen- und Gelenktuberkulose der Hand. Handchirurgie 1, 28 (1971).

Leger, L., Boreau, J.: Die chirurgische Behandlung der tabischen Arthropathie. J. chir. 65, 412 (1949).

Leger, W.: Die Form der Wirbelsäule mit Untersuchungen über ihre Beziehungen zum Becken und die Statik der aufrechten Haltung. Z. Orthop. 91 (1959), Beilageheft.

Leger, W.: Die Valgus- und Varusdeformitäten der Hüfte. In: Handbuch der Orthopädie, Band IV/1 (Hohmann, G., Hackenbroch, M., Lindemann, K., Hrsg.). Stuttgart: G. Thieme. 1961.

Lehmann, L., Lanz, U.: Die „open-palm"-Technik in der Behandlung der Dupuytren'schen Kontraktur. Handchirurgie 9, 7 (1977).

Lehnert-Schroth, Ch.: Grundlegende Gedanken zu den atmungs-orthopädischen Skoliose-Übungen nach System „Schroth". In: Rehabilitation der Atmung (Gerbershagen, H. U., Frey, R., Müller, K. P., Hrsg.). Stuttgart: Fischer. 1976.

Lelievre, J.: Pathologie du pied, 3. Aufl. Paris: Masson. 1967.

Lénárt, G., Mészáros, T.: Ergebnisse der Behandlung der Extensionskontraktur des Kniegelenkes mit der Bennettschen Quadricepsplastik. Arch. orthop. Unfall-Chir. 82, 225 (1975).

Lenz, G., Drehmann, H., Steinhaus, M.: Ergebnisse der Behandlung kindlicher Luxationshüften durch Extensionsreposition und Hanausekretention. Z. f. O. 116, Heft 5 (1978).

Lenz, W., Rehmann, I.: Distale Symphalangien mit Humeroradialsynostose, Karpalsynostosen und Brachyphalangie des Daumens. Z. Orthop. 114, 202 (1976).

Leonhardt, H.: Die Coxarthrose und ihre Behandlung mit der temporären Hängehüfte. Stuttgart-New York: Schattauer. 1970.

Lequesne, A., Lemoine, A., Massare, Cl.: Le « compler » radiographique coxofemoral depistage et bilan preoperatoire des vices architecturaux de la hanche. J. Radiol. Electrol. 45, 27 (1964).

Lequesne, M.: Die Coxarthrose. In: Klinik der rheumatischen Erkrankungen (Schoen, D., Böni, A., Miehlke, K., Hrsg.). Berlin-Heidelberg-New York: Springer. 1970.

Letournel, E.: La coaptation trochantéso-iliaque. Traitement des arthroplasties totales suppurées. Rev. chir. Orthop. 61, 115 (1975).

Lewit, K.: Manuelle Medizin, 2. Aufl. Urban & Schwarzenberg. 1977.

Lichtenstein, L.: Bone tumors, 4. Aufl. St. Louis: Mosby. 1972.

Liechti, A.: Die Röntgendiagnostik der Wirbelsäule, 1. Aufl. Berlin: Springer. 1944.

Lindemann, K.: Das erbliche Vorkommen der angeborenen Coxa vara. Z. Orthop. 72, 326 (1941).

Lindemann, K.: Zur Morphologie der Coxa vara congenita. Z. Orthop. 78, 47 (1948).

Lindemann, K.: Richtlinien zur Feststellung der Heilungsergebnisse der angeborenen Hüftluxation. Verh. Dtsch. Orthop. Ges., 1948.

Lindemann, K.: Über den Heilungsbegriff der angeborenen Hüftverrenkung, die Bewertung der Ergebnisse. Verh. Dtsch. Orthop. Ges. 37, 116 (1959).

Lindemann, K.: Die angeborenen Deformitäten des Unterschenkels. In: Handbuch der Orthopädie, IV. Band, Teil 2, 741—775. Stuttgart: G. Thieme. 1961.

Lindig, E.: Die Tumoren der Hand. Inaugural-Dissertation, München, 1974.

Loeffler, F.: Die operative Behandlung der schweren schmerzhaften Arthrose des Kniegelenkes. Zbl. Chir. 85, 1020 (1960).

Loon, H. E.: The part and present medical significance of hip disarticulation. Artif. Limbs 4, 4 (1957).

Lorenz, A.: Die sogenannte angeborene Hüftgelenksverrenkung, ihre Pathologie und Therapie. Stuttgart. 1920.

Love, J. G., Kiefer, E. J.: Root pain and paraplegie due to protrusions of thoracic inter-
vertebral disks. J. Neurosurg. 7, 99 (1951).
Lübbe, C.: Die Säuglingsskoliose — ein heilbarer und vermeidbarer Lageschaden. München:
J. F. Lehmanns Verlag. 1971.
Lübbe, C.: Lagerungsbehandlung der Säuglingsskoliose. Z. Orthop. 115, 627 (1977).
Ludin, H.-P.: Pathophysiologische Grundlagen elektromyographischer Befunde bei Neuro-
pathien und Myopathien, 2. Aufl. Stuttgart: G. Thieme. 1977.
Luschka, H. v.: Die Nerven des menschlichen Wirbelkanals. Tübingen: H. Laupp. 1850.

Maar, D.: Tbc-Tendovaginitiden an der Hand. Acta chir. orthop. Traum. čechosl. 36, 42
(1969).
Maas, R., Schmid, F.: Reizstrombehandlung. Ein Beitrag aus der Praxis für Physiotherapie.
Medizin. Information 9 (1976).
McCulloch, J. A.: Chemonucleolysis. J. Bone Jt. Surg. 59 B, 45 (1977).
Machacek, J.: Die Hohmann'sche Operation am ulnaren Epicondylus humeri. Arch. orthop.
Unfall-Chir. 85, 101 (1976).
MacIntosh, D. L., Welsh, R. P.: Joint débridement—a complement to high tibial osteotomy
in the treatment of degenerative arthritis of the knee. J. Bone Jt. Surg. 59 A, 1094 (1977).
McKee, G. K.: Artificial hip joint. J. Bone Jt. Surg. 33 B, 465 (1951).
McKee, G. K., Watson-Farrar, J.: Replacement of arthritic hips by the McKee-Farrar
prosthesis. J. Bone Jt. Surg. 48 B, 245 (1966).
Mackenzie, J.: Krankheitszeichen und ihre Auslegung, 3. Aufl. (übersetzt von J. Müller).
Würzburg: Kabitzsch-Verlag. 1917.
McKusick, V. A.: Heritable disorders of connective tissue, 2. Aufl. St. Louis: Mosby. 1960.
McKusick, V. A.: Medical genetics 1958–1960. St. Louis: Mosby. 1961.
Macnab, I.: Negative disc exploration. An analysis of the causes of nerve root involvement
in sixty-eight patients. J. Bone Jt. Surg. 53 A, 891 (1971).
Madigan, R., Wissinger, A., Donaldson, W. F.: Preliminary experience with a method of
quadricepsplasty in recurrent subluxation of the patella. J. Bone Jt. Surg. 57 A, 600
(1975).
Maier, S., Griss, P., Rahmfeld, T., Dinkelacker, T.: Nachuntersuchungsergebnisse der totalen
Alloarthroplastik der Hüfte unter besonderer Berücksichtigung der Spätkomplikationen
4—7 Jahre post operationem. Z. Orthop. 115, 274 (1977).
Maquet, P.: Traitement biomechanique de la necrose ischemique de la tête du femur. Acta
orthop. belg. 38, 526 (1972).
Marar, B. C., Pillay, V. K.: Chondromalacia of the patella in chinese. J. Bone Jt. Surg. 57 A,
342 (1975).
Marquardt, W.: Die theoretischen Grundlagen der Orthopädieschuhmacherei, 2. Aufl. Geis-
lingen: Carl Maurer-Verlag. 1965.
Martz, C. D.: Stress tolerance of bone and metal. J. Bone Jt. Surg. 38 A, 827 (1956).
Maszhoff, W., Schultz-Ehrenburg, U.: Studien über die Natur der Meniskusganglien. Z.
Orth. 112, 369 (1974).
Mathies, B.: Osteochondrosis dissecans am Kahnbein der Hand. Handchirurgie 4, 165 (1972).
Matthews, Ph.: Ganglia of the flexon tendon sheaths in the hand. J. Bone Jt. Surg. 55 A,
1123 (1973).
Matthiash, H. H.: Arbeitshaltung und Bandscheibenbelastung. Arch. orthop. Unfall-Chir. 48,
147 (1956).
Matzen, P. F.: Gelenkversteifungen im Bereich der unteren Gliedmaßen. In: Lehrbuch der
Orthopädie, Bd. II, 770. Berlin: Verlag Volk und Gesundheit. 1967.
Mau, C.: Ein Fall von ausgedehnter Periostitis des Calcaneus nach Operation eines Calcaneus-
sporns, einer Bursa subcalcanea und Bursa achillea. Zbl. Chir. 53, 2462 (1926).
Mau, H.: Wesen und Bedeutung der enchondralen Dysostosen. Stuttgart: G. Thieme. 1958.
Mau, H.: Die Behandlung der sogenannten Säuglingsskoliose. Z. Orthop. 115, 634 (1977).
Maurer, H. J., et al.: Röntgenologisch-katamnestische Untersuchungen von Knochentumoren.
Arch. orthop. Unfall-Chir. 75, 131 (1973).
May, R.: Chirurgie der Bein- und Beckenvenen. Stuttgart: G. Thieme. 1973.

Meffert, O., Kämmerer, H.: Zur Kenntnis des benignen Riesenzellsynovialoms. Chirurg 40, 550 (1970).

Megevand, A.: Fractures du deuxieme metatarsien apres Brandes. In: L'avant — pied (Scholder, P., Hrsg.). Bern-Stuttgart-Wien: Hans Huber. 1970.

Meissl, G., Millesi, H., Piza-Katzer, H.: Kritische Betrachtungen verschiedener Operationsmethoden zur operativen Korrektur der Syndaktylie. Handchirurgie 7, 69 (1975).

Melzack, R., Wall, P.: Pain mechanism: A new theory. Science 150, 971 (1965).

Menschik, A.: Mechanik des Kniegelenkes. I: Z. Orthop. 112, 481 (1974); II: Z. Orthop. 113, 388 (1975); III: Wien: F. Sailer. 1974.

Menschik, A.: Die Kinematik des Kniegelenkes und Hinweise auf den allgemeinen gesetzmäßigen Aufbau der Wirbeltiergelenke. (Hefte z. Unfallheilkunde, Heft 126.) Berlin-Heidelberg-New York: Springer. 1976.

Merchant, A. C.: Hip abductor muscle force. An experimental study of the influence of hip position with particular reference to rotation. J. Bone Jt. Surg. 47 A, 462 (1965).

Merle d'Aubigne, R.: Rev. Orthop. 35, 541 (1949).

Merle d'Aubigne, R., et al.: Idiopathic necrosis of the femoral head in adults. J. Bone Jt. Surg. 41 B, 612 (1965).

Mertz, D. P.: Gicht. Grundlagen, Klinik und Therapie, 2. Aufl. Stuttgart: G. Thieme. 1973.

Mertz, D. P.: Therapie der Hyperurikaemie. Österr. Ärzteztg. 29, Sonderheft 22, 51 (1974).

Mestern, J.: Röntgenpraxis 6, 594 (1934).

Meyer, E., Petersen, D.: Beinlängenausgleich mit orthopädieschuhtechnischen Maßnahmen. Orthopäde 1, 21 (1972).

Meznik, F.: Biomechanische Aspekte bei der Skoliosebehandlung. Orthop. Praxis 5, 287 (1974).

Miehlke, K.: Die Rheumafibel. Berlin-Göttingen-Heidelberg: Springer. 1961.

Miehlke, K.: Zur Ätiologie und Pathogenese rheumatischer Erkrankungen. Folia rheumatologica (Documenta Geigy). 1975.

Miehlke, K., Schulze, G.: Der sogenannte Muskelrheumatismus. Internist 2, 447 (1961).

Miehlke, K., Schulze, G., Eger, W.: Klinische und experimentelle Untersuchungen zum Fibrositissyndrom. Z. Rheumaforsch. 19, 310 (1960).

Milch, H.: The "pelvic support" osteotomy. J. Bone Jt. Surg. 23, 581 (1941).

Millesi, H.: Kritische Betrachtungen zur Syndaktylieoperation. Chirurgia plastica recond. 7, 99 (1970).

Millesi, H.: Die Dupuytren'sche Kontraktur. Handchirurgie, Sonderheft Nr. 1 (1970).

Millwee, R. H.: Radiol. 28, 483 (1937).

Minor, V.: Ein neues Verfahren zu der klinischen Untersuchung der Schweißabsonderung. Dtsch. Z. Nervenheilkunde 101, 302 (1928).

Mittelmeier, H.: Zementlose Verankerung von Endoprothesen nach dem Tragrippenprinzip. Z. Orthop. 112, 27 (1974).

Moberg, E.: Objective methods for determining the functional value of sensibility in the hand. J. Bone Jt. Surg. 40 B, 454 (1958).

Moore, A. T.: Metal hip joint. A new self locking vitallium prosthesis. Sth. med. J. 45, 11 (1952).

Morscher, E.: Die mechanischen Verhältnisse des Hüftgelenkes und ihre Beziehungen zum Halsschaftwinkel und insbesondere zur Antetorsion des Schenkelhalses während der Entwicklungsjahre. Z. Orthop. 94, 374 (1961).

Morscher, E.: Ätiologie und Klinik der Beinlängenunterschiede. Orthopäde 1, 1 (1972).

Morscher, E.: Moderne Aspekte der operativen Skoliosebehandlung (Sandoz AG, Basel, Hrsg.). Sandorama 1972, 4.

Morscher, E.: Beinlängenunterschiede. In: Die orthopädieschuhtechnische Versorgung des Fußes (Baumgartner, R., Hrsg.). Stuttgart: G. Thieme. 1972.

Morscher, E., Figner, G.: Die Messung der Beinlängen. Orthopäde 1, 9 (1972).

Morscher, E., Jani, L.: Korrekturosteotomien bei posttraumatischen Wachstumsstörungen. Orthopäde 6, 113 (1977).

Morscher, E., Müller, W.: Operative Korrektur fixierter Kyphosen. Orthopäde 2, 193 (1973).

Morscher, E., Schumann, L.: Bedeutung endokriner Faktoren in der Ätiologie der jugendlichen Hüftkopflösung. Orthopäde 4, 70 (1975).

Morscher, E., Taillard, W.: Beinlängenunterschiede. Basel-New York: S. Karger. 1965.

Mose, L.: Legg-Calvé-Perthes Disease. Aarhus: Universitetsforlaget. 1964.

Mosher, R. F.: Multiple enchondromatosis of the hand. J. Bone Jt. Surg. **58 A**, 717 (1976).

Müller, K. H., Evers, E.: Die Behandlung der Skoliose mit dem Milwaukee-Korsett. Med. orthop. Techn. **5**, 133 (1976).

Müller, K., Oest, O.: Wechselwirkungen zwischen Konstruktion und Verankerung von Kniegelenksendoprothesen. Arch. orthop. Unfall-Chir. **83**, 197 (1975).

Müller, M. E.: Indikation und chirurgische Therapie der Coxarthrose. In: Klinik der rheumatischen Erkrankungen (Schoen, R., Böni, A., Miehlke, K., Hrsg.), S. 545. Berlin-Heidelberg-New York: Springer. 1970.

Müller, M. E.: Die Gelenkplastiken am Hüftgelenk. Chir. plast. et reconstr. **7**, 59 (1970).

Müller, M. E.: Total hip prosthesis. Clin. Orthop. H. **72**, 46 (1970).

Müller, M. E.: Die hüftnahen Femurosteotomien. Stuttgart: G. Thieme. 1971.

Müller, W.: Die angeborenen Fehlbildungen der menschlichen Hand. Leipzig: G. Thieme. 1937.

Müller, W.: Die Perthes'sche Krankheit als Erscheinungsform der Ermüdungs- und Abnutzungsreaktionen des Skeletts und ihre Abgrenzung gegenüber den verschiedenen Epiphysenstörungen. Fortschr. Röntgenstr. **63**, 247 (1941).

Müller, W.: Die Gelenkchondrokalzinose. Schweiz. Rundschau f. Med. **63**, 929 (1974).

Mumenthaler, M.: Die neurologischen Ursachen der Brachialgien. Orthopäde **1**, 76 (1972).

Mumenthaler, M.: Neurologie, 4. Aufl. Stuttgart: G. Thieme. 1973.

Mumenthaler, M., Schliack, H.: Läsionen peripherer Nerven, 2. Aufl. Stuttgart: G. Thieme. 1973.

Mutter, K., Schlegel, K. F.: Zur Ätiologie der Koxarthrose. Z. Orthop. **113**, 402 (1975).

Nachbaur, E.: Aufgaben der orthopädietechnischen Versorgung durch den Orthopädietechniker. In: Die orthopädieschuhtechnische Versorgung des Fußes (Baumgartner, R., Hrsg.). Stuttgart: G. Thieme. 1972.

Nahigian, St. H., Li, Ch. S., Richey, G., Shaw, T.: The dorsal flap arthroplasty in the treatment of Kienböck's disease. J. Bone Jt. Surg. **52 A**, 245 (1970).

Narakas, A., Neff, G.: Erfahrungen mit der chirurgischen Behandlung von 15 Fällen Kienböckscher Erkrankung. Handchirurgie **1**, 8—11 (1970).

Nasseri, D., Süssenbach, F.: Therapie der Patellofemoralarthrose durch Ventralisierung der Tuberositas tibiae. Z. Orthop. **111**, 84 (1973).

Neff, G., Plaue, R., Aulbach, D.: Vorläufiger Bericht über die Nachuntersuchung 101 operierter Syndaktylien. Handchirurgie **7**, 129 (1975).

Neff, G., Schönert, J.: Beobachtungen einer ausgeprägten Humerusspornbildung. Handchirurgie **8**, 11 (1976).

Nelson, C. L., Sawmiller, S., Phalen, G. S.: Ganglions of the wrist an hand. J. Bone Jt. Surg. **54 A**, 1459 (1972).

Neugebauer, H.: 5 Jahre Mieder-Hormon-Therapie bei idiopathischen Skoliosen. Vortrag, Ver. Österr. Orthop., III/1973.

Neugebauer, H.: Diagnose, Prävention und Therapie von Haltungsschäden bei der österreichischen Schuljugend. Öst. Ärztezeitung **31**, 11 (1976).

Neugebauer, H.: Skoliose, Stoffwechsel und Wirbelsäulenwachstum. Arch. orthop. Unfall-Chir. **85**, 87 (1976).

Newman, P. H.: The etiology of spondylolisthesis, with a special investigation by K. H. Stone. J. Bone Jt. Surg. **45 B**, 39 (1963).

Niederecker, K.: Der Plattfuß. Stuttgart: Enke. 1959.

Niederhöffer, L. V.: Behandlung von Rückgratsverkrümmungen. Osterwieck: Staude. 1942.

Nigst, H.: Zu den Resultaten nach operativer Behandlung der Dupuytren'schen Kontraktur. Handchirurgie **1**, 100—103 (1969).

Nigst, H.: Engpaß-Syndrome im Handbereich. Orthopäde **5**, 18 (1976).

Nitsch, R., Janssen, G.: Die Stellung der suprakondylären Korrekturosteotomie in der Behandlung der Altersgonarthrose. Z. Orthop. **114**, 226 (1976).

Nöh, E.: Szintigraphische Untersuchungen bei Totalprothesenoperierten. Z. Orthop. **111**, 665 (1973).

Nosanchuk, J. S., Kaufer, H.: Recurrent periosteal chondroma. J. Bone Jt. Surg. **51 A**, 375 (1969).

Ochsner, P. E.: Zum Problem der neuplastischen Entartung bei multiplen kartilaginären Exostosen. Z. Orthop. **116**, 369 (1978).

Oka, M., Rekonen, A., Ruotsi, A.: The fate and distribution of intra-articulary injected osmium tetraoxide. Acta rheum. scand. **16**, 271 (1970).

Ortolani, M.: Frühdiagnose und Frühbehandlung der angeborenen Hüftgelenksverrenkung. Kinderärztliche Praxis **19**, 404 (1951).

Ott, V. R.: Spondylosis hyperostatica und Diabetes mellitus. Proc. IV. Europ. Rheumatological Congress, S. 597. Istanbul, 1959.

Ott, V. R.: Zur klinischen Stellung der Spondylitis ankylopoetica (Morbus Strümpell-Marie-Bechterew). Z. Rheumaforschung **18**, 14 (1959).

Ott, V. R.: Kombinierte Therapie der rheumatoiden Arthritis. 3. Deutsch-Österr.-Schweiz. Kongreß f. Physik. Medizin. Lindau, Oktober 1971.

Ott, V. R., Herberholz, G., Schmidt, K.: Zur Abgrenzung zwischen Spondylitis ankylopoetica und rheumatoider Arthritis. Méd. et Hyg. **25**, 459 (1967).

Ott, V. R., Wurm, H.: Spondylitis ankylopoetica. (Der Rheumatismus, Bd. 3.) Darmstadt: Steinkopff. 1957.

Otte, P.: Pathophysiologische Grundlagen präarthrotischer Faktoren. Z. Orthop. **112**, 541 (1974).

Otte, P. O.: Wesen der Perthesschen Erkrankung unter besonderer Berücksichtigung der Pathogenese und des röntgenologischen Bildes. Verh. dtsch. orthop. Ges. **54**, 140 (1967).

Paar, O., Martinek, H.: Das relativ verlängerte Ligamentum patellae nach Einkerbung der lateralen Retinacula. Arch. Orth. Traum. Surg. **91**, 215 (1978).

Painter, C. F.: Subdeltoid bursitis. Boston med. Surg. J. **196**, 345 (1907).

Parade, G. W.: Wirbelsäule und Herz. Therapiewoche **7**, 295 (1956).

Parade, G. W., Bockel, P.: Angina pectoris und Herzinfarkt. Stuttgart: Enke. 1954.

Parsch, K., Manner, G., Dippe, K.: Genu valgum nach proximaler Tibiafraktur beim Kind. Arch. orthop. Unfall-Chir. **90**, 289 (1977).

Pauwels, F.: Atlas zur Biomechanik der gesunden und kranken Hüfte. Berlin-Heidelberg-New York: Springer. 1973.

Pavlik, A.: Die funktionelle Behandlungsmethode mittels Riemenbügel als Prinzip der konservativen Therapie bei der angeborenen Hüftgelenksverrenkung der Säuglinge. Z. Orthop. **89**, 341 (1958).

Payr, E.: Die akuten Entzündungen der Gelenke. In: Lehrbuch der Chirurgie (Wullstein, I., Wilms, K., Hrsg.). Jena: Fischer. 1919.

Perry, J., Antonelli, D., Ford, W.: Analysis of knee-joint forces during flexed-knee stance. J. Bone Jt. Surg. **57 A**, 961 (1975).

Perry, J., O'Brien, J. P., Hodgson, A. R.: Triple tenodesis of the knee. J. Bone Jt. Surg. **58 A**, 978 (1976).

Persson, B. M.: Sagittal incision for below-knee amputation in ischaemic gangrene. J. Bone Jt. Surg. **56 B**, 110 (1974).

Pfeiffer, K. M.: Tendovaginitis stenosans des Extensor carpi ulnaris. Handchirurgie **1**, 97 (1969).

Pfeiffer, K. M., Nigst, H.: Ungewöhnliche Befunde bei der Karpaltunneloperation. Handchirurgie **5**, 99 (1973).

Pick, Chr.-F.: Zur Lokalisation und Ätiopathogenese der Mortonschen Metatarsalgie. Z. Orthop. **114**, 240 (1976).

Pieper, W.: Zur Behandlung der Makrodaktylie. Handchirurgie **3**, 164 (1970).

Pietrogrande, V., Motta, C.: Die Gonarthrosen bei Morbus Paget. Z. Orthop. **111**, 514 (1973).

Pinder, I. M.: Treatment of the popliteae cyst in the rheumatoid knee. J. Bone Jt. Surg. **55 B**, 119 (1973).

Plaass, U.: Teilarthrodese des Karpus bei Mondbeinnekrose. Handchirurgie **5**, 197 (1973).

Platzer, W.: Bewegungsapparat. Stuttgart: G. Thieme. 1975.

Pletcher, D. F., Hoffer, M. M., Koffman, D. M.: Non-traumatic dislocation of the radial head in cerebral palsy. J. Bone Jt. Surg. **58 A**, 104 (1976).

Poigenfürst, H.: Epicondylitis, Styloiditis und ihre Behandlung mit Hydrocortison. Chir. Praxis 2, 263 (1957).

Polt, E., Grill, F., Steinböck, G.: Die Fehlhaltung. Biomed. 2, 10 (1977).

Polt, E., Grill, F., Steinböck, G.: Kyphose und M. Scheuermann. Biomed. 2, 11 (1977).

Polt, E., Layr, H., Steinböck, G.: Die Operation nach Lelievre-Regnauld. Vortrag bei der Sommertagung der Österr. Gesellschaft f. Orthopädie, Graz, 1979.

Polt, E., Steinböck, G.: Die Osteoporose. Biomed. 2, 9 (1977).

Polt, E., Steinböck, G.: Die tabische Arthropathie. Referat bei der Sommertagung 1977 der Österr. Gesellschaft f. Orthopädie u. orthopäd. Chirurgie, Wien.

Ponseti, I. V., Shepard, R. S.: Lesions of the skeleton and of other mesodermal tissues in rats fed sweet-pea (lathyrus odoratus) seeds. J. Bone Jt. Surg. 36 A, 1031 (1954).

Ponseti, J.: Legg-Perthes' disease. Amer. 38 A, 4, 739 (1956).

Posch, J. L., Prpic, I.: Surgical treatment of the carpal tunnel syndrome. Handchirurgie 7, 95 (1975).

Potma, B. J. N.: Verlängerungsosteotomie der Ulna mittels einer AO-Halbrohrplatte als Distraktionsosteosynthese bei der Behandlung der Lunatummalazie. Z. Orthop. 111, 116 (1973).

Prager, P., Griss, P.: Zur röntgenologischen Differenzierung gut- und bösartiger Knochentumoren. Arch. orth. Unfall-Chir. 82, 169 (1975).

Prick, J. J. G., van de Loo, K. J. M.: The psychosomatic approach to primary chronic rheumatoid arthritis. Assen, Holland: Van Gorcum. 1964.

Puhl, W., et al.: Metabolische Störungen bei der ideopathischen Hüftkopfnekrose Erwachsener. Z. Orthop. 116, 81 (1978).

Rabl, C. R.: Orthopädie des Fußes, 5. Aufl. Stuttgart: Enke. 1975.

Ramadier, J. O., Benoit, J., Mehdi, M.: L'ostéotomie dans les déviations transversales du genou. Arch. orthop. Unfall-Chir. 78, 89 (1974).

Ramsey, G. G., French, J. D., Strain, W. H.: Jodinated organic compounds as contrast media for radiographic diagnoses, pantopaque myelography. Radiology 43, 236 (1944).

Rana, N. A., Taylor, A. R.: Excision of the distal end of the ulna in rheumatoid arthritis. J. Bone Jt. Surg. 55 B, 96 (1973).

Ranawat, C. S., de Fiore, J., Straub, L. R.: Madelung's deformity. J. Bone Jt. Surg. 57 A, 772 (1975).

Rascher, J. J., Marcolin, L., James, P.: Bilateral, sequential rupture of the patellar tendon in systemic lupus erythematosus. J. Bone Jt. Surg. 56 A, 821 (1974).

Rathke, F. W.: Die juvenilen Rückgratverkrümmungen. Stuttgart: G. Thieme. 1961.

Ratschow, M.: Angiologie. Stuttgart: G. Thieme. 1950.

Rau, G., Giessler, R., Heberer, G.: Operationsindikation und chirurgische Behandlung chronischer arterieller Durchblutungsstörungen. Internist 6, 216 (1965).

Raunio, P., Jakob, R.: Chemische Synovektomie. Orthopäde 2, 8 (1973).

Ravelli, A.: Zur Benennung der Winkel im Lumbosacralbereich. Z. Orthop. 113, 847 (1975).

Refior, H. J., Baumann, D.: Die Rupturen des Kniestreckapparates. Arch. orthop. Unfall-Chir. 83, 165 (1975).

Reichelt, A.: Operative Probleme bei Achsenabweichungen der Beine. Z. Orthop. 111, 192 (1973).

Reischauer, F.: Konservative Behandlung des Zervikalsyndroms. Die zervikalen Vertebralsyndrome. Stuttgart: 1955.

Reiter, R.: Spätresultate nach 1464 Hallux-valgus-Operationen. Z. Orthop. 94, 178 (1961).

Reiter, R.: Die Operation nach Löffler am Kniegelenk. Z. Orthop. 100, 345 (1965).

Remagen, W.: Klassifikation und pathologische Anatomie der Knochentumoren. Orthopäde 5, 108 (1976).

Renaer, M.: Kreuzschmerzen und ihre Differentialdiagnose bei der Frau. Orthopäde 1, 165 (1972).

Rennie, A. M.: The inheritance of slipped epiphysis. J. Bone Jt. Surg. 54 B, 754 (1972).

Rettig, H., Eichler, J., Oest, O.: Hüftfibel. Stuttgart: G. Thieme. 1970.

Rich, C., Ensinck, J., Ivanovich, P.: J. Clin. Invest. 43, 545 (1964).

Richter, R.: Erfahrungen mit der Tibiakopfosteotomie bei Gonarthrosen. Arch. orthop. Unfall-Chir. 80, 107 (1974).

Ricker, G., Speranksky, A. D.: Allgemeine Pathophysiologie als Beitrag für eine Grundlage der Theorie der Medizin. Hippokrates. 1948.

Ring, P. A.: Complete replacement arthroplasty of the hip by the Ring-prosthesis. J. Bone Jt. Surg. 50 B, 720 (1968).

Ring, P. A.: Total replacement of the hip joint. J. Bone Jt. Surg. 56 B, 44 (1974).

Rippstein, J.: Zur Bestimmung der Antetorsion des Schenkelhalses mittels zweier Röntgenaufnahmen. Z. Orthop. 86, 345 (1955).

Risser, J. C.: Important practical facts in the treatment of scoliosis. Amer. Acad. orthop. Surg. 5, 248 (1948).

Risser, J. C.: The application of body casts for the correction of scoliosis. Instr. Amer. Acad. orthop. Surg. 5, 248 (1955).

Risser, J. C.: The iliac apophysis: An invaluable sign in the management of the scoliosis. Clin. Orthop. 11, 111 (1958).

Ritter, H.: Kritik einer Kniegelenkstotalprothese, Konstruktion, Funktion und klinische Bewährung (die Guépar-Prothese). Arch. orthop. Unfall-Chir. 78, 136 (1974).

Robecchi, A.: Hüftgelenkperiarthritis. In: Klinik der rheumatischen Erkrankungen (Schoen, D., Böni, A., Miehlke, K., Hrsg.). Berlin-Heidelberg-New York: Springer. 1970.

Rolle, J., Klasmeier, H., Berner, H.: Angiographische Befunde bei der Dupuytren'schen Kontraktur. Handchirurgie 6, 97 (1974).

Romer, U.: Die Prophylaxe der Scheuermannschen Krankheit. Orthopäde 2, 140 (1973).

Rompe, G.: Die Arthrogryposis multiplex congenita. Stuttgart: GTV. 1968.

Rösch, H., Stock, D.: Morbus Perthes — Ergebnisse der konservativen Therapie. Z. Orthop. 114, 53 (1976).

Rosemeyer, B.: Immobilisationsosteoporose. Stuttgart: Enke. 1977.

Rosemeyer, B., Artmann, M., Viernstein, K.: Lunatum-Malacie. Arch. orthop. Unfall-Chir. 85, 119 (1976).

Rosenkranz, W.: Gesetzmäßigkeiten der Vererbung. Öst. Ärzteztg. 30/11, 793 (1975).

Rosenthal, R. K., Levine, D. B.: Fragmentation of the distal pole of the patella in spastic cerebral palsy. J. Bone Jt. Surg. 59 A, 934 (1977).

Ruepp, R.: Die prothetische Versorgung von geriatrischen Beinamputierten. Orthopäde 7, 110 (1978).

Rüther, H.: Zur Behandlung der E. c. fem. Z. Orthop. 80, 347 (1950).

Rüther, H.: Knochentumor-Diagnostik. Therapiewoche 48, 5644 (1974).

Rüthner, H.: Zur habituellen Ellbogenluxation und ihrer Behandlung. Z. Orthop. 82, 578 (1952).

Rütt, A.: Zehendeformitäten. In: Handbuch der Orthopädie, Bd. IV, Teil II (Hohmann, G., Hackenbroch, M., Lindemann, K., Hrsg.). Stuttgart: G. Thieme. 1961.

Rütt, A.: Die Pathomechanik der Patellaluxation. Arch. orthop. Unfall-Chir. 81, 169 (1975).

Rütt, A.: Die Patellaluxation, auch ein Symptom einer Grundkrankheit bzw. Folge lokaler primärer Skelettveränderungen. Z. Orthop. 114, 342 (1976).

Russe, O., Gerhardt, J., Machacek, J., Popp, O.: Atlas orthopädischer Erkrankungen. Bern-Stuttgart: Hans Huber. 1964.

Salzer, M.: Das diagnostische Vorgehen bei Knochengeschwülsten. Beitr. z. Orth. und Traum. 16, 704 (1969).

Salzer, M., et al.: Chirurgische Behandlung des Osteosarkoms. Orth. Praxis 10/XII, 993 (1976).

Salzer, M., et al.: Therapie und Prognose des kindlichen Osteosarkoms. Arch. orthop. Unfall-Chir. 85, 279 (1976).

Salzer, M., Knahr, K.: Resection of malignant bone tumors. (Recent result in cancer research, Vol. 54), 239 (1976).

Samii, M.: Intraneurale Neurolyse des Nervus medianus beim Karpaltunnel-Syndrom. Handchirurgie 8, 117 (1976).

Sattel, W., Lattermann, D., Uebel, H.: Bone tumors of the hand. Handchirurgie 3, 103 (1971).

Saubermann, P.: Die Dupuytrensche Kontraktur. Z. Orthop. 115, 122 (1977).

Saudan, Y.: Les débuts de la spondylarthrite ankylosante. Schweiz. med. Wschr. 95, 210 (1965).

Schanz, A.: Zur Behandlung der angeborenen Hüftverrenkung. Z. orthop. Chir. 25, 94 (1908).

Schanz, A.: Zur Behandlung der veralteten angeborenen Hüftverrenkung. Verh. dtsch. orthop. Ges. 52, 442 (1922).

Schärer, K., Mehls, O., Gilli, G.: Renal bedingte Skeletterkrankungen und Wachstumsstörungen. Orthopäde 3, 58 (1974).

Scharizer, E.: Ein Beitrag zur Epicondylitis humeri radialis. Handchirurgie 3, 153 (1971).

Scharll, M. (Lohse, R., Rombe, G.): Orthopädische Krankengymnastik. Stuttgart: G. Thieme. 1973.

Schauer, A.: Zur pathologischen Anatomie der spontanen Knochennekrosen. Z. Orthop. 115, 432 (1977).

Schede, F.: Die unblutige Behandlung der angeborenen Hüftverrenkung. Verh. Dtsch. Orthop. Ges. 37, 133 (1949).

Schede, W.: Theoretische und praktische Beiträge zum Skoliosenproblem. Z. orthop. Chir. 43 (1924).

Scheier, H. J. G.: Prognose und Therapie der Skoliose. Stuttgart: G. Thieme. 1967.

Scherb, R.: Die transossäre Extensorenfixation beim Klauenhohlfuß. Klin. Wschr. 18, 787 (1924).

Scheuer, F.: Ein neuer Detorsionsapparat zur Bekämpfung des unschönen Ganges mit einwärts gedrehten Fußspitzen bei kongenitalen Klumpfüßen. Z. Orthop. 87, 314 (1956).

Scheuermann, H.: Kyphosis dorsalis juvenilis. Z. Orthop. 41, 305 (1921).

Schilling, F., Schacherl, M., Gamp, A., Bopp, A.: Die Beziehungen der Spondylosis hyperostotica zur Konstitution und zu Stoffwechselstörungen. Med. Klin. 60, 165 (1965).

Schilling, F.: Synovia-Analyse in der Praxis — speziell Kristallbefunde. Symposion Düsseldorf 1974. (Der Rheumakranke und sein Arzt.)

Schilling, H.: Der Meniskus, embryonal und funktionell betrachtet. Münch. med. Wschr. 117, 977 (1975).

Schmid, F.: Skelettveränderungen bei Störungen der Nebennieren- und Gonadenfunktion im Wachstumsalter. Orthopäde 4, 48 (1975).

Schmidt, H., Fischer, E.: Die okzipitale Dysplasie. Stuttgart: G. Thieme. 1960.

Schmorl, G., Junghanns, H.: Die gesunde und die kranke Wirbelsäule in Röntgenbild und Klinik. Stuttgart: G. Thieme. 1968.

Schneider, P.: Komplexe Osteopathien. In: Knochenerkrankungen (Mathies, H., Hrsg.). München-Gräfelfing: Werk-Verlag Dr. Edmund Banaschewski. 1974.

Schneider, P. G.: Meniskusschäden bei Berufsfußballspielern. Münch. med. Wschr. 117, 153 (1975).

Schneider, R.: Die intertrochantäre Extensions- und Flexionsosteotomie bei traumatischen Hüftkopfdefekten. Unfallheilkunde 80, 177 (1977).

Schnepoer, E., Thiede, G., Aschmoneit, P.: Das maligne Synovialom. Radiologe 16, 14 (1976).

Schoen, D., Eggstein, M., Vogt, W.: Ist die hyperostotische Spondylosis deformans eine diabetische Osteopathie? Fortschr. Röntgenstr. 110, 524 (1969).

Scholder, P.: L'avant-pied. Bern: Hans Huber. 1970.

Schöllner, D.: Die Bedeutung des Humerusspornes beim Dysmeliesyndrom. Handchirurgie 1, 34 (1969).

Schöllner, D.: Die Operation an der spastisch gelähmten Hand. Handchirurgie 4, 133 (1972).

Schöllner, D.: Die prothetische Versorgung von Hand- und Unterarmstümpfen. Handchirurgie 4, 139 (1972).

Schönbauer, H. R.: Schädigungen durch operative Eingriffe am schlecht durchbluteten Fuß. Med. Welt 20, 756 (1951).

Schönbauer, H. R.: Vollständige, subcutane Risse der Achillessehne. Mschr. Unf.-Heilk. 55, 6 (1952).

Schönbauer, H. R.: Abriß der Achillessehne von ihrem Ansatz. Zbl. Chir. 77, 270 (1952).

Schönbauer, H. R.: Beiderseitiger, nicht gleichzeitiger Riß der Achillessehne. Zbl. Chir. 77, 446 (1952).

Schönbauer, H. R.: Gedeckte Risse großer Sehnen am Bein. Hefte Unf.-Heilk. 48, 201 (1954).

Schönbauer, H. R.: Arthrose der Fabella. Fortschr. a. d. Geb. d. Rö.-Strahlen 85, H. 3 (1956).

Schönbauer, H. R.: Tuberkulöse Sehnenscheidenentzündung der Hand. Chir. Praxis 1959, H. 2 und 3, 207—210.

Schönbauer, H. R.: Gleichzeitiger Riß beider Quadricepssehnen. Klin. Med. 15, 32 (1960).

Schönbauer, H. R.: Riß beider Quadricepssehnen. Zbl. Chir. 85, 70 (1960).

Schönbauer, H. R.: Lösung der Patella partita mit Rectussehnenriß. Arch. orthop. Unfall-Chir. 52, 1 (1960).

Schönbauer, H. R.: Beidseitige Achillessehnenrisse. Münch. Med. Wschr. 102, 722 (1960).

Schönbauer, H. R.: Subcutane Achillessehnenrisse. Chir. Praxis 1960, H. 1, 77—90.

Schönbauer, H. R.: Subcutane Risse der Quadricepssehne. Magyar Traumatológia 1960, 97—103.

Schönbauer, H. R.: Gedeckte Achillessehnenrisse. Wiederherst. Chir. Traumat. 8, 160 (1964).

Schönbauer, H. R.: Neue Operationsmethode bei Ausrissen und Rissen der Achillessehne. Actuelle Chir. 1, 369 (1966).

Schönbauer, H. R.: Die Problematik der prothetischen Versorgung beidseits Beinamputierter jenseits des 65. Lebensjahres. Hefte Unfallheilkde. 100, 121 (1968).

Schönbauer, H. R.: Erfahrungen mit der Hängehüfte nach Brandes-Voss. (Vereinigung der Orthopäden Österreichs, Verhandlungen Sommertagung 1968.) Wien: Vlg. d. Wr. Med. Akad. 1969.

Schönbauer, H. R.: Skoliosenbehandlung mit Milwaukee-Mieder. (Vereinigung der Orthopäden Österreichs, Verhandlungen Sommertagung 1970.) Wien: Eigenverlag. 1971.

Schönbauer, H. R.: Hemmungsmißbildungen des Oberschenkels. (Vereinigung der Orthopäden Österreichs, Verhandlungen Sommertagung 1971.) Wien: Eigenverlag. 1972.

Schönbauer, H. R.: Spätergebnisse nach modifizierter Pirogoff-Amputation. 1. Internat. Kongr. f. Prothesentechnik u. funktionelle Rehabilitation, Kongreßbericht, Wien, 1973.

Schönbauer, H. R.: Operation nach Loeffler bei Kniearthrosen. Z. Orthop. 111, 541 (1973).

Schönbauer, H. R.: Komplikationen bei Hüftendoprothesen. Orthop. Praxis 12, 609 (1976).

Schönbauer, H. R.: Isolierter Knieschmerz bei Hüftgelenkerkrankungen. Chir. Praxis 21, 79 (1976).

Schönbauer, H. R.: Erfahrungen und Ergebnisse mit der Operation nach Loeffler bei Kniearthrosen. Arch. orthop. Unfall-Chir. 85, 337 (1976).

Schönenberger, F., Taillard, W., Berger, H.: Beiträge zur Aminosäurenausscheidung bei Epiphyseolysis, Perthes'scher Erkrankung und Skoliose. Z. Orthop. 95, 73 (1962).

Schreiber, A.: Epiphyseolysis capitis femoris. Z. Orthop. 97, 4 (1963).

Schulitz, K. P.: Die konservative und operative Behandlung der Arthrosis deformans unter besonderer Berücksichtigung des Hüftgelenks. In: Orthopädie für die Praxis (Cotta, H., Hrsg.). München: J. F. Lehmanns Verlag. 1971.

Schulitz, K. P.: Meniskusverletzungen im Kindes- und Jugendalter. Arch. orthop. Unfall-Chir. 76, 195 (1973).

Schulitz, K. P., Dustmann, H. O., Sinn, H.: Gibt es einen Morbus Perthes durch venöse Stase? Z. Orthop. 115, 299 (1977).

Schulitz, K. P., Geldhäuser, H.: Der Aufbrauchschaden am Kniegelenk nach Entfernung dysplastischer Menisken. Zschr. Orth. 111, 127 (1973).

Schulitz, K. P., Hamacher, P.: Die Epiphyseolyse als präarthrot. Deformität. Z. Orthop. 112, 595 (1974).

Schulitz, K. P., Hamacher, P., Spier, F.: Beitrag zur Epiphyseolysis capitis femoris. Z. Orthop. 115, 133 (1977).

Schultz, R. J., Endler, P. M., Huddleston, H. D.: Anomalous median nerve and an anomalous muscle belly of the first lumbrical associated with carpal-tunnel-syndrome. J. Bone Jt. Surg. 55 A, 1744 (1973).

Schweikert, C. H.: Zur Indikation und Technik von Teil- und Totalprothesen am Hüftgelenk. Act. Traumat. 3, 217 (1973).

Seddon, H. J.: Peripheral nerve injuries. London: Her Majesty's Stationery Office. 1954.

Segmüller, G.: Operation der Dupuytren'schen Kontraktur — ambulant? Handchirurgie 7, 3 (1975).

Segmüller, G.: Osteoid-Osteom am Handskelett. Handchirurgie 7, 149 (1975).

Segmüller, G.: Diagnose und Therapie der Tendopathien an der oberen Extremität. Orthopäde 5, 29 (1976).

Seibold, J., Reichelt, A.: Die Therapie der Lunatummalacie. Arch. orthop. Unfall-Chir. 82, 325 (1975).

Seiler, G.: Persönliche Mitteilung.

Seybold, H.-A., Knappmann, J.: Genu recurvatum nach Apophysenverletzung der Tuberositas tibiae. Z. Orthop. 111, 314 (1973).

Seyss, R.: Zur Röntgenuntersuchung der beginnenden Kniegelenksarthrose. Münch. med. Wschr. 117, 163 (1975).

Sharrard, W. J. W.: Posterior iliopsoas transplantations in the treatment of paralytic dislocations of the hip. J. Bone Jt. Surg. 46 B, 426 (1964).

Sherrington, Ch. S.: The integrative action of the nervous system. London: Cambridge University Press. 1947.

Shilo, R., Engel, J., Farine, I., Horochowski, H.: Thermography as a diagnostic aid in tennis elbow. Handchirurgie 8, 101 (1976).

Shoji, H., Insall, J.: High tibial osteotomy for osteoarthritis of the knee with valgus deformity. J. Bone Jt. Surg. 55 A, 963 (1973).

Sigg, K.: Varizen, Ulcus cruris und Thrombose, 3. Aufl. Berlin-Heidelberg-New York: Springer. 1968.

Siguda, P.-F.: Die Dysplasie des Kniegelenkes. Z. Orthop. 111, 488 (1973).

Silfverskjöld, N.: Reduction of the uncrossed two-joint muscles of the leg to one joint muscles in spastic conditions. Acta chir. scand. 56, 315 (1923).

Sitay, S.: L'Arthropathia ochronotique Alcaptonurie et ochronose. Rhumatologie 15, 93 (1963).

Smillie, I. S.: Freiberg's infraction (Köhler's second disease). J. Bone Jt. Surg. 39 B, 580 (1957).

Smith, L.: Enzyme dissolution of the nucleus pulposus in humans. Journal of the American Medical Association 187, 137 (1964).

Solomon, L.: Hereditory multiple exostosis. J. Bone Jt. Surg. 43 B, 700 (1961).

Sonntag, W., Paulini, K.: Untersuchungen zur Pathogenese der Fibromatose der Palmaraponeurose (Morbus Dupuytren). Z. Orthop. 114, 764 (1976).

Sorenson, J. A., Cameron, J. R.: A reliable "in vivo" measurement of bone-mineral content. J. Bone Jt. Surg. 49 A, 481 (1967).

Sperling, O. K., Seyfarth, H.: Degenerative Erkrankungen der Wirbelsäule. In: Lehrbuch der Orthopädie, Bd. II (Matzen, P. F., Hrsg.). Berlin: Verlag Volk und Gesundheit. 1967.

Spier, W., Buck-Gramcko, D., Burri, C.: Prothesen und Alternativen am Arm. III. Handwurzel — Finger. Bern-Stuttgart-Wien: Hans Huber. 1977.

Spitzy, H.: Künstliche Pfannendachbildung. Z. Orthop. 43, 284 (1923).

Spitzy, H.: Operation bei schmerzhaftem Kalkaneussporn. Münch. med. Wschr. 84, 807 (1937).

Spranger, J.: Mucopolysaccharidosen. Orthopäde 3, 65 (1974).

Spranger, J.: Angeborene Entwicklungsstörungen des Skeletts: Einteilung, Entstehung, Diagnostik. Orthopäde 5, 62 (1976).

Spranger, J.: Osteochondrodysplasie auf vorwiegend enchondraler Grundlage. Orthopäde 5, 75 (1976).

Stagnara, P., Fauchet, R.: Morbus Scheuermann. Orthopäde 2, 162 (1973).

Stagnara, P., Mollon, G.: Das Lyoner Korsett zur Behandlung von Skoliosen. Med. orthop. Techn. 5, 141 (1976).

Steffen, C., u. Mitarb.: Weitere Untersuchungen über Kollagenantikörper bei Patienten mit primär chronischer Polyarthritis. Klin. Wschr. 46, 976 (1968).

Steffen, C., u. Mitarb.: Untersuchungen über die Autoantikörpereigenschaft von Kollagenantikörpern und ihr Vorkommen in der Synovia von Patienten mit rheumatoider Arthritis. Z. Rheumaforsch. 30, 92 (1971).

Stehr, K.: Rachitis im Kinderalter. In: Knochenerkrankungen (Mathies, H., Hrsg.). München-Gräfelfing: Werk-Verlag Dr. Edmund Banaschewski. 1974.

Steinböck, G.: Neurogene Osteoarthropathien des Fußes. Vortrag, 25. Jahrestagung der Vereinigung Süddeutscher Orthopäden. Baden-Baden, 1977.

Steinböck, G., Polt, E., Grill, F.: Skoliose. Biomed. 2, 12 (1977).

Steinbrocker, O., Traeger, C. H., Ballermann, R. C.: Therapeutic criteria in rheumatoid arthritis. J. A. M. A. 140, 659 (1949).

Steindler, A.: The treatment of pes cavus. Arch. of Surg. **2**, 325 (1921).

Steinhäuser, J.: Möglichkeiten und Grenzen der transnavikulo-lunären Resektions-Arthroplastik der Hand. Handchirurgie **1**, 50 (1969).

Steinhäuser, J.: Zur operativen Behandlung der Mondbeinnekrose. Verhandlungen d. Deutschen Ges. f. Orthop. u. Traumatologie, 55. Kongreß. Kassel, 1968. Stuttgart: Enke. 1969.

Steinhäuser, J.: Die Bedeutung der Minusvariante der Elle für die Entstehung der Lunatum-Malacie. Handchirurgie **1**, 12 (1970).

Steinhäuser, J.: Langzeitergebnisse mit der transnaviculo-lunären Resektionsarthroplastik (Steinhäuser-Operation) bei fortgeschrittener Mondbeinnekrose. Arch. orthop. Unfall-Chir. **78**, 237 (1974).

Steinhäuser, J.: Operationstechnische Modifikation für die Ventralverlagerung der Tuberositas tibiae (Magnet-Bandi). Z. Orthop. **116**, 126 (1978).

Steinhäuser, J., Abele, H.: Beitrag zur Pathogenese der Mondbeinnekrose. Arch. orthop. Unfall-Chir. **78**, 227 (1974).

Steinhäuser, J., Abele, H., Schettler, G.: Anatomisch-morphologische Studien zur sogenannten Minusvariante der Elle am Handgelenk. Z. Orthop. **111**, 36 (1973).

Stellbrink, G.: Die rheumatische Hand und ihre operative Behandlung. Handchirurgie **3**, 182 (1969).

Stellbrink, G., Englert, H.-M.: Die ganglioplastischen Tumoren der Hand. Handchirurgie **3**, 152 (1970).

Stemmer, R.: Die Kompressionsbehandlung der unteren Extremitäten, insbesondere durch Gummistrümpfe. Der Kassenarzt **9** (1969).

Stern, I. J., Smith, L.: Dissolution by chymopapain in vitro of tissue from normal or prolapsed intervertebral disks. Clinical Orthopaedics and Related Research **50**, 269 (1967).

Stoddard, A.: Lehrbuch der osteopathischen Technik an Wirbelsäule und Becken. (Die Wirbelsäule in Forschung und Praxis, Bd. 19.) Stuttgart: Hippokrates. 1961.

Störig, E., et al.: Ergebnisse der operativen Behandlung der Osteochondrosis dissecans. Z. Orthop. **115**, 470 (1977).

Strayer, L. M.: Recession of the gastrocnemius. J. Bone Jt. Surg. **32 A**, 671 (1950).

Strayer, L. M.: Gastrocnemius recession, 5 year report of cases. J. Bone Jt. Surg. **40 A**, 1019 (1958).

Stuhler, Th., Lattermann, D., Krtsch, H., Stringaris, K.: Differentialdiagnostik der Kniegelenksarthrographie: Bursa — Ganglion — Kapselriß. Arch. orthop. Unfall-Chir. **85**, 225 (1976).

Stuhler, Th., Lattermann, D., Krtsch, H., Stringaris, K.: Ganglionrezidive des Kniegelenkes: Arthrogramm und Klinik. Z. Orthop. **115**, 334 (1977).

Stuhler, Th., Stankovič, P., Ritter, G., Schmulder, E.: Epilepsie und Dupuytren'sche Kontraktur — Syntropie zweier Krankheiten? Handchirurgie **9**, 219 (1977).

Suezawa, Y., Dietschi, C.: Prothesenwechsel am Hüftgelenk. Z. Orthop. **115**, 159 (1977).

Sundt, H.: Malum coxae Calvé-Legg-Perthes. Acta chir. Scand., Suppl. 148 (1949).

Süssenbach, F., Nasseri, D.: Zur operativen Behandlung der Patellofemoral-Arthrose durch Ventralisation der Tuberositas tibiae (nach Bandi). Z. Orthop. **111**, 532 (1973).

Sutter, M.: Rücken-, Kreuz- und Beinschmerzen beim funktionell instabilen Becken. Therap. Umschau **6** (1977).

Sutton, F. S., Thompson, C. H., Lipke, J., Kettelkamp, D. B.: The effect of patellectomy on knee function. J. Bone Jt. Surg. **58 A**, 537 (1976).

Swanson, A. B.: A classification for congenital limb malformations. J. Hand. Surg. **1**, 8 (1976).

Swoboda, W.: Empfehlungen für die Rachitisprophylaxe im 1. Lebensjahr. Pädiat. Prax. **12**, 1 (1973).

Symeonides, P. P., Ioannides, G.: Ossicles in the knee menisci. J. Bone Jt. Surg. **54 A**, 1288 (1972).

Symeonides, P. P., Paschalogloe, C., Stavrou, Z., Pangalides, Th.: Recurrent dislocation of the elbow. J. Bone Jt. Surg. **57 A**, 1084 (1975).

Szendröi, M., Hasznos, T., Galambos, J.: Elektroklinische Untersuchungen bei Kranken mit Dupuytren'scher Kontraktur. Handchirurgie **1**, 3 (1971).

Szepesi, K.: Ein Fall einer zweiseitigen Osseochondritis juvenilis der Trochlea humeri. Arch. orthop. Unfall-Chir. 70, 340 (1971).

Tabatabai, A., Müller, W., Dick, W.: Die Amputation im Unterschenkel beim geriatrischen Patienten. Orthopäde 7, 99 (1978).

Taillard, W.: Les Spondylolisthesis. Paris: Masson. 1957.

Taleisnik, J.: The palmar cutaneous branch of the median nerve and the approach to the carpal tunnel. J. Bone Jt. Surg. 55 A, 1212 (1973).

Terrier, J. C.: Betrachtungen zur manipulativen Wirbelsäulentherapie. In: Wirbelsäule in Forsch. u. Praxis, Bd. 26. Stuttgart: Hippokrates. 1963.

Thiel, A.: Zur operativen Frühbehandlung der Osteochondrosis dissecans des Kniegelenkes. Z. Orthop. 114, 985 (1976).

Thom, H.: Tuberk.-Arzt 6, 538 (1952).

Thom, H.: Elektrotherapie. In: Handbuch der Orthopädie, Bd. I (Hohmann, G., Hackenbroch, M., Lindemann, K., Hrsg.). Stuttgart: G. Thieme. 1957.

Thomas, G.: Die dysplastische Hüftgelenkpfanne. Stuttgart: Enke. 1969.

Thompson, F. R.: Two and a half year's experience with a Vitallium intramedullary hip prosthesis. J. Bone Jt. Surg. 36 A, 489 (1954).

Thumb, N.: Klinik, Diagnose und Differentialdiagnose der chronischen Polyarthritis. In: Die primär chronische Polyarthritis. Stuttgart: G. Thieme. 1973.

Thumb, N.: Synovialflüssigkeitsanalyse. Orthop. Praxis 9, 78 (1973).

Thumb, N., Weidinger, P., Grabner, G.: Immunfluoreszenzoptischer Nachweis antinucleärer Faktoren bei der progredient chronischen Polyarthritis. Wien. klin. Wschr. 84, 73 (1972).

Tietze, H. V.: Kindliche Skelettveränderungen bei Schilddrüsen-Unterfunktion und bei Mangel an Wachstumshormon. Orthopäde 4, 57 (1975).

Tillmann, K.: Chemische Synovektomie. Orthopäde 2, 10 (1973).

Tillmann, K.: Der rheumatische Fuß und seine Behandlung. Stuttgart: Enke. 1977.

Tilscher, H.: Diagnostische und therapeutische Überlegungen bei nichtentzündlichen Schmerzsyndromen des Bewegungsapparates. In: Psyche und Rheuma, Band 1: Psychosomatische Schmerzsyndrome des Bewegungsapparates. Basel: Schwabe/Eular Verlag. 1975.

Tilscher, H.: Die Rehabilitation von Wirbelsäulengestörten (Schriftenreihe Manuelle Medizin), S. 6. Verlag für Medizin, Dr. Ewald Fischer. 1975.

Tilscher, H.: Muskel- und Gelenkschmerzen im Alter aus orthop. Sicht. Scriptum Geriatricum (Vorträge d. 16. Int. Forschungskurses f. Geriatrie 1974) (Doberauer, W., Hrsg.). Urban & Schwarzenberg. 1975.

Töndury, G.: Entwicklungsgeschichte und Fehlbildung der Wirbelsäule. Stuttgart: Hippokrates. 1958.

Tönnis, D.: Hüftluxation und Hüftkopfnekrose. Die Hüftkopfnekrose bei verschiedenen konservativen und operativen Einrenkungsverfahren der angeborenen Hüftluxation. (Bücherei des Orthopäden, Band 21.) Stuttgart: Enke. 1978.

Tönnis, D., Brunken, D.: Eine Abgrenzung normaler und pathologischer Hüftpfannenwinkel zur Diagnose der Hüftdysplasie. Arch. orthop. Unfall-Chir. 64, 197 (1968).

Torklus, D. v., Gehlen, W.: Die obere Halswirbelsäule. Stuttgart: G. Thieme. 1970.

Torres, J. A.: Die klinische Bedeutung des Processus supratrochlearis. Handchirurgie 3, 15 (1971).

Trueta, J.: Studies of the development of the human frame. London: Heinemann. 1978.

Uehlinger, E.: Hyperostosis generalisata mit Pachydermie (idiopathische familiäre generalisierte Osteophytose Friedreich — Erb — Arnold). Virchows Arch. pathol. Anat. 308, 396 (1942).

Uehlinger, E.: Der akute Knocheninfarkt. Rev. Suisse Path. Bact. 13, 100 (1950).

Uehlinger, E.: Aseptische Knochennekrosen nach Prednisolonbehandlung. Schweizer med. Wschr. 94, 1527 (1964).

Uehlinger, E.: Morphologische Veränderungen bei kindlichen System-Skeletterkrankungen. Orthopäde 3, 79 (1974).

Unger, H.: Die Arthrose im Bereich der unteren Gliedmaße. In: Lehrbuch der Orthopädie (Matzen, P. F., Hrsg.). Berlin: Verlag Volk und Gesundheit. 1967.

Vaucher, J.: Bestimmung der Amputationshöhe durch Arteriographie, Druckmessung und Auskultation nach Doppler, elektronischer Oszillometrie und Isotopen-Scanning. Orthopäde 7, 86 (1978).

Venzlaff, U.: Streß und Nervensystem — Ausdrucksorgan Wirbelsäule. Ärztl. Praxis 27, 51 (1975).

Verbiest, H.: A radicular syndrome from developmental narrowing of the lumbar vertebral canal. J. Bone Jt. Surg. 36 B, 230 (1954).

Verbiest, H.: Impendig lumbar spondyloptosis. Problems with posterior decompression and foraminotony: treatment by anterior lumbosacral console fusion. Clinical Neurosurgery 20, 197 (1973).

Verhagen, A.: Das gynäko-vertebrale Syndrom. Geburtsh. u. Frauenheilk. 24, 944 (1964).

Viernstein, K.: Über Ursachen und Behandlung der Achillessehnenrisse. Münch. med. Wschr. 105, 1073 (1963).

Viernstein, K., Keyl, W.: Die operative Behandlung der Epiphyseolysis capitis femoris. Erfahrungen und Ergebnisse. Z. Orthop. 106, 129 (1969).

Villinger, E., Ludwig, E.: Die periphere Innervation. Basel: 1946.

Vojta, V.: Die cerebralen Bewegungsstörungen im Säuglingsalter, 2. Aufl. Stuttgart: Enke. 1976.

Volkov, M. V., Oganesian, O. V.: Restoration of function in the knee and elbow with a hinge-distractor apparatus. J. Bone Jt. Surg. 57 A, 591 (1975).

Vulpius, O.: Orthopädische Operationslehre, 3. Aufl. Stuttgart: Enke. 1924.

Wagenhäuser, F. J.: Das Problem der Haltung. Orthopäde 2, 3 (1973).

Wagenhäuser, F. J.: Psoriasisarthritis, Spondylitis ankylosans, Reiter-Syndrom. Ärztl. Praxis 27, 83 (1975).

Wagner, H.: Operative Behandlung der Osteochondrosis dissecans des Kniegelenkes. Z. Orthop. 98, 333 (1964).

Wagner, H.: Ätiologie, Pathogenese, Klinik und Therapie der idopathischen Hüftkopfnekrose. Verh. dtsch. Orthop. Ges. 54, 224 (1968).

Wagner, H.: Technik und Indikation der operativen Verkürzung und Verlängerung von Ober- und Unterschenkel. Orthopäde 1, 59 (1972).

Wagner, H.: Der alloplastische Gelenkflächenersatz am Hüftgelenk. Archiv für Orthop. und Unfallchir. 82, 101 (1975).

Wagner, H.: Prinzipien der Korrekturosteotomie am Bein. Orthopäde 6, 145 (1977).

Waibel, P.: Die Amputation aus gefäßchirurgischer Indikation. Orthopäde 7, 91 (1978).

Walcher, K., Neumann, P.: Zur Differentialdiagnose des Karpaltunnelsyndroms. Arch. orthop. Unfall-Chir. 79, 183 (1974).

Waldeyer, A.: Anatomie des Menschen, Bd. I und II, 5. Aufl. Berlin: de Gruyter. 1967.

Walter, H.: Die Pathologie und Klinik der Coxa vara. Verh. Orth. Ges., 24. Kongr. 1955.

Wamoscher, Z., Farhi, A.: Hereditary Legg-Calvé-Perthes disease. Amer. J. Dis. Childh. 106, 97 (1963).

Wassilev, W., Chouchkov, H.: Elektronenmikroskopische Untersuchungen der palmaren Aponeurose bei der Dupuytrenschen Kontraktur. Arch. orthop. Unfall-Chir. 74, 182 (1972).

Weber, B. G.: Die Rotations-Totalendoprothese des Hüftgelenkes. Z. Orthop. 107, 304 (1970).

Weber, B. G., Stühmer, G.: Erfahrungen und Ergebnisse mit der Rotations-Totalprothese für das Hüftgelenk. Act. traumatologia 3, 225 (1973).

Weimann, G.: Venenerkrankungen in der Praxis. Öst. Ärzteztg. 31/21, 1314 (1976).

Weintraub, A.: Psychosomatische Schmerzsyndrome des Bewegungsapparates, S. 153. Basel: Schwabe/Eular Publ. 1975.

Wener, J. A., Schein, A. J.: Simultaneous bilateral rupture of the patellar tendon and quadriceps expansions in systemic lupus erythematosus. J. Bone Jt. Surg. 56 A, 823 (1974).

Wernly, M.: Die Osteomalazie. Stuttgart: G. Thieme. 1952.

Wessinghage, D., Willebrand, H., Höhle, K.-D.: Das Anularligamentganglion — seine Diagnose und Behandlung. Handchirurgie 3, 129 (1969).

White, W. F.: Flexor muscle slide in the spastic hand. J. Bone Jt. Surg. 54 B, 453 (1972).

Wilde, R.: Zur Pathologie der Periarthritis humeroscapularis. Z. Orthop. 111, 783 (1973).

Wilhelm, A.: Das Radialisimitationssyndrom. Handchirurgie 2, 139 (1970).

Wilhelm, A.: Neues über Druckschäden des N. ulnaris und N. radialis. Handchirurgie 2, 143 (1970).

Wilhelm, A.: Radialiskompressionssyndrome. Handchirurgie 8, 113 (1976).

Wilhelm, A.: Die Behandlung der Epicondylitis humeri radialis durch Dekompression des N. radialis. Handchirurgie 9, 185 (1977).

Wilhelm, K., Feldmeier, Ch.: Seltene Genese eines Karpaltunnelsyndroms. Münch. med. Wschr. 117, 161 (1975).

Wilhelm, K., Hauer, G.: Das Karpaltunnel-Syndrom. Handchirurgie 4, 49 (1972).

Willert, H. G.: Pathogenese und Klinik der spontanen Knochennekrosen. Z. Orthop. 115, 444 (1977).

Willert, H. G., Safert, D.: Die Behandlung segmentaler ischämischer Hüftkopfnekrosen mit der intertrochantären Flexionsosteotomie. Z. Orthop. 113, 974 (1975).

Williams, P. F.: The elbow in arthrogryposis. J. Bone Jt. Surg. 55 B, 834 (1973).

Winter, P.: Untersuchungen am Discus articularis ulnae mit Hilfe der Arthrographie des Handgelenkes. Handchirurgie 8, 135 (1976).

Wirth, C. J.: Beitrag zur chronisch-rezidivierenden Ellbogengelenksluxation. Arch. orthop. Unfall-Chir. 85, 189 (1976).

Witt, A. N.: Fortschritte bei der Behandlung der sogenannten angeborenen Hüftluxation. Arch. orthop. Unfall-Chir. 50, 597 (1959).

Witt, A. N., Cotta, H., Jäger, M.: Die angeborenen Fehlbildungen der Hand und ihre operative Behandlung. Stuttgart: G. Thieme. 1966.

Wruhs, O.: Die Arthroskopie und Endophotographie zur Diagnostik und Dokumentation von Kniegelenksverletzungen. Wien. Med. Wschr. 120, 126 (1970).

Wruhs, O.: Der Informationswert der Endoskopie des Kniegelenkes. Wien: Hollinek. 1974.

Wulle, Ch.: Die humero-radiale Nearthrose. Handchirurgie 9, 125 (1977).

Wurm, H.: Zur pathologischen Anatomie und Pathologie der entzündlichen Wirbelsäulenversteifung (Bechterew-Marie-Strümpell). Z. Rheumaforsch. 14, 337 (1955).

Zachariae, L.: Extensive versus limited fasciectomy for Dupuytren's contracture. Scand. J. plast. reconstr. Surg. 1, 150 (1967).

Zachariae, L.: Dupuytren's contracture—how limited should a limited fasciectomy? Scand. J. plast. reconstr. Surg. 3, 145 (1969).

Zancolli, E., Mitre, H.: Latisimus dorsi transfer to restore elbow flexion. J. Bone Jt. Surg. 55 A, 1265 (1973).

Zavjyalov, P. V., Plaksin, J. T.: Elongation of crural bones in children using a method of distraction epiphyseolysis. Vert. Khir. Grekova 103, 67 (1969).

Zenker, H., Bruns, H.: Die Epicondylitis humeri, Behandlungsergebnisse nach der Operation von G. Hohmann. Münch. Med. Wschr. 115, 1009 (1973).

Zimmermann, M.: Untersuchungen über Krankheitsbild und Ätiologie der „sogenannten Coxa vara congenita" oder „Coxa vara infantum". Z. Orthop. 68, 389 (1938).

Zippel, H., Runge, H.: Pathologische Anatomie und Pathogenese von Spondylolyse und Spondylolisthese im Kindesalter. Z. Orthop. 114, 189 (1976).

Zollinger, H. U.: Pathologische Anatomie, Bd. I. Stuttgart: G. Thieme. 1969.

Zsernaviczky, J.: Hyperlipoproteinämie als mögliche Ursache der Osteochondrosis dissecans. Z. Orthop. 115, 35 (1977).

Zsernaviczky, J., Torklus, D. v.: Osteonekrosen und Fettstoffwechselstörungen bei Erwachsenen. Z. Orthop. 115, 465 (1977).

Zum Winkel, K.: Über den Verlauf neuropath. Arthrosen. Zschr. Orthop. 89 (1957).

Zuckschwerdt, L., Emminger, E., Biedermann, F., Zettel, H.: Wirbelgelenk und Bandscheibe. Stuttgart: Hippokrates. 1960.

Zweymüller, K.: Cystische Pseudotumoren der Knieregion. Arch. orthop. Unfall-Chir. 76, 316 (1973).

Sachverzeichnis

Druck: Adolf Holzhausens Nfg., A-1070 Wien